黄帝内經

运气篇 ◎

六元正纪大论集注

杜武勋 主编

上海交通大学出版社
SHANGHAI JIAO TONG UNIVERSITY PRESS

内容提要

《黄帝内经》作为中医四大经典著作之首,被历代医家奉为圭臬,是我国医学宝库中现存成书最早的一部医学典籍。"五运六气理论"是传统中医理论中极具华彩的一部分,主要载于《黄帝内经·素问》的《天元纪大论》《五运行大论》《六微旨大论》《气交变大论》《五常政大论》《六元正纪大论》《至真要大论》"七篇大论"中,合称为"运气七篇",以及另外《本病论》和《刺法论》两个"遗篇"中,合称为"运气九篇",它是五运六气理论的源头。

《黄帝内经·素问》中,《六元正纪大论》主要论述了六十年内,六气司天在泉及五运主岁时的气象、物候、灾异变化规律。

本书围绕《六元正纪大论》集萃古今医家注释,以期为读者呈现历代丰富的注释解读,为今人学习五运六气理论奠定基础。本书适合有志于研究五运六气理论的读者朋友们阅读参考。

图书在版编目(C I P)数据

黄帝内经运气篇六元正纪大论集注 / 杜武勋主编. —上海:上海交通大学出版社,2020
ISBN 978-7-313-22784-3

Ⅰ.①黄…　Ⅱ.①杜…　Ⅲ.①《内经》-运气(中医)-研究
Ⅳ.①R221②R226

中国版本图书馆 CIP 数据核字(2020)第 005115 号

黄帝内经运气篇
HUANGDI NEIJING YUNQI PIAN
六元正纪大论集注
LIUYUANZHENGJI DALUN JIZHU

主　　编:杜武勋

出版发行:上海交通大学出版社　　　　　　地　　址:上海市番禺路 951 号
邮政编码:200030　　　　　　　　　　　　　电　　话:021-64071208
印　　刷:上海万卷印刷股份有限公司　　　经　　销:全国新华书店
开　　本:710mm×1000mm　1/16　　　　　印　　张:55
字　　数:1104 千字
版　　次:2020 年 5 月第 1 版　　　　　　　印　　次:2020 年 5 月第 1 次印刷
书　　号:ISBN 978-7-313-22784-3
定　　价:218.00 元

编委名单

主　编　杜武勋

副主编（按姓氏笔画排列）

　　　　石宇奇　朱明丹　刘　津　李晓凤

　　　　张　茜　袁宏伟

编　委（按姓氏笔画排列）

　　　　马　腾　王　硕　王　瑞　王润英

　　　　王晓霏　王智先　毛文艳　邓芳隽

　　　　石宇奇　田　盈　丛紫东　朱　博

　　　　朱明丹　朱林平　任　莹　刘　岩

　　　　刘　津　刘海峰　孙雨欣　孙非非

　　　　杜武勋　杜武媛　杜依濛　李卓威

　　　　李晓凤　邹金明　宋　爽　张　茜

　　　　张　瑜　张少强　张红霞　张丽红

　　　　张君丹　陈金红　武姿彤　林　杨

　　　　赵　美　袁嘉璐　袁宏伟　钱昆虹

　　　　黄　博　曹旭焱　裴丽敏

编写说明

一、本书编写的目的与意义

《黄帝内经》(以下简称《内经》)作为中医四大经典著作之首,被历代医家奉为圭臬,是我国医学宝库中现存成书最早的一部医学典籍。"五运六气理论"是传统中医理论中极具华彩的一部分,主要载于《内经》"七篇大论"及《本病论》和《刺法论》两个"遗篇"中,合称为"运气九篇",是五运六气理论的源头。虽自诞生之日起就饱受争议,但是五运六气理论在传统中医理论中的重要地位不可忽视。《内经》以大量篇幅阐释五运六气理论,使之成为中医气化学说、藏象学说、病机学说、升降出入等理论的渊薮,为后世医家提供了基本的中医思辨方式,对指导中医临床实践具有重要意义。

作为一名医生,必须"上知天文,下知地理,中知人事",且深入学习五运六气理论,因此充分研读《内经》是每位中医学者该具备的基本素养。但由于《黄帝内经》成书年代久远,涉及天文、地理、历法、气象等多学科知识,"其文简,其意博,其理奥,其趣深",原文艰深晦涩难懂,加之历经传抄翻刻,衍文、漏文、错文众多,使众多学者望而却步。为便于读者全面掌握《内经》中的五运六气理论知识,笔者挑选古今十五家注解《内经》的代表性书籍,按字、词、句的格式进行集萃,力求为研读运气九篇的广大读者提供一部基础、易懂、全面、详尽、各家思想交互碰撞的参考书籍。并使之成为学习五运六气的基础书籍,促进广大中医学者对中医经典的研读、挖掘,促进传统中医理论的继承与发展。

中医经典理论是中医发展的源泉,对经典理论的继承、发展与创新,是中医学发展的关键科学问题,中医临床绝非简单的经验与技能总结,中医学者只有坚持不懈,溯本求源,潜心悟道,应用传统中医理论指导临床才能使中医临床取得突出疗效,才可能实现中医经典理论对临床疾病的有效指导和中医理论的自身发展。本团队在繁重的临床工作之余,编写了《黄帝内经运气篇天元纪·五运行·六微旨大论集注》《黄帝内经运气篇气交变·五常政大论集注》《黄帝内经运气篇六元正纪大论集注》《黄帝内经运气遗篇集注》《黄帝内经运气篇至真要大论集注》。后续我们还将出版运用五运六气理论解读《黄帝内经》"运气九篇"、方剂、中药,及运用五脏生克制化辨证模式指导临床应用等系列书籍,为五运六气的推广与应用,贡献一点力量。

二、关于本书编写所使用医家注释版本说明

本团队搜集、研读了大量历代医家注释运气九篇的相关著作,共计四十余部,从中挑选出适合本书体例、按原著篇目注释、注释内容较完善的十五部著作进行摘录整理,希望为读者呈现尽可能丰富的医家解读。碍于卷帙有限,仍有许多非常优秀的医家著作未能收录进来,部分著作将作为参考文献出现在书中。

今本《黄帝内经素问》(以下简称《素问》)为唐代王冰的整理本,王冰不仅将原九卷内容分合增删、整理次注,还把"七篇大论"内容补入正文中,且在目录中保留了两个遗篇的篇名,注明"亡",故现存《素问》共有二十四卷,可大致分为三个部分:一是除去运气七篇及遗篇外的篇目,即成书时便存在的内容;二是运气七篇,由唐代王冰订补;三是两个遗篇,目前该部分出处争议较大。本书主要整理后两部分的相关医家注释,"七篇大论"部分选用王冰、马莳、张介宾、张志聪、高士宗、黄元御、张琦、高亿、孟景春、任廷革、张灿玾、方药中、王洪图、郭霭春等医家的十四部著作进行摘录整理;"遗篇"部分则选用马莳、张介宾、高士宗、孟景春、张灿玾、王洪图等医家的六部著作,以及上海涵芬楼影印正统道藏本,共七部著作进行摘录整理。

(一)"七篇大论"古代医家注释版本的选择

"七篇大论"指《天元纪大论》《五运行大论》《六微旨大论》《气交变大论》《五常政大论》《六元正纪大论》《至真要大论》七篇。

1. 唐代重补"七篇大论"

在唐代以前,此《素问》七卷亡佚已久,究其何因,已无法考证。然王冰认为,"虽复年移代革,而授学犹存,惧非其人,而时有所隐,故第七一卷,师氏藏之,今之奉行,惟八卷尔",七卷亡佚是因为"师氏藏之",而后有幸得一秘本,"于先生郭子斋堂,受得先师张公秘本,文字昭晰,义理环周,一以参详,群疑冰释",秘本中载有"运气七篇",王冰"恐散于末学,绝彼师资,因而撰注,用传不朽",故在整理《素问》时便将"运气七篇"加以校勘订补,使之得以流传未绝。

然而王冰注本到了宋代出现"注文纷错,义理混淆"的混乱局面,北宋嘉祐年间,北宋校正医书局林亿、高保衡等人奉敕校正《素问》,定名《重广补注黄帝内经素问》。此次校正工作深入细致,以王冰注本为底本,又参照多种传本校订,所增注文均以"新校正"标之,并说明"运气七篇"为王冰补入。至此,《素问》传本的文字基本定型,后世皆沿用此宋版,卷数虽增减分合,文字却无大变动。

宋版流传至明代由顾从德保留其旧貌,得此刻本《素问》,其刻工精良,堪称善本。而后据此影刻、影印者不绝,1956年人民卫生出版社影印此本出版《重广补注黄帝内经素问》,1963年人民卫生出版社以其影印的此本为蓝本,参校守山阁本等,排印出版《黄帝内经素问》,成为《素问》现在的通行版本。

总而言之，王冰对"运气七篇"的发掘、整理、流传功不可没，不可抹杀他对五运六气学说传承、发展的贡献。因此，我们在选取注释版本时，首选经王冰—林亿、高保衡—顾从德—人民卫生出版社整理、刊刻、影印的1963年版《黄帝内经素问》一书（因王冰注本未收录"遗篇"具体内容，直至1963年人民卫生出版社排印出版《黄帝内经素问》才将"遗篇"附于书末，故此书在"七篇"部分简称为"王冰《黄帝内经素问》"，在"遗篇"原文校注部分简称为"1963年人卫版《黄帝内经素问》"）。

　　2.宋金元时期校注"运气七篇"的相关书籍

　　宋金元时期，校注《素问》"运气七篇"内容者开始涌现，如宋代赵佶的《圣济总录》，金代张从正的《儒门事亲》，由元代滑寿编辑、明代汪机续注的《读素问抄》等书，均涉及运气相关部分知识的注释、解读，具有很高的学术价值，但因其版本多拆分重编次序，或仅选取部分原文进行解读，不适合本书体例，故未纳入本书中。

　　3.明清时期校注"运气七篇"的相关书籍

　　明清时期是五运六气学说蓬勃发展的重要阶段，众多医家开始重视《素问》原文的研习，注家辈出，各有见地。

　　明代马莳用三年时间，按原文次序分篇分节对《素问》进行全面注释，著成《黄帝内经素问注证发微》一书，该书分《素问》为九卷，不仅在注释篇名、解释病名、申明字义方面下了很大功夫，同时通过《素问》《灵枢》互证、归类条文、综合各家等方式，在剖析医理方面有许多超越前人的见解，成为学习《内经》不可缺少的参考书。

　　明代张介宾，对《内经》研习近三十年，根据个人体会，以类分门，撰成《类经》三十二卷，全书多从易理、五运六气、脏腑阴阳气血的理论来阐发经文蕴义，集前人注家的精要，加以自己的见解，敢于破前人之说，理论、注释、编次上均有自己的创见及特色，颇能启迪后人，深为后世所推崇。

　　清代张志聪，治学以宗经为基础，对《内经》的研究深入肌理，所著《黄帝内经素问集注》更是融合了其同窗与学生的智慧，综观全书，其特点在于以经解经，融会贯通，重视气化，天人合一，句栉字梳，提要钩玄，既吸纳了前人的胜义，又汇集了集体的新见。

　　清代高士宗，对《素问》殚心研注十载，汲取了前人张景岳、马莳、吴崑以及其师张志聪等注释《内经》的经验，著成《黄帝内经素问直解》一书，全书以当时盛行的阴阳五行学说作为阐述自身理解和经验的说理工具，重视"整体运动论""脏象论"等，说理透彻，文字易懂，确具"直解"特点。

　　清代黄元御，推崇黄帝、岐伯、扁鹊、仲景为医门四圣，倾注毕生精力研究中医古代典籍，将通行本《素问》内容分为十类，重予编次著为《素问悬解》，其注释参考王冰等历代《内经》注家之精论，间附自己对《素问》研究之心得。他学术精湛，敢创新说，标新立异，书中的五运六气之南政北政，为此南北二极之义，所论为前人未及。

　　清代张琦，重医理，尤好《素问》，潜心研究二十年始著成《素问释义》十卷，书中具有"辨错简独出己见,阐阴阳互根而重阳,论阴阳升降在乎中气"等特点,部分注文精辟且有新意,对经义发挥颇多。

清代高亿,撰《黄帝内经素问详注直讲全集》一书,其弟子罗济川、张映川注,大愚子、乾一修订,全书对《素问》一书逐篇分段注释直解,其注文言简义明,音义晓然,直解则会同诸家之说,而折衷其要,通晓畅达,全无以经解经之嫌,有裨于初学《内经》者。

故本书"七篇大论"部分古代医家的注释版本选用了王冰《黄帝内经素问》,1998年人民卫生出版社出版的由田代华主校的马莳《黄帝内经素问注证发微》,2016年中医古籍出版社出版的张介宾《类经》,2002年浙江古籍出版社出版的由方春阳、黄远媛、李官火等点校的张志聪《黄帝内经集注》,1980年由科学技术文献出版社出版的由于天星整理的高士宗《黄帝素问直解》,2016年中医古籍出版社出版的黄元御《黄元御医书全集》,1998年科学技术文献出版社出版的由王洪图点校的张琦《素问释义》,2016年中国中医药出版社出版的由战佳阳、乔铁、李丹等校注的高亿著,罗济川、张映川注,大愚子、乾一修订的《黄帝内经素问详注直讲全集》此八部古代医家著作。

4."七篇大论"近现代医家注释版本的选择

为了阐述《素问》的学术思想,帮助后学更好地阅读原书,当今学者亦有不少人对其进行各种形式的整编和注释,各具特色。本书主要选取曾执教于各中医学院的教授或曾从事中医研究工作的中医学大家所著著作,各位医学大家均为中医学之前辈,为中医学的发展做出了巨大贡献,本书之编写也是对前辈的缅怀和纪念。

南京中医学院(今南京中医药大学)孟景春教授任职于医经教研组时,集合其校师生共同编写《黄帝内经素问译释》一书,对《素问》原文进行了校勘、注释、语译,并对每篇增加"题解""本篇要点"等内容,对于原文中重要理论和主要论点增补按语,提示其对临床实践的指导意义和应用价值,前后经过三次修订,目前第四版已较为全面。

北京中医学院(今北京中医药大学)任应秋教授一生阅读了大量中医古籍,尤其重视对中医典籍著作的理论研究,毕生致力于中医理论的发掘、整理、提高,并且作出了突出的成绩。他曾在中医首届研究生班上讲授《素问》内容,包括25篇《素问》文献的全文讲解,其女任廷革根据讲课录音整理成书《任应秋讲〈黄帝内经〉素问》,对没有讲课录音的部分,依据任应秋主编的《黄帝内经章句索引》进行整理。全书以《内经》系统的文献结构为线索进行整理,有较强的可读性及拓展思维的功能。

山东中医学院(今山东中医药大学)张灿玾教授与徐国仟教授等人受命整理研究中医古籍,撰成《黄帝内经素问校释》一书,对《素问》二十四卷共八十一篇按"提要""原文""校勘""注释""语译""按语"等项进行全面而系统的整理,此书是研究中医学、提高中医理论水平必读的中医古籍,可供中医学习、教学以及从事中医研究工作者参考学习之用。

中医研究院(今中国中医科学院)方药中教授对中医气化学说进行了创新性的研究,其与许家松所著的《黄帝内经素问运气七篇讲解》"各论"部分对"运气七篇"原文逐句加以解释,逐段进行述评,逐篇作出小结,全书就"运气七篇",总结其理论体系,揭示其科学内涵、精神实质和精华所在,阐述其临床指导意义,客观评价其在中医学中的地位与影响。

北京中医药大学王洪图教授是我国著名的内经研究大家,倡导"内经学"并得到学术界认同,使《内经》研究与教学发展为中医学的一个分支学科,其与贺娟撰写《黄帝内经素问白话解》一书,书中包括原文、提要、注释、白话解、按语五部分,重点突出,实用性强,准确地反映了原旨深意。

天津中医学院(今天津中医药大学)郭霭春教授博学多识,于目录、版本、校勘、训诂、音韵等专门之学造诣精深,治学精勤,著作颇丰,其主编的《黄帝内经素问校注》一书采众家之长,结合自己的见解,整理研究《素问》,资料丰富,校勘翔实,训解精当,其中对《素问》的一些研究论点,经全国有关专家审定,代表了20世纪80年代研究的最新水平,适用于临床、教学及广大中医爱好者阅读参考。

故本书"七篇大论"部分近现代医家的注释版本选用了2009年上海科学技术出版社出版的由孟景春、王新华主编的《黄帝内经素问译释》第4版,2014年中国中医药出版社出版的由任廷革主编的《任应秋讲〈黄帝内经〉素问》,2016年中国医药科技出版社出版的由张灿玾、徐国仟、宗全和校释的《黄帝内经素问校释》,2007年人民卫生出版社出版的由方药中、许家松所著的《黄帝内经素问运气七篇讲解》,2014年人民卫生出版社出版的由王洪图、贺娟主编的《黄帝内经素问白话解》第2版,2012年中国中医药出版社出版的郭霭春编著的《黄帝内经素问白话解》此六部近现代医家著作。

(二)"遗篇"医家注释版本的选择

运气遗篇指《刺法论》和《本病论》两篇。早在南朝全元起训解《素问》之前,《刺法论》和《本病论》两篇俱已亡失,至唐代王冰时仍未现世,故王冰再次注《素问》时仅目录中保留了两篇篇名,却无具体内容,并注明"亡",因而后世统称此二篇为"素问遗篇",又名"遗篇""素问亡篇""素问逸篇""素问佚篇"。

遗篇目前流传有两个内容完全不同的版本。一是通行版本,即目前普遍使用的人民卫生出版社梅花版《黄帝内经素问》中所载遗篇内容。宋代印刷技术进步,加之朝廷重视医学,《素问》得以广泛流行与传播,通行版遗篇悄然流传于世,宋代嘉祐中期进入校正医书局,林亿、高保衡等人阅览后评价道:"今世有《素问亡篇》及《昭明隐旨论》,以谓此三篇仍托名王冰为注,辞理鄙陋,无足取者。"既指出此遗篇并非《内经》原文,又否定了其医学价值,自然未能载入《重广补注黄帝内经素问》,这也导致遗篇在此后相当长一段时期内受到正统医家的批驳与排斥,对其流传造成不利影响。其后百余年未能留存完整的遗篇刊本,直至明代英宗时期,《正统道

编
写
说
明

藏》收录《素问遗篇》，将《刺法论》分为三卷，《本病论》分为二卷，共五卷，后经上海涵芬楼影印正统道藏本《黄帝内经素问遗篇》使之流传至今（以下简称"正统道藏《黄帝内经素问遗篇》"）；马莳认为此二篇为正本所遗，首注遗篇，将其置于《素问注证发微》书末；张介宾将此遗篇与"运气七篇大论"统一类编，收于《类经》第二十八卷中。清代以后《素问》刊本大多将此遗篇内容附于书末，高士宗所撰《素问直解》中据马莳《素问注证发微》本另补《刺法论》及《本病论》，名为"素问补遗"，直接置于正文《气交变大论》之后。至近现代，多数注释《素问》的书籍均将其附于书末供读者参考研究，如上述提到的孟景春、张灿玾、王洪图所著著作。

二是高亿版本，此版本仅见于《黄帝内经素问详注直讲全集》一书中。此书又名《黄帝内经素问完璧直讲详注》，为清末医家高亿所著，其弟子罗济川、张映川注，大愚子、乾一修订，成书于同治十一年，即1872年。书中遗篇内容与通行本完全不同，为本书特点之一。《素问详注直讲全集》久不见于世，现存唯一版本为同治壬申年（1872年）绿云冈原刻本。民国时期只有《医学大辞典》将其收录，现代的《中医文献辞典》《中医文献学》《中医古籍珍本提要》《中医大辞典》等辞典类工具书亦有载录，但对其评介却是寥寥数语，研究此遗篇的学者亦是少之又少。

《内经》其他篇章多处提到"刺法""本病"，可见《刺法论》和《本病论》两篇在《内经》中确实存在，篇名并非王冰杜撰。遗篇通行版虽远早于高亿版现世，但不可忽视其内容的道教色彩，受到批驳，世人对编著者纷纭争论。高亿版虽在内容上与其他篇章交相呼应，看似一脉相承，但出现时间比《内经》晚了将近两千年之久，流传情况单一，且其来历仅能参考《黄帝内经素问详注直讲全集》一家之言，未可尽信，故不能断定哪一版为《内经》固有内容。而无论哪个版本才是真正的"遗篇"，此两版的学术价值和临床指导意义都是难以否认的。当今学者在研读"遗篇"时，当两版本互参，并联系《内经》其他篇章内容作出合理取舍。因此，本书将《刺法论》《本病论》两遗篇内容与运气七篇内容统一收编，以便于读者全面掌握此两篇内容。书中两遗篇原文采用通行版本。

"遗篇"部分注释版本选用上海涵芬楼影印正统道藏本《黄帝内经素问遗篇》，1998年人民卫生出版社出版的由田代华主校的马莳《黄帝内经素问注证发微》，2016年中医古籍出版社出版的张介宾《类经》，1980年由科学技术文献出版社出版的由于天星整理的高士宗《黄帝素问直解》，2009年上海科学技术出版社出版的由孟景春、王新华主编的《黄帝内经素问译释》第4版，2016年中国医药科技出版社出版的由张灿玾、徐国仟、宗全和校释的《黄帝内经素问校释》，2014年人民卫生出版社出版的由王洪图、贺娟主编的《黄帝内经素问白话解》第2版，2012年中国中医药出版社出版的郭霭春编著的《黄帝内经素问白话解》此七部古今医家著作。

三、编写体例说明

本书采用分解注释的形式，每一解分为"内经原文""字词注释""语句阐述"三部分内容。"内经原文"部分互参众多版本,经校对整理而成,卷次篇目保持不变;"字词注释""语句阐述"两部分甄选自十五部医家著作(以下称"原著"),将原著中注释、语译、白话解等内容摘录至本书中,力求保留原著释义。关于内容及格式处理,按以下原则和方法进行。

1. 原文校注

本书"七篇大论"的"内经原文",互参 2013 年人民卫生出版社出版的由郭霭春主编的《黄帝内经素问校注》,2016 年中国医药科技出版社出版的由张灿玾、徐国仟、宗全和校释的《黄帝内经素问校释》,2009 年上海科学技术出版社出版的由孟景春、王新华主编的《黄帝内经素问译释》第 4 版,2007 年人民卫生出版社出版的由方药中、许家松所著的《黄帝内经素问运气七篇讲解》,2013 年人民卫生出版社影印顾从德本《黄帝内经素问》等版本(与"遗篇"互参版本并称"互参诸本"),综合参考诸家原文,确定本书"七篇大论"所用原文。"遗篇"的"内经原文",则依法互参 2013 年人民卫生出版社出版的由郭霭春主编的《黄帝内经素问校注》,2016 年中国医药科技出版社出版的由张灿玾、徐国仟、宗全和校释的《黄帝内经素问校释》,2009 年上海科学技术出版社出版的由孟景春、王新华主编的《黄帝内经素问译释》第 4 版,2014 年人民卫生出版社出版的由王洪图、贺娟主编的《黄帝内经素问白话解》第 2 版,1963 年人民卫生出版社出版的《黄帝内经素问》,1998 年人民卫生出版社出版的由田代华主校的马莳《黄帝内经素问注证发微》等版本,确定本书"遗篇"所用原文。

综合运用本校法与理校法,并充分参考互参诸本,作出校注。凡原文中有讹文、衍文、脱漏、倒置,以及疑似之处,均写出校记,注于原文之下。具体方法如下:

(1)凡互参诸本内容不一致者,均写出各家原文用字、用词、断句等,若有校勘者,依次列出其校勘注释,尽可能不提示倾向性意见。

(2)凡互参诸本内容不一致,若其一(多)版本明显有误时,不予采用,若无祖本或他本可据,数本互异,无所适从之时,以道理定是非,部分释义在"语句阐述"中阐明。

(3)凡不影响文义,医理以及注释的繁体字均予简化,其他不予擅改。

(4)凡古今通假字、异体字原则上不予改动,以保持古文原貌,但对于常见文字则改为通行规范字。

(5)凡断句不明处,多参考孟景春著本,若不易定夺者,则不予擅改,部分释义在"语句阐述"中阐明。

2. 原文分解

为方便读者阅读,本书将《黄帝内经素问》运气九篇原文(以下称"原文")按原段落进行分解,每解 4～6 句。

3. 字词注释

字词注释主要挑选原文中较为独立的、艰涩难懂、具有重要意义的字词进行注释,每解2～6词。并对生僻字加以注音,以方便读者阅读。

4．语句阐述

语句阐述时将每解逐句拆分注释,保留段落中每一句原文。

5．编排顺序

参考所选书籍的初版年份,对十五部著作进行编序。如孟景春等《黄帝内经素问译释》在"第四版前言"中提及该书初版于1959年6月;任廷革《任应秋讲〈黄帝内经〉素问》在"整理者的话"中注明该书主要根据1978年任应秋在中医首届研究生班上的讲课录音整理成书;张灿玾等《黄帝内经素问校释》在"前言"中提及该书原由人民卫生出版社于1982年2月第一次印刷出版;方药中等《黄帝内经素问运气七篇讲解》"前言"部分写于1982年8月18日;王洪图等《黄帝内经素问白话解》和郭霭春《黄帝内经素问白话解》分别在扉页中注明第一版出版印刷于2004年4月、2012年11月。故本书中"七篇大论"十四家著作的编排顺序为:①王冰《黄帝内经素问》;②马莳《黄帝内经素问注证发微》;③张介宾《类经》;④张志聪《黄帝内经集注》;⑤高士宗《黄帝内经素问直解》;⑥黄元御《黄元御医书全集》;⑦张琦《素问释义》;⑧高亿《黄帝内经素问详注直讲全集》;⑨孟景春等《黄帝内经素问译释》;⑩任廷革《任应秋讲〈黄帝内经〉素问》;⑪张灿玾等《黄帝内经素问校释》;⑫方药中等《黄帝内经素问运气七篇讲解》;⑬王洪图等《黄帝内经素问白话解》;⑭郭霭春《黄帝内经素问白话解》。"遗篇"七家著作的编排顺序为:①正统道藏《黄帝内经素问遗篇》;②马莳《黄帝内经素问注证发微》;③张介宾《类经》;④高士宗《黄帝内经素问直解》;⑤孟景春等《黄帝内经素问译释》;⑥张灿玾等《黄帝内经素问校释》;⑦王洪图等《黄帝内经素问白话解》。

6．摘录文字及图表

"字词注释""语句阐述"两部分的文字及图表内容均摘录自十五家著作,在不影响原著释义的前提下适当改动,基本保持原著文字、图表原貌。因各家注本身所引用的参考文献/书籍版本不尽相同,本书为二次引用故不对其版本作统一校正。

(1)为避免重复,删去原著中待解的原字/词/句,仅摘录该字/词/句释义;

(2)若原著中未单独注释待解字词,则该字词注释摘录自"白话解"或"语译"等语句释义中;

(3)"此词/句未具体注释",此种写法适用于原著注释中对该词/句未提及者,若原著注释时照搬该词/句,则保留原词/句,以示区分;

(4)"此句未具体注释,总体概括此段为":此种写法适用于原著作者未逐句注释,但对段落大意进行了总结概括;

(5)正统道藏《黄帝内经素问遗篇》书中词句空白处以"□"表示,原著注"缺"处,以"(缺)"表示;

(6)高亿《黄帝内经素问详注直讲全集》书中分"批""注""讲"三部分内容,"讲"由高亿所撰,其弟子罗济川、张映川等加音释与"注",大愚子与乾一进行修订,批注为"批",故本书分别摘录此三部分；

(7)孟景春、张灿玾、王洪图、郭霭春原著中"注释"部分有对重点字、词、短句的单独注释,将其均放入本书"语句阐述"部分的相应语句中；

(8)若原著注释出现"见下文""释义见前篇"等不明确语句,概予删除；

(9)若原著注释出现文字错漏或前后不一等情况,存疑处不予擅改,明显错误处,后加"编者按"进行说明；

(10)原著中①②③等序号均替换为[1][2][3],与本书序号样式相区分；

(11)为适应读者阅读习惯,将繁体字、异体字、竖排,统一调整为简体字、通行字、横排,若不同著作中同一语句的某字字形略异、字义相同,且均为现代不常用字,不予擅改,如"胻"与"䯊"；

(12)关于图表,由于每一本书的字体、图表样式,有较大差异,为统一、美观、清晰,将原书中所有图表,按照原书形式重新进行绘制,以图表形式放入本书相应位置；

(13)因卷帙有限,各书只采用与运气九篇有关内容,其余部分均不摘录,意欲深究者可寻原著阅读。

杜武勋

二〇一八年九月

目 录

目录

绪 论

　　五运六气理论是怎样形成的？主要内容是什么？要回答这些问题，首先要从古人对生命本质的认知开始谈起。生命的本质是什么？人类到目前为止还没有对此形成完整准确的认知。现代科学认为生命体总是处于变化之中的：它活动时不断地消耗能量，又通过吸收营养素或直接利用太阳能来补充能量，即便是构成生命体的细胞也处于不断变化中，并有在环境扰动中自我维持和修复的显著能力。这表明生命体在个体和群体上都遵循进化理论，同时又具有生态结构意义，生命体与外界环境是共存的。

　　中国古代哲学家很早就开始对生命本质进行探索，认为生命的本源，法于天地，正如《素问·宝命全形论》所言："人生于地，悬命于天，天地合气，命之曰人……天覆地载，万物悉备，莫贵于人。"这里的"气"，乃是禀天地精华而形成，天地之气运动变化、相互交合，人秉天地之气而生于中。关于天地之气的运行变化规律便涉及中医"气"理论，《素问·阴阳应象大论》言"清阳为天，浊阴为地"，中国传统哲学以阴阳理论解释天与地的形成，混沌未分之时，含有的轻清物质具备上升之性，可上升以形成天；重浊物质具有沉降之性，可沉降以形成地。重浊之物虽有沉降之性，但也有上升之力，轻清之物有上升之性，但上升之中也有沉降之力，大地万物，在阴阳相交，天地气化中诞生，所以"天人合一"全赖"气化"而成。中医气理论以中国古代宇宙气化生成论[1]为哲学基础，以元气为首要的研究本体，以元气的运动变化，也即气化为主要的研究内容，《素问·五常政大论》曰："气始而生化，气散而有形，气布而蕃育，气终而象变，其致一也……人以天地之气生，四时之法成。"天地万物和人类的生长、四时的转换，皆为"气"之变化，天地万物皆为天地气交的结果。

　　在《内经》的《天元纪大论》《五常政大论》《气交变大论》等篇章中，阐述了"形气相感，万物生化""物之生从于化""天地合气，六节分而万物化生矣"等生命发生、发展的道理，指出自然界通过"气交"从无生物到有生物的发生、发展过程，以及一切生物的新陈代谢现象。《内经》把这种过程和现象概括为生、长、化、收、藏五个阶段，并进一步指出了"上下之位，气交之中，人之居也"的生命体和生存环境相统一的关系。这一认识来源于中国古代哲学"气一元论"，并逐渐引入中医学中。

"气一元论"是我国古代自然哲学中的一个光辉思想,认为天地之间存在着一种不断运行的精微物质,称为"气"。气是生化万物的基质,是生物和非生物的中介。一元之气在天化为六气,构成万千气象;在地化为五行,赋予万物以五类属性。阴阳为气化之理,五行为气聚之质,阴阳五行法则正是对万物气化规律的描述。气"在天垂象,在地成形";象为无形之气,形为气聚之质。观象以取意,类比以推理。这就是取象比类方法的理论依据。作为自然哲学范畴的中医理论的基本观点和方法,都是以气一元论和气化理论为基点而逐渐形成的[2]。整体动态观和天人相应观,阴阳五行和取象比类方法,是中医学理论的基础,也是中医学特色形成的根源,"气化—调节"是中医理论系统的核心。

"人法地,地法天,天法道,道法自然",老子对天、地、人,乃至整个宇宙的生命规律做了精辟涵括、阐述。"道法自然"揭示了整个宇宙的特性,囊括了天地间所有事物的属性,宇宙天地间万事万物均效法或遵循"道"的自然而然规律。"道"所反映出来的规律是"自然而然"的。而人法道,就要顺遂万物之自性,尊重事物本来的生存状态,观察其自然而然的变化,找出其自然变化的法则。《素问·天元纪大论》言,"天有五行,御五位,以生寒暑燥湿风。人有五脏,化五气,以生喜怒思忧恐",无论天地生化,还是人体生化,都以元气为本,由元气的运动变化而产生。元气生化万物的运动过程即为气化。

五运六气理论,是古人研究天体日月运行,总结自然界六气气化规律,并运用阴阳五行生克制化理论,以干支甲子符号作为推演工具,探求自然界气候变化及人体疾病防治规律的学问,是古人通过仰观天象,俯察地理形成的认知。自然万物呈现之"象",是天地气化运行的产物。"象"是自然界事物的整体呈现,"气"则是自然整体关系的主要实现者和承担者。"气"作为天地万物资始之源,其运动变化规律是天地自然的法则,"气"作为沟通天地万物的介质,把"天"与"人"紧紧地连成了一个整体,此乃"气为一元"的思想基础。

《黄帝内经》秉持"气一元论"的观点,认为气是万物生成之基源,是联系宇宙自然与生命的纽带。其以"气"为本源和媒介,以"时"为主线,将人与天连接成一个不可分割的整体。人之身表里内外的结构和功能,皆与天地自然相符,人之生命活动规律,皆合乎天地之气的变化规律。这样,就构建了《内经》"天人合一"理论体系的基本框架。在这一框架下,天即"天时",起统摄作用;人是一个与之同气相通、同律相动的自然人,是天人关系中的从应者,更是天人和谐关系的维护者。人自觉地遵循自然气化的规律,主动地维护天人和谐关系的过程和方法,实际上就是"因时制宜",也正是"气为一元""天人合一"思想的落脚点[3]。中国古代哲学家和医学家,从"气一元论"出发,阐述了生命的起源、生命的本质,从整体论角度给予生命本质之回答,五运六气理论正是阐述天、地、人相互关系的理论体系。

一、五运六气理论研究的重要性

五运六气理论是中医学术体系中重要的组成部分,其中包含了天文、历法、气象、物候、医学等多学科的学术内涵,蕴含着丰富的气化理论思想,它把自然气候变化与人体生命现象、发病乃至预防、治疗、用药规律统一起来,从天体运动角度、环境与人的关系角度,探讨自然气候变化与人体生理、病理的密切关系。《内经》中提到的"气宜""天道"均指五运六气而言,人处于天地气交之中,必然随着五运六气变化而变化,运气的常与变与人体疾病的发生有密切关系。五运六气理论由"五运"与"六气"组成,以此总结和分析以六十年为一周期的气候运动变化规律。五运即木、火、土、金、水五行之气,六气即风、热、湿、火、燥、寒三阴三阳之气,分别配以天干、地支,可推测出每年的运、气和各季的气候变化及其特点。

(一)五运六气理论的诞生及其争议

自标志运气学说成型的七篇大论补入《内经》以降,一直为历代医家聚讼,肯定、怀疑、否定持续不断,加之其为知识密集的学术,理论玄奥、验证困难、涉及多种学科[4],因此,成为中医学体系中最复杂、争论最大的学说,被称为医门之玄机。因此,有必要回溯和解析其理论源流和争鸣的历史,希望能以史为鉴,为相关研究做出初步探索[5]。回溯历史文献,运气学说萌芽于春秋战国时期,产生于秦汉时期,倡明于两晋隋唐时期,至宋金元时期达到鼎盛,迄明清时期终臻完善。总结多年来五运六气理论主要争议在于:一是七篇大论是否出自《黄帝内经素问》;二是五运六气理论能否准确预测疫病的流行;三是五运六气理论有没有临床价值以及应该如何指导临床运用;四是五运六气理论是否有科学背景;五是五运六气理论是不是有地域限制;六是几千年来我国气候变迁,五运六气理论是否适用现在的时代等。这些问题有待于对五运六气理论进行充分的研究,形成科学、充实的证据。

(二)五运六气理论研究的价值

五运六气理论是《内经》重要的组成部分,王冰在整理《素问》时补入运气七篇大论,以大量篇幅阐释五运六气理论,成为中医气化学说、藏象学说、病机学说、升降出入等理论的渊薮,为后世医家提供了基本的中医思辨方式,对指导中医临床实践具有重要意义。《素问·五运行大论》曰:"非其位则邪,当其位则正。"这里的正、邪是就自然气候而言,自然气候的正常变化为"正",反常变化为"邪"。六气在一年中的运行,是"行有次,止有位",按时、有序的,应当"至则至",若"未至而至"则为异常,说明非其位则邪,当其位则正。《素问·宝命全形论》曰:"人以天地之气生,四时之法成……人能应四时者,天地为之父母。"人秉天地正常之气而生,依赖自然正常气候而长,人和自然和合为一,人与天地之气息息相通。《素问·至真要大论》

曰："彼春之暖,为夏之暑,彼秋之忿,为冬之怒,谨按四维。"一年四季转换,人要顺应四时,顺时则养,逆时则病。人体阴阳气血,应时而变,天地有四时气候、昼夜晨昏之变换,天地阴阳日有所变,人亦应之。运气变化,天地自然有四时节律、日节律、月节律,人体阴阳气血随之出现规律性变化,通过人体阴阳自我调节达到平衡。《素问·六微旨大论》曰:"上下之位,气交之中,人之居也。"人处于气交之中,运气改变不仅影响人体自我阴阳调节,影响人体生理,还影响人体病理。根据运气学说,疾病的发生有一定的规律可循,人们可以此推测疾病的发生与流行,甚至可以精确到具体的脏腑。

五运六气理论对于指导临床辨证具有重大的意义,有认为五运六气理论是展现天人相应理论的动态模型;有认为五运六气理论是中医理论的渊薮;还有认为五运六气理论是中医现代多学科研究的枢纽[6]。五运六气审察的"象",勾连了天、地、人与生命万物,包括外在可察的天象、气象(气候)、物象(物候)、病象(症候),以及内在可感知、意度的脉象、脏象。其所言之"数",则是序数、气数,是对事物有序性、规定性的表述。其思维过程包括"观物取象""立象尽意"与"取象比类/取象运数"三个不可分割的阶段,是中医"司外揣内"认识疾病,"法天之纪,用地之理"治疗疾病的一大路径[3]。面对纷繁复杂的自然现象和气候与生命万物,单纯应用六气系统或五运系统,均难以给予自然气象规律一个完美的解释,只有将二者结合起来分析,才能更好地阐明那些复杂的问题。而事实上,运气学说有五运系统、六气系统以及两者相合形成的五运六气系统等多种周期,借助三阴三阳上奉六气、五行之间的相互承制、五运与六气相合等,解释自然气象变动规律,即是以阴阳五行理论为基础的。阴阳五行学说这一理论工具在运气学说中的重要性可见一斑[7]。运气学说中的五运,是试图用木运、火运、土运、金运、水运五种因素来解读天地气象的周期性变动规律,是五行思想影响的结果;六气则试图用风、寒、暑、湿、燥、火六气来解读气象的变动规律,六气用厥阴风木、少阴君火、太阴湿土、少阳相火、阳明燥金、太阳寒水分别进行概念的标定与规范,实则是阴阳理论影响的结果。因此,《内经》之五运六气学说,是古代哲学思想"气一元论"、阴阳思想、五行思想共同渗透、影响的结晶,我们只有充分认识气化和阴阳五行生克制化的规律,才能学习好运气学说,利用运气学说有效地指导临床[7]。运气学说基于中医"天人相应"的思想,以"气化"为理论工具,对天人之间气化关系的考察,是中医气化学说的精髓所在。因此,只有认识中医气化学说,才能够更加深入地理解运气学说的内涵及其价值[7]。

五运六气理论研究价值逐渐得到大家的重视,杨力教授认为中医五运六气理论是《黄帝内经》中最为光彩夺目的内容,占据《黄帝内经素问》三分之一的分量,是中医理论中最为高深,也是最有价值的部分,中医学的主要理论即衍生于此[8]。著名中医学家方药中[9]教授曾说:"放弃了对《七篇》(即五运六气理论)的学习,实际上也就等于放弃了对《黄帝内经》的学习、放弃了对中医基本理论的学习。"顾植山教授认为"天人合一"是中医阴阳五行学说的灵魂,五运六气是这一思想的集中体现[10]。五运六气学说的内容是非常丰富的,它涵盖了多学科的知识,无论是在疾病的预测方面还是在临床治疗指导方面,具有不可估量的应用价值,无数医家从不同的领域对此进行了挖掘,这从一方面充实了中医学的理论宝库,一方面为提高临床医生的诊疗水平指明了新的出路[11]。

二、五运六气理论阐述的学术思想

虽然关于运气七篇是否出自《黄帝内经》,自五运六气理论诞生以来就存在着争议。但是,五运六气理论所蕴含的核心思想具有重要的理论意义和临床指导价值,是无可厚非的。其核心思想有二:一是基于五运六气对人体脏腑功能的影响,建立起气候-物候-病候相关的天、地、人结构体系。将人体置于整个宇宙空间的整体论角度考察人体生命现象和健康、疾病,充分体现出天人相应的"脏气法时"学术思想;二是通过"天人一气""天人同构""天人相应",建立起来的天、地、人气化理论。学习五运六气理论,以下三个方面必须引起重视。

(一)五运六气理论与天人相应

五运六气理论是展现天人相应理论的动态模型,总结了自然界生命的动态变化规律,描述了生命动态更替规律以及人体与脏腑组织之间生理、病理变化的相互关系与相互作用,成为从宏观角度概述天人相应理论的经典模型。《素问·宝命全形论》云:"天覆地载,万物悉备,莫贵于人。人以天地之气生,四时之法成。"故人的生命节律也是由宇宙运动规律产生的,人体生理功能节律也随天地四时之气运动变化而改变[6]。清代名医黄元御[12]云:"天有六气,地有五行,六气者,风、热、暑、湿、燥、寒,五行者,木、火、土、金、水。在天成象,在地成形……六气五行,皆备于人身,内伤者,病于人气之偏,外感者,因天地之气偏,而人气感之。内外感伤,总此六气。""天人同气也,经有十二,六气统焉。"《素问·阴阳应象大论》亦云:"余闻上古圣人,论理人形,列别脏腑,端络经脉,会通六合,各从其经。气穴所发……各有条理;四时阴阳,尽有经纪……"故"与天地相应,与四时相副,人参天地,故可为解"。可见《内经》广至诸物,近至人体的生理和病理,时刻将天人相应作为中医理论的立论之本、精髓所在。而运气学说将天象与古代历法相结合,将天人相应这一宏观的理论通过术数把握,使"法于阴阳,和于术数"成为现实。故《素问·著至教论》言:"而道上知天文,下知地理,中知人事,可以长久矣……"[6]"天人相应"是指天地自然与人息息相通,人能参合自然的变化而与之相适应。"天人相应"理论是在中国传统文化"天人合一"的基础上孕育而来,《周易》、道儒两家早期有关天人关系的思想对于正在萌芽阶段的天人相应论具有启迪作用。秦汉黄老之学则直接渗入天人相应论中,其观点和内容为天人相应论所广泛接受。元气论及宋明理学的宇宙生成论又继续充实、推动着天人相应论的发展[13]。"天人相应"的具体内涵如下。"天"指的是人类赖以生存的整个宇宙,即人类生存的时空环境,主要指由于太阳与地球相对运动而形成的四季的气候、昼夜的更替,及地域差别等。所谓"天人相应"是指人在长期进化过程中形成的一系列生理调控机制与宇宙的时空变化规律相通应。其机制以气的生、长、收、藏为核心,以阴阳矛盾运动为动力,以五行生克制化为自稳调节器,从而形成人与宇宙的协同共振关系[14]。基于"天人相应"理论认识脏腑的生理病理是中医学探究生命规律的重要思维模式[15]。

中医学核心思想——"天人相应""人与天地相参",其中的"天"是与人类社会相对的自然界,包括自然的气候、地理等环境;"人"指的是作为医学客体的人的生命体。所谓"天人相应"就是以"气"为基础的人的生命活动,决定于自然并与之相呼应。它包含三层意思:人体形态结构与天地万物相类;人体生命运动规律与天地气机变化相类;人体生理功能节律随天地四时之气的变化而变化。"天人相应"的中介是"气","天"与"人"之间之所以能相应,是因为天人在本质上都是气,天是充满气的宇宙空间,而人是以气的运动为其生命特征的客体。天人之间以气为中介连接为一个有机统一的整体。

《黄帝内经》的生命观是以气为生命之源,人由于禀受天地中阴阳五行之和气而最高贵。人之生命,在时间上表现为生长壮老已的运动展开过程;在空间上,人体生命之气时时刻刻与天地之气进行着交通,实现内外之气的动态平衡统一。

中医学的理论核心和实在依据是"气","没有气论,就没有中医学理论体系",而"气论是与原子论恰相对照的自然观"。气虽然也属于物质,但它无形,是与原子论所指称的物质不同的另一种实在。"气"的内在本性是运动和机能。而《黄帝内经》以"气"为生命的本质和本原,"气发挥功能的极致表现即为'神'"。"神""气"是在时间延续中展开的活动过程,故中医学"重神轻形",特别关注时间规律。用"气"的正常运行说明健康生理,以"气"的异常变化解释疾病发生。因为"气"乃是整个中国传统文化的灵魂。"可以说,气论是中国传统自然观的基础和核心,没有气论就没有我们所看到的这种形态的中国文化。"因此气论的研究是中医基础理论应持的研究方向。

天人相应的立论基础,天人一气,中医学认为人体同宇宙间万事万物都是由一元之气所化生。气为天地万物化源之本,"人未生,在元气之中;既死,复归元气。元气荒忽,人气在其中"(《论衡·论死》),"人之生,气之聚也,聚则为生,散则为死"(《知北游》),"有气则生,无气则死,生者以其气"(《枢言》),"在天为气,在地成形,形气相感而化生万物矣"(《素问·天元纪大论》)等,都阐述了"天人一气"的理论,即气是构成万事万物的本源,人生于天地之间,因天地交感而化生,人与万物同气所化。

人体由一元之气化生,并通过气的升降出入聚散实现自身的生、长、壮、老、已。《素问·天元纪大论》曰"物生谓之化,物极谓之变",天地"形气相感而化生万物";

《六微旨大论》篇指出"气之升降，天地之更用也"，"天气下降，气流于地；地气上升，气腾于天。故高下相召，升降相因，而变作矣"，"升降出入，无器不有"。《素问·四气调神大论》曰"天地气交，万物华实"。通过气的升降出入聚散运动，新事物不断孕育，旧事物不断消亡，自然界新陈代谢，整个宇宙充满生机[16]。

在天人一气思想的指导下，"天人同构"理论诞生，认为天地是大宇宙，人身是小宇宙，人与天具有相同的结构特点。《本经训》言："天地宇宙，一人之身也；六合之内，一人之制也。"天人有相对应的结构，人体是天地的缩影。《内经》中有诸多关于"天人同构"的论述，如《灵枢·经别》曰："人之合于天道也，内有五脏，以应五音、五色、五时、五味、五位也；外有六腑，以应六律，六律建阴阳诸经而合之十二月、十二辰、十二节、十二经水、十二时、十二经脉者，此五脏六腑之所以应天道。"《素问·生气通天论》曰："天地之间，六合之内，其气九州九窍、五脏、十二节，皆通乎天气。"《灵枢·邪客》曰："黄帝问于伯高曰：闻人之肢节，以应天地奈何？伯高答曰：天圆地方，人头圆足方以应之，天有日月，人有两目；地有九州，人有九窍；天有风雨，人有喜怒；天有雷电，人有音声；……岁有十二月，人有十二节；地有四时不生草，人有无子。此人与天地相应者也。"其后在临床实践的基础上，"天人同构"理论也不断发展和完善，张仲景在《伤寒杂病论》中的提法就更加严谨："夫天布五行，以运万类；人禀五常，以有五脏。""天人同构"思想将人体看作是天地的缩影，其间包含着生物全息的科学道理，对临床具有指导意义。

"天人一气""天人同构"是"天人相应"的立论依据，人感天地之气生，一元之气为宇宙万事万物的本源，是自然界和人体的共同化源；人体脏腑经络又与自然之气息息相通，受到自然界气候变化的影响。"天人相应"通过阴阳、五行工具实现"天"与"人"的交感、通应。太虚元气化生阴气和阳气，其变化是万物生长变化的本源；阴阳二气运动变化的相关性表现为五行之关系，宇宙万物同根同源是四时－阴阳－五脏相关联的理论基础[17]。

"天人相应"作为《黄帝内经》的自然观，是以一定自然科学为基础的[18]。《素问·天元纪大论》言："太虚廖廓，肇基化元。万物资始，五运终天。布气真灵，总统坤元。九星悬朗，七曜周旋。曰阴曰阳，曰柔曰刚。幽显既位，寒暑弛张。生生化化，品物咸章。"这是《黄帝内经》基本的宇宙观，宇宙的变化运动引起身处其中的自然界及人体的相应变化，其中最重要也是最明显的是四季、昼夜循环交替现象，这一过程是通过阴阳消长实现的，也就是说宇宙空间的变化是"天人相应"的原动力，而阴阳消长为"天人相应"之中介[19]。正如《素问·脉要精微论》所言："万物之外，六合之内，天地之变，阴阳之应，彼春之暖，为夏之暑，彼秋之忿，为冬之怒。"

阴阳最初是古人用来描述气温、日光向背的概念，是对时间和空间的描述。随着现代天文学的发展，人们知道四季的产生是地球围着太阳公转的结果，伴随着太阳光在地球上某一区域照射角度的周年变化，气温这一能量的标度随之改变，于是形成了春暖、夏热、秋凉、冬寒的四季气候。古人受观察水平的限制，不能以天体的运动和太阳辐射能量的变化来解释四时的更替,但是他们观察到自然界事物的变化规律,并发现这一规律与"气温"的变化有直接的联系,于是将"气温"的变化概括为"阴阳消长",用"阴阳消长"来阐释这些自然现象的变化规律,如《管子·乘马》云,"春秋夏冬,阴阳之推移也","春者,阳气始上,故万物生。夏者,阳气毕上,故万物长。秋者,阴气始下,故万物收。冬者,阴气毕下,故万物藏"。地球公转导致阴阳消长产生四季,也称四时,四时与四方的对应也是固定的:春应东方,夏应南方,秋应西方,冬应北方。于我们生存的自然环境四时四方则表现为"生、长、化、收、藏"五种自然现象,古人用"五行"概而言之,正如周敦颐所说"有阴阳则一变一合而五行具,然五行者,质具于地,而气行于天者也。以质而语其生之序,则曰水、火、木、金、土","五行生克之理即本四时之生、长、化、收、藏而来"[20]。五行的实质是阳气在四季依次变化的不同状态,进而产生了风、暑、湿、燥、寒的气候。

(二)五运六气理论与脏气法时

"脏气法时":所谓"脏气",即与五行相应,以五脏为中心的五脏系统之气,通过功能而表现;时,即与五行相应的季节、时令、时辰;法,即"人法地,地法天",相感而取法,效法之义。合而言之,即五脏系统功能的盛衰,与相应的自然界五行时节交替旺衰产生同步变化,具有生理、病理、诊断、治疗、养生等意义[21]。"脏气法时"理论主要探讨人体的生命节律,其可贵之处是使"天人合一"观念落到了临床操作实处,而不仅仅是一个凌空蹈虚的理念[22]。中医以气、阴阳、五行宇宙观为基,形成了阴阳、五行、五时、五方、五脏的藏象模式[23]。脏气法时,即此模式在天人相应观念上的体现。它把肝、心、脾、肺、肾五脏与时间周期的五个时段对应,如与一年的春、夏、长夏、秋、冬对应,或与一旬的甲乙、丙丁、戊己、庚辛、壬癸日对应,或与一天的平旦、日中、日昳、下晡、夜半对应,然后按五行生克规律来"定五脏之气,间甚之时,死生之期"。对五脏疾病的治疗,则是根据药食的酸、苦、甘、辛、咸五味,按照不同时段脏气的推移,有规律地进行治疗。即"四时五脏,病随五味所宜也"[24]。《灵枢·本藏》言:"五藏者,所以参天地,副阴阳,而运四时,化五节者也。"说明五脏的"五",是五行决定的。人体是以五藏为中心的外合四时阴阳,内合六腑、五官、五体、五华等组织器官的五大功能系统组成的有机整体[25]。中医学对脏腑的认识是基于解剖因素参与的功能结合体[26],其五脏概念包括大体的解剖知识、简单直观的功能观察、"望形生意"的臆测,还有运用阴阳五行之理进行的"合理"推论[27]。

五脏的五行属性是五脏的时空排列顺序。恽铁樵在《群经见智录》中言:"《黄帝内经》之五脏,非血肉之五脏,乃四时之五脏。不明此理,则触处荆棘,《黄帝内经》无一语可通。"[28]最初的五脏配五行是按照解剖位置排列的,即脾木、肺火、心土、肝金、肾水。心属土居中,有如君主,为神明所舍;其余四脏围绕周边,如同臣子,各司其职。《内经》仍保留"心为君主",是对这一解剖位置排列的遗存。《内经》在医疗实践经验总结的基础上对五脏五行属性进行修正最终形成以脾土居中,不独主于时,以肝、心、肺、肾分别对应四时的"四时五脏阴阳"的基本结构,它是古人试图在人体寻求生、长、化、收、藏五种气化形式物质基础的体现。

根据"脏气法时"理论,五脏在生理和病理上都与时令相关。如《素问·水热穴论》曰"春者木始治,肝气始生……冬者水始治,肾方闭",说明人体脏腑的功能与自然界阴阳消长息息相通,各脏腑在其相通应的季节功能增强。《素问·藏气法时论》言"至其所生而愈,至其所不胜而甚,至于所生而持,自得其位而起",论述了五脏疾病在某一时间周期内的间甚规律。又如《藏气法时论》"病在肝,愈于夏,夏不愈,甚于秋,秋不死,持于冬,起于春",即五脏疾病愈于其所生之时令,加重于其所不胜之时令,在所生之时令病情趋于平稳,在其所主的时令病情发作,对五脏疾病法时令而变的规律进行了总结。

"五行休王"又称五行囚王,是中医学五行学说的重要组成部分,是古代医家在研究人体脏器活动节律与外界自然环境相关的过程中逐步形成的,是我国古代医家认识自然界万物生长化收藏规律及人体五行精气活动节律的一种理论,以此可指导对疾病的诊断,判断病势的进退、转归和预后[29]。可以认为五行休王理论是"脏气法时"的最佳说明,万物和人体的生理活动均受时间所制约,五脏应时而王,符合五行相生顺序。如一昼夜中的平旦、日中、日昳、下晡、夜半,分别对应东、南、西南、西、北方向。四时的春、夏、长夏、秋、冬也对应这五个方向。从这个意义上讲,五脏应时而王符合自然节律。正如《素问·生气通天论》言:"五脏十二节,皆通乎天气。"

五行休王学说认为生、长、化、收、藏是客观存在的具有节律性的变化周期,是由一切生物体内五行精气的盛衰消长来决定的,五行精气的盛衰消长,是由时间来制约的。古人为了便于说明这个问题,就采用"休""王""相""死""囚"五个字,作为五行精气不同量的代号。当令者为"王",生王者为"休",王之所生者为"相",相之所克者(克王者)为"囚",王之所克者为"死"。死,是指精气活动量的最低值(零点);相,是指精气活动量开始逐渐上升;王,是活动量的最高峰;休、囚,则依次下降[30]。五行休王的节律,主要有一日或一昼夜、一旬(十日)和一年等三种周期。五行休王与五行归类、生克理论相配合,共同说明五脏与四时及五脏内部之间的相互关系。五行休王理论认为,人体健康的根本是五脏精气盛衰与四季、昼夜的节律同步,如五脏精气不能与四时同步就会发生疾病[31]。这也是五运六气理论根据时间节令来判断脏腑盛衰,从而推算体质、发病和预后的依据。

(三)五运六气理论与气化理论

运气学说的核心思想是气化学说[7]。气化学说是我国古代传统科学与哲学的核心内容,是以古代"气一元论"的本体论哲学思想为基础,在"天人合一"思想影响下,以"气"的运行来阐述自然万物的发生、发展、变化和人体生命的发生、运行、转化的学说[32]。《内经》提出"人以天地之气生,四时之法成……人生于地,悬命于天，天地合气，命之曰人"（《素问·宝命全形论》）。人的生存也处于天地"气交"的宇宙环境之中，人不但是天地之气交合的产物，而且也生存于天地"气交"的自然，即气机的升降出入之中，从而将人体的生命活动与天道自然统一起来[7]。

气化理论或称为气化论，是中国古代文人、先哲认识宇宙、认识天体、认识自然、认识人体、认识生命、认识健康、认识疾病和防治疾病的重要理论。气化论也是中医学的重要理论基础，研究中医和学习中医，不懂得人体气化论，很难触及中医学的灵魂和悟到中医学的精髓。

但是，目前气化论尚未形成系统的理论知识。气化论的研究内容可以说十分广泛，涉及许多学科。我们认为气化论大致可以分为自然气化学说、人体气化学说和药物气化学说三大学说理论体系。其中宇宙自然界气候变化相关人体生命的学说（即五运六气学说），为自然气化学说；药物功能作用于人体脏腑气化反应的学说，为药物气化学说；人体脏腑功能回应于自然、药物气化作用的学说，为人体气化学说。

宇宙气化论、自然气化论和天体气化论，主要研究宇宙、自然、天体气的运动变化规律以及其与人体相互关系和对人体的影响。中医学五运六气学说主要是研究这部分的内容。人体气化论，主要研究人体气的运动变化规律及效应与人体健康及疾病的关系。人体气化论研究又可以分为宏观气化论和微观气化论两方面的内容。人体气化论的研究，中医学是从宏观角度开始的，其研究的深入和研究的方式，必然走向微观，走向微观气化论。在气化论理论的指引下，如何开展微观气化论的研究，解决这一问题，必是中医学对人体生命科学的又一大贡献，期待有志于中医学研究的专家学者在中医学原创思维模式的指引下开展微观气化论的研究，造福人类。

从人体气化论立论，目前主要是研究人体气化论之宏观气化论，但是自然气化论与人体气化论密切相关，中医学"天人相应"学说，主要说明了人与自然，以气为中介，浑然成为一个整体的思想，人与自然界既为统一的整体，这就不可能不涉及自然气化论。中医学的整体论说明了，人体本身是一个有机整体，那么这个整体主要是以气为中介进行相互联系和沟通的，这才有了中医学的阴阳、五行学说、精气神学说、经络学说、藏象学说、气血津液学说，才有了中医学的天人相应理论、整体理论、脏腑相关理论、脉学理论和中药药性理论等；也才有了中医学的三焦、命门、肾间动气、相火、君火、少火、壮火、腠理、玄府等名词概念，才有了中医学独特的"司外揣内"的四诊手段，才有了中医学辨证论治的独特的诊断和治疗思路及中医学推拿、按摩、拔罐的治疗手段和方法。由此可见，研究人体气化论对于理解和掌握中医学理论基础、治病原理、愈病机制具有重要意义。

关于气化论，许多医家有过精辟的论述，中医学基于"气化"概念，构建了一种不同于解剖的身体结构，造就了一种气化层次的生命个体；生命个体呈现的不是组织器官的结构合成，而是生命活力的综合呈现，以及生命个体在芸芸万物中的自我独立性与价值彰显。中医理论中有关疾病、诊断、治疗、养生的理论认识,其目的不是仅仅指向具体的疾病痊愈和防治手段的革新,而是要从生命层面关注顺生赞化的人体气化调整与功能自愈的机制与过程[33]。"气化"概念的内涵是指无形之"气"的自然演化,其外延用于表述宇宙元气的自然生化作用、生命气化层次,以及脏腑、气血津液等的化生过程等。理清和把握"气化"概念,有利于回归中医理论的原创性思维,是当前中医理论继承与发展过程中的迫切问题[33],《黄帝内经》运气七篇大论以大量的篇幅阐释了自然万物气化的规律,直接催生了中医理论的雏形。《素问·六微旨大论》云:"上下之位,气交之中,人之居也……气交之分,人气从之,万物由之,此之谓也。"这说明人体之气机,无不应天地之气升降而升降,无不是天地气化的产物[6]。气化,是一种不同于现代科学认识路线的另一种看待生命的原创性理论,它关注和调整的对象是人体生命状态和活力。《素问·病能论》载上古医学源流,其中有一本《上经》,是言"气之通天",可能就是讲明气化道理的[33]。著名中医学家方药中先生讲:"气化论是中医学的理论基础,它涉及中医学的各个方面。"[9]有人认为人体疾病的发生,不外气化失和的内外两端,外部失和是指自然气化的异常,自然气化的过程虽然有规律可循,在多数情况下也是保持在气化和谐的状态,但也有四时不正之气的情况存在,如"春应温而反大寒,夏应热而反大凉,秋应凉而反大热,冬应寒而反大温,皆不正之乖气也,病自外感"(《临证指南医案》卷十)。而又有感天地疫疠之气而为病者,皆由自然气化失和所致。内部失和是指五脏系统间的气化和谐关系被打破,设某脏气化过盛则乘侮他脏,或某脏气化不及而为他脏乘侮,或已有所表现,或尚未出现症状,但五脏气化已失和于内,生理功能无法正常发挥,在这种情况下,即使自然气化正常,亦可能引起人体发病或原有病态的加重[34]。

对于人体生命活动中运动与平衡的相互关系问题有着两种根本对立的看法。一种认为平衡是绝对的;一种认为平衡是相对的,是运动的结果和表现。如果否认人体的相对平衡和相对稳定,生命的具体形态就不可能存在,也不可能认识和把握。然而平衡又是暂时的、相对的,是通过运动来实现的,是运动的趋势和结果,运动才是生命活动的实际内容,才是生命的自身和本质。

气化论的科学性就在于承认和揭示了生命现象是在相互联系中构成的不断变化的动态平衡,《素问·生气通天论》认为,"阴平阳秘,精神乃治;阴阳离决,精气乃绝",强调各组织器官功能活动的平衡协调对于正常生命活动的重要意义。《素问·宝命全形论》又同时指出"人生有形,不离阴阳",机体是在"阳消阴长"和"阴消阳长"的不断气交动变中维持阴阳统一体的相对平衡[35]。

气化理论是中医气理论最重要的内容,是中医学理论的学术主体,但是迄今仍未引起现代中医学研究的充分重视,缺乏系统深入的阐述。气化的概念还未十分明确,气化的规律还没被深入地探究,气化理论整体上基本还停留在古代经典中医学的历史水平,现代对其研究还没有获得实质性的突破。

关于中医的气化论,祝世讷教授有一段精辟的论述,给予了中医学气化理论高度的评价,对于研究人体气化论具有重要的指导意义。他认为中医对人体结构的研究,不但认识了非解剖结构,而且对各种结构的认识是发生学的,特别是对解剖结构的发生学认识。气化学说在这个方面的贡献特别突出,既有系统的理论,又有可靠的临床实践,探索到并驾驭着解剖结构及其病变的发生学规律,以及从内在机制的调理来防治器质性疾病的原理,只是由于历史条件的限制没有揭示清楚。然而从整个医学来看,这个领域的研究还十分薄弱,存在许多空白。气化学说从这里进行突破和创新,可以开辟发生解剖学和发生病理解剖学研究,全面地揭示和阐明解剖结构及其病变的内在发生机制和规律,开拓从内在机制的调理来防治器质性疾病的道路,填补医学在这方面的空白。这将带来解剖学、病理学、防治学的深刻变革,具有重大的战略意义[36]。祝世讷教授不仅充分肯定了中医学人体气化论的理论意义和实践价值,还从发生学角度指出了今后研究和努力的方向,这对于整个医学的发展具有十分重要的意义。

三、五运六气理论研究的历史脉络

(一)唐宋五运六气学说发展的黄金时代

五运六气学说主要记载于《黄帝内经》运气七篇大论中,在战乱之年其流传过程可谓一波三折,幸唐代王冰从其师藏"秘本"中发现了"七篇大论",并对其进行了详细的考校与批注,才使运气学说得以重现人间。

宋代是五运六气学说发展历史上的一个重要时期,对其重视程度可以说达到了顶峰,成为五运六气学说发展的鼎盛时期。由于宋政府特别是宋徽宗大力褒扬与推行五运六气学说,使其成为疾病流行诊疗防治与"司物备药"防疫的重要指导,并推行惠民和剂局与诏告运历、月令等国家制度,将五运六气学说作为太医局的必授课程和考试学生科目之一,使得医家形成"不读五运六气,检遍方书何济"的普遍认识,越来越多的有识之士开始重视并研究五运六气学说[37]。《圣济经》与《圣济总录》将运气学说置于突出地位,在全国医界甚至全民范围内推广普及运气学说知识,运气学说的影响与应用至此也达到空前的兴盛时期[6]。政府大力推广五运六气学说,民间医家踊跃阐发五运六气学说,宋代刘温舒著《素问入式运气论奥》并参照《天元玉册》《玄珠密语》,配以图表,对干支、月建、五运、六气、交气日时、时复、治则等进行了讨论,他提出以正月建干来解释十干纪五运的道理,认为五运的化生包含日月时相因制用之意[38],他第一次系统阐述了五运六气学说,认为应该据五运和六气的五行关系进行推算,篇末还讲解了运气胜复郁发理论及其临床应用,提出了"干德符"的概念。宋代陈无择撰《三因极一病证方论》,他认为某年主某运气,而发病与其运气相关。他在前人研究的基础上,进一步根据各年运气的不同特点和所主病症,将运气发病规律和治疗原则落实到了具体的方药上,并在五运六气学说的基础上,将理论与临床紧密结合,根据五运的太过不及、六气的司天在泉,创立了运气十六方,对后世产生了重要的影响。虽后世有医家对此持批判态度,认为有"胶柱鼓瑟,按图索骥"之弊,不免过于机械,但是运气十六方的创立无疑是将五运六学说运用于临床的一次有益尝试,补充了《内经》中给出五运六学说治疗原则而无方药的缺憾,对后世理解《内经》运气理论和配方法度具有重要的指导意义。清代龙砂医家缪问及王旭高对运气十六方详加注释,倍加推崇,认之为据运气理论用于临症之良方,验之临床确有奇效,屡起沉疴。

(二)金元五运六气学说百花齐放

金元四大家的学术思想在很大程度上受到五运六气学说的影响,他们在研读《内经》五运六气学说的基础上,将其运用于临床。在理论研究方面,深入挖掘《内经》的气化学术思想,不重运气推演,而重论气化思想,形成独树一帜的学术观点。

1. 刘完素对五运六气学说的发挥

刘完素十分尊崇《内经》,对其中五运六气倡言尤力,如他在《素问玄机原病式自序》中说道"不知运气而求医无失者鲜矣",认为"观夫医者,唯以别阴阳虚实最为枢要,识病之法,以其病气归于五运六气之化,明可见矣"。其学术思想渊源于《内经》《难经》,详细发挥了《内经》五运六气、病机十九条、亢害承制等观点。刘完素对运气学说的研究与发挥主要有以下三点:

首先,建立五运六气发病模式。他不重运气推演,而重论气化思想,根据"天人相应"理论以五运六气为纲归纳脏腑六气病机,将疾病病机归为五运主病和六气主病。

其次,认为"亢则害,承乃制"是疾病的基本病机。《素问·六微旨大论》曰:"亢则害,承乃制,制则生化,外列盛衰,害则败乱,生化大病。"张介宾注曰:"亢者,盛之极也。制者,因其极而抑之也。盖阴阳五行之道,亢极则乖,而强弱相残矣。故凡有偏盛则必有偏衰,使强无所制,则强者愈强、弱者愈弱,而乖乱日甚。所以亢而过甚,则害乎所胜,而承其下者,必从而制之。"刘完素用亢害承制理论分析病因病机,并指导临床疾病的治疗,强调中人之邪气源于太过不及之运气,为临床疾病的诊疗提供了新的思路。

最后,阐明气机郁极是诸气皆可化火的主要病机。在"亢害承制"的基础上,结合气化规律探讨六气,提出"六气皆从火化"的著名学术论点。

另外,其治伤寒的成就也充分体现了运气的学术思想。他在《伤寒直格》《伤寒标本心法类萃》以及《素问病机气宜保命集·伤寒论第六》等几本书中将脏腑经络与运气互参,并以之阐述六经病变的发展演变,为后世六经气化学说的形成奠定了基础。

刘氏不重运气推演,而重论气化思想,运用五运六气学说归纳人体脏腑功能及疾病病机演变规律;对"亢害承制"理论、"玄府"以及"胜复郁发"概念进行创造性的革新与发挥;其著名的火热论及寒凉治法无疑是将运气气化学说临床化的理论成果。刘完素对五运六气的研究与发挥,大大促进了运气气化理论的发展。

2. 张元素对五运六气学说的发挥

张元素作为易水学派的开创者,对运气学说同样十分重视,他在继承《内经》《中藏经》和钱乙"五脏辨证"的基础上,用运气盛衰变化来分析人体脏腑功能,创立了脏腑辨证学说。其中又以阐述药性的升降浮沉学说最为著名。

升降浮沉学说是张元素运用五运六气学说对中药理论进行的大胆创新。他认为"升降者,天地之气交也",升降是运与气运动的普遍规律,升降停止则事物运动终止,既然药物可以治疗运气升降异常所引起的疾病,那么药物也一定有其升降浮沉的运动特性,这一特性取决于其气味厚薄阴阳。基于此,他根据《内经》深入研究药物气味厚薄、阴阳,创立药物升降浮沉学说,提出"凡同气之物,必有诸味;同味之物,必有诸气。互相气味各有厚薄,性用不等"(《医学启源·用药备旨》)。根据药物气味厚薄阴阳升降特点,将药物分为五类,即"风,升,生;热,浮,长;湿,化,成;燥,降,收;寒,沉,藏",并名曰"药类法象",意为药物分类取法于天地五运之象。并将此运用到药物的制法领域。

同刘完素一样,张元素不重运气推演,而重论气化思想,并将气化之理运用于药物特性的归纳及药物应用规律上,在发展中药理论的同时,也促进了运气学说在中药领域的应用。

3. 朱震亨对五运六气学说的发挥

五运六气学说同样贯穿于朱震亨的学术思想中,其中最为著名的莫过于"阳常有余,阴常不足"观点的提出。他分析天地宇宙天地、日月、阴阳的状况,以人体比附天象,天地之间,天为阳,地为阴,天大地小;日为阳,月为阴,日常圆而月常缺。人与自然界是统一的,故人体亦阳有余而阴不足。所以在正常情况下,人身的阴精应当时时虑其不足,不能任意耗伤。这是对"天人相应"理论的生动运用。

其次是"相火论"的提出。朱震亨以"阳常有余,阴常不足"理论为基础,并参合各家之说,提出"相火论"。"相火"是相对"君火"而言的,相火之动贵在有度,相火妄动则最易耗伤人体阴津,相火妄动与否,与心火有直接的关系,若心火安宁,则相火"动皆中节",发挥它的正常功能,若五性感物,则心火易动,心动则相火亦动。在人体,相火即肝肾之火,为阴中之阳和人体之元阳。人的生命源于相火之动,"天非此火不能生物,人非此火不能有生"。相火能温百骸、养脏腑、充九窍,也是人神志活动的动力。相火得肝肾之阴滋养,则动而有制,精神活动则正常。由于"阴常不足",肝肾阴虚无以制约相火,则相火妄动,变生诸疾,包括情志活动异常[39]。

4. 李杲对五运六气学说的发挥

李杲是"脾胃学说"的创始人,其对运气学说的发挥主要体现在他的"脾胃学说"及"阴火"理论中。

李杲认为脾胃为气机升降之枢纽,提出补脾胃、调枢机的理念,其理论基础是运气学说的气运升迁及气化升降,气运升迁即"六气右迁于天,五运左迁于地"。李杲认为"脾主五脏之气上奉于天",强调脾胃在人体的重要作用,将内科疾病分为外感和内伤两大类,内伤以脾胃内伤最为常见。所撰《脾胃论》一书,运用"脏气法时"和"气运衰旺"理论,重视四时阴阳升降浮沉,把五运六气学说从外感引入内伤之中,不但用五运六气学说阐述脾胃病的病因病机,还把五运六气学说扩大到治则及制方遣药方面。后世多从脾胃学说深入研究李杲的学术思想,对于其重视五运六气和在五运六气学术思想指导下创立的处方的阐发方面,却未给予足够重视。

在重视脾胃的基础上,李杲根据五运六气学说之"五行生克制化",提出了"阴火"理论。他在《脾胃论》《内外伤辨惑论》《兰室秘藏》书中多次使用"阴火"一词,但是由于李杲未明确提出"阴火"的概念,致使后世学者对"阴火"的理解各不相同:有以阴火为心肝之火者;有以阴火为下焦离位之邪火者;有以阴火的产生是由于气虚下陷,湿流下焦,蕴为湿热,或者阳气虚衰,阳损及阴,气损及血,阴血亏虚者;有以阴火的产生是由于脾胃气虚后功能不足,升降失常,以致脾不升郁而化热,胃燥不降郁而化火者;亦有以阴火乃对阳火而言者;还有认为阴火是指心火,其产生机理是脾胃虚弱,元气不足,脾胃之气下流,无力升浮,不能挟肾水上承于心,心火无制,故独亢于上[40]。但是"脾胃虚弱"却是"阴火"产生的根本,即"夫脾胃不足,皆为血病。是阳气不足,阴气有余,故九窍不通,诸阳气根于阴血中,阴血受火邪则阴盛,阴盛则上乘阳分,而阳道不行,无生发升腾之气也,夫阳气走空窍者也,阴气附形质者也。如阴气附于土,阳气生于天,则各安其分也"(《脾胃论·脾胃盛衰论》)。基于此创立"益元气、泻阴火、升阳气"补脾胃泻阴火升阳汤,以黄芪、人参、甘草益元气,补脾胃,黄连、黄芩、黄柏清热泻阴火,以羌活、柴胡、防风等风药升发阳气,使陷阴之阳得出,又可以使阳气散而上行,以助运化,并注"后之处方者,当从此法加时令药,名曰补脾胃泻阴火升阳汤",加时令之药,就是以运气而行。

李杲阴火理论完全来源于五运六气学说之"五行生克制化",其"脏腑生克辨证法"中的"五行生克制化",充分说明"内伤疾病具有一脏病则诸脏受累",病之脏腑有所胜,所不胜或者所复的脏腑平衡被打破,脏腑间生克制化的特点。

(三)明代五运六气学说的蓬勃发展

明代运气学说获得了再发展。汪机在《运气易览》中对运气中的六十年交司时刻、月建、五音建运、南北政等重要问题进行了深入阐述。他以临床应用实例强调研究运气要结合临床实际应用,并阐明了研究运气应持有正确态度,曰:"运气一书,岂可胶泥于其法而不求其法外之遗耶,如冬有非时之温,夏有非时之寒,此四时不正之气亦能病人也,又况百里之内晴雨不同,千里之邦寒暖各异,岂可皆以运气相比例哉。务须随机达变,因时识宜,庶得古人未发之旨,而能尽其不言之妙也。"他指出研究运气不仅限于一年一时的变化,百千万年之间也有此理,应注意"元会运世",为其后提出大司天理论奠定了坚实的基础。所谓"元会世运"即三十年为一世,十二世为一运,三十运为一会,十二会为一元。其后许多医家对运气学说开展研究并著书立说,如熊宗立《素问运气图括定局立成》、李时珍《本草纲目》、李延昰《脉诀汇辨》、张景岳《类经图翼》、吴谦《医宗金鉴·运气要诀》、陆儋辰《运气辨》、陆懋修《世补斋医书》、张志聪《本草崇原》、唐宗海《本草问答》、吴瑭《温病条辨》。明清时期的医家注重对运气学说干支推演与疫病之间关系的研究,而对其气化理论研究不多,纵使有所涉及,大多也未出金元时期医家所话的范畴。清代温病学大家吴瑭以五运六气理论为"原温病之始",明温病发病之源,而著《温病条辨》,促进了温病学说的创新。

(四)清代五运六气重要学术思想的产生

至清代黄元御、彭子益进一步发挥五运六气学说,并在五运六气学说基础上将天地之气的变化,引入人体,把阴阳五行的理论贯彻到脏腑之中,创立"一气周流""圆运动学说",对中医学五运六气学说应用于临床做出了贡献。

1. 黄元御"一气周流"学术思想

黄元御在继承五运六气学说核心思想的基础上,进一步实现理论创新,提出"一气周流"学术思想。"一气周流"学术思想,载于其后期代表作《四圣心源》中。"一气周流"学术思想是把自然界之五运六气引入人体脏腑,从天的角度构建理论模型,并以气的升降浮沉阐述脏腑气化特点,描绘人之天的生化运演过程。"一气周流"理论思维具有典型的模型化特征,这种思维模型可以简单地概括为:中气升降,和合四维。中气由祖气生成,祖气之内,含抱阴阳,阴阳之间,是谓中气,中者,土也,中气即人之五行之土。四维乃肝、心、肺、肾。"一气周流"重视中气脾胃和四维肝、心、肺、肾的密切关系,强调中气和四维应协调一致:土为四维之中气,木火之能生长者,太阴己土之阳升也;金水之能收藏者,阳明戊土之阴降也。中气旺则戊己转运而土和,中气衰,脾胃湿盛而不运。中气不运,则升降之源塞,故火炎于上,水流于下,木陷于左,金逆于右,而四维皆病。中气虚衰的病理是阳虚土湿,要以温阳补土为法。其余治疗则根据患者的具体情况,或升其左路,或降其右路,恢复人体"一气周流"。

2. 彭子益"圆运动"学术思想

彭子益[①]的医易思想集中体现于著作《圆运动的古中医学》一书中,其圆运动之说,与黄元御的一气周流理论一脉相承,但说理和结构都更简单。他以阳气的升降沉浮阐述了四时更迭的实质,以相火的升降沉浮阐述了五脏功能的实质,成功的构建了一个人体气化的象数模型。圆运动模型是构建天人合一模型的一个成功范

---

① 彭子益,清末民国时期著名白族医学家。因其学术思想主要来源于清代名医黄元御的《四圣心源》,并对其加以发挥,对五运六气学说的发展有一定意义,故本书于此阐述其学术思想。

式,以天之气化规律概括人体气化过程,是对五运六气学说的进一步发挥,其价值和意义非常重要。

(五)近代五运六气学说的日渐消亡

近代随着多种因素的影响,五运六气学说研究者很少,虽有医家在注释或者讲解或者运用五运六气理论于临床,但是并未形成创新的学术思想,信任者或神化五运六气学说,不信任者则根本不了解、不去学习五运六气,对五运六气学说所知甚少。目前各大中医院校鲜有开设此门课程者,致使五运六气学说尘封于古籍,了解掌握者甚少。

四、五运六气理论研究需要解决的关键科学问题

五运六气理论是中医学中的重要理论,许多问题历代以来争论不休,我们必须本着实事求是、科学的态度,认真地开展五运六气理论的研究工作。杨威指出中医基础理论研究以传承与创新为核心,解答中医理论"怎么说的""说了什么""怎么用的""有何用处"等关键问题,即文献整理、理论梳理、应用法则剖析、临证验证四个要素环环相扣,形成了中医基础理论研究的整体过程。文献整理奠定理论研究基础,经过系统的五运六气文献整理,解决了文献资源限制,保障研究底本质量;理论梳理实现知识阐释,以五运六气理论的发展脉络、历代医家理论阐发为切入点,从多角度、多层次进行理论的分析、判断、归纳、提升;应用法则剖析以增进临证的指导价值,从古人"五运六气为医之门径"的认识出发,加强了诊疗规律提炼和运气方剂研究;临证评价可验证理论价值,分别采用临证观察、经验总结、医案数据分析、实验探索等研究手段,积累五运六气理论的应用经验[41]。在五运六气理论研究中我们认为尤其要重视以下几个关键科学问题。

(一)重新审视五行学说在中医学中的地位与作用

汤巧玲研究认为五行学说应用归纳和演绎的方法,将自然万物划分为木、火、土、金、水五大类,并认为每一类以具有相同的属性而相互关联,而五类事物之间又因无形之间的生克关系而互相联系,这样就构建了一个自然与人"天人合一"的大整体。运气学说对五行的应用表现在:一是将五行相生相克的关系,应用于自然气象的变化与自稳定机制,提出了六气亢害承制、五行乘侮胜复的自然观,并用其阐释人体的生理、病机,应用于疾病的治疗等,丰富和发展了中医学术体系。二是将五行用于分类不同年份及每年的不同季节,在一年之内,春、夏、长夏、秋、冬五个季节也被分别用木、火、土、金、水表示,赋予了新的内涵,五行的生克胜复即可用于解释四时五季的更相交替。利用这种分类来赋予各年份、各季节的岁运特征,用于认识不同年份、季节的气候特征和疾病发病规律,指导疾病防治[7]。

目前中医基础理论重视阴阳学说,而忽视五行学说在临床的指导作用,五运六气理论中蕴含着丰富的五行生克制化的学术思想,历代医家对此均有着深刻的阐述,而目前虽然也在中医基础理论中讲授五行学说,但是五行的生克乘侮、亢害承制思想没有发挥应有的作用。

关于五行学说历来就有存废之争,大概归纳起来,历来批评五行的这些不合理处主要有四点:一是以金木水火土作为基本构成元素不合理。二是五行配属存在神秘主义和非理性。首先体现在五行与各类事物的配属,其合理性和必然性不能为人所信服,像五脏配五行就出现两种配法。其次是五行生克的解释,也经不起逻辑推敲。三是机械论。五行生克的规律是规定的,并且一般是单向的,任一行与其他四行的关系是固定的,不会有变化,结果成为术数家推断未来的根据。四是循环论。五行生克构成一个封闭循环,没有"进化",尤以五德始终说的历史循环论受诟病最多[42],但也有以近现代西方自然科学与社会科学作为参照来探讨五行学说的合理内涵的。其中首推杨则民,杨则民说:"五行又称五运,曰运曰行,皆为变动不居之义,此其一;金木水火土五行,顺次则相生,为生长发展之义,逆次则相消相克,为矛盾破坏之义,此其二;五行相互而起生克,有彼此关联之义,此其三;五行之中,亦分阴阳,有对立之义,此其四;五行相生相克,实具有扬弃之义,此其五。凡此皆辩证法之含义,徵之自然与社会而可信者也。"这里他不拘于五行学说的形式,而运用唯物辩证法来提炼五行学说的科学性,这在当时非常少有。他强调五行主要"取义于生长化收藏,纯以生长发展毁火为言。换言之,即以辩证法的思想为训者也,此《黄帝内经》一大特色也"[42]。著名中医学家邓铁涛教授主张用"五脏相关学说"代替五行学说,他这样概括道:"五脏相关学说"继承了中医五行学说的精华,提取出其科学内核——相互联系的辩证法思想,又赋予它现代系统论的内容,这样将有利于体现中医的系统观,有利于避免中医五行学说中存在的机械刻板的局限性,有利于指导临床灵活地辨证论治。可以说"五脏相关学说"是中医"五行学说"的继承与提高[43]。

在五运六气理论中,重点运用五行生克制化之理,阐述五行之间的相互关系,使五行学说得到了很好的应用。而目前关于五行学说的价值备受争议,最大的问题在于,中医五行学说真实的科学内涵没有得到理解。因此深入挖掘五运六气理论,深刻领悟中医学中关于五行相生相克的价值,对于重新审视五行学说在中医学理论与临床运用中的地位和价值具有重要的意义。

(二)重视"气一元论"的研究,深入系统完善气化理论

关于世界本原的探讨,一直以来就是中国古代文化里重要的命题,《易经》《管子》等均对世界本原有过论述,到老子《道德经》曰:"道生一,一生二,二生三,三生万物,万物负阴而抱阳,冲气以为和。"正式把"气"看作了世界万物的本原,可视之为"气一元论"的滥觞[44]。庄子传承老子的学说而在有关"气"的论述上多有发

挥，如《庄子·至乐》曰:"察其始而本无生,非徒无生也而本无形,非徒无形也而本无气。杂乎芒芴之间变而有气,气变而有形,形变而有生。"进一步阐明了万物生于"气","气"是一切有形物质的基础。《庄子·知北游》更是用"通天下一气耳"的观点,高度概括了"气"为世界的本原,使得"气一元论"正式成立[45]。"气一元论"作为古代中国文化的基础,也逐步渗透入中医学,成为中医学基础理论的学说基础。《内经》成书奠定了中医学经典理论基础,《素问·至真要大论》曰"本乎天者,天之气也。本乎地者,地之气也。天地合气,六节分而万物化生矣";《素问·天元纪大论》曰"太虚寥廓,肇基化元,万物资始,五运终天,布气真灵,揔统坤元",明确阐述了天地合气,才有世间万物,"气"使人与天地、四时相应,形成整体观。《内经》中"气"的理论是中医学核心的基础理论之一,其内涵的形成和发展深受中国古代哲学的影响,被广泛地用来解释宇宙和生命的起源,自然界和人的组成、变化及关系,以及人体的健康和疾病等各个方面。"气一元论"把世界和事物理解为由混沌一元的元气分化演变而来,气分阴阳,阴阳生万物。中医学在这种思想的影响下孕育和发展,"气一元论"贯穿《内经》始终。因此,只有明确了《内经》中"气"的概念和分类及其演变过程,才能更好地理解中医整体观。

"气一元论"思想从气本原论或本体论的角度阐明了整个物质世界的统一性,即由气产生的宇宙万物是由共同的基质构成的。"气一元论"与关于事物运动根源和规律的阴阳学说,以及关于事物多样性和统一性的五行学说一起构成了中医整体观的认识论基础。在"气一元论"的基础上,运气理论充分阐述了气化理论的核心学术思想,正如《素问·天元纪大论》所言:"夫变化之为用也,在天为玄,在人为道,在地为化,化生五味。道生智,玄生神。神在天为风,……在地成形,形气相感而化生万物矣。"运气理论用气化的思想来阐释自然万物的发生发展与演化,天地阴阳五行之气的运气气化,造就了整个宇宙自然有章可循、周而复始的,但又不断变化的运行与演化。人是自然之子,人体生命运动的规律受到宇宙自然气化规律的影响与调控。在观察和实践的过程中先贤把"气"作为世界本原,并认识到了"气"的不断运动变化以及"气"联系万事万物的作用,最终"气一元论"成为诸多学说理论的基础逻辑支撑学说,也自然被引入医学领域。但是目前气化理论并没有得到中医学界的广泛重视,有必要在研究运气理论的基础上,进一步系统完善中医学气化理论。

(三)深入开展标本中气理论、六经气化学说研究

《伤寒论》是中医学四部经典之一,奠定了中医学临床辨证论治的基础,但是关于伤寒论的六经成为伤寒论研究难解之谜,六经代表什么? 恽铁樵[46]所说:"《伤寒论》第一重要之处为六经,而第一难解之处亦为六经,凡读伤寒者无不于此致力,凡注伤寒者亦无不于此致力。"《伤寒论》的主要学术成就之一,在于其创立了六经辨证论治体系。千百年来,古今中外众多学者十分重视对伤寒六经的研究,并为此

做出了不懈的努力。为了比较全面而客观地向读者展示历代医家在六经研究方面所取得的成果,我们查阅了大量的古今文献,并对六经诸说加以归纳,共得 41 种[47]。可见伤寒论六经代表什么,是研究伤寒论的关键问题,也是真正认识和发展中医的关键问题。《素问·六微旨大论》:"少阳之上,火气治之,中见厥阴;阳明之上,燥气治之,中见太阴;太阳之上,寒气治之,中见少阴;厥阴之上,风气治之,中见少阳;少阴之上,热气治之,中见太阳;太阴之上,湿气治之,中见阳明,所谓本也。本之下,中之见也。见之下,气之标也。"《素问·至真要大论》:"是故百病之起,有生于本者,有生于标者,有生于中气者;有取本而得者,有取标而得者,有取中气而得者。"就是说疾病的发生,有的生于本,有的生于标,有的生于中气,我们叫从本、从标、从中气。《素问·至真要大论》还给出了一个非常具体的内容:"少阳太阴从本,少阴太阳从本从标,阳明厥阴不从标本,从乎中也。故从本者,化生于本,从标本者有标本之化,从中者以中气为化也。"阴阳六气标本理论,是伤寒学六经气化学说形成理论上的根据。

　　六经气化学说是我国古代研究《伤寒论》学的一个重要学派,系统形成于清代。其主要特点是在"天人相应"的整体观念指导下,运用《内经》六气本标中气理论分析《伤寒论》六经证治规律,认为六经之为病,乃六经气化之病。这一学说在其发展过程中,由于明确了形与气的辩证关系,认识到气化有生理病理之别等,因而能比较满意地解释六经,从而成为《伤寒论》六经理论基础的重要组成部分[48]。六经气化学说所采用的六气本标中气理论是运气学说的重要内容之一。因此,六经气化学说的形成与人们深入研究运气学说有关。六经气化学说是我国古代治《伤寒论》学的一个重要学派,清代著名学者张志聪、张令韶等人认为张仲景序言所列撰用书目中的《阴阳大论》即王冰补入《素问》的运气七篇。在此基础上,他们根据《素问·至真要大论》"寒暑燥湿风火,天之六气也,三阴三阳上奉之",提出"天有此六气,人亦有此六气"的观点,并运用本标中气理论全面地解释《伤寒论》,分别写成《伤寒论集注》和《伤寒论直解》两书,六经气化学说至此已系统形成。

　　六经气化学说的基本内容有二:一是六气本标中气分配规律,一是六气本标中气从化规律。根据《素问》的记载,六气本标中气分配规律是:少阳以火为本,以少阳为标,中见厥阴;阳明以燥为本,以阳明为标,中见太阴;太阳以寒为本,以太阳为标,中见少阴;厥阴以风为本,以厥阴为标,中见少阳;少阴以热为本,以少阴为标,中见太阳;太阴以湿为本,以太阴为标,中见阳明。所谓六气本标中气从化规律,即《素问·至真要大论》所云:"少阳太阴从本,少阴太阳从本从标,阳明厥阴不从标本从乎中也。"气化论者主要就是运用以上两个规律来阐述六经证治的。刘渡舟气化学说源于《黄帝内经》的运气学说,经过伤寒家们的移植和发挥,用以说明六经六气标本中见之理,以反映六经为病的生理病理特点而指导于临床[49]。

　　六经气化学说自张志聪创立后,一大批医家大加赞赏并开展研究,陈修园、黄元御、唐容川等均给予肯定,持反对意见者如章太炎,以张志聪、陈修园之说"假借运气,附会岁露,以实效之书变为玄谈"。虽然六经气化学说褒贬不一,毁誉参半,但其以天人相应为理论基础,源于五运六气理论,尤其是阐述了运气学说的核心学术思想——"气化理论",符合中医学的基本思想,故应对其进行深入研究,去伪存真,方是可取之道,这对于中医学的发展,尤其是对伤寒论的研究具有重大意义。

(四)开拓五运六气与中药气味学说、组方法则、药物气化论的研究

运气七篇中蕴含着丰富的五运六气气味配伍理论,系统地将运气理论与"五味"相结合,阐发药物性味属性与作用及组方原则,创新发展了具有模式特性的"五味"理论。其中大运之五味配属,植物生成观及六气在泉其味、其治,司天、在泉、中运之气致病药食宜,客气五味所资,五运六气胜复的五味调治中太过淫胜、邪气反胜、六气胜复、主客胜复等部分均包含有"五味"相关理论。《素问·五常政大论》具体地论述了在泉之六气气化生成五味的规律,篇中载:"寒热燥湿,不同其化也。故少阳在泉,寒毒不生,其味辛,其治苦酸,其谷苍丹。阳明在泉,湿毒不生,其味酸,其气湿,其治辛苦甘,其谷丹素。太阳在泉,热毒不生,其味苦,其治淡咸,其谷黅秬。厥阴在泉,清毒不生,其味甘,其治酸苦,其谷苍赤,其气专,其味正。少阴在泉,寒毒不生,其味辛,其治辛苦甘,其谷白丹。太阴在泉,燥毒不生,其味咸,其气热,其治甘咸,其谷黅秬。化淳则咸守,气专则辛化而俱治。"

《素问·至真要大论》对方药配伍原则加以总结:"《大要》曰:君一臣二,奇之制也;君二臣四,偶之制也;君二臣三,奇之制也;君二臣六,偶之制也。故曰:近者奇之,远者偶之,汗者不以奇,下者不以偶,补上治上制以缓,补下治下制以急,急则气味厚,缓则气味薄,适其至所,此之谓也。病所远而中道气味之者,食而过之,无越其制度也。是故平气之道,近而奇偶,制小其服也。远而奇偶,制大其服也。大则数少,小则数多。多则九之,少则二之。奇之不去则偶之,是谓重方。偶之不去,则反佐以取之,所谓寒热温凉,反从其病也。……有毒无毒,所治为主,适大小为制也。帝曰:请言其制。岐伯曰:君一臣二,制之小也;君一臣三佐五,制之中也;君一臣三佐九,制之大也。"

《素问·五常政大论》对用药原则做了详尽的论述:"帝曰:有毒无毒,服有约乎?岐伯曰:病有久新,方有大小,有毒无毒,固宜常制矣。大毒治病,十去其六,常毒治病,十去其七,小毒治病,十去其八,无毒治病,十去其九,谷肉果菜,食养尽之,无使过之,伤其正也。不尽,行复如法,必先岁气,无伐天和,无盛盛,无虚虚,而遗人夭殃,无致邪,无失正,绝人长命。"《素问·至真要大论》对据气味用药的法则也做了详细阐述:"辛甘发散为阳,酸苦涌泄为阴,咸味涌泄为阴,淡味渗泄为阳。六者或收或散,或缓或急,或燥或润,或耎或坚,以所利而行之,调其气,使其平也。"论述据气味用药的法则。

《素问·六元正纪大论》:"甲子、甲午岁……其化上咸寒,中苦热,下酸热,所谓药食宜也。"论述了岁运与气味用药的法则,这些论述充分考虑到五脏相关、生克制

化的经旨,对医家临床遣药组方具一定的指导意义。可惜因为五运六气理论的学习断代,这些方法现基本无人关注和研究。而古代医家,刘温舒在《素问运气论奥》[50]中,就治法问题,着重于六气主客补泻法的阐释。提出"客胜则泻客补主,主胜则泻主补客,应随当缓当急,以治之也"的原则。且将治法总结为六气司天在泉淫胜之治法,司天在泉反胜之治法,岁运上下所宜药食之治法,六气主客补泻之治法四类。李时珍在《本草纲目》中概括为"五运六淫用药式"一种。细考原文,实为司天之"六淫所胜"与其"反胜之";在泉之"六淫于内"与其"反胜之"。并言"其六气胜复主客、证治病机甚详,见素问至真要大论,文多不载"。黄宫绣《本草求真》只言"六淫病症主药"。汪昂《本草备要》仅点滴记录于《药性总义》——"六淫于内"。吴仪洛《本草从新》亦承袭汪氏。此后各类方剂著作,甚至踪影不见于"司天在泉气味用药"。据杨威[51]研究论文总结,五运六气方剂配伍应用其后采用三种分类方法,一是倚五运六气之理,针对时行民病的病症特点,酌情配伍成特定方剂。如《三因极一病症方论》《宋太医局程文格》;二是依五运六气之理及病症机理,在经典成方中选择合适之方,如对伤寒经方的选用等;三是在通常辨证论治选方的基础上,依据疾病或病人的五运六气特点,结合五运六气药食所宜原理,对所选方剂进行酌情加减。"司天在泉气味用药",即倚五运六气之理,针对时行民病的病症特点,酌情制成特定方剂的配伍方法。在古医籍中,直名六气方的医家当首推宋代的陈无择,其著《三因司天方》[52]将之归纳为地支诸方六首。

《内经》认为,世间万物本源于气,气聚则有形。药物亦为气聚合而成,而这种蕴含的内在之气,是药食发挥作用的根本所在。古人借用药物的气味来研究药物,进而探讨其功能作用[53]根据五味与五脏的关系,气味与五脏之间的关系得以建立,同气相求,酸先入肝,苦先入心,甘先入脾,辛先入肺,咸先入肾。在治疗疾病时,应根据"四时五脏病,随五味所宜也"的原则进行,具体来讲就是根据"辛甘发散为阳,酸苦涌泄为阴,咸味涌泄为阴,淡味渗泄为阳,六者或收或散,或缓或急,或燥或润,或软或坚,以所利而行之,调其气使其平也"[53]。

《素问·至真要大论》载:"帝曰:司岁物何也?岐伯曰:天地之专精也。帝曰:司气者何如?岐伯曰:司气者主岁同,然有余不足也。帝曰:非司岁物何谓也?岐伯曰:散也。故质同而异等也。气味有薄厚,性用有躁静,治保有多少,力化有线深。此之谓也。"可见,气味等药食内在的性质由于自然气化的不同会产生较大差异。这些对于采药具有重要的指导意义。

《素问·至真要大论》指出:"诸气在泉,风淫于内,治以辛凉,佐以苦,以甘缓之,以辛散之。热淫于内,治以咸寒,佐以甘苦,以酸收之,以苦发之。湿淫于内,治以苦热,佐以酸淡,以苦燥之,以淡泄之。火淫于内,治以咸冷,佐以苦辛,以酸收之,以苦发之。燥淫于内,治以苦温,佐以甘辛,以苦下之。寒淫于内,治以甘热,佐以苦辛,以咸泻之,以辛润之,以苦坚之。"《素问·至真要大论》还总结了治疗三阴三阳病变的气味配伍原则:"厥阴之胜,治以甘清,佐以苦辛,以酸泻之。少阴之胜,治以辛寒,佐以苦咸,以甘泻之……太阳之胜,治以甘热,佐以辛酸,以咸泻之。"受此影响[53],七篇大论之药学理论和《神农本草经》有近缘关系,但更为深入。《素问·六元正纪大论》提出了用药"四畏",即"用热无犯热,用寒无犯寒,用温无犯温,用凉无犯凉",又指出,"发表不远热,攻里不远寒"。《素问·至真要大论》提出"五味阴阳之用"的理论,明确论述了"辛甘发散为阳,酸苦涌泄为阴,咸味涌泄为阴,淡味渗泄为阳"。进而提出了系统的六气司天、在泉的调配之法,是配伍用药理论的嚆矢。明代李时珍在《本草纲目》中,进一步发挥为"五运六淫用药式"。《素问·至真要大论》论述了制方原则:"君一臣二,制之小也;君一臣三佐五,制之中也;君一臣三佐九,制之大也。"奠定了方剂规律的原则[32]。

中药治病的机制是"以偏纠偏"。所谓"以偏纠偏",是指以药物的偏性纠正患者所表现出来的偏盛偏衰。药未有不偏者,以偏纠偏,故名为药。药物的偏性,究其本质来讲,是自然气化的结果。《神农本草经疏》指出:"夫物之生也必禀乎天,其成也必资乎地。天布令,主发生,寒热温凉,四时之气行焉,阳也;地凝质,主成物,酸苦辛咸甘淡,五行之味滋焉,阴也。故知微寒微温者,春之气也;大温热者,夏之气也;大热者,长夏之气也;凉者,秋之气也;大寒者,冬之气也。凡言微寒者,禀春之气以生,春气升而生;言温热者,盛夏之气以生,夏气散而长;言大热者,感长夏之气以生,长夏之气化;言平者,感秋之气以生,平即凉也,秋气降而收;言大寒者,感冬之气以生,冬气沉而藏。"气味作为药物的偏性之一,其治疗疾病的过程,即以药物之气味改善人体气化状态的过程,实现纠正偏盛偏衰的目的。清代名医石寿棠在《医原·用药大要论》中说:"药未有不偏者,以偏救偏,故名曰药。"人体要靠天地之气提供的条件而获得生存,同时还要适应四时阴阳的变化规律,才能发育成长,健康无病。人体疾病的发生发展就是这些关系失调的结果,是机体内部各部分之间阴阳五行运动关系、运动状态的失常。因此,对疾病的治疗,《素问·至真要大论》要求:"必先五胜,疏其血气,令其调达,而致和平。"药有个性之特长,方有合群之妙用,则可实现调整人体气化状态的功效。药各有气味之偏,阴阳五行之属,有不同的升降浮沉、散收攻补等作用。如《素问·至真要大论》云:"辛甘发散为阳,酸苦涌泄为阴,咸味涌泄为阴,淡味渗泄为阳。六者或收或散,或缓或急,或燥或润,或软或坚,以所利而行之。调其气,使其平也。"以药性之偏,能够纠正人体阴阳气化之偏,是用药的根本依据。

综上所述,中药气味是中药性能与效用的特色,是保持中药基本理论原创性的关键因素。基于《内经》气化理论,有助于我们对中药气味的产生、气味学说的认识论基础,以及基于气味学说的用药基本规律进行深入理解,对中药四气五味及其主治作用乃至药物配伍机制开展深入探讨,进而系统发掘和阐明中药药性理论,提高临床对于中药特性的认识和运用效率。

目前关于方剂的配伍问题,现代研究多着重于功效层面的讨论,常从中药药理方面加以阐释。而关于《内经》制方原则,临床应用比较少见。只是浮于君臣佐使原则的表面是远远不够的,还应该进一步探讨《内经》制方原则的深刻内涵。

(五)五运六气与三阴三阳理论研究

阴阳学说是中国古代哲学一个很重要的范畴,"阴阳"作为中国古代哲学的核心内容,对中华文化产生了巨大而深远的影响。然而,阴阳学说引入中医学以来,又产生了三阴三阳学说,在《内经》中形成了"三阴三阳"的思维模型。《内经》多次从不同角度阐述了"三阴三阳"理论。

在经络学说方面,主要用之于阐述脏腑经络,明确十二经脉,分手足各为三阴三阳。

在五运六气理论方面,《内经》七篇大论中,对三阴三阳的阐释,篇幅最多。《素问·阴阳离合论》:"今三阴三阳不应阴阳,其何故也?"又曰:"少阴之上,名曰太阳。""太阳之前,名曰阳明。""厥阴之表,名曰少阳。"《素问·天元纪大论》云:"愿闻其与三阴三阳之候,奈何合之?"又曰:"阴阳之气,各有多少,故曰三阴三阳也。"《素问·至真要大论》曰:"阴阳之三也,何谓?"曰:"气有多少,异用也。"从阴阳之气的多少角度阐述了三阴三阳,将三阴三阳进行量化。

在外感热病方面,《内经》论述外感热病时采用三阴三阳。《素问·热论》"帝曰:愿闻其状。岐伯曰:伤寒一日,巨阳受之,故头项痛,腰脊强。二日,阳明受之。阳明主肉,其脉侠鼻络于目,故身热,目痛而鼻干,不得卧也。三日,少阳受之,少阳主胆,其脉循胁络于耳,故胸胁痛而耳聋。三阳经络,皆受其病,而未入于脏者,故可汗而已。四日,太阴受之。太阴脉布胃中络于嗌,故腹满而嗌干。五日,少阴受之。少阴脉贯肾,络于肺,系舌本,故口燥舌干而渴。六日,厥阴受之。厥阴脉循阴器而络于肝,故烦满而囊缩。三阴三阳,五脏六腑皆受病,荣卫不行,五脏不通,则死矣"。应用三阴三阳阐述了外感热病的发病规律。

那么三阴三阳的真正内涵是什么?到目前为止学界没有满意的解释。

张仲景伤寒论采用伤寒六经辨证,将三阴三阳用于伤寒的临床辨证,以三阴三阳为辨证纲领,树立了中医辨证论治的光辉典范,对中医学的发展产生了极大影响。几千年来许多医家对《伤寒论》三阴三阳内涵认识不统一,由于三阴三阳代表的意义不清楚,造成对"六经实质"争论不休。多年来许多专家对三阴三阳学说开展过研究,主要集中在两个方面:一是三阴三阳起源的有关研究。有人从哲学角度探讨三阴三阳学说起源,又从《周易》角度探讨,也有从与天文学角度研究的;二是三阴三阳概念的有关研究,包括与阴阳关系的研究、与开阖枢关系的研究、与气化学说关系的研究、三阴三阳的数理量化的研究、三阴三阳标本关系的研究,以及三阴三阳太极模式的研究等。关于三阴三阳的应用研究,主要集中于在《黄帝内经》中的应用,在《伤寒论》中的发挥,以及在临床中的应用等。

三阴三阳学说是中医学独有的理论,有人认为"三"与阴阳的结合应用则是中医的一个伟大创举,这也是中医中药最具特色的内容之一。由于三阴三阳在中医中药之外的领域应用的现存文献较少,主要集中在《内经》所涉及的天文地理、时令历法当中[54]。若搞不清楚中国古代三阴三阳学说的内涵,中医学许多理论就只能成为一个谜团。许多医家从一个侧面去研究理解三阴三阳,无法合理解释经络的三阴三阳、五运六气的三阴三阳、热病的三阴三阳、伤寒论的三阴三阳等,致使这一理论无法很好地指导临床,也阻碍了中医学的发展。因此,三阴三阳理论的研究,成为中医基础理论亟须解决的关键科学问题。

气化理论未被现代中医学很好地认识和研究,应从气化论角度阐述五运六气中的三阴三阳,充分发挥伤寒学派的六经气化学说。如果能从气化的视角,去开展三阴三阳学说的研究,或许会让三阴三阳学说,在经络、脏腑、运气、伤寒等不同层面上找到统一的认识,这将对中医学的发展具有重大意义。对于阴阳的含义及相关内容的探讨,一直以来都是中医研究中司空见惯而又争论不休的问题,司空见惯是以人人都似有所知,争论不休是以人人都终无所定。特别是三阴三阳的解释与应用更是众说纷纭,莫衷一是。究其原因,在于未能执中医学的一贯之本而对相关问题进行论述[55]。孙志其等[55]从三阴三阳一气运行之体、用、象互相关联的角度研究三阴三阳问题,应该说是一个很好的开始:基于气本体论体、用、象特质的三阴三阳体系的确立,执于中医学的一贯之本,从源头阐述了三阴三阳的化生及不同运用的缘由,并揭示了三阴三阳一气运行之体、用、象互相关联的实质内涵,解决了诸多悬而未决或争论较多的问题,对于准确地理解和把握《伤寒论》六经病证规律,六经病欲解时内涵,开合枢理论,五运六气理论以及临证的诊断、用药等,具有十分重要的意义。

总之,五运六气理论是中医学理论的重要组成部分,五运六气理论中蕴含的气化论核心学术思想,更是中医学中重要的理论。固然五运六气理论是否出自《内经》存在着争议,但是这丝毫不影响五运六气理论在中医学术中的重要地位,由于对五运六气理论的抛弃,致使气化理论难以得到现代中医的重视和研究。回归经典,继承创新,这也是我们团队多年来研究五运六气理论的初衷与目的,也是编写此书的目的,五运六气理论需要普及、推广、掌握、研究、应用、创新,希望本书的出版能为五运六气理论的普及与中医学的发展做出一点贡献。

(说明:本章中的注释序号与文后参考文献对应)

六元正纪大论篇

第一节 六元正纪大论篇原文

六元正纪大论篇第七十一

黄帝问曰:六化六变,胜复淫治,甘苦辛咸酸淡先后,余知之矣。夫五运之化,或从五气,或逆天气,或从天气而逆地气,或从地气而逆天气,或相得,或不相得,余未能明其事。欲通天之纪,从地之理,和其运,调其化,使上下合德,无相夺伦,天地升降,不失其宜,五运宣行,勿乖其政,调之正味从逆,奈何?岐伯稽首再拜对曰:昭乎哉问也!此天地之纲纪,变化之渊源,非圣帝孰能穷其至理欤!臣虽不敏,请陈其道,令终不灭,久而不易。帝曰:愿夫子推而次之,从其类序,分其部主,别其宗司,昭其气数,明其正化,可得闻乎?岐伯曰:先立其年,以明其气,金木水火土运行之数,寒暑燥湿风火临御之化,则天道可见,民气可调,阴阳卷舒,近而无惑。数之可数者,请遂言之。

帝曰:太阳之政奈何?岐伯曰:辰戌之纪也。

太阳 太角 太阴 壬辰 壬戌 其运风,其化鸣紊启坼,其变振拉摧拔,其病眩掉目瞑。

太角_{初正}少徵 太宫 少商 太羽_终

太阳 太徵 太阴 戊辰 戊戌同正徵 其运热,其化暄暑郁燠,其变炎烈沸腾,其病热郁。

太徵 少宫 太商 少羽_终少角_初

太阳 太宫 太阴 甲辰岁会_{同天符}甲戌岁会_{同天符}其运阴埃,其化柔润重泽,其变震惊飘骤,其病湿下重。

太宫 少商 太羽_终太角_初少徵

太阳 太商 太阴 庚辰 庚戌 其运凉,其化雾露萧飔,其变肃杀凋零,其病燥,背瞀胸满。

太商 少羽_终少角_初太徵 少宫

太阳 太羽 太阴 丙辰天符 丙戌天符 其运寒,其化凝惨溧冽,其变冰雪霜雹,其病大寒留于溪谷。

太羽_终太角_初少徵 太宫 少商

凡此太阳司天之政，气化运行先天，天气肃，地气静，寒临太虚，阳气不令，水土合德，上应辰星、镇星。其谷玄黅，其政肃，其令徐。寒政大举，泽无阳焰，则火发待时。少阳中治，时雨乃涯，上极雨散，还于太阴，云朝北极，湿化乃布，泽流万物，寒敷于上，雷动于下，寒湿之气持于气交，民病寒湿，发肌肉萎，足痿不收，濡写血溢。

初之气，地气迁，气乃大温，草乃早荣，民乃厉，温病乃作，身热，头痛，呕吐，肌腠疮疡。

二之气，大凉反至，民乃惨，草乃遇寒，火气遂抑，民病气郁中满。寒乃始。

三之气，天政布，寒气行，雨乃降，民病寒，反热中，痈疽注下，心热瞀闷。不治者死。

四之气，风湿交争，风化为雨，乃长、乃化、乃成。民病大热，少气、肌肉萎、足痿，注下赤白。

五之气，阳复化，草乃长、乃化、乃成，民乃舒。终之气，地气正，湿令行，阴凝太虚，埃昏郊野，民乃惨凄，寒风以至，反者孕乃死。

故岁宜苦以燥之温之，必折其郁气，先资其化源，抑其运气，扶其不胜，无使暴过而生其疾，食岁谷以全其真，避虚邪以安其正，适气同异，多少制之。同寒湿者燥热化，异寒湿者燥湿化，故同者多之，异者少之。用寒远寒，用凉远凉，用温远温，用热远热，食宜同法。有假者反常，反是者病，所谓时也。帝曰：善。

阳明之政奈何？岐伯曰：卯酉之纪也。

阳明 少角 少阴 清热胜复同，同正商。丁卯岁会 丁酉 其运风清热。

少角_{初正}太徵 少宫 太商 少羽_终

阳明 少徵 少阴 寒雨胜复同，同正商。癸卯_{同岁会}癸酉_{同岁会} 其运热寒雨。

少徵 太宫 少商 太羽_终太角_初

阳明 少宫 少阴 风凉胜复同。己卯 己酉 其运雨风凉。

少宫 太商 少羽_终少角_初太徵

阳明 少商 少阴 热寒胜复同，同正商。乙卯天符 乙酉岁会太一天符 其运凉热寒。

少商 太羽_终太角_初少徵 太宫

阳明 少羽_终少阴 雨风胜复同，同少宫。辛卯 辛酉 其运寒雨风。

少羽_终少角_初太徵 太宫 太商

凡此阳明司天之政，气化运行后天，天气急，地气明，阳专其令，炎暑大行，物燥以坚，淳风乃治。风燥横运，流于气交，多阳少阴，云趋雨府，湿化乃敷，燥极而泽，其谷白丹，间谷命太者，其耗白甲品羽，金火合德，上应太白、荧惑。其政切，其令暴，蛰虫乃见，流水不冰。民病咳，嗌塞，寒热发暴，振溧癃閟。清先而劲，毛虫乃死,热后而暴,介虫乃殃。其发躁,胜复之作,扰而大乱,清热之气,持于气交。

初之气,地气迁,阴始凝,气始肃,水乃冰,寒雨化。其病中热胀,面目浮肿,善眠,鼽衄,嚏欠呕,小便黄赤,甚则淋。

二之气,阳乃布,民乃舒,物乃生荣。厉大至,民善暴死。

三之气,天政布,凉乃行,燥热交合,燥极而泽,民病寒热。

四之气,寒雨降,病暴仆,振栗,谵妄,少气,嗌干引饮,及为心痛,痈肿疮疡,疟寒之疾,骨痿,血便。

五之气,春令反行,草乃生荣,民气和。

终之气,阳气布,候反温,蛰虫来见,流水不冰,民乃康平,其病温。

故食岁谷以安其气,食间谷以去其邪。岁宜以咸、以苦、以辛,汗之、清之、散之,安其运气,无使受邪,折其郁气,资其化源。以寒热轻重少多其制,同热者多天化,同清者多地化。用凉远凉,用热远热,用寒远寒,用温远温,食宜同法。有假者反之。此其道也。反是者,乱天地之经,扰阴阳之纪也。帝曰:善。

少阳之政奈何? 岐伯曰:寅申之纪也。

少阳 太角 厥阴 壬寅_{同天符} 壬申_{同天符} 其运风鼓,其化鸣紊启坼,其变振拉摧拔,其病掉眩,支胁,惊骇。

太角_{初正} 少徵 太宫 少商 太羽_终

少阳 太徵 厥阴 戊寅天符 戊申天符 其运暑,其化暄嚣郁燠,其变炎烈沸腾,其病上热郁,血溢,血泄,心痛。

太徵 少宫 太商 少羽_终少角_初

少阳 太宫 厥阴 甲寅 甲申 其运阴雨,其化柔润重泽,其变震惊飘骤,其病体重,胕肿,痞饮。

太宫 少商 太羽_终太角_初少徵

少阳 太商 厥阴 庚寅 庚申 同正商 其运凉,其化雾露清切,其变肃杀凋零,其病肩背胸中。

太商 少羽_终少角_初太徵 少宫

少阳 太羽 厥阴 丙寅 丙申 其运寒肃,其化凝惨凓冽,其变冰雪霜雹,其病寒,浮肿。

太羽_终太角_初少徵 太宫 少商

凡此少阳司天之政,气化运行先天,天气正,地气扰,风乃暴举,木偃沙飞,炎火乃流,阴行阳化,雨乃时应,火木同德,上应荧惑、岁星。其谷丹苍,其政严,其令扰,故风热参布,云物沸腾,太阴横流,寒乃时至,凉雨并起。民病寒中,外发疮疡,内为泄满。故圣人遇之,和而不争。往复之作,民病寒热,疟,泄,聋,瞑,呕吐,上怫肿色变。

初之气,地气迁,风胜乃摇,寒乃去,候乃大温,草木早荣,寒来不杀,温病乃起。

其病气怫于上，血溢，目赤，咳逆，头痛，血崩，胁满，肤腠中疮。

二之气，火反郁，白埃四起，云趋雨府，风不胜湿，雨乃零，民乃康。其病热郁于上，咳逆呕吐，疮发于中，胸嗌不利，头痛身热，昏愦脓疮。

三之气，天政布，炎暑至，少阳临上，雨乃涯。民病热中，聋瞑，血溢，脓疮，咳，呕，鼽衄，渴，嚏欠，喉痹，目赤，善暴死。

四之气，凉乃至，炎暑间化，白露降，民气和平。其病满，身重。

五之气，阳乃去，寒乃来，雨乃降，气门乃闭，刚木早凋，民避寒邪，君子周密。

终之气，地气正，风乃至，万物反生，霾雾以行。其病关闭不禁，心痛，阳气不藏而咳。抑其运气，赞所不胜，必折其郁气，先取化源，暴过不生，苛疾不起。

故岁宜咸、宜辛、宜酸，渗之、泄之、渍之、发之，观气寒温以调其过。同风热者多寒化，异风热者少寒化。用热远热，用温远温，用寒远寒，用凉远凉，食宜同法。此其道也。有假者反之，反是者病之阶也。帝曰：善。

太阴之政奈何？岐伯曰：丑未之纪也。

太阴 少角 太阳 清热胜复同，同正宫。丁丑 丁未 其运风清热。

少角初正太徵 少宫 太商 少羽终

太阴 少徵 太阳 寒雨胜复同。癸丑 癸未 其运热寒雨。

少徵 太宫 少商 太羽终 太角初

太阴 少宫 太阳 风清胜复同，同正宫。己丑太一天符 己未太一天符 其运雨风清。

少宫 太商 少羽终 少角初 太徵

太阴 少商 太阳 热寒胜复同。乙丑 乙未 其运凉热寒。

少商 太羽终 太角初 少徵 太宫

太阴 少羽 太阳 雨风胜复同，同正宫。辛丑同岁会 辛未同岁会 其运寒雨风。

少羽终 少角初 太徵 少宫 太商

凡此太阴司天之政，气化运行后天，阴专其政，阳气退避，大风时起，天气下降，地气上腾，原野昏霭，白埃四起，云奔南极，寒雨数至，物成于差夏。民病寒湿腹满，身膜愤，胕肿痞逆，寒厥拘急。湿寒合德，黄黑埃昏，流行气交，上应镇星、辰星。其政肃，其令寂，其谷黔玄。

故阴凝于上，寒积于下，寒水胜火，则为冰雹，阳光不治，杀气乃行。故有余宜高，不及宜下，有余宜晚，不及宜早。土之利，气之化也，民气亦从之，间谷命其太也。

初之气，地气迁，寒乃去，春气正，风乃来，生布，万物以荣，民气条舒，风湿相薄，雨乃后。民病血溢，筋络拘强，关节不利，身重筋痿。

二之气，大火正，物承化，民乃和。其病温厉大行，远近咸若。湿蒸相薄，雨乃时降。

三之气，天政布，湿气降，地气腾，雨乃时降，寒乃随之。感于寒湿，则民病身重,腑肿,胸腹满。

四之气,畏火临,溽蒸化,地气腾,天气否隔,寒风晓暮,蒸热相薄,草木凝烟,湿化不流,则白露阴布,以成秋令。民病腠理热,血暴溢,疟,心腹满热,胪胀,甚则腑肿。

五之气,惨令已行,寒露下,霜乃早降,草木黄落,寒气及体,君子周密。民病皮腠。

终之气,寒大举,湿大化,霜乃积,阴乃凝,水坚冰,阳光不治。感于寒,则病人关节禁固,腰脽痛,寒湿推于气交而为疾也。必折其郁气,而取化源,益其岁气,无使邪胜,食岁谷以全其真,食间谷以保其精。

故岁宜以苦燥之、温之,甚者发之、泄之,不发不泄则湿气外溢,肉溃皮拆,而水血交流。必赞其阳火,令御甚寒。从气异同,少多其判也。同寒者以热化,同湿者以燥化,异者少之,同者多之。用凉远凉,用寒远寒,用温远温,用热远热,食宜同法。假者反之,此其道也。反是者病也。帝曰:善。

少阴之政奈何? 岐伯曰:子午之纪也。

少阴 太角 阳明 壬子 壬午 其运风鼓,其化鸣紊启坼,其变振拉摧拔,其病支满。

太角初正 少徵 太宫 少商 太羽终

少阴 太徵 阳明 戊子天符 戊午太一天符 其运炎暑,其化暄曜郁燠,其变炎烈沸腾,其病上热血溢。

太徵 少宫 太商 少羽终 少角初

少阴 太宫 阳明 甲子 甲午 其运阴雨,其化柔润时雨,其变震惊飘骤,其病中满身重。

太宫 少商 大羽终 太角初 少徵

少阴 太商 阳明 庚子同天符 庚午同天符 同正商 其运凉劲,其化雾露萧飔,其变肃杀凋零,其病下清。

太商 少羽终 少角初 太徵 少宫

少阴 太羽 阳明 丙子岁会 丙午 其运寒,其化凝惨溧冽,其变冰雪霜雹,其病寒下。

太羽终 太角初 少徵 太宫 少商

凡此少阴司天之政,气化运行先天,地气肃,天气明,寒交暑,热加燥,云驰雨府,湿化乃行,时雨乃降,金火合德,上应荧惑、太白。其政明,其令切,其谷丹白。水火寒热持于气交而为病始也,热病生于上,清病生于下,寒热凌犯而争于中,民病咳喘,血溢血泄,鼽嚏,目赤眦疡,寒厥入胃,心痛,腰痛,腹大,嗌干肿上。

初之气,地气迁,将去,寒乃始,蛰复藏,水乃冰,霜复降,风乃至,阳气郁,民反周密。关节禁固,腰脽痛,炎暑将起,中外疮疡。

二之气，阳气布，风乃行，春气以正，万物应荣，寒气时至，民乃和。其病淋，目瞑，目赤，气郁于上而热。

三之气，天政布，大火行，庶类蕃鲜，寒气时至。民病气厥心痛，寒热更作，咳喘，目赤。

四之气，溽暑至，大雨时行，寒热互至。民病寒热，嗌干，黄瘅，衄蚵，饮发。

五之气，畏火临，暑反至，阳乃化，万物乃生，乃长荣，民乃康。其病温。

终之气，燥令行。余火内格，肿于上，咳喘，甚则血溢。寒气数举，则霿雾翳，病生皮腠，内舍于胁，下连少腹而作寒中，地将易也。

必抑其运气，资其岁胜，折其郁发，先取化源，无使暴过而生其病也。食岁谷以全真气，食间谷以辟虚邪。岁宜咸以耎之，而调其上；甚则以苦发之，以酸收之，而安其下；甚则以苦泄之。适气同异而多少之，同天气者以寒清化，同地气者以温热化。用热远热，用凉远凉，用温远温，用寒远寒，食宜同法。有假则反，此其道也。反是者病作矣。帝曰：善。

厥阴之政奈何？岐伯曰：巳亥之纪也。

厥阴 少角 少阳 清热胜复同，同正角。丁巳天符 丁亥天符 其运风清热。

少角_{初正} 太徵 少宫 太商 少羽_终

厥阴 少徵 少阳 寒雨胜复同，癸巳_{同岁会}癸亥_{同岁会}其运热寒雨。

少徵 太宫 少商 太羽_终太角_初

厥阴 少宫 少阳 风清胜复同，同正角。己巳 己亥 其运雨风清。

少宫 太商 少羽_终少角_初太徵

厥阴 少商 少阳 热寒胜复同，同正角。乙巳 乙亥 其运凉热寒。

少商 太羽_终太角_初少徵 太宫

厥阴 少羽 少阳 雨风胜复同。辛巳 辛亥 其运寒雨风。

少羽_终少角_初太徵 少宫 太商

凡此厥阴司天之政，气化运行后天。诸同正岁气化运行同天。天气扰，地气正，风生高远，炎热从之，云趋雨府，湿化乃行，风火同德，上应岁星、荧惑。其政挠，其令速，其谷苍丹，间谷言太者，其耗文角品羽。风燥火热，胜复更作，蛰虫来见，流水不冰。热病行于下，风病行于上，风燥胜复形于中。

初之气，寒始肃，杀气方至。民病寒于右之下。

二之气，寒不去，华雪水冰，杀气施化，霜乃降，名草上焦，寒雨数至，阳复化。民病热于中。

三之气，天政布，风乃时举。民病泣出，耳鸣，掉眩。

四之气，溽暑湿热相薄，争于左之上。民病黄瘅，而为胕肿。

五之气，燥湿更胜，沉阴乃布，寒气及体，风雨乃行。

终之气，畏火司令，阳乃大化，蛰虫出见，流水不冰，地气大发，草乃生，人乃舒。

其病温厉。必折其郁气,资其化源,赞其运气,无使邪胜。

岁宜以辛调上,以咸调下,畏火之气,无妄犯之。用温远温,用热远热,用凉远凉,用寒远寒,食宜同法。有假反常,此之道也。反是者病。帝曰:善。

夫子之言,可谓悉矣,然何以明其应乎? 岐伯曰:昭乎哉问也! 夫六气者,行有次,止有位,故常以正月朔日平旦视之,睹其位而知其所在矣。运有余,其至先;运不及,其至后。此天之道,气之常也。运非有余,非不足,是谓正岁,其至当其时也。帝曰:胜复之气,其常在也,灾眚时至,候奈何? 岐伯曰:非气化者,是谓灾也。

帝曰:天地之数,终始奈何? 岐伯曰:悉乎哉问也! 是明道也。数之始,起于上而终于下。岁半之前,天气主之,岁半之后,地气主之,上下交互,气交主之,岁纪毕矣。故曰:位明气月可知乎,所谓气也。

帝曰:余司其事,则而行之,不合其数何也? 岐伯曰:气用有多少,化洽有盛衰,衰盛多少,同其化也。

帝曰:愿闻同化何如? 岐伯曰:风温春化同,热曛昏火夏化同,胜与复同,燥清烟露秋化同,云雨昏瞑埃长夏化同,寒气霜雪冰冬化同。此天地五运六气之化,更用盛衰之常也。

帝曰:五运行同天化者,命曰天符,余知之矣。愿闻同地化者何谓也? 岐伯曰:太过而同天化者三,不及而同天化者亦三;太过而同地化者三,不及而同地化者亦三。此凡二十四岁也。

帝曰:愿闻其所谓也。岐伯曰:甲辰、甲戌太宫下加太阴,壬寅、壬申太角下加厥阴,庚子、庚午太商下加阳明,如是者三;癸巳、癸亥少徵下加少阳,辛丑、辛未少羽下加太阳,癸卯、癸酉少徵下加少阴,如是者三;戊子、戊午太徵上临少阴,戊寅、戊申太徵上临少阳,丙辰、丙戌太羽上临太阳,如是者三;丁巳、丁亥少角上临厥阴,乙卯、乙酉少商上临阳明,己丑、己未少宫上临太阴,如是者三。除此二十四岁,则不加不临也。

帝曰:加者何谓? 岐伯曰:太过而加同天符,不及而加同岁会也。

帝曰:临者何谓? 岐伯曰:太过不及,皆曰天符,而变行有多少、病形有微甚、生死有早晏耳!

帝曰:夫子言用寒远寒,用热远热,余未知其然也,愿闻何谓远? 岐伯曰:热无犯热,寒无犯寒,从者和,逆者病,不可不敬畏而远之,所谓时兴六位也。

帝曰:温凉何如? 岐伯曰:司气以热,用热无犯;司气以寒,用寒无犯;司气以凉,用凉无犯;司气以温,用温无犯。间气同其主无犯,异其主则小犯之。是谓四畏,必谨察之。帝曰:善!

其犯者何如? 岐伯曰:天气反时,则可依时,及胜其主则可犯,以平为期,而不可过,是谓邪气反胜者。故曰:无失天信,无逆气宜,无翼其胜,无赞其复,是谓至治。帝曰:善。

五运气,行主岁之纪,其有常数乎? 岐伯曰:臣请次之。

甲子、甲午岁：

上少阴火，中太宫土运，下阳明金。热化二，雨化五，燥化四，所谓正化日也。其化上咸寒，中苦热，下酸热，所谓药食宜也。

乙丑、乙未岁：

上太阴土，中少商金运，下太阳水。热化寒化胜复同，所谓邪气化日也。灾七宫。湿化五，清化四，寒化六，所谓正化日也。其化上苦热，中酸和，下甘热，所谓药食宜也。

丙寅、丙申岁：

上少阳相火，中太羽水运，下厥阴木。火化二，寒化六，风化三，所谓正化日也。其化上咸寒，中咸温，下辛温，所谓药食宜也。

丁卯_{岁会}、丁酉岁：

上阳明金，中少角木运，下少阴火。清化热化胜复同，所谓邪气化日也。灾三宫。燥化九，风化三，热化七，所谓正化日也。其化上苦小温，中辛和，下咸寒，所谓药食宜也。

戊辰、戊戌岁：

上太阳水，中太徵火运，下太阴土。寒化六，热化七，湿化五，所谓正化日也。其化上苦温，中甘和，下甘温，所谓药食宜也。

己巳、己亥岁：

上厥阴木，中少宫土运，下少阳相火。风化清化胜复同，所谓邪气化日也。灾五宫。风化三，湿化五，火化七，所谓正化日也。其化上辛凉，中甘和，下咸寒，所谓药食宜也。

庚午_{同天符}、庚子岁_{同天符}：

上少阴火，中太商金运，下阳明金。热化七，清化九，燥化九，所谓正化日也。其化上咸寒，中辛温，下酸温，所谓药食宜也。

辛未_{同岁会}、辛丑岁_{同岁会}：

上太阴土，中少羽水运，下太阳水。雨化风化胜复同，所谓邪气化日也。灾一宫。雨化五，寒化一，所谓正化日也。其化上苦热，中苦和，下苦热，所谓药食宜也。

壬申_{同天符}、壬寅岁_{同天符}：

上少阳相火，中太角木运，下厥阴木。火化二，风化八，所谓正化日也。其化上咸寒，中酸和，下辛凉，所谓药食宜也。

癸酉_{同岁会}、癸卯岁_{同岁会}：

上阳明金，中少徵火运，下少阴火。寒化雨化胜复同，所谓邪气化日也。灾九宫。燥化九，热化二，所谓正化日也。其化上苦小温，中咸温，下咸寒，所谓药食宜也。

甲戌_{岁会同天符}、甲辰岁_{岁会同天符}：

上太阳水，中太宫土运，下太阴土。寒化六，湿化五，正化日也。其化上苦热，中苦温,下苦温,药食宜也。

乙亥、乙巳岁:

上厥阴木,中少商金运,下少阳相火。热化寒化胜复同,邪气化日也。灾七宫。风化八,清化四,火化二,正化度也。其化上辛凉,中酸和,下咸寒,药食宜也。

丙子岁会、丙午岁:

上少阴火,中太羽水运,下阳明金。热化二,寒化六,清化四,正化度也。其化上咸寒,中咸热,下酸温,药食宜也。

丁丑、丁未岁:

上太阴土,中少角木运,下太阳水。清化热化胜复同,邪气化度也。灾三宫。雨化五,风化三,寒化一,正化度也。其化上苦温,中辛温,下甘热,药食宜也。

戊寅、戊申岁天符:

上少阳相火,中太徵火运,下厥阴木。火化七,风化三,正化度也。其化上咸寒,中甘和,下辛凉,药食宜也。

己卯、己酉岁:

上阳明金,中少宫土运,下少阴火。风化清化胜复同,邪气化度也。灾五宫。清化九,雨化五,热化七,正化度也。其化上苦小温,中甘和,下咸寒,药食宜也。

庚辰、庚戌岁:

上太阳水,中太商金运,下太阴土。寒化一,清化九,雨化五,正化度也。其化上苦热,中辛温,下甘热,药食宜也。

辛巳、辛亥岁:

上厥阴木,中少羽水运,下少阳相火。雨化风化胜复同,邪气化度也。灾一宫。风化三,寒化一,火化七,正化度也。其化上辛凉,中苦和,下咸寒,药食宜也。

壬午、壬子岁:

上少阴火,中太角木运,下阳明金。热化二,风化八,清化四,正化度也。其化上咸寒,中酸凉,下酸温,药食宜也。

癸未、癸丑岁:

上太阴土,中少徵火运,下太阳水。寒化雨化胜复同,邪气化度也。灾九宫。雨化五,火化二,寒化一,正化度也。其化上苦温,中咸温,下甘热,药食宜也。

甲申、甲寅岁:

上少阳相火,中太宫土运,下厥阴木。火化二,雨化五,风化八,正化度也。其化上咸寒,中咸和,下辛凉,药食宜也。

乙酉太一天符、乙卯岁天符:

上阳明金,中少商金运,下少阴火。热化寒化胜复同,邪气化度也。灾七宫。燥化四,清化四,热化二,正化度也。其化上苦小温,中苦和,下咸寒,药食宜也。

丙戌天符、丙辰岁天符:

上太阳水,中太羽水运,下太阴土。寒化六,雨化五,正化度也。其化上苦热,中咸温，下甘热，药食宜也。

丁亥_{天符}、丁巳岁_{天符}：

上厥阴木，中少角木运，下少阳相火。清化热化胜复同，邪气化度也。灾三宫。风化三，火化七，正化度也。其化上辛凉，中辛和，下咸寒，药食宜也。

戊子_{天符}、戊午岁_{太一天符}：

上少阴火，中太徵火运，下阳明金。热化七，清化九，正化度也。其化上咸寒，中甘寒，下酸温，药食宜也。

己丑_{太一天符}、己未岁_{太一天符}：

上太阴土，中少宫土运，下太阳水。风化清化胜复同，邪气化度也。灾五宫。雨化五，寒化一，正化度也。其化上苦热，中甘和，下甘热，药食宜也。

庚寅、庚申岁：

上少阳相火，中太商金运，下厥阴木。火化七，清化九，风化三，正化度也。其化上咸寒，中辛温，下辛凉，药食宜也。

辛卯、辛酉岁：

上阳明金，中少羽水运，下少阴火。雨风化胜复同，邪气化度也。灾一宫。清化九，寒化一，热化七，正化度也。其化上苦小温，中苦和，下咸寒，药食宜也。

壬辰、壬戌岁：

上太阳水，中太角木运，下太阴土。寒化六，风化八，雨化五、正化度也。其化上苦温，中酸和，下甘温，药食宜也。

癸巳_{同岁会}、癸亥岁_{同岁会}：

上厥阴木，中少徵火运，下少阳相火。寒化雨化胜复同，邪气化度也。灾九宫。风化八，火化二，正化度也。其化上辛凉，中咸和，下咸寒，药食宜也。

凡此定期之纪，胜复正化，皆有常数，不可不察。故知其要者，一言而终，不知其要，流散无穷。此之谓也。帝曰：善。

五运之气，亦复岁乎？岐伯曰：郁极乃发，待时而作也。帝曰：请问其所谓也？岐伯曰：五常之气，太过不及，其发异也。帝曰：愿卒闻之。岐伯：太过者暴，不及者徐；暴者为病甚，徐者为病持。帝曰：太过不及，其数何如？岐伯曰：太过者其数成，不及者其数生，土常以生也。

帝曰：其发也何如？岐伯曰：土郁之发，岩谷震惊，雷殷气交，埃昏黄黑，化为白气，飘骤高深，击石飞空，洪水乃从，川流漫衍，田牧土驹。化气乃敷，善为时雨，始生始长，始化始成。故民病心腹胀，肠鸣而为数后，甚则心痛胁膜，呕吐霍乱，饮发注下，胕肿身重。云奔雨府，霞拥朝阳，山泽埃昏，其乃发也。以其四气，云横天山，浮游生灭，怫之先兆。

金郁之发，天洁地明，风清气切，大凉乃举，草树浮烟，燥气以行，霜雾数起，杀气来至，草木苍干，金乃有声。故民病咳逆，心胁满引少腹，善暴病，不可反侧，嗌干，面尘色恶。山泽焦枯，土凝霜卤，怫乃发也。其气五，夜零白露，林莽声凄，怫之兆也。

水郁之发，阳气乃辟，阴气暴举，大寒乃至，川泽严凝，寒雾结为霜雪，甚则黄黑昏翳，流行气交，乃为霜杀，水乃见祥。故民病寒客心痛，腰脽痛，大关节不利，屈伸不便，善厥逆，痞坚，腹满。阳光不治，空积沉阴，白埃昏暝，而乃发也。其气二火前后，太虚深玄，气犹麻散，微见而隐，色黑微黄，怫之先兆也。

木郁之发，太虚埃昏，云物以扰，大风乃至，屋发折木，木有变。故民病胃脘当心而痛，上支两胁，鬲咽不通，食饮不下，甚则耳鸣眩转，目不识人，善暴僵仆。太虚苍埃，天山一色，或气浊色，黄黑郁若，横云不起雨，而乃发也。其气无常，长川草偃，柔叶呈阴，松吟高山，虎啸岩岫，怫之先兆也。

火郁之发，太虚肿翳，大明不彰，炎火行，大暑至，山泽燔燎，材木流津，广厦腾烟，土浮霜卤，止水乃减，蔓草焦黄，风行惑言，湿化乃后。故民病少气，疮疡痈肿，胁腹、胸、背、面、首、四支膜愤，胪胀，疡痱，呕逆，瘛疭，骨痛、节乃有动，注下，温疟，腹中暴痛，血溢流注，精液乃少，目赤，心热，甚则瞀闷懊憹，善暴死。刻终大温，汗濡玄府，其乃发也。其气四，动复则静，阳极反阴，湿令乃化乃成，华发水凝，山川冰雪，焰阳午泽，怫之先兆也。

有怫之应，而后报也，皆观其极而乃发也。木发无时，水随火也。谨候其时，病可与期，失时反岁，五气不行，生化收藏，政无恒也。

帝曰：水发而雹雪，土发而飘骤，木发而毁折，金发而清明，火发而曛昧，何气使然？岐伯曰：气有多少，发有微甚。微者当其气，甚者兼其下，征其下气而见可知也。帝曰：善。五气之发，不当位者何也？岐伯曰：命其差。帝曰：差有数乎？岐伯曰：后皆三十度而有奇也。

帝曰：气至而先后者何？岐伯曰：运太过则其至先，运不及则其至后，此候之常也。

帝曰：当时而至者何也？岐伯曰：非太过，非不及，则至当时，非是者眚也。帝曰：善。

气有非时而化者何也？岐伯曰：太过者，当其时；不及者，归其己胜也。

帝曰：四时之气，至有早晏、高下、左右，其候何如？岐伯曰：行有逆顺，至有迟速，故太过者化先天，不及者化后天。

帝曰：愿闻其行何谓也？岐伯曰：春气西行，夏气北行，秋气东行，冬气南行。故春气始于下，秋气始于上，夏气始于中，冬气始于标；春气始于左，秋气始于右，冬气始于后，夏气始于前。此四时正化之常。故至高之地，冬气常在；至下之地，春气常在。必谨察之。帝曰：善。

黄帝问曰：五运六气之应见，六化之正，六变之纪，何如？岐伯对曰：夫六气正纪，有化有变，有胜有复，有用有病。不同其候，帝欲何乎？帝曰：愿尽闻之。岐伯曰：请遂言之！

夫气之所至也，厥阴所至为和平，少阴所至为暄，太阴所至为埃溽，少阳所至为炎暑，阳明所至为清劲，太阳所至为寒雾。时化之常也。

厥阴所至为风府，为璺启；少阴所至为火府，为舒荣；太阴所至为雨府，为员盈；少阳所至为热府，为行出；阳明所至为司杀府，为庚苍；太阳所至为寒府，为归藏。司化之常也。

厥阴所至为生，为风摇；少阴所至为荣，为形见；太阴所至为化，为云雨；少阳所至为长，为蕃鲜；阳明所至为收，为雾露；太阳所至为藏，为周密。气化之常也。

厥阴所至为风生，终为肃；少阴所至为热生，中为寒；太阴所至为湿生，终为注雨；少阳所至为火生，终为蒸溽；阳明所至为燥生，终为凉；太阳所至为寒生，中为温。德化之常也。

厥阴所至为毛化；少阴所至为羽化；太阴所至为倮化；少阳所至为羽化；阳明所至为介化；太阳所至为鳞化。德化之常也。

厥阴所至为生化；少阴所至为荣化；太阴所至为濡化；少阳所至为茂化；阳明所至为坚化；太阳所至为藏化。布政之常也。

厥阴所至为飘怒，大凉；少阴所至为大暄，寒；太阴所至为雷霆骤注，烈风；少阳所至为飘风燔燎，霜凝；阳明所至为散落，温；太阳所至为寒雪冰雹，白埃。气变之常也。

厥阴所至为挠动，为迎随；少阴所至为高明焰，为曛；太阴所至为沉阴，为白埃，为晦暝；少阳所至为光显，为彤云，为曛；阳明所至为烟埃，为霜，为劲切，为凄鸣；太阳所至为刚固，为坚芒，为立。令行之常也。

厥阴所至为里急；少阴所至为疡胗身热；太阴所至为积饮否隔；少阳所至为嚏呕，为疮疡；阳明所至为浮虚；太阳所至为屈伸不利。病之常也。

厥阴所至为支痛；少阴所至为惊惑，恶寒战栗，谵妄；太阴所至为稸满；少阳所至为惊躁，瞀昧，暴病；阳明所至为鼽，尻阴股膝髀腨胻足病；太阳所至为腰痛。病之常也。

厥阴所至为緛戾；少阴所至为悲妄，衄衊；太阴所至为中满，霍乱吐下；少阳所至为喉痹，耳鸣，呕涌；阳明所至为皴揭；太阳所至为寝汗，痉。病之常也。

厥阴所至为胁痛，呕泄；少阴所至为语笑；太阴所至为重胕肿；少阳所至为暴注，瞤瘛，暴死；阳明所至为鼽嚏；太阳所至为流泄，禁止。病之常也。

凡此十二变者，报德以德，报化以化，报政以政，报令以令，气高则高，气下则下，气后则后，气前则前，气中则中，气外则外，位之常也。故风胜则动，热胜则肿，燥胜则干，寒胜则浮，湿胜则濡泄，甚则水闭胕肿。随气所在，以言其变耳。

帝曰：愿闻其用也。岐伯曰：夫六气之用，各归不胜而为化。故太阴雨化，施于太阳；太阳寒化，施于少阴；少阴热化，施于阳明；阳明燥化，施于厥阴；厥阴风化，施于太阴。各命其所在以征之也。

帝曰：自得其位何如？岐伯曰：自得其位，常化也。

帝曰：愿闻所在也。岐伯曰：命其位而方月可知也。

帝曰：六位之气，盈虚何如？岐伯曰：太少异也。太者之至徐而常，少者暴而亡。

帝曰：天地之气，盈虚何如？岐伯曰：天气不足，地气随之；地气不足，天气从之；运居其中，而常先也。恶所不胜，归所同和，随运归从，而生其病也。故上胜则天气降而下，下胜则地气迁而上，多少而差其分，微者小差，甚者大差，甚则位易，气交易，则大变生而病作矣。《大要》曰：甚纪五分，微纪七分，其差可见。此之谓也。帝曰：善。

论言热无犯热，寒无犯寒。余欲不远寒，不远热，奈何？岐伯曰：悉乎哉问也！发表不远热，攻里不远寒。

帝曰：不发不攻，而犯寒犯热何如？岐伯曰：寒热内贼，其病益甚。

帝曰：愿闻无病者何如？岐伯曰：无者生之，有者甚之。

帝曰：生者何如？岐伯曰：不远热则热至，不远寒则寒至。寒至则坚否腹满，痛急下利之病生矣；热至则身热，吐下霍乱，痈疽疮疡，瞀郁，注下，瞤瘛，肿胀，呕，鼽衄，头痛，骨节变，肉痛，血溢，血泄，淋閟之病生矣。

帝曰：治之奈何？岐伯曰：时必顺之，犯者治以胜也。

黄帝问曰：妇人重身，毒之何如？岐伯曰：有故无殒，亦无殒也。

帝曰：愿闻其故何谓也？岐伯曰：大积大聚，其可犯也，衰其大半而止，过者死。帝曰：善。

郁之甚者，治之奈何？岐伯曰：木郁达之，火郁发之，土郁夺之，金郁泄之，水郁折之。然调其气，过者折之，以其畏也，所谓写之。

帝曰：假者何如？岐伯曰：有假其气，则无禁也。所谓主气不足，客气胜也。

帝曰：至哉！圣人之道，天地大化，运行之节，临御之纪，阴阳之政，寒暑之令，非夫子孰能通之！请藏之灵兰之室，署曰"六元正纪"。非斋戒不敢示，慎传也。

第二节　六元正纪大论篇分解

第一解

（一）内经原文

黄帝问曰：六化六变，胜复淫治，甘苦辛咸酸淡先后，余知之矣。夫五运之化，或从**五气**[注]，或逆天气，或从天气而逆地气，或从地气而逆天气，或相得，或不相得，余未能明其事。欲通天之纪，从地之理，和其运，调其化，使上下合德，无相**夺伦**，天地升降，不失其宜，五运宣行，勿**乖**其政，调之正味，从逆奈何？岐伯稽首再拜对曰：昭乎哉问也！此天地之纲纪，变化之渊源，非圣帝孰能穷其至理欤！臣虽不敏，请陈其道，令终不灭，久而不易。

[注]五气：郭霭春《黄帝内经素问校注》、方药中等《黄帝内经素问运气七篇讲解》、人民卫生出版社影印顾从德本《黄帝内经素问》此处为"五气"，谓五运值年之气，与司天之气相顺逆；张灿玾等《黄帝内经素问校释》、孟景春等《黄帝内经素问译释》此处为"天气"，两者均注；新校正云，"详'五气'，疑作'天气'，则与下文相协"。《吴注素问》《素问正注发微》《素问直解》均改为"天气"。

（二）字词注释

（1）五气

①王冰《黄帝内经素问》〔新校正云〕详五气疑作天气，则与下文相协。

②马莳《黄帝内经素问注证发微》天气。

③张介宾《类经》五气，当作天气。

④张志聪《黄帝内经集注》或从五气者，谓敷和升明审平静顺之纪，五运和平，与六气无犯也。

⑤高士宗《黄帝素问直解》司天之气。

⑥黄元御《黄元御医书全集》司天之气。

⑦张琦《素问释义》林云："五气疑作天气。"

⑧高亿《黄帝内经素问详注直讲全集》〔讲〕司天之气。

⑨孟景春等《黄帝内经素问译释》"天"原作"五"，据《吴注素问》《素问注证发微》改。

⑩任廷革《任应秋讲〈黄帝内经〉素问》此词未具体注释。

⑪张灿玾等《黄帝内经素问校释》原作"五气"，新校正云："详'五气'，疑作'天气'，则与下文相协。"《吴注素问》《素问注证发微》《素问直解》均改为"天气"，故据改。

⑫方药中等《黄帝内经素问运气七篇讲解》"五气"，有两种解释：一种解释认为是"天气"之误，如《新校正》云"详五气疑作天气，则与下文相协"。一种解释认为是指五运平气之年，如张志聪云"或从五气者，谓敷和、升明、审平、静顺之纪，五运和平，与六气无犯也"。我们同意《新校正》的解释，以"天气"为宜。因此"或从五气"，应为"或从天气"。

⑬王洪图等《黄帝内经素问白话解》司天之气。

⑭郭霭春《黄帝内经素问白话解》司天之气。

（2）夺伦

①王冰《黄帝内经素问》此词未具体注释。

②马莳《黄帝内经素问注证发微》凌夺。

③张介宾《类经》此词未具体注释。

④张志聪《黄帝内经集注》此词未具体注释。

⑤高士宗《黄帝素问直解》此词未具体注释。

⑥黄元御《黄元御医书全集》此词未具体注释。

⑦张琦《素问释义》此词未具体注释。

⑧高亿《黄帝内经素问详注直讲全集》此词未具体注释。

⑨孟景春等《黄帝内经素问译释》无相夺伦,相互不发生冲突。

⑩任廷革《任应秋讲〈黄帝内经〉素问》此词未具体注释。

⑪方药中等《黄帝内经素问运气七篇讲解》"夺伦",指偏盛偏衰的失调现象。

⑫张灿玾等《黄帝内经素问校释》无相夺伦:不致相互强行其气而破坏正常的次序。伦,《书经·舜典》:"无相夺伦。"注:"不相侵乱,失其伦次。"在此有次序的意思。

⑬王洪图等《黄帝内经素问白话解》无相夺伦,不发生冲突。

⑭郭霭春《黄帝内经素问白话解》无相夺伦,不相互违背。

（3）乖

①王冰《黄帝内经素问》此字未具体注释。

②马莳《黄帝内经素问注证发微》此字未具体注释。

③张介宾《类经》此字未具体注释。

④张志聪《黄帝内经集注》此字未具体注释。

⑤高士宗《黄帝素问直解》此字未具体注释。

⑥黄元御《黄元御医书全集》此字未具体注释。

⑦张琦《素问释义》此字未具体注释。

⑧高亿《黄帝内经素问详注直讲全集》〔注〕乖,乱也。

⑨孟景春等《黄帝内经素问译释》违背。

⑩任廷革《任应秋讲〈黄帝内经〉素问》此字未具体注释。

⑪张灿玾等《黄帝内经素问校释》违背。

⑫方药中等《黄帝内经素问运气七篇讲解》指反常。

⑬王洪图等《黄帝内经素问白话解》违背。

⑭郭霭春《黄帝内经素问白话解》背离。

（三）语句阐述

（1）黄帝问曰:六化六变,胜复淫治,甘苦辛咸酸淡先后,余知之矣。

①王冰《黄帝内经素问》此句未具体注释。

②马莳《黄帝内经素问注证发微》此帝欲推六元之纪,而伯先启其端也。

③张介宾《类经》此句未具体注释。

④张志聪《黄帝内经集注》六化,谓司天在泉各有六气之化。六变,谓胜制之变也。胜复者,谓五运六气亦复其岁,有相胜制而治其不全也。甘苦辛咸酸淡,谓五味之资,生化有厚薄,成熟有多少,先后之各有制,各有胜,各有生,各有成也。

此承上章而言司天在泉之气胜制其五运,五运之气制胜其司天在泉。今欲调之正味,使气运和平,上下合德,无相夺伦,天地升降,不失其宜,五运宣行,勿乖其政,盖尽人事以救天地之淫邪,故谓之《正纪大论》。（眉批）岁谓六气之主岁。又:上章末节用淡易甘,以便照应此节。

⑤高士宗《黄帝素问直解》上篇六气司天,六气在泉,有化有变,始焉淫胜,既

则复治,举甘苦辛咸酸淡之味,先后主治。帝承上篇之意,而言六气之化,六气之变,有胜有复,有淫有治,以及甘苦辛咸酸淡之味,先后用之,余已知之矣。

⑥黄元御《黄元御医书全集》六化六气之正化,六变六气之灾变,胜复淫治,五味补泻,先后之宜,详《至真要论》中。

⑦张琦《素问释义》此句未具体注释。

⑧高亿《黄帝内经素问详注直讲全集》〔讲〕黄帝问曰:如三阴三阳之为变为化、为胜为复、为淫为治之气,与夫为甘为苦、为辛为咸、为酸为淡之味,孰先孰后,余得夫子之论断而知之矣。

⑨孟景春等《黄帝内经素问译释》六化六变:六化,六气的正常生化。六变,六气的异常变化。胜复淫治:胜,胜气。复,复气。淫,扰乱人体的邪气。治,治理的方法。可参看《五常政大论》。

黄帝问道:六气的正常生化和异常变化,胜复之气扰乱人体以及治理的方法,甘苦辛咸酸淡等味的生化,我已经知道了。

⑩任廷革《任应秋讲〈黄帝内经〉素问》此句未具体注释,总体概括此段为:(提要)提出辨识六十年气运的方法。(讲解)辨识六十年气运的方法,即"先立其年,以明其气,金、木、水、火、土运行之数,寒、暑、燥、湿、风、火临御之化。"意思是说,要先知道每一年的甲子年是什么,以甲子之"干"推断"运",以甲子之"支"推断"气",运、气的关系是推断六十年气候变化的关键。

⑪张灿玾等《黄帝内经素问校释》六化六变:六气的正常生化与异常变化。胜复淫治:六气反常所致的胜气与复气,淫邪发病及主治原则。

黄帝问道:六气的正常生化和异常变化,胜气复气等淫邪致病及其主治原则,甘苦辛咸酸淡诸气味所化的情况,我已经知道了。

⑫方药中等《黄帝内经素问运气七篇讲解》[六化六变,胜复淫治,甘苦辛酸咸淡先后]"六化",指六气的正常变化。"六变",指六气的反常变化。"胜",指胜气。"复",指复气。"淫",指偏胜或太过。"治",指正常。"甘苦辛酸咸淡",指五味,亦即指各种食物或药物。"先后",指五味的生成各个年度不尽相同,有先有后。全句意即自然气候有常有变,五味的生成与六气的变化密切相关。因此,各个年份气候各有特点,五味的生成也就有先有后。这也就是《五常政大论》中所谓的:"寒热燥湿,不同其化也。""少阳在泉,寒毒不生,其味辛……阳明在泉,湿毒不生,其味酸……太阳在泉,热毒不生,其味苦……厥阴在泉,清毒不生,其味甘……少阴在泉,寒毒不生,其味辛……太阴在泉,燥毒不生,其味咸……"等。

⑬王洪图等《黄帝内经素问白话解》黄帝问道:关于六气的正常生化规律和异常变化,及胜气、复气、淫邪、和平之间的关系,甘苦辛咸酸淡诸气味生化先后的情况,我已经知道了。

⑭郭霭春《黄帝内经素问白话解》六化六变:"六化",指六气的正常变化;"六变",六气的异常变化。胜复淫治:"胜",胜气;"复",复气;"淫",邪气;"治",平治。

黄帝问道：六气的正常和异常变化，以及胜气、复气、邪气、平治的关系，与甘苦辛咸酸淡等味的先后生化道理，我已经明白了。

（2）夫五运之化，或从五气，或逆天气，或从天气而逆地气，或从地气而逆天气，或相得，或不相得，余未能明其事。

①王冰《黄帝内经素问》此句未具体注释。

②马莳《黄帝内经素问注证发微》或从天气、逆天气者，运气与司天之气有异同也。或从地气、逆地气者，运气与在泉之气有异同也。从为相得，逆为不相得。

③张介宾《类经》五运之化，与司天在泉之气有所异同，同则为从，异则为逆，从则相得，逆则不相得也。

④张志聪《黄帝内经集注》五运，谓五行之化运。或从五气者，谓敷和升明审平静顺之纪，五运和平，与六气无犯也。或逆天气者，如丙子丙午岁火运司天而行水运，甲辰甲戌岁水运司天而行土运也。或从天气，或从地气者，太过而从天化者三，不及而同天化者亦三。凡此二十四岁，与天地相符，与地气相合也。或逆地气，或逆天气者，除天符岁会之年，而与司天在泉之气不相合也。或相得，或不相得者，谓四时之气，如风温春化同，热曛夏化同，清露秋化同，云雨长夏化同，冰雪冬化同，此客气与时气之相得也。如主气不足，客反胜之，是客气与时气之不相得也。

⑤高士宗《黄帝素问直解》若夫五运之化，或从司天之气，或逆司天之气，或从司天之天气，而逆在泉之地气，或从在泉之地气，而逆司天之天气。从，犹同也。逆，犹异也。五运上下，或相得而同，或不相得而异，未能尽明其事。

⑥黄元御《黄元御医书全集》五运之化，或从司天之气，或逆司天之气，或从司天之气而逆司地之气，或从司地之气而逆司天之气，或与六气相得，或不相得，言运气之错综不一也。

⑦张琦《素问释义》此句未具体注释。

⑧高亿《黄帝内经素问详注直讲全集》〔批〕五运之化或从司天，或从在泉，或逆司天，或逆在泉等语，后篇已分年立论，学者详之。

〔注〕从，顺也。逆，反也。

〔讲〕若夫五行大运之化，或从司天之气，或逆司天之气，或从司天之气而逆在泉之气，或从在泉之气而逆司天之气。其从也，其气之相合而得者也；其逆也，其气之相反而不相得者也。或相得，或不相得，余未能洞悉其事。

⑨孟景春等《黄帝内经素问译释》五运之化：五运主治的气化。天：原作"五"，据《吴注素问》《素问注证发微》改。逆天气：马莳"运气与司天之气有异同也"。即五运与司天之气相违逆。如丙子、丙午年，六气为君火司天，而中运是水，水火是相逆的。相得：指运与司天在泉之气相合。如戊为火运，而遇子、午、寅、申，少阴少阳司天；癸为火运，而遇卯、酉、巳、亥，少阴少阳在泉。均为相得。不相得：指中运被司天之气所克。如己巳、己亥年，己为土运，巳、亥之年为厥阴风木司天，因此中运之土被司天之木所克，是为不相得。

关于五运主岁的气化,或与六气相从,或与六气相逆,或与六气相从而与地气相逆,或与地气相从而与天气相逆,或者互相适应,或者不相适应,我尚未能明了其中的道理。

⑩任廷革《任应秋讲〈黄帝内经〉素问》此句未具体注释,总体概括此段为:(提要)提出辨识六十年气运的方法。(讲解)辨识六十年气运的方法,即"先立其年,以明其气,金、木、水、火、土运行之数,寒、暑、燥、湿、风、火临御之化。"意思是说,要先知道每一年的甲子年是什么,以甲子之"干"推断"运",以甲子之"支"推断"气",运、气的关系是推断六十年气候变化的关键。

⑪张灿玾等《黄帝内经素问校释》五运之化:五运主治的气化。从天气:五运值岁之气与司天之气能相顺从。王冰注:"气同谓之从。"逆天气:五运值岁之气与司天之气相违逆。王冰注:"气异谓之逆。"从天气而逆地气:五运值岁之气与司天之气相顺从,与在泉之气相违逆。从地气而逆天气:五运值岁之气与在泉之气相顺从,与司天之气相违逆。相得:司天之气与岁运之气相生为相得。王冰注:"相生为相得。"不相得:岁运之气与司天之气相互克制为不相得。王冰注:"胜制为不相得。"

关于五运主岁的气化,或与司天之气相顺,或与司天之气相逆,或与司天之气相顺而与在泉之气相逆,或与在泉之气相顺而与司天之气相逆,或岁运与司天相生,或岁运与司天相制,我还未能完全明了其中的道理。

⑫方药中等《黄帝内经素问运气七篇讲解》"五运",指木火土金水五运。"化",指化生,亦即万物的生长化收藏现象。"五气",有两种解释:一种解释认为是"天气"之误,如《新校正》云"详五气疑作天气,则与下文相协"。一种解释认为是指五运平气之年,如张志聪云"或从五气者,谓敷和、升明、审平、静顺之纪,五运和平,与六气无犯也"。我们同意《新校正》的解释,以"天气"为宜。因此"或从五气",应为"或从天气"。"天气",一般均指司天之气。因此"或从天气"一句,意即有些年份岁运的五行属性与该年的司天之气相同。"或逆天气",意即有些年份岁运的五行属性与司天之气相逆。"或从天气而逆地气",意即有些年份岁运的五行属性与司天之气相同而与在泉之气相逆。"或从地气而逆天气",意即有些年份岁运的五行属性与在泉之气相同而与司天之气相逆。"或相得",指客气与主气一致。"或不相得",指客气与主气不一致。以上所述,是说在五运六气的运算过程中有各种不同的情况,十分复杂。关于这些复杂情况,本篇将在下文中逐年加以讨论,此不详述。

⑬王洪图等《黄帝内经素问白话解》但是五运的变化和司天在泉之气错综复杂,或与司天之气相顺从,或与司天之气相悖逆;或与司天之气相顺从,而与在泉之气相悖逆;或与在泉之气相顺从,而与司天之气相悖逆;或客气与主气相互助长,或客气与主气相互制约,我还不完全明白其中的道理。

⑭郭霭春《黄帝内经素问白话解》五运之化:五行的运化。天气、地气:"天

六元正纪大论篇

气",司天之气。"地气",在泉之气。或相得、或不相得:运气与司天在泉之气相生为相得。运气与司天在泉之气相互克制为不相得。

但是五行的运化,有时和司天之气相从,有时和司天之气相违,有时从司天之气而逆在泉之气,有时从在泉之气而逆司天之气,有的互相适应,有的不相适应,我不明白这其中的道理。

(3) 欲通天之纪,从地之理,和其运,调其化,使上下合德,无相夺伦,天地升降,不失其宜,五运宣行,勿乖其政,调之正味从逆,奈何?

①王冰《黄帝内经素问》气同谓之从,气异谓之逆,胜制为不相得,相生为相得。司天地之气更淫胜复,各有主治法则。欲令平调气性,不违忤天地之气,以致清静和平也。

②马莳《黄帝内经素问注证发微》通天纪、从地理者,明司天在泉之义也。和其运、调其化者,和调五运及六化之气也。上下合德、无相夺伦者,司天在泉之德不相凌夺也。自通天之纪至勿乖其政,即下文折其郁气,资其化源,抑其运气,扶其不胜,无使暴过而生其疾等义也。调其正味从逆者,即下文食岁谷以全其真,及用寒远寒等谓也。

③张介宾《类经》五运之化,与司天在泉之气有所异同,同则为从,异则为逆,从则相得,逆则不相得也。自通天之纪至勿乖其政,谓必察上中下三气之化,而调和于逆从之间,即下文折其郁气,资其化源,抑其运气,扶其不胜,无使过暴而生其疾等义也。调之正味从逆,即下文食岁谷以全其真,及用寒远寒,用热远热等义也。

④张志聪《黄帝内经集注》通天之纪,从地之理,使上下合德,无相夺伦者,使司天在泉之气,上下和平也。天地升降,不失其宜者,升已而降,降已而升,天地之更用,无失其宜也。和其运,调其化,使五运宣行,勿乖其政者,调和五运之气,宣行德化,勿乖其政令也。夫五运六气有德化政令之和祥,必有淫胜郁复之变易,今欲使气运和平,须以五味折之资之,益之抑之,故曰调之正味。盖在天为气,在地为味,以味而调其气也。从逆者,谓资之益之者从之,折之抑之者当逆取也。张玉师曰:以上五篇论天地气运有自然之盛衰,此下二篇论用人力以调其不和,故此篇曰《正纪》,下篇曰《至真》。(眉批)论六气而先问五运。

⑤高士宗《黄帝素问直解》今余欲通上天之纪,从下地之理,和其中之运,调其上下之化,使上下合德,无相夺伦,而天地升降,不失其四时之宜,五运宣行,勿(编者按:勿)乖其五常之政,更欲调之正味之从逆,以为民病之治,所以承上篇之意,而问五运六气相合之道也。

⑥黄元御《黄元御医书全集》通天之纪,从地之理,(《阴阳应象论》:天有八纪,地有五理,治不法天之纪,不用地之理,则灾害至矣)明天纪而顺地理也。调之正味,适其从逆,即下文所谓药食之宜也。

⑦张琦《素问释义》此句未具体注释。

⑧高亿《黄帝内经素问详注直讲全集》〔注〕乖,乱也。

〔讲〕余欲得夫子一言而通乎司天之纪，从乎在泉之理，和其五行之运，调其六化之气，使上而天，下而地，合其德而不相夺伦。天地之气，一升一降，皆不失其自然之宜。金木水火土，五行之大运，皆宜通流行，而不乖其政令。与夫肝用酸，肺用辛，从治之类，辛胜酸，苦胜辛，逆治之类，皆得正其位而调和之，为之奈何？

⑨孟景春等《黄帝内经素问译释》正：《读素问臆断》作"五"。

要想通晓司天在泉之气的要领和原理，调和五运之气化，使之上下协作，相互不发生冲突，天地之气升降的正常关系不致相失，五运之气的正常运行勿致违背，用适当的五味来调和气化的从与逆，应该怎样？

⑩任廷革《任应秋讲〈黄帝内经〉素问》此句未具体注释，总体概括此段为：（提要）提出辨识六十年气运的方法。（讲解）辨识六十年气运的方法，即"先立其年，以明其气，金、木、水、火、土运行之数，寒、暑、燥、湿、风、火临御之化。"意思是说，要先知道每一年的甲子年是什么，以甲子之"干"推断"运"，以甲子之"支"推断"气"，运、气的关系是推断六十年气候变化的关键。

⑪张灿玾等《黄帝内经素问校释》无相夺伦：不致相互强行其气而破坏正常的次序。伦，《书经·舜典》"无相夺伦"。注："不相侵乱，失其伦次。"在此有次序的意思。

我想通晓司天在泉的要领和道理，并据此以协调运气之所化，使上下之功德能相互应合，不致破坏正常的秩序，天地升降的正常规律，不失其宜，五运之气的布化运行，不致违背其应时的政令，根据运气的顺逆情况，调之以五味，应当怎样呢？

⑫方药中等《黄帝内经素问运气七篇讲解》[通天之纪，从地之理]"通"，指通晓。"天"，指天时，即自然气候。"通天之纪"，意即通晓自然气候变化规律。"从"，指根据或依从。"地"，指地理。"从地之理"，意即根据地理条件。全句意即研究自然气候及物候变化，必须首先掌握天时地理，通晓自然气候变化规律及地理状况，才能了解自然，掌握自然进而改造自然。

[和其运，调其化]"运"，指五运。"化"，指化生。"运"，有盛有衰，有太过有不及。因此其化生情况也就有多有少，有厚有薄。"和其运，调其化"，是承上句而言。意即在充分掌握自然气候和地理变化规律的基础之上，人们就可以调和五运的盛衰，化生的多少，并进一步以防治疾病，保障健康。这也就是张志聪《集注》中所谓的："用人力以调其不和。"

[使上下合德，无相夺伦]"上"，指司天。"下"，指在泉。"合德"，指协调。"夺伦"，指偏盛偏衰的失调现象。"使上下合德，无相夺伦"，是承上句"和其运，调其化"而言，意即可以用人力来使司天在泉之气在作用上和谐协调。质言之，亦即可以用人力来矫正由于岁运的盛衰而引起的物化方面的盛衰以及人体方面的盛衰现象。

[天地升降，不失其宜]"天"，指司天之气。"地"，指在泉之气。"升降"，指司天在泉之间的循回运转。"宜"，指正常。"天地升降，不失其宜"，其义与前句"使上下

六元正纪大论篇

合德,无相夺伦"相似,均指使司天在泉之气循回运转正常。

[五运宣行,勿乖其政]"五运",指木火土金水五运。"宣行",指运行。"乖",指反常。"政",指职能。"五运宣行,勿乖其政",意即使木火土金水五运,在运行中不要出现反常现象。质言之,亦即使生长化收藏等物化现象正常进行。

[调之正味从逆]"调",即调整。"正味","正"指正常;"味",指五味。"正味",即具有正常作用的食物与药物。"从逆",指治法上的从治和逆治,亦即正治和反治。"调之正味从逆",是承以上几句所述而言。前几句是说人们在充分掌握自然气候和地理变化规律的基础之上,可以用人力矫正因岁运盛衰而引起的不和现象。此句则是告诉我们如何来矫正这种不和现象。明确指出,矫正这种不和现象的具体方法,就是利用五味的作用,亦即利用食物或药物的作用,针对所出现的不和现象进行正治或反治。这也就是张志聪所谓的:"夫五运六气有德化政令之和祥,必有淫胜郁复之变易。今欲使气运和平,须以五味折之资之,益之抑之,故曰调之正味。盖在天为气,在地为味,以味而调其气也。从逆者,谓资之益之者从之,折之抑之者当逆取也。"亦即此义。

⑬王洪图等《黄帝内经素问白话解》想要进一步通晓天气运行的规律,了解地上五行变化的道理,以便据此调和五运的盛衰及生化,使司天、在泉之气上下相互协调、不发生冲突,天地升降的规律正常,运转不乱;使五运之气运行正常,而不违背其规律,从而使万物生、长、化、收、藏的生化过程得以顺利进行。要达到上述的目的,就需要调和饮食和药物的性味,或用从治法,或用逆治法,请问应当怎样掌握呢?

⑭郭霭春《黄帝内经素问白话解》使上下合德,无相夺伦:使上(司天)下(在泉)协调,不相互违背。

要想符合天之六气的规律,顺应地之五行的法则,调和五运的气化,使之上下协调,而不互相违背,使天地的升降不失其常规;使五运之气畅行不背离它的职权;然后用五味来和气化的从和逆;应该怎样呢?

(4)岐伯稽首再拜对曰:昭乎哉问也! 此天地之纲纪,变化之渊源,非圣帝孰能穷其至理欤! 臣虽不敏,请陈其道,令终不灭,久而不易。

①王冰《黄帝内经素问》气主循环,同于天地,太过不及,气序常然。不言永定之制,则久而更易,去圣辽远,何以明之。

②马莳《黄帝内经素问注证发微》此句未具体注释。

③张介宾《类经》天地万物,皆不能外乎六元之化,是六元者,即天地之纲纪,变化之渊源也。

④张志聪《黄帝内经集注》五运阴阳者,天地之道也。万物之纲纪,变化之父母,生杀之本始,神明之府也。令,善也。谓能调其气运,得令终而无殄灭之患,垂永久而无变易之灾。

⑤高士宗《黄帝素问直解》天地之纲纪,有条不紊,变化之渊源,神妙莫测,至

理所在，万古不没，惟圣人能问而穷之。

⑥黄元御《黄元御医书全集》六气升降，五运往来，此天地之纲纪，变化之渊源，德化政令，胜复淫治，所由生也。

⑦张琦《素问释义》此句未具体注释。

⑧高亿《黄帝内经素问详注直讲全集》〔注〕陈，敷陈。灭，没灭。易，变易也。

〔讲〕岐伯稽首再拜而对曰：昭明乎哉！帝之问也。斯问也，此天地之纲纪，变化之渊源，非神明至极之圣帝，孰能穷究其至精至微之理软？臣虽天资愚鲁，不甚明敏，请于帝前，敷陈其五运六气之道，令终而不能没灭，久而不能变易，以永垂万古也。

⑨孟景春等《黄帝内经素问译释》岐伯稽首再拜而回答说：多么有意义的问题啊！这是天地之气的纲领，是万物变化的本源，若非英明的圣帝，谁能穷究这些高深的学问呢！我虽然没有才能，愿意讲述它的道理，使它不致湮灭，永久地保存下来。

⑩任廷革《任应秋讲〈黄帝内经〉素问》此句未具体注释，总体概括此段为：（提要）提出辨识六十年气运的方法。（讲解）辨识六十年气运的方法，即"先立其年，以明其气，金、木、水、火、土运行之数，寒、暑、燥、湿、风、火临御之化。"意思是说，要先知道每一年的甲子年是什么，以甲子之"干"推断"运"，以甲子之"支"推断"气"，运、气的关系是推断六十年气候变化的关键。

⑪张灿玾等《黄帝内经素问校释》此天地之纲纪，变化之渊源：六气为天地气化之本，天地变化，皆本于此，所以为纲纪，为渊源。《吴注素问》注："天地生物虽蕃，然不能外乎六元之气，是六元者，天地之纲纪也，变化之渊源也。"

岐伯再次跪拜回答道：这个问题提得很高明啊！这是有关天气和地气问题的一个总纲，是万物变化的本源，若非圣明之帝，谁能够穷尽这些至理要道呢！我对这个问题虽然领会不深，愿意讲述其中的道理，使它永远不致灭绝，能长期流传而不被更改。

⑫方药中等《黄帝内经素问运气七篇讲解》[令终不灭，久而不易]"令终不灭"，即永远不被消灭。"久而不易"，即长期不改变。

全句意即对上述认识和掌握的自然变化规律，要进行阐述和整理，使之流传下去，不致因年代久远而被消灭或任意加以改变。

⑬王洪图等《黄帝内经素问白话解》岐伯再次恭敬地鞠躬答道：你提的这个问题真高明啊！这是有关天地的纲领，也是运气学说的根本问题，若不是圣明之帝，哪能探讨这样高深的理论呢！我尽管没有什么学识才智，但愿意讲述其中的道理，使它永远不会灭绝或改变，并能长期流传下去。

⑭郭霭春《黄帝内经素问白话解》岐伯行礼回答说：你提出的问题，真高明啊！这是天地生化的纲领，气运变化的本源，如不是聪明圣智的人，谁能穷究它的精微道理呢？我虽然没有才能，还愿意说说它的道理，使它永不磨灭，长久不变。

第二解

（一）内经原文

帝曰：愿夫子推而次之，从其**类序**，分其**部主**，别其宗司，昭其**气数**，明其正化，可得闻乎？岐伯曰：先立其年，以明其气，金木水火土运行之数，寒暑燥湿风火**临御**之化，则天道可见，民气可调，阴阳卷舒，近而无惑。数之可数者，请遂言之。

（二）字词注释

（1）类序

①王冰《黄帝内经素问》此词未具体注释。

②马莳《黄帝内经素问注证发微》此词未具体注释。

③张介宾《类经》类序者，类分六元，序其先后，如太阳之类，皆属辰戌者是也。

④张志聪《黄帝内经集注》类者，甲己类天干，子午类地支。天干始于甲，地支始于子，各有其序，所谓先立其年是也。

⑤高士宗《黄帝素问直解》五行之类而序。

⑥黄元御《黄元御医书全集》类序者，六气以类相序，如辰戌之年，上见太阳是也。

⑦张琦《素问释义》此词未具体注释。

⑧高亿《黄帝内经素问详注直讲全集》〔批〕先立五运之年，以明六化六变之气，自天道人事阴阳消长，明若列眉矣。

〔注〕序，节序。从其运行之类，而列以先后之节序。

⑨孟景春等《黄帝内经素问译释》类属和次序。如甲己类天干，子午属地支，甲为天干之始，子为地支之首，各有次序。

⑩任廷革《任应秋讲〈黄帝内经〉素问》此词未具体注释。

⑪张灿玾等《黄帝内经素问校释》天干主运，地支主气，各从其类，各有一定的秩序。张志聪注："类者，甲己类天干，子午类地支，天干始于甲，地支始于子，各有其序。"

⑫方药中等《黄帝内经素问运气七篇讲解》分类，顺序。

⑬王洪图等《黄帝内经素问白话解》类属及次序。如甲乙类天干，子午属地支，甲为天干之始，子为地支之始，各有次序。

⑭郭霭春《黄帝内经素问白话解》类属和次序。如甲乙类属天干，子午类属地支，甲为天干之始，子为地支之始，各有次序。

（2）部主

①王冰《黄帝内经素问》部主，谓分六气所部主者也。

②马莳《黄帝内经素问注证发微》此词未具体注释。

③张介宾《类经》部主者，凡天地左右，主气静，客气动，各有分部以主岁时，如六气五音次有不同者是也。

④张志聪《黄帝内经集注》部主者,厥阴之上,风气主之,少阴之上,热气主之,以六气为六部,各主岁而主时也。

⑤高士宗《黄帝素问直解》藏分六部,各主一气。

⑥黄元御《黄元御医书全集》部主者,六气上下,各有分部,以主时令也。

⑦张琦《素问释义》此词未具体注释。

⑧高亿《黄帝内经素问详注直讲全集》此词未具体注释。

⑨孟景春等《黄帝内经素问译释》张介宾:"凡天地左右,主气静,客气动,各有分部,以主岁时。"即司天在泉及左右间气,各有一定部位,以主其时之气。

⑩任廷革《任应秋讲〈黄帝内经〉素问》此词未具体注释。

⑪张灿玾等《黄帝内经素问校释》指司天在泉,左右间气,各有一定部位,以主其时之气。《类经》二十六卷第十七注:"部主者,凡天地左右,主气静,客气动,各有分部,以主岁时。"

⑫方药中等《黄帝内经素问运气七篇讲解》主从。

⑬王洪图等《黄帝内经素问白话解》司天在泉,左右间气,各有一定部位,而主其时之气。

⑭郭霭春《黄帝内经素问白话解》指三阴三阳之气所主的部位。

(3)气数

①王冰《黄帝内经素问》气数,谓天地五运气更用之正数也。

②马莳《黄帝内经素问注证发微》此词未具体注释。

③张介宾《类经》气数者,五行之化,各有其气,亦各有其数也。

④张志聪《黄帝内经集注》此词未具体注释。

⑤高士宗《黄帝素问直解》昭其气数,如子寅辰午申戌,主太过,合五行之成数,丑未己(编者按:此处应为"卯巳")未酉亥,主不及,合五行之生数,昭其阴阳之六气,以合五行生成之数也。

⑥黄元御《黄元御医书全集》气数者,六气迭迁,各有其数也。

⑦张琦《素问释义》此词未具体注释。

⑧高亿《黄帝内经素问详注直讲全集》〔讲〕六气之数。

⑨孟景春等《黄帝内经素问译释》张介宾:"五行之化,各有其气,亦各有其数也。"即三阴三阳各有其气,而阴阳之气又各有多少,所以其作用各不相同。

⑩任廷革《任应秋讲〈黄帝内经〉素问》此词未具体注释。

⑪张灿玾等《黄帝内经素问校释》吴崑注:"气数者,六气各有其数,谓每气各主六十日也。"《类经》二十六卷第十七注:"气数者,五行之化,各有其气,亦各有其数也。"似当以后说为是。如后文"甲子甲午岁","热化二,雨化五,燥化四"等,即属此义。

⑫方药中等《黄帝内经素问运气七篇讲解》相关类别的气候变化特点。

⑬王洪图等《黄帝内经素问白话解》五运六气各有其气,也各有其数。

⑭郭霭春《黄帝内经素问白话解》指阴阳的六气合五行的生成之数。

(4) 临御

①王冰《黄帝内经素问》此词未具体注释。

②马莳《黄帝内经素问注证发微》此句未具体注释。

③张介宾《类经》此词未具体注释。

④张志聪《黄帝内经集注》临御之化者,六气有司天之上临,有在泉之下御,有四时之主气,有加临之客气也。

⑥黄元御《黄元御医书全集》此句未具体注释。

⑤高士宗《黄帝素问直解》此句未具体注释。

⑦张琦《素问释义》此词未具体注释。

⑧高亿《黄帝内经素问详注直讲全集》此句未具体注释。

⑨孟景春等《黄帝内经素问译释》临御之化:张志聪"六气有司天之上临,有在泉之下御,有四时之主气,有加临之客气也"。即六气司天在泉的气化。

⑩任廷革《任应秋讲〈黄帝内经〉素问》此词未具体注释。

⑪张灿玾等《黄帝内经素问校释》临御之化:张志聪"六气有司天之上临,有在泉之下御,有四时之主气,有加临之客气也"。指六气司天在泉之气化。御,在此作"治"解。《国语·周语》:"百官御事。"

⑫方药中等《黄帝内经素问运气七篇讲解》"临",指降临或来临,此处指"客气"。"御",指驾御,此处指主气。

⑬王洪图等《黄帝内经素问白话解》临御之化:指六气司天在泉之气化。

⑭郭霭春《黄帝内经素问白话解》主制为临,从侍为御。

(三) 语句阐述

(1) 帝曰:愿夫子推而次之,从其类序,分其部主,别其宗司,昭其气数,明其正化,可得闻乎?

①王冰《黄帝内经素问》部主,谓分六气所部主者也。宗司,配五气运行之位也。气数,谓天地五运气更用之正数也。正化,谓岁直气味所宜,酸苦甘辛咸,寒温冷热也。

②马莳《黄帝内经素问注证发微》从其类序者,如自甲子以至乙卯、初气以至终气皆是也。分其部主者,凡天地左右,初气终气,分为主客,皆有部主也。

③张介宾《类经》类序者,类分六元,序其先后,如太阳之类,皆属辰戌者是也。部主者,凡天地左右,主气静,客气动,各有分部以主岁时,如六气五音次有不同者是也。宗司者,统者为宗,分者为司也。气数者,五行之化,各有其气,亦各有其数也。正化者,当其位者为正,非其位者为邪也。诸义即如下文。

④张志聪《黄帝内经集注》类者,甲己类天干,子午类地支。天干始于甲,地支始于子,各有其序,所谓先立其年是也。部主者,厥阴之上,风气主之,少阴之上,热气主之,以六气为六部,各主岁而主时也。宗司者,谓五运五行为运气之宗主。正

化者,热化寒化,雨化风化,所谓以明其气是也。

⑤高士宗《黄帝素问直解》别,音必。从其类序,如子与午合,丑与未合等,从五行之类而序之也。分其部主,如厥阴主初之气,少阴主二之气等,藏分六部,各主一气也。别其宗司,如少阴司岁,热气宗之,太阳司岁,寒气宗之等。别其六气之宗,以为三阴三阳之司岁也。昭其气数,如子寅辰午申戌,主太过,合五行之成数,丑未己(编者按:此处应为"卯巳")未酉亥,主不及,合五行之生数,昭其阴阳之六气,以合五行生成之数也。明其正化,如甲己化土,乙庚化金等,厥阴风化,少阴热化等,明五运六气之正化,以候客邪之气也,帝欲推而次之,以明六元正纪之义。

⑥黄元御《黄元御医书全集》类序者,六气以类相序,如辰戌之年,上见太阳是也。部主者,六气上下,各有分部,以主时令也。宗司者,总统为宗,分主为司也。气数者,六气迭迁,各有其数也。正化者,非位为邪气,当位为正化也。

⑦张琦《素问释义》此句未具体注释。

⑧高亿《黄帝内经素问详注直讲全集》〔批〕先立五运之年,以明六化六变之气,自天道人事阴阳消长,明若列眉矣。

〔注〕次,次第。序,节序。

〔讲〕黄帝曰:此五运六气之道,久矣不知所谓已。愿夫子逐一推详而类次之,从其运行之类,而列以先后之节序。于其当旺之时,而分其司事之部主;于其统运之化,而别其分部之宗司。并昭其六气之数,明其正运之化,可得备闻之乎!

⑨孟景春等《黄帝内经素问译释》类序:类属和次序。如甲己类天干,子午属地支,甲为天干之始,子为地支之首,各有次序。部主:张介宾"凡天地左右,主气静,客气动,各有分部,以主岁时"。即司天在泉及左右间气,各有一定部位,以主其时之气。宗司:吴崑"统者为宗,分者为司也"。即一年之中,有主岁之运气以统之;各部之中,有相应之气以司之。正化:正常生化的规律。张介宾:"当其位者为正,非其位者为邪也。"王冰:"谓岁直气味所宜,酸苦甘辛咸寒温冷热也。"

黄帝道:请先生进一步推求分析,根据它的分类和次序,分别六气司天在泉及左右间气的部位和所主之气,详细说明气化之数和气化的法则,对这些问题可以告诉我吗?

⑩任廷革《任应秋讲〈黄帝内经〉素问》此句未具体注释,总体概括此段为:(提要)提出辨识六十年气运的方法。(讲解)辨识六十年气运的方法,即"先立其年,以明其气,金、木、水、火、土运行之数,寒、暑、燥、湿、风、火临御之化。"意思是说,要先知道每一年的甲子年是什么,以甲子之"干"推断"运",以甲子之"支"推断"气",运、气的关系是推断六十年气候变化的关键。

⑪张灿玾等《黄帝内经素问校释》类序:天干主运,地支主气,各从其类,各有一定的秩序。张志聪注:"类者,甲己类天干,子午类地支,天干始于甲,地支始于子,各有其序。"部主:指司天在泉,左右间气,各有一定部位,以主其时之气。《类经》二十六卷第十七注:"部主者,凡天地左右,主气静,客气动,各有分部,以主岁

时。"宗司:指一年之中,有主岁之运气以统之,各步之中,有相应之气以司之。吴崑注:"宗司者,统者为宗,分者为司也。"气数:吴崑注"气数者,六气各有其数,谓每气各主六十日也"。《类经》二十六卷第十七注:"气数者,五行之化,各有其气,亦各有其数也。"似当以后说为是。如后文"甲子甲午岁","热化二,雨化五,燥化四"等,即属此义。正化:王冰注"正化,谓岁直气味所宜,酸苦甘辛咸,寒温冷热也"。吴崑注:"正化者,六气各有正化,当其位者为正,非其位者为邪也。"吴说为是,如后文"正化日""正化度",当属此义,即六气正当其主令时位之所化。

黄帝说:希望先生把这些道理进一步推演,使其更加条理,根据干支的类属和一般的顺序,分析司天在泉等所主的部位,分别每年主岁之气与各步之气,明了司天岁运所属之气与数,及正化邪化的变化情况等,可以听你进一步讲述吗?

⑫方药中等《黄帝内经素问运气七篇讲解》[推而次之,从其类序,分其部主,别其宗司,昭其气数,明其正化]这是谈总结自然气候、物候以及人体疾病的发生和治疗规律的方法。"推而次之",即首先要推演出这一规律并加以条理化。"从其类序,分其部主,别其宗司",即按照规律本身固有的特点进行分类,按排顺序,分别主从。"昭其气数",即阐明其相关类别的气候变化特点。"明其正化",即阐明其相关类别的物候变化规律。

⑬王洪图等《黄帝内经素问白话解》黄帝说:希望先生把这些道理进一步推演,使它更加条理化,根据规律本身的特点进行分类和排序,以区分六气六步的主从位置,以及三阴三阳主持各年的气候特点,详细说明五运之气的常数和计算法则,这些内容能讲给我听听吗?

⑭郭霭春《黄帝内经素问白话解》类序:类属和次序。如甲乙类属天干,子午类属地支,甲为天干之始,子为地支之始,各有次序。部主:指三阴三阳之气所主的部位。气数:指阴阳的六气合五行的生成之数。

黄帝道:希望进一步根据它们的类属和次序,分别六气里的主气、客气、主宰和从属,从而阐明五行运化的气数和法则,你能这样来告诉我吗?

(2)岐伯曰:先立其年,以明其气,金木水火土运行之数,寒暑燥湿风火临御之化,则天道可见,民气可调,阴阳卷舒,近而无惑。数之可数者,请遂言之。

①王冰《黄帝内经素问》此句未具体注释。

②马莳《黄帝内经素问注证发微》先立其年者,如下文某年为壬辰,某年为壬戌也。以明其气者,何者为运气,壬为太角是也;何者为司天之气,太阳寒水司天是也;何者为在泉之气,太阴湿土是也。明金木水火土运行之数、寒暑燥湿风火临御之化者,明司天在泉、五行六气之化也。

③张介宾《类经》先立其年,如甲子、乙丑之类是也,年辰立则岁气可明矣。卷上声,末一数字上声。

④张志聪《黄帝内经集注》运行之数者,五运相袭,而皆治之。终期之日,周而复始。临御之化者,六气有司天之上临,有在泉之下御,有四时之气,有加临之客气

也。明其气数,则天道可见,民气可调,阴阳卷舒,近而无惑矣。(眉批)顾氏影宋本政作正。又:上数叶素,下数上声。

⑤高士宗《黄帝素问直解》先立其年者,立其五运在中之年也。以明其气者,明其司天在泉上下之气也。立年明气,如金木水火土运行之数,寒暑燥湿风火临御之化,皆可得而明矣。能如是也,则天道可见,民气可调,阴阳卷舒,近而无惑,至数之可数者,请得而遂言之也。

⑥黄元御《黄元御医书全集》先立其年者,先立其年岁之干支也。干支立则知五运运行之数,六气临御之化,天道可见,民气可调,阴阳之卷舒,近在目前而无惑,此数之可数者也。

⑦张琦《素问释义》此句未具体注释。

⑧高亿《黄帝内经素问详注直讲全集》〔批〕先立五运之年,以明六化六变之气,自天道人事阴阳消长,明若列眉矣。

〔注〕卷,卷藏。舒,舒布。遂言者,尽言也。

〔讲〕岐伯对曰:如帝之所云,则当先立其五运之年,以明其孰为初气,孰为终气,并金木水火土五运流行之数,寒暑燥湿风火六气临御之化,则天道于是可见矣,民气于是可调矣。阴阳二气之卷藏舒布,虽极诸九州六合而外,而近而求之,应朗若列眉而无惑,且如数之有可数者焉。臣请尽与帝言之。

⑨孟景春等《黄帝内经素问译释》临御之化:张志聪"六气有司天之上临,有在泉之下御,有四时之主气,有加临之客气也"。即六气司天在泉的气化。

岐伯说:首先要确定纪岁的干支,然后可以知道客气主气和运气,以及金木水火土五行运行之数,风寒暑湿燥火六气司天在泉加临的气化,如此则自然界变化的规律就可以了解,人们的病气就可以调和,使阴阳得以平衡,由近及远,由浅入深,不致迷惑。现就按照理数可以推数的,尽量讲给你听。

⑩任廷革《任应秋讲〈黄帝内经〉素问》此句未具体注释,总体概括此段为:(提要)提出辨识六十年气运的方法。(讲解)辨识六十年气运的方法,即"先立其年,以明其气,金、木、水、火、土运行之数,寒、暑、燥、湿、风、火临御之化。"意思是说,要先知道每一年的甲子年是什么,以甲子之"干"推断"运",以甲子之"支"推断"气",运、气的关系是推断六十年气候变化的关键。

⑪张灿玾等《黄帝内经素问校释》临御之化:张志聪"六气有司天之上临,有在泉之下御,有四时之主气,有加临之客气也"。指六气司天在泉之气化。御,在此作"治"解。《国语·周语》:"百官御事。"卷舒:屈伸的意思。《淮南子·原道训》:"与刚柔卷舒分。"高诱注:"卷舒,犹屈伸也。"

岐伯说:首先要确立纪年的干支,以明了主岁之气与金木水火土五运值年之数,及寒暑燥湿风火六气司天在泉的气化,则自然界的变化规律,就可以被发现,人们可以根据这种规律调养身体,阴阳之气屈伸的道理,也就浅近易知,不被迷惑。关于它的一般理数可以加以推数的,我尽量讲给你听。

六元正纪大论篇

⑫方药中等《黄帝内经素问运气七篇讲解》[先立其年以明其气]"先立其年"，即先定出当年的具体年份。"以明其气"，即根据不同年份来确定各个年份的气化和物化现象。如何"先立其年"？《六微旨大论》中指出："天气始于甲，地气始于子，子甲相合，命曰岁立。谨候其时，气可与期，这里的"子甲相合，命曰岁立"，就是"先立其年"，"谨候其时，气可与期"，就是"以明其气"。这就是说，总结分析自然气候、物候以及人体疾病发生和治疗规律的方法，首先就是运用干支定出具体年份，然后就可以根据《天元正纪大论》中所述的天干化五运，地支合三阴三阳六气等规律进行具体分析和推算。

[金木水火土运行之数]"数"，此处作规律解。"金木水火土运行之数"，是承上句说明在确定了年份之后，就可以该年天干来推算该年度的岁运在运行中的变化规律。张志聪注："运行之数者，五运相袭而皆治之，终期之日，周而复始。"即属此义。

[寒暑燥湿风火临御之化]"寒暑燥湿风火"，即六气。"临"，指降临或来临，此处指"客气"。"御"，指驾御，此处指主气。"化"，指生化。"寒暑燥湿风火临御之化"也是承上句而言，意即在确定了年份之后，即可以根据该年的地支推算该年度六气运行中的主气、客气、间气、司天在泉、客主加临等的运行变化规律。张志聪注："临御之化者，六气有司天之上临，有在泉之下御，有四时之主气，有加临之客气。"即属此义。

[天道可见，民气可调，阴阳卷舒，近而无惑]"天道"，即自然变化规律。"民气"，指人民身体健康状况。"卷舒"，"卷"，指收束；"舒"，指舒张或打开。此处意即阴阳消长，可以为人所掌握，如同一轴画卷，收束或打开，完全在人掌握。"近"，远字的对应词，此处是针对前述之"天道玄运"而言。全句意即如果掌握了上述按干支分析计算五运六气的变化规律，则自然变化规律就可以清清楚楚，人民因岁运岁气而发生的疾病就可以得到矫正和调治，阴阳盛衰也可以为人所掌握，玄远的天道就可以因此而变得近而清楚，不难了解。

[数之可数者，请遂言之]这里的两个"数"字，前一个"数"字指规律，后一个"数"字指数目。"遂"，副词，就的意思。本句意译之，即岐伯说：到现在为止，可以作为规律加以总结的内容，让我就来讲一讲吧。

⑬王洪图等《黄帝内经素问白话解》临御之化：指六气司天在泉之气化。阴阳卷舒：阴阳互为收藏舒张。

岐伯回答说：首先必须确立每年的天干地支以明确主岁之气，以及木、火、土、金、水五运的常数和寒、暑、燥、湿、风、火六气的主从变化。如此，就可以掌握自然界的变化规律，人们因为运气而产生的疾病就可以调养，也就能认识阴阳盛衰的道理，而不致迷惑了。现在，我仅将能够用一般理论进行推算的内容讲给你听一听吧。

⑭郭霭春《黄帝内经素问白话解》先立其年以明其气：先确定年的干支，如甲

子、乙丑、丙寅、丁卯之类。年辰确定后主岁之气就清楚了。运行之数：五运之气的运行有常规之数。如土主甲己，金主乙庚，水主丙辛，木主丁壬，火主戊癸，故十年往复，六十年循环六次。临御：主制为临，从侍为御。

岐伯说：必先建立年岁干支，以明主岁之气金木水火土五行运行之数，寒暑燥湿风火主从的变化。这样，自然的规律就可以了解，人们的气机就可以调和，阴阳胜负的道理就能够认识而不致迷惑了。这是气运之数可以计算的，我愿意尽我所知说。

第三解

（一）内经原文

帝曰：**太阳之政**奈何？岐伯曰：辰戌之纪也。

太阳 太角 太阴 壬辰 壬戌 其运风，其化鸣紊启拆，其变振拉摧拔，其病眩掉目瞑。

太角_{初正}少徵 太宫 少商 太羽_终。

（二）字词注释

（1）化、变、病

①王冰《黄帝内经素问》〔新校正云〕按《五常政大论》云：其德鸣靡启拆。〔新校正云〕详此其运其化共变，从太角等运起。〔新校正云〕详此病证，以运加司（守）天地为言。

②马莳《黄帝内经素问注证发微》风之化。《五常政大论》云：其德鸣靡启拆。风之变。凡曰运、曰化、曰变，皆从太角运起。风之病，主于肝。新校正云：详次病证，以运加司天地为言。

③张介宾《类经》风为木化。变、病。

④张志聪《黄帝内经集注》未具体注释。

⑤高士宗《黄帝素问直解》风动之化，风淫之变，风邪之病。

⑥黄元御《黄元御医书全集》未具体注释。

⑦张琦《素问释义》未具体注释。

⑧高亿《黄帝内经素问详注直讲全集》未具体注释。

⑨孟景春等《黄帝内经素问译释》未具体注释。

⑩任廷革《任应秋讲〈黄帝内经〉素问》风之化、变、病。

⑪张灿玾等《黄帝内经素问校释》未具体注释。

⑫方药中等《黄帝内经素问运气七篇讲解》"化"，指生化。"变"，指灾变。

⑬王洪图等《黄帝内经素问白话解》正常气候、异常变化、疾病表现。

⑭郭霭春《黄帝内经素问白话解》未具体注释。

（2）太阳之政

①王冰《黄帝内经素问》此词未具体注释。

②马莳《黄帝内经素问注证发微》此词未具体注释。

③张介宾《类经》此词未具体注释。

④张志聪《黄帝内经集注》此词未具体注释。

⑤高士宗《黄帝素问直解》太阳之政。

⑥黄元御《黄元御医书全集》此词未具体注释。

⑦张琦《素问释义》此纪太阳之壬运二岁也。

⑧高亿《黄帝内经素问详注直讲全集》〔讲〕太阳司政之岁。

⑨孟景春等《黄帝内经素问译释》太阳司天的年份运气情况。

⑩任廷革《任应秋讲〈黄帝内经〉素问》太阳司天之政。

⑪张灿玾等《黄帝内经素问校释》太阳寒水值年的施政情况。

⑫方药中等《黄帝内经素问运气七篇讲解》此节以下各节，系以图表形式来列举甲子一周六十年中，每一年的气候、物候及疾病特点。"太阳之政"，是指太阳寒水司天之年。

⑬王洪图等《黄帝内经素问白话解》太阳寒水司天的运气情况。

⑭郭霭春《黄帝内经素问白话解》太阳司天的运气情况。

（3）鸣紊启拆

①王冰《黄帝内经素问》〔新校正云〕按《五常政大论》云：其德鸣靡启拆。

②马莳《黄帝内经素问注证发微》风之化。《五常政大论》云：其德鸣靡启拆。

③张介宾《类经》鸣，风木声也。紊，繁盛也。启拆，萌芽发而地脉开也。

④张志聪《黄帝内经集注》鸣，风木声。紊，繁盛也。启坼（编者注：张志聪此处用"坼"代"拆"），木发而开坼也。

⑤高士宗《黄帝素问直解》鸣紊启拆。

⑥黄元御《黄元御医书全集》此词未具体注释。

⑦张琦《素问释义》此词未具体注释。

⑧高亿《黄帝内经素问详注直讲全集》注：鸣，风声也。紊，紊乱。启，开启。拆，摧拆。

⑨孟景春等《黄帝内经素问译释》张介宾："鸣，风木声也。紊，繁盛也。启拆，萌芽发而地脉开也。"

⑩任廷革《任应秋讲〈黄帝内经〉素问》此词未具体注释。

⑪张灿玾等《黄帝内经素问校释》鸣紊：《五常政大论》作"鸣靡"。王玉川曰："'紊'乃'璺'字之误，鸣璺启拆，即下文所谓'厥阴所至为风府，为璺启'之义。鸣璺，即风过璺隙而鸣也。"木运和平之年，则其气鸣条，此太过之年，故曰鸣紊。紊，有乱之义。物之闭藏者，得木气则启开破裂，开始生长。故曰启拆。

⑫方药中等《黄帝内经素问运气七篇讲解》"鸣紊"，指风气偏胜时所出现的飘

动摇荡的自然景象。"启拆",指自然界在春天里所出现的萌芽生长现象。

⑬王洪图等《黄帝内经素问白话解》微风吹拂万物发出阵阵鸣响,自然界的万物生机活跃,草木的萌芽破土而出。

⑭郭霭春《黄帝内经素问白话解》指风木发出声音,地气开始萌动。

（4）振拉摧拔

①王冰《黄帝内经素问》此词未具体注释。

②马莳《黄帝内经素问注证发微》风之变。

③张介宾《类经》振,撼动也。拉,支离也。摧,败折也。拔,发根也。

④张志聪《黄帝内经集注》风木太过,故其变振拉摧拔。

⑤高士宗《黄帝素问直解》振拉摧拔。

⑥黄元御《黄元御医书全集》此词未具体注释。

⑦张琦《素问释义》此词未具体注释。

⑧高亿《黄帝内经素问详注直讲全集》〔注〕振,摇也。拉,扑也。摧,折去枝叶。拔,拔其根蒂。

⑨孟景春等《黄帝内经素问译释》张介宾:"振,撼动也。拉,支离也。摧,败折也。拔,发根也。"

⑩任廷革《任应秋讲〈黄帝内经〉素问》此词未具体注释。

⑪张灿玾等《黄帝内经素问校释》大风振撼摧毁折拔。

⑫方药中等《黄帝内经素问运气七篇讲解》指岁木太过之年,风气偏胜,如果过甚,就会出现灾变,狂风大作,摧屋拔树,形成灾害。

⑬王洪图等《黄帝内经素问白话解》狂风大作,振动、摧毁、折断万物,树木拔倒。

⑭郭霭春《黄帝内经素问白话解》指草木被风摇倒折断。

（三）语句阐述

（1）帝曰:太阳之政奈何?岐伯曰:辰、戌之纪也。

①王冰《黄帝内经素问》此句未具体注释。

②马莳《黄帝内经素问注证发微》辰戌属太阳寒水,故以五辰、五戌之年为属太阳之政。

③张介宾《类经》此句未具体注释。

④张志聪《黄帝内经集注》辰、戌岁主太阳司天。〔眉批〕首太阳者,太阳标阳而本水,即先天始生之精气也。次阳明者,阳明之右,太阳治之。

⑤高士宗《黄帝素问直解》先天之气,始于厥阴,终于太阳。后天之气,始于太阳,终于厥阴,以六气而正岁数,乃后天之气,故首问太阳之政。辰、戌属太阳,故太阳之政,辰、戌之岁也。

⑥黄元御《黄元御医书全集》此句未具体注释。

⑦张琦《素问释义》此纪太阳之壬运二岁也。

⑧高亿《黄帝内经素问详注直讲全集》〔批〕此举壬辰、壬戌之岁以明主客之气也。

〔注〕辰戌为岁运,每运五岁。纪,犹岁也。

〔讲〕黄帝曰:夫子既言先立其年,以明其气矣,如太阳司政之岁奈何?岐伯对曰:太阳者,寒水也,其司政则在五辰、五戌之年。

⑨孟景春等《黄帝内经素问译释》辰戌之纪:以地支中辰和戌来标志的年份。如壬辰、壬戌年等。

黄帝道:太阳司天的年份,运气情况如何?岐伯说:太阳寒水司天是以辰戌来标志的年份。

⑩任廷革《任应秋讲〈黄帝内经〉素问》(提要)论逢辰、逢戌年为太阳司天之政。

⑪张灿玾等《黄帝内经素问校释》黄帝说:太阳寒水值年的施政情况是怎样的呢?岐伯说:太阳寒水施政在辰年与戌年。

⑫方药中等《黄帝内经素问运气七篇讲解》[太阳之政]此节以下各节,系以图表形式来列举甲子一周六十年中,每一年的气候、物候及疾病特点。"太阳之政",是指太阳寒水司天之年。

[辰戌之纪]"辰戌",是指各个年度上的年支。"辰戌之纪",是承上句"太阳之政"而言。意即凡是年支上逢辰、逢戌的年份,都是太阳寒水司天之年。甲子一周六十年中,年支上逢辰逢戌属于太阳寒水司天之年者计有壬辰、壬戌、戊辰、戊戌、甲辰、甲戌、庚辰、庚戌、丙辰、丙戌十年。以下原文分别将此十年的气候、物候、疾病特点列表简述。读者可按讲解顺序阅读原文。

⑬王洪图等《黄帝内经素问白话解》黄帝问:太阳寒水司天的运气情况是怎样的?岐伯说:这是用地支的辰、戌代表的年份。在辰年、戌年,太阳寒水司天,太阴湿土在泉。

⑭郭霭春《黄帝内经素问白话解》辰、戌之纪:以地支中辰和戌来标志的年份,如壬辰、壬戌等。"纪",标志。

黄帝道:太阳司天的运气情况怎样?岐伯说:这是以辰、戌来标志的年份。

(2) 太阳 太角 太阴 壬辰 壬戌。

①王冰《黄帝内经素问》此句未具体注释。

②马莳《黄帝内经素问注证发微》太阳寒水司天。司之为言直也,主行天之令,上之位也。余仿此。太角壬为阳木,为太角。岁运者,运之为言动也。主天地之间人物化生之气,中之位也。余仿此。太阴湿土在泉。在泉者,主地之化,行乎地中,下之位也。余仿此。壬辰壬戌其运风,壬为木运,主风。

③张介宾《类经》壬辰壬戌岁上太阳水,辰戌年,太阳寒水司天。司之为言主也,主行天令,其位在上。后仿此。中太角木运,壬年岁运也。壬为阳木,故属太角。运之为言动也,主气交之化,其位在中。后仿此。下太阴土。本年湿土在泉。

也。在泉者主地之化，气行地中，其位在下。后仿此。

④张志聪《黄帝内经集注》壬为阳年，岁木太过，故主太角。

⑤高士宗《黄帝素问直解》辰戌之岁，太阳司天在上，辰戌为阳，主太，故太角木运在中，而太阴在泉在下，申明太角木运在中，乃壬辰壬戌之岁也。盖甲丙戊庚壬为太，乙丁己辛癸为少，子寅辰午申戌为太，丑卯巳未酉亥为少。下文五运太少，义皆仿此。

⑥黄元御《黄元御医书全集》壬为阳木，故曰太角。壬辰、壬戌，太阳寒水司天，太阴湿土在泉，中为太角木运。后文仿此。

⑦张琦《素问释义》壬为太角统运，辰戌为太阳寒水司天，则丑未太阴湿土在泉也。逐年运化变病，各以统运加司天在泉为言。司天主半岁以前，在泉主半岁以后，大运则通主一年也。

⑧高亿《黄帝内经素问详注直讲全集》〔注〕太阳寒水辰戌所化，主司天。太角阳木居中为统运，即壬所化，太阴湿土丑未所化，主在泉，余仿此。

〔讲〕如上而太阳司天，中而太角统运，下而太阴在泉，则壬辰壬戌之岁也。

⑨孟景春等《黄帝内经素问译释》太阳寒水司天，太阴湿土在泉，若逢岁运是木运太过，便是壬辰、壬戌二年份。

⑩任廷革《任应秋讲〈黄帝内经〉素问》（讲解）先看壬辰、壬戌年，其气运次序是"太阳，太角，太阴"。"太阳"是指寒水司天；"太角"是阳木，阳木是逢壬年的中运；"太阴"是指湿土在泉。因此壬辰、壬戌年的气运特点是，太阳司天，太角中运，太阴在泉。

⑪张灿玾等《黄帝内经素问校释》壬辰年、壬戌年。太阳寒水司天；太阴湿土在泉；丁壬为木运，壬为阳年，故运为太角。

⑫方药中等《黄帝内经素问运气七篇讲解》"太阳"，指太阳寒水司天。"太角"，指木运太过。"太阴"，指太阴湿土在泉。"壬辰""壬戌"，指壬辰年和壬戌年。

这一段是说壬辰年和壬戌年，由于其年干都是"壬"，"丁壬化木"，所以都属于木运。"壬"在天干顺序上属于单数为阳干，阳干为太过，所以在岁运上都属于木运太过之年。古人以五音建运，即以宫、商、角、徵、羽五音代表五运。其中以宫音代表土运，以商音代表金运，以角音代表木运，以徵音代表火运，以羽音代表水运。并以"太"代表太过，以"少"代表不及，认为太和少都是交替相随。由于壬辰、壬戌年都是木运太过之年，所以也是太角之年。壬辰年和壬戌年的年支是辰，是戌。辰戌太阳寒水司天，所以壬辰年和壬戌年为太阳寒水司天之年。太阳司天，一定是太阴在泉，所以壬辰、壬戌年是太阴湿土在泉之年。

⑬王洪图等《黄帝内经素问白话解》在壬辰年、壬戌年，太阳寒水司天，太阴湿土在泉。壬为天干中的阳干，在五行中属木，故这两年为木运太过，称为太角。

⑭郭霭春《黄帝内经素问白话解》辰戌年是太阳寒水司天，太阴湿土在泉，若逢岁运是木运太过，便是壬辰、壬戌两个年份。

（3）其运风，其化鸣紊启拆，其变振拉摧拔，其病眩掉目瞑。

①王冰《黄帝内经素问》〔新校正云〕按《五常政大论》云：其德鸣靡启拆。〔新校正云〕详此其运其化共变，从太角等运起。〔新校正云〕详此病证，以运加司（守）天地为言。

②马莳《黄帝内经素问注证发微》其化鸣紊启拆，风之化。《五常政大论》云：其德鸣靡启拆。其变振拉摧拔，风之变。凡曰运、曰化、曰变，皆从太角运起。其病眩掉目瞑。风之病，主于肝。新校正云：详此病证，以运加司天地为言。

③张介宾《类经》其运风，其化鸣紊启拆，风为木化。鸣，风木声也。紊，繁盛也。启拆，萌芽发而地脉开也。此单言壬年风运之正化。后仿此。《五常政大论》曰：其德鸣靡启拆。紊音文。其变振拉摧拔，振，撼动也。拉，支离也。摧，败折也。拔，发根也。壬为阳木，风运太过，则金令承之，故有此变。拉音腊。其病眩掉目瞑。目运曰眩，头摇曰掉，目不开曰瞑。木运太过，故有此风木之病。掉，提料切。

④张志聪《黄帝内经集注》此节专论太角之化运，后节始论司天在泉及间气加临之六气。鸣，风木声。紊，繁盛也。启坼，木发而开坼。风木太过，故其变振拉摧拔。眩掉目瞑，皆风木之为病。倪仲宣曰："五运内合五藏，病在肝，故证见于目。"后五运仿此。

⑤高士宗《黄帝素问直解》其运风，角木之运也。其化鸣紊启坼，风动之化也。其变振拉摧拔，风淫之变也。其病眩掉目瞑，风邪之病也。

⑥黄元御《黄元御医书全集》此句未具体注释。

⑦张琦《素问释义》壬年风运太过，故化与变主此眩掉风木动摇之象，甚则目不开也。

⑧高亿《黄帝内经素问详注直讲全集》〔注〕目眴曰眩，头摇曰掉，目闭曰瞑。

〔讲〕是岁，壬木统运，风气盛行，风司其运，其化必应乎风而鸣紊启拆，其变必应乎风而振拉摧拔，其病亦必应乎风而眩掉目瞑也，故以五运之分于周年者考之。

⑨孟景春等《黄帝内经素问译释》鸣紊启拆：张介宾"鸣，风木声也。紊，繁盛也。启拆，萌芽发而地脉开也"。振拉摧拔：张介宾"振，撼动也。拉，支离也。摧，败折也。拔，发根也"。

其运主风，风运正常则风的声响缓和，而地气开发，使万物萌动，草木繁盛；若风运变常，则狂风大作，震撼摧折，树木拔倒；风气太过所生之疾病是头目昏花，眩晕振掉。

⑩任廷革《任应秋讲〈黄帝内经〉素问》（讲解）"其运风"是指太角而言，太角为阳木嘛。"其化鸣紊启拆，其变振拉摧拔，其病眩掉目瞑"，是指风之化、变、病的表现。

⑪张灿玾等《黄帝内经素问校释》其运风……其变振拉摧拔：新校正云"详此其运其化其变，从太角等运起"。本节所指乃壬辰壬戌年，壬为木运太过，所以其运其化其变，都是从木运太过论起。木运和平之年，则其气鸣条，此太过之年，故曰鸣

紊。紊,有乱之义。物之闭藏者,得木气则启开破裂,开始生长。故曰启拆。以下各节,凡所言其运其化其变,都是指岁运之气。其病眩掉目瞑:新校正云"详此病证,以运加司天地为言"。木运太过之年,风木为病,所以有"眩掉目瞑"之证,乃肝风扰动所致。以下各节,凡言其病者,皆指岁运与其相应之脏气发病。

木运,之气为风,其正常气化为风声紊乱,物体启开,其反常变化为大风振撼摧毁折拔,其致病为头目旋晕,视物不明。

⑫方药中等《黄帝内经素问运气七篇讲解》[其运风]"运",指岁运。"风",指风气偏胜。"其运风",意即壬辰、壬戌年,属于岁木太过之年,所以这一年,特别是这一年的春天里,风气偏胜,气温偏高。

[其化鸣紊启拆]"化",指生化。"鸣紊",指风气偏胜时所出现的飘动摇荡的自然景象。"启拆",指自然界在春天里所出现的萌芽生长现象。"其化鸣紊启拆",意即岁木太过之年,春天里风气偏胜,自然界一片活跃,万物萌芽生长。

[其变振拉摧拔]"变",指灾变。"振拉摧拔",指岁木太过之年,风气偏胜,如果过甚,就会出现灾变,狂风大作,摧屋拔树,形成灾害。

[其病眩掉目瞑]"眩",指头晕。"掉",指抽搐。"目瞑",指视物不清。"其病眩掉目瞑",意即岁木太过之年,风气偏胜,人体容易发生肝病,因而在临床上可以出现上述眩掉目瞑等肝病症状。

⑬王洪图等《黄帝内经素问白话解》木运之气为风,因而木运太过之年表现为风气偏胜,气候偏温。它的正常气候表现为:微风吹拂万物发出阵阵鸣响,自然界的万物生机活跃,草木的萌芽破土而出;它的异常变化表现为:狂风大作,振动、摧毁、折断万物,树木拔倒;它所引起的疾病表现为:头晕目眩,抽搐振颤,视物不清。

⑭郭霭春《黄帝内经素问白话解》鸣紊启坼:指风木发出声音,地气开始萌动。振拉摧拔:指草木被风摇倒折断。

其运主风,如正常,则风鸣地坼,万物萌芽;如木运变常,则狂风震撼,树木摧折。风气太过之病,是眩晕振掉,眼目昏花。

(4)太角_{初正}少徵 太宫 少商 太羽_终。

①王冰《黄帝内经素问》此句未具体注释。

②马莳《黄帝内经素问注证发微》太角初正。从壬为太角上起。少徵太宫少商太羽终。太生少,少生太者,老变为少,少变为老之义。后仿此。

③张介宾《类经》此本年主客五运之序,皆以次相生者也。每年四季主运,在春属木,必始于角而终于羽,故于角下注初字,羽下注终字,此所以纪主运也。客运则随年干之化,如壬年阳木起太角,丁年阴木起少角,戊年阳火起太徵,癸年阴火起少徵,各年不同,循序主令,所以纪客运也。然惟丁壬木运之年,主客皆起于角,故于角音之下,复注正字,谓气得四时之正也。

④张志聪《黄帝内经集注》《灵枢经》曰:天地之间,六合之内,不离于五。又曰:五者,音也。音者,冬夏之分,分于子午。阴与阳别,寒与热争。是五音主子午

之二至,卯酉之二分,土位中宫,而分王于四季,故五音合五行之化运。按木火土金水,后天之五行也。天地开辟,而五方五时皆属后天之气,故以太角木运为首为正,次太徵,次太宫,太商,太羽。五运相袭,终期之日,周而复始,此五音之主岁也。初者岁之首,终者岁之终。以角下注初字,羽下注终字者,盖每岁仍以角木主春,徵火主夏,商金主秋,羽水主冬,土居中宫而主长夏,此五音之主时也。故其运风,其化鸣紊启坼,其运热,其化暄暑郁燠。此论主岁之运统司一岁之气,而四时又有春之温,夏之热,秋之凉,冬之寒,故曰风温春化同,热曛夏化同,燥清秋化同,冰雪冬化同,此主岁之气与时气之相得也。如水运之岁,至夏而热,火运之岁,至冬而寒,又如水运之岁,至夏而寒,火运之岁,至冬而热,或从岁运,或从四时,此岁气与时气之不相得也。甲丙戊庚壬五阳年主太,乙丁己辛癸五阴年主少。以丁壬木运为初正,故以壬辰壬戌太阳司天之岁为运首,次丁卯丁酉之少角,壬寅壬申之太角,自太而少,少而太,从壬而丁,丁而壬,皆以木运为首,水运为末以主岁,木运为初,水运为终以主时。张玉师曰:司天在泉之六气,总归于阴阳精气,似属先天之水火,五运之化,始于丹黅苍素玄之气,经于五方之分,盖天地开辟而后分五方五时,故五运属后天之五行。(眉批)水为精,火为气。

⑤高士宗《黄帝素问直解》木运主岁,而一岁之中,复有五运,故太角为春木,少征为夏火,太宫为长夏土,少商为秋金,太羽为冬水,此角征宫商羽,为一岁之五运,太而少,少而太,亦如运气之次序也。

⑥黄元御《黄元御医书全集》中运统主一岁,一岁之中,又分五运。应地者静,是为主运。主运则初运起角,阳年为太,阴年为少。二运为徵,三运为宫,四运为商,五运为羽,岁岁相同。应天者动,是为客运。客运则壬年阳木起太角,丁年阴木起少角,戊年阳火起太徵,癸年阴火起少徵,岁岁不同。注初终者,记主运也。丁壬木运之年,主客皆起于角,气得四时之正,故曰初正也。

⑦张琦《素问释义》太角、少徵、太宫、少商、太羽者,纪主客运也。每年主运必始于角而终于羽,客运则随年干之化以阴阳分太少,如壬年阳木起太角,丁年阴木起少角,戊年阳火起太徵,癸年阴火起少徵,丙年阳水起太羽,辛年阴水起少羽,庚年阳金起太商,乙年阴金起少商,甲年阳土起太宫,己年阴土起少宫之类也。惟丁壬木运之年,主客同运,皆起于角而终于羽。下注初、终,以明主运也。主运静守不变,所以为春温、夏暑、秋凉、冬寒者也。客运以年干起初气,加于主运之上,再合司天之六气相加,故有温暑凉寒之不得其正者。运以五为制,故主客皆以五常政相次,若其行度,则仍以阴阳太少为节。

⑧高亿《黄帝内经素问详注直讲全集》〔注〕太角、少徵,以周年分五运也。运有主客之分,起主运,每年以木为首,阳年太角,阴年少角。起客运,则以当年大运,即起客之初运,俱次第推之。如壬辰戌年,丁壬化木,即以木为初运,次癸为二运,次甲为三运,乙为四运,丙为终运。本年主客同运,其余则殊。太少者,甲丙戊庚壬为太,乙丁己辛癸为少,后仿此。批辰戌为岁运,必五岁方易。太角为统运,所统少

徵、太宫、少商、太羽各管七十二日。壬化阳木为大运,通主一年。

〔讲〕壬辰壬戌之年,主客同令,何言之?盖丁壬化木,壬为太角,是太角为主之初运,而亦即客之初运也。木生火,其运在癸,戊癸化火,癸为少徵,是少徵为主之二运,而亦即客之二运也。火生土,其运在甲,甲己化土,甲为太宫,是太宫为主之三运,而亦即客之三运也。土生金,其运在乙,乙庚化金,乙为少商,是少商为主之四运,而亦即客之四运也。金生水,其运在丙,丙辛化水,丙为太羽,是太羽为主之终运,而亦即客之终运也。壬辰壬戌二年,太阳司天之政,有如是也。

⑨孟景春等《黄帝内经素问译释》角、徵、宫、商、羽:为古时五声音阶中的五个音级,此处代表木、火、土、金、水,来说明一年中主客运的次序。木运主岁,主运与客运都起于太角,依照五行以及太少相生的次序,排列二至四运,终于太羽。

⑩任廷革《任应秋讲〈黄帝内经〉素问》(讲解)从这一年运的顺序是,"太角(初正),少徵,太宫,少商,太羽(终)",这里有个太、少的关系,太少的关系总是阴阳相生,其规律是"太生少""少生太"。前面讲过五运规律,是按照相生的次序运行的,初运是木,二运就是火,火为徵,所以"太角"生"少徵",即阳木生阴火,这是"太生少"关系。少生太,所以"少徵"生"太宫",即阴火生阳土。照此次序,太宫生少商,即阳土生阴金;少商生太羽,即阴金生阳水。这就是一年的初运、二运、三运、四运、终运。凡是壬辰、壬戌年份,其五运的规律就是始于"阳木"而终于"阳水"。这里标记的"初"和"终"都是纪的主运,变动的都是客运。"太角(初正)"的"初"还有个"正"字,意思是主运、客运都始于太角,意为得四时之正。

⑪张灿玾等《黄帝内经素问校释》《图翼·二卷·五音建运图解》云:"《运气全书》云:五音者,五行之声音也,土曰宫,金曰商,水曰羽,木曰角,火曰徵。《晋书》曰:角者触也,象诸阳气触动而生也,其化丁壬;徵者止也,言物盛则止也,其化戊癸;商者强也,言金性坚强也,其化乙庚;羽者舒也,言阳气将复,万物将舒也,其化丙辛;宫者中也,得中和之道,无往不畜……盖以土气贯于四行,王于四季,荣于四脏,而总之之谓也,其化甲己……十干以甲丙戊庚壬为阳,乙丁己辛癸为阴,在阳则属太,在阴则属少,太者为有余,少者为不及,阴阳相配,太少相生,如环无端,共成气化。"由于五音与五运相配,故五音代表五运,即角为木运,徵为火运,宫为土运,商为金运,羽为水运。阳年之运为太过,阴年之运为不及,以太少来表示。一岁之中,中运主一年之运,客运与主运,俱分五步。主运五步始于角,以下按五行相生的次序,终于羽,每年不变。先据中运的太少,推出初之运角的太少。如壬年中运为太角,则主运初之运即为太角,若癸年为少徵,少徵之上为太角,则初之运亦为太角,以次按太生少,少生太,排至终之运羽为止,乃主运五步之太少。文中所标小字"初",即主运初之运,"终",即主运终之运。客运五步则以中运为初之运,按太少相生,推出五步,如甲年中运为太宫,则初之运即为太宫,以下太宫生少商,少商生太羽,太羽生少角,少角生太徵,终之运为太徵,每年随中运而变。文中所列五步系指客运,但所标的太少乃属主运。在十干化运中,惟丁年与壬年,主运五步与客运五

步,以及五步之太少相生,完全一致,文中丁年壬年初之运角下标一小"正"字,表示气得四时之正,主客五步不相矛盾,即是此义。以下各年均同。

客运五步:初之运太角(客运与主运之气相同,气得正化),二之运少徵,三之运太宫,四之运少商,终之运太羽。主运五步与客运相同,起于太角,终于太羽。

⑫方药中等《黄帝内经素问运气七篇讲解》所谓"客运",指一年之中五个运季,即春、夏、长夏、秋、冬等季节中的特殊气候变化。客运的计算方法是在每年岁运的基础之上进行的。每年值年的岁运就是当年客运的初运,以下按五行相生的次序依次推移。由于壬辰、壬戌年岁运是岁木太过,所以这两年的客运初运便是木运太过,亦即"太角"。二运便是火运,由于五音建运有个"太少相生"的问题,既如前述,太过之后便是不及,所以二运的火运便是火运不及,亦即"少徵"。三运是土运太过,亦即"太宫"。四运是金运不及,亦即"少商"。五运是水运太过,亦即太羽。以上便是表中这一行"太角 少徵 太宫 少角 太羽"的含义。

所谓"主运",即一年中五个运季的一般气候变化。五个运季的一般变化顺序即按木(风)、火(热)、土(湿)、金(燥)、水(寒)五行相生之序进行,年年如此。因此主运的计算方法很简单,即木为初运,火为二运,土为三运,金为四运,水为终运。"太角"右下方的"初正"二字,"初"字即表示主运中的初运。"正"字表示正角,以示与客运中的"太角"相区别。"太羽"右下方的"终"字,表示主运中的终运。主运在运行中没有太、少之分。

⑬王洪图等《黄帝内经素问白话解》客运以每年的"中运"为初运,按着五行太少相生的顺序分为五步运行,逐年随中运变迁,十年为一个周期。例如:甲己年,甲为阳干,属土运太过,则客运五步的第一步便是太宫;因为太生少,土生金,所以第二步便是少商;如此类推,则第三步是太羽,第四步是少角,第五步即终运是太徵。己年为土运不及,则客运五步的第一步是少宫,第二步是太商,第三步是少羽,第四步是太角,第五步是少徵。其余各年的客运五步都是如此推算的。因此壬辰、壬戌年的客运五步如下所示:初之运太角,二之运少徵,三之运太宫,四之运少商,终之运太羽。在这两年中主运与客运相同,均起于太角,终于太羽。

⑭郭霭春《黄帝内经素问白话解》太角初正、少征、太宫、少商、太羽终按角、征、宫、商、羽五音,生于木火土金水五行之气,并分别建于五运十干之中,如角建于木运,在十干为丁壬。征建于火运,在十干为戊癸。宫建于土运,在十干为甲己。商建于金运,在十干为乙庚。羽建于水运,在十干为丙辛。十干以甲丙戊庚壬为阳,乙丁己辛癸为阴,在阳干则属"太"(太过),在阴干则属"少"(不及)。"初",指每年主运的初运。故注在角。"终",是指每年主运的终运,故注在羽。"正",指得四时之正。

因为木运主岁,所以客运与主运都起于太角,终于太羽。

第四解

（一）内经原文

太阳 太徵 太阴 戊辰 戊戌 **同正徵** 其运热，其化**暄暑郁燠**，其变炎烈沸腾，其病热郁。

太徵 少宫 太商 少羽_终少角_初。

（二）字词注释

（1）同正徵

①王冰《黄帝内经素问》〔新校正云〕按《五常政大论》云：赫曦之纪，上羽与正徵同。

②马莳《黄帝内经素问注证发微》《五常政大论》云：赫曦之纪，上羽与正徵同。其运热，戊为火运，主热。

③张介宾《类经》本年火运太过，得司天寒水制之，则火得其平，故云同正徵，所谓赫曦之纪、上羽与正徵同者此也。后仿此。

④张志聪《黄帝内经集注》火运太盛而寒水上临，火得承制则炎烁已平，而无亢盛之害，故与正徵之岁相同。

⑤高士宗《黄帝素问直解》太征火运太过，太阳寒水上临，水制于土，火得其平，故同正征。

⑥黄元御《黄元御医书全集》五常政大论：赫曦之纪，上羽与正徵同。

⑦张琦《素问释义》此词未具体注释。

⑧高亿《黄帝内经素问详注直讲全集》〔讲〕气化与正徵同，故火气盛行。

⑨孟景春等《黄帝内经素问译释》张志聪："戊癸属火，戊为阳年，主火运太过，故为太徵。火运太盛，而（太阳）寒水上临，火得承制，则炎烁已平，而无亢盛之害，故与正徵之岁相同。正徵之岁乃火运临午，所谓岁会，气之平也。"正徵，火运之平气。同正徵，指该年之气化与火运平气的年份相同。

⑩任廷革《任应秋讲〈黄帝内经〉素问》意思是本年火运太过，但有司天之太阳寒水之气来约制，火就不会太过而变得平和，所以这年就不是太过之年，同于平气之年。

⑪张灿玾等《黄帝内经素问校释》戊年属火运太过，中运为太徵，但辰戌则为太阳寒水司天，司天之寒水，克中运之火，即太过被抑，则中运之火，类同于平气，故曰同正徵。《五常政大论》赫曦之纪，所谓"上羽与正徵同"，亦属此义。以下凡太过年言"同"者，均属此义。

⑫方药中等《黄帝内经素问运气七篇讲解》"正徵"，即火运平气之年。这就是说，戊辰、戊戌年，从岁运来看虽然是火运太过之年，但是由于从岁气来看是太阳寒水司天，太过的火运，受到了司天之气的克制。根据"运太过而被抑"仍可构成平气的原则，所以戊辰、戊戌年实际上构成了火运平气之年，所以原文说戊辰、戊戌之

年,"同正徵"。

⑬王洪图等《黄帝内经素问白话解》戊年为火运太过之年,但遇寒水之气的制约,所以变成火运平气。

⑭郭霭春《黄帝内经素问白话解》火运太过,而得太阳寒水司天之气制之,成为平气,称作同正徵。

(2) 暄暑郁燠

①王冰《黄帝内经素问》〔新校正云〕按《五常政大论》燠作蒸。

②马莳《黄帝内经素问注证发微》《五常政大论》云燠作蒸也。

③张介宾《类经》此戊年火运之正化也。《五常政大论》燠作热。

④张志聪《黄帝内经集注》暄暑郁燠,火之化也。

⑤高士宗《黄帝素问直解》暄暑郁燠,火热之化也。

⑥黄元御《黄元御医书全集》此词未具体注释。

⑦张琦《素问释义》此词未具体注释。

⑧高亿《黄帝内经素问详注直讲全集》〔注〕暄,温也。暑,热也。燠,暖也。《说文》谓:热在中也。

〔讲〕暄暑而郁燠。

⑨孟景春等《黄帝内经素问译释》张志聪:"火之化也,即气候温暖,渐渐暑热熏蒸。"新校正:"《五常政大论》'燠'作'蒸'。"

⑩任廷革《任应秋讲〈黄帝内经〉素问》火热之气郁于中。

⑪张灿玾等《黄帝内经素问校释》《五常政大论》"燠"作"蒸",新校正引本文"暑"作"嚣"。

⑫方药中等《黄帝内经素问运气七篇讲解》"暄暑",指炎热。"郁燠",指郁蒸。

⑬王洪图等《黄帝内经素问白话解》气候温热渐渐成为暑热郁蒸。

⑭郭霭春《黄帝内经素问白话解》气候过于温暖而产生暑热熏蒸的变化。

(三) 语句阐述

(1) 太阳 太徵 太阴 戊辰 戊戌同正徵。

①王冰《黄帝内经素问》此句未具体注释。

②马莳《黄帝内经素问注证发微》太阳寒水司天。太徵戊为阳火,为太徵。太阴湿土在泉。戊辰戊戌同正徵。《五常政大论》云:赫曦之纪,上羽与正徵同。

③张介宾《类经》戊辰戊戌岁上太阳水,同前。中太徵火运,戊为阳火,故曰太徵。下太阴土。

④张志聪《黄帝内经集注》戊癸化火,戊为阳年,主火运太过,故为太徵。火运太盛而寒水上临,火得承制则炎烁已平,而无亢盛之害,故与正徵之岁相同。正徵之岁乃火运临午,所谓岁会,气之平也。金西铭曰:午属少阴君火,火运临午,是二火相合,其热更盛,而反为平岁者何也?曰:此论地支之主岁,与运气相合,故曰岁会,非司天之上临也。岁有十二辰,子午为经,卯酉为纬,阴中有阳,阳中有阴,主岁

亦然。故木运临卯,火运临午,金运临酉,水运临子,以运气上临于岁辰,非司天上临于运气也。午者,盛阳之阴也。阳盛而阴气加之,故为平岁。如水运临子,阴盛而一阳承之,皆得承制之为平也。卯酉亦然。

⑤高士宗《黄帝素问直解》木运之后,火运继之,辰戌太阳之政,故太阳司天在上,辰戌为太,故太征火运在中,而太阴在泉在下,申明太征火运在中,乃戊辰,戊戌之岁也。

⑥黄元御《黄元御医书全集》此句未具体注释。

⑦张琦《素问释义》此纪太阳之戊运二岁也,戊为太征统运,火运太过,得司天寒水制之,则火得其平。热郁者,热为寒折而郁也。

⑧高亿《黄帝内经素问详注直讲全集》〔讲〕如上而太阳司天,中而太征统运,下而太阴在泉,则戊辰、戊戌之年也。其年以太征为统运,火当时而旺,兼戊为阳火,虽受司天之克,得统运以助之,不为大衰,气化与正征同,故火气盛行。

〔批〕为客气之初运,为主气之二运等句,似气运不分,然不知此气字乃五运化气之气,非言六气也,下可类推,读者慎勿执疑。

⑨孟景春等《黄帝内经素问译释》同正征:张志聪"戊癸属火,戊为阳年,主火运太过,故为太征。火运太盛,而(太阳)寒水上临,火得承制,则炎烁已平,而无亢盛之害,故与正征之岁相同。正征之岁乃火运临午,所谓岁会,气之平也"。正征,火运之平气。同正征,指该年之气化与火运平气的年份相同。

若逢岁运是火运太过,便是戊辰、戊戌二年份。这两年虽火运太过,但当太阳寒水司天,太过之火运受司天水气之制约适得其平,故其气运相当于火运平气之年。其运主热,火运正常则气候温和渐渐暑热熏蒸;若火运变常,则炎热炽烈有如沸水蒸腾;其发生的疾病,多因热郁所致。

⑩任廷革《任应秋讲〈黄帝内经〉素问》(讲解)再看戊辰、戊戌年,其气运次序是"太阳,太征,太阴"。太阳是指寒水司天;中运是太征,因为戊癸化火,戊火属于阳火,所以称"太征";太阴湿土在泉。

⑪张灿玾等《黄帝内经素问校释》同正征:戊年属火运太过,中运为太征,但辰戌则为太阳寒水司天,司天之寒水,克中运之火,即太过被抑,则中运之火,类同于平气,故曰同正征。《五常政大论》赫曦之纪,所谓"上羽与正征同",亦属此义。以下凡太过年言"同"者,均属此义。

戊辰、戊戌年(运火虽太过,但为司天之寒水所克,则与火运平气相同),太阳寒水司天;太阴湿土在泉。

⑫方药中等《黄帝内经素问运气七篇讲解》[同正征]"正征",即火运平气之年。这就是说,戊辰、戊戌年,从岁运来看虽然是火运太过之年,但是由于从岁气来看是太阳寒水司天,太过的火运,受到了司天之气的克制。根据"运太过而被抑"仍可构成平气的原则,所以戊辰、戊戌年实际上构成了火运平气之年,所以原文说戊辰、戊戌之年,"同正征"。

戊辰、戊戌年,年干都是戊,戊癸化火,戊是阳干,所以戊辰、戊戌年是岁火太过之年,亦即"太徵"之年。戊辰、戊戌年,年支是辰,是戌,辰戌太阳寒水司天。太阳司天,太阴在泉,因此戊辰年、戊戌年是太阳寒水司天,太阴湿土在泉。

⑬王洪图等《黄帝内经素问白话解》戊辰年、戊戌年,太阳寒水司天,太阴湿土在泉。戊为阳干,在五行中属火,故这两年为火运太过,称为太徵。但是因为太过的火运受到司天寒水之气的制约,就变成了火运的平气了。

⑭郭霭春《黄帝内经素问白话解》火运太过,而得太阳寒水司天之气制之,成为平气,称作同正徵。

若逢火运太过,便是戊辰、戊戌两个年份。这两年虽火运太过,但正当太阳寒水司天,受其制约,故其气运相当于火运平气之年。

(2)其运热,其化暄暑郁燠,其变炎烈沸腾,其病热郁。

①王冰《黄帝内经素问》〔新校正云〕按《五常政大论》燠作蒸。

②马莳《黄帝内经素问注证发微》其运热,戊为火运,主热。其化暄暑郁焕,《五常政大论》云燠作蒸也。其变炎烈沸腾,火之变,其病热郁。

③张介宾《类经》其运热,其化暄暑郁燠,此戊年火运之正化也。《五常政大论》燠作热。其变炎烈沸腾,沸腾者,水气之熏蒸也。戊为火运太过,则寒水承之,故有此变。其病热郁。火运太过,故有是病。

④张志聪《黄帝内经集注》热者,火之气。暄暑郁燠,火之化也。火运太过,故其变炎烈沸腾。郁,郁蒸也。火热太过,故为热郁之病。玉师曰:火运上临太阳,故热郁。

⑤高士宗《黄帝素问直解》其运热,征火之运也。其化暄暑郁燠,火热之化也。其变炎烈沸腾,火焚之变也。其病热郁,火逆之病也。

⑥黄元御《黄元御医书全集》此句未具体注释。

⑦张琦《素问释义》此句未具体注释。

⑧高亿《黄帝内经素问详注直讲全集》注:沸腾者,水得火熏蒸而上起也。郁,郁结,不得发越也。其化暄暑而郁燠,其变炎烈而沸腾,其病热郁而不能发。

〔讲〕其运主火而多热,其化暄暑而郁燠,其变炎烈而沸腾,其病热郁而不能发。

⑨孟景春等《黄帝内经素问译释》暄暑郁燠:张志聪"火之化也,即气候温暖,渐渐暑热熏蒸"。新校正:"《五常政大论》'燠'作'蒸'。"

其运主热,火运正常则气候温和渐渐暑热熏蒸;若火运变常,则炎热炽烈有如沸水蒸腾;其发生的疾病,多因热郁所致。

⑩任廷革《任应秋讲〈黄帝内经〉素问》(讲解)这年是火热之气郁于中,而司天为水又有热,所以炎热沸腾。

⑪张灿玾等《黄帝内经素问校释》暄暑郁燠:《五常政大论》"燠"作"蒸",新校正引本文"暑"作"嚣"。

戊癸为火运,戊为阳年,故运为太徵,火运之气为热,其正常气化为温暑郁热,其反常变化为火炎沸腾，其致病为热邪郁滞。

⑫方药中等《黄帝内经素问运气七篇讲解》[其运热]"热"，即气候炎热，火气偏胜。"其运热"，意即戊辰、戊戌年，属于岁火太过之年。在这两年中，特别是在这两年的夏天里气候偏热。但是由于这两年"同正徵"，可以成为平气之年，所以气候也可以属于正常。

[其化暄暑郁燠]"暄暑"，指炎热。"郁燠"，指郁蒸。"其化暄暑郁燠"，意即戊辰、戊戌这两年，在夏天里气候炎热，暑热郁蒸。

[其变炎烈沸腾]"变"，指灾变。"炎烈沸腾"，指气候酷热。"其变炎烈沸腾"，意即戊辰、戊戌这两年，由于岁火太过，可以出现暴热现象。

[其病热郁]"热郁"，即热郁结在里。"其病热郁"，意即戊辰、戊戌年，人体疾病以里热证为主。

⑬王洪图等《黄帝内经素问白话解》火运之气为热，因而这两年的气候偏热。其正常气化表现为：气候温热渐渐成为暑热郁蒸；其异常变化表现为：炎热炽烈，就像沸水蒸腾；它引起的疾病多表现为热郁在里的证候。

⑭郭霭春《黄帝内经素问白话解》暄暑郁燠：气候过于温暖而产生暑热熏蒸的变化。

其运主热，如土运正常，则气候温暖渐渐暑热熏蒸；如火运变常，则火气炎烈，水气沸腾。火气太过之病，多属于热郁。

(3) 太徵 少宫 太商 少羽_终少角_初。

①王冰《黄帝内经素问》此句未具体注释。

②马莳《黄帝内经素问注证发微》太徵戊为太徵。少宫太商少羽终。少角初。

③张介宾《类经》太徵少宫太商少羽终少角初，初终者，纪主运也。戊为阳火，故起于太徵，纪客运也。

④张志聪《黄帝内经集注》热者，火之气。暄暑郁燠，火之化也。火运太过，故其变炎烈沸腾。郁，郁蒸也。火热太过，故为热郁之病。玉师曰：火运上临太阳，故热郁。

⑤高士宗《黄帝素问直解》一岁之气，以木为始，今太徵火运主岁，故先言太徵，太徵为夏火，少宫为长夏土，太商为秋金，少羽为冬水，少角为春木，一岁之中，少角为先，承上文太羽而次之，故曰少角。

⑥黄元御《黄元御医书全集》此句未具体注释。

⑦张琦《素问释义》此句未具体注释。

⑧高亿《黄帝内经素问详注直讲全集》〔批〕此举戊辰、戊戌之年，以明主客之运也。

〔讲〕是年因戊火临运，故太徵为客气之初运，为主气之二运。火生土，故少宫为客气之二运，为主气之三运。土生金，故太商为客气之三运，为主气之四运。金生水，故少羽为客气之四运，为主气之终运。水生木，故太角为客气之终运，为主气之初运也。戊辰戊戌二年，太阳司天之政，有如是也。批为客气之初运，为主气之二运等句，似气运不分，然不知此气字乃五运化气之气，非言六气也，下可类推，读者慎勿执疑。

⑨孟景春等《黄帝内经素问译释》岁运为火运太过，客运起于太徵，终于太角，而主运起于少角，终于少羽。

⑩任廷革《任应秋讲〈黄帝内经〉素问》（讲解）戊辰、戊戌年运的顺序是，"太徵，少宫，太商，少羽终，少角初"，戊为阳火，所以这一年的运始于太徵，太徵生少宫即阳火生阴土，少宫生太商即阴土生阳金，太商生少羽即阳金生阴水，少羽生少角即阴水生阳木，依次就为太徵、少宫、太商、少羽、少角。初运在少角后面，因为主运总是始于木，终运总是终于水。

⑪张灿玾等《黄帝内经素问校释》客运五步：初之运太徵，二之运少宫，三之运太商，四之运少羽，终之运太角。主运五步：初之运少角，二之运太徵，三之运少宫，四之运太商，终之运少羽。

⑫方药中等《黄帝内经素问运气七篇讲解》戊辰、戊戌年的客运是：初运火运太过，亦即"太徵"；二运土运不及，亦即"少宫"；三运金运太过，亦即"太商"；四运水运不及，亦即"少羽"；终运木运不及，亦即"少角"。主运仍然同其他年份一样，初运是角，二运是徵，三运是宫，四运是商，终运是羽，按木、火、土、金、水顺序依次运行。

这里需要解释两点：其一，按照五音建运、太少相生的规律，总是太生少，少生太，交替往来，但本表列的顺序却是太徵、少宫、太商、少羽、少角。最后两步中少羽和少角连接起来。这与太少相生的规律不符。如何解释？这是因为戊辰、戊戌年的值年岁运是火运太过，太徵之年。太徵之前，按规定必是"少角"，如果是"太角"，那就会成"少徵"，与实际情况不符。因此戊辰、戊戌这两年，客运的终运必须是少角才能符合规定。这就是说，一年中的五运以初运为准。其二，表中所列"少羽终少角初"，是作者为了省略一个表而采取的一种写法。"少羽终"，是指主运的终运，意即主运的终运是水（羽）。"少角初"，是指主运的初运，意即主运的初运是木（角），主运仍然是木（角）、火（徵）、土（宫）、金（商）、水（羽）依次运行不变。

⑬王洪图等《黄帝内经素问白话解》客运五步是：初之运太徵，二之运少宫，三之运太商，四之运少羽，终之运太角。主运在每年都是从木开始，然后按照五行的次序，太少相生，而终止于水运，分为五步；但每一步是太还是少，则需从当年的年干太少上推至角，才能确定。在戊辰、戊戌这两年，戊为阳干，属太徵，火由木生，太由少生，所以主运的初运便是少角，二之运太徵，三之运少宫，四之运太商，终之运少羽。

⑭郭霭春《黄帝内经素问白话解》因岁运是火运太过，所以客运起于太征，终于少角，而主运起于少角，终于少羽。

第五解

（一）内经原文

太阳 太宫 太阴 甲辰**岁会**同天符 甲戌**岁会**同天符 其运**阴埃**[注]，其化柔润重泽，其变**震惊飘骤**，其病湿下重。

太宫 少商 太羽终 太角初 少徵。

[注]阴埃：郭霭春《黄帝内经素问校注》、方药中等《黄帝内经素问运气七篇讲解》、孟景春等《黄帝内经素问译释》、人民卫生出版社影印顾从德本《黄帝内经素问》此处为"阴埃"；张灿玾等《黄帝内经素问校释》此处为"阴雨"，其注：张志聪注"云雨昏暝埃，乃湿土之气，后节曰：其运阴雨"，《新校正》亦云"详太宫三运，两曰阴雨，独此曰阴埃，疑作雨"，故可作"其运阴雨"来理解，意即甲辰、甲戌之年，属于岁土太过之年，所以雨湿偏胜。

（二）字词注释

（1）岁会

①王冰《黄帝内经素问》〔新校正云〕按《天元纪大论》云：承岁为岁直。又《六微旨大论》云：木运临卯，火运临午，土运临四季，金运临酉，水运临子，所谓岁会，气之平也。王冰云：岁直亦曰岁会。此甲为太宫，辰戌为四季，故曰岁会。义云同天符者，按本论下文云：太过而加同天符。是此岁，一为岁会，又为同天符也。

②马莳《黄帝内经素问注证发微》同天符。

③张介宾《类经》又同天符。

④张志聪《黄帝内经集注》土运临四季，为岁会。

⑤高士宗《黄帝素问直解》甲为土运，辰戌属土，故曰岁会。

⑥黄元御《黄元御医书全集》同天符。

⑦张琦《素问释义》同天符。

⑧高亿《黄帝内经素问详注直讲全集》〔注〕甲辰、甲戌岁会者，谓甲所化之太宫统运，又与辰戌之岁运岁相会也，其为同天符者，以甲化太宫统运，而下加太阴在泉之湿土，亦与司天符合相同也。

〔讲〕如上而太阳司天，中而太宫统运，下而太阴在泉，则甲辰、甲戌之年也。其年以太宫为统运，运临值岁之位曰岁会，又为同天符。

⑨孟景春等《黄帝内经素问译释》甲己属土，辰戌亦属土，故此二年均为岁会。

⑩任廷革《任应秋讲〈黄帝内经〉素问》这里的"同天符"的问题，在前面讨论"三合为治"的时候讲过了。

⑪张灿玾等《黄帝内经素问校释》同天符。

⑫方药中等《黄帝内经素问运气七篇讲解》"甲辰岁会，甲戌岁会"，意即甲辰、甲戌年在计算上虽然是岁土太过之年，但由于甲辰、甲戌年的年干是甲，甲己化土，属于土运；年支是辰，是戌，辰戌丑未的固有五行属性属土，大运与年支的固有五行属性相同，所以甲辰、甲戌两年又是岁会之年。

⑬王洪图等《黄帝内经素问白话解》中运与在泉之气相同的，阳年为同天符、

六元正纪大论篇

阴年为同岁会。

⑭郭霭春《黄帝内经素问白话解》甲己属土,辰戌亦属土,故此二年都是岁会,其运主阴雨。

(2)阴埃

①王冰《黄帝内经素问》〔新校正云〕详太宫三运,两曰阴雨,此独曰阴埃,埃疑作雨。

②马莳《黄帝内经素问注证发微》〔新校正云〕详太宫三运,两曰阴雨,此独曰阴埃,埃疑作雨。

③张介宾《类经》埃,尘也。

④张志聪《黄帝内经集注》云雨昏暝埃,乃湿土之气,故其运阴埃。

⑤高士宗《黄帝素问直解》阴埃。

⑥黄元御《黄元御医书全集》此词未具体注释。

⑦张琦《素问释义》此词未具体注释。

⑧高亿《黄帝内经素问详注直讲全集》〔注〕阴埃,昏暗不明也。

⑨孟景春等《黄帝内经素问译释》新校正:"详太宫三运,雨曰阴埃,埃疑作雨,即阴雨。"

⑩任廷革《任应秋讲〈黄帝内经〉素问》此词未具体注释。

⑪张灿玾等《黄帝内经素问校释》阴雨:原作"阴埃",新校正云"详太宫三运,两曰'阴雨',独此曰'阴埃','埃'疑作'雨'"。今据新校正及后文寅申与子午之纪改。

⑫方药中等《黄帝内经素问运气七篇讲解》张志聪注:"云雨昏暝埃,乃湿土之气,后节曰:其运阴雨。"《新校正》亦云:"详太宫三运两曰阴雨,独此曰阴埃,疑作雨。"因此,"其运阴埃",可以作"其运阴雨"来理解。

⑬王洪图等《黄帝内经素问白话解》阴云雨湿。

⑭郭霭春《黄帝内经素问白话解》阴雨。

(3)震惊飘骤

①王冰《黄帝内经素问》此词未具体注释。

②马莳《黄帝内经素问注证发微》土之变。

③张介宾《类经》土运太过则风木承之。

④张志聪《黄帝内经集注》此词未具体注释。

⑤高士宗《黄帝素问直解》此词未具体注释。

⑥黄元御《黄元御医书全集》此词未具体注释。

⑦张琦《素问释义》此词未具体注释。

⑧高亿《黄帝内经素问详注直讲全集》〔注〕震,震动。惊,惊恐。飘,风飘。骤,雨骤下。

⑨孟景春等《黄帝内经素问译释》震惊而又飘忽突然,意指雷声大作,狂风

暴雨。

⑩任廷革《任应秋讲〈黄帝内经〉素问》此词未具体注释。

⑪张灿玾等《黄帝内经素问校释》风飘雨骤,震撼惊骇。

⑫方药中等《黄帝内经素问运气七篇讲解》"震惊"指雷声大作。"飘骤"指狂风暴雨。

⑬王洪图等《黄帝内经素问白话解》雷声大作,狂风暴雨。

⑭郭霭春《黄帝内经素问白话解》雷电震惊,暴风雨至。

(三)语句阐述

(1) 太阳 太宫 太阴 甲辰岁会^{同天符}甲戌岁会^{同天符}。

①王冰《黄帝内经素问》〔新校正云〕按《天元纪大论》云:承岁为岁直。又《六微旨大论》云:木运临卯,火运临午,土运临四季,金运临酉,水运临子,所谓岁会,气之平也。王冰云:岁直亦曰岁会。此甲为太宫,辰戌为四季,故曰岁会。义云同天符者,按本论下文云:太过而加同天符。是此岁,一为岁会,又为同天符也。

②马莳《黄帝内经素问注证发微》太阳寒水司天。太宫甲为阳土,为太宫。太阴湿土在泉。甲辰岁会同天符。甲戌岁会同天符。新校正云:按《天元纪大论》云:承岁为岁直。又《六微旨大论》云:木运临卯,火运临午,土运临四季,金运临酉,水运临子,所谓岁会,气之平也。王(冰)注云:岁直亦曰岁会。此甲为太宫,辰戌为四季,故曰岁会。又曰同天符者,按本论下文云:太过而加同天符。是此岁一为岁会,又为同天符也。

③张介宾《类经》甲辰甲戌岁俱岁会,又同天符。上太阳水,中太宫土运,甲为阳土,故属太宫。下太阴土。

④张志聪《黄帝内经集注》甲属阳土,故为太宫。土运临四季,为岁会。四季者,辰戌丑未岁也。

⑤高士宗《黄帝素问直解》重泽之重平声,下重泽重身俱同。火运之后,土运继之,辰戌太阳之政,故太阳司天在上,辰戌为太,故太宫运在中,而太阴在泉在下,由明太宫土运在中,乃甲辰甲戌辰戌之岁也。甲为土运,辰戌属土,故曰岁会。

⑥黄元御《黄元御医书全集》此句未具体注释。

⑦张琦《素问释义》林云:《六微旨论》云"土运临四季,所谓岁会"。本论下文云:太过而加,同天符也。

⑧高亿《黄帝内经素问详注直讲全集》〔批〕此举甲辰、甲戌之年,以明主客之运也。甲辰、甲戌、甲巳(编者按:此处应为"己")化土,辰戌为四隅正土,故为岁会。

〔注〕甲辰、甲戌岁会者,谓甲所化之太宫统运,又与辰戌(编者按:此处应为戌)之岁运岁相会也,其为同天符者,以甲化太宫统运,而下加太阴在泉之湿土,亦与司天符合相同也。

〔讲〕如上而太阳司天,中而太宫统运,下而太阴在泉,则甲辰、甲戌之年也。其年以太宫为统运,运临值岁之位曰岁会,又为同天符,故土气盛行。

⑨孟景春等《黄帝内经素问译释》若逢土运太过之年,便是甲辰、甲戌二年份。甲己属土,辰戌亦属土,故此二年均为岁会。

⑩任廷革《任应秋讲〈黄帝内经〉素问》(讲解)甲辰、甲戌年,其气运次序是"太阳,太宫,太阴"。太阳寒水司天;中运是太宫,因甲己化土;在泉是太阴湿土。

⑪张灿玾等《黄帝内经素问校释》同天符:《图翼·二卷·同天符同岁会图》"同天符,同岁会者,中运与在泉合其气化也。阳年曰同天符,阴年曰同岁会"。即中运阴阳五行之气与在泉阴阳五行之气相同者,阳年为同天符,阴年为同岁会。如庚子年,中运为阳明燥金,在泉亦为阳明燥金,庚为阳年,故为同天符。即壬寅、壬申、癸卯、癸酉、甲辰、甲戌、癸巳、癸亥、庚子、庚午、辛丑、辛未十二年。

甲辰年、甲戌年(此二年既是岁会,又是同天符)太阳寒水司天;太阴湿土在泉;甲己为土运,甲为阳年,故运为太宫。

⑫方药中等《黄帝内经素问运气七篇讲解》全句意即甲辰、甲戌年是土运太过之年,太阳寒水司天,太阴湿土在泉。"甲辰岁会,甲戌岁会",意即甲辰、甲戌年在计算上虽然是岁土太过之年,但由于甲辰、甲戌年的年干是甲,甲己化土,属于土运;年支是辰,是戌,辰戌丑未的固有五行属性属土,大运与年支的固有五行属性相同,所以甲辰、甲戌两年又是岁会之年。还应该指出,甲辰、甲戌两年,大运是土运太过,其在泉之气的五行属性也是土,根据本篇下文所讲的"太过而加同天符",因此,甲辰、甲戌两年又可以是同天符之年。

⑬王洪图等《黄帝内经素问白话解》甲辰年、甲戌年,太阳寒水司天,太阴湿土在泉。甲为阳干,在五行中属土,故这两年为土运太过,称为太宫。由于太过的土运与在泉的湿土之气相同,所以把这种情况叫做同天符。另外,在地支与五行的第二种配合中,辰戌丑未都属于土,因而甲辰年、甲戌年的年支都属于土,与土运相同,把这种情况叫做岁会。

⑭郭霭春《黄帝内经素问白话解》同天符:凡逢阳年,太过的中运之气,与在泉之气相合称为同天符。

若逢土运太过,便是甲辰、甲戌二年。甲己属土,辰戌亦属土,故此二年都是岁会。

(2)其运阴埃,其化柔润重泽,其变震惊飘骤,其病湿下重。

①王冰《黄帝内经素问》〔新校正云〕详太宫三运,两曰阴雨,此独曰阴埃,埃疑作雨。〔新校正云〕按《五常政大论》云:泽作淖。

②马莳《黄帝内经素问注证发微》其运阴埃,新校正云:详太宫有三运,两曰阴雨,独此曰阴埃,埃疑作雨。其化柔润重泽,《五常政大论》泽作淖。土之化。其变震惊飘骤(土之变),其病湿下重(土之病)。

③张介宾《类经》其运阴埃,其化柔润重泽,埃,尘也。柔润重泽,皆中运湿土之正化。《五常政大论》泽作淖。其变震惊飘骤,土运太过则风木承之,故有是变。其病湿、下重。土湿之病也。

④张志聪《黄帝内经集注》云雨昏暝埃,乃湿土之气,故其运阴埃。后节曰其运阴雨,柔润重泽,土之化也。土运太过,故其变震惊飘骤。湿重,脾病也。

⑤高士宗《黄帝素问直解》其运阴埃,宫土之运也。其化柔润重泽,二湿之化也,其变震惊飘骤,土动之变也。其病湿下重,土滞之病也。

⑥黄元御《黄元御医书全集》此句未具体注释。

⑦张琦《素问释义》此句未具体注释。

⑧高亿《黄帝内经素问详注直讲全集》〔注〕阴埃,昏暗不明也。柔润重泽者,五运行大论云:其在天为湿,其德为濡,其令云雨皆土之化也。震,震动。惊,惊恐。飘,风飘。骤,雨骤下。重者,土主湿,湿性下流,故病下体重也。

〔讲〕其运阴埃而昏暗不明,其化柔润而重泽,其变震惊而飘骤,其病主湿而下体重。

⑨孟景春等《黄帝内经素问译释》阴埃:新校正"详太宫三运,雨曰阴雨,独此曰阴埃,埃疑作雨,即阴雨"。柔润重泽:风调雨顺,万物润泽之意。湿下重:张介宾"土湿之病也"。湿气甚于下部而肢体重坠。因是土运,故主湿气上蒸而多阴雨,土运正常则风调雨顺,地气润泽;若土运变常,则雷声大作,狂风暴雨;其发生的疾病多为湿气甚于下部而肢体重坠。

⑩任廷革《任应秋讲〈黄帝内经〉素问》(讲解)"其运阴埃","埃"是指尘土,土主阴。"其化柔润重泽,其变震惊飘骤,其病湿下重","柔润重泽"是湿土之气的表现,土运太过风气乘之,所以就会"震惊飘骤",土运太过多病湿重。

⑪张灿玾等《黄帝内经素问校释》阴雨:原作"阴埃",新校正云"详太宫三运,两曰'阴雨',独此曰'阴埃','埃'疑作'雨'"。今据新校正及后文寅申与子午之纪改。泽:《五常政大论》作"淖"。

土运之气为阴雨,其正常气化为柔软厚重润泽,其反常变化为风飘雨骤震撼惊骇,其致病为湿邪下重。

⑫方药中等《黄帝内经素问运气七篇讲解》[其运阴埃]"阴埃",张志聪注:"云雨昏暝埃,乃湿土之气,后节曰:其运阴雨。"《新校正》亦云:"详太宫三运两曰阴雨,独此曰阴埃,疑作雨。"因此,"其运阴埃",可以作"其运阴雨"来理解。意即甲辰、甲戌之年,属于岁土太过,所以雨湿偏胜。

[其化柔润重泽]"柔润",指滋润。"重泽",指水多。"其化柔润重泽",意即甲辰、甲戌这两年,由于土运太过,气候偏湿,所以雨水较多。

[其变震惊飘骤]"震惊"指雷声大作。"飘骤"指狂风暴雨。"其变震惊飘骤",意即甲辰、甲戌年,土运太过,如果雨湿过盛,就可能因雷雨大作而成灾变。

[其病湿下重]"湿",指人体在病因作用下而发生的液体潴留现象。"下重",指下肢酸重或浮肿,也是属"湿病"。"其病湿下重",意即甲辰、甲戌年,岁土太过,气候偏湿,所以在临床上也以湿病为多。

⑬王洪图等《黄帝内经素问白话解》土运之气为湿,因而在土运太过之年,气

候多阴云雨湿。它的正常气候表现为润泽多湿;它的异常变化表现为:雷声大作,狂风暴雨;它引起的疾病为湿邪侵犯人体下部,表现为肢体沉重。

⑭郭霭春《黄帝内经素问白话解》飘骤:暴风雨至。

其运主阴雨。如土运正常,则地气柔润,雨露滋泽;如土运变常,就会雷电震惊,暴风雨至。土气太过之病,表现下部湿重。

(3) 太宫 少商 太羽_终 太角_初 少徵。

①王冰《黄帝内经素问》此句未具体注释。

②马莳《黄帝内经素问注证发微》太宫甲为太宫。少商太羽终。太角初。少徵。

③张介宾《类经》太宫少商太羽终太角初少徵,本年土运太过,故起于太宫。然生太宫者少徵,生少徵者太角,故土运以太角为初。后仿此。

④张志聪《黄帝内经集注》从壬之太角起初运以主春,角生癸火,火生甲土,土生乙金,金生丙水,盖从壬而癸,复从癸而甲也。

⑤高士宗《黄帝素问直解》太宫土运主岁,故先言太宫,太宫为长夏土,少商为秋金,太羽为冬水,太角为春木,少征为夏火,承上文少羽而次之,故曰太角,一岁之中,太角为先。

⑥黄元御《黄元御医书全集》此句未具体注释。

⑦张琦《素问释义》此纪太阳之甲运二岁也,水湿相抟,故病下体重。

⑧高亿《黄帝内经素问详注直讲全集》〔批〕此举甲辰、甲戌之年,以明主客之运也。

〔讲〕是年因甲土临运,故太宫为客气之初运,为主气之三运。土生金,故少商为客气之二运,为主气之四运。金生水,故太羽为客气之三运,为主气之终运。水生木,故少角为客气之四运,为主气之初运。木生火,故太徵为客气之终运,为主问直解气之二运也。甲辰、甲戌二年,太阳司天之政,有如是也。

⑨孟景春等《黄帝内经素问译释》岁运为土运太过,客运起于太宫,终于太徵,而主运起于太角,终于太羽。

⑩任廷革《任应秋讲〈黄帝内经〉素问》(讲解)年运的次序是"太宫,少商,太羽终,太角初,少徵",简言之即阳土生阴金、阴金生阳水、阳水生阴木、阴木生阳火,依次为太宫、少商、太羽、太角、少徵,这是客运。从主运来看,太角是初运,太羽是终运。

⑪张灿玾等《黄帝内经素问校释》客运五步:初之运太宫,二之运少商,三之运太羽,四之运少角,终之运太徵。主运五步:初之运太角,二之运少徵,三之运太宫,四之运少商,终之运太羽。

⑫方药中等《黄帝内经素问运气七篇讲解》这是指甲辰、甲戌两年的主运和客运运行次序。甲辰、甲戌年的客运,初运为太宫,二运为少商,三运为太羽,四运为太角,终运为少徵。主运初运为角,终运为羽。读法如前。

⑬王洪图等《黄帝内经素问白话解》客运五步是:初之运太宫,二之运少商,三之运太羽,四之运少角,终之运太徵。主运五步是:初之运太角,二之运少徵,三之运太宫,四之运少商,终之运太羽。

⑭郭霭春《黄帝内经素问白话解》因为甲是阳年,所以客运起于太宫而终于少徵,主运则起于太角,终于太羽。

第六解

（一）内经原文

太阳 太商 太阴 庚辰 庚戌 其运凉,其化**雾露萧飋**,其变肃杀凋零[注],其病燥,背瞀胸满。

太商 少羽_终 少角_初 太徵 少宫。

[注]凋零:郭霭春《黄帝内经素问校注》、孟景春等《黄帝内经素问译释》、人民卫生出版社影印顾从德本《黄帝内经素问》此处为"凋零";方药中等《黄帝内经素问运气七篇讲解》、张灿玾等《黄帝内经素问校释》此处为"雕零",其中方药中等注:"雕零",指树凋叶落。故此处"雕"通"凋"。

（二）字词注释

雾露萧飋

①王冰《黄帝内经素问》此词未具体注释。

②马莳《黄帝内经素问注证发微》其化雾露萧飋,金之化。

③张介宾《类经》此庚年金运之正化也。

④张志聪《黄帝内经集注》萧飋。

⑤高士宗《黄帝素问直解》雾露萧瑟。

⑥黄元御《黄元御医书全集》此词未具体注释。

⑦张琦《素问释义》此词未具体注释。

⑧高亿《黄帝内经素问详注直讲全集》注:雾露,秋之阴气也。萧飋者,谓秋风萧条也。

⑨孟景春等《黄帝内经素问译释》飋(sè瑟):秋风。雾露凉风。

⑩任廷革《任应秋讲〈黄帝内经〉素问》是秋气浓厚的表现,金气太盛火气乘金,所以就出现了一派肃杀凋零的景象。

⑪张灿玾等《黄帝内经素问校释》雾露萧瑟。

⑫方药中等《黄帝内经素问运气七篇讲解》是指秋气清凉的自然景象。

⑬王洪图等《黄帝内经素问白话解》雾露萧瑟。

⑭郭霭春《黄帝内经素问白话解》雾露降临,秋风萧瑟。

（三）语句阐述

（1）太阳 太商 太阴 庚辰 庚戌。

①王冰《黄帝内经素问》此句未具体注释。

②马莳《黄帝内经素问注证发微》太阳寒水司天。太商(庚为太商)。太阴湿土在泉。庚辰庚戌。

③张介宾《类经》庚辰庚戌岁上太阳水,中太商金运,庚为阳金,故属太商。下太阴土。

④张志聪《黄帝内经集注》庚主金运太过,故为太商。

⑤高士宗《黄帝素问直解》土运之后,金运继之,辰戌太阳之政,故太阳司天在上,辰戌为太,故太商金运在中,而太阴在泉在下,申明太商金运在中,乃庚辰,庚戌之岁也。

⑥黄元御《黄元御医书全集》此句未具体注释。

⑦张琦《素问释义》此纪太阳庚运二岁,庚为太商统运,金化太过,肺气不降,故胸满而背亦为之闷瞀也。此过亦自伤之旨。

⑧高亿《黄帝内经素问详注直讲全集》〔批〕此举庚辰、庚戌之年,以明主客之运也。

〔注〕雾露,秋之阴气也。萧飁者,谓秋风萧条也。燥,秋气也。背,《玉篇》谓:背脊。瞀,闷也。燥气应肺,肺附脊第三椎,配胸中,故病胸满也。

〔讲〕如上而太阳司天,中而太商统运,下而太阴在泉,则庚辰、庚戌之年也,其年以太商为统运,故金气盛行。

⑨孟景春等《黄帝内经素问译释》若逢金运太过之年,便是庚辰、庚戌二年份。

⑩任廷革《任应秋讲〈黄帝内经〉素问》(讲解)庚辰、庚戌年,其气运次序是"太阳,太商,太阴"。太阳寒水司天;中运是太商,庚化金,且为太过,所以中运为太商;太阴湿土在泉。

⑪张灿玾等《黄帝内经素问校释》太阳 太商 太阴:元刻本作"太阳$_水$太商$_{金运}$太阴$_土$"。小字疑后人沾注。庚辰年、庚戌年。

太阳寒水司天;太阴湿土在泉;乙庚为金运,庚为阳年,故运为太商。

⑫方药中等《黄帝内经素问运气七篇讲解》此表说明庚辰、庚戌年是岁金太过之年,亦即太商之年,太阳寒水司天,太阴湿土在泉。

⑬王洪图等《黄帝内经素问白话解》庚辰年、庚戌年,太阳寒水司天,太阴湿土在泉。庚为阳干,在五行中属金,故这两年为金运太过,称为太商。

⑭郭霭春《黄帝内经素问白话解》若逢金运太过,便是庚辰、庚戌二年。

(2)其运凉,其化雾露萧飁,其变肃杀凋零,其病燥,背瞀胸满。

①王冰《黄帝内经素问》此句未具体注释。

②马莳《黄帝内经素问注证发微》其运凉,金之运。其化雾露萧飁,金之化。其变肃杀凋零,金之变。其病燥背瞀胸满。金土为病。

③张介宾《类经》其运凉,其化雾露萧飁,此庚年金运之正化也。其变肃杀凋零,金运肃杀,万物凋零,火气承金,即阳杀之象。其病燥、背瞀胸满,金气太过,故病燥。肺金受病,故背闷瞀而胸胀满。瞀音务。

④张志聪《黄帝内经集注》商主秋金,故其运凉,其化萧飁。金气太盛,故其变肃杀凋零,燥背胸满皆肺部之病。肺俞在肩背,胸中乃肺之宫城。瞀,睡貌。《经脉

篇》曰:肺是动病,甚则交两手而瞥。皆太盛而目伤也。

⑤高士宗《黄帝素问直解》其运凉,商金之运也。其化雾露萧瑟,金寒之化也。其变肃杀凋零,金刑之变也。其病燥,背瞥胸满,肺金之病也。

⑥黄元御《黄元御医书全集》此句未具体注释。

⑦张琦《素问释义》此句未具体注释。

⑧高亿《黄帝内经素问详注直讲全集》〔批〕此举庚辰、庚戌之年,以明主客之运也。

〔注〕雾露,秋之阴气也。萧飋者,谓秋风萧条也。燥,秋气也。背,《玉篇》谓:背脊。瞥,闷也。燥气应肺,肺附脊第三椎,配胸中,故病胸满也。

〔讲〕其运主金,为多凉,其化雾露而萧,其变肃杀而凋零,其病主感燥气而背瞥闷胸满。

⑨孟景春等《黄帝内经素问译释》飋(sè 瑟):秋风。

岁运是金,故其运为凉,金运正常的现象是雾露凉风;其变常现象是肃杀之气流行,使草木凋零;其发生的疾病多为燥病,胸背烦闷满胀。

⑩任廷革《任应秋讲〈黄帝内经〉素问》(讲解)中运是金气,主秋,所以"其运凉"。"其化雾露萧飋,其变肃杀凋零,其病燥背瞥胸满","雾露萧飋"是秋气浓厚的表现,金气太盛火气乘金,所以就出现了一派肃杀凋零的景象;其病燥背瞥胸满,"满"是"闷"之意,肺金受病就会出现肺失宣降的表现。

⑪张灿玾等《黄帝内经素问校释》背瞥胸满:《类经》二十六卷第十七注"肺金受病,故背闷瞥而胸胀满"。瞥,乱的意思。《楚辞·九章·惜诵》:"中闷瞥之忳忳。"注:"烦乱也。"

金运之气为凉,其正常气化为雾露萧飋,其反常变化为肃杀雕零,其致病为津液干燥,胸背满闷。

⑫方药中等《黄帝内经素问运气七篇讲解》〔其运凉〕"凉",即气候清凉。"其运凉",意即庚辰、庚戌年,属于金运太过之年,凉气偏胜,所以在这两年,特别是在这两年的秋季里,气候偏凉。

〔其化雾露萧飋〕"雾露萧飋",是指秋气清凉的自然景象。"其化雾露萧飋",意即庚辰、庚戌年,秋天里气候偏凉,西风萧飋,雾露早降。这是对前句"其运凉"的具体描述。

〔其变肃杀雕零〕"肃杀",指肃清杀灭,此处是指秋季里的一片荒凉景象。"雕零",指树凋叶落。"其变肃杀雕零",意即庚辰、庚戌年,金运太过,气候凉而过甚,就会过早地出现树凋叶落、一片荒凉的自然景象。

〔其病燥,背瞥胸满〕"燥",即干燥。"背瞥",指背部闷满。"胸满",指前胸满闷。全句意即庚辰、庚戌年,由于金运太过,气候偏凉、偏燥,因而人体容易发生肺病而在临床上出现干咳无痰、口燥咽干、胸背闷满等症状。

⑬王洪图等《黄帝内经素问白话解》金运之气为凉,因而金运太过之年,气候

偏于清凉。它的正常气化表现为雾露萧瑟;它的异常变化表现为:肃杀之气流行,草木凋零;它引起的疾病多为津液亏乏而干燥,胸背部胀满烦闷。

⑭郭霭春《黄帝内经素问白话解》萧飔:秋风来临的样子。

岁运是金,其运为凉。如金运正常,则雾露降临秋风萧瑟。如金运变常,则气候肃杀,草木凋零。金气太过之病多为燥,背闷胸满。

(3)太商 少羽终 少角初 太徵 少宫。

①王冰《黄帝内经素问》此句未具体注释。

②马莳《黄帝内经素问注证发微》太商(庚为太商)。少羽终。少角初。太徵少宫

③张介宾《类经》此句未具体注释。

④张志聪《黄帝内经集注》(编者按:原著"太商庚 少羽辛终 少角丁初 太徵戊少宫己")丁接上节所终之丙,辛接下节初起之壬,五运之十干,皆连续不断。

⑤高士宗《黄帝素问直解》太商金运主岁,故先言秋金之太商,四时之气,少角为先,承上文太羽而次之,故曰少角。

⑥黄元御《黄元御医书全集》此句未具体注释。

⑦张琦《素问释义》此句未具体注释。

⑧高亿《黄帝内经素问详注直讲全集》〔讲〕是年因庚金临运,故太商为客气之初运,为主气之四运。金生水,故少羽为客气之二运,为主气之终运。水生木,故太角为客气之三运,为主气之初运。木生火,故少徵为客气之四运,为主气之二运。火生土,故太宫为客气之终运,为主气之三运也。庚辰、庚戌二年,太阳司天之政,有如是也。

⑨孟景春等《黄帝内经素问译释》岁运为金运太过,客运起于太商,终于太宫,而主运则起于少角,终于少羽。

⑩任廷革《任应秋讲〈黄帝内经〉素问》(讲解)这年的客运次序是"太商,少羽终,少角初,太徵,少宫",主运还是不变,初运是少角,终运是少羽。

⑪张灿玾等《黄帝内经素问校释》客运五步:初之运太商,二之运少羽,三之运太角,四之运少徵,终之运太宫。主运五步:初之运少角,二之运太徵,三之运少宫,四之运太商,终之运少羽。

⑫方药中等《黄帝内经素问运气七篇讲解》庚辰、庚戌年的客运是,初运太商,二运少羽,三运少角,四运太徵,终运少宫。主运仍是初运角,二运徵,三运宫,四运商,终运羽。"少羽终,少角初",解释同前。

⑬王洪图等《黄帝内经素问白话解》客运五步是:初之运太商,二之运少羽,三之运太角,四之运少徵,终之运太宫。主运五步是:初之运少角,二之运太徵,三之运少宫,四之运太商,终之运少羽。

⑭郭霭春《黄帝内经素问白话解》因岁运是金,故客运起于太商;终于少宫,而主运则起于少角,终于少羽。

第七解

（一）内经原文

太阳 太羽 太阴 丙辰天符 丙戌天符 其运寒,其化**凝惨溧冽**,其变冰雪霜雹,其病大寒留于**溪谷**。

太羽_终 太角_初 少徵 太宫 少商。

（二）字词注释

（1）凝惨溧冽

①王冰《黄帝内经素问》〔新校正云〕按《五常政大论》作凝惨寒雾。

②马莳《黄帝内经素问注证发微》其化凝惨溧冽,水之化。《五常政大论》云:凝惨寒雾。

③张介宾《类经》此丙年水运之正化也。

④张志聪《黄帝内经集注》凝惨栗冽。

⑤高士宗《黄帝素问直解》凝惨栗冽。

⑥黄元御《黄元御医书全集》此词未具体注释。

⑦张琦《素问释义》此词未具体注释。

⑧高亿《黄帝内经素问详注直讲全集》〔注〕凝,凝结。惨,阴惨。溧冽,寒盛貌。

⑨孟景春等《黄帝内经素问译释》形容寒水之气化,严寒凛冽。

⑩任廷革《任应秋讲〈黄帝内经〉素问》此词未具体注释。

⑪张灿玾等《黄帝内经素问校释》溧冽:《五常政大论》作"寒雾"。寒风溧冽,凝敛凄惨。

⑫方药中等《黄帝内经素问运气七篇讲解》描述天寒地冻、万物闭藏的严冬景象。

⑬王洪图等《黄帝内经素问白话解》寒风凛冽,凝敛凄惨。

⑭郭霭春《黄帝内经素问白话解》气候寒冷。

（2）溪谷

①王冰《黄帝内经素问》此词未具体注释。

②马莳《黄帝内经素问注证发微》肉之大会为谷,肉之小会为溪。

③张介宾《类经》溪谷者,筋骨肢节之会。

④张志聪《黄帝内经集注》溪谷属骨。

⑤高士宗《黄帝素问直解》溪谷。

⑥黄元御《黄元御医书全集》此词未具体注释。

⑦张琦《素问释义》此词未具体注释。

⑧高亿《黄帝内经素问详注直讲全集》〔注〕溪谷者,肉会之分也。

⑨郭霭春《黄帝内经素问白话解》三百六十五穴会。

⑩任廷革《任应秋讲〈黄帝内经〉素问》此词未具体注释。

⑪方药中等《黄帝内经素问运气七篇讲解》所谓"溪谷"，就是人体肌肉的会合处，是气血流行之处。

⑫孟景春等《黄帝内经素问译释》溪谷。

⑬张灿玾等《黄帝内经素问校释》筋肉关节空隙处。

⑭王洪图等《黄帝内经素问白话解》筋肉关节的空隙之处。

（三）语句阐述

（1）太阳 太羽 太阴 丙辰天符 丙戌天符。

①王冰《黄帝内经素问》〔新校正云〕按《五常政大论》云：上羽而长气不化。〔新校正云〕按《天元纪大论》云：应天为天符。又《六微旨大论》云：土运之岁，上见太阴；火运之少，上见少阳、少阴；金运之岁，上见阳明；木运之岁，上见厥阴；水运之岁，上见太阳，曰天与之会，故曰天符。又木论下交云：五运行同天化者，命曰天符。又云：临者太过不及，皆曰天符。

②马莳《黄帝内经素问注证发微》太阳寒水司天。太羽丙为阳水，为太羽。《五常政大论》云：上羽而长气不化。太阴湿土在泉。丙辰天符丙戌天符。按《天元纪大论》云：应天为天符。又《六微旨大论》云：土运之岁，上见太阴；火运之岁，上见少阳、少阴；金运之岁，上见阳明；木运之岁，上见厥阴；水运之岁，上见太阳。皆天与之会，故曰天符。又本篇下文云：五运行同天化者，命曰天符。又云：临者，太过不及皆曰天符。

③张介宾《类经》丙辰、丙戌岁俱天符。上太阳水，中太羽水运，丙为阳水，故属太羽。下太阴土。

④张志聪《黄帝内经集注》辰戌太阳寒水司天，丙乃水运，与司天之气相合，故为天符。

⑤高士宗《黄帝素问直解》金运之后，水运继之，太阳司天在上，太羽水运在中，太阴在泉在下，太羽水运在中，乃丙辰丙戌之岁也。丙为水运，辰戌太阳寒水司天，故丙辰丙戌，皆为天符。

⑥黄元御《黄元御医书全集》此句未具体注释。

⑦张琦《素问释义》此纪太阳丙运二岁也，岁运与司天同气，故寒甚而留于肢节之会以为疾病也。

⑧高亿《黄帝内经素问详注直讲全集》〔批〕此举丙辰、丙戌之年，以明主客之运也。

〔注〕丙辰、丙戌天符者，谓丙所化之太羽统运与太阳司天之寒水相符合也。

〔讲〕如上而太阳司天，中而太羽统运，下而太阴在泉，则丙辰、丙戌之年也。其年以太羽为统运，与司天之气相合符，故水气盛行。

⑨孟景春等《黄帝内经素问译释》若逢水运太过之年，便是丙辰、丙戌二年份。因司天与中运相同，故均为天符。

⑩任延革《任应秋讲〈黄帝内经〉素问》(讲解)丙辰、丙戌年,其气运次序是"太阳,太羽,太阴"。太阳寒水司天;太羽即寒水。

⑪张灿玾等《黄帝内经素问校释》太阳 太羽 太阴:元刻本作"太阳水 太羽 太阴土"。小字疑后人沾注。庚辰年、庚戌年。

太阳寒水司天;太阴湿土在泉。乙庚为金运,庚为阳年,故运为太商。

⑫方药中等《黄帝内经素问运气七篇讲解》此表说明丙辰、丙戌年是水运太过(太羽)之年,太阳寒水司天,太阴湿土在泉。由于丙辰、丙戌年,年干是丙,丙辛化水,丙为阳干,所以丙辰、丙戌年属于水运太过之年,即太羽之年。丙辰、丙戌年的年支是辰,是戌,辰戌太阳寒水司天。岁运是水,司天之气也是水。岁运与司天之气的五行属性相同,所以丙辰、丙戌又是天符之年。

⑬王洪图等《黄帝内经素问白话解》丙辰年、丙戌年,太阳寒水司天,太阴湿土在泉。丙为阳干,在五行中属水,故这两年为水运太过,称为太羽。因为水运与司天寒水之气相同,所以把这种情况称为天符。

⑭郭霭春《黄帝内经素问白话解》若逢水运太过,便是丙辰、丙戌二年。因司天与中运相同,故均为天符。

(2)其运寒,其化凝惨溧洌,其变冰雪霜雹,其病大寒留于溪谷。

①王冰《黄帝内经素问》〔新校正云〕详太羽三运,此为上羽,少阳少阴司天为上(守)徵。而少阳司天,运言寒肃,此与少阴司天,运首其运寒者,疑此太阳司天,运合太羽,当言其运寒肃。少阳少阴司天,运当云其运寒也。〔新校正云〕按《五常政大论》作凝惨寒雰。

②马莳《黄帝内经素问注证发微》其运寒,水之运。新校正云:详太羽三运,此为上羽,少阳、少阴司天为太徵。而少阳司天,运言寒肃,此与少阴司天,运言其运寒者,疑此太阳司天,运合太羽,当言其运寒肃。少阳、少阴司天,运当云其运寒。其化凝惨溧洌,水之化。《五常政大论》云:凝惨寒雰。其变冰雪霜雹,水之变。其病大寒留于溪谷。肉之大会为谷,肉之小会为溪。皆寒之病。太徵:《素问》新校正作"上徵"。

③张介宾《类经》其运寒,其化凝惨溧洌,此丙年水运之正化也。《五常政大论》作其德凝惨寒氛。其变冰雪霜雹,水太过者,土气承之,故有此变。冰雹者,土之象也。其病大寒留于溪谷。溪谷者,筋骨肢节之会。水运太过,寒甚气凝,故为是病。

④张志聪《黄帝内经集注》其运寒,其化凝惨栗洌,其变冰雪霜雹,其病大寒留于溪谷。寒者水之气,凝惨栗洌,水令之化也。水运太过,故其变冰雪霜雹。变,盛极而变易也。肾主骨,大寒留于溪谷者,溪谷属骨,运气与藏气相合而为病也。

⑤高士宗《黄帝素问直解》其运寒,羽水之运也。其化凝惨溧洌,水冷之化也。其变冰雪霜雹,水坚之变也。其病大寒留于溪谷,水凝之病也。

⑥黄元御《黄元御医书全集》此句未具体注释。

⑦张琦《素问释义》此句未具体注释。

⑧高亿《黄帝内经素问详注直讲全集》〔注〕凝,凝结。惨,阴惨。溧冽,寒盛貌。冰雪霜雹,皆寒凝而成也。溪谷者,肉会之分也。

〔讲〕其运主水,为多寒,其化凝惨而溧冽,其变冰雪而霜雹,其病主感大寒而留于溪谷之间。

⑨孟景春等《黄帝内经素问译释》凝惨溧冽:形容寒水之气化,严寒凛冽。

岁运是水,故其运是寒,水运正常则水凉气凝,气候严寒;若水运变常则为冰雪霜雹;其发生的疾病则为严重的寒气留滞在溪谷。

⑩任廷革《任应秋讲〈黄帝内经〉素问》(讲解)太阳寒水司天;太羽即寒水,水为中运,故其运"寒";太阴湿土在泉。"其化凝惨溧冽,其变冰雪霜雹,其病大寒留于溪谷",这是一年的化、变、病的表现。

⑪张灿玾等《黄帝内经素问校释》寒肃:原作"寒",新校正云:"详太羽三运,此为上羽,少阳少阴司天为上徵,而少阳司天,运言寒肃,此与少阴司天,运言其运寒者,疑此太阳司天,运合太羽,当言'其运寒肃',少阳少阴司天,运当云'其运寒'也。"从之,据补。溧冽:《五常政大论》作"寒雾"。

水运之气为寒冷肃杀,其正常气化为寒风溧冽,凝敛凄惨,其反常变化为冰雪霜雹,其致病为大寒留滞于筋肉关节空隙处。

⑫方药中等《黄帝内经素问运气七篇讲解》[其运寒]"寒",寒冷。"其运寒",意即丙辰、丙戌年,因此这两年中,特别是这两年的冬季里,气候十分寒冷。

[其化凝惨溧冽]"凝惨溧冽",描述天寒地冻、万物闭藏的严冬景象。"其化凝惨溧冽",意即丙辰、丙戌之年,冬季里气候十分寒冷。这是对前句"其运寒"的具体描述。

[其变冰雪霜雹]"冰雪霜雹",是指冬季里过度寒冷。"其变冰雪霜雹",意即丙辰、丙戌年,冬季特冷,冰雪成灾。

[其病大寒流于溪谷]"大寒",即气血凝泣之病。"溪谷",《素问·气穴论》谓:"肉之大会为谷,肉之小会为溪。肉分之间,溪谷之会,以行荣卫,以会大气。"这就是说,所谓"溪谷",就是人体肌肉的会合处,是气血流行之处。"其病大寒流于溪谷",意即丙辰、丙戌年,由于水运太过,再加上司天之气又是水,系属天符之年,因此人体容易感寒而使气血凝涩不通发生各种疾病。

⑬王洪图等《黄帝内经素问白话解》水运之气寒,因而水运太过之年,气候偏于寒冷。它的正常气化表现为寒风凛冽,凝敛凄惨;它的异常变化表现为:冰雪霜雹;它引起的疾病多为寒气留滞在筋肉关节的空隙之处。

⑭郭霭春《黄帝内经素问白话解》岁运是水,故其运为寒。如水运正常,则气候寒冷;如水运变常,则降冰雪霜雹。水气太过之病,多是严寒之气滞留于三百六十五穴会。

（3）太羽_终太角_初少徵 太宫 少商。

①王冰《黄帝内经素问》此句未具体注释。

②马莳《黄帝内经素问注证发微》太羽（丙为太羽）。终。太角初少徵太宫少商。

③张介宾《类经》此句未具体注释。

④张志聪《黄帝内经集注》主岁之气太过者三年，皆从壬起，壬癸甲乙丙；不及者三年，皆从丁起，丁戊己庚辛。俱横以观之，六岁一周而复起也。主时之气，阳年从壬起初而终于丙，阴年从丁起初而终于辛，俱竖以观之。一太一少而递相沿袭，因以主岁之气提出于上，故止于角下注初，羽下注终，当知每岁皆应角木主春，徵火主夏，商金主秋，羽水主冬。若另立一主时之图，是皆以角为首也。学者以意会之，容易了然，不必多赘图象。玉师曰：司天之气以间气主时，乃加临之客气也。五运之气以余气主时，乃四时之主气也。

⑤高士宗《黄帝素问直解》太羽主岁，故先言太羽，四时之气，太角为先，承上文少羽而次之，故曰太角。

⑥黄元御《黄元御医书全集》此句未具体注释。

⑦张琦《素问释义》此句未具体注释。

⑧高亿《黄帝内经素问详注直讲全集》〔批〕此举丙辰、丙戌之年，以明主客之运也。

〔讲〕是年因丙水临运，故太羽为客气之初运，为主气之终运。水生木，故少角为客气之二运，为主气之初运。木生火，故太徵为客气之三运，为主气之二运。火生土，故少宫为客气之四运，为主气之三运。土生金，故太商为客气之终运，为主气之四运也。丙辰、丙戌二年，太阳司天之政，有如是也。

⑨孟景春等《黄帝内经素问译释》岁运为水运太过，客运起于太羽，终于太商，而主运则起于太角，终于太羽。

⑩任廷革《任应秋讲〈黄帝内经〉素问》（讲解）这年的客运次序是"太羽终，太角初，少徵，太宫，少商"，主运还是不变，初运为太角，终运为太羽。

⑪张灿玾等《黄帝内经素问校释》客运五步：初之运太羽，二之运少角，三之运太徵，四之运少宫，终之运太商。主运五步：初之运太角，二之运少徵，三之运太宫，四之运少商，终之运太羽。

⑫方药中等《黄帝内经素问运气七篇讲解》丙辰、丙戌年的客运是初运太羽，二运太角，三运少徵，四运太宫，终运少商。其主运如常不变。

⑬王洪图等《黄帝内经素问白话解》客运五步是：初之运太羽，二之运少角，三之运太徵，四之运少宫，终之运太商。主运五步是：初之运太角，二之运少徵，三之运太宫，四之运少商，终之运太羽。

⑭郭霭春《黄帝内经素问白话解》此句未具体注释。

第八解

(一) 内经原文

凡此太阳司天之政,气化运行先天,天气肃,地气静,**寒临太虚**,阳气不令,**水土合德**,上应辰星、镇星。**其谷玄黅**,其政肃,其令徐。寒政大举,泽无阳焰,则火发待时。少阳**中治**,**时雨乃涯**,**止极**雨散,还于太阴,云朝北极,湿化乃布,泽流万物,寒敷于上,雷动于下,寒湿之气,持于气交。民病寒湿,发肌肉萎[注1],足痿不收,**濡写**[注2]血溢。

[注1]萎:郭霭春《黄帝内经素问校注》、张灿玾等《黄帝内经素问校释》、人民卫生出版社影印顾从德本《黄帝内经素问》此处为"萎";方药中等《黄帝内经素问运气七篇讲解》、孟景春等《黄帝内经素问译释》此处为"痿",其中方药中注:发肌肉痿,指肌肉萎弱无力之意。故此处"萎"通"痿"。

[注2]写:郭霭春《黄帝内经素问校注》、张灿玾等《黄帝内经素问校释》、方药中等《黄帝内经素问运气七篇讲解》此处为"泻";孟景春等《黄帝内经素问译释》、人民卫生出版社影印顾从德本《黄帝内经素问》此处为"写",其中方药中注:"濡泻",指大便溏泻。故此处"写"通"泻"。

(二) 字词注释

(1) 寒临太虚

①王冰《黄帝内经素问》此词未具体注释。

②马莳《黄帝内经素问注证发微》寒临太虚。

③张介宾《类经》此词未具体注释。

④张志聪《黄帝内经集注》寒临太虚。

⑤高士宗《黄帝素问直解》寒水司天,故寒临太虚。

⑥黄元御《黄元御医书全集》此词未具体注释。

⑦张琦《素问释义》此词未具体注释。

⑧高亿《黄帝内经素问详注直讲全集》〔讲〕寒临太虚。

⑨孟景春等《黄帝内经素问译释》宇宙间充满寒气。

⑩任廷革《任应秋讲〈黄帝内经〉素问》此词未具体注释。

⑪张灿玾等《黄帝内经素问校释》寒水之气临于太空。

⑫方药中等《黄帝内经素问运气七篇讲解》指气候寒冷。

⑬王洪图等《黄帝内经素问白话解》寒湿之气充满宇宙。

⑭郭霭春《黄帝内经素问白话解》寒气上临天空。

(2) 水土合德

①王冰《黄帝内经素问》此词未具体注释。

②马莳《黄帝内经素问注证发微》水土合德。

③张介宾《类经》水土合德。

④张志聪《黄帝内经集注》水土合德。

⑤高士宗《黄帝素问直解》阳气不令,湿土在泉,故水土合德。

⑥黄元御《黄元御医书全集》此词未具体注释。

⑦张琦《素问释义》此词未具体注释。

⑧高亿《黄帝内经素问详注直讲全集》〔讲〕司天之寒水,与在泉之湿土合德。

⑨孟景春等《黄帝内经素问译释》合德:互相配合,发挥作用。

⑩任廷革《任应秋讲〈黄帝内经〉素问》此词未具体注释。

⑪张灿玾等《黄帝内经素问校释》水土二气相合,以为功德。

⑫方药中等《黄帝内经素问运气七篇讲解》"水",指司天之气为太阳寒水。太阳寒水司天,必然是太阴湿土在泉。"土"指在泉的太阴湿土。"合德"指在司天之气与在泉之气的共同作用下所出现的气化和物化现象。

⑬王洪图等《黄帝内经素问白话解》司天的寒水之气与在泉的湿土之气相互配合而发挥作用。

⑭郭霭春《黄帝内经素问白话解》太阳寒水与太阴湿土之气互相协济。

（3）其谷玄黅

①王冰《黄帝内经素问》天地正气之所生长化成也。黅,黄也。

②马莳《黄帝内经素问注证发微》其谷玄黅者,水土二色也。

③张介宾《类经》玄应司天,黅应在泉,本年正气所化。

④张志聪《黄帝内经集注》其谷主玄黅者。

⑤高士宗《黄帝素问直解》成熟也。

⑥黄元御《黄元御医书全集》其谷玄黅,玄,水色,黅,土色也。

⑦张琦《素问释义》此词未具体注释。

⑧高亿《黄帝内经素问详注直讲全集》〔注〕玄,黑色。黅,黄色;〔讲〕下验五谷,则玄黅合色。

⑨孟景春等《黄帝内经素问译释》玄黅(jīn 音今):玄,黑色。黅,黄色。生长的谷物应为黑色和黄色。

⑩任廷革《任应秋讲〈黄帝内经〉素问》"其谷玄黅","玄"是指司天的寒水,水色为玄,"黅"即是指在泉的湿土,土为黄色,即"黅"。

⑪张灿玾等《黄帝内经素问校释》其在谷类,应于黑色与黄色者。

⑫方药中等《黄帝内经素问运气七篇讲解》玄",指黑色谷物;"黅",指黄色谷物。"其谷玄黅",意即太阳寒水司天,太阴湿土在泉之年,全年气候以寒湿偏胜为特点,因此,玄谷、黅谷在生长上相对良好,因而玄谷、黅谷也就是太阳寒水司天之年的"岁谷"。

⑬王洪图等《黄帝内经素问白话解》黄色和黑色的谷物与它相应能够成熟。

⑭郭霭春《黄帝内经素问白话解》生长的谷物是黑色和黄色。

（4）中治

①王冰《黄帝内经素问》此词未具体注释。

②马莳《黄帝内经素问注证发微》至少阳为三之气,乃中治也。

③张介宾《类经》少阳中治,三之主气也。

④张志聪《黄帝内经集注》主三之气。

⑤高士宗《黄帝素问直解》此词未具体注释。

⑥黄元御《黄元御医书全集》此词未具体注释。

⑦张琦《素问释义》此词未具体注释。

⑧高亿《黄帝内经素问详注直讲全集》〔讲〕止居中以自治焉。

⑨孟景春等《黄帝内经素问译释》主治的时候(三之气)。

⑩任廷革《任应秋讲〈黄帝内经〉素问》"少阳中治",即是指三之气。

⑪张灿玾等《黄帝内经素问校释》少阳中治:马莳注"少阳为三之气,乃中治也"。比指主气而言。

⑫方药中等《黄帝内经素问运气七篇讲解》指客气中的司天之气。因为客主加临时,司天之气总是加在主气的三之气上,亦即少阳相火的位置上。三之气在六步中居第三步,位于六步之中,所以叫做"中治"。

⑬王洪图等《黄帝内经素问白话解》主持时令的时候。

⑭郭霭春《黄帝内经素问白话解》当令。

(5) 时雨乃涯

①王冰《黄帝内经素问》此词未具体注释。

②马莳《黄帝内经素问注证发微》又太阳寒水加之,时雨乃涯。

③张介宾《类经》以相火王时,而寒水之客胜其主,故时雨乃涯。涯,水际也,雨至之消。

④张志聪《黄帝内经集注》而又为寒水加临,是以时雨乃涯。

⑤高士宗《黄帝素问直解》湿土在泉,故时雨乃涯。

⑥黄元御《黄元御医书全集》涯,尽也,水岸曰涯。

⑦张琦《素问释义》此词未具体注释。

⑧高亿《黄帝内经素问详注直讲全集》〔讲〕天气降而时雨乃涯。

⑨孟景春等《黄帝内经素问译释》雨水及时下降。

⑩任廷革《任应秋讲〈黄帝内经〉素问》"涯"是"到"之意。

⑪张灿玾等《黄帝内经素问校释》涯:有穷尽的意思,如《庄子》"吾生也有涯"。雨水止极而云散。

⑫方药中等《黄帝内经素问运气七篇讲解》"时雨",指正常的降雨,此处是指雨季,也就是指主气四之气太阴湿土所属的节气。"涯",指边际或尽头处。

⑬王洪图等《黄帝内经素问白话解》雨露及时下降。

⑭郭霭春《黄帝内经素问白话解》涯,穷尽、终止。时雨就中止了。

(6) 止极

①王冰《黄帝内经素问》此词未具体注释。

②马莳《黄帝内经素问注证发微》止极雨散,则雨归于土,所谓还于太阴也。

③张介宾《类经》自三气止极。

④张志聪《黄帝内经集注》此词未具体注释。

⑤高士宗《黄帝素问直解》止极。

⑥黄元御《黄元御医书全集》止极。

⑦张琦《素问释义》此词未具体注释。

⑧高亿《黄帝内经素问详注直讲全集》〔讲〕止极。

⑨孟景春等《黄帝内经素问译释》下半年三气终期。

⑩任廷革《任应秋讲〈黄帝内经〉素问》此词未具体注释。

⑪张灿玾等《黄帝内经素问校释》止极。

⑫方药中等《黄帝内经素问运气七篇讲解》"止",指作用终止。"极",指终极,此处指三之气终结时。

⑬王洪图等《黄帝内经素问白话解》三气之后。

⑭郭霭春《黄帝内经素问白话解》到了极点。

(7) 濡写

①王冰《黄帝内经素问》此词未具体注释。

②马莳《黄帝内经素问注证发微》斯时民病为寒湿,发为肌肉萎,为足痿不收,为濡泻,为血溢,此皆火发之病也。

③张介宾《类经》此词未具体注释。

④张志聪《黄帝内经集注》濡写。

⑤高士宗《黄帝素问直解》濡写。

⑥黄元御《黄元御医书全集》此词未具体注释。

⑦张琦《素问释义》此词未具体注释。

⑧高亿《黄帝内经素问详注直讲全集》〔讲〕濡泻。

⑨孟景春等《黄帝内经素问译释》大便泄泻。

⑩任廷革《任应秋讲〈黄帝内经〉素问》此词未具体注释。

⑪张灿玾等《黄帝内经素问校释》大便泄泻。

⑫方药中等《黄帝内经素问运气七篇讲解》指大便溏泻。

⑬王洪图等《黄帝内经素问白话解》大便泄泻。

⑭郭霭春《黄帝内经素问白话解》大便濡泻。

(三) 语句阐述

(1) 凡此太阳司天之政,气化运行先天,天气肃,地气静,寒临太虚,阳气不令,水土合德,上应辰星、镇星。

①王冰《黄帝内经素问》六步之气,生长化成收藏,皆先天时而应至也。余岁先天同之也。明而大也。

②马莳《黄帝内经素问注证发微》此言太阳司天之政,有主气,又加以客气,而天时民病治法因之也。凡此太阳司天之政,则辰戌之纪,曰壬辰、壬戌、戊辰、戊戌、甲辰、甲戌、庚辰、庚戌、丙辰、丙戌,皆主太过之岁,其气化运行先天。盖太过者为

先天,而六步之气生长化收藏,皆先天时而至耳。后云:运有余,其至先。余岁先天同此。寒水司天,故天气肃。湿土在泉,故地气静。寒临太虚,故阳气不令。水土合德,故辰星、镇星应之。

③张介宾《类经》凡此太阳司天之政,气化运行先天。此下总结辰戌年太阳司天六气之化。凡子寅辰,午申戌,六阳年皆为太过;丑亥酉、未巳卯,六阴年皆为不及。太过之气,常先天时而至,故其生长化收藏,气化运行皆早;不及之气,常后天时而至,故其气化运行皆迟。如《气交变大论》曰:太过者先天,不及者后天。本篇后文曰:运太过则其至先,运不及则其至后。皆此义也。后仿此。天气肃,地气静,寒临太虚,阳气不令,水土合德,上应辰星、镇星。太阳寒水司天,则太阴湿土在泉,故天气肃,地气静,水土合德,而二星当先后明也。

④张志聪《黄帝内经集注》此统论六气之主岁而主时也。主岁者,司天在泉;主时者,主气客气。六气虽各有分部,而司天之气又为一岁之主,故曰:凡此太阳司天之政,气化运行先天。夫子午寅申辰戌为六阳年,气主太过;丑未卯酉巳亥为六阴年,气主不及。凡主岁主时之气太过之年,皆先天时而至,不及之年,皆后天时而至,故曰:运太过则其至先,运不及则其至后。太阳寒水司天,故天气肃;太阴湿土在泉,故地气静。寒临太虚,故阳气不能章其政令。水土合德,故上应辰星镇星。

⑤高士宗《黄帝素问直解》辰戌(编者按:此处应为戌)太阳司天之政,凡此壬辰壬戌,戊辰戊戌,甲辰甲戌,庚辰庚戌,丙辰丙戌,皆主太过之岁。气化运行,先天时而至,太阳寒水司天,故天气肃。太阴湿土在泉,故地气静。寒水司天,故寒临太虚,而阳气不令,湿土在泉,故水土合德,而上应水之辰星,土之镇星。

⑥黄元御《黄元御医书全集》太阳寒水司天,故天气肃。太阴湿土在泉,故地气静。

⑦张琦《素问释义》王注:六步之气生长化收藏,皆先天时而应至也。

⑧高亿《黄帝内经素问详注直讲全集》〔批〕此统举太阳司天之政,气化运行,而以天地民物之变验之也。

〔注〕肃,严肃。静,镇静。

〔讲〕凡此太阳寒水司天之政,无论为壬辰、壬戌,为戊辰、戊戌,为甲辰、甲戌以及庚辰、庚戌、丙辰、丙戌,皆主太过之岁。诸太统运,其当年气化运行,皆先天时而至,即如天之气以寒水司天而先肃,地之气以湿土在泉而先静,肃则气寒,是以寒临太虚,静则气闭,是以阳气不令也。辰戌之纪,司天之寒水,与在泉之湿土合德。仰观天星,则辰镇同明。

⑨孟景春等《黄帝内经素问译释》合德:互相配合,发挥作用。

凡是太阳司天的年份,气化的运行比正常的天时为早,天气清肃,地气安静,宇宙间充满寒气,阳气未能行令,水和土相配合发挥协同作用,在上应水星和土星光明。

⑩任廷革《任应秋讲〈黄帝内经〉素问》(讲解)"凡此太阳司天之政,气化运行

"先天",这是指凡阳年就"先天"而至,即时节还没到而运气就先到了;相反,后面的文献中提到了"后天",就是指不及之年,即时节已到运气后到。运气中"先天""后天"就是这样的意思。

"天气肃,地气静,寒临太虚,阳气不令,水土合德,上应辰星镇星","辰星"是水星,"镇星"是土星。

⑪张灿玾等《黄帝内经素问校释》气化运行先天:指气化先天时而至。凡气太过则气先天时而至,气不及则气后天时而至。水土合德,上应辰星镇星:太阳寒水司天,则为太阴湿土在泉,所以是"水土合德"。上则水应于辰星,土应于镇星,乃各应其本星。以下阳明司天之政,少阳司天之政等义同。

凡此辰戌年太阳司天之政,其气太过,先天时而至,太阳寒水司天,其气肃厉,太阴湿土在泉,其气沉静,寒水之气临于太空,阳气不得施令,水土二气相合,以为功德,上应于辰星与镇星之光较强(见表1)。

表1　太阳司天之政

纪年	司天	中运	在泉	运	化	变	病	初之运 客	初之运 主	二之运 客	二之运 主	三之运 客	三之运 主	四之运 客	四之运 主	五之运 客	五之运 主	备注
壬辰壬戌	太阳	太角	太阴	风	鸣启素拆	振摧拉拔	眩目掉瞑	太角	太角	少徵	少徵	太宫	太宫	少商	少商	太羽	太羽	
戊辰戊戌	太阳	太徵	太阴	热	喧郁暑燠	炎沸腾烈	热郁	太徵	少角	少宫	太徵	太商	少宫	少羽	太商	太角	少羽	同正徵
甲辰甲戌	太阳	太宫	太阴	阴雨	柔润重泽	震惊飘骤	湿下重	太宫	太角	少商	少徵	太羽	太宫	少角	少商	太徵	太羽	同天符岁会
庚辰庚戌	太阳	太商	太阴	凉	雾萧露飔	肃杀雕零	燥背瞀胸满	太商	少角	少羽	少徵	太角	太宫	少徵	少商	太宫	少羽	
丙辰丙戌	太阳	太羽	太阴	寒肃	凝溧惨冽	冰雪霜雹	大寒留于溪谷	太羽	少角	少角	少徵	太徵	太宫	少宫	少商	太商	太羽	天符

⑫方药中等《黄帝内经素问运气七篇讲解》[凡此太阳司天之政,气化运行先天]"太阳司天之政",指太阳寒水司天之年。"气化运行先天",句中的"先天"二字,在运气学说中一般作"太过"或"早至"解,指气候"先天而至",即"未至而至",气候比季节来得早。这也就是《气交变大论》中所谓的:"故太过者先天,不及者后天。"全句意即六十年中属于太阳寒水司天的十年中都是岁运太过之年,所以原文说:"凡此太阳司天之政,气化运行先天。"

天气肃,地气静,寒临太虚,阳气不令:这几句是对太阳寒水司天之年自然气候特点的描述。"天气肃",指自然界一片清肃。"地气静",指大地上生长现象相对安静而不活跃。"寒临太虚",指气候寒冷。"阳气不令",指阳气不足。全句意即太阳寒水司天之年,气候偏于寒冷,自然界生物生长现象相对低下而不活跃。

水土合德,上应辰星镇星。"水",指司天之气为太阳寒水。太阳寒水司天,必然是太阴湿土在泉。"土"指在泉的太阴湿土。"合德"指在泉之气与在泉之气的共同作用下所出现的气化和物化现象。"辰星",即水星。"镇星",即土星。"上应辰星镇星",意即太阳寒水司天,太阴湿土在泉之年,这一年的气候变化特点是上半年偏寒,下半年偏湿。这种气候变化被认为与天体上的水星和土星运行密切相关。

⑬王洪图等《黄帝内经素问白话解》凡是上述的辰、戌的年份,太阳寒水之气司天而行使职权的时候,其气化太过,气候常常先于时令而到来。司天之气肃厉,在泉之气清静,寒湿之气充满宇宙,温和的阳气不能正常布散。司天的寒水之气与在泉的湿土之气相互配合而发挥作用。天上的辰星、镇星与它相应则光芒显著。

⑭郭霭春《黄帝内经素问白话解》先天:先天时而至。阳气不令:阳气不能发挥作用。水土合德:太阳寒水与太阴湿土之气互相协济。

凡是太阳司天行使职权的时候,气化的运行常先天时而至,天气清肃,地气安静。寒气上临天空,阳气不能发挥它的作用,寒水与湿土互相协济,它相应于上的就是辰星镇星。

(2) 其谷玄黅,其政肃,其令徐。

①王冰《黄帝内经素问》天地正气之所生长化成也。黅,黄也。

②马莳《黄帝内经素问注证发微》其谷玄黅者,水土二色也。肃者水之政,徐者土之令。

③张介宾《类经》其谷玄黅。玄应司天,黅应在泉,本年正气所化。政肃者寒之气,令徐者阴之性也。

④张志聪《黄帝内经集注》其谷主玄黅者,成熟感司天在泉之气,所谓岁谷是也。肃者,天之政。徐者,地之令也。

⑤高士宗《黄帝素问直解》其谷玄黅者成熟也。天气肃,故其政肃。地气静,故其令徐。

⑥黄元御《黄元御医书全集》其谷玄黅,玄,水色,黅,土色也。

⑦张琦《素问释义》此句未具体注释。

⑧高亿《黄帝内经素问详注直讲全集》〔批〕此统举太阳司天之政,气化运行,而以天地民物之变验之也。

〔注〕黅,黄色。

〔讲〕下验五谷,则玄黅合色。言乎其政,则应水而清肃;言乎其令,则应土而舒徐。

⑨孟景春等《黄帝内经素问译释》玄黅(jīn 今):玄,黑色。黅,黄色。

生长的谷物应为黑色和黄色,司天之政严肃,在泉之令徐缓。

⑩任廷革《任应秋讲〈黄帝内经〉素问》(讲解)"其谷玄黅","玄"是指司天的寒水,水色为玄,"黅"即是指在泉的湿土,土为黄色,即"黅"。

⑪张灿玾等《黄帝内经素问校释》其在谷类,应于黑色与黄色者,其司天之政严肃,其在泉之令徐缓。

⑫方药中等《黄帝内经素问运气七篇讲解》[其谷玄龄]"玄",指黑色谷物;"龄",指黄色谷物。"其谷玄龄",意即太阳寒水司天,太阴湿土在泉之年,全年气候以寒湿偏胜为特点,因此,玄谷、龄谷在生长上相对良好,因而玄谷、龄谷也就是太阳寒水司天之年的"岁谷"。所谓"岁谷",亦即当年生长较好的谷物。张志聪注此云:"其谷主玄龄者成熟,感司天在泉之气,所谓岁谷是也。"即谓此义。

[其政肃,其令徐]"肃",即清肃。"徐",即缓慢。"其政肃,其令徐",意即太阳寒水司天之年,上半年气候偏冷,下半年气候偏湿,自然界一片清肃,植物生长相对缓慢。

⑬王洪图等《黄帝内经素问白话解》黄色和黑色的谷物与它相应能够成熟。其气象清肃,作用徐缓。

⑭郭霭春《黄帝内经素问白话解》生长的谷物是黑色和黄色。它的气象严肃,它的作用徐缓。

(3)寒政大举,泽无阳焰,则火发待时。

①王冰《黄帝内经素问》寒甚则火郁,待四气乃发,暴为炎热也。

②马莳《黄帝内经素问注证发微》惟寒政大举,故川泽无有阳焰,寒甚则火郁,故火发必待其时。

③张介宾《类经》寒盛则火郁,郁极必发,待王时而至也。

④张志聪《黄帝内经集注》泽无阳焰者,谓阴中之生阳为寒气所抑,盖二之气乃少阴君火主气,因寒政大举,故必待时而后发。待时者,至五之气少阴间气司令而后发,此言四时之主气而为司天之所胜也。

⑤高士宗《黄帝素问直解》寒水司天,故寒政大举。寒政大举,则泽无阳焰。泽无阳焰,则火发待,待时者,待少阳中治之四气也。

⑥黄元御《黄元御医书全集》寒水胜火,故火发待时。

⑦张琦《素问释义》此句未具体注释。

⑧高亿《黄帝内经素问详注直讲全集》〔批〕此统举太阳司天之政,气化运行,而以天地民物之变验之也。

〔讲〕寒政大举。泽无阳焰,则火气已为寒郁,而发必待时。

⑨孟景春等《黄帝内经素问译释》泽无阳焰:张志聪"谓阴中之生阳为寒水所抑"。即阴中升发的阳气被司天的寒水所抑制,如沼泽之中,没有上腾的阳气。

由于寒水之政大起,使阳气不得伸张,故湖泽之中没有升腾之阳气,则被遏之火气只有待时而发。

⑩任廷革《任应秋讲〈黄帝内经〉素问》此句未具体注释。

⑪张灿玾等《黄帝内经素问校释》泽无阳焰:湖泽中不见有阳热之气焰上腾,乃阴中之阳,抑伏不升之故。

由于寒水之政大起,阳气不得伸张,故湖泽中不见阳热的气焰升腾,火气则需等到其相应之时,方能舒发。

⑫方药中等《黄帝内经素问运气七篇讲解》[寒政大举,泽无阳焰]"寒政大举",指太阳寒水司天之年,气候相对寒冷。"泽",指水,"阳焰",即火焰。"泽无阳焰",形容太阳寒水司天之年,气候寒冷,好像有水无火一样。

[则火发待时]此承上句而言。"发",指发作,与"郁"相对应。"火发待时",意即太阳寒水司天之年,上半年气候偏于寒冷,主气的初之气厥阴风木、二之气少阴君火均为寒气所郁,应温不温,应热不热,因而"寒政大举,泽无阳焰"。但是,运气学说认为,有"郁"就有"发",郁极乃发。这就是说,到了一定时候,被郁的火就要发作出来,所以说"火发待时"。至于什么时候才发,张介宾谓:"寒盛则火郁,郁极必发,待王时而至也,什么时候是"王时"?张志聪认为是五之气,因为太阳寒水司天之年,三之气是太阳寒水,四之气是厥阴风木,五之气才是少阴君火。他说:"待时者,至五之气,少阴间气司令而后发。"这就是说,太阳寒水司天之年,上半年气候偏冷,但到了五之气,亦即到了秋分以后至小雪,第也就是约在农历八月下旬至十月上旬一段时间中,又可以出现较热的气候以及相应的物候现象。这也就是下文所说的:"五之气,阳复化,草乃长,乃化,乃成,民乃舒。"

⑬王洪图等《黄帝内经素问白话解》如果寒气的作用过分发挥,阳气受到严重的抑制,致使湖泽中不见阳热之气升腾,火气只能等待时机而发。

⑭郭霭春《黄帝内经素问白话解》泽无阳焰:川泽里不见有升腾的阳气。

如果寒气的作用极为扩张,阴中之阳受了遏制,川泽里没有升腾的阳气,那么火气必要待时而发。

(4) 少阳中治,时雨乃涯,止极雨散,还于太阴,云朝北极,湿化乃布,泽流万物,寒敷于上,雷动于下,寒湿之气,持于气交。

①王冰《黄帝内经素问》北极,雨府也。气交:岁气之大体也。

②马莳《黄帝内经素问注证发微》至少阳为三之气,乃中治也。又太阳寒水加之,时雨乃涯。止极雨散,则雨归于土,所谓还于太阴也。云朝北极,湿化乃布,泽流万物,则北极为雨府,而雨湿相持也。寒水之气敷于上,少阳雷火动于下,而寒湿之气持于天地之交者如此。

③张介宾《类经》少阳中治,时雨乃涯。少阳中治,三之主气也。以相火王时,而寒水之客胜其主,故时雨乃涯。涯,水际也,雨至之消。止极雨散,还于太阴,云朝北极,湿化乃布,岁半之后,地气主之。自三气止极,雨散之后,交子四气,则在泉用事,而太阴居之,故又云朝北极,湿化布焉。

④张志聪《黄帝内经集注》少阳中治者,少阳相火主三之气,而又为寒水加临,是以时雨乃涯,此言四时之主气而为加临客气之所胜也。岁半之前,天气主之,岁半之后,地气主之,而加临之三气主寒水,四之主气属太阴,是以寒气之气至三气止,而交于四气之太阴也。太阴所至为云雨,雨朝北极者,在泉之气运化于上也。

泽流万物者,湿土之气周备于下也。寒敷于上者,太阳寒水之在上也。雷动于下者,少阴之火气在太阴之右,至五气而始发也。寒湿之气,持于气交者,上下交互也。

⑤高士宗《黄帝素问直解》待时者,待少阳中治之四气也。湿土在泉,故时雨乃涯,时雨乃涯,水土合德也。至少阳中治之时,则止极雨散,还于在泉之太阴。太阴气盛,故云朝北极。云朝北极,则湿化乃布,而泽流万物。合而言之,太阳司天,则寒敷于上,太阴在泉,少阳中治,则雷动于下,寒敷则寒,雷动则湿,寒湿之气,持于三气四气之交,发为民病。

⑥黄元御《黄元御医书全集》至三之主气相火当令,故时雨乃涯,涯,尽也,水岸曰涯。止极雨散。四气以后,太阴湿土司权,故云朝北极,泽流万物,湿化乃布。

⑦张琦《素问释义》此句未具体注释。

⑧高亿《黄帝内经素问详注直讲全集》〔批〕此统举太阳司天之政,气化运行,而以天地民物之变验之也。

〔注〕北极,雨府也。敷,敷布。动,行动。持,交持。

〔讲〕故少阳相火,止居中以自治焉。其时寒水加之,湿土应之,天气降而时雨乃涯,地气升而止极雨散。司天以水气还于太阴,在泉以土气朝于北极,水土气并而湿气乃布,泽流万物也。司天之寒气敷于上,在泉之湿气动于下,如此所以一寒一湿,雨相交持于气交之中。

⑨孟景春等《黄帝内经素问译释》至少阳相火主治的时候(三之气),被郁的火气发挥作用,雨水及时下降,下半年三气终期,下雨稀少,太阴湿土行令,土地已润,天空云层稀薄,湿土之气运化四布,润泽灌溉万物,太阳寒水施发在上,少阴雷火振动在下,使湿气上蒸,寒气湿气相持于气交。

⑩任廷革《任应秋讲〈黄帝内经〉素问》(讲解)"少阳中治",即是指三之气。"时雨乃涯","涯"是"到"之意。

⑪张灿玾等《黄帝内经素问校释》少阳中治:马莳注"少阳为三之气,乃中治也"。比指主气而言。涯:有穷尽的意思,如《庄子》"吾生也有涯"。止极雨散,还于太阴:《类经》二十六卷第十七注"岁半之后,地气主之,自三气止极雨散之后,交于四气,则在泉用事,而太阴居之"。主气四之气为太阴湿土,故少阳之后,则太阴居之。北极:王冰注"北极,雨府也"。

主气少阳居中为三之气,因火气过胜,则应时之雨水穷尽不降,四之气,在泉用事,雨水止极而云散,气还于太阴主令之时,云会于北极雨府之处,湿气乃得布化,万物为之润泽,太阳寒气布于高空,少阴雷火动而在下,寒湿之气则持续于气交之中。

⑫方药中等《黄帝内经素问运气七篇讲解》[少阳中治,时雨乃涯]"少阳",指六气中的少阳相火。六气六步主时中,初之气为厥阴风木,二之气为少阴君火,三之气为少阳相火。因此,这里所说的"少阳",亦即主气中的三之气。"中治",指客

六元正纪大论篇

气中的司天之气。因为客主加临时,司天之气总是加在主气的三之气上,亦即少阳相火的位置上。三之气在六步中居第三步,位于六步之中,所以叫作"中治"。"时雨",指正常的降雨,此处是指雨季,也就是指主气四之气太阴湿土所属的节气。"涯",指边际或尽头处。"少阳中治,时雨乃涯",是紧承上句而言,意即太阳寒水司天之年,上半年天气偏冷,主气的初之气厥阴风木,二之气少阴君火为司天之气所郁,应温不温,应热不热。三之气少阳相火,正好是司天之气的位置,所以也仍然偏冷,应热不热。由于司天之气主要管上半年,因此太阳寒水之气要到三之气以后才终止,到了四之气太阴湿土主时的时候,寒水之气的作用才结束。这也就是原文所谓的:"时雨乃涯"。张志聪注此云:"此言四时之主气而为司天之所胜也。少阳中治者,少阳相火主三之气,而又为寒水加临,是以时雨乃涯。此言四时之主气而为加临之客气所胜也。岁半之前,天气主之,岁半之后,地气主之,而加临之三气主寒水,四之主气属太阴,是以寒水之气,至三气止,而交于四气之太阴也。"即属此义。

[止极雨散,还于太阴]"止",指作用终止。"极",指终极,此处指三之气终结时。"雨散",不好理解,注家多不解释。我们疑为"寒"字之误。"太阴",指主气的四之气太阴湿土。"止极雨(寒)散,还于太阴",意即太阳寒水司天之年,司天之气主管上半年,寒水之气至主气的三之气为止。至四之气以后,下半年则由在泉之气主事。所以张介宾注云:"岁半之后,地气主之,自三气止极,雨散之后,交于四气,则在泉用事,而太阴居之。"

[云朝北极,湿化乃布,泽流万物]"云朝北极",指雨水很多。"湿化乃布",指气候潮湿。"泽流万物",指自然界万物的生长变化都受湿的作用和影响。这是对太阴湿土在泉时自然界的气候和物候变化特点的概括。

[寒敷于上,雷动于下,寒湿之气,持于气交]"寒敷于上",指太阳寒水司天之年,上半年寒气偏胜。"雷动于下",张介宾注:"雷动于下,火郁发也。"张志聪注:"雷动于下者,少阴之火气,在太阴之右,至五气而始发也。"这就是说太阳寒水司天之年,上半年虽然偏于寒冷,但到了下半年五之气时,由于此时客气的间气是少阴君火,所以此时可以出现偏热的气候变化。"寒湿之气,持于气交",指太阳寒水司天之年,由于太阴湿土在泉,所以从总的来说气候特点仍以寒湿为主。这也就是王冰所注的:"岁气之大体也。"

⑬王洪图等《黄帝内经素问白话解》如果寒气的作用过分发挥,阳气受到严重的抑制,致使湖泽中不见阳热之气升腾,火气只能等待时机而发。等到主气的三之气,即少阳相火主持时令的时候,寒水的客气加于主气相火之上,则雨露及时下降。三气之后,雨水终止。待到四之气时,在泉的湿土之气发挥作用,天空中的云气朝向北极,湿气四布,万物则得到灌溉和润泽。太阳寒水布于上,少阴雷火动于下,寒湿之气相持于气交中。

⑭郭霭春《黄帝内经素问白话解》涯:穷尽、终止。

到了少阳当令的时候,时雨就终止了。到了极点,雨水非常稀少,就又回到太阴当令,乌云朝向北极,湿土之气运化四布,雨水润泽遍及万物。寒水之气布于上,少阴君火动于下,寒湿偏胜之气,相持于气交之中。

(5)民病寒湿,发肌肉痿,足痿不收,濡写血溢。

①王冰《黄帝内经素问》〔新校正云〕详血溢者,火发待时所为之病也。

②马莳《黄帝内经素问注证发微》斯时民病为寒湿,发为肌肉萎,为足痿不收,为濡泻,为血溢,此皆火发之病也。

③张介宾《类经》血溢者,火郁之病。他皆寒湿使然。

④张志聪《黄帝内经集注》民病肉萎濡泻诸证,皆寒湿之气发而为病也。

⑤高士宗《黄帝素问直解》民病寒湿之气而发病也。肌肉萎,足萎不收,濡写血溢,此寒湿而兼火郁之病也。

⑥黄元御《黄元御医书全集》此句未具体注释。

⑦张琦《素问释义》皆寒湿为病,其血溢则火郁之故也。

⑧高亿《黄帝内经素问详注直讲全集》〔注〕痿,痿弱也。

〔讲〕而民中之者,即病寒湿,发肌肉萎、足痿不收,濡泻血溢等证也。

⑨孟景春等《黄帝内经素问译释》所以人们多患寒湿,发为肌肉柔弱,两足痿软无力,不能收引,大便泄泻和失血。

⑩任廷革《任应秋讲〈黄帝内经〉素问》此句未具体注释。

⑪张灿玾等《黄帝内经素问校释》人们易患寒湿病发作,肌肉痿弱,两足痿软不收,大便泄泻,血液外溢等症。

⑫方药中等《黄帝内经素问运气七篇讲解》"民病寒湿",指太阳寒水司天之年,气候变化以寒湿为主,因而人体疾病在性质上也以寒湿为主。"发肌肉痿",指肌肉萎弱无力。"足痿不收",指肢体瘫痪不用。"濡泻",指大便溏泻。"血溢",指出血。这些症状,从病位上来看多与脾肾有关,从病的性质来看多与寒湿有关。全句意即太阳寒水司天之年,太阴湿土在泉,因此在疾病定位上要首先考虑脾肾,在疾病定性上要首先考虑寒湿。

⑬王洪图等《黄帝内经素问白话解》此时,人们易患寒湿内盛、肌肉痿软、两足痿弱不能运动、大便泄泻、血液外溢等病证。

⑭郭霭春《黄帝内经素问白话解》这时人们多患寒湿,发为肌肉萎,两足萎弱,伸缩无力,大便濡泻、失血等病。

第九解

(一)内经原文

初之气,地气迁,气乃大温,草乃早荣,民乃厉,温病乃作,身热,头痛,呕吐,肌腠疮疡。

二之气,大凉反至,民乃惨,草乃遇寒,火气遂抑,民病气郁中满。寒乃始。

三之气,天政布,寒气行,雨乃降,**民病寒**,反热中痈疽注下,心热瞀闷。不治者死。

四之气,风湿交争,风化为雨,乃**长**、乃**化**、乃**成**。民病大热,少气、肌肉萎、足痿,注下赤白。

五之气,阳复化,草乃长、乃化、乃成,民乃舒。

终之气,地气正,湿令行,阴凝太虚,**埃昏郊野**,民乃惨凄,寒风以至,反者孕乃死。

（二）字词注释

（1）民病寒,反热中

①王冰《黄帝内经素问》当寒反热,是反天常。

②马莳《黄帝内经素问注证发微》民病寒,然相火为主,故民病反为热中。

③张介宾《类经》民病寒,反为热中等证,即人伤于寒而为病热之理,亦《五常政大论》所谓太阳司天、寒气下临、心气上从之义。

④张志聪《黄帝内经集注》民病寒而内反热也。

⑤高士宗《黄帝素问直解》民病加临之客气,故寒。外病寒,而中反热。

⑥黄元御《黄元御医书全集》寒闭皮毛,郁其内热,反生热中之病。

⑦张琦《素问释义》未具体注释。

⑧高亿《黄帝内经素问详注直讲全集》〔讲〕民感此气,郁积于中,遂病寒及热中。

⑨孟景春等《黄帝内经素问译释》人们多病外寒而内热。

⑩任廷革《任应秋讲〈黄帝内经〉素问》未具体注释。

⑪张灿玾等《黄帝内经素问校释》人们易患寒病于外,热反病于内。

⑫方药中等《黄帝内经素问运气七篇讲解》"民病寒",指疾病的性质以寒病为主。"热中",指里热证。

⑬王洪图等《黄帝内经素问白话解》人们易患外寒里热。

⑭郭霭春《黄帝内经素问白话解》这时人们多发生寒病,但内中却病热。

（2）瞀闷

①王冰《黄帝内经素问》神之危亟(jí 音急)。

②马莳《黄帝内经素问注证发微》心热瞀闷。

③张介宾《类经》此词未具体注释。

④张志聪《黄帝内经集注》瞀闷。

⑤高士宗《黄帝素问直解》瞀闷。

⑥黄元御《黄元御医书全集》此词未具体注释。

⑦张琦《素问释义》此词未具体注释。

⑧高亿《黄帝内经素问详注直讲全集》〔讲〕心热瞀闷。

⑨孟景春等《黄帝内经素问译释》神志昏蒙。

⑩任廷革《任应秋讲〈黄帝内经〉素问》此词未具体注释。

⑪张灿玾等《黄帝内经素问校释》烦闷。

⑫方药中等《黄帝内经素问运气七篇讲解》"心热瞀闷"：指头目不清，心中闷满。

⑬王洪图等《黄帝内经素问白话解》神志昏蒙。

⑭郭霭春《黄帝内经素问白话解》神志昏蒙、胸闷。

（3）长化成

①王冰《黄帝内经素问》此词未具体注释。

②马莳《黄帝内经素问注证发微》在气候为化为长为成。

③张介宾《类经》乃长乃化乃成。

④张志聪《黄帝内经集注》乃长乃化乃成。

⑤高士宗《黄帝素问直解》此词未具体注释。

⑥黄元御《黄元御医书全集》此词未具体注释。

⑦张琦《素问释义》乃化乃成。

⑧高亿《黄帝内经素问详注直讲全集》〔讲〕乃长、乃化、乃成。

⑨孟景春等《黄帝内经素问译释》成长、变化而成熟。

⑩任廷革《任应秋讲〈黄帝内经〉素问》此词未具体注释。

⑪张灿玾等《黄帝内经素问校释》《素问释义》以为六字衍。

⑫方药中等《黄帝内经素问运气七篇讲解》"乃长乃化乃成"，指在正常的降雨情况下，自然界的植物就能够正常地生长和成熟。之所以能够"风化为雨"，这是因为风可以胜湿的原因。《六微旨大论》中指出："亢则害，承乃制，制则生化。""风化为雨，乃长乃化乃成"，正是这一理论在气候及物候变化之间相互关系的具体体现。

⑬王洪图等《黄帝内经素问白话解》生长、化育、成熟。

⑭郭霭春《黄帝内经素问白话解》生长、变化、定形。

（4）埃昏郊野

①王冰《黄帝内经素问》此词未具体注释。

②马莳《黄帝内经素问注证发微》此词未具体注释。

③张介宾《类经》此词未具体注释。

④张志聪《黄帝内经集注》此词未具体注释。

⑤高士宗《黄帝素问直解》此词未具体注释。

⑥黄元御《黄元御医书全集》此词未具体注释。

⑦张琦《素问释义》此词未具体注释。

⑧高亿《黄帝内经素问详注直讲全集》〔讲〕埃昏遍于郊野。

⑨孟景春等《黄帝内经素问译释》尘土飞扬，郊野昏蒙。

⑩任廷革《任应秋讲〈黄帝内经〉素问》此词未具体注释。

⑪张灿玾等《黄帝内经素问校释》尘埃昏暗，笼罩郊野。

⑫方药中等《黄帝内经素问运气七篇讲解》指郊野雾雨迷蒙。

六元正纪大论篇

⑬王洪图等《黄帝内经素问白话解》尘土飞扬,蒙蔽郊野。

⑭郭霭春《黄帝内经素问白话解》尘土飞扬,蒙蔽郊野。

（三）语句阐述

（1）初之气,地气迁,气乃大温,草乃早荣,民乃厉,温病乃作,身热,头痛,呕吐,肌腠疮疡。

①王冰《黄帝内经素问》畏火致之。赤斑也,是为肤腠中疮,在皮内也。

②马莳《黄帝内经素问注证发微》方其初之主气,本厥阴风木也。自斗建丑正至卯之中,则是大寒至惊蛰之末,六十日有奇,奇者谓八十七刻半也。厥阴木为风化用事,风气流行,阳气发动,万物发生以应春,此初气主也。后仿此。而少阳相火客气加之,则往岁卯酉少阴在泉,终之主气本太阳寒水,而客气乃少阴君火,今之客气又少阳相火,故地气迁,气乃大温,草木早荣,民病乃为厉,为温病,为身热,为头痛,为呕吐,为肌腠疮疡也。

③张介宾《类经》本年初之气,少阳用事。上年在泉之气,至此迁易,故曰地气迁。后仿此。然上年终气,君火也。今之初气,相火也。二火之交,故气乃大温,草乃蚤荣。客气相火,主气风木,风火相搏,故为此诸病。肌腠疮疡,斑疹之属也。

④张志聪《黄帝内经集注》此分论加临之间气。间气者纪步,而初气始于少阳。地气迁者,谓上年在泉之终气,而交于今岁司天之初气也。岁前之终气乃少阴君火,今岁之初气乃少阳相火,二火相交,故气大温。草乃早荣者,长气盛也。春始交而大温,故民病厉,温病乃作,为身热头痛,呕吐疮疡。

⑤高士宗《黄帝素问直解》加临客气,以在泉之右气为始,如太阴在泉,则右位之少阳,加于初之气,阳明加于二之气,太阳加于三之气,厥阴加于四之气,少阴加于五之气,太阴加于终之气。凡司天之气,加于三之气,在岁半之上,在泉之气,加于终之气,在岁半之下。此一定法也。初之气,少阳客气加临,因太阴在泉之位以相加,故曰地气迁,言随地气迁移,以为加临之始。少阳,相火也,故气乃大温,而草乃早荣,火气流行,故民乃厉。厉,亢厉也。温病,热病也。温病乃作,如身热,头痛,呕吐,肌肤疮疡者是也。

⑥黄元御《黄元御医书全集》初之气,少阳相火司令,上年在泉之地气至此而迁,气大温,草早荣,民生温热之病。

⑦张琦《素问释义》上年少阴在泉,终气又属少阴,本年初气少阳,二火之交,故气大温而民病温也。肌腠疮疡,癍疹之属。然此亦第言司天之气耳,诊者更当以各年岁运视其盛衰也。

⑧高亿《黄帝内经素问详注直讲全集》〔批〕此统举太阳司天之六气,而详其证治也。

〔注〕迁,易也。

〔讲〕至若太阳司天之纪,六气分应,各有证见,虽初之主气,仍是厥阴风木,而初之客气,则少阳相火也,系前在泉之地气逆迁至此。风火和气,是以验之气,而气乃大温,验之草,而草乃早荣,验之民,而厉温之病乃作也。兼风火相搏,民之为病,多主身热头痛、呕吐、肌腠疮疡等证。

⑨孟景春等《黄帝内经素问译释》地气迁:指上年的在泉之气迁易其位。张介宾:"本年初之气,少阳用事,上年在泉之气,至此迁易。"

初之气,由于上年在泉之气迁易,气候非常温暖,所以百草繁盛得很早,人们于是发生疫疠,温病发作,而有发热,头痛,呕吐肌肤疮疡。

⑩任廷革《任应秋讲〈黄帝内经〉素问》此句未具体注释,总体概括此段为:下面分别讲了初之气、二之气、三之气、四之气、五之气、终之气,这五运之气的变化,这些文字都不难懂,就不细讲了。

⑪张灿玾等《黄帝内经素问校释》地气迁:指上年在泉之气迁易其位。《类经》二十六卷第十七注:"本年初之气,少阳用事,上年在泉之气,至此迁易,故曰地气迁。后仿此。"厉:指疫疠之病。如下文"厉大至"。《类经》二十六卷第十七注:"疫厉大至。"

初之气,主气为厥阴风木,客气为少阳相火,上年在泉之气迁移退位,温气大行,草木繁荣较早,人们易患疫疠病,温热病发作,身热,头痛,呕吐,肌肤疮疡等病。

⑫方药中等《黄帝内经素问运气七篇讲解》[初之气,地气迁,气乃大温,草乃早荣,民乃疠,温病乃作]以上所述的是太阳寒水司天之年在气候及物候变化上的大体情况。以下所述的则是太阳寒水之年六步主时中每一步的具体气候及物候变化情况。为了便于讲解,兹将太阳寒水司天之年的司天在泉四间气图示(见图1)。

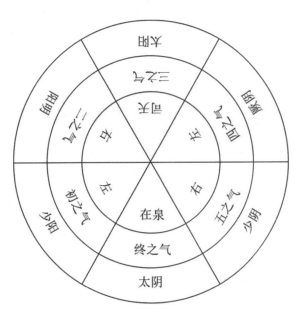

图1　太阳寒水司天之年客气六步主时

"初之气",指太阳寒水司天之年,其客气加临之间气的初气为少阳相火。"地气迁",指太阳寒水司天之年初之气为少阳相火是由上一年在泉之气迁转而来。太阳寒水司天之年的上一年是阳明燥金司天,少阴君火在泉。太阳寒水司天之年,上一年在泉之气的少阴君火迁于本年的五之气上,所以少阳相火才能由上一年的二之气上迁转到本年的初之气上。"气乃大温",指太阳寒水司天之年,初之气为少阳,少阳主火,所以在初之气所属的这一段时间,亦即在本年大寒以后至春分以前,大约在1月中旬至3月中旬这一段时间内,气候很热。"草乃早荣",指植物萌芽生长较平常提早。"民乃疠,温病乃作",指由于气候反常,疫疠流行,容易发生温病。

[身热头痛呕吐,肌腠疮疡]这是指温病的临床症状。"身热头痛呕吐,肌腠疮疡",意即在太阳寒水司天之年中,从全年来说,虽然疾病以寒湿类疾病为主,但在初之气所属的这一段时间中,由于初之气是少阳,所以也可以出现身热、头痛、呕吐、疮疡等热病症状。

⑬王洪图等《黄帝内经素问白话解》初之气,主气为厥阴风木,客气为少阳相火,为上一年的在泉之气迁移运转而来,气候非常温暖,草木就提前繁荣了。人们最易感受具有传染性质的疫疠之气,而发生温病,其临床表现是身热、头痛、呕吐、肌肉皮肤斑疹以及溃疡。

⑭郭霭春《黄帝内经素问白话解》地气迁:在泉地气迁移。

初之气,由于地气迁移,气候极为温暖,于是百草早早地就繁盛了。这时人们很容易感受疫病,发为温病,它的证候是身热、头痛、呕吐、肌肤赤斑等。

(2)二之气,大凉反至,民乃惨,草乃遇寒,火气遂抑,民病气郁中满。寒乃始。

①王冰《黄帝内经素问》因凉而反(守)之于寒气,故寒气始来近人也。

②马莳《黄帝内经素问注证发微》二之主气,本少阴君火也。自斗建卯正至巳之中,则自春分至立夏之末,六十日有奇。少阴君火为热化用事,暄淑乃行君德之象,不司炎暑以应夏,此二气主也。后仿此。而阳明燥金客气加之,大凉反至,民乃惨,草乃遇寒,火气遂抑矣。民病为气郁,为中满,寒气从兹始矣。

③张介宾《类经》燥金用事,故大凉至而火气抑。清寒滞于中,阳气不行也。

④张志聪《黄帝内经集注》二之气,阳明金气加临,故大凉反至。化炎热为清凉于岁半之前,故云反。民乃惨者,寒凉之气在于气交之中。草乃遇寒者,寒气之在下也。中下寒凉,而上临之火气始抑,盖谓同天间气皆从下而上也。气郁中满者,阳气遏抑于内也。寒乃始者,谓司天之寒气自二之气乃始,此司天之气又为间气之所胜也。

⑤高士宗《黄帝素问直解》二之气,阳明客气加临。阳明,清金也,故大凉反至。大凉反至,则民乃悽惨,而草乃遇寒。惨而寒,则火气遂抑。外惨寒,内火抑,故民病气郁中满。郁满之病始于寒,故曰寒乃始。

⑥黄元御《黄元御医书全集》二之气,阳明燥金司令,寒水将生,故寒始火抑。

⑦张琦《素问释义》客气阳明合司天旺气,故凉反至,木火之气不得升达,故民

病如是。

⑧高亿《黄帝内经素问详注直讲全集》〔注〕抑，郁抑。

〔讲〕由初之气以推二之气，主则君火，客为燥金。虽金不胜火，而司天寒水助其母气火必郁而难发，是以大凉之气，为之反至，而民乃惨而不舒矣。草乃遇寒而枯矣，水气遂抑而郁矣。其民亦病气郁中满，而一切寒变之证，遂从此而乃始矣。

⑨孟景春等《黄帝内经素问译释》二之气，阳明燥金之气当令，所以很凉的气候反而到来，人们感到寒冷凄惨，草木遇到寒气，火气遂被抑制而不能生长，人们多患气郁于内，发生胸腹胀满。司天之寒气开始发生。

⑩任廷革《任应秋讲〈黄帝内经〉素问》此句未具体注释，总体概括此段为：下面分别讲了初之气、二之气、三之气、四之气、五之气、终之气，这五运之气的变化，这些文字都不难懂，就不细讲了。

⑪张灿玾等《黄帝内经素问校释》寒乃始：《素问释义》以为三字衍。

二之气，主气为少阴君火，客气为阳明燥金，故凉气反而大行，阳气不得舒发，人们感到凄惨，草木因遇到寒凉之气，也不易生长，火气受到抑制，人们易患气郁不舒，腹中胀满等病，寒气开始发生。

⑫方药中等《黄帝内经素问运气七篇讲解》"二之气"，指太阳寒水司天之年，其客气加临之间气二之气为阳明燥金。"大凉反至"，指由于阳明主凉，主燥，所以在二之气所属的这一段时间内，亦即在该年春分以后至小满以前，大约在3月中旬至5月中旬这一段时间中，气候偏凉。"民乃惨，草乃遇寒，火气遂抑"，指这一段时间正值春夏之交，应温不温，应热不热，草木生长缓慢。"民病气郁中满"，指人体因气候影响，肝气疏泄不及而发生气郁中满症状。"寒乃始"，指太阳寒水司天之年，上半年气候偏于寒凉，但由于初之气为少阳相火，所以实际上并不太冷，因此真正的偏寒现象还是从二之气才开始。

⑬王洪图等《黄帝内经素问白话解》二之气，主气为少阴君火，客气为阳明燥金，反而有大凉的气候出现，人们寒冷凄惨，草木不能生长，火气受到抑制。人们易患气郁不舒，腹中胀满等病证。司天的寒水之气开始发生。

⑭郭霭春《黄帝内经素问白话解》二之气，阳明燥金当令，大凉的气候到来。人们遭受惨栗的气候，百草遇到寒气，火气被抑制了。人们就要患气郁于中，胸腹胀满的病，太阳寒水之气从此开始。

（3）三之气，天政布，寒气行，雨乃降，民病寒，反热中，痈疽注下，心热瞀闷。不治者死。

①王冰《黄帝内经素问》当寒反热，是反天常，热起于心，则神之危亟，不急扶救，神必消亡，故治者则生，不治则死。

②马莳《黄帝内经素问注证发微》三之主气，本少阳相火也。自斗建巳正至未之中，则自小满至小暑之末，六十日有奇。少阳相火暑化用事，此司天之位，炎暑乃行，以应长夏，此三气主也。后仿此。而太阳寒水客气加之，故天政布，寒气行，雨

乃降,民病寒,然相火为主,故民病反为热中,为痈疽,为注下,为心热瞀闷,若不治之则死也。

③张介宾《类经》三之气,即司天也。太阳寒水用事,故寒气行,雨乃降。民病寒,反为热中等证,即人伤于寒而为病热之理,亦《五常政大论》所谓太阳司天、寒气下临、心气上从之义。盖寒水侮阳,则火无不应,若不治之,则阳绝而死矣。按:六气司天,皆无不治者死之说,而惟此太阳寒水言之,可见人以阳气为生之本,有不可不顾也。

④张志聪《黄帝内经集注》司天寒水之气加临于三气,故其时天政乃布,而寒气行,雨乃降也。夏时应热而反为寒气加临,故民病寒而内反热也。痈疽瞀闷,皆火郁之病,勿治将自焚矣。

⑤高士宗《黄帝素问直解》三之气,太阳客气加临,太阳司天,故天政布。太阳,寒水也。故寒气行,而雨乃降。民病加临之客气,故寒。外病寒,而中反热,痈疽注下,寒制之,而热气不上也。心热瞀闷,寒折之,而热气不达也。不急治之,将陷溺矣,故不治者死。

⑥黄元御《黄元御医书全集》三之气司天,太阳寒水用事,故天政布,寒气行。寒闭皮毛,郁其内热,反生热中之病。

⑦张琦《素问释义》客气寒水即司天之气,故曰天政布。三、四气寒湿气交,故并多雨。主气相火为寒所抑,阳气不得发越而内夺,故为病如是。

⑧高亿《黄帝内经素问详注直讲全集》〔注〕注下,泻下也。

〔讲〕由二之气以推三之气,主则湿土,客为寒水。虽土能克水,而客与司天同气,司天之政,必随客气而遍布,是以寒气行而雨乃降,寒湿为之交淫矣。久之,民感此气,郁积于中,遂病寒及热中、痈疽注下、心热瞀闷等证。究之寒湿皆阴邪也,阴盛阳必衰,若在不善治者,伤其阳气,助其阴气,则偏阴绝阳,鲜不死矣。

⑨孟景春等《黄帝内经素问译释》三之气,太阳寒水司天之气当令,寒气流行,因而雨水下降,夏季应热而反寒,人们多病外寒而内热,痈疽,下利,以及心中烦热,神志昏蒙。若不及时治疗,就会发生死亡。

⑩任廷革《任应秋讲〈黄帝内经〉素问》此句未具体注释,总体概括此段为:下面分别讲了初之气、二之气、三之气、四之气、五之气、终之气,这五运之气的变化,这些文字都不难懂,就不细讲了。

⑪张灿玾等《黄帝内经素问校释》天政布:三之气即司天之气,至此则司天之政,得以布施。不治者死:王冰注"当寒反热,是反天常,热起于心,则神之危亟,不急扶救,神必消亡,故治者则生,不治则死"。

三之气,主气为少阳相火,客气为太阳寒水,司天之气布其政令,寒气大行,雨乃降下。人们易患寒病于外,热反病于内,痈疽,下利如注,心热烦闷等病,热郁于内,易伤心神,若不急治,病多死亡。

⑫方药中等《黄帝内经素问运气七篇讲解》〔三之气,天政布,寒气行,雨乃降,

民病寒]"三之气",指太阳寒水司天之年,其客气三之气为太阳寒水。"天政布","天政"指司天之气,意即太阳寒水司天之年,其客气六步的三之气,正是司天之气的本位所在。"寒气行",指由于太阳主寒,加上这一步是司天之气所主,所以在三之气所属的这一段时间,亦即在该年小满以后至大暑以前,大约在5月中旬至7月中旬这一段时间中,气候特别寒冷。"雨乃降",指天比较冷,雨水也比较多。"民病寒",指疾病的性质以寒病为主。

[反热中,痈疽注下,心热瞀闷]这是承上句"民病寒"而言。"热中",指里热证。"痈疽",指皮肤生疮。"注下",指腹泄、下痢。"心热瞀闷",指头目不清,心中闷满。全句意即太阳寒水司天之年,上半年气候偏寒,尤其是三之气这一段时间特别寒冷,所以这一段时间中人们容易感寒,但是由于这一段时间中正是春夏季节,气候应温应热,人体阳气也相应偏盛,因此在感寒之后,就容易出现寒郁于表,热结于里的表寒里热证。因而在临床上出现上述热中、痈疽、注下、瞀闷等里热症状。

⑬王洪图等《黄帝内经素问白话解》三之气,主气为少阳相火,客气为太阳寒水,即司天之气。有寒凉的气候流行,雨水下降。人们易患外寒里热、痈疽、下痢以及心中烦热、神志昏蒙等病证。如果不及时治疗,就会死亡。

⑭郭霭春《黄帝内经素问白话解》三之气,司天太阳之气当令,寒气流行,雨水下降。这时人们多发生寒病,但内中却病热,以至发生痈疽、下利、心中烦热、神志昏蒙、胸闷等,若不及时治疗,就会死亡。

(4)四之气,风湿交争,风化为雨,乃长、乃化、乃成。民病大热,少气、肌肉萎、足痿,注下赤白。

①王冰《黄帝内经素问》此句未具体注释。

②马莳《黄帝内经素问注证发微》四之气,本太阴湿土也。自斗建未正至酉之中,则自大暑至白露之末,六十日有奇。太阴土湿化用事,云雨乃行,此四气主也。后仿此。而厥阴风木客气加之,故风湿交争,风化为雨,在气候为长为化为成,民病为大热,为少气,为肌肉痿,为足痿,为注下赤白。

③张介宾《类经》厥阴客气用事,而加于太阴主气,故风湿交争而风化为雨。木得土化,故乃长乃化乃成也。厥阴木气,值大暑之时,木能生火,故民病大热。以客胜主,脾土受伤,故为少气肉萎等证。萎,痿同。

④张志聪《黄帝内经集注》加临之气乃厥阴风木,四之主气乃太阴湿土,是以风湿交争。风化为雨者,加临之气从时而化也。夏秋之交,湿土主气,故乃长乃化乃成,盖夏主长,秋主成,而长夏主化也。民病大热少气者,风热之病也。肉萎足痿者,湿土之气也。注下赤白者,湿热之交感也。按以上论司天之气及主时之气皆为加临客气之所胜,此论加临之风木又从湿土之气化而为雨,是主客之气互相盛衰。书不尽言,言不尽意,欲明岁运之精微,又当随时审气,随气论时。若固执于文言,何异按图索骥也。张玉师曰:风木之气旺于春,今加临于四气,是为秋金所制,故从时气之化。

六元正纪大论篇

⑤高士宗《黄帝素问直解》四之气,厥阴客气加临。厥阴,风也。太阴在泉,太阴,湿也,故风湿交争。风湿交争,故风化为雨。风化为雨,则万物乃长,乃化乃成。风木生火,故民病大热。木制其土,故少气。病太阴脾土,故肌肉痿,足痿。病厥阴肝木,则注下赤白。

⑥黄元御《黄元御医书全集》四之气,厥阴风木司令,不胜主气之太阴湿土,故病如此。

⑦张琦《素问释义》主气湿土,客气风木,又太阴在泉,主政木从土化,故风化为雨。暑热伤气,故少气。湿热过甚,故痹、痿、注下赤白。

⑧高亿《黄帝内经素问详注直讲全集》〔注〕注下,泻下也。

〔讲〕由三之气以推四之气,主则相火,客为风木。木虽克土,而相火生之,加以太阴在泉主政,木气不能胜乎土气,故风湿交争,风反化为雨,而物为之乃长、乃化、乃成也。然物虽有生长化成之验,而民中相火之气者,必大热少气;中湿土之气者,必病肌肉萎,兼湿气多下行,必病足痿;中相火与湿土交淫之气者,必湿热为患而病注下赤白也。

⑨孟景春等《黄帝内经素问译释》四之气,客气为厥阴风木,主气为太阴湿土,风湿之气交争,风气转化为雨,万物因而开始成长、变化而成熟,人们发病多患高热,呼吸气短,肌肉萎弱,两足疲软无力,赤白痢疾。

⑩任廷革《任应秋讲〈黄帝内经〉素问》此句未具体注释,总体概括此段为:下面分别讲了初之气、二之气、三之气、四之气、五之气、终之气,这五运之气的变化,这些文字都不难懂,就不细讲了。

⑪张灿玾等《黄帝内经素问校释》乃长乃化乃成:《素问释义》以为六字衍。详后文有此六字,此说似是。

四之气,主气为太阴湿土,客气为厥阴风木,风湿二气,交争于气交,湿得风气乃化为雨,万物乃得盛长、化育、成熟,人们易患大热少气,肌肉痿弱,两足痿软,下利赤白等病。

⑫方药中等《黄帝内经素问运气七篇讲解》[四之气,风湿交争]"四之气",指太阳寒水司天之年,其客气加临之间气四之气为厥阴风木。"风湿交争",指由于厥阴主风、主温,所以在四之气所属的这一段时间,亦即在该年大暑以后至秋分以前,大约在7月中下旬至9月中下旬这一段时间中,气候偏温,风气偏胜。四之气从主气来说,又属太阴湿土,雨水较多,加上太阳寒水司天之年,太阴湿土在泉,湿气偏胜,所以在这一段时间中,风气与湿气均可偏胜或互有胜复,因此原文谓"风湿交争"。

[风化为雨,乃长乃化乃成]这是承上句"风湿交争"而言。"风化为雨",意即"湿"在"风"的作用下,由于风可以胜湿,所以湿就不致偏胜而成为正常的降雨现象。"乃长乃化乃成",指在正常的降雨情况下,自然界的植物就能够正常地生长和成熟。之所以能够"风化为雨",这是因为风可以胜湿的原因。《六微旨大论》中指出:"亢则害,承乃制,制则生化。""风化为雨,乃长乃化乃成",正是这一理论在气候

及物候变化之间相互关系的具体体现。

[民病大热少气，肌肉萎，足痿，注下赤白]这仍是承上句"风湿交争"而言。"民病大热"，指在这种气候变化中人体容易发生热病。"少气"，指气短。"肌肉萎"，指肌肉萎弱。"足痿"，指下肢瘫痪，运动障碍。"注下赤白"，指赤白痢疾。全句意即在四之气这一段时间中，由于客气为风，为温，主气为湿，为热，因此容易出现湿热交争的现象而在临床上表现为发热、少气、肌肉萎、赤白痢疾等湿热内蕴的症状。其中肌痿、足痿、注下赤白，总的来说，均属湿病，可以见于寒湿情况下，如前述之"民病寒湿，发肌肉痿，足痿不收，濡泻血溢"，也可以见于湿热情况下，如本节所述，因此在临床上还必须进一步加以区别，不能执一而从。

⑬王洪图等《黄帝内经素问白话解》四之气，主气为太阴湿土，客气为厥阴风木，主客之气相加，风湿两气交争，湿得风转化为雨水，万物因而生长、化育、成熟。人们易患高热、少气、四肢肌肉痿软无力、赤白痢疾等病证。

⑭郭霭春《黄帝内经素问白话解》四之气，厥阴风木当令，太阴湿土主运。风湿两气交争，风不胜湿，化为雨水，万物因而长大、变化、成熟。这时人们多患高热，气虚不足，肌肉萎弱，两足萎弱无力，赤白痢疾等。

（5）五之气，阳复化，草乃长、乃化、乃成，民乃舒。

①王冰《黄帝内经素问》大火临御，故万物舒荣。

②马莳《黄帝内经素问注证发微》五之主气，本阳明燥金也。自斗建酉正至亥之中，则自秋分至立冬之末，六十日有奇。阳明金燥化用事，清凉乃行，此五气主也。余仿此。而少阴君火客气加之，阳气复化，草乃长乃化乃成，民气乃舒。其病为血热妄行，为肺气壅也。

③张介宾《类经》五之气，少阴君火用事，岁半之后，地气主之。以太阴在泉而得君火之化，故万物能长能成，民亦舒而无病。

④张志聪《黄帝内经集注》二气之少阴君火为寒凉所加，至五气而复治，故阳气复化，即所谓泽无阳焰，火发待时，而雷动于下也。火气复化，故草乃长。湿土之气主岁半以下，故乃化。五之主气系阳明秋金，故乃成。火郁发之，故民乃舒。

⑤高士宗《黄帝素问直解》五之气，少阴客气加临，少阴主二之气。上文二之气，草乃遇寒，火气遂抑，至此客气加临，则火气遂抑者，而阳复化。草乃遇寒者，而草乃长，乃化乃成，先郁后伸，故民乃舒而无病。

⑥黄元御《黄元御医书全集》五之气，少阴君火司令，故草长民舒。

⑦张琦《素问释义》主气燥金，客气君火，故曰阳复化。湿土在泉，火土合德，金气坚成，故曰乃化乃成。草乃长句疑有误。

⑧高亿《黄帝内经素问详注直讲全集》〔注〕舒，安舒。

〔讲〕由四之气以推五之气，主则燥金，客为君火，其时阳气复化，草则为之乃长、乃化、乃成，民亦为之乃舒而无病，何也？以在泉之土气主化，五之主气主成复之，阳气主长皆各成其德故也。

⑨孟景春等《黄帝内经素问译释》五之气,少阴君火行令,火气复又旺盛,草木因此成长、变化而成熟,人们也感到舒畅而无病。

⑩任廷革《任应秋讲〈黄帝内经〉素问》此句未具体注释,总体概括此段为:下面分别讲了初之气、二之气、三之气、四之气、五之气、终之气,这五运之气的变化,这些文字都不难懂,就不细讲了。

⑪张灿玾等《黄帝内经素问校释》五之气,主气为阳明燥金,客气为少阴君火,阳气重新施化,草木之类又得盛长、化育而成熟,人们感到舒畅无病。

⑫方药中等《黄帝内经素问运气七篇讲解》"五之气",指太阳寒水司天之年,其客气加临之间气五之气为少阴君火。"阳复化",指因少阴主君火,主热,所以在五之气所属的这一段时间,亦即在该年秋分以后至小雪以前,大约在9月中下旬至11月中下旬这一段时间中,气候偏热。"草乃长乃化乃成",指植物成长又趋于活跃。"民乃舒",指人体内郁积的阳气由于气候转热得到发泄而不致怫郁在里,因而感到舒畅。这也就如张志聪所注:"火郁发之,故民乃舒。"

⑬王洪图等《黄帝内经素问白话解》五之气,主气为阳明燥金,客气为少阴君火,阳气重新发挥作用,草木因而生长、化育、成熟。人们也感到舒畅而无病。

⑭郭霭春《黄帝内经素问白话解》五之气,少阴君火当令,火气不能运行。但因太阴湿土之气与之化合,百草因此生长、变化、定形,人们也舒畅无病。

(6)终之气,地气正,湿令行,阴凝太虚,埃昏郊野,民乃惨凄,寒风以至,反者孕乃死。

①王冰《黄帝内经素问》此句未具体注释。

②马莳《黄帝内经素问注证发微》终之主气,本太阳寒水也。自斗建亥正至丑之中,则自小雪至小寒之末,六十日有奇。太阳水寒化用事,严凝乃行,终气主也。余仿此。而太阴湿土客气加之,故地气正,湿令行,阴凝太虚,埃昏郊野,民病惨凄,及寒风已至,则脾受湿,肾衰,其病反者孕乃死(见表2)。

③张介宾《类经》太阴湿土在泉,地气正也,故湿令行,阴凝太虚,埃昏郊野。民情喜阳恶阴,故惨凄。以湿令而寒风至,风能胜湿,故曰反。反者,孕乃死。所以然者,人为倮虫,从土化也。风木非时相加,故土化者当不育也。

④张志聪《黄帝内经集注》在泉之气临于终气,故地气正而湿令行。阴凝太虚者,太阴之气运于上也。埃昏郊野者,湿土之化布于下也。民乃惨凄者,阴湿之气行于中也。《易》曰:至哉坤元!资生万物。土主化育倮虫,而人为倮虫之长,如寒风以至,是土为风木反胜,故主胎孕不成。此谓非时之邪,而胜主时之气,与《至真要论》之湿司于地热反胜之大义相同。张玉师曰:太阳终三之气而雨乃降,是司天寒水之降于下也。太阴主终之气而阴凝太虚,是在泉湿气之布于上也。上下之气,互相交感者也。故曰:岁半之前,天气主之,岁半之后,地气主之,上下交互,气交主之,岁纪毕矣。当知司天之气始于下而主于上,在泉之气始于上而主于下,上者下行,下者上行,又非上者上而下者下也。

表 2　辰戌岁气寒化

寒水司天	辰戌岁气寒化之图				湿土在泉
初气厥阴风木	二气少阴君火	三气少阳相火	四气太阴湿土	五气阳明燥金	终气太阳寒水
少阳相火加	阳明燥金加	太阳寒水加	厥阴风木加	少阴君火加	太阴湿土加
天时	天时	天时	天时	天时	天时
地气迁，气乃大温，草乃早荣	大凉反至，民乃惨，草乃遇寒，火气遂抑	天政布，寒气行，雨乃降	风湿交争，风化为雨，乃长乃化乃成	阳复化，草乃长乃化乃成	地气正，湿令行，阴凝太虚，埃昏郊野
民病	民病	民病	民病	民病	民病
民乃厉，温病乃作，身热头痛呕吐，肌腠疮疡	气郁中满，寒乃始	病寒，反热中，痈疽注下，心热瞀闷，不治者死	大热少气，肌肉痿，足痿，注下赤白	民乃舒	民乃惨凄，寒风已至，反者孕乃死

⑤高士宗《黄帝素问直解》终之气，太阴客气加临，合其在泉之气，故地气正湿令行，阴凝太虚，湿令行也。埃昏郊野，地气正也。太阳寒水，主终之气，故民乃惨悽，而寒风以至，此加临之气，合在泉之气；主时之气，合司天之气，无有偏胜，民当无病，若无寒湿之化，而有火热之气，是为反者，反则胎孕不育不成，故孕乃死。

⑥黄元御《黄元御医书全集》终之气，太阴湿土司令，故湿令行。反者土被木贼，故孕死（民惨凄，寒风至者，终之主气也）。

⑦张琦《素问释义》主气寒水，客气即在泉湿土，故曰地气正。寒湿交盛，其令如是。反者句疑有误，或以冬行春令为反，支离不可通，缺之可也。

⑧高亿《黄帝内经素问详注直讲全集》〔注〕反者，与时相反也。孕，胎孕。

〔讲〕由五之气以推终之气，主则寒水，客为湿土，加以太阴在泉，是以地气正，湿令行，阴气凝于太虚，埃昏遍于郊野，民之为病，乃惨凄而不乐也。兼主气寒水上并司天太阳，寒风亦以时而大至，则与时相反之物，虽受胎孕，终必不育而死也。

⑨孟景春等《黄帝内经素问译释》终之气，太阴湿土在泉之气当令，湿气运行，宇宙间阴气凝聚，尘土飞扬，郊野昏蒙，人们感到凄惨，寒风到来，湿土之气反为非时风木之气所胜，胎孕往往因此受损而殒落。

⑩任廷革《任应秋讲〈黄帝内经〉素问》此句未具体注释，总体概括此段为：下面分别讲了初之气、二之气、三之气、四之气、五之气、终之气，这五运之气的变化，这些文字都不难懂，就不细讲了。

⑪张灿玾等《黄帝内经素问校释》地气正：终之气为在泉之气，至此则在泉之气乃得其正令。反者孕乃死：吴崑注"人为倮虫，从土化也，风木非时淫胜，则土化者不育也"。

终之气，主气为太阳寒水，客气为太阴湿土，在泉之气，得其正令，湿气大行，阴寒之气凝集太空，尘埃昏暗，笼罩郊野，人们感到凄惨，若寒风骤至，则土气不胜，脾不得长养，虽有妊娠，亦多主死而不能生。

⑫方药中等《黄帝内经素问运气七篇讲解》[终之气，地气正，湿令行]"终之气"，指太阳寒水司天之年，其客气终之气为太阴湿土。"地气正"，指这也正是在泉之气的位置所在。"湿令行"，指太阴湿土在泉，这一年的下半年湿气偏胜。尤其是在终之气所属的这一段时间，亦即在该年小雪以后至大寒以前，大约在11月中下旬至第二年1月中旬这一段时间中，湿气尤其偏胜。

[阴凝太虚，埃昏郊野，民乃惨凄，寒风以至，反者孕乃死]"阴凝太虚"，指天空阴云密布，"埃昏郊野"，指郊野雾雨迷濛。"民乃惨凄"，指在阴晦绵雨之中，人们的凄凉感觉。这是对前句"终之气，地气正，湿令行"时自然景象的具体描述。"寒风以至"，指寒冷的北风吹来。终之气正在严冬季节，从主气来说，终之气也是太阳寒水主时。严冬之时，寒风以至，是一种正常的气候变化。以上几句加以串解，意即太阳寒水司天之年，太阴湿土在泉，这一年下半年偏湿。在冬令这一段时间中，除了偏湿以外，同时也很冷。"反者孕乃死"。一句，历代注家多数把这一句和"寒风以至"一句联系起来注解。张介宾认为"反"是指风胜湿，并且把"孕"字直接理解为人的胎孕。他说："以湿令而寒风至，风能胜湿，故曰反。反者，孕乃死。所以然者，人为倮虫，从土化也。风木非时相加，故土化者，当不育也。"张志聪的认识与张介宾大致相同。他说："土主化育倮虫，而人为倮虫之长，如寒风以至，是土为风木所胜，故主胎孕不成。此谓非时之邪而胜主时之气。"高世栻的看法与二张不同。他认为太阳寒水司天之年，若无寒湿之化，而有火热之气，这就叫"反"，反则胎孕不育不成。他说："太阳寒水，主终之气，故民乃寒惨，而寒风以至，此四加临之气，合在泉之气；主时之气，合司天之气，无有偏胜，民当无病，若无寒湿之化，而有火热之气，反则胎孕不育不成，故孕乃死。"我们基本同意高世栻的看法。我们认为太阳寒水司天之年，太阴湿土在泉。这一年在气候上以寒湿为特点。凡是能适应这种气候特点的生物，如农作物的玄谷、黔谷等，就能生长能孕能育。反之，不能适应这种气候特点的生物就不能孕不能育不能生长或生长孕育不好，即使孕了也要死亡。这就是原文"反者孕乃死"的含义。张介宾、张志聪所作注解，把"寒风以至"，当风胜湿来理解，并且认为这就是"反"，是"孕乃死"的原因，我们认为这与《内经》亢害承制的理论不符，与前述之"风化为雨，乃长乃化乃成"的精神相反，因此不能同意。

⑬王洪图等《黄帝内经素问白话解》终之气，主气为太阳寒水，客气为少阴湿土，即在泉之气，因为太阴之气正盛，湿气得以流行，宇宙间阴气凝聚，尘土飞扬，蒙蔽郊野。人们受到如此气候的影响，也感到凄惨。如果此时再有寒风到来，风能胜

湿,风气不当至而至,孕妇就会受影响而流产。

⑭郭霭春《黄帝内经素问白话解》终之气,太阴湿土当令,地气正胜,湿气运行。阴气凝聚在天空,尘土飞扬,蒙蔽郊野,人们受这样气候的影响,也感到凄惨不乐。若再有寒风到来,风能胜湿,影响到人体,孕妇就会受到损害而致殒胎。

第十解

(一)内经原文

故岁宜苦以燥之温之,必折其**郁气**,先资其**化源**,抑其运气,扶其不胜,无使暴过而生其疾,食**岁谷**以全其真,避虚邪以安其正,适气同异,多少制之。同寒湿者燥热化,异寒湿者燥湿化,故同者多之,异者少之。用寒远寒,用凉远凉,用温远温,用热远热,食宜同法。有假者反常,反是者病,所谓时也。帝曰:善。

(二)字词注释

(1)郁气

①王冰《黄帝内经素问》此词未具体注释。

②马莳《黄帝内经素问注证发微》折其郁气者,折其来胜之气,以散其被胜之郁也。后《本病篇》云:辰戌之岁,木气升之,主逢天柱,胜而不前。又遇庚辰、庚戌,金运先天,中运胜之,忽然不前。又云:辰戌之岁,少阳降地,主窒天玄,胜之不入。又遇丙辰、丙戌,水运太过,先天降而不下。故《刺法论》于木气不能升者,刺足厥阴肝经之井穴大敦;火欲降而不能入地者,刺足少阴肾经之井穴涌泉、足太阳膀胱经之合穴委中,皆以折其郁气也。

③张介宾《类经》郁气。

④张志聪《黄帝内经集注》致郁之气。

⑤高士宗《黄帝素问直解》郁气。

⑥黄元御《黄元御医书全集》折其郁气。

⑦张琦《素问释义》凡气有余不足皆能郁,郁则为病。

⑧高亿《黄帝内经素问详注直讲全集》〔讲〕郁结之气。

⑨孟景春等《黄帝内经素问译释》造成气郁的胜气。

⑩任廷革《任应秋讲〈黄帝内经〉素问》有余。

⑪张灿玾等《黄帝内经素问校释》致郁之胜气。

⑫方药中等《黄帝内经素问运气七篇讲解》指致郁之气,亦即偏胜之气。

⑬王洪图等《黄帝内经素问白话解》引起气郁的原因。

⑭郭霭春《黄帝内经素问白话解》即被克而郁结不散之气,如水胜则火郁,火胜则金郁。

(2)化源

①王冰《黄帝内经素问》化源,谓九月,迎而取之,以补心火。(〔新校正云〕详水将胜也,先于九月迎取其化源,先泻肾之源也。盖以水王十月,故先于九月迎而

取之,泻水所以补火也。)

②马莳《黄帝内经素问注证发微》资其化源者,取其化源而泻之也。太过年则泻,不及年则补。又按《刺法论》云:当取其化源。是故太过取之,不及资之。太过取之,次抑其郁,取其运之化源,令折郁气。不及扶资,以扶运气,以避虚邪也。资取之法,令出《密语》《玄珠密语》。由是观之,则太过之年当名曰取,不及之年当名曰资。今按本篇辰戌之纪当曰取而乃曰资,丑未之纪当曰资而乃曰取,此皆互言而不拘耳。若阳明、厥阴之纪皆名曰资,少阳、少阴之纪皆名曰取,则正合于《刺法篇》之义矣。至于本篇本节之义,则新校正云:先于九月迎取化源,先泻肾之源。盖以水王十月,故先于九月迎而取之,泻水所以补火也。

③张介宾《类经》化源者,化生之源。

④张志聪《黄帝内经集注》化源者,谓五运为六气之生源。

⑤高士宗《黄帝素问直解》生化之源。

⑥黄元御《黄元御医书全集》木为火之化源。

⑦张琦《素问释义》此次未具体注释。

⑧高亿《黄帝内经素问详注直讲全集》〔讲〕生化之源。

⑨孟景春等《黄帝内经素问译释》不胜之气的生化之源。

⑩任廷革《任应秋讲〈黄帝内经〉素问》不足。

⑪张灿玾等《黄帝内经素问校释》王冰注:"化源谓九月迎而取之,以补心火。"新校正云:"详水将胜也,先于九月迎取其化源,先泻肾之源也。盖以水王十月,故先于九月迎而取之,泻水所以补火也。"吴崑注:"资其化源者,资养其化生之源也,如火失其养,则资其木,水失其养,则资其金,皆自其母气而资养之也。"资其化源,诸说不一,今并存之,以为参考。

⑫方药中等《黄帝内经素问运气七篇讲解》即生化之源。

⑬王洪图等《黄帝内经素问白话解》生化之源。

⑭郭霭春《黄帝内经素问白话解》化生之源。如木能生火,火失养则当滋木。

(3)岁谷

①王冰《黄帝内经素问》谓黄色黑色。

②马莳《黄帝内经素问注证发微》其谷玄黄者,岁谷也。

③张介宾《类经》岁谷,即上文玄黅谷也。

④张志聪《黄帝内经集注》岁谷者,玄黅之谷,感司天在泉之气而成熟。

⑤高士宗《黄帝素问直解》岁谷。

⑥黄元御《黄元御医书全集》此词未具体注释。

⑦张琦《素问释义》此词未具体注释。

⑧高亿《黄帝内经素问详注直讲全集》〔讲〕岁气所产之谷。

⑨孟景春等《黄帝内经素问译释》与岁气相应的谷类。

⑩任廷革《任应秋讲〈黄帝内经〉素问》五谷有不同的属性,称为"岁谷"。

⑪张灿玾等《黄帝内经素问校释》与岁气相应之谷类,如上文所谓"其谷玄、黅",即黑色与黄色谷类,为辰戌年之岁谷。

⑫方药中等《黄帝内经素问运气七篇讲解》即与当年气候特点相适应,生长较好,质量较佳的谷物。这里是指玄谷和黅谷。

⑬王洪图等《黄帝内经素问白话解》与主岁之气相和的谷类,即感司天在泉的气运而成熟的谷物,叫岁谷。

⑭郭霭春《黄帝内经素问白话解》与岁气相应的谷类。即黑谷和黄谷。

(三)语句阐述

(1)故岁宜苦以燥之温之,必折其郁气,先资其化源,抑其运气,扶其不胜,无使暴过而生其疾,食岁谷以全其真,避虚邪以安其正,适气同异,多少制之。

①王冰《黄帝内经素问》(〔新校正云〕详故岁宜苦以燥之温之九字,当在避虚邪以安其正下,错简在此。)化源,谓九月,迎而取之,以补心火。(〔新校正云〕详水将胜也,先于九月迎取其化源,先泻肾之源也。盖以水王十月,故先于九月迎而取之,泻水所以补火也。)太角岁脾不胜,太徵岁肺不胜,太宫岁肾不胜,太商岁肝不胜,太羽岁心不胜,岁之宜也如此。然太阳司天五岁之气,通宜先助心,后扶肾气。木过则脾病生,火过则肺病生,土过则肾病生,金过则肝病生,水过则心病生,天地之气过亦然也。岁谷,谓黄色黑色。虚邪,谓从冲后来之风也。

②马莳《黄帝内经素问注证发微》然则治法当何如?故辰戌之岁宜用苦味以燥其湿土,温其寒水可也。折其郁气者,折其来胜之气,以散其被胜之郁也。后《本病篇》云:辰戌之岁,木气升之,主逢天柱,胜而不前。又遇庚辰、庚戌,金运先天,中运胜之,忽然不前。又云:辰戌之岁,少阳降地,主窒天玄,胜之不入。又遇丙辰、丙戌,水运太过,先天降而不下。故《刺法论》于木气不能升者,刺足厥阴肝经之井穴大敦;火欲降而不能入地者,刺足少阴肾经之井穴涌泉、足太阳膀胱经之合穴委中,皆以折其郁气也。资其化源者,取其化源而泻之也。太过年则泻,不及年则补。又按《刺法论》云:当取其化源。是故太过取之,不及资之。太过取之,次抑其郁,取其运之化源,令折郁气。不及扶资,以扶运气,以避虚邪也。资取之法,令出《密语》《玄珠密语》。由是观之,则太过之年当名曰取,不及之年当名曰资。今按本篇辰戌之纪当曰取而乃曰资,丑未之纪当曰资而乃曰取,此皆互言而不拘耳。若阳明、厥阴之纪皆名曰资,少阳、少阴之纪皆名曰取,则正合于《刺法篇》之义矣。至于本篇本节之义,则新校正云:先于九月迎取化源,先泻肾之源。盖以水王十月,故先于九月迎而取之,泻水所以补火也。抑其运气,扶其不胜者,盖太角岁则脾不胜,太徵岁则肺不胜,太宫岁则肾不胜,太商岁则肝不胜,太羽岁则心不胜。今辰戌之年,则心不胜,故当抑其运气之有余,而扶其心之不胜可也。盖此太阳司天五岁之气,通宜先助其心,后扶其肾气耳。又木过则脾病生,火过则肺病生,土过则肾病生,金过则肝病生,水过则心病生,无使暴过而生其疾。其谷玄黄者,岁谷也,宜食之以全其真。虚邪者,八风之虚邪贼风从后来冲人者也,宜避之以安其正。

③张介宾《类经》以上十年,皆寒水司天,湿土在泉,湿宜燥之,寒宜温之。味必苦者,苦从火化,治寒以热也。折其郁气,写有余也。资其化源,补不足也。如上文寒水司天则火气郁,湿土在泉则水气郁,故必折去其致郁之气,则郁者舒矣。又如补遗本病篇曰:辰戌之岁,木气升之,主逢天柱,胜而不前;少阳降地,主窒地玄,胜之不入。故《刺法论》云木欲升而天柱窒抑之,当刺足厥阴之井,火欲降而地玄窒抑之,当刺足少阴之所出,足太阳之所入等义,皆所以折其郁气也。化源者,化生之源。如本年火失其养则当资木,金失其养则当资土,皆自其母气资养之,则被制者可以无伤,亦化源之谓。按新校正云:详水将胜也,先于九月迎取其化源,先写肾之源也。盖以水王十月,故先于九月迎而取之,写水所以补火也。此亦一义,但资取之辨,似于太过之气当曰取,不及之气当曰资。然本篇六气司天,如太阳、阳明、厥阴,俱言资其化源,少阳、太阴、少阴,俱言先取化源,其或言资或言取者,盖资中非不言取,取中非不言资,皆互文耳,但总不外乎化源者即必求其本之义。运言五运,气言六气。如太角岁脾不胜,太徵岁肺不胜,太宫岁肾不胜,太商岁肝不胜,太羽岁心不胜,此五运也。六气者,如上文十年,寒水司天则心火不胜,太阴在泉则肾水不胜。诸太过者抑之,不胜者扶之,则气无暴过而疾不生矣。后仿此。岁谷,即上文玄黅谷也。其得岁气最厚,故能全真。虚邪者,从其冲后来为虚风,伤人者也。适,酌所宜也。气,司天在泉之气也。同异,运与气会有异同也。多少制之,因其同异之多少而为制以治之也。

④张志聪《黄帝内经集注》苦乃火味,火能温寒,苦能胜湿,凡此太阳司天之岁,乃寒湿主气,故宜燥之以胜湿,温之以胜寒,所谓调之正味,而使上下合德也。下文曰:食宜同法。化源者,谓五运为六气之生源。折其郁气者,折其致郁之气也。如太徵之岁太阳司天,则火运受郁矣。太羽之岁太阴在泉,则水运受郁矣。故当燥之以折太阴之土气,温之以折太阳之寒邪,六气同义。玉师曰:下文云五运之气郁极复岁,即此郁也。凡此太阳司天之岁,运气皆主太过,故当抑其淫胜之气,而扶其所不胜。如太角之岁,风木淫胜,则土受其制矣。是当抑其风木之胜,扶其土之不胜。如太徵之岁,火运太过,则金气受其制矣,是当抑其火之太过,扶其金之不胜。所谓和其运,调其化,无致暴过而致生民疾也。后少阴少阳岁相同。(眉批)所谓金土者,即五运之余气。食岁谷以全其真,避虚邪以安其正。岁谷者,玄黅之谷,感司天在泉之气而成熟,食以全天地之元真。虚邪者,谓反胜其间气之邪,如太阳司天之岁,初之气乃少阳相火,而寒反胜之,是寒邪淫胜其初气矣。二之气乃阳明燥金,而热反胜之,是热邪淫制其二气矣。四之气乃厥阴风木,而清反胜之,是燥邪制胜其四气矣。五之气乃少阴君火,而寒反胜之,是热邪制胜其五气矣。是谓四畏,必谨察之,故曰食间谷以辟虚邪,邪去则正自安矣。(眉批)真者,精气也。天地人皆有此真。适气同异,多少制之,故同者多之,异者少之。此论五运之气与司天在泉各有同异,而气味之多少亦各有所制也。适,酌也。酌其气之同异而制之也。

⑤高士宗《黄帝素问直解》旧本寒湿化之寒讹燥今改。太阳,寒水也。太阴,

湿土也。故辰戌之岁，宜食火味之苦以燥之，而治其湿，宜食火味之苦以温之，而治其寒，郁气者，水胜则火郁，土胜则水郁，故必折其郁气。郁者复之基，若欲折之，当先资其化源。如欲折其火，先资其木。欲折其水，先资其金，以为生化之源。辰戌之岁，运气暴过而生其疾，当食玄龄之岁谷，以全其真，避客气之虚邪，以安其正。一岁之中，有司天之气，在泉之气，化运之气。适，酌也。酌其气之同异，而言气味之多少，以制之。

⑥黄元御《黄元御医书全集》太阳寒水司天，寒则宜温。太阴湿土在泉，湿则宜燥。折其郁气，抑寒水之太过也。资其化源，扶二火之不及也(木为火之化源)。适其司天在泉之气同异，多少而节制之。

⑦张琦《素问释义》湿宜燥，寒宜温，苦从火化，治寒以热也。凡气有余不足皆能郁，郁则为病。折者，泄去之也。王(冰)注：谓九月迎而取之，以补心火。林氏解之云：水旺十月，故先于九月迎而取之，泻水所以补火也。按运气在天地感之者，人又有感而不病，及病而微甚异者，万变也。王氏(王冰)欲于年前气之未至取之，不识其道，何由空谈名理，不顾事实类如此也。过则抑之，不胜则扶之，即所谓折其郁气，资其化源也。治者不审此而使其气更有暴过，则益生疾。虚邪，即正之虚风也。此言治者当审岁运与司天、在泉之气同异多少，而制其药物也。

⑧高亿《黄帝内经素问详注直讲全集》〔注〕折，去也。资，资养。适，顺也。

〔讲〕六气之分应如此，故太阳司天、太阴在泉之岁，有湿热者，宜用苦以燥之，有寒热者，宜用苦以温之也，尤必折去其郁结之气，先资其生化之源，抑其运气之太过，扶其主气之不胜，无使六气暴过而生其重病。且取岁气所产之谷，食以全其真，岁虚所乘之邪避之，以安其正，顺其司天在泉之气，或同于大运，或异于大运，悉酌其多少而制之。

⑨孟景春等《黄帝内经素问译释》所以本年多发湿病与寒病，宜用苦燥以去湿，苦温以去寒，必须折减其造成气郁的胜气，资助不胜之气的生化之源，抑制其太过的运气，扶植其不胜的运气，不要使运气太过而致生疾患，饮食要选用与岁气相应的谷类以保全真气，避免虚邪侵袭以安定正气，根据岁运六气的异同，选择药食气味的多少来调治它。

⑩任廷革《任应秋讲〈黄帝内经〉素问》(讲解)"故岁宜苦以燥之温之"，以上这十年寒水司天、湿土在泉，湿宜燥，寒宜温，"必折其郁气"即泄其有余，"先资其化源"即补其不足。"抑其运气，扶其不胜，无使暴过而生其疾，食岁谷以全其真，避虚邪以安其正"，五谷有不同的属性，称为"岁谷"。"适气同异，多少制之，同寒湿者燥热化，异寒湿者燥湿化，故同者多之，异者少之"，"适"是斟酌、适当的意思，"气"是指司天、在泉之气，因其"多少"的不同而进行治疗。

⑪张灿玾等《黄帝内经素问校释》折其郁气：凡司天在泉之气当政时，则被克之气不得舒布，致成郁气，所以有郁气者，必当折去之。吴崑注："郁气者，如以上太阳寒水司天，则火不得升明而自郁。太阴湿土在泉，则水不得流衍而自郁。郁则病

生矣。折,去也。"遗篇《刺法论》中有具体折郁之法,可参看。先资其化源:王冰注"化源谓九月迎而取之,以补心火"。新校正云:"详水将胜也,先于九月迎取其化源,先泻肾之源也。盖以水王十月,故先于九月迎而取之,泻水所以补火也。"吴崑注"资其化源者,资养其化生之源也,如火失其养,则资其木,水失其养,则资其金,皆自其母气而资养之也"。资其化源,诸说不一,今并存之,以为参考。抑其运气,扶其不胜:吴崑注"抑其运气,扶其不胜者,如太角是木,木太过则土不胜,宜抑木而培土也"。抑其运气者,可以泄与运气相应之脏,扶其不胜者,可以补与运气所克之气相应之脏。后仿此。岁谷:与岁气相应之谷类,如上文所谓"其谷玄、黅",即黑色与黄色谷类,为辰戌年之岁谷。适气同异:《类经》二十六卷第十七注"适,酌所宜也。气,司天在泉之气也。同异,运与气会有异同也"。

凡此太阳寒水司天之年,则火气郁而不行,宜食苦味以泻火,以燥治湿,以温治寒,必须折减其致郁之胜气,资助不胜之气的生化之源,抑制中运与司天的太过之气,扶持被抑制的不胜之气,不要使运气猝暴太过而发生疾病,应当食用得岁气的谷类以保全真气,避免虚邪贼风以安定正气。根据中运与司天在泉阴阳五行之气的同异,裁定药食性味的多少而制之。

⑫方药中等《黄帝内经素问运气七篇讲解》[故岁宜苦以燥之温之]以下是谈太阳寒水司天之年的一般治疗原则。"岁",这里指太阳寒水司天之年。"宜",指药物及食物之所宜。"苦",即苦寒药物。"燥",指燥湿药物。"温",指温热药物。"故岁宜苦以燥之温之",意即凡属太阳寒水司天之年,太阴湿土在泉。这样的年份在气候上上半年偏寒偏凉,下半年偏湿偏热,因此人体疾病在性质上亦以偏寒偏凉、偏湿偏热为特点。其偏于寒凉者,治疗选药上宜用温热药。这也就是后世所谓的"温可散寒"。其偏于湿者,则又需区别寒湿和湿热而选药不同。偏于寒湿者,治疗选药上则宜用温热燥湿药;偏于湿热者,治疗选药上则宜用苦寒清热燥湿药。这也就是后世所谓的"温中燥湿"和"苦寒化燥"。值得提出的是由于这句原文提的是"故岁宜苦以燥之温之",因此后世注家多从太阳寒水司天之年,寒湿为主,治疗选药以苦为主,并以苦为火之味,可以温中散寒燥湿来注解。例如张介宾注:"寒水司天,湿土在泉,湿宜燥之,寒宜温之,味必苦者,苦从火化,治寒以热也。"张志聪注:"苦乃火味,火能温寒,苦能胜湿,凡此太阳司天之岁,乃寒湿主气,故宜燥之以胜湿,温之以胜寒。"高世栻注:"故辰戌之岁,宜食火味之苦以燥之而治其湿,宜食火味之苦以温之而治其寒。"我们不能同意把苦味药物作温热药来解释。因为苦味药一般多属于寒凉药物。"苦可燥湿",是指湿热内蕴、湿由热生者而言,并不是说苦味药物可以治疗一切湿证,寒湿为病也用苦味药来治疗。因为临床经验证明,寒湿之病在治疗上应以温热燥湿药物为主。

[必折其郁气,先资其化源]"郁气",指致郁之气,亦即偏胜之气。"必折其郁气",意即气有余而出现偏胜时,常使其所胜之气被郁于里。例如寒气偏胜时,火气被郁于里。火气偏胜时,清气被郁于里。清气偏胜时,风气被郁于里。风气偏胜

时,湿气被郁于里。湿气偏胜时,寒气被郁于里等。因此在治疗时,必须首先处理这种偏胜之气。只有在这种偏胜之气得到纠正以后,其所胜之气才不至于被郁于里而恢复正常活动。张介宾注此云:"折其郁气,泻有余也……如上文寒水司天则火气郁,湿土在泉则水气郁,故必折去其致郁之气,则郁者舒矣。"张志聪注此云:"折其郁气者,折其致郁之气也,如太徵之岁,太阳司天,则火运受郁矣,太羽之岁,太阴在泉,则水运受郁矣。故当燥之以折太阴之土气,温之以折太阳之寒邪。六气同义。"均属此义。"化源",即生化之源。"先资其化源",历代注家解释不一。王冰注:"化源,谓九月迎而取之,以补心火。"这就是说,十月、十一月、十二月为冬三月,气候寒冷。寒气太盛就可以使心火被郁于里。因此在冬令未到之前就先补益心火,使心火不致为寒邪所束。《新校正》虽就王冰注而加以解释,但含义却与王注相反。《新校正》说:"详水将胜也,先于九月迎取其化源,先泻肾之源也。盖以水王十月,故先于九月迎而取之,泻水以补火也。"这就是说,王冰认为"先资其化源",这里是指补心火,《新校正》则解释为"泻肾水",南辕北辙。张介宾注:"化源者,化生之源,如木年火失其养则当资木,金失其养则当资土,皆自其母气资养之,则被制者可以无伤,亦化源之谓。"又注:"资其化源,补不足也。"高世栻注:"郁者复之基,若欲折之,当先资其化源,如欲折其火,先资其木,欲折其水,先资其金,以为生化之源。"这就是说要折什么,就要先补什么。以上诸注,我们认为王冰原注及张介宾注比较符合实际情况。这就是说,岁气偏胜时,一方面固然要"折其郁气",但另一方面也要支持被郁之气。例如太阳寒水司天之年,寒气偏胜,火气被郁。因此在对人体疾病治疗时一方面要折寒邪,另一方面要补心火。在补心火时,或者直接补火,或者间接补其所生。这都叫"先资其化源"。以后,《难经》和《金匮要略》中所提出的"见肝之病,知肝传脾,当先实脾"等治则,我们认为基本上就是从此演化而来。至于高世栻注欲折什么,先补什么,实际上没有这样的治疗方法,也不符合临床实际情况,我们认为没有什么意义。

[抑其运气,扶其不胜]"抑",指抑制。"其",此处指太阳司天之年。"运",指岁运。"气",指岁气。"扶其不胜",即扶持其不胜之气。全句意即太阳司天之年,从岁运来说,太阳司天的十年都是岁运太过之年。从岁气来说,太阳司天之年,太阳寒水司天,寒气偏胜。太阴湿土在泉,湿气偏胜。因此,在疾病的治疗上,就要"折其运气,扶其不胜"。从岁运来说,例如太角之年,岁木太过,其不胜为土,因此在治疗上要疏肝健脾。从岁气来说,太阳寒水司天,寒气偏胜,寒可以胜热。因此在治疗上要散寒、温中。太阴湿土在泉,湿气偏胜,湿可以胜寒,因此在治疗上要燥湿清里。这些都叫作"抑其运气,扶其不胜"。张介宾注云:"运言五运,气言六气,如太角岁脾不胜,太徵岁肺不胜,太宫岁肾不胜,太商岁肝不胜,太羽岁心不胜,此五运也。六气者,如上文十年,寒水司天则心火不胜,太阴在泉则肾水不胜,诸太过者抑之,不胜者扶之。"其义同此。

[无使暴过而生其疾]此句是总结前句"必折其郁气,先资其化源,抑其运气,扶

其不胜"而言。意即前述治疗原则的提出,均是为了和调全身,使无偏胜。"暴过",即突然偏胜失调之意。

[食岁谷以全其真]"岁谷",即与当年气候特点相适应,生长较好,质量较佳的谷物。这里是指玄谷和黅谷。"真",即正气,也就是人体正常的生理调节代偿防御能力。"食岁谷以全其真",意即太阳寒水司天之年,人们在养生方面应该多食玄谷、黅谷类谷物,因为这类谷物在太阳司天之年中,质量较好,对保持人体健康有利。

[避虚邪以安其正]"虚邪",即"虚风",《灵枢·九宫八风》谓:"风从其所居之乡来为实风,主生长,养万物,从其冲后来为虚风,伤人者也,主杀主害者。谨候虚风而避之,故圣人日避虚邪之道,如避矢石然,邪弗能害,此之谓也。"什么叫实风?什么叫虚风?张介宾云:"气得其正者,正气王也,故曰实风。所以能生长,养万物。冲者,对冲也。后者,言其来之远,远则气盛也。如太乙居子,风从南方来,火反胜也。太乙居卯,风从西方来,金胜木也。太乙居午,风从北方来,水胜火也。太乙居酉,风从东方来,木反胜也,气失其正者,正气不足,故曰虚风。"这就是说正常的风,例如春天吹东风,夏天吹南风,秋天吹西风,冬天吹北风等,就是实风。不正常的风,春天吹西风,夏天吹北风,秋天吹东风,冬天吹南风,或风从相反的方面来,如面对南方吹北风,面对北方吹南风,面对东方吹西风,面对西方吹东风,这就是所谓从"冲后"而来的风,就是虚风。"避虚邪以安其正",意即太阳寒水司天之年,气候变化以寒湿为主,但亦应根据各个季节中的一些反常变化,注意起居调摄,才能保持人体健康。

[适气同异,多少制之]"适",张志聪注:"适,酌所第宜也。"有酌量之义。"气",指岁气,亦即司天之气。"同异",四指岁运与岁气之间在气候推算中是相同还是不同。"多少",指同异的多少。"制",指治疗上的原则或规定。全句意即太阴司天的十年中,除了要根据岁气方面的特点来采取治疗措施以外,还要注意岁气与岁运之间的关系。太阳司天之年,从岁气来说,气候特点以寒湿为主,人体疾病也以寒湿为主。但是,这十年中在岁运上,有的与岁气相同,有的又与岁气不同。在太阳司天的十年中,如太宫之年,即甲辰、甲戌年,属于土运太过,湿气偏胜;太羽之年,即丙辰、丙戌年,属于水运太过,寒气偏胜。其与太阳寒水司天,太阴湿土在泉,寒湿主岁结合起来分析,岁运与岁气在性质上是相同的。有的则不同。如太角之年,即壬辰、壬戌年,太徵之年,即戊辰、戊戌年,太商之年,即庚辰、庚戌年,其中太角之年,属于木运太过,风气偏胜,太徵之年,属于火运太过,热气偏胜,太商之年,属于金运太过,凉气偏胜。其与太阳寒水司天,太阴湿土在泉,主岁之气为寒湿来说,岁运与岁气在性质上不尽相同或相反。因此在治疗上就要区分同异,或同异程度多少,采取不同治疗措施。这就是原文所谓的:"适气同异,多少制之。"

⑬王洪图等《黄帝内经素问白话解》凡上述太阳寒水司天、太阴湿土在泉、五运太过的十年中,疾病的性质多属寒湿,治疗应该选用味苦性温的药物,用苦味燥

湿,用温性治寒。要避免引起气郁的原因,应首先要培养受制约之气的生化之源,如水胜而火郁,既要减少水气,又要培补木气,因木能生火而为火的化生之源。如此,抑制太过之气,扶植不及之气,不使它们由于过度偏盛偏衰而导致疾病。饮食方面,要选用与岁气相应的黑色和黄色的谷类,以保全真气;生活起居要避免邪气侵袭,以保持正气充沛。根据五运与司天、在泉之气的异同,以确定药物及其用量。

⑭郭霭春《黄帝内经素问白话解》郁气,即被克而郁结不散之气,如水胜则火郁,火胜则金郁。化源:化生之源。如木能生火,火失养则当滋木。岁谷:与岁气相应的谷类。即黑谷和黄谷。适:酌量、斟酌。

如果要减弱致郁的胜气,首先要培养化生的根源,这样来抑制那太过的运气,扶植那不胜的运气,而不要使其有偏胜偏衰的现象以致生病。同时应食用与岁气相合的青色、黄色谷类以保全真气,防避虚邪贼风以保持正气,所以本年应多用苦味以去湿,苦温以去寒。要斟酌气运的同异,来确定用药的多少。

(2) 同寒湿者燥热化,异寒湿者燥湿化,故同者多之,异者少之。

①王冰《黄帝内经素问》太宫太商太羽岁同寒湿,宜治以燥热化。太角太徵岁异寒湿,宜治以燥湿化也。多,谓燥热。少,谓燥湿。气用少多,随其岁也。

②马莳《黄帝内经素问注证发微》即如甲辰、甲戌为太宫,庚辰、庚戌为太商,丙辰、丙戌为太羽,乃岁气之同寒湿也,宜治以燥热之化。壬辰、壬戌为太角,戊辰、戊戌为太徵,乃岁气之异寒湿也,宜治以燥温之化。以同异而多少其制。

③张介宾《类经》如太宫太商太羽,岁运同寒湿者,则当用燥热所化之物,盖燥以治湿,热以治寒也。若太徵太角,岁运异寒湿者,则或从气之寒湿而用燥热之化,或从运之风热而用寒湿之化,当各因其同异多少以制之也。气运同者其气甚,非多不足以制之;异者其气微,当少用以调之也。

④张志聪《黄帝内经集注》同寒湿者,谓太羽太宫主运,是与司天在泉之寒湿相同,故当多用燥热之气味以制化。盖用燥以制湿,用热以化寒也。如太徵太角太商主运,是与寒湿之气各异,又当少用燥湿之气以化之。盖用湿以滋燥热之气,用燥以制风木之邪。同者气盛,故宜多之;异者气孤,故少制之也。

⑤高士宗《黄帝素问直解》如水土主运,同寒湿之气者,宜用燥热之气味以制化,燥以化湿,热以化寒,如木金火主运,异寒湿之气者,宜用寒湿之气味以制化。木火为热,寒以化之,金气为燥,湿以化之,同则气盛,故同者,用燥热之气味宜多之。异则气孤,故异者,用寒湿之气味宜少之。

⑥黄元御《黄元御医书全集》运同天地之寒湿者,如太角、太徵、太商。则酌其燥湿所宜而用之,同者多用以胜之,异者少用以调之。

⑦张琦《素问释义》此言治者当审岁运与司天、在泉之气同异多少,而制其药物也。

⑧高亿《黄帝内经素问详注直讲全集》〔讲〕若大运之气,有与司天同其寒,与在泉同其湿者,则宜以燥热之品,而去其在泉之湿、司天之寒也。若大运之气有与

司天异其寒,与在泉异其湿者,则宜以燥湿之品,胜其在泉之湿、司天之寒也。

⑨孟景春等《黄帝内经素问译释》同寒湿:张志聪"谓太羽、太宫主运,是与司天在泉之寒湿相同"。指岁运和司天在泉寒湿之气相同。

如岁运与六气同是寒湿,则多用燥热之品以化之,岁运与六气的寒湿之气不同的,当酌用燥湿之品以化之,所以气与运相同的应多用相宜的气味,气与运不同的应酌量少用。

⑩任廷革《任应秋讲〈黄帝内经〉素问》此句未具体注释。

⑪张灿玾等《黄帝内经素问校释》同寒湿者燥热化,异寒湿者燥湿化:吴崑注"言上文十岁之中,其大运有与司天同寒者,有与在泉同湿者,则以燥热所化之品治之,燥治湿,热治寒也。其有与司天在泉异气者,是为运气平等,但以燥湿之品治之。所以然者,燥者治在泉之湿;湿为土,治司天寒水也"。

运与气寒湿相同者,用燥热之品以化之,运与气寒湿不同者,用燥湿之品以化之,所以运与气相同者,其气胜,可多用制其气之品,运与气不同者,其气微,可少用制其气之品。

⑫方药中等《黄帝内经素问运气七篇讲解》[同寒湿者燥热化]此承上句言,意即太阳司天的十年中,岁运与岁气相同,气候特点都是以寒湿为主的。例如太宫、太商、太羽等六年,在治疗上用药则应以温热燥湿为主,以热胜寒,以燥胜湿。

[异寒湿者燥湿化]此句也是承上句而言。意即在太阳司天的十年中,岁运与岁气不同,不是属于寒湿而是属于湿热的例如太角、太徵等四年,则要区别情况分别处理。在治疗上用药则应以清热燥湿为主,以寒胜热,以燥胜湿。

[故同者多之,异者少之]"多少",是指用温热燥湿药物的多少。意即岁运与岁气完全相同的,温热燥湿药就用得多;不相同的,由于岁气寒湿的原因,也不能完全不考虑寒湿的问题,但由于不同,所以温热燥湿药物就用得较少。

⑬王洪图等《黄帝内经素问白话解》如果岁运与六气都属于寒湿,就应选用燥热之品调治;如果岁运与六气寒湿不同,就应选用去湿之品调治;气与运相同而气势盛的,药物用量可以多些,以抑制太过;气与运不相同而气势弱的,用药量也要相应减少。

⑭郭霭春《黄帝内经素问白话解》若气运同是寒湿的,就用燥热之品;若气运寒湿之气不同的,就用燥湿之品;其气运同的,应多用相宜的气味;其气运不同的,就应该斟酌少用。

(3)用寒远寒,用凉远凉,用温远温,用热远热,食宜同法。

①王冰《黄帝内经素问》时,谓春夏秋冬及间气所在,同则远之,即离其时。若六气临御,假寒热温凉以除疾病者,则勿远之。

②马莳《黄帝内经素问注证发微》且司气有寒热温凉,而人之药食亦有寒热温凉,故用药食者,当远司气之寒热温凉而无犯之。

③张介宾《类经》运,避也。言用寒药者,当远岁气之寒,用凉药者,当远岁气

之凉,温热者亦然。凡饮食居处之宜,皆所同法而岁气当察也。

④张志聪《黄帝内经集注》此论司天在泉及间气加临之六气,各有寒热温凉之宜,而又当无犯者也。如太阳司天,是当用热以温之,而初之气乃少阳相火用事,又当远此少阳之热,而后可用热也。如少阴在泉,是当用寒以清之,而四之气值太阳寒水用事,又当远此太阳之寒,而后可用寒也。温凉同义,药食同法,所谓时与六位是也。

⑤高士宗《黄帝素问直解》寒热温凉,用以治病,乃有故无殒,如用寒品以治热,则人身热气当之,不增寒气,是用寒远寒也,用凉品以治温,则人身温气当之,不增凉气,是用凉远凉也,用温品以治凉,则人身凉气当之不增温气,是用温远温也。用热品以治寒,则人身寒气当之,不增热气,是用热远热也,服食之宜,亦同此法。

⑥黄元御《黄元御医书全集》此句未具体注释。

⑦张琦《素问释义》此句未具体注释。

⑧高亿《黄帝内经素问详注直讲全集》〔注〕食,谓饮食。

〔讲〕然岁气之寒凉温热各有其时,而用药之寒凉温热犹当避其岁气。如岁气已寒,不可再用寒,以助其寒;岁气已凉,不可再用凉,以助其凉;岁气已温,不可再用瘟,以助其温;岁气已热,不可再用热,以助其热。虽饮食之微,亦宜同此远寒远热之法,方无遗误。

⑨孟景春等《黄帝内经素问译释》大凡用寒性药应避免寒冷的气候,用凉性药应避免清凉的气候,用温性药应避免温暖的气候,用热性药应避免炎热的气候,饮食的宜忌也是同一法则。

⑩任廷革《任应秋讲〈黄帝内经〉素问》(讲解)"远"是"避免"之意,寒水之气要慎用寒性药物,岁气之凉要慎用凉性药物,前面的"寒凉温热"是指用药而言,后面的"寒凉温热"是指岁气而言,意思是用药不要犯运气,虽然不是绝对的,但这些理论是有临床意义的。

⑪张灿玾等《黄帝内经素问校释》远:在此有避开的意思。王冰注:"四时气王之月,药及食衣寒热温凉同者皆宜避之。"

凡用寒性药品时,应避开寒气主令之时,用热性药品时,应避开热气主令之时,用凉性药品时,应避开凉气主令之时,用温性药品时,应避开温气主令之时,用饮食调养时,也应遵照这个原刚,这是就一般情况而言。

⑫方药中等《黄帝内经素问运气七篇讲解》"用寒远寒",前一个"寒"字作寒凉药物解,后一个寒字作寒凉季节或寒证解。"远",指疏远,亦作回避解。意即在寒凉季节中或疾病是属于虚寒者,在治疗用药上要禁用或慎用寒凉药物。以下"用凉远凉""用温远温""用热远热"解释一样。质言之,即寒证不能用寒凉药,热证不能用温热药。"食宜",指饮食之所宜。"食宜同法",意即上述治疗原则,不但用药如此,在饮食上也是如此。质言之,即寒证不能食用具有寒凉作用的食物或冷食,热证不能食用具有温热作用的食物或热食。

⑬王洪图等《黄帝内经素问白话解》要注意的是,在寒冷的季节应避免过用寒

性药;在清凉的季节应避免过用凉性药;在温暖的季节应避免过用温性药;在炎热的季节应避免过用热性药。饮食宜忌也同上述。

⑭郭霭春《黄帝内经素问白话解》远:有避开的意思。

更要注意用寒性药应避开寒冷的天时,用凉性药应避开清冷的天时,用温性药应避开温暖的天时,用热性药应避开炎热的天时。在饮食方面,与上面的规律是相同的。

(4) 有假者反常,反是者病,所谓时也。帝曰:善。

①王冰《黄帝内经素问》如太阳司天寒为病者,假热以疗,则用热不远夏,余气例同,故曰有假反常也。食同药法尔。若无假反法,则为病之媒,非方制养生之道。(〔新校正云〕按用寒远寒,及有假者案反常等事,下文备矣。)

②马莳《黄帝内经素问注证发微》本篇下文有云:司气已热,用热无犯;司气已寒,用寒无犯;司气已凉,用凉无犯;司气已温,用温无犯。则其无犯者,以司气之寒热温凉不可轻犯之也。彼有假借而用之者,特以邪胜其主,则可反常以少犯之,如夏寒甚,则可以热犯热,若寒不甚,不可犯也。按本篇后云,帝曰:假者何如? 岐伯曰:有假其气,则无禁也。所谓主气不足,客气胜也。言用寒热温凉,而无犯司气之寒热温凉者,此治病之正法也。内有假借反常之法者,正以主气不足,而客气胜之,则借其寒热温凉之气以扶正气,而应客气,故虽犯之而无所禁耳。下文云:间气同其主无犯,异其主则小犯之。又云:天气反时,则可依时,及胜其主则可犯。又云:有假其气则无禁也,所谓主气不足,客气胜也,王(冰)注云:正气不足,临气胜之,假寒热温凉以资四正之气,则可以热犯热,以寒犯寒,以温犯温,以凉犯凉也。若非假反之法,则与时相违,病从生矣。

③张介宾《类经》假者反常,谓气有假借而反乎常也。如夏当热而反寒,冬当寒而反热,春秋亦然,反者病,以其违于时也。按后文曰:假者何如? 所谓主气不足,客气胜也。即此之谓。

④张志聪《黄帝内经集注》有假者反常,是谓邪气反胜,又不必远寒而远热矣。如太阳寒水司天,初之气乃少阳相火,而天气反寒,是当用热而不必远热矣。如少阴君火在泉,四之气乃太阳寒水,而天气反热,是当用寒而不必远寒矣。所谓天气反时,则可依时是也。反是者皆为民病,所谓加临之时气也。此篇论调其正味,以和气运之不和,如以苦燥之温之,所以治司天在泉之太过也。折其郁气者,折司天在泉之胜气也。抑其运气者,抑运气之太过也。食岁谷以全其真者,全天地之真气也。避虚邪以安其正者,安纪步之正气也。适气同异者,酌五运六气之同也。用寒远寒,用热远热者,调上下左右之六气也。假者反之,逆治四时不正之气也。盖天地阴阳之气,有德化之祥,有政令之章,有胜复之作,有变易之灾,人居天地气交之中,能和其运,调其化,使上下合德,无相夺伦,五运宣行,勿乖其政,安其屈伏,以平为期,庶暴过不生,苛疾不起。此圣人随时养生之大道也。(眉批)玉师曰:在天为气,在地为味,用气味以调天地不和之气。

⑤高士宗《黄帝素问直解》其有假者,似寒而实热,似热而实寒,似凉而实温,似温而实凉也。如是则反于常理,又当从其反以治之。反是者,不以反常之法治之也。不以反常治之则病。以上施治,所谓时也,犹言随时制宜也。

⑥黄元御《黄元御医书全集》有假者则反其常用之法,若反是者则益其病,所谓因时而制宜也。

⑦张琦《素问释义》此句未具体注释。

⑧高亿《黄帝内经素问详注直讲全集》〔注〕假,借也。

〔讲〕彼世有假寒以治寒,假热以治热,假温凉以治温凉者,是反乎常也,反常者必病。古所谓时不可达,正此义也。

⑨孟景春等《黄帝内经素问译释》有假者反常:张志聪"是谓邪气反胜,又不必远寒、远热矣"。意即若天气反常,邪气反胜,就不必依照用寒避寒等常规。

若天气反常,邪气反胜,就不必依照用寒避寒等常规,假如不这样就会引起新的病变,这就叫做因时制宜。黄帝道:对。

⑩任廷革《任应秋讲〈黄帝内经〉素问》(讲解)"假"指反于常态的时节,如夏天应热反凉等,出现反常的气候人容易生病。

⑪张灿玾等《黄帝内经素问校释》有假者反常:《类经》二十六卷第十七注"假者反常,谓气有假借而反乎常也。如夏当热而反寒,冬当寒而反热,春秋亦然。反者病,以其违于时也。按后文曰:假者何如?所谓主气不足,客气胜也。即此之谓"。

若气候有反常变化时,就不必拘守这一原则,若不遵守这些规律,就会导致疾病的发生。就是说要根据四时气候变化的具体情况,决定治疗原则。

⑫方药中等《黄帝内经素问运气七篇讲解》[有假者反常]"假"字,在此处应有两种解释:一指假借,亦即借用;一指假象,亦即不真。"有假者反常"一句是承上句而言。上句"用寒远寒,用凉远凉,用温远温,用热远热",是指常,此句则是指变。从"假借"之义而言,这里是说在确具适应证的情况下,治疗用药也并不一定受季节气候的约束,即任何季节中都可以假借寒凉药物来治疗热证,假借温热药物来治疗寒证。如王冰注:"时谓春夏秋冬及间气所在,同则远之。即虽其时,若六气临御,假寒热温凉以除疾病者,则勿远之,如太阳司天,寒为病者,假热以疗,则热用不远夏,余气同例,故曰有假反常也。"从假象之义而言,这里是说,寒热温凉可以出现假象,或者是气候不与季节相应,因此在治疗用药上也不要受季节或表面现象的约束,而要根据证候的本质来作针对性的处理。本篇后文云:"帝曰:假者何如?岐伯曰:有假其气,则无禁也,所谓主气不足,客气胜也。"张介宾注云:"假者反常,谓气有假借而反乎常也,如夏当热而反寒,冬当寒而反热,春秋亦然,反者病,以其违于时也。"张志聪注云:"假者反之,通治四时不正之气也。"高世栻注云:"其有假者,假寒而实热,似热而实寒,似凉而实温,似温而实凉也。如是则反于常理,又当从其反以治之。"以上所述虽然是从两个方面来说,但实质上仍是治热以寒,治寒以热,并无区别。只不过强调了一切应从实际出发,不能拘泥于季节气候及表面现象一个

方面而已。

[反是者病,所谓时也]这是承上句"用寒远寒,用凉远凉,用温远温,用热远热"而言。"反",指违反。"是",指上述治疗原则。"时",指时令季节。"反是者病,所谓时也。"意即前述治疗原则,是不能随意违反的,因为疾病性质与季节气候密切相关,所以上述治疗原则仍应遵守,不能因变废常。

⑬王洪图等《黄帝内经素问白话解》但如果气候反常,就要用相反的方法。以上是根据气候变化防治疾病的一般规律,违反这个规律就会引起新的疾病,这也就叫做因时制宜。

⑭郭霭春《黄帝内经素问白话解》假如天气反常,邪气反胜,就可不照避寒避热等常规去做。不这样的话,就会生病。这是所谓因时制宜。

第十一解

(一)内经原文

阳明之政奈何?岐伯曰:卯酉之纪也。

阳明 少角 少阴 **清热胜复同**,**同正商**。丁卯岁会 丁酉 其运风清热。

少角_{初正}太徵 少宫 太商 少羽_终。

(二)字词注释

(1)清热胜复同

①王冰《黄帝内经素问》清胜少角,热复清气,故曰清热胜复同也。余少运皆同也。

②马莳《黄帝内经素问注证发微》清胜少角,热复清气,余少运皆同也。

③张介宾《类经》丁年少角,木运不及,故有燥金来胜之清化,有清化,则有火子来复之热化。

④张志聪《黄帝内经集注》丁主少角,则木运不及,故金之清气胜之,有胜必有复,火来复之,故为清热胜复同者,谓清热之气与风气同其运也。

⑤高士宗《黄帝素问直解》清热胜复同,言少角木运不及,始则金之清气胜,既则火之热气复,胜与复,同主一岁之气,阳明上临,金气胜矣。

⑥黄元御《黄元御医书全集》清者胜气也,热者复气也。

⑦张琦《素问释义》此词未具体注释。

⑧高亿《黄帝内经素问详注直讲全集》〔注〕谓清胜少角,热复清气。凡诸少统运,胜复皆相同也。

〔讲〕清热胜复皆同。

⑨孟景春等《黄帝内经素问译释》张志聪:"丁主少角,则木运不及,故金之清气胜之。有胜必有复,火来复之,故为清热胜复同者,谓清热之气,与风气同其运也。"即金的清气和火的热气,胜复的程度是相同的。例如少角为木运不及,金来克木,在金气就称为胜,但是木被抑制到极点,又会产生火,火又反过来克金,这就是

复。胜气盛则复气亦盛,胜气微则复气就微。所以说胜复同。以下仿此。

⑩任廷革《任应秋讲〈黄帝内经〉素问》此词未具体注释。

⑪张灿玾等《黄帝内经素问校释》王冰注:"清胜少角,热复清气,故曰清热胜复同也。余少运皆同也。"按:岁运不及之年,可有胜气,胜气之后,必有复气。丁年少角,木运不及,清为金之气,木不及,其不胜之金,乘而为胜气,木生火,热为火之气,胜气之后,则火之热气复之。以下仿此。五运之气:木为风气,火为热气,土为雨气,金为清气或凉气,水为寒气。

⑫方药中等《黄帝内经素问运气七篇讲解》"清",指清凉之气,此处是指阳明燥金司天之气。"热",火热之气。"胜",指偏胜。"复",指恢复或报复。全句意即木运不及之年,春天里应温不温,气候偏凉,由于自然调节的原因,到了夏天气候又偏于炎热。用五行概念来说,也就是木运不及之年,金来乘木。阳明燥金司天之年,乘克更甚。由于胜复的原因,火又克金。王冰注:"清胜少角,热复清气,故曰清热胜复同也。"张志聪注:"丁主少角,即木运不及,故金之清气胜之。有胜必有复,火来复之。故为清热胜复同者,谓清热之气与风气同其运也。"均属此义。

⑬王洪图等《黄帝内经素问白话解》金能克木,木运不及则金气偏胜,故气候清凉金气胜,就会有火热之气制约报复它。这两年的胜气与复气相同。

⑭郭霭春《黄帝内经素问白话解》丁主少角,木运不及,故金的清气胜之,有胜必有复,火气来复,胜气盛,复气也盛,胜气微,复气亦微,金气主清,火气主热,胜复程度大致相同。

(2) 同正商

①王冰《黄帝内经素问》同正商者,上见阳明,上商与正商同,言岁木不及也。余准此。(〔新校正云〕按《五常政大论》云:委和之纪,上商与正商同。)

②马莳《黄帝内经素问注证发微》上见阳明,上商与正商同,言岁木不及也。余仿此。《五常政大论》云:委和之纪,上商与正商同。

③张介宾《类经》丁年岁木不及,而司天燥金胜之,则金兼木化,反得其政,所谓委和之纪,上商与正商同也。

④张志聪《黄帝内经集注》岁木不及而上临阳明,所谓上商与正商同。

⑤高士宗《黄帝素问直解》火热复而金气平,故曰同正商。

⑥黄元御《黄元御医书全集》委和之纪,上商与正商同。

⑦张琦《素问释义》此词未具体注释。

⑧高亿《黄帝内经素问详注直讲全集》注:同正商者,谓金恃其强而侮木,木之子火,为母复仇,金胜亦不能过,故与正商之无太过不及同也。

〔讲〕惟其同,是以无太过,无不及,气化政令亦与正商同也。

⑨孟景春等《黄帝内经素问译释》张志聪:"岁木不及,而上临阳明,所谓上商与正商同。"即正商为金运平气的年份,因逢金气司天而木运不及,听凭金气用事,而成为金之平气。同正商,即同于正商的运气,如《五常政大论》所谓"委和之纪,

上商与正商同"。

⑩任廷革《任应秋讲〈黄帝内经〉素问》此词未具体注释。

⑪张灿玾等《黄帝内经素问校释》木运不及,反被克我之金气兼化,所以其气类同金运之平年。《类经》二十六卷第十七注:"丁年,岁木不及,而司天燥金胜之,则金兼木化,反得其政,所谓委和之纪,上商与正商同也。"

⑫方药中等《黄帝内经素问运气七篇讲解》"正商",即金运平气之年。"同正商",意即木运不及之年,金来乘木。如果再遇上阳明燥金司天之年,则克上加克,这一年的春天就会像金运平气之年的秋天一样,应温不温,应长不长,自然界一片清肃,严重反常。这与《五常政大论》中所述的"委和之纪……上商与正商同"完全一样。王冰在此所注的"上见阳明,则与平金岁化同,丁卯、丁酉岁,上见阳明",即是指此而言。

⑬王洪图等《黄帝内经素问白话解》木运不及又逢阳明燥金司天,木气顺从金气变化,则与金运的平气正商相同了。

⑭郭霭春《黄帝内经素问白话解》岁木不及,而上临阳明燥金,形成金的平气。

(三)语句阐述

(1)阳明之政奈何? 岐伯曰:卯酉之纪也。

①王冰《黄帝内经素问》此句未具体注释。

②马莳《黄帝内经素问注证发微》卯酉属阳明燥金,故以五卯五酉之年为属阳明之政(见表3)。

表3 卯酉岁气燥化

阳明司天	卯酉岁气燥化之图				少阴在泉
初气厥阴风木	二气少阴君火	三气少阳相火	四气太阴湿土	五气阳明燥金	终气太阳寒水
太阴湿土加	少阳相火加	阳明燥金加	太阳寒水加	厥阴风木加	少阴君火加
天时	天时	天时	天时	天时	天时
地气迁,阴气凝,气始肃,水乃冰,寒雨化	阳乃布,民乃舒,物乃生荣,厉大至	天政布,凉乃行,燥热交和,燥极而泽	寒雨降	春令反行,草乃生荣	阳气布,候反温,蛰虫来见,流水不冰
民病	民病	民病	民病	民病	民病
中热,胀,而目浮肿,善眠,鼽衄,嚏欠,呕,小便黄赤,甚则淋	民善暴死	病寒热	暴病仆,振栗,谵妄,少气,嗌干引饮,心痛,痈肿疮疡,寒疟,骨痿,便血	民气和	民乃康平,其病温

③张介宾《类经》此句未具体注释。

④张志聪《黄帝内经集注》此句未具体注释。

⑤高士宗《黄帝素问直解》卯酉属阳明,帝问阳明之政,故曰卯酉之纪也。

⑥黄元御《黄元御医书全集》此句未具体注释。

⑦张琦《素问释义》此纪阳明之丁运二岁也。

⑧高亿《黄帝内经素问详注直讲全集》〔讲〕黄帝曰:夫子言太阳之政,诚善矣。而运属阳明,又当奈何? 岐伯对曰:阳明为燥金,属五卯五酉之纪也。

⑨孟景春等《黄帝内经素问译释》卯酉之纪:马莳"卯酉属阳明燥金,故以五卯五酉之年,为属阳明之政"。即卯和酉的年份。

⑩任廷革《任应秋讲〈黄帝内经〉素问》(讲解)此句未具体注释,总体概括此段为:(提要)论逢卯、酉两年为阳明司天之政,凡此丁卯、丁酉、癸卯、癸酉、己卯、己酉、乙卯、乙酉、辛卯、辛酉等十年,皆主不及之岁也。

⑪张灿玾等《黄帝内经素问校释》阳明燥金值年的施政情况是怎样的呢? 岐伯说:阳明燥金施政在卯年与酉年。

⑫方药中等《黄帝内经素问运气七篇讲解》[阳明之政]"阳明之政",指阳明燥金司天之年。

[卯酉之纪也]此承上句,意即凡是年支上逢卯、逢酉的年份,都是阳明燥金司天之年。甲子一周六十年中,年支上逢卯、逢酉属于阳明燥金司天之年者计有丁卯、丁酉、癸卯、癸酉、己卯、己酉、乙卯、乙酉、辛卯、辛酉十年。

⑬王洪图等《黄帝内经素问白话解》那么阳明燥金司天的运气情况如何呢? 岐伯说:这是用地支卯、酉标志的年份。在卯年、酉年,阳明燥金司天,少阴君火在泉。

⑭郭霭春《黄帝内经素问白话解》此节与前文"太阳之政"一节语句相类,不再语译。

(2)阳明 少角 少阴 清热胜复同,同正商。丁卯岁会 丁酉。

①王冰《黄帝内经素问》清热胜复同,同正商:清胜少角,热复清气,故曰清热胜复同也。余少运皆同也。同正商者,上见阳明,上商与正商同,言岁木不及也。余准此。(〔新校正云〕按《五常政大论》云:委和之纪,上商与正商同。)

②马莳《黄帝内经素问注证发微》阳明燥金司天。少角丁为阴木,为少角。少阴君火在泉。清热胜复同,清胜少角,热复清气,余少运皆同也。同正商,上见阳明,上商与正商同,言岁木不及也。余仿此。《五常政大论》云:委和之纪,上商与正商同。

③张介宾《类经》岁上阳明金,司天。中少角木运,岁运丁为阴木,故属少角。下少阴火。在泉。丁年岁木不及,而司天燥金胜之,则金兼木化,反得其政,所谓委和之纪,上商与正商同也。

④张志聪《黄帝内经集注》丁主少角,则木运不及,故金之清气胜之,有胜必有

复,火来复之,故为清热胜复同者,谓清热之气与风气同其运也。岁木不及而上临阳明,所谓上商与正商同。木运临卯,是为岁会。不及之运,常兼胜复之气。

⑤高士宗《黄帝素问直解》阳明司天在上,少角化运在中,少阴在泉在下,卯酉主不及,乙丁己辛癸与之相合,皆主不及,故化运皆属乎少。

⑥黄元御《黄元御医书全集》丁年岁木不及,为司天燥金所胜,则金兼木化,以少角而同正商,所谓委和之纪,上商与正商同也。凡不及之年,皆兼胜复之气,余少运仿此。

⑦张琦《素问释义》此句未具体注释。

⑧高亿《黄帝内经素问详注直讲全集》〔注〕丁年为少角木运,卯酉阳明燥金司天,必子午少阴君火在泉清金气,热火气,金胜少角之不及,火气复之也。同者,谓清胜少角,热复清气。凡诸少统运,胜复皆相同也。同正商者,谓金恃其强而侮木,木之子火,为母复仇,金胜亦不能过,故与正商之无太过不及同也。岁会解见前。

〔讲〕阳明为燥金,属五卯五酉之纪也,如上而阳明司天,中而少阴统运,下而少阴在泉。是岁司天者金,其气多清,在泉者火,其气多热,中为木运,金气胜之,火气复之。然胜甚者复亦甚,胜微者复亦微。丁卯、丁酉之岁。

⑨孟景春等《黄帝内经素问译释》清热胜复同:张志聪"丁主少角,则木运不及,故金之清气胜之。有胜必有复,火来复之,故为清热胜复同者,谓清热之气,与风气同其运也"。即金的清气和火的热气,胜复的程度是相同的。例如少角为木运不及,金来克木,在金气就称为胜,但是木被抑制到极点,又会产生火,火又反过来克金,这就是复。胜气盛则复气亦盛,胜气微则复气就微。所以说胜复同。以下仿此。同正商:张志聪"岁木不及,而上临阳明,所谓上商与正商同"。即正商为金运平气的年份,因逢金气司天而木运不及,听凭金气用事,而成为金之平气。同正商,即同于正商的运气,如《五常政大论》所谓"委和之纪,上商与正商同"。

⑩任廷革《任应秋讲〈黄帝内经〉素问》此句未具体注释,总体概括此段为:(提要)论逢卯、酉两年为阳明司天之政,凡此丁卯、丁酉、癸卯、癸酉、己卯、己酉、乙卯、乙酉、辛卯、辛酉等十年,皆主不及之岁也。

⑪张灿玾等《黄帝内经素问校释》清热胜复同:王冰注"清胜少角,热复清气,故曰清热胜复同也。余少运皆同也"。按:岁运不及之年,可有胜气,胜气之后,必有复气。丁年少角,木运不及,清为金之气,木不及,其不胜之金,乘而为胜气,木生火,热为火之气,胜气之后,则火之热气复之。以下仿此。五运之气:木为风气,火为热气,土为雨气,金为清气或凉气,水为寒气。同正商:木运不及,反被克我之金气兼化,所以其气类同金运之平年。《类经》二十六卷第十七注:"丁年,岁木不及,而司天燥金胜之,则金兼木化,反得其政,所谓委和之纪,上商与正商同也。"

丁卯年(为岁会)、丁酉年。阳明燥金司天;少阴君火在泉;丁壬为木运,丁为阴年,故运为少角。木运不及,则克我之金的清气乃为胜气,胜气之后,则我生之火的热来复,此二年胜复之气相同。由于木运不及,司天之燥金胜之,则金兼木化,反得其政,故同金运平气。

⑫方药中等《黄帝内经素问运气七篇讲解》[阳明少角少阴]"阳明",指阳明燥金司天。"少角",指木运不及之年。"少阴",指少阴君火在泉。全句意即后文所指之丁卯、丁酉两年是木运不及之年,司天之气是阳明燥金,在泉之气是少阴君火。

[清热胜复同]"清",指清凉之气,此处是指阳明燥金司天之气。"热",火热之气。"胜",指偏胜。"复",指恢复或报复。全句意即木运不及之年,春天里应温不温,气候偏凉,由于自然调节的原因,到了夏天气候又偏于炎热。用五行概念来说,也就是木运不及之年,金来乘木。阳明燥金司天之年,乘克更甚。由于胜复的原因,火又克金。王冰注:"清胜少角,热复清气,故曰清热胜复同也。"张志聪注:"丁主少角,即木运不及,故金之清气胜之。有胜必有复,火来复之。故为清热胜复同者,谓清热之气与风气同其运也。"均属此义。

[同正商]"正商",即金运平气之年。"同正商",意即木运不及之年,金来乘木。如果再遇上阳明燥金司天之年,则克上加克,这一年的春天就会像金运平气之年的秋天一样,应温不温,应长不长,自然界一片清肃,严重反常。这与《五常政大论》中所述的"委和之纪……上商与正商同"完全一样。王冰在此所注的"上见阳明,则与平金岁化同,丁卯、丁酉岁,上见阳明",即是指此而言。

[丁卯岁会丁酉]"岁会",即岁会之年。凡是岁运与年支的固有五行属性相同的年份,就属于岁会之年。丁卯年的年干是丁,丁壬化木,属于木运。其年支是卯,寅卯属木。岁运与年支五行属性相同,所以丁卯年属于岁会之年,故曰"丁卯岁会"。丁酉和丁卯,从司天之气来说,卯酉阳明燥金司天,完全一样,但酉在五行属性上则属于金,与丁卯年不同,非岁会之年,所以丁酉分列在丁卯之后。

⑬王洪图等《黄帝内经素问白话解》丁卯年、丁酉年,阳明燥金司天,少阴君火在泉。丁为阴干,在五行中属木,故这两年为木运不及,称为少角。金能克木,木运不及则金气偏胜,故气候清凉金气胜,就会有火热之气制约报复它。这两年的胜气与复气相同。木运不及又逢阳明燥金司天,木气顺从金气变化,则与金运的平气正商相同了。丁为木运,在地支与五行的第二种配属关系中,卯也属木,故丁卯年为"岁会"。

⑭郭霭春《黄帝内经素问白话解》清热胜复同:丁主少角,木运不及,故金的清气胜之,有胜必有复,火气来复,胜气盛,复气也盛,胜气微,复气亦微,金气主清,火气主热,胜复程度大致相同。同正商:岁木不及,而上临阳明燥金,形成金的平气。

(3)其运风清热。

①王冰《黄帝内经素问》不及之运,常兼胜复之气言之。风,运气也。清,胜气也。热,复气也。余少运悉同。

②马莳《黄帝内经素问注证发微》其运风清热。不及之运,常兼胜复之气言之。风,运气也。清,胜气也。热,复气也。余少运悉同。

③张介宾《类经》其运风清热。风为中运少角之气,清为胜风之气,热为复清

之气。余少运胜复皆同。后仿此。

④张志聪《黄帝内经集注》风,运气也。清,胜气也。热,复气也。少运皆同。

⑤高士宗《黄帝素问直解》其运风,角木之运也。清者,金之胜。热者,火之复。此一岁之气也。

⑥黄元御《黄元御医书全集》风者运气也,清者胜气也,热者复气也。

⑦张琦《素问释义》风,运气也。清,胜气。热,复气也。

⑧高亿《黄帝内经素问详注直讲全集》〔讲〕二岁之政,大运风胜,司天清胜,在泉热胜也。

⑨孟景春等《黄帝内经素问译释》其运风清热:马莳"不及之运,常兼胜复之气也。风,运气也。清,胜气也。热,复气也"。即其运气是风,胜气为清,复气为热。

⑩任廷革《任应秋讲〈黄帝内经〉素问》此句未具体注释,总体概括此段为:(提要)论逢卯、酉两年为阳明司天之政,凡此丁卯、丁酉、癸卯、癸酉、己卯、己酉、乙卯、乙酉、辛卯、辛酉等十年,皆主不及之岁也。

⑪张灿玾等《黄帝内经素问校释》其运风清热:王冰注"不及之运,常兼胜复之气言之。风,运气也。清,胜气也。热,复气也。余少运悉同"。凡年运不及者,其运即指运气、胜气、复气三者而言。以下皆同。

凡此二年,运气为风,胜气为清,复气为热。

⑫方药中等《黄帝内经素问运气七篇讲解》"风",指风气。风在五行归类上属于木。"清",指凉气。清在五行归类上属于金。"热",指火气:热在五行归类上属于火。"其运风清热",意即木运不及之年,春天里应温不温,气候偏凉,好像秋天一样。到了夏天由于自然调节的原因,反而要比一般偏热。王冰注:"不及之运,常兼胜复之气言之,风运气也,清胜气也,热复气也。"这就是说"风清热"三字,就是指运气,胜气,复气而言。

⑬王洪图等《黄帝内经素问白话解》丁卯年、丁酉年的运气是风,胜气是清,复气是热。

⑭郭霭春《黄帝内经素问白话解》岁运不及之年,其运为运气、胜气、复气。"风",运气。"清",胜气。"热",复气。

(4)少角_{初正}太微 少宫 太商 少羽_终。

①王冰《黄帝内经素问》此句未具体注释。

②马莳《黄帝内经素问注证发微》义见前。

③张介宾《类经》此句未具体注释。

④张志聪《黄帝内经集注》岁以木为首,故为初正,从丁起少角,丁生戊火,火生己土,土生庚金,金生辛水而终。

⑤高士宗《黄帝素问直解》若四时之气,则少角为春,太徵为夏,少宫为长夏,太商为秋,少羽为冬。

⑥黄元御《黄元御医书全集》此句未具体注释。

⑦张琦《素问释义》丁为少角统运,风木不及,司天燥金胜之,金胜则火来复。不及之运,常兼胜复之气言之。风,运气也。清,胜气。热,复气也。按后天之政,只言其运,而不详其化、其变、其病,盖化变统于胜复,其病于《至真要论》详之,故于此不备也。

⑧高亿《黄帝内经素问详注直讲全集》〔批〕此举丁卯、丁酉之年,以明主客之运也。丁壬化水,卯为东方正木,故为岁会。

〔讲〕况丁所化之少角为初运,戊所化之太徵为二运,己所化之少宫为三运,庚所化之太商为四运,辛所化之少羽为终运,主客亦复同令乎!阳明之政,见于丁卯、丁酉者,如是,而其他可推矣。批如丁木属阴年,少角属阴化,兼复气亦微,故云三气不及,余可类推。

⑨孟景春等《黄帝内经素问译释》此句未具体注释。

⑩任廷革《任应秋讲〈黄帝内经〉素问》此句未具体注释,总体概括此段为:(提要)论逢卯、酉两年为阳明司天之政,凡此丁卯、丁酉、癸卯、癸酉、己卯、己酉、乙卯、乙酉、辛卯、辛酉等十年,皆主不及之岁也。

⑪张灿玾等《黄帝内经素问校释》客运五步:初之运少角(客运与主运之气相同,气得正化),二之运太徵,三之运少宫,四之运太商,终之运少羽。

主运五步与客运相同,起于少角,终于少羽。

⑫方药中等《黄帝内经素问运气七篇讲解》丁卯、丁酉年的客运初运是少角,二运是太徵,三运是少宫,四运是太商,终运是少羽,主运如常不变。

⑬王洪图等《黄帝内经素问白话解》客运五步是:初之运少角,二之运太徵,三之运少宫,四之运太商,终之运少羽。主运五步与客运五步相同,起于少角,终于少羽。

⑭郭霭春《黄帝内经素问白话解》此句未具体注释。

第十二解

(一)内经原文

阳明 少徵 少阴 **寒雨胜复同,同正商**。癸卯_{同岁会} 癸酉_{同岁会}[注] 其运热寒雨。

少徵 太宫 少商 太羽_终 太角_初。

[注]癸酉_{同岁会}:郭霭春《黄帝内经素问校注》此处无"癸酉_{同岁会}",笔者疑脱;张灿玾等《黄帝内经素问校释》、方药中等《黄帝内经素问运气七篇讲解》、孟景春等《黄帝内经素问译释》、人民卫生出版社影印顾从德本《黄帝内经素问》此处有"癸酉_{同岁会}"。

(二)字词注释

(1)寒雨胜复同

①王冰《黄帝内经素问》此词未具体注释。

②马莳《黄帝内经素问注证发微》寒胜雨复。

③张介宾《类经》此词未具体注释。

④张志聪《黄帝内经集注》寒者,寒水之气。雨者,湿土之气。寒胜少徵,土来

复之。

⑤高士宗《黄帝素问直解》寒雨胜复同。

⑥黄元御《黄元御医书全集》此词未具体注释。

⑦张琦《素问释义》寒,胜气。雨,复气也。

⑧高亿《黄帝内经素问详注直讲全集》〔讲〕其气寒,火所生者土,其化雨,寒既有以胜之,雨必为之复也。

⑨孟景春等《黄帝内经素问译释》风凉胜复:马莳"木胜土为风,金胜木为凉"。即土运不及,风为胜气,清凉的金气为复气。

⑩任廷革《任应秋讲〈黄帝内经〉素问》此词未具体注释。

⑪张灿玾等《黄帝内经素问校释》火运不及,则克我之水的寒气乃为胜气,胜气之后,则我生之土的雨气来复,此二年胜复之气相同。

⑫方药中等《黄帝内经素问运气七篇讲解》"寒",指寒冷之气。"雨",指雨湿之气。全句意即火运不及之年,在夏天里应热不热,气候偏冷,由于自然调节的原因,到了冬天反而相对不冷,不下雪而下雨,气候较平常的冬天相对偏热。用五行概念来说,也就是火运不及之年,水来乘火,所以夏天里偏冷。由于胜复原因,土又来克水,所以冬天里雨湿流行。因此张志聪注云:"寒者,寒水之气,雨者,湿土之气,寒胜少徵,土来复之。"

⑬王洪图等《黄帝内经素问白话解》水能克火,火运不及则水气偏胜,故气候寒冷。水气胜,就会有湿土之气制约报复它。这两年的胜气与复气相同。

⑭郭霭春《黄帝内经素问白话解》寒(太阳寒水之气)和雨(太阴湿土之气)胜复相同。

(2)同正商

①王冰《黄帝内经素问》〔新校正云〕按伏明之纪,上商与正商同。

②马莳《黄帝内经素问注证发微》上见阳明,同正商。伏明之纪,上商与正商同。

③张介宾《类经》癸年火运不及,上见燥金,则金得其政,所谓伏明之纪,上商与正商同也。

④张志聪《黄帝内经集注》伏明之纪,上商与正商同。

⑤高士宗《黄帝素问直解》火运在中,金得其平,故同正商。

⑥黄元御《黄元御医书全集》伏明之纪,上商与正商同。

⑦张琦《素问释义》此词未具体注释。

⑧高亿《黄帝内经素问详注直讲全集》〔注〕解见前。

⑨孟景春等《黄帝内经素问译释》此词未具体注释。

⑩任廷革《任应秋讲〈黄帝内经〉素问》此词未具体注释。

⑪张灿玾等《黄帝内经素问校释》癸年为火运不及,阳明燥金司天。中运之火无力相克,金气得政,故同正商平气,即《五常政大论》所谓伏明之纪,"上商与正商

同"。

⑫方药中等《黄帝内经素问运气七篇讲解》"同正商",意即火运不及之年,火不能克金,如果再遇上这一年的司天之气是阳明燥金,那就完全由司天之气用事,因此这一年的夏天应热不热,应长不长,一片肃杀之象,好像秋天一样,属于严重反常。这与《五常政大论》中所述"伏明之纪……上商与正商同"完全一致。王冰注:"岁上见阳明,则与平金岁化同也。癸卯及癸酉岁上见阳明。"即指癸卯癸酉年的气候特点而言。

⑬王洪图等《黄帝内经素问白话解》火运不及,无力克制金气,又逢金气司天,火气则顺从金气而变化,运气便与金运的平气正商相同了。

⑭郭霭春《黄帝内经素问白话解》此词未具体注释。

(三)语句阐述

(1)阳明 少徵 少阴 寒雨胜复同,同正商。癸卯_{同岁会}癸酉_{同岁会}。

①王冰《黄帝内经素问》按伏明之纪,上商与正商同。〔新校正云〕按本论下文云:不及而加同岁会。此运少徵为不及,下加少阴,故云同岁会。

②马莳《黄帝内经素问注证发微》阳明燥金司天。少徵癸为阴火,为少徵。少阴君火在泉。寒雨胜复同,寒胜雨复。同正商。上见阳明,同正商。伏明之纪,上商与正商同。癸卯同岁会。癸酉同岁会。按本论下文云:不及而加,同岁会也。今此运少徵为不及,下加少阴君火,故曰同岁会。所谓下者,在泉也。

③张介宾《类经》癸卯癸酉岁俱同岁会。癸为阴火,故属少徵。下少阴火。癸年火运不及,上见燥金,则金得其政,所谓伏明之纪,上商与正商同也。

④张志聪《黄帝内经集注》寒者,寒水之气。雨者,湿土之气。寒胜少徵,土来复之。伏明之纪,上商与正商同。癸卯癸酉,癸主少徵,卯酉主阳明司天,少阴在泉。

⑤高士宗《黄帝素问直解》木运之次,火运继之,火运不及,故阳明在上。少征火运在中,少阴在下,寒雨胜复同。言少征火运不及,始则水之寒气胜,既则土之雨气复,胜与复,同主一岁之气,阳明上临,金气胜矣。火运在中,金得其平,故同正商。少征火运,乃癸卯癸酉之岁。

⑥黄元御《黄元御医书全集》此句未具体注释。

⑦张琦《素问释义》此纪阳明之癸运二岁,岁火不及,寒水胜之,湿土来复。

⑧高亿《黄帝内经素问详注直讲全集》〔批〕此举癸卯、癸酉之年,以明主客之运也。

〔注〕同正商,解见前。癸卯、癸酉同岁会者,谓癸化少徵,统运而下加少阴在泉之君火,亦与岁会同也。

〔讲〕如上而阳明司天,中而少徵统运,下而少阴在泉,是岁以癸火所化之少徵为统运,故火受克者水,其气寒,火所生者土,其化雨,寒既有以胜之,雨必为之复也。然胜甚者,复亦甚,胜微者,复亦微。癸卯、癸酉之岁,大运虽受寒水之克,而寒水又受湿土之复,兼运属阴年,气属阴化,三气俱为不及,寒雨胜复皆同惟其同,是以无太过,无不及,气化政令亦与正商等也。何言之?盖癸卯之年为同岁会,癸酉应之。

⑨孟景春等《黄帝内经素问译释》寒雨胜复:张志聪"寒者,寒水之气;雨者,湿土之气。寒胜少徵,土来复之"。按少徵为火运不及,则寒水之气胜,雨为湿土之气,故雨为复气。

⑩任廷革《任应秋讲〈黄帝内经〉素问》此句未具体注释,总体概括此段为:(提要)论逢卯、酉两年为阳明司天之政,凡此丁卯、丁酉、癸卯、癸酉、己卯、己酉、乙卯、乙酉、辛卯、辛酉等十年,皆主不及之岁也。

⑪张灿玾等《黄帝内经素问校释》癸卯年,癸酉年(此二年俱为同岁会)。阳明燥金司天;少阴君火在泉:戊癸为火运,癸为阴年,故运少徵。火运不及,则克我之水的寒气乃为胜气,胜气之后,则我生之土的雨气来复,此二年胜复之气相同。由于火运不及,无力克金,司天之金气得政,故同金运平气。

⑫方药中等《黄帝内经素问运气七篇讲解》[阳明 少徵 少阴]"阳明",指阳明燥金司天。"少徵",指火运不及之年。"少阴",指少阴君火在泉。全句意即后文所列之癸卯、癸酉年是火运不及之年,司天之气是阳明燥金,在泉之气是少阴君火。

[寒雨胜复同]"寒",指寒冷之气。"雨",指雨湿之气。全句意即火运不及之年,在夏天里应热不热,气候偏冷,由于自然调节的原因,到了冬天反而相对不冷,不下雪而下雨,气候较平常的冬天相对偏热。用五行概念来说,也就是火运不及之年,水来乘火,所以夏天里偏冷。由于胜复原因,土又来克水,所以冬天里雨湿流行。因此张志聪注云:"寒者,寒水之气,雨者,湿土之气,寒胜少徵,土来复之。"

[同正商]"同正商",意即火运不及之年,火不能克金,如果再遇上这一年的司天之气是阳明燥金,那就完全由司天之气用事,因此这一年的夏天应热不热,应长不长,一片肃杀之象,好像秋天一样,属于严重反常。这与《五常政大论》中所述"伏明之纪……上商与正商同"完全一致。王冰注:"岁上见阳明,则与平金岁化同也,癸卯及癸酉岁上见阳明。"即指癸卯癸酉年的气候特点而言。

[癸卯同岁会癸酉同岁会]"同岁会",即同岁会之年。本论下文云:"不及而加同岁会。"这就是说,凡是岁运与同年的在泉之气在五行属性上相同,而且岁运又是属于不及的就叫"同岁会"。癸卯年、癸酉年,年干是癸,戊癸化火,癸属于阴干,因此属于火运不及。癸卯、癸酉年的年支是卯酉,卯酉阳明燥金司天,少阴君火在泉。岁运是火,在泉之气是火,而且岁运又是火运不及之年,所以癸卯、癸酉年是属于同岁会之年,因此原文谓:"癸卯同岁会癸酉同岁会。"

⑬王洪图等《黄帝内经素问白话解》癸卯年、癸酉年,阳明燥金司天,少阴君火在泉。癸为阴干,在五行中属木火,因而这两年为火运不及,称为少徵。水能克火,火运不及则水气偏胜,故气候寒冷。水气胜,就会有湿土之气制约报复它。这两年的胜气与复气相同。火运不及,无力克制金气,又逢金气司天,火气则顺从金气而

变化,运气便与金运的平气正商相同了。癸年为火运不及,逢少阴君火在泉,运与在泉性质相同,因而这两年又都是同岁会。

⑭郭霭春《黄帝内经素问白话解》寒雨胜复同:寒(太阳寒水之气)和雨(太阴湿土之气)胜复相同。

(2)其运热寒雨。

①王冰《黄帝内经素问》此句未具体注释。

②马莳《黄帝内经素问注证发微》其运热寒雨。运气为热,胜气为寒,复气为雨。

③张介宾《类经》热,少徵运也。寒,胜气也。雨,复气也。

④张志聪《黄帝内经集注》运气为热,胜气为寒,复气为雨。

⑤高士宗《黄帝素问直解》其运热,徵火之运也。寒者水之胜,雨者土之复,此一岁之气也。

⑥黄元御《黄元御医书全集》此句未具体注释。

⑦张琦《素问释义》热,运气。寒,胜气。雨,复气也。

⑧高亿《黄帝内经素问详注直讲全集》〔讲〕此二岁之政,大运则热胜,相克者寒胜,相生者湿胜也。

⑨孟景春等《黄帝内经素问译释》马莳:"运气为热,胜气为寒,复气为雨。"

⑩任廷革《任应秋讲〈黄帝内经〉素问》此句未具体注释,总体概括此段为:(提要)论逢卯、酉两年为阳明司天之政,凡此丁卯、丁酉、癸卯、癸酉、己卯、己酉、乙卯、乙酉、辛卯、辛酉等十年,皆主不及之岁也。

⑪张灿玾等《黄帝内经素问校释》凡此二年,运气为热,胜气为寒,复气为雨。

⑫方药中等《黄帝内经素问运气七篇讲解》"热",指癸卯、癸酉年为火运不及。"寒",指水来乘之。"雨",指水乘太过,土气复。质言之,亦即癸卯、癸酉两年夏天偏冷,冬天偏热。

⑬王洪图等《黄帝内经素问白话解》癸卯年、癸酉年的运气是火,胜气是寒,复气是雨湿。

⑭郭霭春《黄帝内经素问白话解》"热",为运气。"寒",为胜气。"雨",为复气。

(3)少徵 太宫 少商 太羽_终 太角_初。

①王冰《黄帝内经素问》此句未具体注释。

②马莳《黄帝内经素问注证发微》此句未具体注释。

③张介宾《类经》此句未具体注释。

④张志聪《黄帝内经集注》从壬起太角而生少徵之癸水,水生甲土,土生乙金,金生丙水而终。

⑤高士宗《黄帝素问直解》岁运少徵,故先言少徵。少徵,夏火也。太宫,长夏土也。少商,秋金也。太羽,冬水也。太角,春木也。此四时之气也。四时之气,太

角为先。

⑥黄元御《黄元御医书全集》此句未具体注释。

⑦张琦《素问释义》此句未具体注释。

⑧高亿《黄帝内经素问详注直讲全集》〔批〕此举癸卯、癸酉之年,以明主客之运也。

〔讲〕其年因癸火临运,故少徵为客气之初运,为主气之二运。火生土,故太宫为客气之二运,为主气之三运。土生金,故少商为客气之三运,为主气之四运。金生水,故太羽为客气之四运,为主气之终运。水生木,故少角为客气之终运,为主气之初运也。

⑨孟景春等《黄帝内经素问译释》此句未具体注释。

⑩任廷革《任应秋讲〈黄帝内经〉素问》此句未具体注释,总体概括此段为:(提要)论逢卯、酉两年为阳明司天之政,凡此丁卯、丁酉、癸卯、癸酉、己卯、己酉、乙卯、乙酉、辛卯、辛酉等十年,皆主不及之岁也。

⑪张灿玾等《黄帝内经素问校释》客运五步:初之运少徵,二之运太宫,三之运少商,四之运太羽,终之运少角。主运五步:初之运太角,二之运少徵,三之运太宫,四之运少商,终之运太羽。

⑫方药中等《黄帝内经素问运气七篇讲解》癸卯、癸酉年的客运初运是少徵,二运是太宫,三运是少商,四运是太羽,终运是太角。"太角初"是指主运仍是以木运为初运,"太羽终"是指主运仍是以水运为终运,亦即主运任何时候均系按木火土金水顺序进行,始终不变。

⑬王洪图等《黄帝内经素问白话解》客运五步是:初之运少徵,二之运太宫,三之运少商,四之运太羽,终之运少角。主运五步是:初之运太角,二之运少徵,三之运太宫,四之运少商,终之运太羽。

⑭郭霭春《黄帝内经素问白话解》此句未具体注释。

第十三解

(一)内经原文

阳明 少宫 少阴 **风凉胜复同**。己卯 己酉 其运雨风凉。

少宫 太商 少羽_终 少角_初 太徵。

(二)字词注释

风凉胜复同

①王冰《黄帝内经素问》此词未具体注释。

②马莳《黄帝内经素问注证发微》木胜土为风,金复木为凉。

③张介宾《类经》义同前。凡上下文曰凉、曰清、曰燥,皆金气之化也。后仿此。

④张志聪《黄帝内经集注》土运不及,风反胜之,清凉之金气来复。

⑤高士宗《黄帝素问直解》既则金之凉气复,胜与复。

⑥黄元御《黄元御医书全集》此词未具体注释。

⑦张琦《素问释义》风,胜气。凉,复气也。

⑧高亿《黄帝内经素问详注直讲全集》〔注〕风,木气,胜土。凉,金气,为母复仇也。

〔讲〕其化风,土所生者金,其气凉,风既有以胜之,凉必为之复也。

⑨孟景春等《黄帝内经素问译释》风凉胜复:马莳"木胜土为风,金胜木为凉。"即土运不及,风为胜气,清凉的金气为复气"。

⑩任廷革《任应秋讲〈黄帝内经〉素问》此词未具体注释。

⑪张灿玾等《黄帝内经素问校释》土运不及,则克我之木的风气乃为胜气,胜气之后,则我生之金的凉气来复,此二年胜复之气相同。

⑫方药中等《黄帝内经素问运气七篇讲解》"风",指风气偏胜,气候偏温。"凉",指寒凉。全句意即土运不及之年,在长夏季节里,应湿不湿,风气偏胜,气候偏热。由于自然调节的原因,到了秋天反而相对寒凉。用五行概念来说,也就是土运不及之年,木来乘土,所以长夏应湿不湿,雨水很少,出现旱象。由于胜复原因,金来克木,所以秋天里又比一般清凉。因此,张志聪注云:"土运不及,风反胜之,清凉之金气来复"。

⑬王洪图等《黄帝内经素问白话解》木能克土,土运不及则木气偏胜,因而气候多风。木气胜,就会有金气制约报复它。这两年的胜气与复气相同。

⑭郭霭春《黄帝内经素问白话解》风凉胜复,土运不及,风为胜气,凉为夏气。

(三)语句阐述

(1)阳明 少宫 少阴 风凉胜复同。己卯 己酉。

①王冰《黄帝内经素问》此句未具体注释。

②马莳《黄帝内经素问注证发微》阳明燥金司天。少宫己为少宫。少阴君火在泉。风凉胜复同,木胜土为风,金复木为凉。

③张介宾《类经》己卯己酉岁详二年,金与土运虽相得,然子临父位为逆。上阳明金,中少宫土运,己为阴土,故属少宫。下少阴火。

④张志聪《黄帝内经集注》土运不及,风反胜之,清凉之金气来复。甲己化土,甲主土运太过,己主土运不及。

⑤高士宗《黄帝素问直解》火运之次,土运继之,己为土运不及,故阳明在上,少宫土运在中,少阴在下,风凉胜复同。言少宫土运不及,始则木之风气胜,既则金之凉气复,胜与复,同主一岁之气,少宫土运,己卯己酉之岁。

⑥黄元御《黄元御医书全集》此句未具体注释。

⑦张琦《素问释义》此纪阳明之己运二岁也。己为少宫,岁土不及,风木乘而胜之,土之子金,金气凉为母复仇。

⑧高亿《黄帝内经素问详注直讲全集》〔批〕此举癸卯、癸酉之年,以明主客之

运也。

〔注〕同正商，解见前。癸卯、癸酉同岁会者，谓癸化少徵，统运而下加少阴在泉之君火，亦与岁会同也。

〔讲〕如上而阳明司天，中而少宫统运，下而少阴在泉，是岁以己土所化之少宫为统运，故土受克者木，其化风，土所生者金，其气凉，风既有以胜之，凉必为之复也。然胜甚者，复亦甚，胜微者，复亦微。己卯、己酉之岁，大运虽受风木之克，而风又受凉金之复，兼运属阴年，气属阴化，三气俱为不及风凉，胜复皆同也。何言之？

⑨孟景春等《黄帝内经素问译释》风凉胜复：马莳"木胜土为风，金胜木为凉"。即土运不及，风为胜气，清凉的金气为复气。

⑩任廷革《任应秋讲〈黄帝内经〉素问》此句未具体注释，总体概括此段为：（提要）论逢卯、酉两年为阳明司天之政，凡此丁卯、丁酉、癸卯、癸酉、己卯、己酉、乙卯、乙酉、辛卯、辛酉等十年，皆主不及之岁也。

⑪张灿玾《黄帝内经素问校释》己卯年、己酉年。阳明燥金司天；少阴君火在泉；甲己为土运，己为阴年，故运为少宫。土运不及，则克我之木的风气乃为胜气，胜气之后，则我生之金的凉气来复，此二年胜复之气相同。

⑫方药中等《黄帝内经素问运气七篇讲解》[阳明 少宫 少阴]"阳明"，指阳明燥金司天。"少宫"，指土运不及之年。"少阴"，指少阴君火在泉。全句意即表中所列之己卯、己酉年是土运不及之年。司天之气是阳明燥金，在泉之气是少阴君火。

[风凉胜复同]"风"，指风气偏胜，气候偏温。"凉"，指寒凉。全句意即土运不及之年，在长夏季节里，应湿不湿，风气偏胜，气候偏热。由于自然调节的原因，到了秋天反而相对寒凉。用五行概念来说，也就是土运不及之年，木来乘土，所以长夏应湿不湿，雨水很少，出现旱象。由于胜复原因，金来克木，所以秋天里又比一般清凉。因此，张志聪注云："土运不及，风反胜之，清凉之金气来复"。

[己卯 己酉]指己卯年和己酉年。此两年年干是己，甲己化土，所以岁运是土运。己是阴干属于不及，所以这两年是土运不及。其年支是卯酉，卯酉阳明燥金司天，少阴君火在泉，所以这两年司天之气是阳明燥金，在泉之气是少阴君火。

⑬王洪图等《黄帝内经素问白话解》己卯年、己酉年，阳明燥金司天，少阴君火在泉。己为阴干，在五行中属土，因而这两年为土运不及，称为少宫。木能克土，土运不及则木气偏胜，因而气候多风。木气胜，就会有金气制约报复它。这两年的胜气与复气相同。

⑭郭霭春《黄帝内经素问白话解》风凉胜复：土运不及，风为胜气，凉为夏气。

（2）其运雨风凉。

①王冰《黄帝内经素问》此句未具体注释。

②马莳《黄帝内经素问注证发微》其运雨风凉。雨，运气也。风，胜气也。凉，复气也。

③张介宾《类经》雨,少宫之气。风,胜气也。凉,复气也。

④张志聪《黄帝内经集注》太阴所至为云雨,雨乃土之运气,风为胜气,清为复气,因运气不及,故胜复之气同其化。

⑤高士宗《黄帝素问直解》其运雨,宫土之运也。风者木之胜,凉者金之复,此一岁之气也。

⑥黄元御《黄元御医书全集》此句未具体注释。

⑦张琦《素问释义》雨,运气。风,胜气。凉,复气也。

⑧高亿《黄帝内经素问详注直讲全集》〔讲〕盖己卯、己酉二岁之政,大运则湿胜,相克者风胜,相生者凉胜也。

⑨孟景春等《黄帝内经素问译释》张志聪"甲主土运太过,己主土运不及,太阴所至为云雨,雨乃土之运气,风为胜气,清(凉)为复气。"所以其运气为雨,胜气为风,复气为凉。

⑩任廷革《任应秋讲〈黄帝内经〉素问》此句未具体注释,总体概括此段为:(提要)论逢卯、酉两年为阳明司天之政,凡此丁卯、丁酉、癸卯、癸酉、己卯、己酉、乙卯、乙酉、辛卯、辛酉等十年,皆主不及之岁也。

⑪张灿玾等《黄帝内经素问校释》凡此二年,运气为雨,胜气为风,复气为凉。

⑫方药中等《黄帝内经素问运气七篇讲解》"雨",指土运。此处指己卯、己酉年为土运不及。"风",指木,意即土运不及,木来乘之。"凉",指金,意即木乘土太过,金气来复。质言之,亦即己卯、己酉两年中长夏雨少偏旱,秋天偏凉。

⑬王洪图等《黄帝内经素问白话解》土运之气为雨,胜气是风,复气是凉。

⑭郭霭春《黄帝内经素问白话解》运气为雨,胜气为风,复气为凉。

(3) 少宫 太商 少羽终少角初太徵。

①王冰《黄帝内经素问》此句未具体注释。

②马莳《黄帝内经素问注证发微》此句未具体注释。

③张介宾《类经》此句未具体注释。

④张志聪《黄帝内经集注》从丁而起少角,丁生戊火,火生己土,土生庚金,金生辛水而终。

⑤高士宗《黄帝素问直解》岁运少宫,故先言少宫。少宫,长夏七也,太商,秋金也,少羽,冬水也,少角,春木也,太征,夏火也,四时之气,少角为先。

⑥黄元御《黄元御医书全集》此句未具体注释。

⑦张琦《素问释义》此句未具体注释。

⑧高亿《黄帝内经素问详注直讲全集》〔批〕此举己卯、己酉之年,以明主客之运也。

〔讲〕其年因己土临运,故少宫为客气之初运,为主气之三运。土生金,故太商为客气之二运,为主气之四运。金生水,故少羽为客气之三运,为主气之终运。水生木,故太角为客气之四运,为主气之初运。木生火,故少徵为客气之终运,为主气之二运也。

⑨孟景春等《黄帝内经素问译释》此句未具体注释。

⑩任廷革《任应秋讲〈黄帝内经〉素问》此句未具体注释,总体概括此段为:(提要)论逢卯、酉两年为阳明司天之政,凡此丁卯、丁酉、癸卯、癸酉、己卯、己酉、乙卯、乙酉、辛卯、辛酉等十年,皆主不及之岁也。

⑪张灿玾等《黄帝内经素问校释》客运五步:初之运少宫,二之运太商,三之运少羽,四之运太角,终之运少徵。主运五步:初之运少角,二之运太徵,三之运少宫。四之运太商,终之运少羽。

⑫方药中等《黄帝内经素问运气七篇讲解》己卯、己酉年的岁运,初运是少宫,二运是太商,三运是少羽,四运是少角,终运是太徵。"少角$_{初}$",指主运初运为木,"少羽$_{终}$",指主运终运为水。如前不变。

⑬王洪图等《黄帝内经素问白话解》客运五步是:初之运少宫,二之运太商,三之运少羽,四之运太角,终之运少徵。主运五步是:初之运少角,二之运太徵,三之运少宫,四之运太商,终之运少羽。

⑭郭霭春《黄帝内经素问白话解》此句未具体注释。

第十四解

(一) 内经原文

阳明 少商 少阴 **热寒胜复同**,**同正商**。乙卯天符 乙酉岁会太一天符[注]其运凉热寒。

少商 太羽$_{终}$ 太角$_{初}$ 少徵 太宫。

[注]乙酉岁会太一天符:郭霭春《黄帝内经素问校注》、张灿玾等《黄帝内经素问校释》、方药中等《黄帝内经素问运气七篇讲解》、人民卫生出版社影印顾从德本《黄帝内经素问》此处为"太一天符",其中郭霭春注:按"太一"或作"大一、太乙","大"古通"太","一"变作"乙",故北魏少数民族有复姓"一弗"者抑或作"乙弗",则"太一"即"太一、太乙"也,《礼记·礼运》孔输谓"天地未分混沌之气也,极大曰天,未分曰一,其气既极大而未分,故曰大一也";孟景春等《黄帝内经素问译释》此处为"大乙天符"。

(二) 字词注释

(1) 热寒胜复同

①王冰《黄帝内经素问》此词未具体注释。

②马莳《黄帝内经素问注证发微》热胜寒复。

③张介宾《类经》义同上(编者按:与前丁卯、丁酉、癸卯、癸酉、己卯、己酉之"胜复同"义同。后不及之年凡出现"义同上""义同前",均属此义)。

④张志聪《黄帝内经集注》热胜少商,寒气来复。

⑤高士宗《黄帝素问直解》言少商金运不及,始则火之热气胜,既则水寒之气复,胜与复,同主一岁之气,阳明上临,金气胜矣。

⑥黄元御《黄元御医书全集》此词未具体注释。

⑦张琦《素问释义》凉,运气。热,胜气。

⑧高亿《黄帝内经素问详注直讲全集》〔注〕热，火气胜金。寒，水气为金复仇也。

〔讲〕其气热，金所生者水，其化寒，热既有以胜之，寒必为之复也。然胜甚者，复亦甚，胜微者，复亦微。

⑨孟景春等《黄帝内经素问译释》热寒胜复：张志聪"热胜少商，寒气来复"。因此金运不及，热为胜气，寒为复气。

⑩任廷革《任应秋讲〈黄帝内经〉素问》此词未具体注释。

⑪张灿玾等《黄帝内经素问校释》乙庚为金运，乙为阴年，故运为少胜气之后则我生之水的寒气来复，此二年胜复之气相同。

⑫方药中等《黄帝内经素问运气七篇讲解》"热"，指火热之气。"寒"，指寒冷之气。"热寒胜复同"，意即金运不及之年，秋天里应凉不凉，气候偏热。由于自然调节的原因，到了冬天又会出现比一般冬天寒冷的气候变化。用五行概念来说，也就是金运不及之年，火来克金，所以秋天应凉不凉，气候偏热。但是由于胜复原因，火克金太甚时，水又可以来克火，以求全年气候相对协调，所以冬天又会特别寒冷。这种现象也就是张志聪所注的："火胜少商，寒气来复。"

⑬王洪图等《黄帝内经素问白话解》水能克金，金运不及则水气偏胜，故气候炎热。火气胜，就会有寒水之气制约报复它。这两年的胜气与复气相同。

⑭郭霭春《黄帝内经素问白话解》热为胜气，寒为复气。

（2）同正商

①王冰《黄帝内经素问》（〔新校正云〕按《五常政大论》云：从革之纪，上商与正商同。）

②马莳《黄帝内经素问注证发微》从革之纪，上商与正商同。

③张介宾《类经》乙年金运不足，得阳明司天之助，所谓从革之纪，上商与正商同也。

④张志聪《黄帝内经集注》从革之纪，上商与正商同。

⑤高士宗《黄帝素问直解》始则热胜，金得其平，故同正商。

⑥黄元御《黄元御医书全集》从革之纪，上商与正商同。

⑦张琦《素问释义》此词未具体注释。

⑧高亿《黄帝内经素问详注直讲全集》〔讲〕亦与正商等也。

⑨孟景春等《黄帝内经素问译释》此词未具体注释。

⑩任廷革《任应秋讲〈黄帝内经〉素问》此词未具体注释。

⑪张灿玾等《黄帝内经素问校释》同正商：乙年为金运不及，得阳明燥金司天之气相助，故同正商平气。即《五常政大论》所谓从革之纪，"上商与正商同"。

⑫方药中等《黄帝内经素问运气七篇讲解》"同正商"，意即金运不及之年，如果遇上阳明燥金司天，那么这一年不及的金运，由于得到司天的金气相助，就可以因而构成金运平气之年。在这一年的秋天里气候可以完全正常。乙卯、乙酉两年，

从岁运来说,是金运不及之年,但从岁气来说,是卯酉阳明燥金司天,"运不及而得助",所以乙卯、乙酉年,实际上是平气之年。《五常政大论》谓:"从革之纪……上商与正商同。"王冰注云:"上见阳明,则与平金运生化同,乙卯乙酉其岁上见也。"即属此义。应该指出,在阳明燥金司天的十年中,少角之年"同正商",少徵之年"同正商",少商之年"同正商"。但是,只有少商之年"同正商"是平气之年,其他均属反常。这是因为少商之年是金运不及,金运不及之年,遇上阳明燥金司天,所以可以构成平气。这也就是说金运不及之年,秋天里应凉不凉,气候偏热,但是如果可以构成平气的话,则这一年的秋天就同正常的秋天一样。其他两年则不然,少角之年,少徵之年,一个反应在春,应温不温,一个反应在夏,应热不热,如果再遇上阳明燥金司天,那就只能凉上加凉,春行秋令或夏行秋令,属于自然气候的严重反常。因此,虽然原文都是"同正商"三字,王冰注文也几乎完全一样,但一属平气,一属反常,完全不同,读时必须注意加以鉴别,以求正确理解。

⑬王洪图等《黄帝内经素问白话解》乙卯、乙酉年虽为金运不及,但得到司天燥金之气相助,因而仍属于金运平气正商。

⑭郭霭春《黄帝内经素问白话解》此词未具体注释。

(三)语句阐述

(1)阳明 少商 少阴 热寒胜复同。同正商。乙卯_{天符} 乙酉岁会_{太一天符}。

①王冰《黄帝内经素问》(〔新校正云〕按《五常政大论》云:从革之纪,上商与正商同。)(〔新校正云〕按《天元纪大论》三合为治。又《六微旨大论》云:天符岁会曰太一天符。王冰云:是谓三合,一者天会,二者岁会,三者岁会。或云:此岁三合曰太一天符,不当更曰岁会者,甚不然也。乙酉本为岁会,又为太一天符,岁会之名不可去也。或云:己丑、己未、戊午,何以不连言岁会,而单言太一天符?曰:举一隅不以三隅反,举一则三者可知,去之则是〔守〕太一天符不为岁会,故曰不可去也。)

②马莳《黄帝内经素问注证发微》阳明燥金司天。少商乙为阴金,为少商。少阴君火在泉。热胜寒复。从革之纪,上商与正商同。新校正云:按《天元纪大论》云:三合为治。又《六微旨大论》云:天符岁会曰太乙天符。王注云:是为三合,一者天会,二者岁会,三者运会。或曰:此岁三合,曰太乙天符,不当更曰岁会者。甚不然也。乙酉本为岁会,又为太乙天符,岁会之名不可去也。或云:己丑、己未、戊午,何以不连言岁会,而单言太乙天符?曰:举一隅则三者可知,去之则是太乙天符,不为岁会也,故不可去也。

③张介宾《类经》上阳明金,中少商金运,乙为阴金,故属少商。下少阴火。乙年金运不足,得阳明司天之助,所谓从革之纪,上商与正商同也。

④张志聪《黄帝内经集注》热胜少商,寒气来复。从革之纪,上商与正商同。乙主金运,卯酉阳明燥金司天,运气与司天之气相合,是名天符。金运临酉,是为岁会。金运之岁上见阳明,是为天符。岁会合天符,名曰太乙天符,又名曰三合。三合者,司天运气年辰三者之相合。

⑤高士宗《黄帝素问直解》土运之次,金运继之,乙为金运不及,故阳明在上,少商金运在中,少阴在下,热寒胜复同。言少商金运不及,始则火之热气胜,既则水寒之气复,胜与复,同主一岁之气,阳明上临,金气胜矣。

⑥黄元御《黄元御医书全集》此句未具体注释。

⑦张琦《素问释义》此纪阳明之乙运二岁也。岁金不及,火胜水复。

⑧高亿《黄帝内经素问详注直讲全集》〔注〕太乙天符者,如阳明司天,燥金乙化少商,金运兼值年支之酉,为西方正金三气合同,则天符之中,复见天符,是名太乙天符。

〔讲〕如上而阳明司天,中而少商统运,下而少阴在泉,是岁以乙金所化之少商为统运,故金受克者火,其气热,金所生者水,其化寒,热既有以胜之,寒必为之复也。然胜甚者,复亦甚,胜微者,复亦微。乙卯、乙酉之岁,大运虽受热火之克,而热火又受寒水之复,兼运属少商,气属阴也,然得司天相助,热寒胜复故同。惟其司天是以无太过,无不及,气化政令,亦与正商等也。何言之? 盖乙卯之年为天符,乙酉之年为岁会,太乙天符。

⑨孟景春等《黄帝内经素问译释》热寒胜复:张志聪"热胜少商,寒气来复"。因此金运不及,热为胜气,寒为复气。

⑩任应革《任应秋讲〈黄帝内经〉素问》此句未具体注释,总体概括此段为:(提要)论逢卯、酉两年为阳明司天之政,凡此丁卯、丁酉、癸卯、癸酉、己卯、己酉、乙卯、乙酉、辛卯、辛酉等十年,皆主不及之岁也。

⑪张灿玾等《黄帝内经素问校释》同正商:乙年为金运不及,得阳明燥金司天之气相助,故同正商平气。即《五常政大论》所谓从革之纪,"上商与正商同"。

乙卯年(为天符),乙酉年(既是岁会,又是太一天符)。阳明燥金司天;少阴君火在泉;乙庚为金运,乙为阴年,故运为少胜气之后则我生之水的寒气来复,此二年胜复之气相同。金运虽不及,但得司天之金气相助,故同金运平气。

⑫方药中等《黄帝内经素问运气七篇讲解》[阳明 少商 少阴]阳明,指阳明燥金司天。"少商",指金运不及之年。"少阴",指少阴君火在泉。全句是指乙卯、乙酉两年是金运不及之年,司天之气是阳明燥金,在泉之气是少阴君火。

[热寒胜复同]"热",指火热之气。"寒",指寒冷之气。"热寒胜复同",意即金运不及之年,秋天里应凉不凉,气候偏热。由于自然调节的原因,到了冬天又会出现比一般冬天寒冷的气候变化。用五行概念来说,也就是金运不及之年,火来克金,所以秋天应凉不凉,气候偏热。但是由于胜复原因,火克金太甚时,水又可以来克火,以求全年气候相对协调,所以冬天又会特别寒冷。这种现象也就是张志聪所注的:"火胜少商,寒气来复。"

[同正商]"同正商",意即金运不及之年,如果遇上阳明燥金司天,那么这一年不及的金运,由于得到司天的金气相助,就可以因而构成金运平气之年。在这一年的秋天里气候可以完全正常。乙卯、乙酉两年,从岁运来说,是金运不及之年,但从

岁气来说,是卯酉阳明燥金司天,"运不及而得助",所以乙卯、乙酉年,实际上是平气之年。《五常政大论》谓:"从革之纪……上商与正商同。"王冰注云:"上见阳明,则与平金运生化同,乙卯乙酉其岁上见也。"即属此义。应该指出,在阳明燥金司天的十年中,少角之年"同正商",少徵之年"同正商",少商之年"同正商"。但是,只有少商之年"同正商"是平气之年,其他均属反常。这是因为少商之年是金运不及,金运不及之年,遇上阳明燥金司天,所以可以构成平气。这也就是说金运不及之年,秋天里应凉不凉,气候偏热,但是如果可以构成平气的话,则这一年的秋天就同正常的秋天一样。其他两年则不然,少角之年,少徵之年,一个反应在春,应温不温,一个反应在夏,应热不热,如果再遇上阳明燥金司天,那就只能凉上加凉,春行秋令或夏行秋令,属于自然气候的严重反常。因此,虽然原文都是"同正商"三字,王冰注文也几乎完全一样,但一属平气,一属反常,完全不同,读时必须注意加以鉴别,以求正确理解。

〔乙卯天符〕岁运与司天之气五行属性相同,即天符之年。乙卯年的年干是乙,乙庚化金;乙卯年的年支是卯,卯酉阳明燥金司天。岁运是金,司天之气也是金,岁运与岁气相同,因此乙卯年属于"天符"。"乙卯天符",即乙卯年为天符之年。

〔乙酉岁会,太一天符〕岁运与年支的五行属性相同,即属岁会之年。乙酉年的年干是乙,乙庚化金,年支是酉,申酉属金。岁运是金,年支的五行属性也是金,岁运与年支的五行属性相同,因此乙酉年属于"岁会"。"乙酉岁会",即乙酉年为岁会之年。不过乙酉年从司天之气来说则和乙卯年又完全一样,即乙酉年的司天之气也是金,所以乙酉年也是天符之年。既是天符又是岁会的年份,名曰"太一天符",因此乙酉年也是太一天符之年。"乙酉岁会,太一天符",意即乙酉年既是岁会之年,又是太一天符之年。

⑬王洪图等《黄帝内经素问白话解》乙卯年、乙酉年,阳明燥金司天,少阴君火在泉。乙为阴干,在五行中属金,因而这两年为金运不及,称为少商。水能克金,金运不及则水气偏胜,故气候炎热。火气胜,就会有寒水之气制约报复它。这两年的胜气与复气相同。因为中运与司天之气同属金,故乙卯、乙酉年为"天符"。在地支与五行的第二种配属关系中,酉属金,因而地支与中运性质相同,把这种情况称为"岁会"。乙酉年既是天符又是岁会,把这种情况称为"太乙天符"。乙卯、乙酉年虽为金运不及,但得到司天燥金之气相助,因而仍属于金运平气正商。

⑭郭霭春《黄帝内经素问白话解》热寒胜复:(热胜少商,寒气来复,因此金运不及),热为胜气,寒为复气。

太一天符即为天符,又为岁会,称太一天符。

(2)其运凉热寒。

①王冰《黄帝内经素问》此句未具体注释。

②马莳《黄帝内经素问注证发微》其运凉热寒。司天为凉,在泉为热,复为寒。

③张介宾《类经》其运凉热寒。凉为少商之气,热为胜气,寒为复气。

④张志聪《黄帝内经集注》运气为凉,胜气为热,复气为寒。

⑤高士宗《黄帝素问直解》其运凉,商金之气也。热者火之胜,寒者水之复。

⑥黄元御《黄元御医书全集》此句未具体注释。

⑦张琦《素问释义》凉,运气。热,胜气。寒,复气也。

⑧高亿《黄帝内经素问详注直讲全集》〔讲〕此二岁之政,大运则凉胜,相克者热胜,相生者寒胜也。

⑨孟景春等《黄帝内经素问译释》张志聪:"运气为凉,胜气为热,复气为寒。"

⑩任廷革《任应秋讲〈黄帝内经〉素问》此句未具体注释,总体概括此段为:(提要)论逢卯、酉两年为阳明司天之政,凡此丁卯、丁酉、癸卯、癸酉、己卯、己酉、乙卯、乙酉、辛卯、辛酉等十年,皆主不及之岁也。

⑪张灿玾等《黄帝内经素问校释》凡此二年,运气为凉,胜气为热,复气为寒。

⑫方药中等《黄帝内经素问运气七篇讲解》"凉",指金运,此处指乙卯、乙酉年金运不及。"热",指火,意即金运不及,火来乘之。"寒",指水,意即火乘金太过,水气来复。质言之,亦即乙卯、乙酉两年中秋天偏热,冬天偏冷。

⑬王洪图等《黄帝内经素问白话解》乙卯年、乙酉年金运之气为凉,胜气是热,复气是寒。

⑭郭霭春《黄帝内经素问白话解》运气为凉,胜气为热,复气为寒。

(3)少商 太羽终 太角初 少徵 太宫。

①王冰《黄帝内经素问》此句未具体注释。

②马莳《黄帝内经素问注证发微》此句未具体注释。

③张介宾《类经》此句未具体注释。

④张志聪《黄帝内经集注》从太角起壬木而生徵,徵生太宫,宫生少商,商生太羽而终。

⑤高士宗《黄帝素问直解》少商岁运,故先言秋金之少商,而四时之气,角木为先。

⑥黄元御《黄元御医书全集》此句未具体注释。

⑦张琦《素问释义》此句未具体注释。

⑧高亿《黄帝内经素问详注直讲全集》〔批〕此举乙卯、乙酉之年,以明主客之运也。

〔讲〕其年因乙金临运,故少商为客气之初运,为主气之四运。金生水,故太羽为客气之二运,为主气之终运。水生木,故少角为客气之三运,为主气之初运。木生火,故太徵为客气之四运,为主气之二运。火生土,故少宫为客气之终运,为主气之三运也。阳明之政,见于乙卯、乙酉者,如是也。

⑨孟景春等《黄帝内经素问译释》此句未具体注释。

⑩任廷革《任应秋讲〈黄帝内经〉素问》此句未具体注释,总体概括此段为:(提要)论逢卯、酉两年为阳明司天之政,凡此丁卯、丁酉、癸卯、癸酉、己卯、己酉、乙卯、

乙酉、辛卯、辛酉等十年,皆主不及之岁也。

⑪张灿玾等《黄帝内经素问校释》客运五步:初之运少商,二之运太羽,三之运少角,四之运太徵,终之运少宫。主运五步:初之运太角,二之运少徵,三之运太宫,四之运少商,终之运太羽。

⑫方药中等《黄帝内经素问运气七篇讲解》本表说明乙卯、乙酉年的客运初运是少商,二运是太羽,三运是太角,四运是少徵,终运是太宫。"太角初",指主运初运为木。"太羽终",指主运终运为水。如前不变。

⑬王洪图等《黄帝内经素问白话解》客运五步是:初之运少商,二之运太羽,三之运少角,四之运太徵,终之运少宫。主运五步是:初之运太角,二之运少徵,三之运太宫,四之运少商,终之运少太羽。

⑭郭霭春《黄帝内经素问白话解》此句未具体注释。

第十五解

(一)内经原文

阳明 少羽 少阴 **雨风胜复同**,辛卯 **同少宫**。辛卯 辛酉 其运寒雨风。
少羽终 少角初 太徵 少宫 太商。

(二)字词注释

(1)雨风胜复同

①王冰《黄帝内经素问》此词未具体注释。

②马莳《黄帝内经素问注证发微》雨胜风复。

③张介宾《类经》义同前。

④张志聪《黄帝内经集注》雨乃胜气,风乃复气。

⑤高士宗《黄帝素问直解》言少羽水运不及,始则土之雨气胜,既则木之风气复,胜与复,同主一岁之气。

⑥黄元御《黄元御医书全集》此词未具体注释。

⑦张琦《素问释义》雨,胜气。风,复气。

⑧高亿《黄帝内经素问详注直讲全集》〔注〕雨,湿气胜水。风,木气为水复仇也;〔讲〕其化雨,水所生者木,其气风,湿既有以胜之,风必为之复也。

⑨孟景春等《黄帝内经素问译释》雨风胜复:马莳"辛为阴水,故为少羽。少阴君火在泉,雨风胜复同者,雨胜风复也"。就是雨为湿土之气,水运不及,土气为胜,风气为复。

⑩任廷革《任应秋讲〈黄帝内经〉素问》此词未具体注释。

⑪张灿玾等《黄帝内经素问校释》水运不及,则克我之土的雨气乃为胜气,胜气之后,则我生之木的风气来复,此二年胜复之气相同。

⑫方药中等《黄帝内经素问运气七篇讲解》"雨",指雨湿之气。"风",指风气。"雨风胜复同",意即水运不及之年,冬天里应冷不冷,雨湿流行,不下雪而下雨,气

候偏湿。由于自然调节的原因,到了第二年春天,风气偏胜,雨水相对减少。用五行概念来说,也就是水运不及之年,土来克水,所以冬天雨水偏多,气候偏湿,但是由于胜复原因,土克水太甚时,木又来克土,以求气候协调及相对平衡,所以春天雨水又相对减少。张志聪注此云:"雨乃胜气,风乃复气。"其义亦即同此。

⑬王洪图等《黄帝内经素问白话解》土能克水,水运不及则湿土之气偏胜,因而气候多雨。土气胜,就会有风木之气制约报复它。这两年的胜气与复气相同。

⑭郭霭春《黄帝内经素问白话解》雨风胜复,雨,胜气;风,复气。

(2) 同少宫

①王冰《黄帝内经素问》〔新校正云〕按《五常政大论》云:五运不及,除同正角正商正宫外,癸丑、癸未当云少徵与少羽同,己卯、乙酉少宫与少角同,乙丑、乙未、少商与少徵同,辛卯、辛酉、辛巳、辛亥少羽与少宫同,合有十年。今论独于此言同少宫者,盖以癸丑、癸未,丑未为土,故不更同少羽。己卯、己酉为金,故不更同少角。辛巳、辛亥为太徵,不更同少宫。乙丑、乙未下见太阳为水,故不更同少徵。又除此八年外,只有辛卯辛酉二年为少羽同少宫也。

②马莳《黄帝内经素问注证发微》同少宫:原作"辛卯少宫同","辛卯"二字乃涉下文"辛卯、辛酉"致衍,而"同"则与"少宫"误倒,今据《素问》删正。

③张介宾《类经》少宫同。

④张志聪《黄帝内经集注》辛卯少宫同。辛主水运不及,而土得以乘之,故宫音半同其化。

⑤高士宗《黄帝素问直解》水运不及,则土气胜,当辛卯之岁,卯木制土,故辛卯少宫同。

⑥黄元御《黄元御医书全集》此词未具体注释。

⑦张琦《素问释义》此词未具体注释。

⑧高亿《黄帝内经素问详注直讲全集》〔讲〕亦第与少宫相同。

⑨孟景春等《黄帝内经素问译释》《类经》《黄帝内经素问集注》均作"辛卯少宫同"。

⑩任廷革《任应秋讲〈黄帝内经〉素问》此词未具体注释。

⑪张灿玾等《黄帝内经素问校释》同少宫:新校正云"按《五常政大论》云:五运不及,除同正角、正商、正宫外,癸丑、癸未当云少徵与少羽同;己卯、己酉少宫与少角同;乙丑、乙未少商与少徵同;辛卯、辛酉、辛巳、辛亥少羽与少宫同;合有十年。今此论独于此言同少宫者,盖以癸丑、癸未,丑未为土,故不更同少羽。己卯、己酉为金,故不更同少角。辛巳、辛亥为太徵(按:太徵,当作木,据上文例,己亥年,厥阴风木司天)不更同少宫。乙丑、乙未,下见太阳为水,故不更同少徵。又除此八年外,只有辛卯、辛酉二年,为少羽同少宫也"。《类经》二十六卷第十七注:"然但言少宫而不言正宫者,盖非有司天当令,则气不甚王也。"

⑫方药中等《黄帝内经素问运气七篇讲解》"辛卯",即辛卯年。"少宫",即土

运不及之年。"辛卯少宫同",意即辛卯年在气候及物候变化上与土运不及之年相似。按《五常政大论》谓:"涸流之纪……少羽与少宫同。"意即凡属水运不及之年,由于土来乘之的原因,所以雨湿流行,但毕竟岁运是水运而非土运,所以它只能似土运主岁之年而又不能完全等同于土运主岁之年,这也就是该篇原文所谓的"从土化",以及王冰所注的"水土各半化也"。按照《五常政大论》所述,应该说少羽之年都同少宫,也就是说辛卯、辛酉两年都与少宫同才是,但此处独言"辛卯少宫同",何故? 对于这个问题,注家解释不一。王冰未解释,《新校正》也未作解释。张介宾则认为不好解释,疑原文有错简。他说:"本节只言辛卯,不言辛酉,或其传久之误耳。"张志聪则认为与年支有关。他说:"厥阴司天之岁,木气上临,土受木之制,辛酉岁乃金水相生之年辰,故止言辛卯岁也。"高世栻所注较张注明确些。他说:"水运不及,则土气胜,当辛卯之岁,卯木制土,故辛卯少宫同。"我们同意张志聪和高世栻的注解。这就是说,从水运不及之年来说,都可以说"少羽与少宫同",但各个具体年份仍应具体分析。水运不及之年,六十年中有辛未、辛巳、辛卯、辛丑、辛亥、辛酉六年。其中辛未、辛丑两年是太阴湿土司天,因为司天之气是土,所以这两年是"同正宫"而不是"同少宫"。辛巳、辛亥两年是厥阴风木司天,因为司天之气是木,木能制土,这两年土气不能偏胜,因而也就不从土化或半从土化,所以这两年虽然也是水运不及之年,但不言"同少宫"。再看辛卯、辛酉这两年。虽然这两年从司天之气来说都是阳明燥金司天,金可以克木,本来水运不及,土就要来乘之,现在金又克木,土失其制,因此也就更加容易从土化。但是辛卯、辛酉这两年在年支上有不同,所以还是有区别的。辛卯年的年支是卯,卯属于木,虽然在制土这个问题上,它远不如司天之气强,但对土也有一定承制作用,从而也就削弱了土气乘水的作用,所以就只能"半从土化",因而原文谓"辛卯少宫同"。辛酉年的年支是酉,酉属于金。金可以克木,从而减弱了对土的承制,增强了土气乘水的作用。尽管在克木这个问题上也远不如司天之气强,但也有一定承制作用。所以,它虽然不能同辛巳、辛亥两年来比,可以不言"同少宫",但与辛卯年比较则确有区别。我们认为这就是本节原文在谈辛卯、辛酉两年的气候变化时,独言"辛卯少宫同",而不言辛卯辛酉同少宫的原因。

⑬王洪图等《黄帝内经素问白话解》此词未具体注释。

⑭郭霭春《黄帝内经素问白话解》少宫同辛年水运不及,土气来侮,其气化约略同于少宫土运不及的年份。

(三) 语句阐述

(1) 阳明 少羽 少阴 雨风胜复同,辛卯 同少宫。辛卯 辛酉。

①王冰《黄帝内经素问》(〔新校正云〕按《五常政大论》云:五运不及,除同正角正商正宫外,癸丑、癸未当云少徵与少羽同,己卯、乙酉少宫与少角同,乙丑、乙未、少商与少徵同,辛卯、辛酉、辛巳、辛亥少羽与少宫同,合有十年。今论独于此言同少宫者,盖以癸丑、癸未,丑未为土,故不更同少羽。己卯、己酉为金,故不更同少

角。辛巳、辛亥为太徵，不更同少宫。乙丑、乙未下见太阳为水，故不更同少徵。又除此八年外，只有辛卯辛酉二年为少羽同少宫也。）

②马莳《黄帝内经素问注证发微》阳明燥金司天。少羽辛为阴水，为少羽。少阴君火在泉。雨风胜复同，雨胜风复。同少宫。新校正云：按《五常政大论》云：五运不及，除同正角、正商、正宫外，癸丑、癸未，当云少徵与少羽同；己卯、己酉，少宫与少角同；乙丑、乙未，少商与少徵同；辛卯、辛酉、辛巳、辛亥，少羽与少宫同。合有十年，今此论独于此言同少宫者，盖以癸丑、癸未，丑未为土，故不更同少羽。己卯、己酉为金，故不更同少角。辛巳、辛亥为木，故不更同少宫。乙丑、乙未，下见太阳为水，故不更同少徵。又除此八年外，只有辛卯、辛酉二年为少羽同少宫也。

③张介宾《类经》辛卯辛酉岁上阳明金，中少羽水运，辛为阴水，故属少羽。下少阴火。辛为水运不及，土得乘之，故与少宫同也。按：五运不及之岁，凡三十年，内除丁巳丁亥、己巳己亥、乙巳乙亥同正角，丁卯丁酉、癸卯癸酉、乙卯乙酉同正商，丁丑丁未、己丑己未、辛丑辛未同正宫外，尚余不及者十二年。内癸巳癸亥癸丑癸未四年，火不及也，当云少徵与少羽同。但己亥二年，少阳在泉，同岁会也，火气有助，故不言同少羽；丑未二年，湿土在上，土能制水，故亦不言同少羽。己卯己酉二年，土不及也，当云少宫与少角同；但卯酉燥金在上，金能制木，故不言同少角。乙丑乙未二年，金不及也，当云少商与少徵同；但丑未寒水在泉，水能制火，故不言同少徵。辛巳辛亥辛卯辛酉四年，水不及也，当云少羽与少宫同；但巳亥二年，风木司天，木能制土，故不言同少宫。凡此十二年中，除去以上十年，只有辛卯辛酉二年，为少羽同少宫也，故于此独言之。然但言少宫而不言正宫者，盖非有司天当令，则气不甚王也。本节止言辛卯，不言辛酉，或其传久之误耳。

④张志聪《黄帝内经集注》雨乃胜气，风乃复气。辛卯少宫同。辛主水运不及，而土得以乘之，故宫音半同其化。按木运不及，乃阳明之辛卯辛酉，太阴之辛丑辛未，厥阴之辛巳辛亥。太阴司天之岁，乃太阳在泉，水得助而旺。厥阴司天之岁，木气上临，土受木之制。辛酉岁乃金水相生之年辰，故止言辛卯岁也。夫五音皆有不及，而独言宫音者，以土位中宫而乘于四气也。故曰五运之气，根于中而运于外。根于中者，根于中宫之土，而运化于四方也。〔眉批〕年辰属金，又属少阴水。辛酉辛卯。

⑤高士宗《黄帝素问直解》金运之次，水运继之，辛为水运不及，故阳明在上，少羽水运在中，少阴在下，雨风胜复同。言少羽水运不及，始则土之雨气胜，既则木之风气复，胜与复，同主一岁之气。水运不及，则土气胜，当辛卯之岁，卯木制土，故辛卯少宫同。上文皆同正商，此但举一岁，而少宫同，盖举一，以补上文之未尽。欲人仿此类推，不可执一之意，少羽水运，乃辛酉辛卯之岁。

⑥黄元御《黄元御医书全集》此句未具体注释。

⑦张琦《素问释义》此纪阳明之辛运二岁也。辛为少羽，岁水不及，土胜木复。

⑧高亿《黄帝内经素问详注直讲全集》〔批〕此举辛酉、辛卯之年，以明主客之

运也。

〔注〕雨,湿气胜水。风,木气为水复仇也。

〔讲〕如上而阳明司天,中而少羽统运,下而少阴在泉,是岁以辛水所化之少羽为统运,故水受克者土,其化雨,水所生者木,其气风,湿既有以胜之,风必为之复也。然胜甚者,复亦甚,胜微者,复亦微。辛卯、辛面之岁,大运虽受湿土之克,而湿土又受风木之复,兼运属阴年,气属阴化,其气俱为不及,雨风胜复皆同也。其土虽克水,又生司天之气,以化其暴,则乘之必不能大过,木之复之者又为司天所制,亦第与少宫相同,必不能为已甚之,何言之?盖辛酉、辛卯二岁之政。

⑨孟景春等《黄帝内经素问译释》雨风胜复:马莳"辛为阴水,故为少羽。少阴君火在泉,雨风胜复同者,雨胜风复也"。就是雨为湿土之气,水运不及,土气为胜,风气为复。同少宫:《类经》、《黄帝内经素问集注》均作"辛卯少宫同"。

⑩任廷革《任应秋讲〈黄帝内经〉素问》此句未具体注释,总体概括此段为:(提要)论逢卯、酉两年为阳明司天之政,凡此丁卯、丁酉、癸卯、癸酉、己卯、己酉、乙卯、乙酉、辛卯、辛酉等十年,皆主不及之岁也。

⑪张灿玾等《黄帝内经素问校释》同少宫:新校正云"按《五常政大论》云:五运不及,除同正角、正商、正宫外,癸丑、癸未当云少徵与少羽同;己卯、己酉少宫与少角同;乙丑、乙未少商与少徵同;辛卯、辛酉、辛巳、辛亥少羽与少宫同;合有十年。今此论独于此言同少宫者,盖以癸丑、癸未,丑未为土,故不更同少羽。己卯、己酉为金,故不更同少角。辛巳、辛亥为太徵(按:太徵,当作木,据上文例,巳亥年,厥阴风木司天),不更同少宫。乙丑、乙未,下见太阳为水,故不更同少徵。又除此八年外,只有辛卯、辛酉二年,为少羽同少宫也"。《类经》二十六卷第十七注:"然但言少宫而不言正宫者,盖非有司天当令,则气不甚王也。"

辛卯年、辛酉年。阳明燥金司天;少阴君火在泉;丙辛为水运,辛为阴年,故运为少羽。水运不及,则克我之土的雨气乃为胜气,胜气之后,则我生之木的风气来复,此二年胜复之气相同。

⑫方药中等《黄帝内经素问运气七篇讲解》[阳明 少羽 少阴]"阳明",指阳明燥金司天。"少羽",指水运不及之年。"少阴",指少阴君火在泉。全句意中表中所列之辛酉、辛卯两年是水运不及之年,司天之气是阳明燥金,在泉之气是少阴君火。

[雨风胜复同]"雨",指雨湿之气。"风",指风气。"雨风胜复同",意即水运不及之年,冬天里应冷不冷,雨湿流行,不下雪而下雨,气候偏湿。由于自然调节的原因,到了第二年春天,风气偏胜,雨水相对减少。用五行概念来说,也就是水运不及之年,土来克水,所以冬天雨水偏多,气候偏湿,但是由于胜复原因,土克水太甚时,木又来克土,以求气候协调及相对平衡,所以春天雨水又相对减少。张志聪注此云:"雨乃胜气,风乃复气。"其义亦即同此。

[辛卯少宫同]"辛卯",即辛卯年。"少宫",即土运不及之年。"辛卯少宫同",

意即辛卯年在气候及物候变化上与土运不及之年相似。按《五常政大论》谓："涸流之纪……少羽与少宫同。"意即凡属水运不及之年，由于土来乘之的原因，所以雨湿流行，但毕竟岁运是水运而非土运，所以它只能似土运主岁之年而又不能完全等同于土运主岁之年，这也就是该篇原文所谓的"从土化"，以及王冰所注的"水土各半化也"。按照《五常政大论》所述，应该说少羽之年都同少宫，也就是说辛卯、辛酉两年都与少宫同才是，但此处独言"辛卯少宫同"，何故？对于这个问题，注家解释不一。王冰未解释，《新校正》也未作解释。张介宾则认为不好解释，疑原文有错简。他说："本节只言辛卯，不言辛酉，或其传久之误耳。"张志聪则认为与年支有关。他说："厥阴司天之岁，木气上临，土受木之制，辛酉岁乃金水相生之年辰，故止言辛卯岁也。"高世栻所注较张注明确些。他说："水运不及，则土气胜，当辛卯之岁，卯木制土，故辛卯少宫同。"我们同意张志聪和高世栻的注解。这就是说，从水运不及之年来说，都可以说"少羽与少宫同"，但各个具体年份仍应具体分析。水运不及之年，六十年中有辛未、辛巳、辛卯、辛丑、辛亥、辛酉六年。其中辛未、辛丑两年是太阴湿土司天，因为司天之气是土，所以这两年是"同正宫"而不是"同少宫"。辛巳、辛亥两年是厥阴风木司天，因为司天之气是木，木能制土，这两年土气不能偏胜，因而也就不从土化或半从土化，所以这两年虽然也是水运不及之年，但不言"同少宫"。再看辛卯、辛酉这两年。虽然这两年从司天之气来说都是阳明燥金司天，金可以克木，本来水运不及，土就要来乘之，现在金又克木，土失其制，因此也就更加容易从土化。但是辛卯、辛酉这两年在年支上有不同，所以还是有区别的。辛卯年的年支是卯，卯属于木，虽然在制土这个问题上，它远不如司天之气强，但对土也有一定承制作用，从而也就削弱了土气乘水的作用，所以就只能"半从土化"，因而原文谓"辛卯少宫同"。辛酉年的年支是酉，酉属于金。金可以克木，从而减弱了对土的承制，增强了土气乘水的作用。尽管在克木这个问题上也远不如司天之气强，但也有一定承制作用。所以，它虽然不能同辛巳、辛亥两年来比，可以不言"同少宫"，但与辛卯年比较则确有区别。我们认为这就是本节原文在谈辛卯、辛酉两年的气候变化时，独言"辛卯少宫同"，而不言辛卯辛酉同少宫的原因。

⑬王洪图等《黄帝内经素问白话解》辛卯年、辛酉年，阳明燥金司天，少阴君火在泉。辛为阴干，在五行中属水，因而这两年为水运不及，称为少羽。土能克水，水运不及则湿土之气偏胜，因而气候多雨。土气胜，就会有风木之气制约报复它。这两年的胜气与复气相同。

⑭郭霭春《黄帝内经素问白话解》雨风胜复：雨，胜气；风，复气。少宫同：辛年水运不及，土气来侮，其气化约略同于少宫土运不及的年份。

（2）其运寒雨风。

①王冰《黄帝内经素问》此句未具体注释。

②马莳《黄帝内经素问注证发微》其运寒雨风。寒，运气也。雨，胜气也风，复气也。

③张介宾《类经》寒,运气。雨,胜气。风,复气。

④张志聪《黄帝内经集注》寒为运气,雨为胜气,风乃复气。

⑤高士宗《黄帝素问直解》其运寒,羽水之运也。雨者土之胜,风者木之复。

⑥黄元御《黄元御医书全集》此句未具体注释。

⑦张琦《素问释义》寒,运气。雨,胜气。风,复气也。

⑧高亿《黄帝内经素问详注直讲全集》〔讲〕大运则寒胜,相克者雨胜,相生者风胜。

⑨孟景春等《黄帝内经素问译释》张介宾:"寒,运气。雨,胜气。风,复气。"即其运为寒,雨为胜气,风为复气。

⑩任廷革《任应秋讲〈黄帝内经〉素问》此句未具体注释,总体概括此段为:(提要)论逢卯、酉两年为阳明司天之政,凡此丁卯、丁酉、癸卯、癸酉、己卯、己酉、乙卯、乙酉、辛卯、辛酉等十年,皆主不及之岁也。

⑪张灿玾等《黄帝内经素问校释》凡此二年,运气为寒,胜气为雨,复气为风。

⑫方药中等《黄帝内经素问运气七篇讲解》"寒",指水运,此处指辛卯、辛酉水运不及。"雨",指湿土。"其运寒雨风",意即水运不及之年,土来乘之。"风",指木,意即土乘水之过,则木气来复。质言之,亦即辛卯、辛酉两年,冬天多雨,次年春天多风。

⑬王洪图等《黄帝内经素问白话解》水运之气为寒,胜气是雨,复气是风。

⑭郭霭春《黄帝内经素问白话解》寒,运气;雨,胜气;风,复气。

(3)少羽终少角初太徵 太宫 太商。

①王冰《黄帝内经素问》此句未具体注释。

②马莳《黄帝内经素问注证发微》此句未具体注释。

③张介宾《类经》此句未具体注释。

④张志聪《黄帝内经集注》提少角少羽于上者,论主岁之气也。太少之岁皆以角为始而羽为终,角下注初,羽下注终者,论主时之气也。一太一少,皆以角为始而羽为终,后四气准此。

⑤高士宗《黄帝素问直解》少羽水运,故先言少羽之冬,四时之气,始于角,而终于羽。

⑥黄元御《黄元御医书全集》此句未具体注释。

⑦张琦《素问释义》此句未具体注释。

⑧高亿《黄帝内经素问详注直讲全集》〔讲〕其年因辛水临运,故少羽为客气之初运,为主气之终运。水生木,故太角为客气之二运,为主气之初运。木生火,故少徵为客气之三运,为主气之二运。火生土,故太宫为客气之四运,为主气之三运。土生金,故少商为客气之终运,为主气之四运也。阳明之政,见于辛卯、辛酉者,如是也。

⑨孟景春等《黄帝内经素问译释》此句未具体注释。

⑩任廷革《任应秋讲〈黄帝内经〉素问》此句未具体注释,总体概括此段为:(提要)论逢卯、酉两年为阳明司天之政,凡此丁卯、丁酉、癸卯、癸酉、己卯、己酉、乙卯、乙酉、辛卯、辛酉等十年,皆主不及之岁也。

⑪张灿玾等《黄帝内经素问校释》客运五步:初之运少羽,二之运太角,三之运少徵,四之运太宫,终之运少商。主运五步:初之运少角,二之运太徵,三之运少宫,四之运少商,终之运少羽。

⑫方药中等《黄帝内经素问运气七篇讲解》辛卯、辛酉年的客运初运是少羽,二运是少角,三运是太徵,四运是少宫,终运是太商。"少羽终",指主运终运为水。"少角初",指主运初运为木。值得指出的是:本节在排列次序上少羽与少角相连,太徵与少宫相连,有失五音建运,太少相生之义。其中少羽与少角相连,可以从主运初运系以岁运为准,辛卯、辛酉年为水运不及之年,属少羽之年,所以主运初运必须是少角,因而构成少羽与少角相连的次序。而太徵与少宫相连,则无法解释,因此此处之少宫可能属于刻误。据一九六三年人民卫生出版社出版《黄帝内经素问》已改正为"少宫"。

⑬王洪图等《黄帝内经素问白话解》客运五步是:初之运少羽,二之运太角,三之运少徵,四之运太宫,终之运少商。主运五步是:初之运少角,二之运太徵,三之运少宫,四之运太商,终之运少羽。

⑭郭霭春《黄帝内经素问白话解》此句未具体注释。

第十六解

（一）内经原文

凡此阳明司天之政,气化运行后天,天气急,地气明,阳专其令,炎暑大行,物燥以坚,**淳风乃治**。风燥横运,流于气交,多阳少阴,云趋雨府,湿化乃敷,**燥极而泽**,其谷白丹,间谷命太者,其耗白甲品羽,**金火合德**,上应太白、荧惑。其政切,其令暴,蛰虫乃见,流水不冰。民病咳,嗌塞,寒热发,暴**振溧癃閟**。清先而劲,毛虫乃死,热后而暴,介虫乃殃。其发躁,胜复之作,扰而大乱,清热之气,持于气交。

（二）字词注释

（1）淳风

①王冰《黄帝内经素问》此词未具体注释。

②马莳《黄帝内经素问注证发微》此词未具体注释。

③张介宾《类经》淳风。

④张志聪《黄帝内经集注》淳风。

⑤高士宗《黄帝素问直解》淳风。

⑥黄元御《黄元御医书全集》淳风。

⑦张琦《素问释义》此词未具体注释。

⑧高亿《黄帝内经素问详注直讲全集》〔注〕淳,清也。风,气也。

六元正纪大论篇

⑨孟景春等《黄帝内经素问译释》淳风乃治:张介宾"金气不足,木亦无畏"。因此和淳的风行使权力。

⑩任廷革《任应秋讲〈黄帝内经〉素问》此词未具体注释

⑪张灿玾等《黄帝内经素问校释》淳风乃治:由于金气不足则木气无畏,所以淳和之风,得以主治。

⑫方药中等《黄帝内经素问运气七篇讲解》指风气正常。

⑬王洪图等《黄帝内经素问白话解》风气温和。

⑭郭霭春《黄帝内经素问白话解》淳和之风。

(2) 燥极而泽

①王冰《黄帝内经素问》燥气欲终,则化为雨泽,是谓三气之分也。

②马莳《黄帝内经素问注证发微》燥极而泽,是为三气之分也。

③张介宾《类经》燥气盛极,化为雨泽。

④张志聪《黄帝内经集注》司天之燥金终三之气而交于四气之寒水湿土,是以燥极而泽。

⑤高士宗《黄帝素问直解》终之气,太阳寒水,故燥极而复泽。

⑥黄元御《黄元御医书全集》阳多阴少,火旺湿生,故燥极而泽。

⑦张琦《素问释义》此词未具体注释。

⑧高亿《黄帝内经素问详注直讲全集》〔讲〕宜其湿化燥极而润泽矣。

⑨孟景春等《黄帝内经素问译释》极度干燥的气候变为润泽。

⑩任廷革《任应秋讲〈黄帝内经〉素问》此词未具体注释。

⑪张灿玾等《黄帝内经素问校释》上半年司天燥气已极,至下半年四之气时,主气为太阴湿土,客气为太阳寒水,水土用事,故"燥极而泽"。张志聪注:"司天之燥金,终三之气,而交于四气之寒水湿土,是以燥极而泽。"

⑫方药中等《黄帝内经素问运气七篇讲解》承上句而言,指阳明燥金司天之年,上半年偏凉、偏燥,到了下半年主气四之气太阴湿土主气时,自然气候就会由燥转而为湿。"泽"者,水也,湿也。

⑬王洪图等《黄帝内经素问白话解》使极度干燥的气候变得湿润。

⑭郭霭春《黄帝内经素问白话解》燥气盛到极点,化为雨泽。

(3) 金火合德

①王冰《黄帝内经素问》此词未具体注释。

②马莳《黄帝内经素问注证发微》金火合德。

③张介宾《类经》上金下火,故云合德。

④张志聪《黄帝内经集注》金火合德。

⑤高士宗《黄帝素问直解》司天者金,在泉者火,故金火合德。

⑥黄元御《黄元御医书全集》此词未具体注释。

⑦张琦《素问释义》此词未具体注释。

⑧高亿《黄帝内经素问详注直讲全集》〔讲〕司天之燥金,与在泉之君火合德。

⑨孟景春等《黄帝内经素问译释》金火互相配合发挥作用。

⑩任廷革《任应秋讲〈黄帝内经〉素问》此词未具体注释。

⑪张灿玾等《黄帝内经素问校释》金气与火气相合,以为功德。

⑫方药中等《黄帝内经素问运气七篇讲解》"金",指阳明燥金。"火",指少阴君火。"合德",指共同作用。"金火合德",指阳明燥金司天,少阴君火在泉之年,司天与在泉之气相互影响和共同作用。

⑬王洪图等《黄帝内经素问白话解》司天的金气与在泉的火气相互配合支配着一年的气候。

⑭郭霭春《黄帝内经素问白话解》金火互相配合发挥作用。

（4）振溧癃闷

①王冰《黄帝内经素问》此词未具体注释。

②马莳《黄帝内经素问注证发微》振栗癃闭。

③张介宾《类经》此词未具体注释。

④张志聪《黄帝内经集注》振栗。

⑤高士宗《黄帝素问直解》暴振栗癃闭。

⑥黄元御《黄元御医书全集》君火在泉,故癃闭。火被金敛,故寒热振栗。

⑦张琦《素问释义》振慄者,火郁于中而阴浮于外,阴阳交争之象。癃闭乃火实而阴不化也。

⑧高亿《黄帝内经素问详注直讲全集》〔注〕慄,战慄。癃闭,火气郁而不通也。〔讲〕司天之燥金,与在泉之君火合德。

⑨孟景春等《黄帝内经素问译释》急剧的发寒发热,寒栗振动。

⑩任廷革《任应秋讲〈黄帝内经〉素问》此词未具体注释。

⑪张灿玾等《黄帝内经素问校释》振动寒溧,大小便不通畅。

⑫方药中等《黄帝内经素问运气七篇讲解》"暴振溧",即突然出现寒战现象。"癃"指小便不利。《素问·宣明五气》谓:"膀胱不利为癃。""闷"音义均同"闭",有闭塞不通之义。"癃闷",即癃闭,是中医学中的一个病名。其临床特点是尿闭,小便不通。"癃闷"的病机之一是肺失治节,不能通调水道,以致小便闭塞。此处提出了癃闭的一个原因,是由于阳明燥金司天之年人体容易发生肺病,因而在临床上发生本病。

⑬王洪图等《黄帝内经素问白话解》寒栗颤抖、二便不通。

⑭郭霭春《黄帝内经素问白话解》寒热暴作,战抖,小便不通等症。

（三）语句阐述

（1）凡此阳明司天之政,气化运行后天,天气急,地气明,阳专其令,炎暑大行,物燥以坚,淳风乃治。

①王冰《黄帝内经素问》六步之气,生长化成,庶务动静,皆后天时而应。余少

岁同。

②马莳《黄帝内经素问注证发微》凡此阳明司天之政,则卯酉之纪,曰乙卯、丁卯、己卯、辛卯、癸卯、乙酉、丁酉、己酉、辛酉、癸酉,皆主不及之岁,其气化运行后天,盖六步之气生长化收藏皆后天时而至耳。余岁后天仿此。本篇后云:不及者,其至后。天气急,燥金司天也;地气明,君火在泉也。金为不及,故阳专其令,炎暑大行。及金得其时,物燥以坚,淳风乃治。

③张介宾《类经》此总结卯酉年阳明司天六气之化也。凡此卯酉十年,岁气不足,故气化运行后天。燥金司天,故急。君火在泉,故明。凡阳明司天之年,金气不足,火必乘之。故阳专其令,炎暑大行。木亦无畏,故淳风乃治。

④张志聪《黄帝内经集注》卯酉主岁运不及,凡司天在泉,主气客气,皆后天时而至。阳明司天则少阴在泉,金令在上,故天气劲急,君少在下,故地气光明。阳明在上,君火在下,故阳热盛而物燥坚。主时之初气,乃厥阴风木。凡太过之岁,客气盛而多从客气,不及之岁,客气弱而兼从主气,是以淳风乃治,从初气风木之化也。

⑤高士宗《黄帝素问直解》卯酉为阳明司天之政,凡此丁卯丁酉,癸卯癸酉,己卯己酉,乙卯乙酉,辛卯辛酉,皆主不及之岁,气化运行,后天时而至,阳明燥金司天,故天气急,急,劲急也。少阴君火在泉,故地气明,明,光明也。阳明在上,君火在下,故阳专其令,炎暑大行,而物燥以坚,主时之初气,厥阴风木,故淳风乃治。

⑥黄元御《黄元御医书全集》阳明燥金司天,故天气急。少阴君火在泉,故地气明。燥金为君火所制,故阳专其令,炎暑大行。金为火制,故物燥以坚。木无所畏,故淳风乃治。

⑦张琦《素问释义》王(冰)注:六步之气,生长化收藏皆后天时而应。燥金司天,故天气急。君火在泉,故地气明。金气不及,则火必乘之,故阳专令而炎暑大行。

⑧高亿《黄帝内经素问详注直讲全集》〔批〕此统举阳明司天之政,气化运行,而以天地民物之变验之也。

〔注〕淳,清也。风,气也。

〔讲〕凡此阳明燥金司天之政,无论为丁卯、丁酉,为癸卯、癸酉,为己卯、己酉,以及乙卯、乙酉、辛酉、辛卯,皆主不及之岁。诸少统运,共当年气化运行,皆后天时而至,即如天之气以燥金司天而先急,地之气以君火在泉而先明。明则气热,是以阳专其令炎暑大行,急则气切,是以物燥以坚,淳风乃治也。

⑨孟景春等《黄帝内经素问译释》凡是阳明司天的年份,气化运行比正常天时为迟,天气劲急,地气清明,阳气在天地间专权行令,充满着炎热之气,万物干燥而坚,和淳的风行使权力。

⑩任廷革《任应秋讲〈黄帝内经〉素问》此句未具体注释,总体概括此段为:(提要)论逢卯、酉两年为阳明司天之政,凡此丁卯、丁酉、癸卯、癸酉、己卯、己酉、乙卯、乙酉、辛卯、辛酉等十年,皆主不及之岁也。

⑪张灿玾等《黄帝内经素问校释》阳专其令:金运不及之年,火为胜气,因而阳气得专其令。《类经》二十六卷第十七注"凡阳明司天之年,金气不足,火必乘之,故阳专其令"。淳风乃治:由于金气不足则木气无畏,所以淳和之风,得以主治。

凡此卯酉年阳明司天之政,其气不及,后天时而至,阳明燥金司天,其气急切,少阴君火在泉,其气盛明,金气不及,火气乘之,则阳气得专其令,炎暑之气大行,万物干燥而坚硬,金气不及则木无所畏,和风主治(见表4)。

表4 阳明司天之政

纪年	司天	中运	在泉	运	胜气	复气	初之运		二之运		三之运		四之运		终之运		备注
							客	主	客	主	客	主	客	主	客	主	
丁卯 丁酉	阳明	少角	少阴	风清热	清	热	少角	少角	太徵	太徵	少宫	少宫	太商	太商	少羽	少羽	同丁正卯商岁会
癸卯 癸酉	阳明	少徵	少阴	热寒雨	寒	雨	少徵	太角	太宫	少徵	少商	太宫	太羽	少商	少角	太羽	同正商 同岁会
己卯 己酉	阳明	少宫	少阴	雨风凉	风	凉	少宫	少角	太商	太徵	少羽	少宫	太角	太商	少徵	少羽	
乙卯 乙酉	阳明	少商	少阴	凉热寒	热	寒	少商	少角	太羽	太徵	少角	少宫	太徵	太商	少宫	少羽	同正商 乙酉天符 乙酉岁会 太一天符
辛卯 辛酉	阳明	少羽	少阴	寒雨风	雨	风	少羽	少角	太角	太徵	少徵	少宫	太宫	太商	少商	少羽	同少宫

⑫方药中等《黄帝内经素问运气七篇讲解》[凡此阳明司天之政,气化运行后天]"阳明司天之政",指阳明燥金司天之年。"气化运行后天","后天",此处指后天时而至,亦即至而不至。全句意即阳明燥金司天的十年中,由于其年干都是阴干,均属于岁运不及之年,所以各年的气候与季节不完全相应,气候不与相应季节同时而来,至而不至。

[天气急,地气明]"天气",指司天之气。"地气",指在泉之气。阳明司天一定是少阴在泉。阳明属金,主凉,主燥,主收,主杀。阳明司天,所以原文谓"天气急"。少阴属火,主热,主长,所以少阴在泉原文谓"地气明"。张志聪注:"阳明司天,则少阴在泉。金令在上,故天气劲急,君火在下,故地气光明。"质言之,亦即凡属阳明燥金司天之年,其气候特点是上半年气候偏凉,下半年气候偏热。

[阳专其令,炎暑大行]以下几句,较难理解,历代注家或回避之不作注解,或虽然注解但比较含混。"阳专其令,炎暑大行"句,王冰未注,《新校正》亦未注,张介宾有注,但他认为:"凡阳明司天之年,金气不足,火必乘之,故阳专其令,炎暑大行。"马莳注解与张介宾相同,他认为:"金为不及,故阳专其令,炎暑大行"。他们把

阳明司天之年,理解为金气不足,显然不符合《内经》精神。张志聪所注则含糊其词。他说:"阳明在上,君火在下,故阳热盛而物燥坚"。高世栻解释与张志聪大致相同。他说:"阳明在上,君火在下,故阳专其令,炎暑大行"。为什么阳明在上,君火在下就会阳专其令,炎暑大行? 没有说清楚。我们认为这两句,应从胜复的角度来加以理解。阳明司天之年,上半年金气偏胜,气候偏凉,应温不温,应热不热。这也就是上文所谓的"天气急"。根据胜复规律,"不恒其德,则所胜来复"。金气偏胜,则火来复之,因此这一年夏天气候反而可以出现大热现象。"阳专其令,炎暑大行",意即阳明燥金司天之年,上半年气候偏凉,但夏天又比一般偏热。这是自然气候变化中自稳调节的结果。

[物燥以坚,淳风乃治]"燥",指干燥。"坚",指外壳坚硬之物。"淳",有敦厚纯正之义。"淳风",指风气正常。全句意即阳明燥金司天之年,上半年气候偏凉偏燥,因而只有外壳坚硬的谷物或果类生长良好。这就是原文所谓的"物燥以坚",也就是《五常政大论》中所谓的:"审平之纪……其实壳……其物外坚……"至于其他植物,则由于上半年气候偏凉,生长较差,只有到了客气间气的五之气,亦即厥阴风木主时之时,气候偏温,风气偏胜时,才能较好地生长。这就是原文所谓的"淳风乃治",也就是后文所述的:"五之气,春令反行,草乃生荣,民气和。"

⑬王洪图等《黄帝内经素问白话解》在以上卯、酉的年份,阳明燥金司天而行使职权的时候,表现为气化不及,气候常比时令到来的晚。司天之气清肃,在泉之气光明,阳热之气主宰时令,炎暑之气盛行,草木因而干燥而坚硬。在不及的年份,客气弱而主气发挥作用,因而初之气厥阴风木影响气候,表现为风气温和。

⑭郭霭春《黄帝内经素问白话解》后天:后于正常天时。淳风:淳和之风。

凡是阳明司天行使职权的时候,气化运行比正常天时慢些,天气劲急,阳气主宰着时令炎热之气流行,草木干燥而硬。只有和淳之风吹来才可得到消解。

(2)风燥横运,流于气交,多阳少阴,云趋雨府,湿化乃敷,燥极而泽,其谷白丹,间谷命太者,其耗白甲品羽,金火合德,上应太白、荧惑。

①王冰《黄帝内经素问》雨府,太阴之所在也。燥气欲终,则化为雨泽,是谓三气之分也。天地正气所化生也。命太者,谓前文太角商等气之化者,间气化生,故云间谷也。(〔新校正云〕按《玄珠》云:岁谷与间谷者何? 即在泉为岁谷,及在泉之左右间者皆为岁谷。其司天及运间而化者,名间谷。又别有一名间谷者,是地化不及,即反有所胜而生者,故名间谷。即邪气之化,又名并化之谷也,亦名间谷。)白色甲虫,多品羽类,有羽翼者耗散粢盛,虫鸟甲兵,岁为灾以耗竭物类。见大而明。

②马蒔《黄帝内经素问注证发微》故风燥横逆,流于气交,多阳少阴,云趋雨府,湿化乃敷。燥极而泽,是为三气之分也。其谷白丹,白为金而丹为火,金为天而火为地,乃正气所化生也。若间谷,则以太者之间气命之。按:太年则言其谷某色,并不言间谷;少年则言其谷某色,即所谓岁谷也。又云:其间谷则以太者命之。细详王(冰)注及新校正俱不明,今按司天为少,则在泉必为太,宜以在泉间气之色命

之也。即如此篇阳明司天,则少阴在泉,司天为少,在泉为太。然在泉左为太阴,其色黄,右为厥阴,其色苍,当是苍黄之色也。其耗竭物类,则有白甲品羽等虫为患也。按此与厥阴有耗虫,余无,未详。金火合德,上之所应者,太白与荧惑也。

③张介宾《类经》金木之气并行,则风燥横于岁运,流于气交之际也。多阳少阴,火气胜也。云趋雨府,湿化乃敷,燥气盛极,化为雨泽,皆火土合气于气交也。雨府,谓土厚湿聚之处。白应司天,丹应在泉,正气所化,即岁谷也。间谷,间气所化之谷也。命,天赋也。太,气之有余也。除正化岁谷之外,则左右四间之化,皆为间谷。但太者得间气之厚,故其所化独盛,是为间谷;少者得气之薄,则无所成矣。按:太少间谷之义,其说有二:凡司天属太者,在泉必为少;司天属少者,在泉必为太。如卯酉年,阳明司天,少在上也;少阴在泉,太在下也。命其太者,则当以在泉之间气,命其谷也。左为太阴,其色黄;右为厥阴,其色苍。是苍黄二色者,为本年之间谷,此以上下言也。后凡巳亥丑未年,皆察在泉左右之气,以求间谷,其义仿此。然本篇凡不及之岁则言间谷,而太过之岁则无,似又以胜制之气为间谷也。如卯酉年,金气不及,则火胜木强,其谷丹苍也。巳亥年,木气不及,则金胜土强,其谷白黄也。丑未年土气不及,则木胜水强,其谷苍黑也。亦皆命太之义。故凡君火相火寒水司天之年,正化有余,则别无命太之间谷矣。此以岁气言也。总之,岁候不齐,凡在气之有余者便是太,则所受必盛,而五谷之成所以有厚薄之分也。惟不以本年正化所出,故皆可谓之间谷,但当因气求之则善矣。耗,伤也。白与甲,金所化也。品羽,火虫品类也。本年卯酉,金气不及而火胜之,则白甲当耗。火胜而水复,则羽虫亦耗。或此义也。然又惟厥阴司天亦曰其耗文角品羽,余者皆无,未详其义。上金下火,故云合德,而二星当明。

④张志聪《黄帝内经集注》阳明燥金司天,厥阴风木主气,故风燥横运,流于气交。横者,谓主客之气交相纵横。气交者,终于岁半之前,而交于岁半之后也。二气之主客乃君相二火,三气之主客乃阳明少阳,故多阳少阴。云趋雨府者,土之湿气蒸而为云,天气降而为雨,盖四之气乃太阴湿土主气,太阳寒水加临,故曰云趋雨府。湿化乃敷,司天之燥金终三之气而交于四气之寒水湿土,是以燥极而泽。(眉批)太阳为雨府。感司天在泉之气而成熟者,所谓岁谷是也。间谷者,感左右之间气而成熟。间气者,在司天在泉左右之四气也。如阳明在上则左太阳右少阴,阳明主少而太阳少阳主太,故曰间谷。命太者,盖言在左右之太者为间谷也。太阳之下,是为厥阴,少阳之下,是为太阴,感此四气而成者,是谓间谷。止言在上之太而不言在下之二气者,盖数之始起于上而终于下,故举此在上之太而在下之二气可知矣。以《五常政论》之圆图轮转观之,则六气之太少了然在目矣。玉师曰:不及之岁而曰间谷命太者,则太过之岁又当云间谷命少者。如太阳在上,则左厥阴右阳明。太阳主太,而左右之厥阴阳明主少。书不尽言,学者当引而伸之。(眉批)命,言也。又:总在两旁,太阳少阳少阴主太,阳明太阴厥阴主少。此言五类之虫,感司天在泉之气而少有生育也。耗,少也。散也。曰白曰甲曰品者,谓感司天之气,不

过文彩品格之虫少有生育,非若运化之蕃息也。如金运之岁其虫介,概言三百六十之介虫,皆感金运而生。今感司天之金气,止白甲者生,而余色之介虫不育也。倪仲宣曰:六气止言少而不言太,又不及于太阴,何也? 曰:太过者其气暴,不及者其气徐。如运气太过,有相胜制,则胎孕不育,治之不全,故不言其太也。又如厥阴阳明。同天,皆感生长收成之气,故胎运易于生成。如太阴司天则寒水在泉,水湿相合,全无生长之气,则虫类艰于孕育,故不言及太阴也。此向盖言五类之虫,皆感五运之气而生,如敷和之纪,其虫毛,发生委和之纪,其虫毛介,虽岁运有太过不及,而皆生息蕃振。如感司天之气,不过少有生育,若运气太过,有相胜制,并其不生不育矣。故曰耗者,言所育既少,又不能生聚而耗散也。此注当与上章岁有胎孕不育节合看。(眉批)厥阴主生,少阴少阳主长,阳明主成。金火合德,上应太白荧惑光明。

⑤高士宗《黄帝素问直解》燥金司天,风木主时,故风燥横于运气之中,横,横偏也。从三气而及于四气,故流于气交,四之气,少阳相火,故多阳少阴,少阳受三气之交,三之气,太阴湿土,故云趋雨府,湿化乃敷,五之气,阳明燥金,终之气,太阳寒水,故燥极而复泽。其谷白丹者,感司天之金气则白,感在泉之火气则丹。所谓岁谷也,左右二气,谓之间气,间谷者,感左右间气成熟之谷也。太者,子午少阴,寅申少阳,辰戌太阳,皆谓之太,今阳明司天,则左太阳,右少阳,命太者之间谷,亦早成熟也。天气主生,故命太者,但言司天之左右,而在泉不与也。不及之岁,间谷命太,则太过之岁,间谷当命少矣。耗,虚散也。甲,介虫也。卯酉阳明司天,金气不及,故白色之羽毛,甲金之品类,皆耗散而不蕃聚也。司天者金,在泉者火,故金火合德,上应金之太白,火之荧惑二星。

⑥黄元御《黄元御医书全集》金木兼见,故风燥横逆,流于气交。阳多阴少,火旺湿生,故燥极泽,湿化乃敷。雨府,湿盛之所,故云趋之。其谷白丹者,白为金色,丹为火色,化于天地之正气,所谓岁谷也。间谷命太者,左右四间之气,太者气厚,故能生成也。白甲属金,金为火胜,故色白而有甲者耗减。品羽属火,火胜水复,故上品之羽亦耗。

⑦张琦《素问释义》(其谷白丹,间谷命太者)未详(其耗白甲品羽)疑有误。

⑧高亿《黄帝内经素问详注直讲全集》〔注〕白,金色。丹,火色。命,称也。耗,耗败。甲,麟属。品,谓众庶蛰藏也。

〔讲〕兼丁卯、丁酉化为风木大运,而司天燥金横流于二气之交,风为阳,燥为阴,风主一岁,燥仅半年,宜其阳多而阴少也。且己卯、己酉,土气之大运相逢,与金气合,故云趋雨府,湿化乃敷。土生金,金又生水,宜其湿化燥极而润泽矣。卯酉之纪,下验五谷,则白丹合色,虽禀左右相间之谷,亦独得气之厚而称大。至若耗物之虫,其甲白,而应司天之金,其品羽而应在泉之火焉。所以司天之燥金,与在泉之君火合德,仰观天星,则太白荧惑同明。

⑨孟景春等《黄帝内经素问译释》风燥横运:马莳"风燥横运,流于气交"。即风燥之气,专横运行。多阳少阴:张志聪"二气之主客,乃君相二火,三气之主客,乃

阳明少阳,故多阳少阴"。因二之气的主气客气为少阴少阳,三之气的主气客气为少阳阳明,所以称"多阳少阴"。间谷命太:张介宾"间谷,间气所化之谷也。命,天赋也。太,气之有余也"。即感司天在泉之左右间气而成熟的谷类,称为间谷。命太,指间气的太过之气。其耗白甲品羽:张介宾"耗,伤也。白与甲,金所化也。品羽,火虫品类也"。

风燥之气专横运行,流布于气交之中,阳气多而阴气少,到太阴土气当令之时,土湿之气上蒸,云行雨施,湿土之气才能敷布,极度干燥的气候变为润泽,正气所化的岁谷为红白二色,其间谷为感受太过的间气而成熟的,白色的甲虫和多数的羽虫生育既少,且易耗损,金火互相配合发挥作用,其所相应的在上为金火二星。

⑩任廷革《任应秋讲〈黄帝内经〉素问》此句未具体注释,总体概括此段为:(提要)论逢卯、酉两年为阳明司天之政,凡此丁卯、丁酉、癸卯、癸酉、己卯、己酉、乙卯、乙酉、辛卯、辛酉等十年,皆主不及之岁也。

⑪张灿玾等《黄帝内经素问校释》风燥横运:金运不及,风木无畏,故木之风气与金之燥气兼而行之,横行于气交之中。运,行也。多阳少阴:金气不足,火气乘之,故多阳少阴。张志聪注"二气之主客,乃君相二火,三气之主客,乃阳明少阳,故多阳少阴"。此说亦通。燥极而泽:上半年司天燥气已极,至下半年四之气时,主气为太阴湿土,客气为太阳寒水,水土用事,故"燥极而泽"。张志聪注"司天之燥金,终三之气,而交于四气之寒水湿土,是以燥极而泽"。间谷命太者:《类经》二十六卷第十七注"间谷,间气所化之谷也。命,天赋也。太,气之有余也。除正化岁谷之外,则左右四间之化,皆为间谷,但太者得间气之厚,故其所化独盛,是为间谷,少者,得气之薄,则无所成也"。其耗白甲品羽:王冰注"白色甲虫,多品羽类,有羽翼者耗散粢盛,虫鸟甲兵,岁为灾以耗竭物类"。《类经》二十六卷第十七注"耗,伤也。白与甲,金所化也。品羽,火虫品类也。本年卯酉,金气不及而火胜之,则白甲当耗。火胜而水复,则羽虫亦耗。或此义也"。

风气与燥气相兼而流行于气交之内,使阳气多而阴气少,阳气盛极必衰,衰则阴气来复,当四之气主客二气,即太阴与太阳主令之时,云归于雨府,湿气敷布,干燥之气又变为润泽。其在谷类,应于白色与赤色者,间谷则为借间气太过而得成熟者,金气不及,火气乘之,损伤属金之白色甲虫类,待水气来复则损及属火之羽虫类,金气与火气相合,以为功德,上则应于太白星与荧惑星之光较强。

⑫方药中等《黄帝内经素问运气七篇讲解》[多阳少阴,云趋雨府,湿化乃敷。燥极而泽]"多阳少阴",指阳明司天之年,初之气为太阴,二之气为少阳,三之气为阳明,所以上半年阴少阳多。"雨府",王冰注:"太阴之所在也。"此处指主气的四之气太阴湿土而言。"云趋雨府,湿化乃敷",指到了四之气太阴湿土主气之时,自然气候转向偏湿。"燥极而泽",承上句而言,指阳明燥金司天之年,上半年偏凉、偏燥,到了下半年主气四之气太阴湿土主气时,自然气候就会由燥转而为湿。"泽"者,水也,湿也。张志聪注云:"云趋雨府者,土之湿气,蒸而为云,天气降而为雨,盖

四之气,乃太阴湿土主气,太阳寒水加临,故曰,云趋雨府,湿化乃敷,司天之燥金,终三之气而交于四气之寒水湿土,是以燥极而泽。"亦即此义。

[其谷白丹]"白",即白色谷物,简称"白谷",稻类即属于白谷之类谷物。"丹",即红色谷物,简称"丹谷",黍类即属于丹谷之类的谷物。"其谷白丹",意即阳明燥金司天之年,少阴君火在泉,上半年偏凉,有利于白谷的生成;下半年偏热,有利于丹谷的生长。因此,这一年以白谷和丹谷生长较好,质量较佳,而成为阳明司天之年的岁谷。马莳注云:"其谷白丹,白为金而丹为火,金为天而火为地,乃正气所化生也。"张志聪注云:"其谷白丹,乃感司天在泉之气而成熟者,所谓岁谷是也。"均属此义。

[间谷命太者]"间谷",从概念上来说,就是感间气而化生的谷物。历代注家对此认识基本一致,没有什么分歧。如王冰注云:"间气化生,故云间谷也。"张介宾注云:"间谷,间气所化之谷也。"马莳注云:"若间谷则以太者之间气名之。"张志聪注云:"同谷者,感左右间气成熟之谷也。"但是在对间谷的具体认识上则并不一致。王冰认为间谷是岁运太过之年,其间气所化生之谷。他说:"太角商等气之化者,间气化生,故云间谷也。"《新校正》引《玄珠》,认为间谷是司天之气与岁运之间的变化中所生之谷,同时也指出,岁运偏胜之气所化生的谷也叫间谷,认为:"按《玄珠》云,岁谷与间谷者何?即在泉为岁谷,及在泉之左右间气者皆为岁谷,其司天及运间而化者名间谷。又别有一名间谷者是也。化不及即反有所胜而生者,故名间谷,即邪气之化又名并化之谷也,亦名间谷。"与王冰颇异。《玄珠》,即《玄珠密语》。此书一般据王冰序文:"辞理秘密,难粗论述者,别撰玄珠,以陈其道。"故认为系王冰所著。但《新校正》认为此系伪书,其云:"详王氏《玄珠》,世无传者,今有玄珠十卷,《昭明隐旨》三卷,盖后人附托之文也……与王冰之义多不同。"因此,《玄珠》的提法,不能算在王冰账上,与王注颇异也并不奇怪。张介宾认为,除岁谷以外,左右四间气所生之谷,都叫间谷。他说:"除正化岁谷之外,则左右四间之化,皆为间谷。"张志聪的认识与张介宾大致相同,他说:"间谷者,感左右之间气而成熟,间气者,在司天在泉左右之四气也。"高世栻的认识与二张有同有异,他认为间气是左右间气所化生之谷,他说:"左右二气,谓之间气,间谷者,感左右间气成熟之谷也。"这一点与二张认识同。不过,他又把间谷与后面的"命太"联系起来,认为间谷化生,是指司天之气的左右间气。他说:"天气主生,故命太者,但言司天之左右而在泉不与也。"这一点又与二张不同。我们认为,"间谷"即感受左右间气所生长的谷物。由于司天在泉四间气逐年运转,六年中司天在泉每年不同,因此四间气也是六年为一周期每年不同。从司天在泉来说,感司天在泉之气所化的谷物名"岁谷"。司天在泉每年不同,因此岁谷每年不同。例如太阳司天之年,其岁谷为玄黅,阳明司天之年,其岁谷为白丹等。从左右间气来说,左右间气每年不同,因此间谷也一定是每年不同,间气是水,则与玄谷的生长有关,间气是火,则与丹谷的生长有关,余可类推。

"命太",各注家在认识上更不一致。王冰认为"命太",即太过之年,"间谷命太",即间谷是太过之年的间气所化生之谷。他说:"命太者,谓前文太角商等气之化者,间气化生。故云间谷也。"张介宾则认为"命太"是间谷气之有余者。他说:"间谷,间气所化之谷也。命,天赋也。太,气之有余也。"同时,他又提出"命太"是因为六气分太少的原因。他说:"按太少间谷之义,其说有二:凡司天属太者,在泉必为少,司天属少者,在泉必为太,如卯酉年,阳明司天,少在上也。少阴在泉,太在下也。命其太者,则当以在泉之间气,命其谷也。"张志聪则认为,"命太",在这里是指阳明的左右间气。他说:"间气者,在司天在泉左右之四气也。如阳明在上,则左太阳,右少阳,阳明主少,而太阳少阳主太,故曰间谷命太者,盖言在左右之太者为间谷也。"高世栻看法与张志聪大同小异,他说:"左右二气,谓之间气,间谷者感左右间气成熟之谷也。太者,子午少阴,寅申少阳,辰戌太阳,皆谓之太,亦早成熟也,天气主生,故命太者,但言司天之左右而在泉不与也。"以上注家,除王冰以外,都把司天在泉四间气再分太少,然后再以此来对"命太"作解释。我们认为这样把司天在泉四间气也分太少的提法和解释值得商榷。因为,其一,遍查《内经》原著,"五音建运,太少相生"的运用,似乎仅只限于岁运及客运,从原著中看不出司天在泉四间气也有个太少相生的问题。以《五常政大论》中所述司天之气与岁运的影响为例。论中虽然在司天之气的称谓上也借用了五音来表示,如"上角""上商""上宫""上徵""上羽"等,但从其具体内容来看,所说的"上角",都是指风气偏胜,所说的"上商",都是指凉气偏胜,所说的"上宫",都是指湿气偏胜,所说的"上徵",都是指火气偏胜,所说的"上羽",都是指寒气偏胜。即以本节所说的"阳明之政"而言,其中丁卯、丁酉岁,同正角;癸卯、癸酉岁同正商;乙卯、乙酉岁,同正商,都是指司天之气金气偏胜而言。如果说丁卯、丁酉、癸卯、癸酉年的同正商还可以用其他来解释的话,则乙卯、乙酉同正商肯定只能有一种解释,即金运不及之年得司天之金气相助,所以才能"同正商",从而构成平气。因此这里的阳明司天,根本不存在什么"金运不及"、"司天为少"的问题。其二,从实际运转来看,也不可能在司天在泉四间气上出现太少相生的局面。因为太少意味太过和不及,太过意味着气候来早,未至而至,不及意味着气候来迟,至而不至。司天在泉四间气在运行中有一个"不迁正,不退位"的问题,即一步不动,其他五步也都不能动,如果司天之气至而不至,在泉之气也就不可能未而至。因此根本不可能出现什么"司天为少,在泉为太"或者"司天为太,在泉为少"的局面。由于如此,所以我们不能同意阳明司天是金运不及的结论。对于"间谷命太者"的解释,我们从王(冰)注。至于"间谷命太者"一句,为什么放在此处的原因,我们认为这是承上句"其谷白丹"而言,意即阳明燥金司天之年从干支上看均为岁运不及之年,岁运不及之年不存在间谷问题,因此只能考虑岁谷,亦即"其谷白丹"的问题。"间谷命太者"一句,在此系作为说明语句列此。

[其耗白甲品羽]"耗",指耗损或损害。"白",指白色。"甲",指甲虫,亦即介虫一类动物。"品",有标准之义,此处作胎孕生长正常解。"羽",指羽虫。"其耗白甲品羽",意即阳明燥金司天之年,少阴君火在泉。上半年气候偏凉,下半年气候偏

热。根据《五常政大论》所述"同者盛之,异者衰之""阳明司天,介虫静,羽虫育,介虫不成""少阴……在泉,羽虫育,介虫耗,不育"的规律,所以属于金类的白色生物及介虫一类动物,由于阳明燥金司天,少阴君火在泉,火胜克金的原因,多遭受损害,生而不成,长而不育。相反羽虫与少阴在泉之气则同属火类,所以羽虫胎孕生长良好。

[金火合德]"金",指阳明燥金。"火",指少阴君火。"合德",指共同作用。"金火合德",指阳明燥金司天,少阴君火在泉之年,司天与在泉之气相互影响和共同作用。

[上应太白荧惑]"太白",指金星。"荧惑",指火星。"上应太白荧惑",意即阳明燥金司天,少阴君火在泉之年,气候变化与天体上的金星和火星的活动变化有关。王冰注此云:"见大而明。"这就是说,阳明燥金司天之年,金星、火星在天空中比平常年份大而明亮。

⑬王洪图等《黄帝内经素问白话解》风气和司天燥金之气相合,则风燥之气纵横,流行于气交之中,所以前半年的气候特点都是阳气多而阴气少。当四之气太阴湿土主持时令时,土湿之气上蒸,云行雨布,使极度干燥的气候变得湿润。与岁运相应的谷物是白色和红色的,称作岁谷;得到太过间气助长的谷物,称作间谷。在这种气候条件下,甲虫、羽虫之类的昆虫也不能繁盛而受到损耗。司天的金气与在泉的火气相互配合支配着一年的气候。与它相应,天上的太白、荧惑二星显得明亮。

⑭郭霭春《黄帝内经素问白话解》风燥横运:风燥之气,横于岁运。多阳少阴:指火气胜。间谷命太者:感受太过的间气而成熟的谷类。"间谷",感受间气而成熟的谷类。"命太",指间气的太过之气。

风燥之气横于岁运,流于气交之中,阳气多,阴气少。云向雨府,湿土之气于是敷布,燥气盛到极点,化为雨泽。正气所化的岁谷是红白二色,其间谷是感受太过的间气而成熟的,金火互相配合发挥作用,它相应于上的,是 太白(金)荧惑(火)二星。

(3) 其政切,其令暴,蛰虫乃见,流水不冰。

①王冰《黄帝内经素问》此句未具体注释。

②马莳《黄帝内经素问注证发微》金之政切,火之令暴,蛰虫乃见,流水不冰。

③张介宾《类经》其政切,其令暴,金火之气也。君火在泉也。

④张志聪《黄帝内经集注》清切者,金之政。急暴者,火之令。君火在泉,是以蛰虫不藏,流水不冰。

⑤高士宗《黄帝素问直解》其政劲切,金之政也。其令急暴,火之令也,君火在泉,故蛰虫乃见,而流水不冰。

⑥黄元御《黄元御医书全集》岁半以前,天气主之,燥金在前,故清先而劲。木受金刑,毛虫乃死。岁半以后,地气主之,君火在后,放热后而暴。金受火刑,介早

乃殃。火既胜金，水又复火，故胜复之作，扰而大乱，清热之气，持于气交。君火司地，故蛰虫乃见，流水不冰。

⑦张琦《素问释义》切者金之政，暴者火之令，君火在泉，故蛰不藏，而水不冰也。

⑧高亿《黄帝内经素问详注直讲全集》〔讲〕言乎其政，则应金而清切，言乎其令，则应火而暴烈。由是金衰火盛，蛰虫为之乃见，流水为之不冰。

⑨孟景春等《黄帝内经素问译释》天气的行政急迫，地气的发令急暴，蛰虫不伏藏，水流动而不结冰。

⑩任廷革《任应秋讲〈黄帝内经〉素问》此句未具体注释，总体概括此段为：（提要）论逢卯、酉两年为阳明司天之政，凡此丁卯、丁酉、癸卯、癸酉、己卯、己酉、乙卯、乙酉、辛卯、辛酉等十年，皆主不及之岁也。

⑪张灿玾等《黄帝内经素问校释》其司天之政急切，其在泉之令猝暴，蛰虫不欲归藏，流水不得结冰。

⑫方药中等《黄帝内经素问运气七篇讲解》[其政切，其令暴]"其政切"，指阳明燥金司天之年上半年气候偏凉的自然景象。"其令暴"，指金气偏胜时，火气来复、气候暴热时的自然景象，也指少阴君火在泉，下半年气候偏热的自然景象。这也就是前文所述的："天气急，地气明，阳专其令，炎暑大行。"马莳注："金之政切，火之令暴。"张志聪注："光明清切者，金之政，急暴者，火之令。"均属此义。

[蛰虫乃见，流水不冰]"蛰虫"，指冬天里蛰伏的昆虫或小动物。"流水"，指冬天不冷，水不冻结。全句意即阳明燥金司天之年，少阴君火在泉，这一年冬天应冷不冷，所以蛰虫不藏，流水不冰。

⑬王洪图等《黄帝内经素问白话解》因为司天之气清肃劲切，在泉之气火热暴急，故蛰虫不伏藏，流水不结冰。

⑭郭霭春《黄帝内经素问白话解》金气的气象劲急，火气的表现急暴。于是伏藏的虫类出现，水流动而不结冰。

（4）民病咳，嗌塞，寒热发暴，振溧癃閟。

①王冰《黄帝内经素问》此句未具体注释。

②马莳《黄帝内经素问注证发微》民病为咳，为嗌塞，为寒热发暴，为振栗，为癃闭。

③张介宾《类经》皆金火燥热之病。

④张志聪《黄帝内经集注》民病嗌塞振栗诸证，皆感燥热之气而为病也。

⑤高士宗《黄帝素问直解》民病咳，嗌塞，肺金之病也。寒热发，暴振慄癃闭，水火不交之病也。

⑥黄元御《黄元御医书全集》金被火刑，故咳逆嗌塞。君火在泉，故癃閟。火被金敛，故寒热振栗。

⑦张琦《素问释义》火乘肺金不能清降，故咳甚则嗌塞。金火相持则为寒热。

振慄者,火郁于中而阴浮于外,阴阳交争之象。癃闭乃火实而阴不化也。

⑧高亿《黄帝内经素问详注直讲全集》〔注〕慄,战慄。癃闭,火气郁而不通也。

〔讲〕斯时也,金敷于上,火动于下,一金一火,两相交并,而民中之者,即病咳嗌塞、寒热发暴、振慄、癃闭等证也。不特民病,物亦可征。

⑨孟景春等《黄帝内经素问译释》人们发病为咳嗽,咽喉肿塞,急剧的发寒发热,寒栗振动,大小便不通。

⑩任廷革《任应秋讲〈黄帝内经〉素问》此句未具体注释,总体概括此段为:(提要)论逢卯、酉两年为阳明司天之政,凡此丁卯、丁酉、癸卯、癸酉、己卯、己酉、乙卯、乙酉、辛卯、辛酉等十年,皆主不及之岁也。

⑪张灿玾等《黄帝内经素问校释》人们易患咳嗽,咽喉肿塞,寒热发作急暴,振动寒溧,大小便不通畅等病。

⑫方药中等《黄帝内经素问运气七篇讲解》[民病咳嗌塞]"咳",即咳嗽。"嗌"指咽喉。"塞",指堵塞。"民病咳嗌塞",意即阳明燥金司天之年,金气用事,上半年气候偏凉,人体肺脏容易感邪发病,因而可以在临床上出现上述咳嗽、嗌塞等肺病症状。

[寒热发,暴振溧]"寒热发",即发热恶寒。"暴振溧",即突然出现寒战现象。全句意即阳明燥金司天之年,上半气气候偏凉,人体肺脏容易感邪发病。由于肺主治节,合皮毛,所以在临床上可以出现发热恶寒等症。

[癃闭]"癃"(lóng 音龙),指小便不利。《素问·宣明五气》谓:"膀胱不利为癃。""闭"(bì 音必),音义均同"闭",有闭塞不通之义。"癃闭",即癃闭,是中医学中的一个病名。其临床特点是尿闭,小便不通。"癃闭"的病机之一是肺失治节,不能通调水道,以致小便闭塞。此处提出了癃闭的一个原因,是由于阳明燥金司天之年人体容易发生肺病,因而在临床上发生本病。

⑬王洪图等《黄帝内经素问白话解》人们易患咳嗽、咽肿喉塞、急剧的发热恶寒、寒栗颤抖、二便不通等病证。

⑭郭霭春《黄帝内经素问白话解》振溧癃闭(bì 必):寒热暴作,战抖,小便不通等症。

在这种情况下人们多患咳嗽,咽喉肿塞,突然发寒发热,战抖,大小便不通等症。

(5) 清先而劲,毛虫乃死,热后而暴,介虫乃殃。

①王冰《黄帝内经素问》金先胜,木已承害,故毛虫死。火后胜,金不胜,故介虫复殃。

②马莳《黄帝内经素问注证发微》先清而劲,则金先胜木,木已承害,故毛虫乃死。后热而暴,则金不胜,故介虫乃殃。

③张介宾《类经》司天金气在先,木受其克,故毛虫死。在泉火气居后,金受其制,故介虫殃。

④张志聪《黄帝内经集注》清先而劲者,言司天之气盛于岁半以前。热后而暴,谓在泉之气淫于岁半以后。毛虫死,介虫殃者,又受司天在泉之胜制而死也。故曰各有胜,各有制,各有生,各有成,谓五运六气各有生成,各有胜制。五运之胜,能制其六气,而六气之胜,又能制其五运,制则不生不育,或不静而死也。故止于阳明节列此四句,盖欲使后学知运气之互相制胜,类而推之。(眉批)上节言五运制六气,此言六气胜五运。

⑤高士宗《黄帝素问直解》金气司天,故清先而劲。清先而劲,则毛虫乃死,金刑木也。火气在泉,故热后而暴。热后而暴,则介虫乃殃,火刑金也。

⑥黄元御《黄元御医书全集》岁半以前,天气主之,燥金在前,故清先而劲。木受金刑,毛虫乃死。岁半以后,地气主之,君火在后,故热后而暴。金受火刑,介虫乃殃。

⑦张琦《素问释义》清洗以下主胜复之变言之。(清热之气,持于气交。)二句衍。

⑧高亿《黄帝内经素问详注直讲全集》〔注〕殃,害也。

〔讲〕试观燥金之清气,先司天而动君火之热气,后在泉而暴,故属木之毛虫遇金克而死,属金之介虫,遇火胜而殃。

⑨孟景春等《黄帝内经素问译释》清先而劲:即上半年清金之气,劲而有力。

上半年清金之气劲而有力,毛虫死亡,下半年火热之气急暴,有介壳的虫类受到灾殃。

⑩任廷革《任应秋讲〈黄帝内经〉素问》此句未具体注释,总体概括此段为:(提要)论逢卯、酉两年为阳明司天之政,凡此丁卯、丁酉、癸卯、癸酉、己卯、己酉、乙卯、乙酉、辛卯、辛酉等十年,皆主不及之岁也。

⑪张灿玾等《黄帝内经素问校释》清先而劲:金之清气至而劲切。

如果燥金清凉之气早至而急切,则属木的毛虫类乃死,如在泉之热气后至而急暴。则属金的介虫类乃受灾殃。

⑫方药中等《黄帝内经素问运气七篇讲解》[清先而劲,毛虫乃死]"清",指清凉之气。"先",指在先,此处指阳明司天在少阴在泉之前。"劲",指强劲有力。"毛虫",五虫之一,在五行归类上属于木。"清先而劲,毛虫乃死",意即阳明燥金司天之年,上半年偏凉,如果过于清凉,那么适宜于温暖气候生长的毛虫就会因为不能适应而死亡。从五行概念来说,清凉属金,毛虫属木。"清先而劲,毛虫乃死",亦即金胜乘木之意。

[热后而暴,介虫乃殃]"热",指火热之气。"后",指在后,此处指少阴在泉在阳明司天之后。"暴",指火热之气偏胜。介虫,五虫之一,在五行归类上属于金。"热后而暴,介虫乃殃",意即阳明司天之年,少阴在泉,下半年气候偏热,如果过于炎热,那么适宜于清凉气候生长的介虫,就会因为不能适应这种炎热气候而死亡。从五行概念来说,炎热属火,介虫属金,"热后而暴,介虫乃殃",亦即火胜乘金之意。

六元正纪大论篇

⑬王洪图等《黄帝内经素问白话解》阳明燥金司天,气候先有清凉急劲的性质,使属于木的毛虫不能生长而死亡。

⑭郭霭春《黄帝内经素问白话解》清先而劲:即上半年清金之气劲而有力。热后而暴:即下半年火热之气暴烈。

上半年清金之气劲而有力,毛虫死亡。

(6)其发躁,胜复之作,扰而大乱,清热之气,持于气交。

①王冰《黄帝内经素问》胜而行杀,羽者已亡,复者后来,强者又死,非大乱气,其何谓也?!

②马莳《黄帝内经素问注证发微》其发暴胜复之作,扰而大乱,清热之气持于气交,正三四气相交之际也。

③张介宾《类经》天气地气,金火相持,故胜复互作,阴阳扰乱也。气交者,三四气之际。

④张志聪《黄帝内经集注》阳明少阴之气皆主躁,故其发躁。如火胜金于岁半之前,则水复火于岁半之后,是以胜复作而岁时之气大乱矣。气交者,司天在泉之气上下相交。玉师曰:持于气交则无胜复。

⑤高士宗《黄帝素问直解》金劲火暴,其发甚躁,始焉金胜,既则火复,故胜复之作,扰而大乱,清金热火之气,上下相继,故曰持于气交。

⑥黄元御《黄元御医书全集》火既胜金,水又复火,故胜复之作,扰而大乱,清热之气,持于气交。

⑦张琦《素问释义》此句未具体注释。

⑧高亿《黄帝内经素问详注直讲全集》〔注〕扰,动也。

〔讲〕谓非木不及而金胜之,金相克而火复之乎! 宜其发暴胜复之作,扰而大乱,清热之气,流于夏末秋初,二气交持而相争也。

⑨孟景春等《黄帝内经素问译释》金气和火气的发作都是急躁的,在胜复的关系中每纷扰而大乱,清气和热气相持交争于气交。

⑩任廷革《任应秋讲〈黄帝内经〉素问》此句未具体注释,总体概括此段为:(提要)论逢卯、酉两年为阳明司天之政,凡此丁卯、丁酉、癸卯、癸酉、己卯、己酉、乙卯、乙酉、辛卯、辛酉等十年,皆主不及之岁也。

⑪张灿玾等《黄帝内经素问校释》胜气与复气发作急暴,正常的气候,被扰乱而不定,司天之清气与在泉之热气,持续于气交之内。

⑫方药中等《黄帝内经素问运气七篇讲解》"其发躁","躁",有急快之义,这里指气候变化很快很急。"胜复之作",指清气偏胜,热气来复。"扰而大乱",指气候严重反常。"清热之气",指阳明燥金司天之气与少阴君火在泉之气。"持于气交",此处指上半年及下半年之间。全句意即阳明司天之年,上半年与下半年之间,特别是在三气四气之间这一段时间中,时凉时热,气候极不稳定。

⑬王洪图等《黄帝内经素问白话解》少阴君火在泉,则下半年气候暴热,使属

于金的介虫遭受灾殃。气温变动急骤,胜气与复气交互发作,正常的气候被打乱,清凉之气与火热之气,相争于交气之中。

⑭郭霭春《黄帝内经素问白话解》下半年火热之气急暴,介虫受到灾殃,金气和火气的发作都是急迫的,而胜复的变化,常常是纷乱的,清气和热气相持于气交之中。

第十七解

（一）内经原文

初之气,地气迁,阴始凝,气始肃,水乃冰,寒雨化。其病中**热胀**,面目浮肿,善眠,鼽衄,嚏欠呕,小便黄赤,甚则淋。

二之气,阳乃布,民乃舒,物乃生荣。厉大至,民善暴死。

三之气,天政布,凉乃行,燥热交合,燥极而泽,民病寒热。

四之气,寒雨降,病暴仆,**振栗**,谵妄,少气,嗌干引饮,及为心痛,痈肿疮疡,疟寒之疾,骨痿,血便。

五之气,春令反行,草乃生荣,民气和。

终之气,阳气布,候反温,蛰虫来见,流水不冰,民乃康平,其病温。

（二）字词注释

（1）热胀

①王冰《黄帝内经素问》此词未具体注释。

②马莳《黄帝内经素问注证发微》为中热,为胀。

③张介宾《类经》此句未具体注释。

④张志聪《黄帝内经集注》热胀。

⑤高士宗《黄帝素问直解》病中热而胀。

⑥黄元御《黄元御医书全集》中热而生胀呕。

⑦张琦《素问释义》寒湿之郁皆为热,气滞不行则胀。

⑧高亿《黄帝内经素问详注直讲全集》〔注〕病中热者,风为阳,湿为阴,风气欲升,为湿所郁,故热胀浮肿也。

⑨孟景春等《黄帝内经素问译释》内热胀满。

⑩任廷革《任应秋讲〈黄帝内经〉素问》此词未具体注释。

⑪张灿玾等《黄帝内经素问校释》内热胀满。

⑫方药中等《黄帝内经素问运气七篇讲解》"中热",指里热。"胀",指腹胀满。

⑬王洪图等《黄帝内经素问白话解》内热胀满。

⑭郭霭春《黄帝内经素问白话解》内热胀满。

（2）振栗

①王冰《黄帝内经素问》此词未具体注释。

②马莳《黄帝内经素问注证发微》振栗。

③张介宾《类经》振栗。

④张志聪《黄帝内经集注》振栗。

⑤高士宗《黄帝素问直解》上文暴振慄,乃身发寒热而振慄也,此振慄,乃阳气内虚而振慄也,是振慄之有别也。

⑥黄元御《黄元御医书全集》此句未具体注释。

⑦张琦《素问释义》振慄者,火郁于中而阴浮于外,阴阳交净之象。

⑧高亿《黄帝内经素问详注直讲全集》〔讲〕发振慄焉。

⑨孟景春等《黄帝内经素问译释》寒冷发抖。

⑩任廷革《任应秋讲〈黄帝内经〉素问》此词未具体注释。

⑪张灿玾等《黄帝内经素问校释》振动战栗。

⑫方药中等《黄帝内经素问运气七篇讲解》即寒战。

⑬王洪图等《黄帝内经素问白话解》振颤、战栗。

⑭郭霭春《黄帝内经素问白话解》寒冷发抖。

(三) 语句阐述

(1) 初之气,地气迁,阴始凝,气始肃,水乃冰,寒雨化。其病中热胀,面目浮肿,善眠,鼽衄,嚏欠呕,小便黄赤,甚则淋。

①王冰《黄帝内经素问》太阴之化。(〔新校正云〕详气肃水冰,疑非太阴之化。)

②马莳《黄帝内经素问注证发微》方其初之主气,本厥阴风木也,而太阴湿土客气加之,民病为中热,为胀,为面目浮肿,为善眠,为鼽,为衄,为嚏,为欠,为呕,为小便黄赤,甚则为淋也。

③张介宾《类经》初气太阴用事,时寒气湿,故阴凝。燥金司天,故气肃。水冰者,气肃所成。寒雨者,湿土所化。主气风,客气湿,风为阳,湿为阴,风湿为患,脾肾受伤,故为此诸病。

④张志聪《黄帝内经集注》地气迁者,谓岁前在泉之终气交更于今之初气,余运仿此。夫卯酉岁初之客气,乃太阴湿土,故阴凝而雨化。下文曰厥阴所至为风生,终为肃,气始肃者,谓主时之初气乃厥阴也。阴凝于外则阳郁于内,故民病热胀便赤诸证。面目浮肿善眠者,湿土之为病也。鼽衄嚏欠呕者,风木之气也。

⑤高士宗《黄帝素问直解》初之气,初之客气加临也。地气迁,初之客气,从在泉之地气而右迁也。少阴在泉,则右位之太阴,为初之客气,湿气方胜,故阴始凝,燥金司天,故气始肃,阴凝而清肃,则水乃冰,水冰而冻解,则寒雨化,其病中热而胀,湿气不能外达也。面目浮肿,湿气不能下行也。善眠,内外上下,气机不利也。凡此皆太阴脾湿之病也。鼽衄嚏欠,太阴肺燥之病也。土气不和于上,则呕,土气不和于下,则小便黄赤,甚则淋。

⑥黄元御《黄元御医书全集》初之气,太阴湿土司令,湿旺木郁,生气不达,故阴凝气肃,水冰雨寒不改。去冬寒水之化,湿盛胃逆,甲木不降,戊土被克,故中热

而生胀呕。相火刑金，故鼽衄嚏欠（甲木化气相火）。肺金上逆，故面目浮肿。胆热，故善眠。土湿木郁，不能泄水，故小便黄赤淋涩也。

⑦张琦《素问释义》初气主风木，客湿土，时寒气湿，燥金司天，故凝肃水。冰雨者，湿土之化也。寒湿之郁皆为热，气滞不行则胀。湿胜而风鼓之，则上行而面目浮肿。脾为湿困，则困乏无力而善眠睡。湿热兼风伤于肺胃，故鼽衄及呕。嚏欠二字疑误。湿热下流则小便黄赤，甚则淋沥。

⑧高亿《黄帝内经素问详注直讲全集》〔注〕病中热者，风为阳，湿为阴，风气欲升，为湿所郁，故热胀浮肿也。善睡，阴气也。鼽衄，阳郁迫血妄行也。嚏欠呕，阳气升，不得发越也。小便黄赤，淋者，风气应肝，肝脉络阴器也。

〔讲〕虽初之主气，仍是厥阴风木，而初之客气则太阴湿土也，系前在泉之地气，逆迁至此，燥湿合气，是以验之阴而阴始凝。验之气而气始肃，验之水而水乃冰，验之寒雨而寒雨为之乃化也。兼风湿相搏，民之为病多主中热胀、面目浮肿、善睡、鼽衄、嚏欠、呕、小便黄赤，甚则为淋等证。

⑨孟景春等《黄帝内经素问译释》阴始凝：张志聪"夫卯酉岁初之客气乃太阴湿土，故阴凝而雨化，阳明司天之年，初之气为太阴湿土，太阴即湿土之气，凝聚收藏"。肃：肃杀萧条的现象。

初之气，地气迁移，阴气凝聚，而天气肃杀，流水冰冻，寒雨运化。其病多生内热胀满，面目浮肿，喜欢睡眠，鼻塞流涕，鼻血，喷嚏，呵欠，呕吐，小便颜色黄赤，甚至小便淋沥不畅。

⑩任廷革《任应秋讲〈黄帝内经〉素问》此句未具体注释，总体概括此段为：（提要）论逢卯、酉两年为阳明司天之政，凡此丁卯、丁酉、癸卯、癸酉、己卯、己酉、乙卯、乙酉、辛卯、辛酉等十年，皆主不及之岁也。

⑪张灿玾等《黄帝内经素问校释》初之气，主气为厥阴风木，客气为太阴湿土，上年在泉之气迁移退位，阳明司天燥金用事，阴气开始凝集，天气肃厉，水乃结成冰，寒雨之气化。其发病为内热胀满，面目浮肿，善眠，鼻塞衄血，喷嚏呵欠，呕吐，小便黄赤，甚则淋沥不通。

⑫方药中等《黄帝内经素问运气七篇讲解》[初之气，地气迁，阴始凝，气始肃，水乃冰，寒雨化]以上是叙述阳明燥金司天之年在气候及物候变化上的大体情况，以下所述的则是阳明燥金司天之年六步主时每一步气候及物候变化的具体情况。兹将阳明燥金司天之年的司天在泉四间气图示（见图2）。

"初之气"，指阳明燥金司天之年，其客气加临的初之气为太阴湿土。"地气迁"，指阳明燥金司天之年初之气太阴湿土是由上一年在泉名气迁转而来。阳明燥金司天之年的上一年是少阳相火司天，厥阴风木在泉。阳明燥金司天之年，上一年在泉之气的厥阴风木，迁于本年的五之气上，所以太阴湿土才能由上一年的二之气上迁转到本年的初之气上。"阴始凝，气乃肃，水乃冰，寒雨化"，指阳明燥金司天之年，初之气为太阴，太阴主湿，湿为阴邪，所以在初之气所属的这一段时间中，亦即

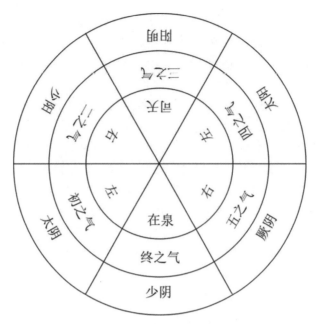

图 2　阳明燥金司天之年客气六步主时

在本年大寒以后至惊蛰之前,大约在 1 月中旬至 3 月中旬这一段时间内,天气阴暗潮湿,寒凉,雨水较多。

[其病中热胀,面目浮肿,善眠,鼽衄嚏欠呕,小便黄赤,甚则淋]"中热",指里热。"胀",指腹胀满。"善眠",指疲乏思睡。"鼽衄",指鼻出血。"嚏",指喷嚏。"欠",指呵欠。"呕",指恶心呕吐。"淋",指小便疼痛淋漓。此几句意即阳明燥金司天之年,客气的初之气为太阴湿土,气候偏湿,人体可以外感湿邪致病。湿邪在表,则热郁于里而在临床上出现"中热""鼽衄""小便黄赤""淋""胀"等里热证。湿邪在里,则可以在临床上出现"面目浮肿""欠""呕"等里湿证。

⑬王洪图等《黄帝内经素问白话解》初之气,主气为厥阴风木,客气为太阴湿土,由上一年在泉之气迁移运转而来,表现为阴气开始凝聚,天气肃杀,水结成冰,寒雨下降。人们易患内热胀满、面目浮肿、嗜睡、鼻塞流涕、衄血、喷嚏、呵欠、呕吐、小便黄赤,甚至小便淋漓不畅等病证。

⑭郭霭春《黄帝内经素问白话解》初之气,地气迁移,阴气开始凝聚,于是气肃杀,水结冰冻,寒雨酝酿。人们受了气候的侵害,多患内热胀满,面目浮肿,喜睡眠,鼻流清涕,鼻血,喷嚏,呵欠,呕吐,小便颜色黄赤,甚则尿频,尿急,淋漓不断等症。

(2)二之气,阳乃布,民乃舒,物乃生荣。厉大至,民善暴死。

①王冰《黄帝内经素问》臣位君故尔。

②马蒔《黄帝内经素问注证发微》二之主气,本少阴君火也,而少阳相火客气加之,民病则厉大至,善暴死也,以其臣位于君故耳。

③张介宾《类经》相火用事于春分之后,故其气应如此。主君火,客相火,二火交炽,臣位于君,故疫厉大至,民善暴死。

④张志聪《黄帝内经集注》二之主客乃君相二火,阳气得以敷布,故民乃舒,物得长气而生荣。如厉大至,则民善暴死。盖谓二火相交,臣位君上故也。

⑤高士宗《黄帝素问直解》二之客气,少阳相火加临,少阳为初阳之气,故阳气乃有,民乃舒,而物乃生荣,相火之气,厉而暴,故厉大至,民善暴死。

⑥黄元御《黄元御医书全集》二之气,少阳相火司令,故阳布物荣,民舒厉至。

⑦张琦《素问释义》二气主君火,客相火,臣位君,故多暴死。

⑧高亿《黄帝内经素问详注直讲全集》〔讲〕由初之气以推二之气,主则君火,客为相火,二气相交,故阳乃为之布矣,民乃为之舒矣,物乃为为之生长而发荣矣。是以民感火气,厉病为之大至,且火性急速,受其邪者,多善暴死。

⑨孟景春等《黄帝内经素问译释》二之气,阳气散布,人们感到很舒服,万物生长繁荣。疫病流行,人们每突然死亡。

⑩任廷革《任应秋讲〈黄帝内经〉素问》此句未具体注释,总体概括此段为:(提要)论逢卯、酉两年为阳明司天之政,凡此丁卯、丁酉、癸卯、癸酉、己卯、己酉、乙卯、乙酉、辛卯、辛酉等十年,皆主不及之岁也。

⑪张灿玾等《黄帝内经素问校释》二之气,主气为少阴君火,客气为少阳相火,二火用事,阳气乃布,人们感到舒适,万物开始生长繁荣。若疫疠大行时,人们容易猝暴死亡。

⑫方药中等《黄帝内经素问运气七篇讲解》[二之气,阳乃布,民乃舒,物乃生荣]"二之气",指阳明燥金司天之年,其客气加临的二之气为少阳相火。"阳乃布,民乃舒,物乃生荣",指在二之气所属的这一段时间中,亦即在该年春分以后至小满以前,大约在3月中旬至5月中旬这一段时间中气候偏热。人们从前一段阴雨绵绵、湿气偏胜的气候中转入温热的气候中感到舒服。植物也因为气候转热而生长旺盛。

[厉大至,民善暴死]"厉",通"疠",指疫疠之气,即导致发生疫疠,亦即烈性传染病的病原。"善",指容易。"暴死",指突然死亡。全句意即阳明燥金司天之年,客气的二之气为少阳相火,气候炎热,严重反常,因而容易产生疠气,从而造成瘟瘴流行,导致暴死。

⑬王洪图等《黄帝内经素问白话解》二之气,主气为少阴君火,客气为少阳相火,二火相助,阳气布散,人们感到舒适,万物开始生长繁荣。如果有传染性很强的疫疠之气暴发,容易使人突然死亡。

⑭郭霭春《黄帝内经素问白话解》二之气,阳气敷布,人们感到舒畅,草木生长繁荣。但疫病会猖獗一时,造成人们的死亡。

(3)三之气,天政布,凉乃行,燥热交合,燥极而泽,民病寒热。

①王冰《黄帝内经素问》寒热,疟也。

②马莳《黄帝内经素问注证发微》三之主气,本少阳相火也,而阳明燥金客气加之,天政布,凉乃行,燥热交合,以致燥极而泽,民病为寒热也。

③张介宾《类经》天政布,司天燥金用事也,故凉乃行。然主气相火当令,故燥热交合。至三气之末以交四气,则主太阴,客太阳,故燥极而泽矣。以阳盛之时,行金凉之气,故民病寒热。

④张志聪《黄帝内经集注》司天之金气加临,故天政布,凉乃行。三之主气乃少阳相火,故燥热交合。三气终而交于四气之寒水湿土,故燥极而泽。燥湿水火相交,故民病寒热。

⑤高士宗《黄帝素问直解》三之客气,阳明燥金加临,乾金为天,故天政布,清金为秋,故凉乃行。阳明气燥而热,故燥热交合,燥极而泽,金生水也。燥金主热,水泽主寒,故民病寒热。

⑥黄元御《黄元御医书全集》三之气司天,阳明燥金主令,故凉乃行。三气以后,在泉之君火司气,故燥热交合。四之客气为太阳寒水,主气为太阴湿土,故燥极而泽。三之主气以相火当令,为三之客气清凉所闭,故民病寒热。

⑦张琦《素问释义》三气主相火,客燥金即司天之气,故燥热交合,火金相战,故病寒热。燥极句疑有误。

⑧高亿《黄帝内经素问详注直讲全集》〔讲〕由二之气以推三之气,主则湿土,客为燥金。惟土能生金而司天,燥金助其客气,故天布政,凉乃行,兼燥气与司天相同,主气湿土,正值夏热之时,所以燥热为之交合也。然燥热既为之交合,则金为火化而生水,宜其燥极而泽,民病寒热之证焉。

⑨孟景春等《黄帝内经素问译释》三之气,燥金司天当令,凉气发布,而主气为少阳相火,所以燥气热气互相交合,三气终了交四气则干燥,到极点就会化为润泽,人们多寒热病。

⑩任廷革《任应秋讲〈黄帝内经〉素问》此句未具体注释,总体概括此段为:(提要)论逢卯、酉两年为阳明司天之政,凡此丁卯、丁酉、癸卯、癸酉、己卯、己酉、乙卯、乙酉、辛卯、辛酉等十年,皆主不及之岁也。

⑪张灿玾等《黄帝内经素问校释》三之气,主气为少阳相火,客气为阳明燥金,司天之政乃布,凉气乃行,客气之燥气与主气之热气相互交合,燥气极则湿气复而润泽,人们易患寒热之病。

⑫方药中等《黄帝内经素问运气七篇讲解》[三之气,天政布,凉乃行]"三之气",指阳明燥金司天之年,其客气的三之气为阳明燥金。按照客主加临的规定,客气加临在主气三之气上的即为司天之气,所以阳明燥金为该年的司天之气。"天政布","天",即司天之气。"布"者,分布也。"天政布",意即司天之气的作用,不只是像其他间气一样仅管所属的一段时间,而是主管全年,特别是主管上半年。"凉乃行",指阳明燥金司天之年,上半年气候偏凉,特别是在三之气所属这一段时间中,亦即在该年小满至大暑以前,大约在5月中旬至7月中旬这一段时间中尤为清凉,

气候严重反常。

[燥热交合,燥极而泽]"燥",指清凉,此处指司天之气。"热",指炎热,此处指主气三之气。"燥热交合",指阳明燥金司天之年,三之气客气为司天之气阳明燥金,主气为少阳相火。客气的燥与主气的热相合。"燥极",指阳明燥金司天之年,到了三之气时,司天之气的作用就到了极点。"泽",指客气太阳寒水和主气太阴湿土。"燥极而泽",指燥金之气到了三之气终结时便交转客气四之气太阳寒水,同时,主气的四之气为太阴湿土,因此,这一段时间气候湿润雨水较多。这也就是张志聪所注的:"三之主气,乃少阳相火,故燥热交合,三气终而交于四气之寒水湿土,故燥极而泽。"

[民病寒热]"寒热",此处指寒热往来的疾病。王冰注:"寒热,疟也。"联系上句,全句意即阳明燥金司天之年,上半年气候偏凉,下半年偏湿偏热,因此夏秋之间容易流行疟疾。

⑬王洪图等《黄帝内经素问白话解》三之气,主气为少阳相火,客气为阳明燥金,清凉之气流行,凉气与火热相互交合,物极必反,干燥已极反化为湿润。人们易患寒热交作的病证。

⑭郭霭春《黄帝内经素问白话解》三之气,燥金司天当令,凉气运行,燥气热气交相配合。燥气到了极点就会化为润泽,人们多患疟疾。

(4)四之气,寒雨降,病暴仆,振栗,谵妄,少气,嗌干引饮,及为心痛,痈肿疮疡,疟寒之疾,骨痿,血便。

①王冰《黄帝内经素问》骨痿,无力。

②马莳《黄帝内经素问注证发微》四之主气,本太阴湿土也,而太阳寒水客气加之,寒雨降,民病为暴仆,为振栗,为谵妄,为少气,为嗌干引饮,及为心痛,为痈肿,为疮疡,为寒疟,为骨痿,为便血也。

③张介宾《类经》太阳用事于湿土王时,故寒雨降也。四气之后,在泉君火所主,而太阳寒水临之,水火相犯,故为暴仆振栗及心痛等病,皆心肾二经也。

④张志聪《黄帝内经集注》四之加临客气乃太阳寒水,主气乃太阴湿土,故寒雨降。岁半以后,乃少阴君火主气,反为寒湿相加,故民病振栗谵妄嗌干便血等证,皆因寒凝于外,火郁于内故也。经云:诸禁鼓栗,如丧神守,皆属于火。及为心痛者,乃寒邪内凌君火也。经云:邪在心则病心痛,时眩仆。又曰:诸痈肿筋挛骨痛,此寒气之肿也。

⑤高士宗《黄帝素问直解》四之客气,太阳寒水加临,故寒雨降,民病暴仆,太阳之气厥逆也。振慄谵妄少气,太阳阳热之气不足也。嗌干引饮,及为心痛,太阳寒水之气不足也,寒水不足而火气盛,则为痈肿疮疡,阳热不足而阴气盛,则为疟寒之疾。阳虚则骨痿。阴虚则便血。上文暴振慄,乃身发寒热而振慄也,此振慄,乃阳气内虚而振慄也,是振慄之有别也。

⑥黄元御《黄元御医书全集》四之气,太阳寒水司令,四气以后,在泉之君火司

气,寒闭皮毛,郁其内热,故为病如此。

⑦张琦《素问释义》四气主湿土,客寒水在泉,君火司气而水湿主客制之,则火为水郁,火气内伐故为暴仆等病。振慄见上。[编者按:此处"上"指本书第十六解语句阐述(4)中"振溧",本意为"振慄者,火郁于中而阴浮于外,阴阳交净之象"]骨瘘则热伤肾气也。

⑧高亿《黄帝内经素问详注直讲全集》〔讲〕由三之气以推四之气,主则相火,客为寒水,其时寒水用事,而寒雨降。然主气相火加以在泉君火,二火相济声病暴仆,兼主火克水,二气交争,不免时发振慄焉。且水不胜火,时见谵妄少气、嗌干引饮及为心痛痈肿、疮疡等证。究之阳极阴复,水盛火必衰,故生疟寒之疾,甚至寒水伤肾,属肾之骨必作痿而弱,肾伤则肾必虚,肾虚阳胜,必肾不固而逼血下便也。

⑨孟景春等《黄帝内经素问译释》四之气,寒雨下降,病发为突然跌倒,寒冷发抖,神识不清,胡言乱语,气息低微,咽喉干燥,口渴引饮,以及心痛,痈肿溃疡,寒性疟疾,骨软无力,二便出血。

⑩任廷革《任应秋讲〈黄帝内经〉素问》此句未具体注释,总体概括此段为:(提要)论逢卯、酉两年为阳明司天之政,凡此丁卯、丁酉、癸卯、癸酉、己卯、己酉、乙卯、乙酉、辛卯、辛酉等十年,皆主不及之岁也。

⑪张灿玾等《黄帝内经素问校释》四之气,主气为太阴湿土,客气为太阳寒水,水土气化,寒雨降下。发病为猝然仆倒,振动战栗,谵言妄语,少气,咽喉干燥而引饮,以及心痛,痈肿疮疡,疟疾寒冷,骨痿软,便血等病。

⑫方药中等《黄帝内经素问运气七篇讲解》[四之气,寒雨降]"四之气",指阳明燥金司天之年,其客气加临的四之气为太阳寒水。"寒雨降",指由于四之气这段时间,从客气来说是太阳寒水,太阳主寒,从主气来说是太阴湿土,太阴主湿,所以在四之气所属的这一段时间中,亦即在该年大暑至秋分以前,大约7月中下旬至9月中下旬这一段时间中,气候偏冷,湿气偏胜,雨水较多。

[病暴仆,振栗谵妄,少气嗌干引饮,及为心痛痈肿疮疡疟寒之疾,骨痿血便]"暴仆",即突然晕厥。"振栗",即寒战。"谵妄",即谵语狂妄。"少气",即气短。"嗌干引饮",即咽干口渴。"心痛",即心腹痛。"痈肿疮疡",即皮肤生疮。"疟寒",即疟疾。"骨痿",即运动障碍。"血便",即大便带血。这些疾病如晕厥、谵语、心痛、痈肿疮疡,多属于"心病"。疟疾、血便、嗌干引饮,多属于"脾病"。"骨痿",多属于肾病。全段意即阳明燥金司天之年,四之气偏寒偏湿,寒可以伤肾,因而在临床上可以出现骨痿一类疾病。寒也可以伤心,因而也可以在临床上出现晕厥、谵妄、痈肿疮疡、心痛等疾病。湿可以伤脾,因而可以出现疟疾、少气、嗌干、便血一类疾病。

⑬王洪图等《黄帝内经素问白话解》四之气,主气为太阴湿土,客气为太阳寒水,寒湿相合,因而寒雨时常下降。人们易患突然仆倒、振颤、战栗、胡言妄语、少气、咽喉干燥、口渴喜饮水,以及心痛、痈肿疮疡、寒性疟疾、骨痿、便血等病证。

⑭郭霭春《黄帝内经素问白话解》四之气,寒雨下降,人们多患突然仆倒,寒冷发抖,胡言乱语,气不足,咽喉干燥,口渴引饮,心痛,痈肿疮疡,寒疟,骨软无力,大小便出血等疾患。

（5）五之气,春令反行,草乃生荣,民气和。

①王冰《黄帝内经素问》此句未具体注释。

②马莳《黄帝内经素问注证发微》五之主气,本阳明燥金也,而厥阴风木客气加之,春令反行,草乃生荣,民气则和也。

③张介宾《类经》厥阴风木用事,而得在泉君火之温,故春令反行,草乃生荣。

④张志聪《黄帝内经集注》厥阴风木加临于五气,故春令反行。草得生气,故乃生荣。少阴之郁得木气而舒达,故民气和。

⑤高士宗《黄帝素问直解》五之客气,厥阴风木加临,故春令反行,草乃生荣,民气和而无病。

⑥黄元御《黄元御医书全集》五之气,厥阴风木司令,合在泉君火之化,胜主气之燥金,故草荣民和,秋行春令。

⑦张琦《素问释义》五气主燥金,客风木,合在泉君火故尔。

⑧高亿《黄帝内经素问详注直讲全集》〔讲〕由四之气以推五之气,主则燥金,客为风木,正当金旺之时,而春令反行者,以少阴君火在泉,能助温气,又值客运风木,主发生荣茂,阳和宣畅,宜其草乃生荣,民气和畅也。

⑨孟景春等《黄帝内经素问译释》五之气,厥阴风木之气加临,秋天反行春令,因此草又生长荣盛,人们也很少疾病。

⑩任廷革《任应秋讲〈黄帝内经〉素问》此句未具体注释,总体概括此段为:（提要)论逢卯、酉两年为阳明司天之政,凡此丁卯、丁酉、癸卯、癸酉、己卯、己酉、乙卯、乙酉、辛卯、辛酉等十年,皆主不及之岁也。

⑪张灿玾等《黄帝内经素问校释》五之气,主气为阳明燥金,客气为厥阴风木,秋行春令,草木又得生长而繁荣,人们也平和无病。

⑫方药中等《黄帝内经素问运气七篇讲解》"五之气",指阳明燥金司天之年,其客气加临的五之气为厥阴风木。"春令反行",指在五之气所属的这一段时间中,亦即在该年的秋第分以后至小雪以前,大约在9月中下旬至11月中下旬这一段时间中,气候偏温、风气偏胜,好像春天一样。五之气,已是秋末冬初,气候应凉不凉,风气偏胜,秋行春令,所以称"春令反行"。"草乃生荣",指这一段气候偏温,植物照样生长。"民气和",指人体由于前一段时间气候相对寒凉,现在气候转温,感到相对舒畅。但是应该指出,这里所谓的"民气和",不能完全理解为人民健康无病。因为秋冬之交,应凉不凉,应收不收,属于反常,人气不可能和平正常、健康无病。这只是指在过渡期中的相对稳定状态而言,下文"终之气……其病温",即是在此基础上发展而来。

⑬王洪图等《黄帝内经素问白话解》五之气,主气为阳明燥金,客气为厥阴风

木,秋季出现春天的气候,草木又得生长繁荣,人们也很少生病。

⑭郭霭春《黄帝内经素问白话解》五之气,厥阴风木用事,秋天反行春令,草又生发荣美,人们也很舒服。

(6)终之气,阳气布,候反温,蛰虫来见,流水不冰,民乃康平,其病温。

①王冰《黄帝内经素问》君之化也。

②马莳《黄帝内经素问注证发微》终之主气,本太阳寒水也,而少阴君火客气加之,阳气布,其候反温,蛰虫来见,流水不冰,民乃康平,其有病者亦为温病耳,乃君之化也。

③张介宾《类经》少阴君火用事,故其气候如此。其病为温,火之化也。

④张志聪《黄帝内经集注》少阴君火之气加临于终气,故在泉之阳气得以舒布,而冬之时候反温。冬气温暖,故蛰虫不藏,流水不冰。地气舒畅,故民乃康平。其有灾眚,当主病温,所谓冬温病也。冬温之病,与伤寒大异。玉师曰:冬伤于寒,今感温热而为病,故与伤寒异。

⑤高士宗《黄帝素问直解》终之客气,少阴君火加临,故阳气有,候反温,冬寒反温,故蛰虫来见,而流水不冰。加临之客气,既在泉之地气,故民乃康平。候反温,故其病温。

⑥黄元御《黄元御医书全集》终之气,少阴君火司令,又合君火在泉之化,主不胜客,终之主气,太阳寒水。故气候如此。

⑦张琦《素问释义》终气主寒水,客君火即在泉之气,当寒而温,故病温。"民乃康平"句有误。

⑧高亿《黄帝内经素问详注直讲全集》〔讲〕由五之气以推终之气,主则寒水,客为君火,加以少阴在泉,由是阳气布,候反温,蛰虫为之不见,流水为之不冰,斯时之民,乃康平而无事也。即感此气而为病者,亦必温热而非寒水之患矣。

⑨孟景春等《黄帝内经素问译释》终之气,阳气四布,气候反而温暖,应该蛰伏的虫类仍然活动于外,水流动而不能结冰,人们也因而安康,但是冬行夏令,容易犯温病。

⑩任廷革《任应秋讲〈黄帝内经〉素问》此句未具体注释,总体概括此段为:(提要)论逢卯、酉两年为阳明司天之政,凡此丁卯、丁酉、癸卯、癸酉、己卯、己酉、乙卯、乙酉、辛卯、辛酉等十年,皆主不及之岁也。

⑪张灿玾等《黄帝内经素问校释》终之气,主气为太阳寒水,客气为少阴君火,在泉之气用事,阳气敷布,气反温暖,蛰虫现于外面,流水不得结冰,人们也健康平安,阳气盛则易发温病。

⑫方药中等《黄帝内经素问运气七篇讲解》"终之气",指阳明燥金司天之年,其客气加临的终之气为少阴君火。"阳气布,候反温",指在终之气所属的这一段时间中,亦即在该年小雪以后至大寒以前,大约在11月中下旬至第二年1月中旬这一段时间中,气候偏热。由于终之气为在泉之气加临的部位,在泉之气主管该年的

下半年,该年为少阴君火在泉,因此下半年气温较一般年份偏热,所以原文谓"阳气布"。由于终之气正值冬令,应寒不寒,反而在这一段时间中气候偏热,属于反常,所以原文谓"候反温"。"蛰虫来见,流水不冰",这是对该年气候偏热而出现的自然景象的描述,意即由于该年冬天应冷不冷,因而蛰虫不藏,水不结冰。"民乃康平",与前述之"民气和"同义,只能理解为该年上半年气候偏冷,现在天气转温,相对舒畅,不能理解为人体健康无病。因为冬天应寒不寒,应藏不藏,属于严重反常,人体不可能健康无病,所以下文紧接着就指出"民病温"即为明证。

⑬王洪图等《黄帝内经素问白话解》终之气,主气为太阳寒水,客气为少阴君火,在泉之气流行,阳气四布,气候反而温暖,蛰虫仍然在外活动,水流动不结冰,人们也健康平安。如果有病,多属温病。

⑭郭霭春《黄帝内经素问白话解》终之气,阳气四布,气候反而温暖,蛰伏的虫类,出现于外,流水不能结冰,人们安康,只是易患温病。

第十八解

（一）内经原文

故食**岁谷**以安其气,食**间谷**以去其邪。岁宜以咸以苦以辛,汗之清之散之,安其运气,无使受邪,折其郁气,资其化源。以寒热轻重少多其制,同热者多天化,同清者多地化。用凉远凉,用热远热,用寒远寒,用温远温,食宜同法。**有假者反之**,此其道也。**反是者**,乱天地之经,扰阴阳之纪也。帝曰:善。

（二）字词注释

（1）岁谷

①王冰《黄帝内经素问》此词未具体注释。

②马莳《黄帝内经素问注证发微》岁谷。

③张介宾《类经》岁谷,正气所化,故可安其气间谷,间气所生,故可以去邪。

④张志聪《黄帝内经集注》岁谷者,白丹之谷感天地之气而生。气者,元真之气也。

⑤高士宗《黄帝素问直解》白丹之岁谷。

⑥黄元御《黄元御医书全集》此词未具体注释。

⑦张琦《素问释义》此词未具体注释。

⑧高亿《黄帝内经素问详注直讲全集》〔讲〕岁气所产之谷。

⑨孟景春等《黄帝内经素问译释》白色或红色的岁谷。

⑩任廷革《任应秋讲〈黄帝内经〉素问》此词未具体注释。

⑪张灿玾等《黄帝内经素问校释》岁气的谷类。

⑫方药中等《黄帝内经素问运气七篇讲解》"岁谷",即感受当年司天在泉之气所生长收成的谷物。

⑬王洪图等《黄帝内经素问白话解》白色和红色的岁谷。

⑭郭霭春《黄帝内经素问白话解》白色或红色的岁谷。

（2）间谷

①王冰《黄帝内经素问》此词未具体注释。

②马莳《黄帝内经素问注证发微》间谷。

③张介宾《类经》岁谷,正气所化,故可安其气间谷,间气所生,故可以去邪。

④张志聪《黄帝内经集注》间谷者,感间气而生,如初之气宜食白黅,二之气宜食白丹,四之气宜食丹玄,五之气宜食丹苍之谷。

⑤高士宗《黄帝素问直解》间气之间谷。

⑥黄元御《黄元御医书全集》此词未具体注释。

⑦张琦《素问释义》间谷为胜复之气所生,故可以去邪。

⑧高亿《黄帝内经素问详注直讲全集》〔讲〕间气所产之谷。

⑨孟景春等《黄帝内经素问译释》感间气而成熟的间谷。

⑩任廷革《任应秋讲〈黄帝内经〉素问》此词未具体注释。

⑪张灿玾等《黄帝内经素问校释》间气的谷类。

⑫方药中等《黄帝内经素问运气七篇讲解》"间谷",即感受左右间气所生长的谷物。

⑬王洪图等《黄帝内经素问白话解》岁谷以外的谷类都叫间谷,是感受太过之间气而成熟的谷类。

⑭郭霭春《黄帝内经素问白话解》间谷。

（3）有假者反之

①王冰《黄帝内经素问》此词未具体注释。

②马莳《黄帝内经素问注证发微》彼有假借而用之者。

③张介宾《类经》假者反之,谓当反而治之也。

④张志聪《黄帝内经集注》有假者,谓四时之寒热温凉,非司天在泉及间气之正气,又当反逆以治之,此调和天地阴阳之道也。

⑤高士宗《黄帝素问直解》至假者反之,解同前。

⑥黄元御《黄元御医书全集》有假者,则反其法也。

⑦张琦《素问释义》此词未具体注释。

⑧高亿《黄帝内经素问详注直讲全集》〔讲〕彼世有假凉以治凉,假热以治热,假寒温以治寒温者。

⑨孟景春等《黄帝内经素问译释》若天气反常。

⑩任廷革《任应秋讲〈黄帝内经〉素问》此词未具体注释。

⑪张灿玾等《黄帝内经素问校释》若气候有反常变化时。

⑫方药中等《黄帝内经素问运气七篇讲解》此词未具体注释。

⑬王洪图等《黄帝内经素问白话解》此词未具体注释。

⑭郭霭春《黄帝内经素问白话解》有时天气反常。

（4）反是者

①王冰《黄帝内经素问》此词未具体注释。

②马莳《黄帝内经素问注证发微》若非假借之法。

③张介宾《类经》反之者，谓不知以上治法而反其用。

④张志聪《黄帝内经集注》反此者。

⑤高士宗《黄帝素问直解》反是者。

⑥黄元御《黄元御医书全集》此词未具体注释。

⑦张琦《素问释义》此词未具体注释。

⑧高亿《黄帝内经素问详注直讲全集》〔讲〕反是者。

⑨孟景春等《黄帝内经素问译释》如果违反了它。

⑩任廷革《任应秋讲〈黄帝内经〉素问》此词未具体注释。

⑪张灿玾等《黄帝内经素问校释》若违背了它。

⑫方药中等《黄帝内经素问运气七篇讲解》此词未具体注释。

⑬王洪图等《黄帝内经素问白话解》违反这个规律。

⑭郭霭春《黄帝内经素问白话解》如果违反了它。

（三）语句阐述

（1）故食岁谷以安其气，食间谷以去其邪。岁宜以咸、以苦、以辛，汗之、清之、散之，安其运气，无使受邪，折其郁气，资其化源。

①王冰《黄帝内经素问》化源，谓六月，迎而取之也。（〔新校正云〕按金王七月，故逆于六月泻金气。）

②马莳《黄帝内经素问注证发微》然则治之者当何如？宜食岁谷以安其正气，食间谷以去其邪气，必宜以咸以苦以辛，汗之清之散之，安其运气，无使受邪。折其郁气者，后《本病篇》云：卯酉之年，太阳升天，主窒天芮，胜之不前。盖太阳在地三年，此年升天作阳明左间，遇天芮土司窒之不能升天，又遇己酉、己卯，水欲升天，土运抑之，升之不前，则阳明未迁正者，即太阳未升天也。故《刺法论》于"水欲升，而天芮窒抑之"者，刺足少阴之合穴涌泉。又《本病篇》云：卯酉之岁，太阴降地，主窒地苍，胜之不入。又少阳未退位，即太阴未得降也。又遇丁酉、丁卯木运承之，降而不下。故《刺法篇》云：土欲降，而地苍窒抑之，当刺足厥阴之井穴大敦、足少阳之合穴阳陵泉。资其化源，盖金旺七月，故于六月迎而取之，以泻金气。

③张介宾《类经》岁谷，正气所化，故可安其气间谷，间气所生，故可以去邪。去邪者，有补偏救弊之义，谓实者可用以写，虚者可用以补。咸从水化，治在泉之君火也。苦从火化，治司天之燥金也。以辛者，辛从金化，本年火盛金衰，同司天之气以求其平也。然燥金司天，则岁半之前，气过于敛，故宜汗之散之；君火在泉，则岁半之后，气过于热，故宜清之也。安者，顺其运气而安之也。本年燥金司天则木郁，君火在泉则金郁，详义见前。又如补遗本病篇曰：卯酉之年，太阳升天，主窒天内，胜之不前。太阴降地，主窒地苍，胜之不入。故《刺法论》于水欲升而天内窒抑之，

当刺足少阴之合。土欲降而地苍窒抑之,当刺足厥阴之所出,足少阳之所入。王冰注曰:化源,谓六月迎而取之也。新校正云:按金王七月,故迎于六月,写金气。是皆折其郁气,资取化源之义。

④张志聪《黄帝内经集注》岁谷者,白丹之谷感天地之气而生。气者,元真之气也。间谷者,感间气而生,如初之气宜食白龄,二之气宜食白丹,四之气宜食丹玄,五之气宜食丹苍之谷。邪者,反胜其间气之邪。宜咸以清君火之热,宜辛以润阳明之燥,宜苦以泄内郁之火。汗之以解在外之寒,清之以消内入之邪,散之以解冬温之气。运气不及,故宜安之,无使邪胜。折其司天在泉之气,以资五运之化源。

⑤高士宗《黄帝素问直解》阳明燥金司天,少阴君火在泉之岁,故食白丹之岁谷,以安其正气,食间气之间谷,以去其外邪。上燥下火,其气燥热,故宜水味之咸以治之,更以苦济火,以辛益燥,或汗之,或清之,或散之,去其外邪而安其运气也。折其郁气,必先资其化源。

⑥黄元御《黄元御医书全集》阳明燥金司天,天气收敛,故宜辛苦汗散。少阴君火在泉,地气温热,故宜咸苦清泻。岁运不及,故安其运气,无使受邪。

⑦张琦《素问释义》故食岁谷以安其气,食间谷以去其邪。间谷为胜复之气所生,故可去邪。岁宜以咸以苦以辛,汗之清之散之,安其运气,无使受邪,折其郁气,资其化源。咸从水化,治在泉之君火也。苦从火化,治司天之燥金也。辛从金化,助司天之不足也。本年上清下热,其气不同。故寒重者,当多其辛热以温之。热重者,当多其咸寒以清之。

⑧高亿《黄帝内经素问详注直讲全集》〔讲〕六气之分应如此,故阳明司天,少阴在泉之岁,取岁气所产之谷,食之以安其正,取间气所产之谷,食之以去其邪。且每岁之中,宜用咸以润燥,苦以清热,辛以温燥。如热在表者,则汗之;热在里者,则清之;抑郁不能发越者,则散之。必安顺其流年大运之气,无使受邪而浸害之,则得矣。尤必折去其郁结之气,先资其生化之源。

⑨孟景春等《黄帝内经素问译释》所以应服食白色或红色的岁谷,以保全真气,食感间气而成熟的间谷以驱除邪气。本年份应用咸味清热,苦味去火,辛味润燥,用汗法以解在表之寒,清法以消除体内之邪,散法以疏解冬温之气,安定其不及的运气,避免感受邪气,以减弱郁遏之气,资助化生的泉源。

⑩任延革《任应秋讲〈黄帝内经〉素问》此句未具体注释,总体概括此段为:(提要)论逢卯、酉两年为阳明司天之政,凡此丁卯、丁酉、癸卯、癸酉、己卯、己酉、乙卯、乙酉、辛卯、辛酉等十年,皆主不及之岁也。

⑪张灿玾等《黄帝内经素问校释》岁宜以咸以苦以辛,汗之清之散之:《类经》二十六卷第十七注"咸从水化,治在泉之君火也;苦从火化,治司天之燥金也;从辛,辛从金化,本年火盛金衰,同司天之气以求其平也。然燥金司天,则岁半之前,气过于敛,故宜汗之散之。君火在泉,则岁半之后气过于热,故宜清之也"。安其运气:《类经》二十六卷第十七注"安者,顺其运气而安之也"。资其化源:王冰注"化

源,谓六月,迎而取之也"。新校正云:"按金王七月,故逆于六月泻金气。"吴崑注:"木病者,养其水,金病者养其土,调其母气,是资其生化之源也。"

因而在阳明司天之年,应当食用得岁气的谷类以安定正气,食用得间气的谷类,以去邪气,本年当用咸味、苦味、辛味的药物以汗之、清之、散之的方法进行治疗,安定其不及的运气,使其免受邪气的干犯,折减其致郁的胜气,资助其不胜之气的生化之源。

⑫方药中等《黄帝内经素问运气七篇讲解》[故食岁谷以安其气]"岁谷",即感受当年司天在泉之气所生长收成的谷物。阳明燥金司天之年,其岁谷为白谷与丹谷。"食岁谷以安其气",意即阳明燥金司天之年,人们在养生方面应多食白谷、丹谷类谷物,因为这类谷物在阳明司天之年中,质量较好,对保持人体健康有利。

[食间谷以去其邪]"间谷",即感受左右间气所生长的谷物。前已述及,间气是火,则与丹谷有关,间气是水,则与玄谷有关,间气是土,则与黅谷有关,间气是木,则与苍谷有关,间气是金,则与白谷有关。"邪",指致病之邪。"食间谷以去其邪",是承上句而言,意即阳明燥金司天之年,一般情况下以食用岁谷即白谷、丹谷为好。但是如在感邪致病的情况下,则需根据感邪的性质不同,有针对性地选用不同属性的谷物,扶其所不胜之气以利去邪。例如感寒邪致病,则宜食黅谷,感热邪致病,则宜食玄谷,感风邪致病,则宜食白谷,感湿邪致病,则宜食苍谷,感凉邪致病,则宜食丹谷等。这便是我们对"食间谷以去其邪"的理解以及具体运用的看法。关于对"食间谷以去其邪"一句的理解,王冰未注。张介宾注云:"间谷,间气所生,故可以去邪,去邪者有补偏救弊之义,诸实者可用以泻,虚者可用以补。"又云:"惟不以本年正化所出,故皆可谓之间谷,但因气求之则善矣。"张志聪注云:"间谷者,感间气而生,如初之气宜食白黅,二之气宜食白丹,四之气宜食丹玄,五之气宜食丹苍之谷,邪者,反胜其间气之邪也。"上述注解,我们认为张介宾注比较切合实际,所以我们原则上从张介宾注并结合我们的理解和经验提出如何具体运用的看法。我们认为,这里提出了饮食治疗方面的理论依据,不容忽视。这种理解和提法不一定对,故妄言以俟高明。

[岁宜以咸以苦以辛,汗之清之散之]"岁",指阳明燥金司天之年。"以咸以苦以辛",即选用咸味、苦味、辛味的药物。"汗之清之散之",即用上述药物来达到发汗、清热、散寒的治疗目的。全句意即阳明燥金司天之年,上半年气候偏凉,人体容易感寒致病,所以在治疗选药上宜用辛味药物,因为辛味药物多具有发汗、散寒的作用。下半年气候偏热,人体容易感热致病,所以在治疗选药上宜用咸味药物或苦味药物,四因为咸味或苦味药物多具有清热作用。

[安其运气,无使受邪,折其郁气,资其化源]"安其运气,无使受邪","安",此处有能适应之义,意即在阳明燥金司天之年中,既然已经知道该年气候特点是上半年偏凉,下半年偏热,因此在生活起居,情志调养各方面注意与该年气候特点相适应。这样就可以不致感受外邪发生疾病。"折其郁气",前文已述及,亦即在治疗上要对

人体在病因作用下所出现的偏胜之气加以处理。此处意即阳明燥全司天之年,上半年偏凉,在治疗上应用辛温以处理其偏凉之气。下半年偏热,在治疗上应用咸苦以纠正其偏热之气。"资其化源",前文亦已述及,即补益其被郁之气,亦即扶持其正气。王冰注云:"化源为六月迎而取之也,这就是说,七、八、九月为秋三月,气候偏凉,凉气太盛就可以使风气被郁在里,因此在秋令未到之前,先补益肝木,使肝木不致为燥金所乘。质言之,其精神,亦即早期治疗,防微杜渐。总的来说,"安其运气,无使受邪",是谈预防;"折其郁气",是谈治疗;"资其化源",是谈治中之防。这是《内经》"上工治未病"的指导思想在临床上的具体运用。

⑬王洪图等《黄帝内经素问白话解》间谷:岁谷以外的谷类都叫间谷,是感受太过之间气而成熟的谷类。

因而,在上述阳明燥金司天、少阴君火在泉的十年中,应该食用白色和红色的岁谷,以保养正气,食用间谷以祛除病邪。宜服用咸味、苦味、辛味的药物,用发汗法去表寒,用清热法解里热,用扬散法治疗冬温病。应用这些方法来适应运气的变化,使外邪不能侵入,并减弱引起气郁的原因,资助被抑制之气的生化之源。

⑭郭霭春《黄帝内经素问白话解》在这样的年份应吃白色或红色的岁谷,以安定正气,吃间谷以驱除邪气。用药时应用咸味、苦味、辛味,并用汗法、清法、散法以适应运气,不使受到邪气,并削弱郁结之气,资助化生的泉源。

(2)以寒热轻重少多其制,同热者多天化,同清者多地化。

①王冰《黄帝内经素问》少角少徵岁同热,用方多以天清之化治之。少宫少商少羽岁同清,用方多以地热之化治之。火在地,故同清多地化。金在天,故同热者多天化。

②马莳《黄帝内经素问注证发微》凡寒热以轻重而多少其制,即如丁卯、丁酉为少角,癸卯、癸酉为少徵,乃岁气之同为热也,用方多以天清之化治之;己卯、己酉为少宫,乙卯、乙酉为少商,辛卯、辛酉为少羽,乃岁气之同为清也,用方多以地热之化治之。

③张介宾《类经》以寒热轻重,少多其制,本年上清下热,其气不同,故寒多者当多其热以温之,热多者当多其寒以清之。同者,言上文十年,运与天地各有所同也。凡运与在泉少阴同热者,则当多用司天阳明清肃之化以治之,故曰同热者多天化,如前少角少徵年,木火同归热化者是也。运与司天阳明同清者,则当多用在泉少阴温热之化以治之,故曰同清者多地化,如前少宫少商少羽年,土金水同归寒化者是也。

④张志聪《黄帝内经集注》寒以清在地之火热,热以制司天之燥金,同者多之,异者少之,故以寒热之轻重而少多其制。如少徵少角之运,同少阴之热者,多以天化之清凉以制之。如少商少宫少羽之运,同阳明之清者,多以地化之火热以制之。天化者,燥金之清凉;地化者,在泉之火热。按《至真要论》曰:风淫所胜,平以清凉。是风同热化,当以清凉平之。

⑤高士宗《黄帝素问直解》更以寒热之轻重，而制气味之少多，如同热气者，多金寒之天气以制化，同清气者，多火热之地气以制化。

⑥黄元御《黄元御医书全集》是年上清下温，以寒热之轻重而少多其制，寒重则多用温热，热重则多用清凉，轻者则少之。

⑦张琦《素问释义》若岁运与在泉同热者，则多用司天清肃之化以治。如少角、少徵之年，木火同热化也。与司天同清者，则多用在泉温热之化以治之。如少商、少羽之年，金水同寒化也。

⑧高亿《黄帝内经素问详注直讲全集》〔讲〕顺其司天在泉之气，寒热轻重，悉酌其少多而制之。若大运之气有与在泉同热者，则多用司天清肃之化以治之；若大运之气有与司天同清者，则多用在泉温热之化以治之也。

⑨孟景春等《黄帝内经素问译释》同热者多天化：就是岁运与在泉之气同为热气，应多以清凉之气调之。天化，指阳明燥金清凉之气。同清者多地化：即岁运与司天之气同为清气，应多以火热之气调节。地化，指在泉的火热之气。

根据寒热的轻重，决定方宜的多少，若运和气同热的应多以清凉之品调和，运与气同清的应多以火热之品调和。

⑩任廷革《任应秋讲〈黄帝内经〉素问》此句未具体注释，总体概括此段为：(提要)论逢卯、酉两年为阳明司天之政，凡此丁卯、丁酉、癸卯、癸酉、己卯、己酉、乙卯、乙酉、辛卯、辛酉等十年，皆主不及之岁也。

⑪张灿玾等《黄帝内经素问校释》同热者多天化，同清者多地化：阳明司天为少阴在泉。若中运之气与在泉少阴热气类同者，则治当多用与司天阳明清凉气化相同之治法。如逢少宫、少商、少羽之运，即属此例。若中运之气与司天清气类同者，则治当多用与在泉少阴热化相同之治法，如逢少角、少徵之年，即属此例。《类经》二十六卷第十七注："同者，言上文十年，运与天地各有所同也。"

根据寒热的轻重，决定方宜的多少，若中运与在泉之热气相同时，应多用与司天凉气相同之品，若中运与司天之凉气相同时，应多用与在泉热气相同之品。

⑫方药中等《黄帝内经素问运气七篇讲解》这一小节也是指临床治疗上选方用药而言。"寒热轻重"，指临床证候上寒热的轻重。"少多其制"，指临床治疗用药的多少。"同热者"，指证候与气候同属于热者，"多天化"，即多用感受司天之气所化生的药物。此处是指具有寒凉作用的药物，因为这里是指阳明燥金司天之年，阳明主凉主燥，感阳明燥金之气所化生的药物性质偏凉。"同清者"，指证候与气候同属于寒者，"多地化"，即多用感受在泉之气所化生的药物。此处是指具有温热作用的药物，因为这里是指少阴君火在泉之年，少阴主火、主热，感少阴之气所化生的药物性质偏温。这一小节十分重要，它不但为"寒者温之，热者凉之"等正治法提出了理论依据，同时也指出了温热药和寒凉药产生的气候条件，从而为我们确定药物性能和选择采制药物提供了可贵的经验。但是应该指出，这一小节，历代注家的注释没有能够把问题说清楚。王冰注云："少角、少徵岁同热，用方多以天清之化治之。

少宫、少商、少羽岁同清,用方多以地热之化治之,火在地,故同清者多地化。金在天,故同热者多天化。"王冰在这里提出:"火在地,故同清者多地化。金在天,故同热者多天化。"其意即少阴君火在泉之年,所以生的药物偏热,寒凉病证可以用它来作治疗;阳明燥金司天之年,所化生的药物偏凉,温热病证可以用它来作治疗。这是对的。但是王冰所提出的"少角、少徵岁同热,用方多以天清之化治之,少宫、少商少羽岁同清,用方多以地热之化治之",把少角、少徵之年认为是热,把少宫、少商、少羽之年认为是寒,这就不对了。恰恰相反,少角是木运不及,从气候上来说应温不温,少徵是火运不及,从气候上来说应热不热。应温不温,应热不热,相对来说就是偏于寒凉。少宫是土运不及,从气候上来说,应湿不湿。少商是金运不及,从气候上来说,应凉不凉。少羽是水运不及,从气候上来说,应寒不寒。应湿不湿,应凉不凉,应寒不寒,相对来说就是偏于温热。因此,如果以岁运的寒热多少来用药选方的话,应该是:少角、少徵岁同寒,用方多以地热之化治之。少宫、少商、少羽岁同热,用方多以天清之化治之。这样才能符合五音建运、区分太少的精神,岂能不问太少一视同仁。张介宾注云:"本年上清下热,其气不同,故寒多者,当多其热以温之,热多者,当多其寒以清之。"这样提法,从原则上来说,完全正确。但是张氏接着说:"同热者多天化,同清者多地化,同者,言上文十年,运与天地各有所同也。凡运与在泉少阴同热者,则当多用司天阳明清肃之化以治之,故曰同热者多天化,如前少角、少徵年,木火同归热化者是也。运与司天阳明同清者,则当多用在泉少阴温热之化以治之,故曰同清者多地化,如前少宫、少商、少羽年,土金水同归寒化者是也。"这样提法同王冰一样,岁运不问不及太过,一视同仁。这就不对了。马莳注:"凡寒热以轻重而多少其制,即如丁卯、丁酉为少角,癸卯、癸酉为少徵,乃岁气之同为热也。用方多以天清之化治之,己酉、己卯为少宫,乙卯、乙酉为少商,辛卯、辛酉为少羽,乃岁气之同为清也。用方多以地热之化治之。"提法与王冰一样。张志聪注:"同者多之,异者少之,故以寒热之轻重而少多其制,如少徵少角之运同少阴之热者,多以天化之清凉以制之。如少商少宫少羽之运同阳明之清者,多以地化之火热以制之。"提法也与王冰大致相同。上述这些提法,看来滥觞于王冰。从原则来说,王冰的提法是对的,但是从具体内容来说,特别是岁运不问太过不及,五音不分太少,这不符合《内经》运气学说的基本精神,值得商榷。太过不及之义,人所共知,但各家在注文中竟囫囵吞枣不求甚解如此,而且出自大家名注,令人不解,于此深感读书之难。

⑬王洪图等《黄帝内经素问白话解》应根据寒热的轻重程度确定用药量的多少,如果中运与在泉之气同属热的,就当选用与司天燥金凉气相同之品来调治;如果中运与司天之凉气相同的,就应选用与在泉热气相同之品来调治。

⑭郭霭春《黄帝内经素问白话解》同热者多天化:岁运与在泉之气同为热气,用方多以清凉之品治之。"天化",指阳明燥金清凉之气。同清者多地化:岁运与司天之气同为清气,用方多以火热之品治之。"地化",指在泉的少阴君火之气。

根据寒热轻重来调节用药,运与气同热的,用方多以清凉之品治之。运与气同清的,用方多以火热之品治之。

(3)用凉远凉,用热远热,用寒远寒,用温远温,食宜同法。

①王冰《黄帝内经素问》此句未具体注释。

②马莳《黄帝内经素问注证发微》司气有寒热温凉,而人之药食亦有寒热温凉,故用寒热温凉者,宜用远司气之寒热温凉而无犯之。

③张介宾《类经》此节义见前太阳之政。

④张志聪《黄帝内经集注》阳明清凉之气司天,是宜用温热矣。如二之气乃君相二火,又当远此六十日而用温热。少阴君火之气在泉,是宜用寒凉矣。如四之主客乃寒水湿土,又当远此六十日而后可用寒凉。

⑤高士宗《黄帝素问直解》用凉远凉,至假者反之,解同上文,此其道也。言此乃治得其平之道。

⑥黄元御《黄元御医书全集》运同在泉之热者,则多用司天清凉之化。如少徵。运同司天之清者,则多用在泉温热之化。如少商。

⑦张琦《素问释义》此句未具体注释。

⑧高亿《黄帝内经素问详注直讲全集》〔讲〕然岁气之寒凉温热,各有其时,而用药之寒凉温热,犹当避其岁气。如岁气已凉,不可再用凉以助其凉;岁气已热,不可再用热以助其热;岁气已寒,不可再用寒以助其寒;岁气已温,不可再用温以助其温。虽饮食之微,亦宜同此远凉远温之法,方无遗误。

⑨孟景春等《黄帝内经素问译释》应用凉药时应避免清凉的天气,应用热药时应避免炎热的天气,应用寒药时应避免寒冷的天气,应用温药时应避免温暖的天气,饮食的宜忌也是同一法则。

⑩任廷革《任应秋讲〈黄帝内经〉素问》此句未具体注释,总体概括此段为:(提要)论逢卯、酉两年为阳明司天之政,凡此丁卯、丁酉、癸卯、癸酉、己卯、己酉、乙卯、乙酉、辛卯、辛酉等十年,皆主不及之岁也。

⑪张灿玾等《黄帝内经素问校释》用凉药时,应避开凉气主令之时,用热药时,应避开热气主令之时,用寒药时,应避开寒气主令之时,用温药时,应避开温气主令之时,用饮食调养时,也应遵照这个原则,这是就一般情况而言。

⑫方药中等《黄帝内经素问运气七篇讲解》此句未具体注释。

⑬王洪图等《黄帝内经素问白话解》另外要注意的是,在寒冷的季节,要避免过用寒性药;在清凉的季节,要避免过用凉性药;在温暖的季节,要避免过用温性药;在炎热的季节,要避免过用热性药。

⑭郭霭春《黄帝内经素问白话解》用凉性应该避免清凉的天气,用热性应该避免炎热的天气,用寒性应该避免寒冷的天气,用温性应该避免温暖的天气。在饮食方面,与上述的方法是相同的。

六元正纪大论篇

（4）有假者反之，此其道也。反是者，乱天地之经，扰阴阳之纪也。帝曰：善。

①王冰《黄帝内经素问》此句未具体注释。

②马莳《黄帝内经素问注证发微》彼有假借而用之者，正以主气不足；客气胜之而行之耳。若非假借之法，则乱天地之经，扰阴阳之纪者也。

③张介宾《类经》有假者反之，此其道也。假者反之，谓当反而治之也。反之者，谓不知以上治法而反其用，故足以乱天地之经纪。

④张志聪《黄帝内经集注》有假者，谓四时之寒热温凉，非司天在泉及间气之正气，又当反逆以治之，此调和天地阴阳之道也。反此者，乱司天在泉之经常，扰间气阴阳之纪步。

⑤高士宗《黄帝素问直解》用凉远凉，至假者反之，解同上文，此其道也。言此乃治得其平之道。反是者，言不有其道以治之也。乱天地之经，则上下不和，扰阴阳之纪，则传次失宜，上文太阳寒气司天，故先言用寒远寒，此阳明金气司天，故先言用凉远凉，下文少阳相火，少阴君火司天，则先言用热远热，太阴湿气司天，并先言用凉远凉。厥阴风气司天，则先言用温远温，皆从其类而首言之，毋以其近而忽之。

⑥黄元御《黄元御医书全集》有假者，则反其法也。

⑦张琦《素问释义》此句未具体注释。

⑧高亿《黄帝内经素问详注直讲全集》〔讲〕彼世有假凉以治凉，假热以治热，假寒温以治寒温者，是反乎常道也。反是者，则为乱天地之经，扰阴阳之纪也。

⑨孟景春等《黄帝内经素问译释》若天气反常，则不必拘此规定，可以灵活应用。这是适应自然的法则。如果违反了它，就会扰乱适应自然变化的法度和阴阳的规律。黄帝道：很对。

⑩任廷革《任应秋讲〈黄帝内经〉素问》此句未具体注释，总体概括此段为：（提要）论逢卯、酉两年为阳明司天之政，凡此丁卯、丁酉、癸卯、癸酉、己卯、己酉、乙卯、乙酉、辛卯、辛酉等十年，皆主不及之岁也。

⑪张灿玾等《黄帝内经素问校释》若气候有反常变化时，就不必拘守这一原则，这是指的自然变化之道，若违背了它，就会扰乱天地阴阳的自然规律。

⑫方药中等《黄帝内经素问运气七篇讲解》此句未具体注释。

⑬王洪图等《黄帝内经素问白话解》这是根据气候变化防治疾病的一般规律；违反这个规律，就会干扰人适应天地阴阳变化的能力，而产生疾病。黄帝说：讲得好啊。

⑭郭霭春《黄帝内经素问白话解》有时天气反常，就可以灵活应用，这些都是适应自然的法则，如果违反了它，就会扰乱了自然变化的法则和阴阳的规律。

第十九解

（一）内经原文

少阳之政奈何？岐伯曰：寅申之纪也。

少阳 太角 厥阴 壬寅_{同天符} 壬申_{同天符}其运**风鼓**，其化**鸣紊启坼**，其变**振拉摧拔**，其病掉眩，支胁，惊骇。

太角_{初正} 少徵 太宫 少商 太羽_终。

（二）字词注释

（1）风鼓

①王冰《黄帝内经素问》（〔新校正云〕详风大合势，故共运风放。少阴司天太角运亦同。）

②马莳《黄帝内经素问注证发微》风火合势，故其运风鼓。

③张介宾《类经》此词未具体注释。

④张志聪《黄帝内经集注》此词未具体注释。

⑤高士宗《黄帝素问直解》其运风。

⑥黄元御《黄元御医书全集》此词未具体注释。

⑦张琦《素问释义》此词未具体注释。

⑧高亿《黄帝内经素问详注直讲全集》〔讲〕是岁壬木大运，风气盛行，故其气风鼓。

⑨孟景春等《黄帝内经素问译释》如风鼓动。

⑩任廷革《任应秋讲〈黄帝内经〉素问》此词未具体注

⑪张灿玾等《黄帝内经素问校释》太角为木运太过，故其运为风气鼓动。

⑫方药中等《黄帝内经素问运气七篇讲解》"风"，指风气。"鼓"，指鼓动，此处指偏胜。

⑬王洪图等《黄帝内经素问白话解》风气偏盛。

⑭郭霭春《黄帝内经素问白话解》其运如风动。

（2）鸣紊启坼

①王冰《黄帝内经素问》（〔新校正云〕按《五常政大论》云：其德鸣靡启坼。）

②马莳《黄帝内经素问注证发微》按《五常政大论》云：其德鸣靡启坼。鸣紊启坼：原作"鸣纹启拆"，据《素问》及《医部全录》原文改。鸣靡启坼：原作"鸣纹启拆"，据《素问·五常政大论》改。

③张介宾《类经》《五常政大论》化作德，紊作靡。

④张志聪《黄帝内经集注》此词未具体注释。

⑤高士宗《黄帝素问直解》鸣紊启坼。

⑥黄元御《黄元御医书全集》此词未具体注释。

⑦张琦《素问释义》此词未具体注释。

⑧高亿《黄帝内经素问详注直讲全集》〔讲〕鸣紊启坼。

⑨孟景春等《黄帝内经素问译释》此词未具体注释。

⑩任廷革《任应秋讲〈黄帝内经〉素问》此词未具体注释。

⑪张灿玾等《黄帝内经素问校释》其化鸣紊启坼:《五常政大论》作"其德鸣靡启坼"。

⑫方药中等《黄帝内经素问运气七篇讲解》此词未具体注释,总体概括此段为:此节中其他文字,如"其化……""其变……""其病……"等,与前述太角之年基本相同,读者可参看前述,此处从略。

⑬王洪图等《黄帝内经素问白话解》发出鸣响,自然界生机活跃,草木萌芽,破土而出。

⑭郭霭春《黄帝内经素问白话解》此词未具体注释。

(3)振拉摧拔

①王冰《黄帝内经素问》此词未具体注释。

②马莳《黄帝内经素问注证发微》此词未具体注释。

③张介宾《类经》太角之变。

④张志聪《黄帝内经集注》此词未具体注释。

⑤高士宗《黄帝素问直解》振拉摧拔。

⑥黄元御《黄元御医书全集》此词未具体注释。

⑦张琦《素问释义》此词未具体注释。

⑧高亿《黄帝内经素问详注直讲全集》〔讲〕振拉摧拔。

⑨孟景春等《黄帝内经素问译释》此词未具体注释。

⑩任廷革《任应秋讲〈黄帝内经〉素问》此词未具体注释,总体概括此段为:(提要)论逢寅、逢申年为少阳司天之政,凡此壬寅、壬申、戊寅、戊申、甲寅、甲申、庚寅、庚申、丙寅、丙申等十年,皆主太过之岁也。

⑪张灿玾等《黄帝内经素问校释》大风振撼摧毁折拔。

⑫方药中等《黄帝内经素问运气七篇讲解》此词未具体注释,总体概括此段为:此节中其他文字,如"其化……""其变……""其病……"等,与前述太角之年基本相同,读者可参看前述,此处从略。

⑬王洪图等《黄帝内经素问白话解》振动摧毁折断,树木拔倒。

⑭郭霭春《黄帝内经素问白话解》此词未具体注释。

(三)语句阐述

(1)少阳之政奈何?岐伯曰:寅申之纪也。

①王冰《黄帝内经素问》此句未具体注释。

②马莳《黄帝内经素问注证发微》寅申属少阳相火,故以五寅五申为属少阳之政(见表5)。

表 5　寅申岁气火化

少阳司天	寅申岁气火化之图				厥阴在泉
初气厥阴风木	二气少阴君火	三气少阳相火	四气太阴湿土	五气阳明燥金	终气太阳寒水
少阴君火加	太阴湿土加	少阳相火加	阳明燥金加	太阳寒水加	厥阴风木加
天时	天时	天时	天时	天时	天时
地气迁，风胜乃摇，寒乃去，候乃大温，草木早荣，寒来不杀	火反郁，白埃四起，云趋雨府，风不胜湿，雨乃零，民乃康	天政布，炎暑至，少阳临上，雨乃涯	凉乃至，炎暑间化，白露降，民气和平	阳乃去，寒乃来，雨乃降，气门乃闭，刚木早调	地气正，风乃至，万物反生，霿雾以行
民病	民病	民病	民病	民病	民病
温病气怫于上，血溢目赤，咳逆头痛，血崩胁满，肤腠中疮	热郁于上，咳逆呕吐，疮发于中，胸嗌不利，头痛身热，昏愦脓疮	热中，聋瞑，血溢，脓疮，咳逆，呕，衄，渴嚏欠，喉痹目赤，善暴死	病满，身重	民避寒邪，君子周密	关闭不禁，心痛，阳气不藏而咳

③张介宾《类经》壬寅壬申岁俱同天符。以太角之年而相火司天，子居母上，则其气逆。

④张志聪《黄帝内经集注》此句未具体注释。

⑤高士宗《黄帝素问直解》寅申属少阳，帝问少阳之政，故曰寅申之纪也。

⑥黄元御《黄元御医书全集》此句未具体注释。

⑦张琦《素问释义》此纪少阳之壬运二岁也。

⑧高亿《黄帝内经素问详注直讲全集》〔批〕此举壬寅、壬申之年，以明主客之运也。

〔讲〕黄帝曰：夫子言阳明之政诚善矣，而运属少阳，又当奈何？岐伯对曰：少阳为相火，属五寅五申之纪也。

⑨孟景春等《黄帝内经素问译释》此句未具体注释。

⑩任廷革《任应秋讲〈黄帝内经〉素问》此句未具体注释，总体概括此段为：（提要）论逢寅、逢申年为少阳司天之政，凡此壬寅、壬申、戊寅、戊申，甲寅、甲申、庚寅、庚申、丙寅、丙申等十年，皆主太过之岁也。

⑪张灿玾等《黄帝内经素问校释》黄帝说：好。少阳相火值年的施政情况是怎

样的呢？岐伯说：少阳相火施政在寅年与申年。

⑫方药中等《黄帝内经素问运气七篇讲解》[少阳之政]"少阳之政"即少阳相火司天之年。

[寅申之纪]"寅申"，是指各个年度上的年支。"寅申之纪"，是承上句"少阳之政"而言。意即凡是年支上逢寅逢申的年份，都是少阳相火司天之年。甲子一周六十年中，年支上逢寅逢申属于少阳相火司天之年者有壬寅、壬申、戊寅、戊申、甲寅、甲申、庚寅、庚申、丙寅、丙申十年。

⑬王洪图等《黄帝内经素问白话解》少阳相火司天的运气情况如何呢？岐伯说：这是以地支寅、申为标志的年份。寅年、申年，少阳相火司天，厥阴风木在泉。

⑭郭霭春《黄帝内经素问白话解》此句未具体注释，总体概括此段为：按：此节与前文"太阳之政"一节语句相类，不再语译。

（2）少阳 太角 厥阴 壬寅同天符壬申同天符。

①王冰《黄帝内经素问》（〔新校正云〕按《五常政大论》云：上徵则其气逆。）

②马莳《黄帝内经素问注证发微》少阳相火司天。《五常政大论》云：上徵则其气逆。即《五运行大论》之所谓以下临上，不当位也。太角壬为阳木，为太角。厥阴风木在泉。壬寅同天符。壬申同天符。本论后云：壬寅、壬申，太角下加厥阴。谓在泉是厥阴，乃同天符也。

③张介宾《类经》上少阳相火，司天。中太角木运，中运。下厥阴木。在泉。

④张志聪《黄帝内经集注》壬主木运太过，寅申少阳司天，厥阴在泉，运气与太阳太角相同，但其病少异，盖木与水土相合，其病在血分，木与风火相合，其病在气分。

⑤高士宗《黄帝素问直解》少阳司天在上，太角化运在中，厥阴在泉在下，少阳司天，太角木运，乃壬寅坤之岁，上文太阳司天，太角木运。

⑥黄元御《黄元御医书全集》此句未具体注释。

⑦张琦《素问释义》此纪少阳之壬运二岁也。

⑧高亿《黄帝内经素问详注直讲全集》〔注〕寅申，少阳，相火司天，必巳亥厥阴风木在泉，且壬寅、壬申，太角下加厥阴，凡甲、丙、戊、庚、壬，阳年为太过，如是加者，名曰同天符。

〔讲〕如上而少阳司天，中而太角统运，下而厥阴在泉，其岁则壬寅、壬申也。

⑨孟景春等《黄帝内经素问译释》此句未具体注释。

⑩任廷革《任应秋讲〈黄帝内经〉素问》此句未具体注释，总体概括此段为：（提要）论逢寅、逢申年为少阳司天之政，凡此壬寅、壬申、戊寅、戊申、甲寅、甲申、庚寅、庚申、丙寅、丙申等十年，皆主太过之岁也。

⑪张灿玾等《黄帝内经素问校释》壬寅年、壬申年（此二年俱为同天符）。少阳相火司天；厥阴风木在泉；丁壬为木运，壬为阳年，故运为太角。

⑫方药中等《黄帝内经素问运气七篇讲解》[少阳 太角 厥阴]"少阳"，指少阳

相火司天。"太角",指木运太过之年,此处是指壬寅、壬申年。"厥阴",指厥阴风木在泉。

[壬寅_{同天符}壬申_{同天符}]"壬寅""壬申",指壬寅年和壬申年。壬寅、壬申年年干是壬,丁壬化木,壬是阳干,所以壬寅、壬申年是属于木运太过之年,太角之年。壬寅、壬申年的年支是寅是申,寅申少阳相火司天,厥阴风木在泉。壬寅、壬申年的岁运是木运太过,在泉之气是厥阴风木,岁运与在泉之气五行属性一致。根据"太过而加同天符"的规律,所以壬寅、壬申年又是同天符之年,所以原文谓"壬寅_{同天符}壬申_{同天符}"。

⑬王洪图等《黄帝内经素问白话解》壬寅年、壬申年,少阳相火司天,厥阴风木在泉。壬为阳干,在五行中属于木,因而这两年为木运太过,称为太角。运气与在泉同属风木,因而壬寅年、壬申年都是同天符。

⑭郭霭春《黄帝内经素问白话解》此句未具体注释。

(3) 其运风鼓,其化鸣紊启坼,其变振拉摧拔,其病掉眩,支胁,惊骇。

①王冰《黄帝内经素问》〔新校正云〕详风火合势,故其运风鼓。少阴司天太角运亦同。〔新校正云〕按《五常政大论》云:其德鸣靡启坼。

②马莳《黄帝内经素问注证发微》其运风鼓,风火合势,故其运风鼓。少阴司天,太角运亦同。其化鸣紊启坼,按《五常政大论》云:其德鸣靡启坼,其变振拉摧拔,其病掉眩支胁惊骇。皆风火合势。

③张介宾《类经》此壬年太角之正化。《五常政大论》化作德,紊作靡。其变振拉摧拔,太角之变。风木相火合病也。

④张志聪《黄帝内经集注》其病在血分,木与风火相合,其病在气分。本经曰:诸风眩掉,皆属于肝。又曰:东方肝木,其病发惊骇。(眉批)此单论太角之运,注见前,余仿此。

⑤高士宗《黄帝素问直解》言其运风,其化鸣紊启坼。其变振拉摧拔,其病掉眩目瞑,此亦太角木运,故大义相同。支胁惊骇,掉眩之剧也。

⑥黄元御《黄元御医书全集》此句未具体注释。

⑦张琦《素问释义》气化民病,皆风火之相煽。

⑧高亿《黄帝内经素问详注直讲全集》〔注〕壬为阳木,故风鼓荡而胜也,其化、其变,俱解见前。风气伤肝,肝病,故支胁痛而惊骇也。

〔讲〕是岁壬木大运,风气盛行,故其气风鼓。是以其化必应乎风而鸣紊启折,其变必应乎风而振拉摧拔,其病亦必应乎风而掉眩支胁惊骇也。

⑨孟景春等《黄帝内经素问译释》其运风鼓:相火司天,风木在泉,风火合势,故其运如风鼓动。掉眩,支胁:掉,是动摇不定。掉眩,就是头目昏花,视物动摇不定。支胁,是胁下胀满,如有物支撑在内。

⑩任廷革《任应秋讲〈黄帝内经〉素问》此句未具体注释,总体概括此段为:(提要)论逢寅、逢申年为少阳司天之政,凡此壬寅、壬申、戊寅、戊申、甲寅、甲申、庚寅、

庚申、丙寅、丙申等十年,皆主太过之岁也。

⑪张灿玾等《黄帝内经素问校释》风鼓:太角为木运太过,故其运为风气鼓动。

木运之气为风气鼓动,其正常气化为风声粲乱,物体启开,其反常变化为大风振撼摧毁折拔,其致病为头目眩晕,两胁支撑,神魂惊骇。

⑫方药中等《黄帝内经素问运气七篇讲解》[其运风鼓]"运",指岁运。"风",指风气。"鼓",指鼓动,此处指偏胜。"其运风鼓",意即壬寅、壬申年岁木太过,少阳相火司天,运气相互作用,风纵火势,火借风威,因此这一年的春天气候上风比较多,也比较热。《新校正》云"风火合势,故其运风鼓",即属此义。此节中其他文字,如"其化……""其变……""其病……"等,与前述太角之年基本相同,读者可参看前述,此处从略。

⑬王洪图等《黄帝内经素问白话解》木运之气为风,因而木运太过之年,风气偏盛,气候偏温。它的正常气化表现为:微风吹拂万物,发出鸣响,自然界生机活跃,草木萌芽,破土而出;它的异常变化表现为:狂风大作,振动摧毁折断,树木拔倒。它引起的疾病是:肢体震颤抽搐、头晕、目眩、两胁支撑胀满、惊骇等。

⑭郭霭春《黄帝内经素问白话解》其运风鼓:其运如风动。掉眩:头目昏花,视物动摇不定。支胁:胁下胀满,如有物支撑于内。

(4)太角初正 少徵 太宫 少商 太羽终。

①王冰《黄帝内经素问》此句未具体注释。

②马莳《黄帝内经素问注证发微》此句未具体注释。

③张介宾《类经》戊寅戊申岁俱天符。新校正云:详戊申年与戊寅年小异,申为金,佐于肺,肺受火刑,其气稍实,民病得半。

④张志聪《黄帝内经集注》此句未具体注释。

⑤高士宗《黄帝素问直解》太角,少徵,太宫,少商,太羽,序同太阳,解之并同。

⑥黄元御《黄元御医书全集》此句未具体注释。

⑦张琦《素问释义》此句未具体注释。

⑧高亿《黄帝内经素问详注直讲全集》〔批〕此举壬寅、壬申之年,以明主客之运也。

〔讲〕试以五运之分于周年者考之,壬寅、壬申之年,主客同令。何言之?盖丁壬化木,太角为主之初运,而亦即客之初运也。木生火,其运在癸,戊癸化火,癸为少徵,是少徵为主之二运,而亦即客之二运也。火生土,其运在甲,甲己化土,甲为太宫,是太宫为主之三运,而亦即客之三运也。土生金,其运在乙,乙庚化金,乙为少商,是少商为主之四运,而亦即客之四运也。金生水,其运在丙,丙辛化水,丙为太羽,是太羽为主之终运,而亦即客之终运也。壬寅、壬申二年,少阳之政,有如是也。

⑨孟景春等《黄帝内经素问译释》此句未具体注释。

⑩任廷革《任应秋讲〈黄帝内经〉素问》此句未具体注释,总体概括此段为:(提

要)论逢寅、逢申年为少阳司天之政,凡此壬寅、壬申、戊寅、戊申、甲寅、甲申、庚寅、庚申、丙寅、丙申等十年,皆主太过之岁也。

⑪张灿玾等《黄帝内经素问校释》客运五步:初之运太角(客运与主运之气相同,气得正化),二之运少徵,三之运太宫,四之运少商,终之运太羽。主运五步与客运相同,起于太角,终于太羽。

⑫方药中等《黄帝内经素问运气七篇讲解》此表表示壬寅、壬申年的客运初运是太角,二运是少徵,三运是太宫,四运是少商,终运是太羽。"太角初正",表示主运的初运是木,"太羽终",表示主运的终运是水。主运仍按木火土金水之序运行不变。

⑬王洪图等《黄帝内经素问白话解》客运五步是:初之运太角,二之运少徵,三之运太宫,四之运少商,终之运太羽。主运五步与客运相同,起于太角,终于太羽。

⑭郭霭春《黄帝内经素问白话解》此句未具体注释。

第二十解

(一)内经原文

少阳 太徵 厥阴 戊寅天符 戊申天符 其运暑,其化**暄嚣郁燠**,其变炎烈沸腾,其病上热郁,血溢,血泄,心痛[注]。

太徵 少宫 太商 少羽终 少角初。

[注]其病上热郁,血溢,血泄,心痛:郭霭春《黄帝内经素问校注》、张灿玾等《黄帝内经素问校释》、孟景春等《黄帝内经素问译释》、人民卫生出版社影印顾从德本《黄帝内经素问》此处为"其病上热郁,血溢,血泄,心痛";方药中等《黄帝内经素问运气七篇讲解》此处为"其病上热、郁血、溢血、血泄,心痛",其注:上热即热盛于上,郁血即血郁于下,溢血即血上溢,血泄即血下泄,心痛即胸腹痛。

(二)字词注释

暄嚣郁燠

①王冰《黄帝内经素问》(〔新校正云〕按《五常政大论》作暄暑郁燠,此变暑为嚣者,以上临少阳故也。)

②马莳《黄帝内经素问注证发微》《五常政大论》作暄暑郁燠。此变暑为嚣者,以上临少阳故也。

③张介宾《类经》暄嚣,火盛之象。此戊年太徵之正化。《五常政大论》化作德,嚣作暑。

④张志聪《黄帝内经集注》此词未具体注释。

⑤高士宗《黄帝素问直解》暄暑郁燠。

⑥黄元御《黄元御医书全集》此词未具体注释。

⑦张琦《素问释义》郁字疑衍。

⑧高亿《黄帝内经素问详注直讲全集》〔注〕暄嚣,火啸之象也。〔讲〕暄嚣郁燠。

⑨孟景春等《黄帝内经素问译释》新校正:"按《五常政大论》作'暄暑郁燠'。

此变'暑'为'器'以上临少阳故也。"暍器,形容热甚。郁燠,闷热。

⑩任廷革《任应秋讲〈黄帝内经〉素问》此词未具体注释。

⑪张灿玾等《黄帝内经素问校释》器:《五常政大论》作"暑"。暍器,《类经》二十六卷第十七注:"火盛之象。"火盛热郁。

⑫方药中等《黄帝内经素问运气七篇讲解》此词未具体注释。

⑬王洪图等《黄帝内经素问白话解》酷热郁蒸。

⑭郭霭春《黄帝内经素问白话解》此词未具体注释。

(三)语句阐述

(1)少阳 太徵 厥阴 戊寅天符 戊申天符。

①王冰《黄帝内经素问》太徵:新校正云,按《五常政大论》云,上徵而收气后。

②马莳《黄帝内经素问注证发微》少阳相火司天。太徵戊为阳火,为太徵。《五常政大论》云:上徵而收气后。厥阴风木在泉。戊寅天符。戊申天符。

③张介宾《类经》上少阳相火,中太徵火运,下厥阴木。

④张志聪《黄帝内经集注》戊主火运太过。火运之岁,上见少阳,天与之会,故《天元册》曰天符。

⑤高士宗《黄帝素问直解》木运之次,火运继之,故少阳司天,太征火运在中,厥阴在泉,少阳司天,太征火运在中。乃戊寅戊申之岁,戊为火运,寅申少阳相火司天。故曰戊寅天符,戊寅天符,谓主运之气,与司天之气相符也。

⑥黄元御《黄元御医书全集》此句未具体注释。

⑦张琦《素问释义》此句未具体注释。

⑧高亿《黄帝内经素问详注直讲全集》〔批〕此举戊寅、戊申之年,以明主客之运也。

〔注〕天符,解见前。

〔讲〕如上而少阳司天,中而太徵统运,下而厥阴在泉,则戊寅、戊申天符之年也。盖戊癸化火,是岁以太徵为统运,上而与司天相火符同,故曰天符。

⑨孟景春等《黄帝内经素问译释》此句未具体注释。

⑩任廷革《任应秋讲〈黄帝内经〉素问》此句未具体注释,总体概括此段为:(提要)论逢寅、逢申年为少阳司天之政,凡此壬寅、壬申、戊寅、戊申、甲寅、甲申、庚寅、庚申、丙寅、丙申等十年,皆主太过之岁也。

⑪张灿玾等《黄帝内经素问校释》甲寅年、甲申年。少阳相火司天;厥阴风木在泉;甲己为土运,甲为阳年,故运为太宫。土运之气为阴雨,其正常气化为柔软厚重润泽,其反常变化为风飘雨骤震撼惊骇,其致病为身重浮肿,水饮痞满。

⑫方药中等《黄帝内经素问运气七篇讲解》[少阳 太徵 厥阴]"少阳",指少阳相火司天。"太徵",即火运太过之年,此处是指后文所列的戊寅、戊申两年。"厥阴",即厥阴风木在泉。全句意即戊寅、戊申两年岁运是火运太过之年,司天之气是少阳相火,在泉之气是厥阴风木。

[戊寅天符 戊申天符]戊寅、戊申年的年干是戊,戊癸化火,因此戊寅、戊申年岁运是火运。戊寅、戊申年的年支是寅、是申,寅申少阳相火司天。岁运是火,司天之气也是火。岁运与司天之气的五行属性相同,所以戊寅、戊申年是天符之年,原文谓:"戊寅天符 戊申天符"。

⑬王洪图等《黄帝内经素问白话解》戊寅年、戊申年,少阳相火司天,厥阴风木在泉。戊为阳干,在五行中属于火,因而这两年为火运太过,称为太徵。在地支与五行的第一种配属关系中,寅、申都属火,且与中运相同,因而这两年都是天符。

⑭郭霭春《黄帝内经素问白话解》此句未具体注释。

(2)其运暑,其化暄嚣郁燠,其变炎烈沸腾,其病上热郁,血溢,血泄,心痛。

①王冰《黄帝内经素问》〔新校正云〕按《五常政大论》作暄暑郁燠,此变暑为嚣者,以上临少阳故也。

②马莳《黄帝内经素问注证发微》其运暑,运与司天皆热。《五常政大论》作暄暑郁燠。此变暑为嚣者,以上临少阳故也。血溢血泄,心痛。

③张介宾《类经》暄嚣,火盛之象。此戊年太徵之正化。《五常政大论》化作德,嚣作暑。太徵之变。火之为病,内应于心。

④张志聪《黄帝内经集注》火运上临少阳,故为此诸病。

⑤高士宗《黄帝素问直解》其运暑,征火之运也,其化暄嚣郁燠,火热之化也。其变炎烈沸腾,火焚之变也。其病上热郁,血溢血泄,心痛,火逆之病也。

⑥黄元御《黄元御医书全集》此句未具体注释。

⑦张琦《素问释义》少阳戊运二岁,火气太过之病。

⑧高亿《黄帝内经素问详注直讲全集》〔注〕上热郁者,上而司天,相火郁结也。血溢、泄、心痛,皆火气入里为病也。

〔讲〕兼二火相济,火气盛行,宜其运多热而为暑。其化暄嚣郁燠,其变炎烈而沸腾,其病上热郁而为血溢、血泄、心痛等疾。

⑨孟景春等《黄帝内经素问译释》其运暑:指运气炎热。马莳:"运与司天皆热也。"暄嚣郁燠:新校正"按《五常政大论》作'暄暑郁燠'。此变'暑'为'嚣'以上临少阳故也"。暄嚣,形容热甚。郁燠,闷热。炎烈沸腾:火热蒸腾。血溢,血泄:血溢,指吐血、衄血;血泄,大小便下血。

⑩任廷革《任应秋讲〈黄帝内经〉素问》此句未具体注释,总体概括此段为:(提要)论逢寅、逢申年为少阳司天之政,凡此壬寅、壬申、戊寅、戊申、甲寅、甲申、庚寅、庚申、丙寅、丙申等十年,皆主太过之岁也。

⑪张灿玾等《黄帝内经素问校释》暄嚣,《类经》二十六卷第十七注:"火盛之象。"火盛热郁。血溢血泄,指吐血衄血及大小便下血等热盛迫血妄行之症。

火运之气为暑热,其正常气化为火盛热郁,其反常为火炎沸腾,其致病为热郁于上,热甚迫血妄行则血溢血泄,心痛。

⑫方药中等《黄帝内经素问运气七篇讲解》[其运暑]"暑",即暑热。"其运

暑"，与前述"其运热"同义，意即戊寅、戊申年是岁火太过之年。这两年中，特别是这两年的夏天气候炎热。

[其病上热郁血溢血血泄心痛]"上热"，即热盛于上。"郁血"，即血郁于下。"溢血"，即血上溢，如鼻衄、呕血、肌衄、咳血等出血症状，都可以叫"溢血"。"血泄"，即血下泄，如便血、尿血、崩漏等出血症状，都可以叫"血泄"。"心痛"，即胸腹痛。"溢血"，多与热盛于上有关。"血泄"，多与热盛于下有关。"心痛"，多与血郁有关。全句意即戊寅、戊申年，岁火太过，火热偏盛。人体与之相应容易感受火邪而在临床上发生上述各种出血及心痛症状。

⑬王洪图等《黄帝内经素问白话解》火运之气为热，因而火运太过之年，气候炎热。它的正常气化表现为：酷热郁蒸；它的异常变化表现为：炎热如同烈火蒸腾。它引起的疾病是：上部热郁、血溢、血泄、心痛等。

⑭郭霭春《黄帝内经素问白话解》其运暑：运气炎热。血溢血泄：泛指热盛迫血妄行的各种出血的病证。

（3）太徵 少宫 太商 少羽终少角初。

①王冰《黄帝内经素问》此句未具体注释。

②马莳《黄帝内经素问注证发微》此句未具体注释。

③张介宾《类经》此句未具体注释。

④张志聪《黄帝内经集注》此句未具体注释。

⑤高士宗《黄帝素问直解》太征少宫等，解同太阳。

⑥黄元御《黄元御医书全集》此句未具体注释。

⑦张琦《素问释义》此句未具体注释。

⑧高亿《黄帝内经素问详注直讲全集》〔批〕此举戊寅、戊申之年，以明主客之运也。

〔讲〕且因戊火临运，故太徵为客气之初运，为主气之二运。火生土，故少宫为客气之二运，为主气之三运。土生金，故太商为客气之三运，为主气之四运。金生水，故少羽为客气之四运，为主气之终运。水生木，故太角为客气之终运，为主气初运也。戊寅、戊申二年，少阳之政，则然也。

⑨孟景春等《黄帝内经素问译释》此句未具体注释。

⑩任廷革《任应秋讲〈黄帝内经〉素问》此句未具体注释，总体概括此段为：（提要）论逢寅、逢申年为少阳司天之政，凡此壬寅、壬申、戊寅、戊申、甲寅、甲申、庚寅、庚申、丙寅、丙申等十年，皆主太过之岁也。

⑪张灿玾等《黄帝内经素问校释》客运五步：初之运太徵，二之运少宫，三之运太商，四之运少羽，终之运太角。主运五步：初之运少角，二之运太徵，三之运少宫，四之运太商，终之运少羽。

⑫方药中等《黄帝内经素问运气七篇讲解》此表表示戊寅、戊申年的客运初运是太徵，二运是少宫，三运是太商，四运是少羽，终运是少角。"少角初"，表示主运

的初运为木。"少羽终"表示主运的终运是水。主运以木火土金水为序常年不变。

⑬王洪图等《黄帝内经素问白话解》客运五步是:初之运太徵,二之运少宫,三之运太商,四之运少羽,终之运太角。主运五步是:初之运少角,二之运太徵,三之运少宫,四之运太商,终之运少羽。

⑭郭霭春《黄帝内经素问白话解》此句未具体注释。

第二十一解

（一）内经原文

少阳 太宫 厥阴 甲寅 甲申 **其运阴雨**,其化柔润重泽,其变**震惊飘骤**,其病体重,腑肿,痞饮。

太宫 少商 太羽终 太角初 少徵。

（二）字词注释

（1）其运阴雨

①王冰《黄帝内经素问》此词未具体注释。

②马莳《黄帝内经素问注证发微》甲为湿土。

③张介宾《类经》甲年太宫之正化。

④张志聪《黄帝内经集注》此词未具体注释。

⑤高士宗《黄帝素问直解》其运阴雨,宫土之运也。

⑥黄元御《黄元御医书全集》此词未具体注释。

⑦张琦《素问释义》此词未具体注释。

⑧高亿《黄帝内经素问详注直讲全集》〔讲〕其运主湿而阴雨。

⑨孟景春等《黄帝内经素问译释》此词未具体注释。

⑩任廷革《任应秋讲〈黄帝内经〉素问》此词未具体注释。

⑪张灿玾等《黄帝内经素问校释》其运阴雨。

⑫方药中等《黄帝内经素问运气七篇讲解》"其运阴雨",在前述"太阳之政"中甲辰、甲戌年谓之"其运阴埃",含义大致相同。

⑬王洪图等《黄帝内经素问白话解》多湿。

⑭郭霭春《黄帝内经素问白话解》此词未具体注释。

（2）震惊飘骤

①王冰《黄帝内经素问》此词未具体注释。

②马莳《黄帝内经素问注证发微》此词未具体注释。

③张介宾《类经》太宫之变。

④张志聪《黄帝内经集注》雷霆骤注烈风。

⑤高士宗《黄帝素问直解》震惊飘骤,土动之变也。

⑥黄元御《黄元御医书全集》此词未具体注释。

⑦张琦《素问释义》此词未具体注释。

⑧高亿《黄帝内经素问详注直讲全集》〔讲〕震惊而飘骤。

⑨孟景春等《黄帝内经素问译释》此词未具体注释。

⑩任廷革《任应秋讲〈黄帝内经〉素问》此词未具体注释。

⑪张灿玾等《黄帝内经素问校释》风飘雨骤震撼惊骇。

⑫方药中等《黄帝内经素问运气七篇讲解》是对土运太过之年的气候和物候特点的描述。

⑬王洪图等《黄帝内经素问白话解》狂风、雷霆、暴雨。

⑭郭霭春《黄帝内经素问白话解》此词未具体注释。

（三）语句阐述

（1）少阳 太宫 厥阴 甲寅 甲申。

①王冰《黄帝内经素问》此句未具体注释。

②马莳《黄帝内经素问注证发微》少阳相火司天。太宫甲为阳土，为太宫厥阴风木在泉。甲寅甲申。

③张介宾《类经》甲寅甲申岁上少阳相火，中太宫土运，下厥阴木。

④张志聪《黄帝内经集注》此句未具体注释。

⑤高士宗《黄帝素问直解》火运之次，土运继之，上少阳，中太宫土运，下厥阴，少阳司天，太宫土运在中，乃甲寅甲申之岁。

⑥黄元御《黄元御医书全集》此句未具体注释。

⑦张琦《素问释义》此句未具体注释。

⑧高亿《黄帝内经素问详注直讲全集》〔批〕此举甲寅、甲申之年，以明主客之运也。

〔讲〕如上而少阳司天，中而太宫统运，下而厥阴在泉，则甲寅、甲申之年也，其年以太宫为统运。

⑨孟景春等《黄帝内经素问译释》此句未具体注释。

⑩任廷革《任应秋讲〈黄帝内经〉素问》此句未具体注释，总体概括此段为：（提要）论逢寅、逢申年为少阳司天之政，凡此壬寅、壬申、戊寅、戊申，甲寅、甲申、庚寅、庚申、丙寅、丙申等十年，皆主太过之岁也。

⑪张灿玾等《黄帝内经素问校释》甲寅年、甲申年。少阳相火司天；厥阴风木在泉；甲己为土运，甲为阳年，故运为太宫。

⑫方药中等《黄帝内经素问运气七篇讲解》"少阳"，指少阳相火司天。"太宫"，指土运太过之年。"厥阴"，指厥阴风木在泉。"甲寅甲申"，即甲寅年和甲申年。这两年年干是甲，甲己化土，甲为阳干，所以这两年是土运太过之年，其司天本气为少阳相火，在泉之气为厥阴风木。

⑬王洪图等《黄帝内经素问白话解》甲寅年、甲申年，少阳相火司天，厥阴风木在泉。甲为阳干，在五行中属于土，因而这两年为土运太过，称为太宫。

⑭郭霭春《黄帝内经素问白话解》此句未具体注释。

（2）其运阴雨，其化柔润重泽，其变震惊飘骤，其病体重，胕肿，痞饮。

①王冰《黄帝内经素问》此句未具体注释。

②马莳《黄帝内经素问注证发微》甲为湿土。

③张介宾《类经》甲年太宫之正化。太宫之变。皆太宫湿胜之病。

④张志聪《黄帝内经集注》柔者，土之德。润泽，湿之化也。太阴所至为雷霆骤注烈风，气变之常也。

⑤高士宗《黄帝素问直解》其运阴雨，宫土之运也，其化柔润重泽，土湿之化也，其变震惊飘骤，土动之变也。其病体重胕肿，痞饮，土滞之病也。

⑥黄元御《黄元御医书全集》此句未具体注释。

⑦张琦《素问释义》少阳甲运二岁也，土太过，湿胜为病。

⑧高亿《黄帝内经素问详注直讲全集》〔注〕其化、其变，俱解见前。胕，足也。体重、胕肿，湿气也。痞，气隔不通。饮，谓痰涎水病，脾主湿，湿甚气不交泰也。

〔讲〕其年以太宫为统运，故土气盛行，其运主湿而阴雨，其化柔润而重泽，其变震惊而飘骤，其病体重胕肿而痞饮。

⑨孟景春等《黄帝内经素问译释》胕肿，痞饮：胕肿，即浮肿。痞饮，水液停潴，发为心腹胀满的症状。

⑩任廷革《任应秋讲〈黄帝内经〉素问》此句未具体注释，总体概括此段为：（提要）论逢寅、逢申年为少阳司天之政，凡此壬寅、壬申、戊寅、戊申、甲寅、甲申、庚寅、庚申、丙寅、丙申等十年，皆主太过之岁也。

⑪张灿玾等《黄帝内经素问校释》胕肿痞饮：胕肿即浮肿之症。痞饮，指水饮痞满之症。皆水气泛滥所致。

土运之气为阴雨，其正常气化为柔软厚重润泽，其反常变化为风飘雨骤震撼惊骇，其致病为身重浮肿，水饮痞满。

⑫方药中等《黄帝内经素问运气七篇讲解》〔其运阴雨，其化柔润重泽，其变震惊飘骤〕此一小节，是对土运太过之年的气候和物候特点的描述。其内容与讲解与前述太宫之年基本相同。"其运阴雨"，在前述"太阳之政"中甲辰、甲戌年谓之"其运阴埃"，含义大致相同。

〔其病体重胕肿痞饮〕"体重"，即身体沉重。"胕肿"，即足肿。"痞饮"，即水饮内停。全句意即甲寅、甲申年，岁土太过，湿气偏胜，人体容易因湿胜而在临床上发生上述"体重胕肿、宿饮"等症状。在前述"太阳之政"甲辰、甲戌年中，谓之"其病湿下重"，与此同义。

⑬王洪图等《黄帝内经素问白话解》土运之气为湿，因而土运太过之年，气候多湿。它的正常气化表现为：濡湿润泽；它的异常变化表现为：狂风、雷霆、暴雨。它引起的疾病是：身体沉重、浮肿、水饮、痞满等。

⑭郭霭春《黄帝内经素问白话解》痞饮：水饮停聚，发为心腹满的症状。

（3）太宫 少商 太羽终 太角初 少徵。

①王冰《黄帝内经素问》此句未具体注释。

②马莳《黄帝内经素问注证发微》此句未具体注释。

③张介宾《类经》此句未具体注释。

④张志聪《黄帝内经集注》此句未具体注释。

⑤高士宗《黄帝素问直解》太宫少商等，解同太阳。

⑥黄元御《黄元御医书全集》此句未具体注释。

⑦张琦《素问释义》此句未具体注释。

⑧高亿《黄帝内经素问详注直讲全集》〔批〕此举甲寅、甲申之年，以明主客之运也。

〔讲〕且因甲土临运，故太宫为客气之初运，为主气之三运。土生金，故少商为客气之二运，为主气之四运。金生水，故太羽为客气之三运，为主气之终运。水生木，故少角为客气之四运，为主气之初运。木生火，故太徵为客气之终运，为主气之二运也。甲寅、甲申二年，少阳之政，有如是也。

⑨孟景春等《黄帝内经素问译释》此句未具体注释。

⑩任廷革《任应秋讲〈黄帝内经〉素问》此句未具体注释，总体概括此段为：（提要）论逢寅、逢申年为少阳司天之政，凡此壬寅、壬申、戊寅、戊申、甲寅、甲申、庚寅、庚申、丙寅、丙申等十年，皆主太过之岁也。

⑪张灿玾等《黄帝内经素问校释》客运五步：初之运太宫，二之运少商，三之运太羽，四之运少角，终之运太徵。主运五步：初之运太角，二之运少徵，三之运太宫，四之运少商，终之运太羽。

⑫方药中等《黄帝内经素问运气七篇讲解》此表表示甲寅、甲申年的客运初运是太宫，二运是少商，三运是太羽，四运是太角，终运是少徵。"太角初"，表示主运的初运是木，"太羽终"，表示主运的终运是水，顺序常年不变。

⑬王洪图等《黄帝内经素问白话解》客运五步是：初之运太宫，二之运少商，三之运太羽，四之运少角，终之运太徵。主运五步是：初之运太角，二之运少徵，三之运太宫，四之运少商，终之运太羽。

⑭郭霭春《黄帝内经素问白话解》此句未具体注释。

第二十二解

（一）内经原文

少阳 太商 厥阴 庚寅 庚申 **同正商** 其运凉，其化雾露清切，其变肃杀凋零，其病肩背胸中。

太商 少羽终 少角初 太徵 少宫。

（二）字词注释

同正商

①王冰《黄帝内经素问》（〔新校正云〕按《五常政大论》云：坚成之纪，上徵与正商同。）

②马莳《黄帝内经素问注证发微》《五常政大论》云：坚成之纪，上徵与正商同。

③张介宾《类经》本年金运太过，遇相火司天制之，则金得其平，所谓坚成之纪，上徵与正商同也。

④张志聪《黄帝内经集注》岁金太过而司天之火制之，则金气已平，故与正商之岁同。

⑤高士宗《黄帝素问直解》金运太过，司天之火气制之，则金气平，故同正商。

⑥黄元御《黄元御医书全集》坚成之纪，上徵与正商同。

⑦张琦《素问释义》此词未具体注释。

⑧高亿《黄帝内经素问详注直讲全集》〔讲〕凡言正者，皆无太过不及，少阳司天，金为火克而庚属阳金，又为统运，其令必太过，有司天之相火以平之，不使其太过，故与正商同也。

⑨孟景春等《黄帝内经素问译释》此词未具体注释。

⑩任廷革《任应秋讲〈黄帝内经〉素问》此词未具体注释。

⑪张灿玾等《黄帝内经素问校释》庚年本为金运太过，中运为太商，但寅申则为少阳相火司天，司天之相火，克中运之金，即太过被抑，则中运之金，乃类同于平气，故曰"同正商"《五常政大论》坚成之纪所谓"上徵与正商同"，即属此义。

⑫方药中等《黄帝内经素问运气七篇讲解》"正商"，即金运平气之年。"同正商"，意即庚寅、庚申年，虽属金运太过，但是由于这两年的年支是寅是申，寅申少阳相火司天，岁运太过之金运，会受到司天的火气的抑制，根据运太过而被抑可以构成平气的规律，所以庚寅、庚申两年还可以构成金运平气之年。这也就是《五常政大论》中所谓的："坚成之纪……上徵与正商同。"

⑬王洪图等《黄帝内经素问白话解》金运虽然太过，但受到司天相火的制约，故仍与金运平气正商相同。

⑭郭霭春《黄帝内经素问白话解》此词未具体注释。

（三）语句阐述

（1）少阳 太商 厥阴 庚寅 庚申。

①王冰《黄帝内经素问》此句未具体注释。

②马莳《黄帝内经素问注证发微》少阳相火司天。太商庚为阳金，为太商。厥阴风木在泉。庚寅 庚申。

③张介宾《类经》上少阳相火，中太商金运，下厥阴木。

④张志聪《黄帝内经集注》此句未具体注释。

⑤高士宗《黄帝素问直解》土运之次，金运继之，上少阳，中太商金运，下厥阴，

少阳司天,太商金运在中,乃庚寅庚申之岁。

⑥黄元御《黄元御医书全集》此句未具体注释。

⑦张琦《素问释义》少阳庚运二岁。

⑧高亿《黄帝内经素问详注直讲全集》〔批〕此举庚寅、庚申之年,以明主客之运也。

〔讲〕如上而少阳司天,中而太商统运,下而厥阴在泉,则庚寅、庚申之年也,盖乙庚化金,是岁为太商统运。

⑨孟景春等《黄帝内经素问译释》此句未具体注释。

⑩任廷革《任应秋讲〈黄帝内经〉素问》此句未具体注释,总体概括此段为:(提要)论逢寅、逢申年为少阳司天之政,凡此壬寅、壬申、戊寅、戊申,甲寅、甲申、庚寅、庚申、丙寅、丙申等十年,皆主太过之岁也。

⑪王洪图等《黄帝内经素问白话解》庚寅年、庚申年,少阳相火司天,厥阴风木在泉。庚为阳干,在五行中属于金,因而这两年为金运太过,称为太商。

⑫方药中等《黄帝内经素问运气七篇讲解》"少阳",指少阳相火司天。"太商",指金运太过之年。"厥阴",指厥阴风木在泉。"庚寅庚申",指庚寅年和庚申年。全句意即庚寅年和庚申年,年干是庚,乙庚化金,庚为阳干,因此庚寅、庚申年属于岁金太过之年,其司天之气为少阳相火,在泉之气为厥阴风木。

⑬张灿玾等《黄帝内经素问校释》丙寅年、丙申年。少阳相火司天;厥阴风木在泉;丙辛为水运,丙为阳年,故运为太羽。

⑭郭霭春《黄帝内经素问白话解》此句未具体注释。

(2)同正商 其运凉,其化雾露清切,其变肃杀凋零,其病肩背胸中。

①王冰《黄帝内经素问》(〔新校正云〕按《五常政大论》云:坚成之纪,上徵与正商同。)(新校正按:《五常政大论》,雾露萧飔。又太商三运,两言萧飔,独此言清切。详此下加厥阴,当云萧飔。)

②马莳《黄帝内经素问注证发微》《五常政大论》云:坚成之纪,上徵与正商同。太商之气凉。《五常政大论》云:雾露萧飔。又太商三运,两萧飔,独此言清切。此下加厥阴,当此萧飔言。

③张介宾《类经》本年金运太过,遇相火司天制之,则金得其平,所谓坚成之纪,上徵与正商同也。此庚年太商之正化。《五常正大论》云:其德雾露萧飔。其变肃杀凋零,太商之变。金邪在肺也。

④张志聪《黄帝内经集注》天之火制之,则金气已平,故与正商之岁同。其运凉,其化雾露清切,金气和平,故曰清切。肺脉出胸中,俞在肩背。

⑤高士宗《黄帝素问直解》金运太过,司天之火气制之,则金气平,故同正商,其运凉,商金之运也,其化雾露清切,金凉之化也,其变肃杀凋零,金刑之变也,其病肩背胸中,肺金之病也。

⑥黄元御《黄元御医书全集》坚成之纪,上徵与正商同。

⑦张琦《素问释义》肺居胸中而系于背,肩背相连故为病。

⑧高亿《黄帝内经素问详注直讲全集》〔注〕其化、其变、其病,俱解见前。

〔讲〕凡言正者,皆无太过不及,少阳司天,金为火克而庚属阳金,又为统运,其令必太过,有司天之相火以平之,不使其太过,故与正商同也。兼金运盛行,其气多清而为凉,其化雾露而清切,其变肃杀而雕零,其病多主肩背胸中。

⑨孟景春等《黄帝内经素问译释》其化雾露清切:新校正"按《五常政大论》云:雾露萧飋"。指正常的运化,主雾露清凉。

⑩任廷革《任应秋讲〈黄帝内经〉素问》此句未具体注释,总体概括此段为:(提要)论逢寅、逢申年为少阳司天之政,凡此壬寅、壬申、戊寅、戊申、甲寅、甲申、庚寅、庚申、丙寅、丙申等十年,皆主太过之岁也。

⑪张灿玾等《黄帝内经素问校释》同正商:庚年本为金运太过,中运为太商,但寅申则为少阳相火司天,司天之相火,克中运之金,即太过被抑,则中运之金,乃类同于平气,故曰"同正商"《五常政大论》坚成之纪所谓"上徵与正商同",即属此义。

金运虽太过,但被司天相火所克,故同金运平气。金运之气为凉,其正常气化为雾露清冷急切,其反常变化为肃杀雕零,其致病则发于肩背与胸中。

⑫方药中等《黄帝内经素问运气七篇讲解》[同正商]"正商",即金运平气之年。"同正商",意即庚寅、庚申年,虽属金运太过,但是由于这两年的年支是寅是申,寅申少阳相火司天,岁运太过之金运,会受到司天的火气的抑制,根据运太过而被抑可以构成平气的规律,所以庚寅、庚申两年还可以构成金运平气之年。这也就是《五常政大论》中所谓的:"坚成之纪……上徵与正商同。"

[其运凉,其化雾露清切,其变肃杀凋零,其病肩背胸中]在前述"太阳之政"庚辰、庚戌年中,与此节描述基本一样。"其化雾露清切",彼为"其化雾露萧飋"。"其病肩背胸中",彼为"其病燥背瞀胸满",其义大致相同,可参看前注。

⑬王洪图等《黄帝内经素问白话解》金运虽然太过,但受到司天相火的制约,故仍与金运平气正商相同。金运之气为凉,因而金运太过之年,气候偏凉。它的正常气化表现为:雾露清凉急切;它的异常变化表现为:肃杀凋零。它引起的疾病多表现为肩、背、胸中等部位的病证。

⑭郭霭春《黄帝内经素问白话解》此句未具体注释。

(3)太商 少羽终 少角初 太徵 少宫。

①王冰《黄帝内经素问》此句未具体注释。

②马莳《黄帝内经素问注证发微》此句未具体注释。

③张介宾《类经》此句未具体注释。

④张志聪《黄帝内经集注》此句未具体注释。

⑤高士宗《黄帝素问直解》太商,少羽等,解同太阳。

⑥黄元御《黄元御医书全集》此句未具体注释。

⑦张琦《素问释义》此句未具体注释。

⑧高亿《黄帝内经素问详注直讲全集》〔批〕此举庚寅、庚申之年,以明主客之运也。

〔讲〕且因庚金临运,故太商为客气之初运,为主气之四运。金生水,故少羽为客气之二运,为主气之终运。水生木,故太角为客气之三运,为主气之初运。木生火,故少徵为客气之四运,为主气 之二运。火生土,故太宫为客气之终运,为主气之三运也。庚寅、庚申二年,少阳之政,有如是也。

⑨孟景春等《黄帝内经素问译释》此句未具体注释。

⑩任廷革《任应秋讲〈黄帝内经〉素问》此句未具体注释,总体概括此段为:(提要)论逢寅、逢申年为少阳司天之政,凡此壬寅、壬申、戊寅、戊申、甲寅、甲申、庚寅、庚申、丙寅、丙申等十年,皆主太过之岁也。

⑪张灿玾等《黄帝内经素问校释》客运五步:初之运太商,二之运少羽,三之运太角,四之运少徵,终之运太宫。主运五步:初之运少角,二之运太徵,三之运少宫,四之运太商,终之运少羽。

⑫方药中等《黄帝内经素问运气七篇讲解》这是表示庚寅、庚申年的客运初运为太商,二运为少羽,三运为少角,四运为太徵,终运为少宫。"少角初",表示主运的初运是木,"少羽终"表示主运的终运是水。主运顺序始终不变。

⑬王洪图等《黄帝内经素问白话解》客运五步是:初之运太商,二之运少羽,三之运太角,四之运少徵,终之运太宫。主运五步是:初之运少角,二之运太徵,三之运少宫,四之运太商,终之运少羽。

⑭郭霭春《黄帝内经素问白话解》此句未具体注释。

第二十三解

(一) 内经原文

少阳 太羽 厥阴 丙寅 丙申 其运寒肃,其化**凝惨溧冽**,其变冰雪霜雹,其病寒,浮肿。

太羽_终太角_初少徵 太宫 少商。

(二) 字词注释

凝惨溧冽

①王冰《黄帝内经素问》(〔新校正云〕按《五常政大论》作凝惨寒雰。)

②马莳《黄帝内经素问注证发微》《五常政大论》作凝惨寒雰。

③张介宾《类经》《五常政大论》云:其德凝惨寒氛。

④张志聪《黄帝内经集注》此词未具体注释。

⑤高士宗《黄帝素问直解》凝惨慄冽。

⑥黄元御《黄元御医书全集》此词未具体注释。

⑦张琦《素问释义》此词未具体注释。

⑧高亿《黄帝内经素问详注直讲全集》〔讲〕凝惨而慄冽。

⑨孟景春等《黄帝内经素问译释》此词未具体注释。

⑩任廷革《任应秋讲〈黄帝内经〉素问》此词未具体注释。

⑪张灿玾等《黄帝内经素问校释》其化凝惨溧洌:《五常政大论》作"其德凝惨寒雰"。

⑫方药中等《黄帝内经素问运气七篇讲解》这是对水运太过之年的气候和物候现象的描述。其内容与前述"太阳之政"丙辰、丙戌年中的描述基本一致。

⑬王洪图等《黄帝内经素问白话解》风寒凛洌。

⑭郭霭春《黄帝内经素问白话解》此词未具体注释。

(三)语句阐述

(1)少阳 太羽 厥阴 丙寅 丙申。

①王冰《黄帝内经素问》此句未具体注释。

②马莳《黄帝内经素问注证发微》少阳相火司天。太羽丙为阳水,为太羽。厥阴风木在泉。

③张介宾《类经》新校正云:详丙申之岁,申金生水,水化之令转盛,司天相火为病当减半。上少阳相火,中太羽水运,下厥阴木。

④张志聪《黄帝内经集注》此句未具体注释。

⑤高士宗《黄帝素问直解》金运之次,水运继之,少阳在上,太羽水运在中,厥阴在下,乃丙寅丙申之岁。

⑥黄元御《黄元御医书全集》此句未具体注释。

⑦张琦《素问释义》少阳丙运二岁。

⑧高亿《黄帝内经素问详注直讲全集》〔批〕此举丙寅、丙申之年,以明主客之运也。

〔讲〕如上而少阳司天,中而太羽统运,下而厥阴在泉,则丙寅、丙申之年也,其年以太羽为统运。

⑨孟景春等《黄帝内经素问译释》此句未具体注释。

⑩任廷革《任应秋讲〈黄帝内经〉素问》此句未具体注释,总体概括此段为:(提要)论逢寅、逢申年为少阳司天之政,凡此壬寅、壬申、戊寅、戊申、甲寅、甲申、庚寅、庚申、丙寅、丙申等十年,皆主太过之岁也。

⑪张灿玾等《黄帝内经素问校释》丙寅年、丙申年。少阳相火司天;厥阴风木在泉;丙辛为水运,丙为阳年,故运为太羽。

⑫方药中等《黄帝内经素问运气七篇讲解》"少阳",指少阳相火司天。"太羽",指水运太过之年。"厥阴",指厥阴风木在泉。"丙寅丙申",指丙寅年和丙申年。全句意即丙寅年和丙申年的年干是丙,丙辛化水,丙为阳干,所以这两年是岁水太过之年,其司天之气是少阳相火,在泉之气是厥阴风木。

⑬王洪图等《黄帝内经素问白话解》丙寅年、丙申年,少阳相火司天,厥阴风木在泉。丙为阳干,在五行中属于水,因而这两年为水运太过,称为太羽。

⑭郭霭春《黄帝内经素问白话解》此句未具体注释。

（2）其运寒肃，其化凝惨凓冽，其变冰雪霜雹，其病寒，浮肿。

①王冰《黄帝内经素问》（〔新校正云〕详此运不当言寒肃，已注太阳司天太羽运中。）（〔新校正云〕按《五常政大论》作凝惨寒雰。）

②马莳《黄帝内经素问注证发微》太羽为寒水，新校正云：详此运不当言寒肃，已注太阳司天太羽运中。《五常政大论》作凝惨寒雰。

③张介宾《类经》此丙年太羽之正化。《五常政大论》云：其德凝惨寒氛。太羽之变也。此上二条，与丙辰、丙戌年文同；但彼以寒水司天，此以相火司天，必有微甚于其间者。太羽寒胜之病。

④张志聪《黄帝内经集注》皆太羽之运化。其病寒浮肿。寒水之病。

⑤高士宗《黄帝素问直解》其运寒肃，羽水之运也。其化凝惨粟冽，水冷之化也。其变冰雪霜雹，水坚之变也。其病寒，浮肿，水凝之病也。

⑥黄元御《黄元御医书全集》此句未具体注释。

⑦张琦《素问释义》林亿云：前太阳司天，运合太羽，当言其运寒肃。少阳、少阴司天，运当言其运寒也。浮肿者水寒所发。

⑧高亿《黄帝内经素问详注直讲全集》〔注〕其化、其变，俱解见前。病寒浮肿，以寒甚气血凝滞之过也。

〔讲〕其运主水而寒肃，其化凝惨而慄冽，其变冰雪而霜雹，其病寒而浮肿。

⑨孟景春等《黄帝内经素问译释》寒肃：严寒。张介宾："气寒肃而杀令行也。"

⑩任廷革《任应秋讲〈黄帝内经〉素问》此句未具体注释，总体概括此段为：（提要）论逢寅、逢申年为少阳司天之政，凡此壬寅、壬申、戊寅、戊申、甲寅、甲申、庚寅、庚申、丙寅、丙申等十年，皆主太过之岁也。

⑪张灿玾等《黄帝内经素问校释》寒：原作"寒肃"，从新校正改。

其化凝惨凓冽：《五常政大论》作"其德凝惨寒雰"。水运之气为寒，其正常气化为凝敛凄惨，寒风凛冽，其反常变化为冰雪霜雹，其致病为寒气浮肿。

⑫方药中等《黄帝内经素问运气七篇讲解》这是对水运太过之年的气候和物候现象的描述。其内容与前述"太阳之政"丙辰、丙戌年中的描述基本一致。"其运寒肃"，彼处为"其运寒"。"其病寒浮肿"，彼处为"其病大寒留于豀谷"。此处是从症状角度讲，彼处是从病机角度讲，含义大致相同。

⑬王洪图等《黄帝内经素问白话解》水运之气为寒肃，因而水运太过之年，气候偏寒。它的正常气化表现为：风寒凛冽；它的异常变化表现为：冰雪霜雹。它引起的疾病是：寒证、水肿。

⑭郭霭春《黄帝内经素问白话解》此句未具体注释。

（3）太羽终 太角初 少徵 太宫 少商。

①王冰《黄帝内经素问》此句未具体注释。

②马莳《黄帝内经素问注证发微》此句未具体注释。

③张介宾《类经》此句未具体注释。

④张志聪《黄帝内经集注》此句未具体注释。

⑤高士宗《黄帝素问直解》太羽太角等,解同太阳。

⑥黄元御《黄元御医书全集》此句未具体注释。

⑦张琦《素问释义》此句未具体注释。

⑧高亿《黄帝内经素问详注直讲全集》〔批〕此举丙寅、丙申之年,以明主客之运也。

〔讲〕且因丙水临运,故太羽为客气之初运,为主气之终运。水生木,故少角为客气之二运,为主气之初运。木生火,故太徵为客气之三运,为主气之二运„火生土,故少宫为客气之四运,为主气之三运。土生金,故太商为客气之终运,为主气之四运也。丙寅、丙申二年,少阳之政,有如是也。

⑨孟景春等《黄帝内经素问译释》此句未具体注释。

⑩任廷革《任应秋讲〈黄帝内经〉素问》此句未具体注释,总体概括此段为:(提要)论逢寅、逢申年为少阳司天之政,凡此壬寅、壬申、戊寅、戊申、甲寅、甲申、庚寅、庚申、丙寅、丙申等十年,皆主太过之岁也。

⑪张灿玾等《黄帝内经素问校释》客运五步:初之运太羽,二之运少角,三之运太徵,四之运少宫,终之运太商。主运五步:初之运太角,二之运少徵,三之运太宫,四之运少商,终之运太羽。

⑫方药中等《黄帝内经素问运气七篇讲解》这是表示丙寅、丙申年客运的初运是太羽,二运是太角,三运是少徵,四运是太宫,终运是少商。"太角初",表示主运的初运为木,"太羽终",表示主运时终运为水。顺序始终不变。

⑬王洪图等《黄帝内经素问白话解》客运五步是:初之运太羽,二之运少角,三之运太徵,四之运少宫,终之运太商。主运五步是:初之运太角,二之运少徵,三之运太宫,四之运少商,终之运太羽。

⑭郭霭春《黄帝内经素问白话解》此句未具体注释。按:此节与前文"太阳之政"一节语句相类,不再语译。

第二十四解

(一)内经原文

凡此少阳司天之政,气化运行先天,天气正,地气扰,风乃暴举,**木偃沙飞**,炎火乃流,**阴行阳化**,雨乃时应,**火木同德**,上应荧惑、岁星。**其谷丹苍**,其政严,其令扰,**故风热参布**,云物沸腾,太阴横流,寒乃时至,凉雨并起。民病寒中,外发疮疡,内为泄满。故圣人遇之,和而不争。往复之作,民病寒热,疟、泄、聋、瞑、呕吐,**上怫肿色变**。

六元正纪大论篇

（二）字词注释

（1）木偃沙飞

①王冰《黄帝内经素问》此词未具体注释。

②马莳《黄帝内经素问注证发微》木偃沙飞。

③张介宾《类经》此风木在泉，相火司天之化。

④张志聪《黄帝内经集注》此词未具体注释。

⑤高士宗《黄帝素问直解》厥阴，风也，故风乃暴革，则木偃沙飞。

⑥黄元御《黄元御医书全集》木偃沙飞。

⑦张琦《素问释义》此词未具体注释。

⑧高亿《黄帝内经素问详注直讲全集》〔讲〕木偃沙飞。

⑨孟景春等《黄帝内经素问译释》树木吹倒，灰沙飞扬，形容风势之盛。

⑩任廷革《任应秋讲〈黄帝内经〉素问》此词未具体注释。

⑪张灿玾等《黄帝内经素问校释》草木卧倒，走石飞沙。

⑫方药中等《黄帝内经素问运气七篇讲解》"木偃沙飞"，指大风暴作时飞沙走石、摧屋拔树的自然景象。

⑬王洪图等《黄帝内经素问白话解》草木因之倒伏，尘沙飞扬。

⑭郭霭春《黄帝内经素问白话解》树被吹倒，沙土飞扬。

（2）阴行阳化

①王冰《黄帝内经素问》此词未具体注释。

②马莳《黄帝内经素问注证发微》阴行阳化。

③张介宾《类经》太阴湿土，主二之气，与少阳并行于岁半之前，故阴行阳化，雨乃时应。

④张志聪《黄帝内经集注》谓厥阴之气上行而从少阳之化。

⑤高士宗《黄帝素问直解》炎火流则阴行阳化。

⑥黄元御《黄元御医书全集》阴行阳化。

⑦张琦《素问释义》此词未具体注释。

⑧高亿《黄帝内经素问详注直讲全集》〔讲〕阴行阳化。

⑨孟景春等《黄帝内经素问译释》厥阴之气随从少阳之气而化。

⑩任廷革《任应秋讲〈黄帝内经〉素问》此词未具体注释。

⑪张灿玾等《黄帝内经素问校释》《类经》二十六卷第十七注："太阴湿土主二之气，与少阳并行于岁半之前，故阴行阳化。"

⑫方药中等《黄帝内经素问运气七篇讲解》"阴行阳化"，指秋冬季节也和春夏一样，比较炎热。

⑬王洪图等《黄帝内经素问白话解》二之气太阴湿土与三之气司天的相火相随，主持前半年的气候。

⑭郭霭春《黄帝内经素问白话解》太阴湿土之气与少阳并行。

（3）火木同德

①王冰《黄帝内经素问》（〔新校正云〕详六气惟少阳厥阴司天司地为上下通和，无相胜克，故言火木同德。余气皆有胜克，故言合德。）

②马莳《黄帝内经素问注证发微》新校正云：六气惟少阳、厥阴司天司地为上下通和，无相胜克，故言木火同德。余气皆有胜克，故言合德。

③张介宾《类经》火木同气。

④张志聪《黄帝内经集注》厥阴从少阳之化，故止言少阳之蒸溽，又曰火木同德。

⑤高士宗《黄帝素问直解》火木同德。

⑥黄元御《黄元御医书全集》木火同德。

⑦张琦《素问释义》此词未具体注释。

⑧高亿《黄帝内经素问详注直讲全集》〔讲〕司天之相火与在泉之风木合德。

⑨孟景春等《黄帝内经素问译释》火木协同发挥作用。

⑩任廷革《任应秋讲〈黄帝内经〉素问》此词未具体注释。

⑪张灿玾等《黄帝内经素问校释》新校正云："详六气惟少阳厥阴司天司地，为上下通和，无相胜克，故言火木同德。余气皆有胜克，故言合德。"指少阳厥阴司天地时，木与火上下相生，所以谓之同德。余者如少阴阳明及太阴太阳司天地时，皆上下相克，所以谓之合德。木火相生，故同为功德。

⑫方药中等《黄帝内经素问运气七篇讲解》"火"，此处指少阳相火。"木"，此处指厥阴风木。"德"，此处指作用。"火木同德"，意即少阳相火司天之年，厥阴风木在泉，火主热，风主温。热和温同属一类，因此在作用上基本一致。《新校正》注云："详六气惟少阳厥阴司天司地为上下通和，无相胜克，故言火木同德，余气皆有胜克，故言合德。"这里所说的"上下通和，无相胜克"，亦即温热同属一类之意。

⑬王洪图等《黄帝内经素问白话解》司天的相火与在泉的风木，主持一年的气候。

⑭郭霭春《黄帝内经素问白话解》火木互相配合发挥作用。

（4）其谷丹苍

①王冰《黄帝内经素问》此词未具体注释。

②马莳《黄帝内经素问注证发微》其谷丹苍，丹为火，而苍为木也。

③张介宾《类经》丹应司天，苍应在泉。

④张志聪《黄帝内经集注》感司天在泉三气而成熟者。

⑤高士宗《黄帝素问直解》其谷丹苍，成熟也。

⑥黄元御《黄元御医书全集》其谷丹苍，丹，火色，苍，木色也。

⑦张琦《素问释义》此词未具体注释。

⑧高亿《黄帝内经素问详注直讲全集》〔注〕丹，火色。苍，木色。〔讲〕下验五谷，则丹苍合色。

⑨孟景春等《黄帝内经素问译释》其应谷物为红色和深青色。

⑩任廷革《任应秋讲〈黄帝内经〉素问》此词未具体注释。

⑪张灿玾等《黄帝内经素问校释》其在谷类应于赤色与青色者。

⑫方药中等《黄帝内经素问运气七篇讲解》"丹",即丹谷。"苍",即苍谷。丹谷生长要求气候环境偏热,苍谷生长要求气候环境偏温。少阳相火司天之年,上半年气候偏热,下半年厥阴风木在泉气候偏温,因此该年气候适宜于丹谷和苍谷的生长,因而丹谷和苍谷也是少阳司天之年的岁谷。

⑬王洪图等《黄帝内经素问白话解》与它相应的谷物,是红色和青色的。

⑭郭霭春《黄帝内经素问白话解》谷物是红色、深青色。

(5)风热参布

①王冰《黄帝内经素问》此词未具体注释。

②马莳《黄帝内经素问注证发微》风热参布。

③张介宾《类经》此词未具体注释。

④张志聪《黄帝内经集注》风热参布者,少阳厥阴之气交相参合,而布于气交之中。

⑤高士宗《黄帝素问直解》风热参有。(编者按:此处应为"布")

⑥黄元御《黄元御医书全集》风热参布。

⑦张琦《素问释义》此词未具体注释。

⑧高亿《黄帝内经素问详注直讲全集》〔讲〕风热参布。

⑨孟景春等《黄帝内经素问译释》指少阳热气和厥阴风气互相参合散布。张志聪:"少阳厥阴之气交相参合而布于气交之中。"

⑩任廷革《任应秋讲〈黄帝内经〉素问》此词未具体注释。

⑪张灿玾等《黄帝内经素问校释》司天之热与在泉之风相参而敷布。

⑫方药中等《黄帝内经素问运气七篇讲解》"风热参布",指少阳相火司天之年,厥阴风木在泉,由于"上下通和"、"火木同德",所以全年气候以温热为主。

⑬王洪图等《黄帝内经素问白话解》风热相合于气交之中。

⑭郭霭春《黄帝内经素问白话解》风热之气相互参合于气交之中。

(6)上怫肿色变

①王冰《黄帝内经素问》此词未具体注释。

②马莳《黄帝内经素问注证发微》上怫肿色变。

③张介宾《类经》怫音佛,心郁不舒也。

④张志聪《黄帝内经集注》上怫肿色变者,寒湿之气乘于外也。

⑤高士宗《黄帝素问直解》上怫肿色变,气血皆虚也。

⑥黄元御《黄元御医书全集》此词未具体注释。

⑦张琦《素问释义》上怫肿色变,未详。

⑧高亿《黄帝内经素问详注直讲全集》〔讲〕火性上升,怫郁作肿而变色,病之

不一。

⑨孟景春等《黄帝内经素问译释》上部怫郁肿胀,颜色变异。

⑩任廷革《任应秋讲〈黄帝内经〉素问》此词未具体注释。

⑪张灿玾等《黄帝内经素问校释》上部气郁肿胀而颜色改变等病。

⑫方药中等《黄帝内经素问运气七篇讲解》"上怫肿色变","上",指上部,此处指颜面。"怫",指怫郁,此处指气血不通畅。全句指颜面部气血郁滞而出现浮肿及颜色改变。

⑬王洪图等《黄帝内经素问白话解》胸中满闷、面部浮肿、肤色改变。

⑭郭霭春《黄帝内经素问白话解》心肺郁结。

(三)语句阐述

(1)凡此少阳司天之政,气化运行先天,天气正,地气扰,风乃暴举,木偃沙飞,炎火乃流,阴行阳化,雨乃时应,火木同德,上应荧惑、岁星。

①王冰《黄帝内经素问》(〔新校正云〕详少阳司天,厥阴司地,正得天地之正。又厥阴少阳司地,各云得其正者,以地主生荣为言也。本或作天气止者,少阳火之性用动躁,云止义不通也。)见明时大。(〔新校正云〕详六气惟少阳厥阴司天司地为上下通和,无相胜克,故言火木同德。余气皆有胜克,故言合德。)

②马莳《黄帝内经素问注证发微》此言少阳司天之政,有主气又加以客气,而天时民病治法因之也。凡此少阳司天之政,岁运太过,其气化运行先天而至。少阳司天,故天气正。风木在泉,故地气扰。惟风木在泉,故风乃举,木偃沙飞。惟相火司天,故炎火乃流,阴行阳化,雨乃时应。火木同德,上之所应者荧惑、岁星也。新校正云:六气惟少阳、厥阴司天司地为上下通和,无相胜克,故言木火同德。余气皆有胜克,故言合德。

③张介宾《类经》此总结寅申年少阳司天六气之化也。少阳火气司天,阳得其位,故天气正。厥阴木气在泉,风动于下,故地气扰。风乃暴举,木偃沙飞,炎火乃流。此风木在泉,相火司天之化。太阴湿土,主二之气,与少阳并行于岁半之前,故阴行阳化,雨乃时应。火木同气,故二星当明。按:六气司天,惟少阳厥阴言同德,其他皆言合德。盖此以上下相生,本乎一气,故言同;彼以上下相制,各行其政,故云合也。

④张志聪《黄帝内经集注》寅申岁主太过,六气皆先天时而至。此申明天地阴阳之气交相感召,所谓上下交互,气交主之,岁纪毕矣。夫苍黔丹素玄之气化生地之五行,地之五行上呈天之六气,故曰:寒暑燥湿风火,天之阴阳也,三阴三阳上奉之。是三阴三阳在下而六气之在上也。是以少阳之上,火气治之,中见厥阴;厥阴之上,风气治之,中见少阳。正,中也。天气正者,谓少阳司天而气化行于气交之中,盖以三阴三阳在下,故虽主司天而气下行于中也。下节厥阴司天而曰地气正者,谓少阳在泉之气而亦行于中,盖少阳为厥阴之中见也。再按厥阴不从标本从中见少阳之化,故凡此厥阴之政,诸同正岁。气化运行同天,谓厥阴同少阳天气正地

气正之诸岁,而厥阴之气运行同少阳天气之在中,盖以少阳司天,则厥阴在中,少阳在泉,则地气在中,少阳为厥阴之中见也。厥阴在泉,则地气在中,厥阴司天,则天气亦在中,谓厥阴从中见少阳之化也。能明乎司天在泉及左右间气,再于上下气交中求之,斯得运化之微妙。(眉批)少阳在上,则厥阴在下;少阳在下,则厥阴在上。厥阴在泉,故地气扰。下文曰厥阴所至为挠动,为迎随,行令之常也。火,风之气也。谓厥阴之气上行而从少阳之化,故雨乃时应,盖少阳所至为火生,终为蒸溽,此德化之常也。上应二星倍明。(眉批)厥阴从少阳之化,故止言少阳之蒸溽,又曰火木同德。

⑤高士宗《黄帝素问直解》寅申为少阳司天之政,凡此壬寅壬申,戊寅戊申,甲寅甲申,庚寅庚申,丙寅丙申,皆主太过之岁,故气化运行,先天时而至。少阳司天,故天气正。正,中正,犹阳和也。厥阴在泉,故地气扰。扰,攘扰,犹鼓动也。厥阴,风也,故风乃暴革,则木偃沙飞。少阳,火也,故炎火乃流。炎火流则阴行阳化,木生火而火生土,故雨乃时应,而火木同德,上应火之惑惑,木之岁星。

⑥黄元御《黄元御医书全集》少阳相火司天,故天气正。厥阴风木在泉,故地气扰。少阳当令,故炎火乃流,阴行阳化。二之客气与四之主气为太阴湿土,火旺土生,热蒸湿作,故太阴横流,雨乃时应(以太阴而得相火,湿热郁蒸,降为雨水,是谓阴行阳化也)。四气以后,厥阴司权,故风乃暴举,木偃沙飞。

⑦张琦《素问释义》本年上火下风。

⑧高亿《黄帝内经素问详注直讲全集》〔批〕此统举少阳司天之政,气化运行,而以天地民物之变验之也。

〔注〕扰,动也。暴,猝暴也。

〔讲〕凡此少阳相火司天之政,无论为壬寅、壬申,为戊寅、戊申,为甲寅、甲申,以及庚寅、庚申、丙寅、丙申,皆主太过之岁。诸太统运,其当年气化运行,皆先天时而至,即如天之气,以相火司天而天气正,地之气,以风木在泉而地气扰。在泉气盛,是以风性暴举,木偃沙飞。司天气盛,是以炎火乃流。然厥阴一阴,风木属阳,是以阴行阳化,时雨为之乃应也。寅申之纪,司天之相火与在泉之风木合德,仰观天象,则荧惑岁星同明。

⑨孟景春等《黄帝内经素问译释》风乃暴举:谓暴风发作。木偃沙飞:树木吹倒,灰沙飞扬,形容风势之盛。

凡是少阳司天的年份,气化运行比正常天时为早,天气正常,地气骚动,因而暴风发作,树木吹倒,灰沙飞扬,炎热之气流行,厥阴之气随从少阳之气而化,于是雨应时下降,火木协同发挥作用,其上应的星为火星和木星。

⑩任廷革《任应秋讲〈黄帝内经〉素问》此句未具体注释,总体概括此段为:(提要)论逢寅、逢申年为少阳司天之政,凡此壬寅、壬申、戊寅、戊申,甲寅、甲申、庚寅、庚申、丙寅、丙申等十年,皆主太过之岁也。

⑪张灿玾等《黄帝内经素问校释》天气正:新校正云"详少阳司天,厥阴司地,

正得天地之正。又厥阴少阳司地,各云得其正者,以地主生荣为言也"。阴行阳化:《类经》二十六卷第十七注"太阴湿土主二之气,与少阳并行于岁半之前,故阴行阳化"。火木同德:新校正云"详六气惟少阳厥阴司天司地,为上下通和,无相胜克,故言火木同德。余气皆有胜克,故言合德"。指少阳厥阴司天地时,木与火上下相生,所以谓之同德。余者如少阴阳明及太阴太阳司天地时,皆上下相克,所以谓之合德。

凡此寅申年少阳司天之政,其气太过,先天时而至,司天之气得其正化之位,厥阴风木在泉,其气扰动不宁,大风突然而起,草木卧倒,走石飞沙,少阳炎火之气为之流行,岁半之前,为君火相火与太阴湿土行令之时,阴气流行,阳气布化,雨乃应时而降,少阳司天为火,厥阴在泉为木,木火相生,故同为功德,上应于荧惑星与岁星之光较强(见表6)。

表6　少阳司天之政

纪年	司天	中运	在泉	运	化	变	病	运五步 初之运(客)	初之运(主)	二之运(客)	二之运(主)	三之运(客)	三之运(主)	四之运(客)	四之运(主)	终之运(客)	终之运(主)	备注
壬寅 壬申	少阳	太角	厥阴	风	鸣紊启坼	振拉摧拔	掉眩支胁惊骇	太角	太角	少徵	少徵	太宫	太宫	少商	少商	太羽	太羽	同天符
戊寅 戊申	少阳	太徵	厥阴	暑	暄嚣郁燠	炎热沸腾	上热血溢泄心	太徵	少角	少宫	太徵	太商	少宫	少羽	太商	太角	少羽	天符
甲寅 甲申	少阳	太宫	厥阴	阴雨	柔润重泽	震惊飘骤	体重胕肿痞饮	太宫	太角	少商	少徵	太羽	太宫	太角	少商	少徵	太羽	
庚寅 庚申	少阳	太商	厥阴	凉	雾露清切	肃杀雕零	肩背胸中	太商	少角	少羽	太徵	太角	少宫	少徵	太商	太宫	少羽	同正商
丙寅 丙申	少阳	太羽	厥阴	寒	凝惨凓冽	冰雪霜雹	寒肿浮	太羽	太角	少角	少徵	太徵	太宫	少宫	少商	太商	太羽	

⑫方药中等《黄帝内经素问运气七篇讲解》[少阳司天之政]"少阳司天之政",即少阳相火司天之年。

[气化运行先天]"先天",指岁运太过,气候先天时而至。"气化运行先天",意即六十年中属于少阳相火司天的十年都是岁运太过之年。

[天气正,地气扰]"天气",指司天之气。"正",指正当其位。"天气正",意即少阳相火司天之年,司天之气所在的位置为三之气,这也正是主气少阳相火的位置。这一年三之气上,主气、客气都是少阳相火用事。"地气",指在泉之气。"扰",指扰乱或扰动。"地气扰"意即少阳相火司天之年,厥阴风木在泉,风主动,所以这一年气候变化,下半年变化较大,相对来说,不够稳定。

[风乃暴举,木偃沙飞,炎火乃流,阴行阳化,雨乃时应]这几句是对少阳相火司天,厥阴风木在泉之年的气候特点及自然景象的描述。"风乃暴举",指大风暴作。

六元正纪大论篇

"木偃沙飞",指大风暴作时飞沙走石、摧屋拔树的自然景象。"炎火乃流","炎火"指气候炎热,"乃流",有蔓延之意,"炎火乃流",此处指炎热季节延长。"阴",此处指秋冬。"阴行阳化",指秋冬季节也和春夏一样,比较炎热。"雨",指下雨。"雨乃时应",指下雨及时。全句意即少阳相火司天之年,由于少阳主火,所以上半年气候偏热。少阳相火司天,则厥阴风木在泉。厥阴主风,主温,温热同类,所以下半年也比较暖和,应冷不冷。这也就是说少阳相火司天之年,全年气温均比较高;因此,原文谓:"炎化乃流,阴行阳化。"由于少阳相火司天之年,气候炎热,热必生湿,所以这一年雨水也相对比较多。这也就是原文所谓的"雨乃时应"。张志聪注云:"阴行阳化,雨乃时应,谓厥阴之气上行而从少阳之化,故雨乃时应,盖少阳所至为火生,终为蒸溽,此德化之常也。"即属此义。

[火木同德]"火",此处指少阳相火。"木",此处指厥阴风木。"德",此处指作用。"火木同德",意即少阳相火司天之年,厥阴风木在泉,火主热,风主温。热和温同属一类,因此在作用上基本一致。《新校正》注云:"详六气惟少阳厥阴司天司地为上下通和,无相胜克,故言火木同德,余气皆有胜克,故言合德。"这里所说的"上下通和,无相胜克",亦即温热同属一类之意。

[上应荧惑岁星]"荧惑",即火星。"岁星",即木星。"上应荧惑岁星",意即少阳相火司天之年,上半年气候偏热与火星的运行有关;厥阴风木在泉,下半年气候偏温,风气偏胜,与木星的运行有关。

⑬王洪图等《黄帝内经素问白话解》凡以上寅、申的年份,少阳相火司天而行使职权的时候,气化太过,气候常先于时令到来。相火司天,阳气在阳的位置上,故天气安静;风木在泉,风性善动而在阴的位置上,故地气扰动不宁。大风突然而起,草木因之倒伏,尘沙飞扬,炎热的火气四处流行。二之气太阴湿土与三之气司天的相火相随,主持前半年的气候,故雨水应时而下降。司天的相火与在泉的风木,主持一年的气候。与它相应,天上的荧惑星、岁星显得明亮。

⑭郭霭春《黄帝内经素问白话解》风乃暴举:暴风突然发作。

凡是少阳司天行使职权的时候,气化的运行比正常的天时早些。天气正常,地气扰动,于是暴风突起,树被吹倒,沙土飞扬,炎火流行。而当太阴湿土之气与少阳并行时,雨就应时下降。火木互相配合发挥作用,它相应于上的,是荧惑(火)岁星(木)。

(2) 其谷丹苍,其政严,其令扰,故风热参布,云物沸腾,太阴横流,寒乃时至,凉雨并起。

①王冰《黄帝内经素问》此句未具体注释。

②马莳《黄帝内经素问注证发微》其谷丹苍,丹为火,而苍为木也。火之政严,木之令扰,故风热参布,云物沸腾,太阴横流,寒乃时至,凉雨并起。

③张介宾《类经》丹应司天,苍应在泉。此皆木火之化,火盛则寒水来复,故寒至雨起。

④张志聪《黄帝内经集注》感司天在泉之气而成熟者。严者,火之政。扰者,风之令也。风热参布者,少阳厥阴之气交相参合,而布于气交之中。云物沸腾者,地气上升也。太阴横流,凉雨并起者,蒸溽而为雨也。按厥阴风木上从司天之化,故太阴湿土从之,即风气下临黄起土用之义,畏其胜制而从之也。

⑤高士宗《黄帝素问直解》其谷丹苍者,成熟也。其政严,火之威也。其令扰,风之动也,令扰政严,故风热参有,木火之气也。云物沸腾,太阴横流,土气之散达也。寒乃时至,水之气也,凉雨并起,金之气也。一岁之中,木火主气,兼五气也。

⑥黄元御《黄元御医书全集》其谷丹苍,丹,火色,苍,木色也。上下相交,木火同德,风热参布,云物沸腾。火腾则水复,故寒乃时至。木胜则金复,故凉雨并起。

⑦张琦《素问释义》太阴横流等义均不合,疑窜入也。

⑧高亿《黄帝内经素问详注直讲全集》〔注〕丹,火色。苍,木色。政严者,火气也。令扰者,木气也。

〔讲〕下验五谷,则丹苍合色;言乎其政,则应火而严明;言乎其令,则应木而扰动。且在泉与司天之气相交,而风热参布,云物沸腾,阳胜者阴必复,是以太阴横流,寒水加之,寒乃时至,凉雨并起也。

⑨孟景春等《黄帝内经素问译释》风热参布:指少阳热气和厥阴风气互相参合散布。张志聪:"少阳厥阴之气交相参合而布于气交之中。"

其应谷物为红色和深青色,其行使职权是严肃的,但发布命令是扰动的,是故风热之气互相参合散布,而云彩物色涌现不息,于是太阴湿土之气逆行横流,寒气时常降临,凉雨时常降落。

⑩任廷革《任应秋讲〈黄帝内经〉素问》此句未具体注释,总体概括此段为:(提要)论逢寅、逢申年为少阳司天之政,凡此壬寅、壬申、戊寅、戊申、甲寅、甲申、庚寅、庚申、丙寅、丙申等十年,皆主太过之岁也。

⑪张灿玾等《黄帝内经素问校释》太阴横流:客气二之气为太阴,太阴湿土之气,横行于气交。

其在谷类应于赤色与青色者,其司天之政严厉,在泉之令扰动。所以司天之热与在泉之风相参而敷布,云物沸腾,流动不定,太阴湿土之气横行气交,寒气有时而至,则凉雨并起。

⑫方药中等《黄帝内经素问运气七篇讲解》[其谷丹苍]"丹",即丹谷。"苍",即苍谷。丹谷生长要求气候环境偏热,苍谷生长要求气候环境偏温。少阳相火司天之年,上半年气候偏热,下半年厥阴风木在泉气候偏温,因此该年气候适宜于丹谷和苍谷的生长,因而丹谷和苍谷也是少阳司天之年的岁谷。

[其政严,其令扰]"其政严","其",此处指火。"其政严",意即火的作用剧烈,这里指炎热。马蒔注:"火之政严。"张志聪注:"严者,火之政。""其令扰","其",此处指木。"其令扰",指木的作用扰动而不稳定。马蒔注:"木之令扰。"张志聪注:"扰者,风之令也。"全句意即少阳相火司天之年,全年气候偏热,变化较大而不

稳定。

[故风热参布,云物沸腾,太阴横流,寒乃时至,凉雨并起]这是承上句"其政严,其令扰"而言。"风热参布",指少阳相火司天之年,厥阴风木在泉,由于"上下通和""火木同德",所以全年气候以温热为主。"云物沸腾",指气候炎热、风气偏胜,自然环境一片扰动现象。"太阴横流",太阴指雨湿之气,此处指少阳相火司天之年,全年气候偏热,因热生湿,雨水较多。"寒乃时至",指火气偏胜时,由于胜复原因,寒气来复,因而这一年又可以出现突然寒冷的气候变化。"凉雨并起",指由于上述原因,寒冷和雨湿之邪,常常可以同时出现。全句意即少阳相火司天、厥阴风木在泉之年,气候偏热而不稳定,有冷有热,变化很大,这也就是张介宾所注的:"此皆木火之化,火盛则寒水来复。"

⑬王洪图等《黄帝内经素问白话解》与它相应的谷物,是红色和青色的。司天相火的性质严厉剧烈,在泉风木的性质扰动不宁,风热相合于气交之中,所以云物沸腾。等到太阴湿土之气横行布散时,就时常有寒气降临,凉雨经常下降。

⑭郭霭春《黄帝内经素问白话解》谷丹苍:谷物是红色、深青色。风热参布:风热之气相互参合于气交之中。

它应于谷物是红色、深青色,其职权是严肃的,其表现是扰动的,所以风热之气相互参合于气交之中,而景物呈现不已。一旦湿土之气横行,寒气经常来到,凉雨就随之降下。

(3) 民病寒中,外发疮疡,内为泄满。故圣人遇之,和而不争。往复之作,民病寒热,疟,泄,聋,瞑,呕吐,上怫肿色变。

①王冰《黄帝内经素问》此句未具体注释。

②马莳《黄帝内经素问注证发微》民病为寒中,为外发疮疡,为内为泄满。圣人遇之,和而不争。往复之作,民病则为寒热,为疟,为泄,为聋,为瞑,为呕吐,为上怫肿色变也。

③张介宾《类经》民病寒中,外发疮疡,内为泄满,火盛于外,故民病寒中。外热,故为疮疡。内寒,故为泄满。圣人调摄得中,故使水火气和,而不致争也。热盛寒复,则水火交争,故为诸病。怫音佛,心郁不舒也。

④张志聪《黄帝内经集注》风热之气在外,则寒湿之气在内,是以外发疮疡,内为寒中泄满,故圣人遇此之候,和其寒热,而不使外内交争,往复出入也。如外内往复交作,则为寒热之疟。泄聋呕吐者,风热之气乘于内也。上怫肿色变者,寒湿之气乘于外也。

⑤高士宗《黄帝素问直解》民病寒中,外发疮疡,内为泄满,乃外热内寒,表里不和也。惟圣人遇之,能使热以内寒,内寒以清外热,故和而不争。苟非圣人,则往热复,热往寒复,往复之作,民病为寒为热,疟,寒热病也。泄,正气虚也。聋瞑,窍不利也。呕吐,中土虚也。上怫肿色变,气血皆虚也。此寒热不愈,而有如是之病也。

⑥黄元御《黄元御医书全集》胜复不已,风闭皮毛,相火内郁,则病寒热。甲木郁发,则病痎疟。乙木郁冲,则病泄利。甲木上逆,则病聋瞑。甲木刑胃,则病呕吐(足少阳化气相火,其经起目锐眦,循耳后,下颈项,甲木上逆,相火不降,浊气冲塞,则耳聋目瞑。甲木刑胃,胃气郁遏,不能容纳水谷,故作呕吐)。皮毛闭敛,郁热在经,则外发疮疡,肝胆俱病,脾胃被刑,则内生胀满也。

⑦张琦《素问释义》寒中疑当作热中,相火为病多热也。泄满者,风木伤脾则泄下或中满也。相火宜秘,故于司天用事之岁,著其训曰:圣人遇之,和而不争,则运气虽有过不及,而人可无病矣。太运不言胜复,此言往复,亦疑误。上怫肿色变,未详。

⑧高亿《黄帝内经素问详注直讲全集》〔讲〕司天之火气敷于上,在泉之木气动于下,如此,所以一火一木,两气交并。而民中之者,即病热中或外发疮疡,内作泄满。在常人不善调摄,鲜不感此木火之气,惟圣人顺时序,慎起居,节饮食,虽遇之而独能致和,不相乖侮。况火令大行,寒气仇之,往复之作,寒热交争,其民未有不病寒热,以及疟泄、聋、瞑、呕吐等证者,甚且寒不敌热,火性上升,怫郁作肿而变色,病之不一。如是治者,可不详审而细诊哉!

⑨孟景春等《黄帝内经素问译释》寒中:《吴注素问》作"热中"。聋,瞑:聋,耳听失聪。瞑,视物模糊不清。上怫肿色变:上部怫郁肿胀,颜色变异。

人们多病寒(热)郁于内,外生疮疡,内生腹满泄泻。所以明达事理的人遇到这些情况,就调和其寒热,使不相交争。若反复发作,使人们发寒热,疟疾,大便泄泻,耳聋,目瞑,呕吐,气血怫郁于上部,发生肿胀,皮肤变色。

⑩任廷革《任应秋讲〈黄帝内经〉素问》此句未具体注释,总体概括此段为:(提要)论逢寅、逢申年为少阳司天之政,凡此壬寅、壬申、戊寅、戊申、甲寅、甲申、庚寅、庚申、丙寅、丙申等十年,皆主太过之岁也。

⑪张灿玾等《黄帝内经素问校释》寒中:《吴注素问》作"热中"。人们易患寒病于内,外部发生疮疡,内为泄泻胀满等病。所以聪明圣智的人,遇到这种情况时,则调和而顺适之,不与之抗争。寒热之气,反复发作,人们易患疟疾,泄泻,耳聋,目瞑,呕吐,上部气郁肿胀而颜色改变等病。

⑫方药中等《黄帝内经素问运气七篇讲解》〔民病寒中,外发疮疡,内为泄满〕"寒中",即里寒。对于"寒中"二字,注家有两种解释,一种解释是:此几句是承上句"寒乃时至,凉雨并起"而言。意即少阳相火司天之年,火气偏胜,寒气来复,在寒气来复的气候变化中,人们感受寒邪,所以发生"寒中"。例如马莳注:"寒乃时至,凉雨并起,民病为寒中。"另一种解释,也是多数注家的解释则是:少阳相火司天之年,厥阴风木在泉,全年气候偏于温热。在炎热气候中容易发生外热内寒证。由于外热,所以"外发疮疡";由于内寒,所以"内为泄满"。例如张介宾注:"火盛于外,故民病寒中,外热故为疮疡,内寒故为泄满。"张志聪注:"风热之气在外,则寒湿之气在内,是以外发疮疡,内为寒中泄满。"高世栻注:"民病寒中,外发疮疡,内为泄满,乃

外热内寒表里不和也。"我们同意第二种解释。因为"热极生寒","壮火之气衰","壮火食气","壮火散气","重热则寒","热伤气","重阳必阴"(《素问·阴阳应象大论》),热盛了必然要伤气,外热则内寒,这是《内经》在病机上的基本认识,也是前面《五常政大论》所提出的"气温气热,治以温热,强其内守,必同其气,可使平也"的理论依据。

[故圣人遇之,和而不争]"和",即调和。"争",即彼此相争。全句仍承上文而言。上文言少阳相火司天之年,厥阴风木在泉,"风热参布,云物沸腾,太阴横流,寒乃时至,凉雨并起",这就是说少阳司天之年,由于司天在泉之气的影响以及胜复郁发的原因,这一年气候变化很快,寒热往复,盛衰错综。在这种气候条件下,人体疾病常常也是寒热往复,虚实并见,因而在治疗上也就只能采取调和的方法。所谓"调和",质言之,也就是在处理上既要照顾到寒,也要照顾到热;既要照顾到实,也要照顾到虚;既要照顾到表,也要照顾到里。这就是原文所谓"故圣人遇之,和而不争"的涵义。寒热往复,盛衰互见,这是少阳司天之年在气候变化上的特点。在这种气候特点影响下所发生的疾病,或类似这种特点的疾病表现,采取和解的治疗方法,这是对寒热往复,虚实互见的疾病的治疗原则。这也是后世对于寒热往复、虚实互见的疾病以少阳辨证,以和解治疗的理论依据。

[往复之作]"往复",指寒热往复。"往复之作",意即少阳司天之年,有寒有热,寒热往复,气候变化很大,时冷时热,极不稳定。

[民病寒热疟泄,聋瞑呕吐,上怫肿色变]"寒热"指发冷发热。"疟",指疟疾。"泄",指泄泻。"聋",指耳聋。"瞑",指眼花。"上怫肿色变","上",指上部,此处指颜面。"怫",指怫郁,此处指气血不通畅。全句指颜面部气血郁滞而出现浮肿及颜色改变。这几句总的是说,少阳司天之年,由于寒热往复,因而在疾病上也容易发生寒热往来或寒热并见的疾病,例如疟疾、泄泻、耳聋、眼花、颜面浮肿等。

⑬王洪图等《黄帝内经素问白话解》在这种气候条件下,人们易发生里寒、疮疡发于外、腹内胀满、泄泻等病证。懂得养生之道的人,遇到这种情况,就要调和水火寒热,不与它抗争,从而能适应气候的变化。如果寒热之气交争反复发作,人们就易发生寒热往来、疟疾、泄泻、耳聋、目瞑、呕吐、胸中满闷、面部浮肿、肤色改变等病证。

⑭郭霭春《黄帝内经素问白话解》聋瞑:听力失聪,视力模糊。上怫:心肺郁结。

在这种情况下,人们多患寒抑于内,外生疮疡,内生泄泻腹满。明达的人遇到了这种情况,就会使寒热之气调和,不致相争。假如寒热相争,反复发作,就要发生疟疾、泄泻、耳聋、目瞑、呕吐、心肺气郁,发生肿胀,皮肤变色等。

第二十五解

(一)内经原文

初之气,地气迁,风胜乃摇,寒乃去,候乃大温,草木早荣,寒来不杀,温病乃起。

其病气怫于上，血溢，目赤，咳逆，头痛，血崩，胁满，肤腠中疮。

二之气，火反郁，**白埃**四起，云趋雨府，风不胜湿，雨乃零，民乃康。其病热郁于上，咳逆呕吐，疮发于中，胸嗌不利，头痛身热，昏愦脓疮。

三之气，天政布，炎暑至，少阳临上，**雨乃涯**。民病热中，聋瞑，血溢，脓疮，咳，呕，鼽衄，渴，嚏欠，喉痹，目赤，善暴死。

四之气，凉乃至，炎暑间化，白露降，民气和平。其病满，身重。

五之气，阳乃去，寒乃来，雨乃降，**气门乃闭**，刚木早凋[注]，民避寒邪，君子周密。

终之气，地气正，风乃至，万物反生，**霿雾以行**。其病关闭不禁，心痛，阳气不藏而咳。抑其运气，**赞**所不胜，必折其郁气，先取化源，暴过不生，苛疾不起。

[注]凋：郭霭春《黄帝内经素问校注》、方药中等《黄帝内经素问运气七篇讲解》此处为"雕"；孟景春《黄帝内经素问译释》、人民卫生出版社影印顾从德本《黄帝内经素问》、张灿玾等《黄帝内经素问校释》此处为"雕零"。方药中注："雕零"，指树凋叶落。故此处"雕"通"凋"。

（二）字词注释

（1）气怫于上

①王冰《黄帝内经素问》此词未具体注释。

②马莳《黄帝内经素问注证发微》气怫于上。

③张介宾《类经》此词未具体注释。

④张志聪《黄帝内经集注》此词未具体注释。

⑤高士宗《黄帝素问直解》气怫于上。

⑥黄元御《黄元御医书全集》此词未具体注释。

⑦张琦《素问释义》此词未具体注释。

⑧高亿《黄帝内经素问详注直讲全集》〔讲〕气怫与上。

⑨孟景春等《黄帝内经素问译释》气怫于上部。

⑩任廷革《任应秋讲〈黄帝内经〉素问》此词未具体注释。

⑪张灿玾等《黄帝内经素问校释》气郁于上。

⑫方药中等《黄帝内经素问运气七篇讲解》"气怫于上"，指温病的病机是火，由于"火曰炎上"的原因，所以温病的特点是火邪上逆，因而发病后的临床症状也以向上、向外为特点。

⑬王洪图等《黄帝内经素问白话解》胸中烦闷。

⑭郭霭春《黄帝内经素问白话解》上部气郁。

（2）白埃

①王冰《黄帝内经素问》此词未具体注释。

②马莳《黄帝内经素问注证发微》白埃。

③张介宾《类经》埃。

④张志聪《黄帝内经集注》白埃。

⑤高士宗《黄帝素问直解》白埃。

⑥黄元御《黄元御医书全集》白埃。

⑦张琦《素问释义》此词未具体注释。

⑧高亿《黄帝内经素问详注直讲全集》〔讲〕白埃。

⑨孟景春等《黄帝内经素问译释》靠近地面的白色云埃。

⑩任廷革《任应秋讲〈黄帝内经〉素问》此词未具体注释。

⑪张灿玾等《黄帝内经素问校释》靠近地面的白色云埃。

⑫方药中等《黄帝内经素问运气七篇讲解》"白埃四起",是形容湿土之气如白色烟雾从地面升起变化为云。

⑬王洪图等《黄帝内经素问白话解》白色的云尘弥漫。

⑭郭霭春《黄帝内经素问白话解》白色的云雾之气。

（3）雨乃涯

①王冰《黄帝内经素问》此词未具体注释。

②马莳《黄帝内经素问注证发微》雨乃涯。

③张介宾《类经》雨乃涯。

④张志聪《黄帝内经集注》雨乃涯者,太阴横流也。

⑤高士宗《黄帝素问直解》三气乃太阴主时,而少阳客气加临,则火土相生,故雨乃涯。

⑥黄元御《黄元御医书全集》少阳司气,又复上司天政,湿气消,故雨乃涯。涯,止也。

⑦张琦《素问释义》(雨乃涯)句疑误。

⑧高亿《黄帝内经素问详注直讲全集》〔讲〕时雨为之乃涯矣。

⑨孟景春等《黄帝内经素问译释》雨水穷尽不降。

⑩任廷革《任应秋讲〈黄帝内经〉素问》此词未具体注释。

⑪张灿玾等《黄帝内经素问校释》雨水穷尽而不降。

⑫方药中等《黄帝内经素问运气七篇讲解》"雨",指降雨,此处指雨湿之气。"涯",指到头或结束。

⑬王洪图等《黄帝内经素问白话解》雨水停止下降。

⑭郭霭春《黄帝内经素问白话解》雨就停止下降。

（4）气门

①王冰《黄帝内经素问》(〔新校正云〕按王注《生气通天论》,气门,玄府也。所以发泄经脉荣卫之气,故谓之气门。)

②马莳《黄帝内经素问注证发微》气门者,玄府也。俗名汗空,所以发泄经脉荣卫之气,故谓之气门。经:原脱,据嘉庆本及张马合注本补。

③张介宾《类经》气门,腠理空窍也,所以发泄营卫之气,故曰气门。王氏注曰:玄府也。

④张志聪《黄帝内经集注》气门。

⑤高士宗《黄帝素问直解》气门。

⑥黄元御《黄元御医书全集》汗孔。

⑦张琦《素问释义》气门者,卫气出入之门也。

⑧高亿《黄帝内经素问详注直讲全集》〔注〕气门,腠理也,所以发泄荣卫之气,故曰气门也。

⑨孟景春等《黄帝内经素问译释》气门乃闭:张介宾"气门,腠理空窍也,所以发泄营卫之气,故曰气门"。一说指天地间阳气有闭藏的现象。腠理孔窍。

⑩任廷革《任应秋讲〈黄帝内经〉素问》此词未具体注释。

⑪张灿玾等《黄帝内经素问校释》气门指玄府。

⑫方药中等《黄帝内经素问运气七篇讲解》"气门乃闭",此句亦见于《素问·生气通天论》,原文云:"平旦人气生,日中而阳气隆,日西而阳气已虚,气门乃闭。"王冰注云:"气门谓玄府也。所以发泄经脉营卫之气,故谓之气门也。""玄府",又名"鬼门",即皮肤上的汗孔,因此发汗又叫"开鬼门"。"气门乃闭",指气候寒冷,人体为了保护阳气不外泄,汗孔关闭,皮肤无汗。

⑬王洪图等《黄帝内经素问白话解》汗孔。

⑭郭霭春《黄帝内经素问白话解》腠理空窍。

(5)霿

①王冰《黄帝内经素问》此字未具体注释。

②马莳《黄帝内经素问注证发微》《说文》:"天气下,地不应,曰霿。霿,晦也"。

③张介宾《类经》霿,蒙、梦、茂三音,注:天气下,地气不应曰霿。

④张志聪《黄帝内经集注》雾。

⑤高士宗《黄帝素问直解》霜雾。

⑥黄元御《黄元御医书全集》霿,晦也。

⑦张琦《素问释义》霿雾者,风挟水气上行,木气本温,故不为霜雪而为霿雾也。

⑧高亿《黄帝内经素问详注直讲全集》昏暗。

⑨孟景春等《黄帝内经素问译释》雾露。

⑩任廷革《任应秋讲〈黄帝内经〉素问》此字未具体注释。

⑪张灿玾等《黄帝内经素问校释》雾气晦暗不明。《说文》:"天气下地不应曰霿。霿,晦也。"

⑫方药中等《黄帝内经素问运气七篇讲解》"霿"(mèng音孟),指天色昏暗。

⑬王洪图等《黄帝内经素问白话解》雾露。

⑭郭霭春《黄帝内经素问白话解》雾气晦暗不明。

(6)赞

①王冰《黄帝内经素问》此字未具体注释。

②马莳《黄帝内经素问注证发微》赞。

③张介宾《类经》助。

④张志聪《黄帝内经集注》赞助。

⑥黄元御《黄元御医书全集》赞。

⑤高士宗《黄帝素问直解》赞。

⑦张琦《素问释义》此词未具体注释。

⑧高亿《黄帝内经素问详注直讲全集》〔讲〕赞。

⑨孟景春等《黄帝内经素问译释》资助。

⑩任廷革《任应秋讲〈黄帝内经〉素问》此字未具体注释。

⑪张灿玾等《黄帝内经素问校释》赞助。

⑫方药中等《黄帝内经素问运气七篇讲解》"赞",即赞助或支持。

⑬王洪图等《黄帝内经素问白话解》保证。

⑭郭霭春《黄帝内经素问白话解》资助。

(三) 语句阐述

(1) 初之气,地气迁,风胜乃摇,寒乃去,候乃大温,草木早荣,寒来不杀,温病乃起。其病气怫于上,血溢,目赤,咳逆,头痛,血崩,胁满,肤腠中疮。

①王冰《黄帝内经素问》崩:今详明字当作崩。肤腠中疮:少阴之化。

②马莳《黄帝内经素问注证发微》初之主气,本厥阴风木也,而少阴君火客气加之,则地气迁,风胜乃摇,寒乃去,候乃大温,草木早荣,寒来不杀,温病乃起。其病气怫于上,为血溢,为目赤,为咳逆,为头痛,为血崩,为胁满,为肤腠中疮也。

③张介宾《类经》初气君火用事,而兼相火司天,故气候大温也。君相二火合气,故其为病如此。

④张志聪《黄帝内经集注》杀,叶帅。初之间气乃少阴君火,主气乃厥阴风木,是以风摇候温,草木得生长之气而早荣也。杀,降也。少阳司天而又值君火主气,故虽有时气之寒来,而不能杀二火之温热也。血溢目赤咳逆肤疮等证,皆风火之为病也。

⑤高士宗《黄帝素问直解》杀,去声。初之客气加临,始于在泉之地气,故地气迁,乃厥阴之右,少阴之气也。初之主气,厥阴风木,故风胜乃摇,寒乃去。少阴客气加临,故候乃大温,而草木早荣。虽有寒气之来,不能杀君火之热,非时而热,故温。病乃起,其病气怫于上也。血溢目赤,咳逆,头痛,血崩胁满,肤腠中疮,皆为温病。

⑥黄元御《黄元御医书全集》初之气,少阴君火司令,故寒去温来,草木早荣,温病乃起。金受火刑,故血溢目赤,咳嗽头痛。木火合邪,疏泄失职,故血崩。乙木郁塞,故胁满。火炎血热,皮毛蒸腐,故肤腠生疮。

⑦张琦《素问释义》初气主风木,客君火,故气候大温。寒来不杀者,时届寒而不杀物也。诸病皆火热之诊。

⑧高亿《黄帝内经素问详注直讲全集》〔批〕此统举少阳司天之六气,而详其证

治也。

〔讲〕至若少阳司天之纪,六气分应,各有证见。虽初之主气,仍是厥阴风木而初之客气,则少阴君火也,系前在泉之地气,逆迁至此。风火和气,是以验之风而风胜寒去,验之候而候乃大温,验之草木而草木早荣,寒来不杀,验之民而历温之病乃起也。兼风火相搏,民之为病,多主气怫与上,血溢目赤,咳逆头痛,血崩胁满,肤腠中疮等证。

⑨孟景春等《黄帝内经素问译释》寒来不杀(shài 晒):因少阳相火司天,其气本热,初之气又值少阴君火加临,所以虽然寒气时来,并不能降低温热之气。杀,减少,衰退。

初之气,地气迁移,风气亢盛有摇动之势,太阳寒水退位,气候非常温暖,草木很早就繁荣,虽有寒气侵袭,但并不受其影响,所以温热病开始发生。其发病气怫郁于上部,口鼻出血,眼睛发红,咳嗽气逆,头痛,血崩,胁肋胀满,肌肤生疮。

⑩任廷革《任应秋讲〈黄帝内经〉素问》此句未具体注释,总体概括此段为:(提要)论逢寅、逢申年为少阳司天之政,凡此壬寅、壬申、戊寅、戊申、甲寅、甲申、庚寅、庚申、丙寅、丙申等十年,皆主太过之岁也。

⑪张灿玾等《黄帝内经素问校释》寒来不杀:初之气,主气为厥阴风木,客气为少阴君火,主客相生,其气温热,所以虽有寒来,但不能行其杀伐之令。

初之气,主气为厥阴风木,客气为少阴君火,上年在泉之气,迁移退位,风气胜时则摇动不宁,主客二气木火相生,寒气乃去,气候大温,草木早期繁荣。有时寒气虽来但不能行其杀伐之令,温热病发生,其发病为气郁于上,血液外溢,目赤,咳嗽气逆,头痛,血崩,胁部胀满,皮肤肌腠生疮等。

⑫方药中等《黄帝内经素问运气七篇讲解》〔初之气,地气迁,风胜乃摇,寒乃去,候乃大温,草木早荣。寒来不杀〕以上所述的是少阳相火司天之年在气候及物候变化上的大体情况。以下所述的是少阳相火司天之年六步主时每一步的具体气候及物候变化情况。兹将少阳相火司天之年的司天在泉四间气图示(见图 3)。

"初之气",指少阳相火司天之年,其客气加临之间气初气为少阴君火。"地气迁",指少阳相火司天之年初之气的少阴君火,是由上一年在泉之气运转而来。少阳相火司天之年的上一年是太阴湿土司天,太阳寒水在泉。少阳相火司天之年,上一年在泉之气的太阳寒水迁于本年的五之气上,所以少阴君火才能由上一年的二之气迁转到本年的初之气上。"风胜乃摇",指风气偏胜时的草动树摇的自然景象。其意即少阳相火司天之年,初之气为少阴君火,司天之气是火,初之气也是火,火上加火,气候十分炎热,热盛时可以同时出现风气偏胜的气候变化。同时,主气初之气为厥阴风木主时,风气偏胜,因此出现"风胜乃摇"的自然景象。"寒乃去,候乃大温",指初之气所属的这一段时间,亦即在本年大寒以后至春分节以前,大约在 1 月中旬至 3 月中旬这一段时间,气候炎热。一般说来,这一段时间天气还应比较冷,余寒犹冽,但是由于初之气是火,司天之气也是火,所以这一年这一段时间中就不

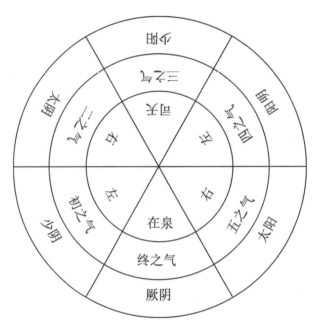

图3　少阳相火司天之年客气六步主时

大冷,所以原文说:"寒乃去。"不但不冷,反而偏于炎热,所以原文说:"候乃大温。""草木早荣",指由于春日来早,所以草木提前生长。"寒来不杀","寒",指一时寒冷,"杀",指生长停止。这里是说由于少阳相火司天之年,初之气是少阴君火主事,气候大温,纵然由于时令季节关系,偶有一时寒冷或寒潮来袭,也不能阻止草木的生长。这也就如张介宾所注:"初气君火用事,而兼相火司天,故气候大温也。"张志聪所注:"少阳司天而又值君火主气,故虽有时气之寒来,而不能杀二火之温热也。"

〔温病乃起,其病气怫于上,血溢目赤,咳逆头痛,血崩,胁满,肤腠中疮〕"温病",即感受温热之邪而发生的、证候性质属于温热的急性热病。"气怫于上",指温病的病机是火,由于"火曰炎上"的原因,所以温病的特点是火邪上逆,因而发病后的临床症状也以向上、向外为特点。"血溢",指出血,如咳血、衄血、吐血等。"目赤",指眼睛泛红。"咳逆",指咳嗽气喘。"血崩",王冰注:"今详崩字当作崩。"即血崩,指妇女阴道大出血。"胁满",指胸胁胀满。"肤腠中疮","肤",指皮肤。"腠",张仲景谓:"腠者,是三焦通会元真之处。"(《金匮要略·脏腑经络先后病脉证》)"中",指人体内脏。"疮",指疮疡。意即在感热致病的情况下,人体器官外至皮肤、内至脏腑及脏腑之间都可以因为热邪郁结而发生疮疡。热在皮肤如疮痈疔疖等;热在内脏如肺痈、胃脘痛、肠痈等。这些都属于"肌腠中疮"的范围。全节意即少阳相火司天之年,厥阴风木在泉,全年气候偏热,初之气又属少阴君火主事,火热更甚,因此在初之气所属的这一段时间中,人体发病以温病为主。温病的临床表现有气怫于上、血溢、目赤、头痛、咳逆、肌腠中疮等。

⑬王洪图等《黄帝内经素问白话解》初之气,主气为厥阴风木,客气为少阴君火,由上一年在泉之气迁延运转而来。在泉之气与主气均为厥阴风木,风气胜而万物摇动。主气为风,客气为火,风火相煽,则寒气很快退去,气候非常温暖,草木提早繁荣,即使有寒气偶然来临,也不能减低气温。在这种气候条件下,人们易发生温病,表现为胸中烦闷、口鼻出血、目赤、咳嗽气逆、头痛、血崩、胁肋胀满、皮肤生疮等。

⑭郭霭春《黄帝内经素问白话解》寒来不杀:寒气来不能减少草木的荣美。

初之气,地气迁移,风气亢盛有摇动之势,寒气退去,气候显著温暖,草木很早就欣欣向荣,即使有些寒气,并不减少它的荣美。这时温热病开始发生,人们多患上部气郁,出血,目赤,咳嗽,气逆,头痛,血崩,两胁胀满,皮肤生疮等。

(2)二之气,火反郁,白埃四起,云趋雨府,风不胜湿,雨乃零,民乃康。其病热郁于上,咳逆呕吐,疮发于中,胸嗌不利,头痛身热,昏愦脓疮。

①王冰《黄帝内经素问》火反郁:太阴分故尔。

②马莳《黄帝内经素问注证发微》二之主气,本少阴君火也,而太阴湿土客气加之,则火反郁,白埃四起,云趋雨府,风不能胜湿,雨乃零落也。《诗》:灵雨既零。民乃康。其有病者,热郁于上,为咳逆,为呕吐,为疮发于中,为胸嗌不利,为头痛,为身热,为昏愦,为脓疮也。

③张介宾《类经》太阴湿土用事,故主气君火反郁,而埃起湿胜雨零也。然主客相生,故民乃康。皆湿热所化之病。愦音贵,心乱也。

④张志聪《黄帝内经集注》二之客气乃太阴湿土,是以司天之火气反郁,而白埃四起,云趋雨府,皆湿土之气化也。厥阴风气虽上从少阳,而亦不能胜其雨湿,风火气盛得阴湿以和之,故民乃康。其有灾眚,则病热郁呕吐昏愦脓疮诸证,皆因阴湿凝于外,而火热郁于内也。

⑤高士宗《黄帝素问直解》二之客气加临,乃太阴湿土,故主气之君火反郁也。白埃四起,土之气也。云趋雨府,湿之气也。风木之气,所以胜湿。今埃起云趋,风不胜湿而雨乃零,始则火反郁,至此雨霖,则民乃康。当火郁之时,其病热郁于上,则咳逆呕吐,疮发于中,则胸胁不利,郁于上,则头痛,发于中,则身热;头痛,则昏愦;身热,则脓疮。

⑥黄元御《黄元御医书全集》二之气,太阴湿土司令,故白埃四起,云趋雨府。风木不胜湿土,雨乃下零。湿盛胃逆,甲木不降,甲木化气相火,逆而上炎,故上病热郁。相火刑肺,则生咳逆。甲木刑胃,则生呕吐。湿热蒸腐,故疮发于中,胸嗌不利,头痛身热,昏愦脓疮。

⑦张琦《素问释义》二气客湿土,火气反郁,厥阴在泉,故风不胜湿,疮发于中,肺痈肠痈之类。

⑧高亿《黄帝内经素问详注直讲全集》〔讲〕由初之气,以推二之气,主则君火,客为湿土,火不胜湿,火反被郁而湿土用事,白埃四起,云趋雨府,且在泉风木,不能

制其客气,是以风不胜湿,雨乃零温,民多平安而康矣。若民之感病,多主热郁于上,咳逆呕吐,疮发于中,胸嗌不利,头痛身热,昏愦脓疮,一切热变之证,因主气致之,而非湿土为患也。

⑨孟景春等《黄帝内经素问译释》白埃:靠近地面的白色云埃。民乃康:《素问释义》以为此三字衍。似是。

二之气,由于客气太阴加临,所以主时的少阴君火之气被郁遏,湿气蒸发上升,白云四起,风气衰退,不能胜过雨湿之气,雨水因而下降,人们亦安康。其发病则为热气郁遏于上部,咳嗽,气逆,呕吐,疮疡发生于内部,胸胁咽喉不利,头痛发热,神识昏愦不清,脓疮。

⑩任廷革《任应秋讲〈黄帝内经〉素问》此句未具体注释,总体概括此段为:(提要)论逢寅、逢申年为少阳司天之政,凡此壬寅、壬申、戊寅、戊申、甲寅、甲申、庚寅、庚申、丙寅、丙申等十年,皆主太过之岁也。

⑪张灿玾等《黄帝内经素问校释》白埃:靠近地面的白色云埃。

二之气,主气为少阴君火,客气为太阴湿土,火气反为湿土之气郁遏而不发,白色云埃四起,云气归于雨府,风气若不胜湿土之气,则雨水降下,人们身体安康。其发病为热郁于上部,咳嗽气逆,呕吐,疮疡发生于内部,胸中与咽喉不利,头痛身热,神志昏愦不清,脓疮等。

⑫方药中等《黄帝内经素问运气七篇讲解》[二之气,火反郁,白埃四起,云趋雨府,风不胜湿,雨乃零,民康]"二之气",指少阳相火司天之年,其客气加临之间气二之气为太阴湿土。"火反郁",指火热之气受到了客气太阴湿土之气的郁遏。意即在二之气所属的这一段时间中,亦即在春分以后至小满以前,大约在3月中旬至5月中旬这一段时间中,正值春夏之交,从主气来说正是少阴君火主时,一般来说,气候应该温暖,但是少阳相火司天之年,客气二之气为太阴湿土,春雨绵绵,春寒犹冽,应温不温,所以原文谓"火反郁"。"白埃四起",是形容湿土之气如白色烟雾从地面升起变化为云。"云趋雨府",指天空多云,变化为雨。《素问·阴阳应象大论》谓:"地气上为云,天气下为雨。""风不胜湿","风",指春令多风。此处是说从主气主运来说,春令多风,但由于少阳相火司天之年,客气二之气为太阴湿土,气候反常,虽说属风气偏胜不应多雨的季节,也仍然雨湿流行。"雨乃零","零",此处同"临",意即降雨。以上几句,从总的来看都是对太阴湿土主时自然景象的描述。意即少阳相火司天之年,二之气所属的这一段时间中,雨水偏多。至于"民乃康"三字,不能完全作人们在这种气候反常的情况下身体健康来理解,应与前述阳明司天之政中所述的"民气和""民乃康平"的含义大致相同,只能认为这是因为少阳相火司天之年,初之气少阴君火主气,"候乃大温","温病乃起"。之后,二之气太阴湿土主气时,气候相对转凉,人们感觉舒畅一些。

[其病热郁于上,咳逆呕吐,疮发于中,胸嗌不利,头痛身热,昏愦脓疮]"热郁于上",指热郁结在里,由于火性向上,所以谓"热郁于上"。"咳逆呕吐",指咳嗽,气

喘,呕吐上逆。"疮发于中","疮",指疮疡,意即疮疡是由于热郁在里而发生。"胸嗌不利","胸",指胸部,"嗌",指咽喉,"不利",指阻塞不通感。"头痛身热",指头痛发热。"昏愦脓疮","昏愦",即神志障碍。"脓疮",即皮肤化脓生疮。这些都是少阳相火司天之年,二之气所属的这一段时间中容易发生的一些疾病和症状。由于二之气主气为少阴君火,客气为太阴湿土,火被湿遏,热郁于里,所以在临床上可以发生上述"热郁于上""疮发于中"的里热症状。由于湿束肌表,湿邪内蕴,所以在临床上也可以发生上述"咳逆呕吐,胸嗌不利,头痛身热"等表湿或里湿症状。由于湿热交争、湿蒙清窍,所以在临床上也可以发生"昏愦脓疮"等症状。

⑬王洪图等《黄帝内经素问白话解》二之气,主气为少阴君火,客气为太阴湿土,火气被湿土之气郁遏,湿气蒸腾上升,白色的云尘弥漫,天空多云,变化为雨。此时风气衰退,不能克制湿土之气,因而雨水下降,人们身体也健康。假若引起疾病,多为热邪郁于上部的病变,出现咳嗽气逆、呕吐、疮疡生于内部、胸中与咽喉不利、头痛、身热、神志昏昧不清、脓疮等。

⑭郭霭春《黄帝内经素问白话解》白埃:白色的云雾之气。

二之气,太阴湿土用事,少阴君火之气反被郁遏,白色之气四起,云向雨府,风气不能胜过雨湿之气,细雨零落,人们极为安康。如有疾病,是热气郁于上部,咳嗽,气逆,呕吐,疮疡发于体内,胸部不利,头痛,周身发热,心乱,脓疮等。

(3)三之气,天政布,炎暑至,少阳临上,雨乃涯。民病热中,聋瞑,血溢,脓疮,咳,呕,衄衊,渴,嚏欠,喉痹,目赤,善暴死。

①王冰《黄帝内经素问》此句未具体注释。

②马莳《黄帝内经素问注证发微》三之主气,本少阳相火也,而又少阳相火客气加之,则天政布,炎暑至,少阳临上,雨乃涯,民病有为热中,为聋,为瞑,为血溢,为脓疮,为咳,为呕,为衄,为衊,为渴,为嚏,为欠,为喉痹,为目赤,为善暴死也。

③张介宾《类经》天政布,司天布化也。客主之气,皆属少阳,相火专令,故炎暑至,雨乃涯。涯言其际,凡雨之起止,皆得云也。客主之火交炽,故为热病如此。

④张志聪《黄帝内经集注》司天之气上临于三气,故天政布。主时之气亦属少阳,故炎暑至。雨乃涯者,太阴横流也。民病热中血溢衄衊嚏欠诸证,感风火之气也。二火相交,风热并至,故善暴死。

⑤高士宗《黄帝素问直解》三之客气加临,乃少阳相火,少阳司天,故天政布,少阳加故,故炎暑至,三气乃太阴主时,而少阳客气加临,则火土相生,故雨乃涯。民乃热中,火气盛也;聋瞑,火亢水极也。血溢脓疮,火气盛。咳呕衄衊,渴,嚏欠,火刑金也。喉痹目赤,厥阴少阳气不和也。水不济火,金受火刑,阴阳不和,故善暴死。

⑥黄元御《黄元御医书全集》三之气司天,少阳相火主令,故天政布,炎暑至。少阳司气,又复上司天政,湿气消,故雨乃涯(涯,止也)。足少阳甲木化气相火,逆而上行,双克肺胃,故热中聋瞑、血溢脓疮、咳呕衄衊、燥渴嚏欠、喉痹目赤诸病生

焉。相火性烈,故主暴死。

⑦张琦《素问释义》三气主客皆相火,即司天之气,二火交炽,故多火热之病。

⑧高亿《黄帝内经素问详注直讲全集》〔讲〕由二之气以推三之气,主则湿土,客为相火,以客之相火,而与司天同气,司天之政,必随客气而遍布炎暑为之乃至也。是以司天少阳临于上,主气太阴运于中,一火一土,阴阳激搏,时雨为之乃涯矣。究之土不敌火,民感其气多病热中、聋、瞑、血溢、脓疮、咳呕、鼽衄、渴、嚏、欠、喉痹、目赤诸证。兼火性急速,故善暴发而死也。

⑨孟景春等《黄帝内经素问译释》三之气,司天之气行使权力,炎暑之气到来,因为主气客气都是少阳相火布政,雨水穷尽而不降。人们多病火热在中,耳聋,目瞑,血热妄行而外溢,疮肿溃脓,咳嗽,呕吐,鼻塞流涕,鼻出血,口渴,喷嚏,呵欠,喉痹,眼睛红赤,往往突然死亡。

⑩任廷革《任应秋讲〈黄帝内经〉素问》此句未具体注释,总体概括此段为:(提要)论逢寅、逢申年为少阳司天之政,凡此壬寅、壬申、戊寅、戊申、甲寅、甲申、庚寅、庚申、丙寅、丙申等十年,皆主太过之岁也。

⑪张灿玾等《黄帝内经素问校释》三之气,主气为少阳相火,客气亦为少阳相火,主客气同,司天之气施布政令,炎暑乃至,少阳相火上临,火气过甚,故雨水穷尽而不降。人们易患热病在内,耳聋目瞑,血外溢,脓疮,咳嗽,呕吐,鼻塞鼽血,口渴,喷嚏呵欠,喉痹,目赤等病,往往突然死亡。

⑫方药中等《黄帝内经素问运气七篇讲解》[三之气,天政布,炎暑至,少阳临上,雨乃涯]"三之气",指少阳相火司天之年,其客气的三之气为少阳相火。"天政布",指少阳相火司天。"炎暑至",指由于少阳主火,加上这一步主气也是少阳相火,主气客气都是火热,所以在三之气所属的这一段时间中,亦即小满以后至大暑以前,大约在5月中旬至7月中旬这一段时间中,气候特别炎热。"少阳临上","少阳",指少阳相火,"临",指客气加临,"上",指司天之气。"雨",指降雨,此处指雨湿之气。"涯",指到头或结束。全节意即少阳相火司天之年,在三之气所属的这一段时间中,气候特别炎热。在此以前二之气中所出现的雨湿偏胜现象,到了三之气时便自然结束。

[民病热中,聋瞑血溢,脓疮咳呕,鼽衄渴嚏欠,喉痹目赤,善暴死]"热中",即里热证。"聋",指耳聋。"瞑",指眼花。"血溢",指出血。"脓疮",指疮疡。"咳呕",指咳嗽气喘,呕吐上逆。"鼽衄",指鼻出血。"渴",指口渴。"嚏",指喷嚏。"欠",指呵欠。"喉痹",指咽喉肿痛,《诸病源候论·脓疮咳呕》谓:"喉痹者,喉里肿塞痹痛,水浆不得入也。""目赤",指眼红。"暴死",指突然死亡。上述这些症状,多数情况下都是由于感受热邪所引起的里热证。"聋瞑"、"目赤",多属于肝热证;"脓疮"多属心热证;"咳""血溢""鼽衄""嚏",多属肺热证;"渴""呕""喉痹",多属胃热证;"暴死",在暴热时发生,多系中热暑厥。全节意即少阳相火司天之年,在三之气所属这一段时间中,天气酷热,人们容易处感热邪而生上述各种病证。

⑬王洪图等《黄帝内经素问白话解》三之气,主气为少阳相火,客气也是少阳相火,也就是司天之气,炎暑到来。客主之气相同,火气过胜,致使雨水停止下降。人们易患内热、耳聋、目瞑、血溢、脓疮、咳嗽、呕吐、鼻流清涕、衄血、口渴、喷嚏、呵欠、喉痹、目赤等病证,严重的会发生猝死。

⑭郭霭春《黄帝内经素问白话解》三之气,司天运气布化,炎热到来,因为客主之气都是少阳相火行使职权,所以雨就停止下降。这时。人们多患内里发热,耳聋,目瞑,出血,咳嗽,呕吐,鼻塞流涕,鼻出血,喷嚏,呵欠,咽喉痹痛,目赤,常常突然死亡。

(4) 四之气,凉乃至,炎暑间化,白露降,民气和平。其病满,身重。

①王冰《黄帝内经素问》此句未具体注释。

②马莳《黄帝内经素问注证发微》四之主气,本太阴湿土也,而阳明燥金客气加之,则凉乃至,炎暑间化,白露降,民气和平,其有病者,为满,为身重也。

③张介宾《类经》燥金之客,加于湿土之主,故凉气至而炎暑间化。间者,时作时止之谓。土金相生,故民气和平。燥胜者肺自病,故胸中满。湿胜者脾自病,故身体重。

④张志聪《黄帝内经集注》加临间气乃阳明清凉之气,故凉乃至,白露降。少阳之火与风热之气交于气交之中,故炎暑间化。风热主岁而遇此清凉,故民气和平。其病满身重者,感主时湿土之气也。(眉批)间化者,有时而凉,有时而热。

⑤高士宗《黄帝素问直解》四之客气加临,乃阳明燥金,金气清凉,故凉乃至。少阳相火主气,故炎暑间化,于时为秋,故白露降,炎暑间化,而白露降,故民气和平。若感凉露之湿气,则其病中满而身重。

⑥黄元御《黄元御医书全集》四之气,阳明燥金司令,故凉乃至。炎暑间化,言相火之化,得金之清凉而少间也。太阴湿土为四之主气,以燥金客气而当湿旺之时,客不胜主,故腹满身重。

⑦张琦《素问释义》四气主湿土,客燥金,燥湿气异,视其气胜而为病。满,当为胸满肺病。身重则为湿病也。

⑧高亿《黄帝内经素问详注直讲全集》〔讲〕由三之气以推四之气,主则相火,客为燥金,火不胜金,而金令独行,是以凉气为之乃至,虽炎暑间于其中而自化矣。斯时白露降,暑气消,民气得其和平,然所以犹病胀满身重者,皆客气相感,而燥邪乘之也。

⑨孟景春等《黄帝内经素问译释》炎暑间化:张介宾"燥金之客,加于湿土之主,故凉气至而炎暑间化。间者,时作时止之谓"。即加临于四之气的客气是燥金,清凉之气与湿热之气相间运化,使气候有时寒凉,有时炎热,所以称为"间化"。

四之气,阳明清凉之客气与主时之太阴湿土到来,与主岁的风热之气相遇,所以有时清凉,有时炎热,迫白露下降,人们就舒适。其发病为胀满,身体沉重。

⑩任廷革《任应秋讲〈黄帝内经〉素问》此句未具体注释,总体概括此段为:(提

六元正纪大论篇

要)论逢寅、逢申年为少阳司天之政,凡此壬寅、壬申、戊寅、戊申、甲寅、甲申、庚寅、庚申、丙寅、丙申等十年,皆主太过之岁也。

⑪张灿玾等《黄帝内经素问校释》炎暑间化:四之气,正值大暑与处暑之际,而主客之气,土金相生,其气阴凉,故炎暑之气间时而化。《类经》二十六卷第十七注:"燥金之客,加于湿土之主,故凉风至而炎暑间化。间者,时作时止之谓。"

四之气,主气为太阴湿土,客气为阳明燥金,阳明主令,凉气乃至,炎暑之气间时而化,白露降下,人们平和无殃,其发病为胀满身重。

⑫方药中等《黄帝内经素问运气七篇讲解》[四之气,凉乃至,炎暑间化,白露降,民气和平]"四之气",指少阳相火司天之年,其客气加临之间气四之气为阳明燥金。"凉乃至",指由于阳明主凉主燥,所以在四之气所属的这一段时间中,亦即在大暑以后至秋分以前,大约在7月中下旬至9月中下旬这一段时间中,气候偏凉。"炎暑间化","炎暑",指炎热,"间",指间断。张介宾注:"燥金之客,加于湿土之主,故凉气至而炎暑间化,间者,时作时止之谓。"意即在四之气所属这一段时间,正值炎夏季节,加上少阳相火四司天之年,厥阴风木在泉,所以气候应偏热,但四之气主气是太阴湿土,客气是阳明燥金,太阴主湿,雨水偏多,阳明主凉,偏于清冷,在这种错综复杂的变化中,因此炎热并不持续表现,亦即时冷时热。"白露降",指清冷的自然景象。"民气和平",其义与前述之"民气和""民乃康""民乃康平"之义同,也就是在经过三之气天气大热之后,天气转为清凉,金风送爽,在这种自然气候的自调状态下,人体状况感到相对良好。

[其病满身重]"满",指腹胀满。"身重",指全身酸重无力。腹满和身重,多属湿困。全句意即少阳相火司天之一年,四之气时,主气为太阴湿土,湿气偏胜。客气为阳明燥金,清气偏胜。司天在泉之气为火,为风。在这种错综复杂的气候变化中,不论其系属湿热、风湿或寒湿致病,都可以在临床上出现上述腹满身重症状。所以原文谓:"其病满身重。"

⑬王洪图等《黄帝内经素问白话解》四之气,主气为太阴湿土,客气为阳明燥金,金气清凉,所以凉气到来。但四之气正值炎暑未退,加上为少阳相火司天之年,因而气候偏热。而此时的主气又是太阴湿土,客气为阳明燥金,太阴之气湿,燥金之气凉,这种复杂的情况下,炎热的天气时现时止。因为时令接近秋季,所以有白露下降。因为天气并不是持续炎热,又有白露下降,所以人们的气血也和平而少病。假若生病,多表现为腹满、身重等。

⑭郭霭春《黄帝内经素问白话解》炎暑间化:有时寒凉,有时炎热。

四之气,阳明燥金清凉之客气,加于主时的太阴湿土,因而有时凉、有时热,白露下降,民气和平。如有疾病,是胸满、身体沉重。

(5)五之气,阳乃去,寒乃来,雨乃降,气门乃闭,刚木早凋,民避寒邪,君子周密。

①王冰《黄帝内经素问》([新校正云]按王注《生气通天论》,气门,玄府也。所

以发泄经脉荣卫之气,故谓之气门。)

②马莳《黄帝内经素问注证发微》五之主气,本阳明燥金也,而太阳寒水客气加之,则阳乃去,寒乃来,雨乃降,气门乃闭。气门者,玄府也。俗名汗空,所以发泄经脉荣卫之气,故谓之气门。刚木早凋,民避寒邪,君子则能周密也。

③张介宾《类经》寒水之客,加于燥金之主,水寒金敛,故候如此。气门,腠理空窍也,所以发泄营卫之气,故曰气门。王氏注曰:玄府也。金肃水寒,当畏避也。

④张志聪《黄帝内经集注》五之间气乃太阳寒水,故阳热去而寒乃来。以秋冬之交而行闭藏之冬令,故气门乃闭,宜周密以避寒邪。曰圣人曰君子,盖言圣贤之随时调养以和其气,是以暴过不生,苛疾不起。

⑤高士宗《黄帝素问直解》五之客气加临,乃太阳寒水,故阳气去,寒乃来,雨乃降,寒主凝敛,故气门乃闭。其时刚木早凋,民避寒邪,君子周密,可以无病。

⑥黄元御《黄元御医书全集》五之气,太阳寒水司令,故寒来雨降,气门(汗孔)闭,刚木凋,民避寒邪,君子周密不出也。

⑦张琦《素问释义》主,燥金。客,寒水。气门者,卫气出入之门也。

⑧高亿《黄帝内经素问详注直讲全集》〔注〕气门,腠理也,所以发泄荣卫之气,故曰气门也。

〔讲〕由四之气以推五之气,主则燥金,客为寒水,时则客气用事,阳为之去,寒为之来,雨为之降也。兼寒水司令,气门乃闭,虽属阳木,因寒气运行,阳光尽减,刚木为之早凋。众民兆庶,当禁避寒邪,以卫身形,至于君子,则居室周密,善为调护焉。

⑨孟景春等《黄帝内经素问译释》气门乃闭:张介宾"气门,腠理空窍也,所以发泄营卫之气,故曰气门"。一说指天地间阳气有闭藏的现象。

五之气,阳气散去,太阳寒水之气到来,雨水下降,人身的腠理孔窍收敛,阳气闭藏,树木很早就凋零,人们应避免寒邪侵袭,懂得养生之道的人,居处周密,以避寒气。

⑩任廷革《任应秋讲〈黄帝内经〉素问》此句未具体注释,总体概括此段为:(提要)论逢寅、逢申年为少阳司天之政,凡此壬寅、壬申、戊寅、戊申、甲寅、甲申、庚寅、庚申、丙寅、丙申等十年,皆主太过之岁也。

⑪张灿玾等《黄帝内经素问校释》气门乃闭:气门指玄府,五之气寒凉之气至,阳气开始敛藏于内,故气门乃闭。

五之气,主气为阳明燥金,客气为太阳寒水,阳气乃去,寒气乃至,雨水乃降,由于阳气敛藏,气门乃闭,刚硬的树木早为雕零,人们应避开寒邪,通晓养生之道者,居处周密,以避寒气。

⑫方药中等《黄帝内经素问运气七篇讲解》[五之气,阳乃去,寒乃来,雨乃降,气门乃闭,刚木早雕]"五之气",指少阳相火司天之年,其客气加临之间气五之气为太阳寒水。"阳乃去",指阳热之气已去。"寒乃来",指阴寒之气到来。"雨乃降",

六元正纪大论篇

指由于天气转凉,所以雨水也多,这也就是说由于太阳主寒,所以在五之气所属的这一段时间,亦即在秋分以后至小雪以前,大约在 9 月中下旬至 11 月中下旬这一段时向中,气候偏寒。"气门乃闭",此句亦见于《素问·生气通天论》,原文云:"平旦人气生,日中而阳气隆,日西而阳气已虚,气门乃闭。"王冰注云:"气门谓玄府也。所以发泄经脉营卫之气,故谓之气门也。""玄府",又名"鬼门",即皮肤上的汗孔,因此发汗又叫"开鬼门"。"气门乃闭",指气候寒冷,人体为了保护阳气不外泄,汗孔关闭,皮肤无汗。"刚木早雕","刚木",指木质坚硬的树木。"早雕",指过早凋枯,全句意即少阳相火之年,五之气为太阳寒水,气候偏寒,因此自然界从物化现象上来说,树木早凋;从人体生理现象来说,汗出减少或无汗,阳气内藏。

〔民避寒邪,君子周密〕"君子",此处指知养生的人。"周密",指居住地温暖严密。全句是承上句而言,意即这一段时间由于主气为阳明燥金,客气为太阳寒水,气候比一般年份要冷,秋行冬令,因此在养生方面,居处要注意防寒,要保持温暖。这也就是《素问·四气调神大论》中所谓的"去寒就温,无泄皮肤",张志聪所释:"五之间气,乃太阳寒水,故阳热去而寒乃来,以秋冬之交而行闭藏之冬令,故气门乃闭,宜周密以避寒邪,曰圣人,曰君子,盖言圣贤之随时调养以和其气,是以暴过不生,苛疾不起。"亦属此义。

⑬王洪图等《黄帝内经素问白话解》五之气,主气为阳明燥金,客气为太阳寒水,阳热的气候已退去,寒冷的气候到来,雨水下降。因为金气肃杀,水气收藏,所以人们的皮肤致密,汗孔关闭,坚硬的树木也提前凋零。人们应该避免寒邪侵犯,居处需要周密。

⑭郭霭春《黄帝内经素问白话解》五之气,阳热散去,寒气随之而来,雨水下降,人身的腠理空窍收敛,坚硬的树木提前凋落,人们纷纷躲避寒邪,起居就更谨慎了。

(6)终之气,地气正,风乃至,万物反生,霿雾以行。其病关闭不禁,心痛,阳气不藏而咳。抑其运气,赞所不胜,必折其郁气,先取化源,暴过不生,苛疾不起。

①王冰《黄帝内经素问》化源,年之前十二月,迎而取之。(〔新校正云〕详王注资取化源,俱注云取,共意有四等:太阳司天取九月,阳明司天取六月,是二者先取在天之气也;少阳司天取年前十二月,太阴司天取九月,是二者乃先时取在地之气也;少阴司天取年前十二月,厥阴司天取四月,义不可解。按《玄珠》之说则不然,太阳阳明之月与王注合,少阳少阴俱取三月,太阴取五月,厥阴取年前十二月。《玄珠》之义可解,王注之月疑有误也。)苛,重也。(〔新校正云〕详此不言食岁谷间谷者,盖此岁天地气正,上下通和,故不言也。)

②马莳《黄帝内经素问注证发微》终之主气,本太阳寒水也,而厥阴风木客气加之,则地气正,风乃至,万物反生,霿雾已行,其病为关闭不禁,为心痛,为阳气不藏而咳。然则治之者当何如?必抑其运气之太过,赞其所直之不胜。折其郁气者,后《本病篇》云:寅申之年,阳明升天,主窒天英,胜之不前。盖言阳明在地三年,至

此年升天作少阳左间,遇天英火司窒之,故不能升。又遇戊寅、戊申火运先天而至,则金欲升天,火运抑之。故《刺法论》云:金欲升,而天英窒抑之,当刺手太阴之经穴经渠。后《本病篇》云:寅申之岁,少阴降地,主窒地玄,胜之不入。又或遇丙申、丙寅水运太过,先天而至,君火欲降,水运承之,降而不下。故《刺法论》云:火欲降,而地玄窒抑之,降而不入,当刺足少阴之井穴涌泉、足太阳之合穴委中。先取化源,王注以为年前之十二月,迎而取之。新校正云:详王注资取化源,俱注云取,其意有四等:太阳司天取九月,阳明司天取六月,是二者先取在天之气也;少阳司天取年前十二月,太阴司天取九月,是二者乃先时取在地之气也;少阴司天取年前十二月,厥阴司天取四月,义不可解。按《玄珠》之说则不然,太阳、阳明之月与王注合,少阳、少阴俱取三月,太阴取五月,厥阴取年前十二月。《玄珠》之义可解,王注之月疑有误也。愚按王注与新校正皆名曰取,盖未考《刺法论》中"太过取之,不及资之"之义耳。暴病不生,重疾不起。

③张介宾《类经》厥阴在泉,风木用事,主气以寒水生之,故地得其正,而风至物生霜雾行也。蒙、梦、茂三音,注:天气下,地气不应曰雾。时当闭藏,而风木动之,风为阳,故其为病如此。抑其太过,助其不及也。本年相火同天则金郁,风木在泉则土郁。又如《本病篇》曰:寅申之年,阳明升天,主窒天英,胜之不前。少阴降地,主窒地玄,胜之不入。故《刺法论》云金欲升而天英窒抑之,当刺手太阴之经。火欲降而地玄窒抑之,当刺足少阴之所出,足太阳之所入。王氏曰:化源,年之前十二月,逆而取之。新校正云:详王注资取化源,俱注云取,其意有四等:太阳司天取九月,阳明司天取六月,是二者先取在天之气也;少阳司天取年前十二月,太阴司天取九月,是二者乃先时取在地之气也。少阴司天取年前十二月,厥阴司天取四月,义不可解。按玄珠之说则不然,太阳阳明之月,与王注合,少阳少阴俱取三月,太阴取五月,厥阴取年前十二月。玄珠之义可解,王注之月疑有误也。能行上法,其气自和,故无暴过疾之。新校正云:详此不言食岁谷间谷者,盖此岁天地气正,上下通和,故不言也。

④张志聪《黄帝内经集注》厥阴风木主终气,故风乃至。地气正者,厥阴从中见少阳之化也。万物遇生气而反生,地气反上升而霜雾以行,以闭藏之时而反行发生之令,故其病关闭不禁。心痛者,肾气上乘于心也。夫肺主气而肾为生气之原,故肾为本,肺为末,阳气至冬而归藏于肾藏,今反上乘于肺,故咳。(眉批)地气正,天气正,故曰诸同正岁。诸者,谓寅申之十年从少阳之化,故曰气化运行同天。余运仿此。所不胜者,如壬年角运太过,则土气不胜,戊年火运太过,则金气不胜,故宜抑其太过,赞助其所不胜。折其郁气者,如庚寅庚申岁少阳司天,则商运受郁矣,甲寅甲申岁厥阴在泉,则宫运受郁矣,是当折其致郁之气,先取二运之化源,折抑其太过,赞助其不胜。是以暴过不生,苛疾不起,暴者,谓太宫太商之运气主太过,而反受其郁,故气暴。暴者为病甚,故曰苛。

⑤高士宗《黄帝素问直解》终之客气加临,乃厥阴风木,与在泉地气相符,故地

气正。正,和平也。厥阴,风也,故风乃至。地气正而风至,故万物反生,于时为冬,故霜雾以行,太阳寒水,主终之气,其病关闭不禁。禁,犹止也。心痛,寒气盛也。阳气不藏而咳,言太阳阳气,不藏于水府,则膀胱水气,不濡毛窍而为咳。运之太过,当抑其运气,此强彼弱,当赞所不胜,郁者复之基,故必折其郁气,欲折郁气,先取化源而资之。上文先资化源,所以益之,此先取化源,亦取而益之也。如是,庶暴过不生,苛疾不起,火气在上,木气在下。

⑥黄元御《黄元御医书全集》终之气在泉,厥阴风木司令,故地气正,风乃至,万物反生。风木鼓动,地气升发,故霜雾以行(霜,晦也)。风木疏泄,下窍失敛,故病关闭不禁。风木冲击,故心痛。肝胆同气,乙木疏泄,则甲木动摇,相火失藏,上刑肺金,是以咳也。抑其运气者,损其太过。赞所不胜者,助其被克也。暴过不生,故苛疾不起。

⑦张琦《素问释义》终气主寒水,客风木即在泉之气也。上云地气扰,此云地气正者,前主一岁而言,风动于下故曰扰。此以冬令而言,合有寒风故曰正也。万物反生句有误。霜雾者,风挟水气上行,木气本温,故不为霜雪而为霜雾也。时当闭藏之令,而风木疏泄,故泄利不禁。相火不藏,乘肺而为咳。化源或曰资,或曰取,虽有不同,王氏训:资亦曰取,则一耳。

⑧高亿《黄帝内经素问详注直讲全集》〔讲〕由五之气以推终之气,主则水,客为风木,加以厥阴在泉,是以地气正风,乃至万物反生,霜雾以行矣。然风主发泄,寒主关闭,民感为病,多主关闭不禁也。兼主气寒水,邪乘于心,心必为之抑郁而痛,客气风木,邪乘于肺,阳必为之不藏而咳矣。六气之分应如此。故少阳司天,厥阴在泉之岁,如大运与司天在泉之气相助,太过者则抑之,无使其亢,大运与司天在泉之气相扶,不胜者则赞之,无使受害。且大运兴,司天在泉之气,有克郁而不能发泄者,必折去之,以使其舒。大运与司天在泉之气,有限制而不能生成者,必先取其生化之源,使母益子气,而不足者足矣。治之者果能抑赞如法,折取无失,则既无太过之弊,亦无不及之偏。夫何有暴过之生,苛疾之起哉!

⑨孟景春等《黄帝内经素问译释》暴过不生:猝暴太过之气不会发生。

终之气,在泉的厥阴之气迁正而当令,风气到来,所以万物反而有生长的趋势,时常有浓厚的雾露产生。其发病为腠理本应闭密而反发泄不禁,心痛,咳嗽。采取抑制其太过的运气,资助其所不胜之气,必须减弱其郁遏之气,首先调和其化生的泉源,于是猝暴太过之气不会发生,也就不会引起人们的重病了。

⑩任廷革《任应秋讲〈黄帝内经〉素问》此句未具体注释,总体概括此段为:(提要)论逢寅、逢申年为少阳司天之政,凡此壬寅、壬申、戊寅、戊申、甲寅、甲申、庚寅、庚申、丙寅、丙申等十年,皆主太过之岁也。

⑪张灿玾等《黄帝内经素问校释》霜(mèng 梦):雾气晦暗不明。《说文》:"天气下地不应曰霜。霜,晦也。"关闭不禁:终之气当闭藏,而客气厥阴风木,反行发生之令,故气机之当关闭者,不得禁锢。张志聪注:"以闭藏之时,而反行发生之令,故

其病关闭不禁。"先取化源：王冰注"年之前十二月，迎而取之"。《玄珠密语·卷一·迎随补泻纪篇》谓"火之将胜也"，"于三月迎而取之"。新校正云："详王注资取化源，俱注云取，其意有四等：太阳司天取九月，阳明司天取六月，是二者先取在天之气也；少阳司天取年前十二月，太阴司天取九月，是二者乃先时取在地之气也。少阴司天取年前十二月，厥阴司天取四月，义不可解。按《玄珠》之说则不然，太阳阳明之月与王（冰）注合，少阳少阴俱取三月，太阴取五月，厥阴取年前十二月。《玄珠》之义可解，王（冰）注之月疑有误也。"王注与《玄珠密语》说不同，义难解，今并存之。

终之气，主气为太阳寒水，客气为厥阴风木，在泉之气得其正化之位，风气乃至，万物反而有生发之势，雾气流行。由于气机外泄，故其发病为应关闭者反而不能禁锢，心痛，阳气不得敛藏，咳嗽等。凡此少阳司天之年，必须抑制中运与司天的太过之气，赞助所不胜之气，折减其致郁的胜气，资助不胜之气的生化之源，则猝暴太过之气不能发生，重病可以不生。

⑫方药中等《黄帝内经素问运气七篇讲解》[终之气，地气正，风乃至，万物反生，霜雾以行]"终之气"，指少阳相火司天之年，其客气终之气为厥阴风木。"地气正"，指正是在泉之气的位置所在。"风乃至"，指厥阴风木在泉。这一年的下半年气候偏温，风气偏胜，尤其是在终之气所属的这一段时间中，亦即在小雪以后至大寒以前，大约在11月中下旬至第二年1月中旬这一段时间中，气候偏温，应冷不冷。"万物反生"，指由于气候偏温，冬行春令，所以草木提早萌芽生长。"霜雾以行"，"霜"（mèng 音孟），指天色昏暗。"雾"，指烟雾迷濛，此处指风气偏胜时飞沙走石，天气昏暗的自然景象。

[其病关闭不禁，心痛，阳气不藏而咳]"关闭"，指阳气内藏。"不禁"指不能控制。"关闭不禁"意即终之气这一段时间，正值冬令，阳气应该内藏，但是由于厥阴风木在泉，风主动，所以阳气应藏不藏。这也就是前文所谓的"地气扰"。"心痛"，指心腹痛，多与肝失疏泄、气滞血瘀有关。"咳"，指咳嗽，多与肺失治节有关。全节意即少阳相火司天之年，厥阴风木在泉，在终之气所属的这一段时间中，由于厥阴风木用事，风气偏胜，因此人体也容易发生肝病、气滞血瘀，而在临床上出现心腹痛等症状；也可以在肝气偏胜的情况下反侮肺金而出现咳嗽等症状。所以张介宾注云："时当闭藏，而风木动之。风为阳，故其为病如此。"

[抑其运气，赞所不胜]"抑"，指抑制。"运气"，指岁运及司天在泉四间气。"赞"，即赞助或支持。"不胜"，指有关运气之所不胜，例如岁木太过，风气流行，脾土受邪之类，木，即为土之所不胜。余可类推。全句意即在感受外邪致病的情况下，要联系气候变化特点，要认真分析感邪的性质，采取针对性的措施，治热以寒，治寒以热，这就叫"抑其运气"。同时要根据传变特点，防止传变，早期治疗。例如外感风邪发生肝病，知肝传脾，当先实脾，这就叫"赞所不胜"。这是中医学有关治则提出的理论基础。

[必折其郁气,先取化源]关于"折其郁气,先取化源",其义与前述之"折其郁气,资其化源"相同,读者可以参看前文有关讲解,不再详释。不过,在此处"先取化源"句下王冰注云:"化源年之前十二月迎而取之。"《新校正》认为不可解,疑王(冰)注有误。其注云:"详王(冰)注资取化源俱注云取,其义有四等,太阳司天取九月,阳明司天取六月,是二者先取在天之气也;少阳司天取年前十二月,太阴司天取九月,是二者乃先时取在地之气也。少阴司天取年前十二月,厥阴司天取四月,义不可解。按《玄珠》之说则不然,太阳阳明之月与王(冰)注合,少阳少阴俱取三月,太阴取五月,厥阴取年前十二月。《玄珠》之义可解,王(冰)注之月疑有误也。"我们认为王(冰)注可以解释,并无错误。因为从王(冰)注基本精神来看,是根据《素问·四气调神大论》的精神,以春夏秋冬四季气候特点为准,采取早期预防措施,防患于未然。太阳司天,全年偏寒,冬令尤甚,寒可以胜热,因此在冬令未到之前的九月,先补心火。阳明司天,全年偏凉,秋令尤甚,凉可以胜风,因此在秋令未到之前的六月,先补肝木。此王(冰)注与《玄珠》所取月份相同者。少阳司天,全年偏热,夏令尤甚,热可以胜凉,因此在夏令未到之前先补肺金,所以《玄珠》取三月,但王(冰)注则取年前十二月。我们认为王(冰)注是从另一个角度来考虑的。因为少阳相火司天之年,初之气为少阴君火,"候乃大温",气候大热,热可以胜凉,从早期治疗、防患未然的角度来看,所以这一年应在年前十二月,即热令未到之前先补肺金,以防火来乘克。从原则来说这与《玄珠》取三月之说是一致的,都可以解释。太阴司天,全年偏湿,长夏尤甚,湿可以胜寒,因此在长夏未到之前先补肾水,所以《玄珠》取五月。而王冰注取九月者,我们认为这是从土可以克水,湿可以胜寒的角度来考虑的。因为水旺于冬,所以在冬季未到之前的九月先补肾水,以防土来乘克,从原则上来说也是与《玄珠》取五月之说是一致的。少阴司天,全年偏热,春夏之交尤甚,热可以胜凉,因此在春夏之交以前先补肺金,所以《玄珠》取三月,但王冰注取年前十二月。我们认为这也仍是从热可以胜凉的角度来看的,与前述少阳司天取年前十二月一样,从原则上看与《玄珠》之说亦无分歧。厥阴司天,全年偏温,风气偏胜,尤以春天为甚,因此在春令以前先补脾土,所以《玄珠》取年前十二月。但王注取四月,我们认为这是从土旺于长夏的角度来考虑的。因为长夏脾病多发,如果再遇上风木司天之年,那就更易发病。因此王(冰)注认为在长夏以前的四月补脾为好。从以上所述可以看出,王(冰)注与《玄珠》都主张早期补益司天之气的所胜之气以防其乘克太甚,但《玄珠》着眼于在司天之气最胜之前补其所胜之气,而王(冰)注则主张在所胜之气未旺之前来补益所胜之气。在所取时间上虽然不尽相同,但早期治疗、防患未然的精神则一,并无实质上的差别。至于疗效究竟如何,尚待临床上进一步进行验证。

[暴过不生,苛疾不起]"暴过",指突然发生的过错,此处指急病。"苛疾","苛",王冰注:"苛,重也。"指重病。全句意即如果按上述原则对疾病进行早期治疗,做到防患于未然,则人体就可以不致患急病或重病。

⑬王洪图等《黄帝内经素问白话解》终之气,主气为太阳寒水,客气为厥阴风木,也就是在泉之气,风气流行。虽然时值冬季,万物反有生发的趋势,时常产生雾露。人们由于皮肤疏松,阳气不能收藏,容易发生心痛、咳嗽等病证。在以上少阳相火司天、厥阴风木在泉、五运太过的十年中,防治疾病时,要抑制太过的运气,扶助受太过之气制约的气,减少引起气郁的原因,保证生化之源的充足。如此,运气和平,就不会产生急暴或严重的疾病。

⑭郭霭春《黄帝内经素问白话解》霡(méng 蒙):雾气晦暗不明。

终之气,地气当令,风气流动,万物反有生长的气象,时常出现霡雾。在这种情况下,人们常患关闭不禁,心痛,阳气不能闭藏,而有咳嗽等病。治疗时应当抑制那太过的运气,资助那不及的运气,必须减弱郁结之气,并首先从生化的泉源做起。如果运气太过的情况不发生,种种奇病就不致发作。

第二十六解

(一) 内经原文

故岁**宜咸**、**宜辛**[注]、宜酸,渗之、泄之、**渍之**、发之,观气寒温以调其过。同风热者多寒化,异风热者少寒化。用热远热,用温远温,用寒远寒,用凉远凉,食宜同法。此其道也。有假者反之,反是者**病之阶**也。帝曰:善。

[注]宜咸、宜辛:郭霭春《黄帝内经素问校注》、方药中等《黄帝内经素问运气七篇讲解》、人民卫生出版社影印顾从德本《黄帝内经素问》此处为"宜咸辛",其中郭霭春注:吴注本咸下有"宜"字。张灿玾等《黄帝内经素问校释》、孟景春等《黄帝内经素问译释》此处为"宜咸、宜辛",二者均注:宜,原脱,据道藏本补。

(二) 字词注释

(1) 宜咸、宜辛

①王冰《黄帝内经素问》未具体注释。

②马莳《黄帝内经素问注证发微》宜咸、宜辛。

③张介宾《类经》咸从水化,能胜火也。辛从金化,能胜木也。

④张志聪《黄帝内经集注》宜咸以制少阳之火,宜辛以胜风木之邪。

⑤高士宗《黄帝素问直解》故岁宜咸辛,谓咸味以泻火,辛味以平木。

⑥黄元御《黄元御医书全集》未具体注释。

⑦张琦《素问释义》咸以胜火,辛以平木。

⑧高亿《黄帝内经素问详注直讲全集》未具体注释。

⑨孟景春等《黄帝内经素问译释》适宜应用咸味、辛味。

⑩任廷革《任应秋讲〈黄帝内经〉素问》未具体注释。

⑪张灿玾等《黄帝内经素问校释》当用咸味辛味药物。

⑫方药中等《黄帝内经素问运气七篇讲解》"咸",指咸寒。"辛",指辛散。在治疗选药上多选咸寒的药物,用辛散药物。

⑬王洪图等《黄帝内经素问白话解》适宜用咸味、辛味。

⑭郭霭春《黄帝内经素问白话解》应用咸味、辛味。

（2）渍之

①王冰《黄帝内经素问》此词未具体注释。

②马莳《黄帝内经素问注证发微》渍之。

③张介宾《类经》渍之发之，所以去腠理之邪也。

④张志聪《黄帝内经集注》渍者，上古用汤液浸渍以取汗。

⑤高士宗《黄帝素问直解》渗之。

⑥黄元御《黄元御医书全集》此词未具体注释。

⑦张琦《素问释义》渍发。

⑧高亿《黄帝内经素问详注直讲全集》〔讲〕渍之。

⑨孟景春等《黄帝内经素问译释》水渍。

⑩任廷革《任应秋讲〈黄帝内经〉素问》此词未具体注释。

⑪张灿玾等《黄帝内经素问校释》水渍。

⑫方药中等《黄帝内经素问运气七篇讲解》"渍之"，指热水浸泡。

⑬王洪图等《黄帝内经素问白话解》水渍。

⑭郭霭春《黄帝内经素问白话解》水渍法。

（3）病之阶

①王冰《黄帝内经素问》此词未具体注释。

②马莳《黄帝内经素问注证发微》病必生矣。

③张介宾《类经》此词未具体注释。

④张志聪《黄帝内经集注》此词未具体注释。

⑤高士宗《黄帝素问直解》此词未具体注释。

⑥黄元御《黄元御医书全集》此词未具体注释。

⑦张琦《素问释义》此词未具体注释。

⑧高亿《黄帝内经素问详注直讲全集》〔讲〕病之阶。

⑨孟景春等《黄帝内经素问译释》疾病发生。

⑩任廷革《任应秋讲〈黄帝内经〉素问》此词未具体注释。

⑪张灿玾等《黄帝内经素问校释》导致疾病发生。

⑫方药中等《黄帝内经素问运气七篇讲解》"病"，此处作错误解。"阶"，指阶梯。那就必然走上错误的道路。

⑬王洪图等《黄帝内经素问白话解》为疾病的发生创造条件。

⑭郭霭春《黄帝内经素问白话解》就会造成疾病。

（三）语句阐述

（1）故岁宜咸、宜辛、宜酸，渗之、泄之、渍之、发之，观气寒温以调其过。

①王冰《黄帝内经素问》此句未具体注释。

②马莳《黄帝内经素问注证发微》新校正云：详此不言食岁谷、间谷者，盖此岁天地气正，上下通和，故不言也。故岁宜咸宜辛宜酸，以渗之泄之，渍之发之，观其

气有寒温者而调其病。

③张介宾《类经》以上十年，相火司天，风木在泉。咸从水化，能胜火也。辛从金化，能胜木也。酸从木化，顺木火之性也。渗之泄之，所以去二便之实；渍之发之，所以去腠理之邪也。虽岁气宜用之治如上文，然必当观寒温之盛衰，以调其有过者也。

④张志聪《黄帝内经集注》宜咸以制少阳之火，宜辛以胜风木之邪，厥阴从少阳之火化，是子泄其母气矣，故又宜用酸以补之。渍者，上古用汤液浸渍以取汗。渗之泄之者，以清火热之在中；渍之发之者，以散风邪之外袭。观气寒温，以调其过。寒温者，谓五运之寒温也。

⑤高士宗《黄帝素问直解》运之太过，当抑其运气，此强彼弱，当赞所不胜，郁者复之基，故必折其郁气，欲折郁气，先取化源而资。上文先资化源，所以益之，此先取化源，亦取而益之也。如是，庶暴过不生，苛疾不起，火气在上，木气在下，故岁宜咸辛，谓咸味以泻火，辛味以平木。少阳司天，中见者厥阴，在泉者亦厥阴。厥阴，木也，其味酸，故复宜酸味，或渗之泄之，以平其内；或渍之发之，以清其外，更当观气之寒温，以调其过。

⑥黄元御《黄元御医书全集》观运气之寒热，以调其过。

⑦张琦《素问释义》咸以胜火，辛以平木，风火相煽，酸以收之。渗泄以去二便之实，渍发以泄腠理之邪。

⑧高亿《黄帝内经素问详注直讲全集》〔讲〕故岁当少阳司天，厥阴在泉，一主火一主风，宜用咸从水化，以胜火。辛从金化，以平木。酸主收敛，以抑风。火之发越，且渗之泄之，以利其二便，渍之发之，以安其表里。更必观大运与司天在泉之气，寒者温之，温者清之，以调其寒温之过焉。

⑨孟景春等《黄帝内经素问译释》宜咸、宜辛：适宜应用咸味、辛味。

所以本年份适宜应用咸味、辛味和酸味，用渗、泄之法以清除火热，水渍或发汗之法以驱散风邪，根据运气的寒温，适当地调节其偏差。

⑩任廷革《任应秋讲〈黄帝内经〉素问》此句未具体注释，总体概括此段为：(提要)论逢寅、逢申年为少阳司天之政，凡此壬寅、壬申、戊寅、戊申、甲寅、甲申、庚寅、庚申、丙寅、丙申等十年，皆主太过之岁也。

⑪张灿玾等《黄帝内经素问校释》故岁宜咸宜辛宜酸，渗之泄之渍之发之：《类经》二十六卷第十七注"以上十年，相火司天，风木在泉，咸从水化，能胜火也；辛从金化，能胜木也；酸从木化，顺木火之性也。渗之泄之，所以去二便之实。渍之发之，所以去腠理之邪也"。

所以本岁当用咸味辛味及酸味药物，用渗泄水渍发散等方法进行治疗。观察气候的寒热变化，以调治其太过之邪气。

⑫方药中等《黄帝内经素问运气七篇讲解》[故岁宜咸辛宜酸，渗之泄之，渍之发之]"咸"，指咸寒。"辛"，指辛散。"酸"，指酸收。"渗"，指利尿。"泄"，指通便。

"渍之",指热水浸泡。"发之",指发汗。全节意即少阳相火司天之年,厥阴风木在泉,全年气候偏于温热,人体亦易外感温热之邪致病,因此在治疗选药上多选咸寒或酸收的药物,以清里热敛阴,用通利二便的药物以清里泄热,用辛散药物或用热水渍形发汗使热从外解。上述方法综合运用,也就是对于温热病的治疗大法为:辛凉解表,咸寒清里,苦寒通便,淡渗利湿,酸敛保津。后世温病学派对温热病的治疗方法,就是在此基础上演化而来。

〔"观气寒温以调其过"〕指根据人体感邪的性质以及人体疾病的性质进行针对性的处理。

⑬王洪图等《黄帝内经素问白话解》在这些年份中,适宜用咸味、辛味、酸味的药物和食品。可用渗泄的方法清除火热;用水渍或发汗的方法驱逐风邪。根据气候的寒温调整药量,不可太过。

⑭郭霭春《黄帝内经素问白话解》所以本年用药应用咸味、辛味、酸味,并用渗法、泄法、水渍法、发汗法。观察运气的寒温,加以调节不使太过。

（2）同风热者多寒化,异风热者少寒化。用热远热,用温远温,用寒远寒,用凉远凉,食宜同法。此其道也。

①王冰《黄帝内经素问》太角太徵岁同风热,以寒化多之。太宫太商太羽岁异风热,以凉调其过也。

②马莳《黄帝内经素问注证发微》司天为热,在泉为风,即如壬寅、壬申为太角,戊寅、戊申为太徵,乃同风热者,宜多用寒化。甲寅、甲申为太宫,庚寅、庚申为太商,丙寅、丙申为太羽,乃异风热者,宜少用寒化。天时有寒热温凉,而人用药食亦有寒热温凉,凡用寒热温凉者,宜用远天时之寒热温凉,而不可轻犯之也。

③张介宾《类经》故此十年之中,其大运有与在泉同风化、司天同热化者,则当多用寒化之品以治之,如太角太徵岁是也。其有异于在泉司天风热之化者,则当少用寒化之品以治之,如太宫太商太羽岁是也。

④张志聪《黄帝内经集注》如太角太徵之岁,运气与司天在泉之风热相同者,多用寒凉以清之。如太宫太商太羽之岁,运气与司天在泉之气异者,则少之。食药同法。

⑤高士宗《黄帝素问直解》同在泉司天风热之气者,则多寒凉之气味以制化之。异风热之气者,则少寒凉之气味以制化之。少阳,火热也。故先言用热远热,同上文。

⑥黄元御《黄元御医书全集》观运气之寒温,以调其过。运同天地之风热者,多用寒化之品(如太征、太角),运异天地之风热者,少用寒化之品(如太商、太羽)。

⑦张琦《素问释义》同风热者,太角、太徵岁也,多用寒化之品。异风热者,太宫、太商、太羽岁是也,少用寒化之品。

⑧高亿《黄帝内经素问详注直讲全集》〔讲〕其中大运与司天在泉,有同风热者,则多寒化之品以治之。有异风热者,则少寒化之品以治之也。然岁气之寒凉温

热,各有其时,而用药之寒凉温热,犹当避其岁气。如岁气已热,不可再用热以助其热;岁气已温,不可再用温以助其温;岁气已寒,不可再用寒以助其寒;岁气已凉,不可再用凉以助其凉。虽饮食之微,亦宜用此远热远寒之法,方无遗误。

⑨孟景春等《黄帝内经素问译释》若岁运与司天在泉的风热是相同的,应多用寒凉之品来清和,不相同的可以少用。应用热药时应避免炎热的气候,应用温药时应避免温暖的气候,应用寒药时应避免寒冷的气候,应用凉药时应避免清凉的气候,饮食的宜忌也是同一法则,这是一般规律。

⑩任廷革《任应秋讲〈黄帝内经〉素问》此句未具体注释,总体概括此段为:(提要)论逢寅、逢申年为少阳司天之政,凡此壬寅、壬申、戊寅、戊申、甲寅、甲申、庚寅、庚申、丙寅、丙申等十年,皆主太过之岁也。

⑪张灿玾等《黄帝内经素问校释》若中运遇太角、太徵与岁气风热相同之年,应多用寒化之品,若中运遇太宫、太商、太羽与岁气风热不同之年,应少用寒化之品,用热性药品时,应避开热气主令之时,用温性药品时,应避开温气主令之时,用寒性药品时,应避开寒气主令之时,用凉性药品时,应避开凉气主令之时,用饮食调养时,也应遵照这个原则,这乃是一般的规律。

⑫方药中等《黄帝内经素问运气七篇讲解》"同风热者多寒化",指外感风邪热邪致病,患者证候亦属于风证、热证者,则多用在寒凉气候中所化生的药物,亦即用具有寒凉作用的药物加以治疗。"异风热者少寒化",指与此相反,即不是感受风邪热邪致病而是感受其他邪气致病,其证候也不属于风证或热证者,则不能用寒凉药物治疗。全节意即少阳相火司天之年,厥阴风木在泉,全年气候以风热为特点,人体疾病亦以风热证为主,因此一般情况下均可以用上述治温热的方法来作治疗。但如果不是感司天在泉之气致病而是感间气之邪致病,则仍须具体情况具体处理,不能对上述"岁宜咸辛宜酸,渗之泄之,溃之发之"等治疗方法机械套用,必须"观气之寒温以调其过"。这是运气学说的基本精神,必须加以高度重视。

⑬王洪图等《黄帝内经素问白话解》若岁运与司天、在泉之气相同,同属于风热,就应该多用寒凉之品;若岁运与司天、在泉之气不同,就应该少用寒凉之品。另外要注意的是,在炎热的季节要避免过用热性药;在温暖的季节要避免过用温性药;在寒冷的季节要避免过用寒性药;在清凉的季节要避免过用凉性药。饮食的宜忌也是如此。

⑭郭霭春《黄帝内经素问白话解》如岁运与在泉同风化,司天同热化的,用方就以寒凉之品治之,不相同的,就少用寒凉之品,用热性应避免炎热的天气,用温性应避免温暖的天气,用寒性应避免寒冷的天气,用凉性应避免清凉的天气。在饮食方面,与上述方法是相同的。有时气候反常,就可以灵活应用。

(3)有假者反之,反是者病之阶也。帝曰:善。

①王冰《黄帝内经素问》此句未具体注释。

②马莳《黄帝内经素问注证发微》彼有假借而用之,以主气不足,临气胜之,特

假寒热温凉以资四正之气,则可以偶犯之耳。若非假反之法,则与时相违,病必生矣。

③张介宾《类经》详义见前太阳阳明之政。

④张志聪《黄帝内经集注》张玉师曰:按太阳司天,太阴在泉,则先云用寒远寒,用凉远凉;少阳司天,厥阴在泉,则先云用热远热,用温远温。盖言岁运寒热之药食,当远此司天在泉。远者,勿犯也。

⑤高士宗《黄帝素问直解》此句未具体注释。

⑥黄元御《黄元御医书全集》义如前。(编者按:详见前太阳之政)

⑦张琦《素问释义》此句未具体注释。

⑧高亿《黄帝内经素问详注直讲全集》〔批〕此统举少阳司天之六气,而详其证治也。

〔讲〕彼世有假热以治热,假温以治温,假寒凉以治寒凉者,是反乎常道也。反常道者,必病之阶而与时相达也。

⑨孟景春等《黄帝内经素问译释》若遇到反常的气候,就应当用不同的方法处理,假如不这样做,就容易导致疾病发生。黄帝道:对。

⑩任廷革《任应秋讲〈黄帝内经〉素问》此句未具体注释,总体概括此段为:(提要)论逢寅、逢申年为少阳司天之政,凡此壬寅、壬申、戊寅、戊申、甲寅、甲申、庚寅、庚申、丙寅、丙申等十年,皆主太过之岁也。

⑪张灿玾等《黄帝内经素问校释》若气候有反常变化时,就不必拘守这一原则,否则就会导致疾病的发生。

⑫方药中等《黄帝内经素问运气七篇讲解》[反是者病之阶也]"病",此处作错误解。"阶",指阶梯。全句意即如果违反了上述原则,那就必然走上错误的道路。于此可以看出运气学说在临床具体运用中,既重视其常,更重视其变。文中一再谆谆告诫人们对运气规律的具体运用要有常有变,千万不能机械运用。现在有些人攻击运气学说机械,这种说法,究竟是刻舟求剑、胶柱鼓瑟呢?还是有意歪曲呢?

⑬王洪图等《黄帝内经素问白话解》但如果气候反常,就要用相反的方法。以上是根据气候变化防治疾病的一般规律,违反这个规律就会为疾病的发生创造条件。

⑭郭霭春《黄帝内经素问白话解》这些都是基本的法则,如果违反了法则,就会造成疾病。

第二十七解

(一)内经原文

太阴之政奈何?岐伯曰:丑未之纪也。

太阴 少角 太阳 **清热胜复同**,同正宫。丁丑 丁未 其运风清热。

少角初正 太徵 少宫 太商 少羽终

（二）字词注释

（1）清热胜复同

①王冰《黄帝内经素问》此词未具体注释。

②马莳《黄帝内经素问注证发微》清胜热复。

③张介宾《类经》详义见前阳明之政。

④张志聪《黄帝内经集注》少角主木运不及，故清气胜之。有胜必有复，故热以复之。清热胜复之气，与本运同其化。

⑤高士宗《黄帝素问直解》清热胜复同，言少角木运不及，始则金之清气胜，既则火之热气复，胜与复，同主一岁之气。

⑥黄元御《黄元御医书全集》此词未具体注释。

⑦张琦《素问释义》木不及，金胜之，火来复。

⑧高亿《黄帝内经素问详注直讲全集》〔讲〕是岁丁木少角，风气不及，金行清令以胜之，清胜大过，则风木之子火热必为之来复。然胜甚者，复亦甚，胜微者复亦微，是以胜复同也。

⑨孟景春等《黄帝内经素问译释》此词未具体注释。

⑩任廷革《任应秋讲〈黄帝内经〉素问》此词未具体注释。

⑪张灿玾等《黄帝内经素问校释》木运不及，则克我之金的清气乃为胜气，清气之后，则我生之火的热气来复，此二年胜复之气相同。

⑫方药中等《黄帝内经素问运气七篇讲解》"清"，指清凉之气。"热"，指火热之气。"清热胜复同"，意即木运不及之年，春天里应温不温，气候偏凉，夏天里气候又比一般年份炎热。这是木运不及之年在气候变化上的特点。在前述阳明司天之政节中，"清热胜复同"条下，已作讲解，读者可参看前文。

⑬王洪图等《黄帝内经素问白话解》金能克木，木运不及则金气偏胜，故气候清凉。金气胜，就会有火热之气制约报复它。在这两年，胜气与复气相同。

⑭郭霭春《黄帝内经素问白话解》此词未具体注释。

（2）同正宫

①王冰《黄帝内经素问》（〔新校正云〕按《五常政大论》云：委和之纪，上宫与正宫同。）

②马莳《黄帝内经素问注证发微》委和之纪，上宫与正宫同。盖言上见太阴与正宫同者也。

③张介宾《类经》本年木运不及，则土得其政，所谓委和之纪，上宫与正宫同也。

④张志聪《黄帝内经集注》《五常政论》曰：委和之纪，上宫与正宫同。

⑤高士宗《黄帝素问直解》太阴土气司天，木运不及，土不受制，故同正宫。

⑥黄元御《黄元御医书全集》此词未具体注释。

⑦张琦《素问释义》此词未具体注释。

⑧高亿《黄帝内经素问详注直讲全集》〔讲〕兼少角之木阴化虽属不及,而太阴湿土司天,同气相助是以少角不足以制之,则土不受克,故同于正宫也。

⑨孟景春等《黄帝内经素问译释》少角木运不及,上临太阴湿土司天,则土气旺盛,所以少角同正宫,正宫为土运平气的年份。

⑩任廷革《任应秋讲〈黄帝内经〉素问》此词未具体注释。

⑪张灿玾等《黄帝内经素问校释》丁年木运不及,太阴湿土司天,中运之木无力克土,土气得政,故同正宫平气。即《五常政大论》所谓"委和之纪,太宫与正宫同"。

⑫方药中等《黄帝内经素问运气七篇讲解》"正宫",即土运平气之年。"同正宫",意即木运不及之年,如果遇上太阴湿土司天,由于风气不及的原因,所以这一年的春天湿气偏胜,春行长夏之令,雨水偏多。用五行概念来说,也就是木可以克土,风可以胜湿;如果木运不及,风气不足,由于"其不及则己所胜轻而侮之"的原因,土就可以反侮风木,因而这一年春行长夏之令,湿邪偏胜,雨水增多。这也就是《五常政大论》中所谓:"委和之纪……上宫与正宫同。"王冰在此注文:"木未出土与无木同,土自用事,故与正土运岁化同也。上见太阴是谓上宫,丁丑、丁未岁上见太阴司天化之也。"即是指此而言。

⑬王洪图等《黄帝内经素问白话解》因木运不及无力克制土气,土气又得司天之气相助,所以运气便与土运的平气正宫相同了。

⑭郭霭春《黄帝内经素问白话解》此词未具体注释。

(三)语句阐述

(1)太阴之政奈何?岐伯曰:丑未之纪也。

①王冰《黄帝内经素问》此句未具体注释。

②马莳《黄帝内经素问注证发微》丑未属太阴湿土,故以五丑、五未为太阴之政也。

③张介宾《类经》此句未具体注释。

④张志聪《黄帝内经集注》此句未具体注释。

⑤高士宗《黄帝素问直解》丑未属太阴,帝问太阴之政,故曰丑未之纪也。

⑥黄元御《黄元御医书全集》此句未具体注释。

⑦张琦《素问释义》此纪太阴丁运二岁。

⑧高亿《黄帝内经素问详注直讲全集》〔批〕此举丁丑、丁未之年,以明主客之运也。

〔注〕丑未太阴,湿土司天,必辰戌太阳,寒水在泉。清热胜复同,讲义见前。

〔讲〕黄帝曰:夫子言少阳之政诚善矣,而运属太阴又当奈何?岐伯对曰:太阴为湿土,属五丑五未之纪也。

⑨孟景春等《黄帝内经素问译释》此句未具体注释。

⑩任廷革《任应秋讲〈黄帝内经〉素问》此句未具体注释,总体概括此段为:(提

要)论逢丑、逢未年为太阴司天之政,凡此丁丑、丁未、癸丑、癸未、己丑、己未、辛丑、辛未、乙丑、乙未等十年,皆主不及之岁也。

⑪张灿玾等《黄帝内经素问校释》黄帝说:好。太阴湿土值年的施政情况是怎样的呢?岐伯说:太阴湿土施政在丑年与未年。

⑫方药中等《黄帝内经素问运气七篇讲解》[太阴之政]"太阴之政",即太阴湿土司天之年。

[丑未之纪]"丑未",是指各个年度上的年支。"丑未之纪",是承上句"太阴之政"而言。意即凡是年支上逢丑逢未的年都是太阴湿土司天之年。甲子一周六十年中,年支上逢丑逢未属于太阴湿土司天之年者有丁丑、丁未、癸丑、癸未、己丑、己未、乙丑、乙未、辛丑、辛未十年。

⑬王洪图等《黄帝内经素问白话解》黄帝说:讲得好。太阴湿土司天的运气情况如何?岐伯说:这是以地支丑、未标志的年份。丑年、未年,太阴湿土司天,太阳寒水在泉。

⑭郭霭春《黄帝内经素问白话解》此句未具体注释,总体概括此段为:此节与前文"太阳之政"一节语句相类,不再语译。

(2)太阴 少角 太阳 清热胜复同,同正宫。丁丑 丁未。

①王冰《黄帝内经素问》同正宫:(〔新校正云〕按《五常政大论》云:委和之纪,上宫与正宫同。)

②马莳《黄帝内经素问注证发微》太阴湿土司天。少角丁为阴木,为少角。太阳寒水在泉。清热胜复同,清胜热复。同正宫。委和之纪,上宫与正宫同。盖言上见太阴与正宫同者也。丁丑丁未。

③张介宾《类经》丁丑 丁未岁上太阴土,司天。中少角木运,中运。下太阳水。在泉。本年木运不及,则土得其政,所谓委和之纪,上宫与正宫同也。详义见前阳明之政。

④张志聪《黄帝内经集注》少角主木运不及,故清气胜之。有胜必有复,故热以复之。清热胜复之气,与本运同其化。《五常政论》曰:委和之纪,上宫与正宫同。丁丑丁未。

⑤高士宗《黄帝素问直解》太阴在上,少角木运在中,太阳在下,清热胜复同,言少角木运不及,始则金之清气胜,既则火之热气复,胜与复,同主一岁之气。太阴土气司天,木运不及,土不受制,故同正宫,太阴司天,少角木运在中,乃丁丑丁未之岁。

⑥黄元御《黄元御医书全集》此句未具体注释。

⑦张琦《素问释义》此纪太阴丁运二岁,木不及,金胜之,火来复。

⑧高亿《黄帝内经素问详注直讲全集》〔注〕丑未太阴,湿土司天,必辰戌太阳,寒水在泉。

〔讲〕如上而太阴司天,中而少角统运,下而太阴在泉。是岁丁木少角,风气不

六元正纪大论篇

及,金行清令以胜之,清胜太过,则风木之子火热必为之来复。然胜甚者,复亦甚,胜微者复亦微,是以胜复同也。兼少角之木阴化虽属不及,而太阴湿土司天,同气相助是以少角不足以制之,则土不受克,故同于正宫也。且丁丑丁未二岁之政,大运风木有清以克之,即有热以复之。而况丁所化之少角为初运,戊所化之太徵为二运,己所化之少宫为三运,庚所化之太商为四运,辛所化之少羽为终运,主客亦复同令乎。太阴之政,见于丁丑丁未者如是,而其他可推矣。

⑨孟景春等《黄帝内经素问译释》同正宫:少角木运不及,上临太阴湿土司天,则土气旺盛,所以少角同正宫,正宫为土运平气的年份。

⑩任廷革《任应秋讲〈黄帝内经〉素问》此句未具体注释,总体概括此段为:(提要)论逢丑、逢未年为太阴司天之政,凡此丁丑、丁未、癸丑、癸未、己丑、己未、辛丑、辛未、乙丑、乙未等十年,皆主不及之岁也。

⑪张灿玾等《黄帝内经素问校释》丁丑年、丁未年。太阴湿土司天;太阳寒水在泉;丁壬为木运,丁为阴年,故运为少角。木运不及,则克我之金的清气乃为胜气,清气之后,则我生之火的热气来复,此二年胜复之气相同。木运不及,无力克土,司天之土气得政,故同土运平气。

⑫方药中等《黄帝内经素问运气七篇讲解》[太阴 少角 太阳]"太阴",指太阴湿土司天。"少角",指木运不及之年,此处指丁丑、丁未年。"太阳",指太阳寒水在泉。

[清热胜复同]"清",指清凉之气。"热",指火热之气。"清热胜复同",意即木运不及之年,春天里应温不温,气候偏凉,夏天里气候又比一般年份炎热。这是木运不及之年在气候变化上的特点。在前述阳明司天之政节中,"清热胜复同"条下,已作讲解,读者可参看前文。

[同正宫]"正宫",即土运平气之年。"同正宫",意即木运不及之年,如果遇上太阴湿土司天,由于风气不及的原因,所以这一年的春天湿气偏胜,春行长夏之令,雨水偏多。用五行概念来说,也就是木可以克土,风可以胜湿;如果木运不及,风气不足,由于"其不及则已所胜轻而侮之"的原因,土就可以反侮风木,因而这一年春行长夏之令,湿邪偏胜,雨水增多。这也就是《五常政大论》中所谓:"委和之纪……上宫与正宫同。"王冰在此注文:"木未出土与无木同,土自用事,故与正土运岁化同也。上见太阴是谓上宫,丁丑、丁未岁上见太阴司天化之也。"即是指此而言。

"丁丑,丁未",即丁丑年和丁未年。

⑬王洪图等《黄帝内经素问白话解》丁丑年、丁未年,太阴湿土司天,太阳寒水在泉。丁为阴干,在五行中属木,因而这两年为木运不及,称为少角。金能克木,木运不及则金气偏胜,故气候清凉。金气胜,就会有火热之气制约报复它。在这两年,胜气与复气相同;因木运不及无力克制土气,土气又得司天之气相助,所以运气便与土运的平气正宫相同了。

⑭郭霭春《黄帝内经素问白话解》此句未具体注释,总体概括此段为:此节与

前文"太阳之政"一节语句相类,不再语译。

(3) 其运风清热。

①王冰《黄帝内经素问》此句未具体注释。

②马莳《黄帝内经素问注证发微》运风,胜清,复热。

③张介宾《类经》风为中运少角之气,清为胜风之气,热为复清之气。

④张志聪《黄帝内经集注》风乃运气,清乃胜气,热乃复气,三气同其运。愚按太过之运言病,不及之运不言病,盖太过者暴,不及者徐。

⑤高士宗《黄帝素问直解》其运风,角木之运也。清者金之胜,热者火之复。

⑥黄元御《黄元御医书全集》此句未具体注释。

⑦张琦《素问释义》风,运气。清,胜气。热,复气也。

⑧高亿《黄帝内经素问详注直讲全集》〔讲〕且丁丑丁未二岁之政,大运风木有清以克之,即有热以复之。

⑨孟景春等《黄帝内经素问译释》此句未具体注释。

⑩任廷革《任应秋讲〈黄帝内经〉素问》此句未具体注释,总体概括此段为:(提要)论逢丑、逢未年为太阴司天之政,凡此丁丑、丁未、癸丑、癸未、己丑、己未、辛丑、辛未、乙丑、乙未等十年,皆主不及之岁也。

⑪张灿玾等《黄帝内经素问校释》凡此二年,运气为风,胜气为清,复气为热。

⑫方药中等《黄帝内经素问运气七篇讲解》"运",指岁运。"风",指风气不及。"清",指清凉。"热",指炎热。全句意即丁丑年和丁未年,从岁运来看,是属于木运不及之年。这一年的气候特点是风气不及,凉乃大行,春天里应温不温,气候偏凉,但是由于胜复原因,清气偏胜则火气来复,所以夏天里又比较炎热。

⑬王洪图等《黄帝内经素问白话解》在这两年,运气是风,胜气是清,复气是热。

⑭郭霭春《黄帝内经素问白话解》此句未具体注释,总体概括此段为:此节与前文"太阳之政"一节语句相类,不再语译。

(4) 少角初正 太微 少宫 太商 少羽终。

①王冰《黄帝内经素问》此句未具体注释。

②马莳《黄帝内经素问注证发微》此句未具体注释。

③张介宾《类经》此句未具体注释。

④张志聪《黄帝内经集注》此句未具体注释。

⑤高士宗《黄帝素问直解》少角主运,故先言少角,终言少羽,解同上文之阳明。

⑥黄元御《黄元御医书全集》此句未具体注释。

⑦张琦《素问释义》此句未具体注释。

⑧高亿《黄帝内经素问详注直讲全集》〔批〕此举丁丑、丁未之年,以明主客之运也。

〔讲〕而况丁所化之少角为初运,戊所化之太徵为二运,己所化之少宫为三运,庚所化之太商为四运,辛所化之少羽为终运,主客亦复同令乎。太阴之政,见于丁丑丁未者如是,而其他可推矣。

⑨孟景春等《黄帝内经素问译释》此句未具体注释。

⑩任廷革《任应秋讲〈黄帝内经〉素问》此句未具体注释,总体概括此段为:(提要)论逢丑、逢未年为太阴司天之政,凡此丁丑、丁未、癸丑、癸未、己丑、己未、辛丑、辛未、乙丑、乙未等十年,皆主不及之岁也。

⑪张灿玾等《黄帝内经素问校释》客运五步:初之运少角(客运与主运之气相同,气得正化),二之运太徵,三之运少宫,四之运太商,终之运少羽。主运五步与客运相同,起于少角,终于少羽。

⑫方药中等《黄帝内经素问运气七篇讲解》此表说明丁丑、丁未年的客运初运是少角,二运是太徵,三运是少宫,四运是太商,终运是少羽。"少角初正",说明主运初运为木,"少羽终",说明主运终运为水,常年不变。

⑬王洪图等《黄帝内经素问白话解》客运五步是:初之运少角,二之运太徵,三之运少宫,四之运太商,终之运少羽。主运五步与客运相同,起于少角,终于少羽。

⑭郭霭春《黄帝内经素问白话解》此句未具体注释,总体概括此段为:此节与前文"太阳之政"一节语句相类,不再语译。

第二十八解

(一) 内经原文

太阴 少徵 太阳 **寒雨胜复同**。癸丑 癸未 其运热寒雨。

少徵 太宫 少商 太羽终 太角初[注]。

[注]初:郭霭春《黄帝内经素问校注》、方药中等《黄帝内经素问运气七篇讲解》、人民卫生出版社影印顾从德本《黄帝内经素问》此处无"初",其中方药中等注:原文未标明主运的初运,应为"太角初",此处太角未标明"初"字,当属漏刻;张灿玾等《黄帝内经素问校释》、孟景春等《黄帝内经素问译释》于此处补"初"字。

(二) 字词注释

寒雨胜复同

①王冰《黄帝内经素问》此词未具体注释。

②马莳《黄帝内经素问注证发微》寒胜雨复。

③张介宾《类经》此词未具体注释。

④张志聪《黄帝内经集注》火运不及,寒反胜之,土雨来复。

⑤高士宗《黄帝素问直解》寒雨胜复同,谓火运不及,始则水寒之气胜,既则土之雨气复,胜与复,同主一岁之气。

⑥黄元御《黄元御医书全集》此词未具体注释。

⑦张琦《素问释义》火不及,水胜之,土来复。

⑧高亿《黄帝内经素问详注直讲全集》〔注〕寒雨胜复,俱解见前。

⑨孟景春等《黄帝内经素问译释》此词未具体注释。

⑩任廷革《任应秋讲〈黄帝内经〉素问》此词未具体注释。

⑪张灿玾等《黄帝内经素问校释》火运不及,则胜我之水的寒气乃为胜气,胜气之后,则我生之土的雨气来复,此二年胜复之气相同。

⑫方药中等《黄帝内经素问运气七篇讲解》"寒",指寒冷之气。"雨",指雨湿之气。"寒雨胜复同",意即火运不及之年,在夏天里应热不热,冬天里应冷不冷。详见阳明之政节中"寒雨胜复同"句讲解。

⑬王洪图等《黄帝内经素问白话解》水能克火,火运不及则水气偏胜,因而气候寒冷。水气胜,就会有雨湿土气制约报复它。在这两年,胜气与复气相同。

⑭郭霭春《黄帝内经素问白话解》此词未具体注释。

(三)语句阐述

(1)太阴 少徵 太阳 寒雨胜复同。癸丑 癸未。

①王冰《黄帝内经素问》此句未具体注释。

②马莳《黄帝内经素问注证发微》太阴湿土司天。少徵癸为阴火,为少徵。太阳寒水在泉。寒雨胜复同,寒胜雨复,癸丑 癸未。

③张介宾《类经》癸丑 癸未岁。

④张志聪《黄帝内经集注》火运不及,寒反胜之,土雨来复。

⑤高士宗《黄帝素问直解》上文言少角,此言少徵,癸为火运不及,故上太阴,中少徵下太阳,寒雨胜复同,谓火运不及,始则水寒之气胜,既则土之雨气复,胜与复,同主一岁之气。太阴司天,火运在中,乃癸丑癸未之岁。

⑥黄元御《黄元御医书全集》此句未具体注释。

⑦张琦《素问释义》太阴之癸运二岁,火不及,水胜之,土来复。

⑧高亿《黄帝内经素问详注直讲全集》〔批〕此举癸丑、癸未之年,以明主客之运也。

〔注〕癸化少徵统运,寒雨胜复,俱解见前。

〔讲〕如上而太阴司天,中而少徵统运,下而太阳在泉,是岁司天者,土气化为雨,在泉者,水气化为寒,中为癸化不及之火运,在泉者胜之,司天者复之。然胜甚者复亦甚,胜微者复亦微。彼癸丑癸未之岁,火岁虽受水气之克,而水气又受土气之复,兼运属阴年,气属阴化,其气俱为不及,寒雨胜复皆同也。

⑨孟景春等《黄帝内经素问译释》此句未具体注释。

⑩任廷革《任应秋讲〈黄帝内经〉素问》此句未具体注释,总体概括此段为:(提要)论逢丑、逢未年为太阴司天之政,凡此丁丑、丁未、癸丑、癸未、己丑、己未、辛丑、辛未、乙丑、乙未等十年,皆主不及之岁也。

⑪张灿玾等《黄帝内经素问校释》癸丑年、癸未年。太阴湿土司天;太阳寒水在泉。戊癸为火运,癸为阴年,故运为少徵,火运不及,则胜我之水的寒气乃为胜气,胜气之后,则我生之土的雨气来复,此二年胜复之气相同。

⑫方药中等《黄帝内经素问运气七篇讲解》〔太阴 少徵 太阳〕"太阴",指太阴

湿土司天。"少徵",指火运不及之年,此处指癸丑,癸未年。"太阳",指太阳寒水在泉。全句意即癸丑、癸未年为火运不及之年,太阴湿土司天,太阳寒水在泉。

[寒雨胜复同]"寒",指寒冷之气。"雨",指雨湿之气。"寒雨胜复同",意即火运不及之年,在夏天里应热不热,冬天里应冷不冷。详见阳明之政节中"寒雨胜复同"句讲解。

[癸丑 癸未 其运热寒雨]"癸丑 癸未",指癸丑年和癸未年。"其运热寒雨",指癸丑、癸未年岁运是火运不及之年,夏天里应热不热,气温偏寒,但是由于胜复原因,到了长夏气候又转为偏湿偏热。

⑬王洪图等《黄帝内经素问白话解》癸丑年、癸未年,太阴湿土司天,太阳寒水在泉。癸为阴干,在五行中属火,因而这两年为火运不及;称为少徵。水能克火,火运不及则水气偏胜,因而气候寒冷。水气胜,就会有雨湿土气制约报复它。在这两年,胜气与复气相同。

⑭郭霭春《黄帝内经素问白话解》此句未具体注释,总体概括此段为:此节与前文"太阳之政"一节语句相类,不再语译。

(2)其运热寒雨。

①王冰《黄帝内经素问》此句未具体注释。

②马莳《黄帝内经素问注证发微》运热,胜寒,复雨。

③张介宾《类经》热为中运少徵之气,寒为胜热之气,雨为复寒之气。

④张志聪《黄帝内经集注》此句未具体注释。

⑤高士宗《黄帝素问直解》其运热,征火之运也。寒者水之胜,雨者土之复。

⑥黄元御《黄元御医书全集》此句未具体注释。

⑦张琦《素问释义》热,运气。寒,胜气。雨,复气也。

⑧高亿《黄帝内经素问详注直讲全集》〔注〕癸化少徵统运,寒雨胜复,俱解见前。

〔讲〕何言之? 盖癸丑癸未二岁之政,大运热胜,在泉寒胜,司天雨胜也。

⑨孟景春等《黄帝内经素问译释》此句未具体注释。

⑩任廷革《任应秋讲〈黄帝内经〉素问》此句未具体注释,总体概括此段为:(提要)论逢丑、逢未年为太阴司天之政,凡此丁丑、丁未、癸丑、癸未、己丑、己未、辛丑、辛未、乙丑、乙未等十年,皆主不及之岁也。

⑪张灿玾等《黄帝内经素问校释》凡此二年,运气为风,胜气为清,复气为热。

⑫方药中等《黄帝内经素问运气七篇讲解》指癸丑、癸未年岁运是火运不及之年,夏天里应热不热,气温偏寒,但是由于胜复原因,到了长夏气候又转为偏湿偏热。

⑬王洪图等《黄帝内经素问白话解》火运之气为热,胜气是寒,复气是雨。

⑭郭霭春《黄帝内经素问白话解》此句未具体注释,总体概括此段为:此节与前文"太阳之政"一节语句相类,不再语译。

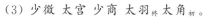

（3）少徵　太宫　少商　太羽_终太角_初。

①王冰《黄帝内经素问》此句未具体注释。

②马莳《黄帝内经素问注证发微》此句未具体注释。

③张介宾《类经》此句未具体注释。

④张志聪《黄帝内经集注》此句未具体注释。

⑤高士宗《黄帝素问直解》少征主运，故先言少征，解同阳明。

⑥黄元御《黄元御医书全集》此句未具体注释。

⑦张琦《素问释义》此句未具体注释。

⑧高亿《黄帝内经素问详注直讲全集》〔批〕此举癸丑、癸未之年，以明主客之运也。

〔讲〕况癸火所化之少徵，为客气之初运，为主气之二运；火生土，故太宫为客气之二运，为主气之三运；土生金，故少商为客气之三运，为主气之四运；金生水，故太羽为客气之四运，为主气之终运；水生木，故少角为客气之终运，为主气之初运乎！太阴之政，见于癸丑癸未者，有如是也。

⑨孟景春等《黄帝内经素问译释》此句未具体注释。

⑩任廷革《任应秋讲〈黄帝内经〉素问》此句未具体注释，总体概括此段为：(提要)论逢丑、逢未年为太阴司天之政，凡此丁丑、丁未、癸丑、癸未、己丑、己未、辛丑、辛未、乙丑、乙未等十年，皆主不及之岁也。

⑪张灿玾等《黄帝内经素问校释》客运五步：初之运少徵，二之运太宫，三之运少商，四之运太羽。终之运少角。主运五步：初之运太角，二之运少徵，三之运太宫，四之运少商，终之运太羽。

⑫方药中等《黄帝内经素问运气七篇讲解》此表说明癸丑、癸未年的客运初运是少徵，二运是太宫，三运是少商，四运是太羽，终运是太角，"太羽_终"，说明主运终运是水运。原文未标明主运的初运，应为"太角_初"，此处太角未标明"初"字，当属漏刻。

⑬王洪图等《黄帝内经素问白话解》客运五步是：初之运少徵，二之运太宫，三之运少商，四之运太羽，终之运少角。主运五步是：初之运太角，二之运少徵，三之运太宫，四之运少商，终之运太羽。

⑭郭霭春《黄帝内经素问白话解》此句未具体注释，总体概括此段为：此节与前文"太阳之政"一节语句相类，不再语译。

第二十九解

（一）内经原文

太阴　少宫　太阳　**风清胜复同**，同正宫。己丑太一天符^[注]己未太一天符^[注]其运雨风清。

少宫　太商　少羽_终少角_初太徵。

　　[注]太一天符：郭霭春《黄帝内经素问校注》、张灿玾等《黄帝内经素问校释》、方药中等《黄帝内经素问运气七篇讲解》、人民卫生出版社影印顾从德本《黄帝内经素问》此处为"太一天符"，其中郭霭春注：按"太一"或作"大一、太乙"，"大"古通"太"，"一"变作"乙"，故北魏少数民族有复姓"一弗"者，抑或作"乙弗"，则"太一"即"太一、太乙"也。《礼记·礼运》孔输谓"天地木分混沌之气也，极大口天，未分日　，其气既极大而未分，故日大一也"。孟景春等《黄帝内经素问译释》此处为"大乙天符"。下同。

　　（二）字词注释

　　（1）风清胜复同

　　①王冰《黄帝内经素问》此词未具体注释。

　　②马莳《黄帝内经素问注证发微》胜风，清复。

　　③张介宾《类经》此词未具体注释。

　　④张志聪《黄帝内经集注》疏议同前。（编者按：详见前阳明之政）

　　⑤高士宗《黄帝素问直解》谓土运不及，始则木之风气胜，既则金之清气复，胜与复，同主一岁之气。

　　⑥黄元御《黄元御医书全集》此词未具体注释。

　　⑦张琦《素问释义》土不及，木胜之，金来复。

　　⑧高亿《黄帝内经素问详注直讲全集》〔注〕风清胜复，及丑未之太乙天符，俱解见前。

　　⑨孟景春等《黄帝内经素问译释》此词未具体注释。

　　⑩任廷革《任应秋讲〈黄帝内经〉素问》此词未具体注释。

　　⑪张灿玾等《黄帝内经素问校释》土运不及，则克我之木的风气乃为胜气，胜气之后，则我生之金的清气来复，此二年胜复之气相同。

　　⑫方药中等《黄帝内经素问运气七篇讲解》"风"，指风气偏胜，气候偏温。"清"，指清凉。全句意即土运不及之年，长夏应湿不湿，降雨量少，风气偏胜秋天气候偏凉。这是土运不及之年的气候特点。"风清胜复同"，在阳明之政一节中作"风凉胜复同"，其义与此相同。

　　⑬王洪图等《黄帝内经素问白话解》因木能克土，土运不及则风木之气偏胜，所以气候多风。风气胜，就会有清凉的金气制约报复它。在这两年，胜气与复气相同。

　　⑭郭霭春《黄帝内经素问白话解》此词未具体注释。

　　（2）同正宫

　　①王冰《黄帝内经素问》（〔新校正云〕按《五常政大论》云：卑监之纪，上宫与正宫同。）

　　②马莳《黄帝内经素问注证发微》《五常政大论》云：卑监之纪，上宫与正宫同。盖上见太阴，当与正宫同也。

　　③张介宾《类经》本年土运不及，得司天湿土之助，所谓卑监之纪，上宫与正宫同也。

　　④张志聪《黄帝内经集注》《五常政论》曰：上宫与正宫同。

⑤高士宗《黄帝素问直解》少宫土运不及,上临太阴,故同正宫。

⑥黄元御《黄元御医书全集》卑监之纪,上宫与正宫同。

⑦张琦《素问释义》此词未具体注释。

⑧高亿《黄帝内经素问详注直讲全集》〔讲〕少宫之土虽属不及,而木不得令土不受其克,又得司天湿土扶其不及,以使风木之气不至太过,故云同于正宫也。

⑨孟景春等《黄帝内经素问译释》少宫土运不及,得司天湿土之助,所以少宫同正宫。

⑩任廷革《任应秋讲〈黄帝内经〉素问》此词未具体注释。

⑪张灿玾等《黄帝内经素问校释》己为土运不及,遇太阴湿土司天,为不及得助,故同正宫平气。即《五常政大论》所谓"卑监之纪,上宫与正宫同"。

⑫方药中等《黄帝内经素问运气七篇讲解》"正宫",即土运平气之年。意即己丑年和己未年,虽然从年干来看是属于土运不及之年,但是由于这两年的年支是丑,是未,丑未太阴湿土司天。根据"运不及而得助"即可以构成平气的规律,己丑、己未年不及的土运,可以得到司天之气的帮助构成平气,所以己丑、己未年也是土运平气之年。因此原文谓"同正宫"。

⑬王洪图等《黄帝内经素问白话解》此词未具体注释。

⑭郭霭春《黄帝内经素问白话解》此词未具体注释。

(三)语句阐述

(1) 太阴 少宫 太阳 风清胜复同,同正宫。己丑太一天符 己未太一天符。

①王冰《黄帝内经素问》此句未具体注释。

②马莳《黄帝内经素问注证发微》太阴湿土司天。少宫己为阴土,为少宫。太阳寒水在泉。风清胜复同,胜风,清复。同正宫。《五常政大论》云:卑监之纪,上宫与正宫同。盖上见太阴,当与正宫同也。己丑太乙天符。己未太乙天符。己为土,丑未亦为土,司天之气与当年十二律五行相同,又是岁会,名 曰太乙天符。

③张介宾《类经》己丑 己未岁俱太一天符。本年土运不及,得司天湿土之助,所谓卑监之纪,上宫与正宫同也。

④张志聪《黄帝内经集注》疏议同前。《五常政论》曰:上宫与正宫同。己丑太一天符,己未太一天符。土运临四季,是为岁会。土运之岁,上见太阴,是为天符。天符合岁会,是为太一天符。

⑤高士宗《黄帝素问直解》少征之次,因言少宫,己为土运不及,故上太阴,中少宫,下太阳,风清胜复同。谓土运不及,始则木之风气胜,既则金之清气复,胜与复,同主一岁之气。少宫土运不及,上临太阴,故同正宫。己,土运也。土运临丑未,是为岁会。土运之岁,上见太阴,是为天符。天符合岁会,是为太乙天符,故己丑己未皆为太乙天符。

⑥黄元御《黄元御医书全集》此句未具体注释。

⑦张琦《素问释义》太阴之己运二岁,土不及,木胜之,金来复。

⑧高亿《黄帝内经素问详注直讲全集》〔批〕此举己丑、己未之年,以明主客之运也。

〔注〕己化少宫统运,风清胜复,及丑未之太乙天符,俱解见前。

〔讲〕如上而太阴司天,中而少宫统运,下而太阳在泉,是岁己土少宫湿气主运。风行木令以胜之,木胜既过,则土生之子燥金为之来复。然胜甚者复亦甚,胜微者,复亦微,故曰胜复同也。所以同者以无太过、无不及也。少宫之土虽属不及,而木不得令土不受其克,又得司天湿土扶其不及,以使风木之气不至太过,故云同于正宫也。且甲己化土,而太阴司天,少宫统运,又值己丑己未正土,与司天岁运相符,故谓之为太乙天符。

⑨孟景春等《黄帝内经素问译释》同正宫:少宫土运不及,得司天湿土之助,所以少宫同正宫。

⑩任廷革《任应秋讲〈黄帝内经〉素问》此句未具体注释,总体概括此段为:(提要)论逢丑、逢未年为太阴司天之政,凡此丁丑、丁未、癸丑、癸未、己丑、己未、辛丑、辛未、乙丑、乙未等十年,皆主不及之岁也。

⑪张灿玾等《黄帝内经素问校释》同正宫:己为土运不及,遇太阴湿土司天,为不及得助,故同正宫平气。即《五常政大论》所谓"卑监之纪,上宫与正宫同"。

己丑年、己未年(此二年俱为太乙天符)。太阴湿土司天;太阳寒水在泉;甲己为土运,己为阴年,故运为少宫。土运不及,则克我之木的风气乃为胜气,胜气之后,则我生之金的清气来复,此二年胜复之气相同。土运虽不及,但得司天土气之助,故同土运平气。

⑫方药中等《黄帝内经素问运气七篇讲解》〔太阴 少宫 太阳〕"太阴",指太阴湿土司天。"少宫",指土运不及之年,此处指己丑年、己未年。"太阳",指太阳寒水在泉。全句表示己丑、己未年为土运不及之年,太阴湿土司天,太阳寒水在泉。

〔风清胜复同〕"风",指风气偏胜,气候偏温。"清",指清凉。全句意即土运不及之年,长夏应湿不湿,降雨量少,风气偏胜秋天气候偏凉。这是土运不及之年的气候特点。"风清胜复同",在阳明之政一节中作"风凉胜复同",其义与此相同。

〔同正宫〕"正宫",即土运平气之年。意即己丑年和己未年,虽然从年干来看是属于土运不及之年,但是由于这两年的年支是丑,是未,丑未太阴湿土司天。根据"运不及而得助"即可以构成平气的规律,己丑、己未年不及的土运,可以得到司天之气的帮助构成平气,所以己丑、己未年也是土运平气之年。因此原文谓"同正宫"。

〔己丑太一天符 己未太一天符〕根据规定,岁运与司天之气五行属性相同者谓之"天符"。岁运与年支的固有五行属性相同者谓之"岁会"。既是天符,又是岁会者谓之"太一天符"。己丑年己未年的年干是己,甲己化土,所以这两年的岁运是土运。己丑年、己未年的年支是丑,是未,丑未太阴湿土司天。岁运是土,司天之气也是土,岁运与司天之气的五行属性相同,所以己丑年、己未年是天符之年。己丑年、己未年年支是丑是未，十二支中辰戌丑未属于土。岁运是土，年支的五行固有属性也是土。岁运与年支的固有五行属性相同，所以己丑年、己未年又是岁会之年。由于己丑年、己未年既是天符之年，又是岁会之年，所以己丑年、己未年也是太一天符之年。因此原文谓"己丑太一天符 己未太一天符"。由于己丑年、己未年既是平气之年，也是天符之年，也是岁会之年，也是太一天符之年，因此己丑、己丑年在气候变化上极不稳定。在这种不稳定的复杂变化中，计算时一般以变化剧烈者为准。运气同化中，太一天符之年变化最为剧烈。《六微旨大论》谓："天符岁会何如？岐伯曰：太一天符之会也。帝曰：其贵贱何如？岐伯曰：天符为执法，岁会为行令，太一天符为贵人。帝曰：邪之中也奈何？岐伯曰：中执法者，其病速而危；中行令者，其病徐而持；中贵人者，其病暴而死。"所以原文谓"己丑太一天符，己未太一天符"，而未言其他。这也就是说，己丑、己未年，气候变化剧烈，在疾病表现上也比较急重。

⑬王洪图等《黄帝内经素问白话解》己丑年、己未年，太阴湿土司天，太阳寒水在泉。己为阴干，在五行中属土，因而这两年为土运不及，称为少宫。因木能克土，土运不及则风木之气偏胜，所以气候多风。风气胜，就会有清凉的金气制约报复它。在这两年，胜气与复气相同；土运又遇太阴湿土司天，其气相同，所以己丑、己未年均为天符。在地支与五行的第二种配属关系中，丑未属于土，与中运相同，故为岁会。我们把既是天符又是岁会的这种情况称为太乙天符。

⑭郭霭春《黄帝内经素问白话解》此句未具体注释，总体概括此段为：此节与前文"太阳之政"一节语句相类，不再语译。

（2）其运雨风清。

①王冰《黄帝内经素问》此句未具体注释。

②马莳《黄帝内经素问注证发微》运雨，风胜，清复。

③张介宾《类经》雨为土运之气，风为胜雨之气，清为复风之气。

④张志聪《黄帝内经集注》此句未具体注释。

⑤高士宗《黄帝素问直解》其运雨，宫土之运也。风者木之胜，清者金之复。

⑥黄元御《黄元御医书全集》此句未具体注释。

⑦张琦《素问释义》雨，运气。风，胜气。清，复气也。

⑧高亿《黄帝内经素问详注直讲全集》〔注〕己化少宫统运，风清胜复，及丑未之太乙天符，俱解见前。

〔讲〕二岁之政大运湿雨风以克之，清以复之。

⑨孟景春等《黄帝内经素问译释》此句未具体注释。

⑩任廷革《任应秋讲〈黄帝内经〉素问》此句未具体注释，总体概括此段为：（提要）论逢丑、逢未年为太阴司天之政，凡此丁丑、丁未、癸丑、癸未、己丑、己未、辛丑、辛未、乙丑、乙未等十年，皆主不及之岁也。

⑪张灿玾等《黄帝内经素问校释》凡此二年，运气为雨，胜气为风，复气为清。

⑫方药中等《黄帝内经素问运气七篇讲解》"雨",指土运,此处指己丑、己未土运不及之年。"风",指木。"清",指金。"其运雨风清",意即己丑、己未年,土运不及,风木乘之,由于胜复原因,风气偏胜时,金气又必然来复,因此,己丑、己未年的气候特点,长夏季节雨水不多,风气偏胜,秋天又相对清凉。"其运风雨清",在阳明之政节中之己卯、己酉年,作"其运风雨凉",其义完全相同。

⑬王洪图等《黄帝内经素问白话解》在这两年,运气是雨,胜气是风,复气是清。

⑭郭霭春《黄帝内经素问白话解》此句未具体注释,总体概括此段为:此节与前文"太阳之政"一节语句相类,不再语译。

(3)少宫 太商 少羽_终少角_初 太徵。

①王冰《黄帝内经素问》此句未具体注释。

②马莳《黄帝内经素问注证发微》此句未具体注释。

③张介宾《类经》此句未具体注释。

④张志聪《黄帝内经集注》此句未具体注释。

⑤高士宗《黄帝素问直解》首言少宫,终言太征,解同阳明。

⑥黄元御《黄元御医书全集》此句未具体注释。

⑦张琦《素问释义》此句未具体注释。

⑧高亿《黄帝内经素问详注直讲全集》〔批〕此举己丑、己未之年,以明主客之运也。

〔讲〕而况己土所化之少宫,为客气之初运,为主气之三运;土生金,故太商为客气之二运,为主气之四运;金生水,故少羽为客气之三运,为主气之终运;水生木,故太角为客气之四运,为主气之初运;木生火,故少徵为客气之终运,为主气之二运乎! 太阴之政,见于己丑己未者,有然也。

⑨孟景春等《黄帝内经素问译释》此句未具体注释。

⑩任廷革《任应秋讲〈黄帝内经〉素问》此句未具体注释,总体概括此段为:(提要)论逢丑、逢未年为太阴司天之政,凡此丁丑、丁未、癸丑、癸未、己丑、己未、辛丑、辛未、乙丑、乙未等十年,皆主不及之岁也。

⑪张灿玾等《黄帝内经素问校释》客运五步:初之运少宫,二之运太商,三之运少羽,四之运太角,终之运少徵。主运五步:初之运少角,二之运太徵,三之运少宫,四之运太商,终之运少羽。

⑫方药中等《黄帝内经素问运气七篇讲解》此表说明己卯、己酉年的客运初运是少宫,二运是太商,三运是少羽,四运是少角,终运是太徵。"少角初",说明主运之初运为木运,"少羽终",说明主运的终运为水。

⑬王洪图等《黄帝内经素问白话解》客运五步是:初之运少宫,二之运太商,三之运少羽,四之运太角,终之运少徵。主运五步是:初之运少角,二之运太徵,三之运少宫,四之运太商,终之运少羽。

⑭郭霭春《黄帝内经素问白话解》此句未具体注释,总体概括此段为:此节与前文"太阳之政"一节语句相类,不再语译。

第三十解

（一）内经原文

太阴 少商 太阳 **热寒胜复同**。乙丑 乙未 其运凉热寒。

少商 太羽_终 太角_初 少徵 太宫。

（二）字词注释

热寒胜复同

①王冰《黄帝内经素问》此词未具体注释。

②马莳《黄帝内经素问注证发微》热胜,寒复。

③张介宾《类经》此词未具体注释。

④张志聪《黄帝内经集注》此词未具体注释。

⑤高士宗《黄帝素问直解》热寒胜复同,谓金运不及,始则火之热气胜,既则水之寒气复,胜与复,同主一岁之气。

⑥黄元御《黄元御医书全集》此词未具体注释。

⑦张琦《素问释义》金不及,火胜之,水来复。

⑧高亿《黄帝内经素问详注直讲全集》〔注〕解见前。（编者按:详见前阳明之政）

⑨孟景春等《黄帝内经素问译释》此词未具体注释。

⑩任廷革《任应秋讲〈黄帝内经〉素问》此词未具体注释。

⑪张灿玾等《黄帝内经素问校释》金运不及,则克我之火的热气乃为胜气,胜气之后,则我生之水的寒气来复,此二年胜复之气相同。

⑫方药中等《黄帝内经素问运气七篇讲解》指乙丑、乙未年为金运不及之年,金运不及之年的气候特点是秋天里应凉不凉,气候偏热。但是冬天又比较寒冷。详见阳明之政节中"热寒胜复同"句下讲解。

⑬王洪图等《黄帝内经素问白话解》火能克金,金运不及则火气偏胜,所以气候偏热。火热之气胜,就会有寒水之气制约报复它。在这两年,胜气与复气相同。

⑭郭霭春《黄帝内经素问白话解》此词未具体注释。

（三）语句阐述

（1）太阴 少商 太阳 热寒胜复同。乙丑 乙未。

①王冰《黄帝内经素问》此句未具体注释。

②马莳《黄帝内经素问注证发微》太阴湿土司天。少商乙为阴金,为少商。太阳寒水在泉。热寒胜复同。热胜,寒复。乙丑乙未。

③张介宾《类经》乙丑 乙未岁。

④张志聪《黄帝内经集注》疏义同前。（编者按:详见前阳明之政）

⑤高士宗《黄帝素问直解》少宫之次,因言少商,乙为金运不及,故上太阴,中少商,下太阳,热寒胜复同,谓金运不及,始则火之热气胜,既则水之寒气复,胜与复,同主一岁之气,少商金运,上临太阴,乃乙丑乙未之岁。

⑥黄元御《黄元御医书全集》此句未具体注释。

⑦张琦《素问释义》太阴之乙运二岁,金不及,火胜之,水来复。

⑧高亿《黄帝内经素问详注直讲全集》〔批〕此举乙丑、乙未之年,以明主客之运也。

〔注〕乙化少商统运,热寒胜复同,俱解见前。

〔讲〕如上而太阴司天,中而少商统运,下而太阳在泉,是岁乙化少商,金气不及,火行热令以胜之,热胜既过,则金生之子,寒水必为之来复。然胜甚者复亦甚,胜微者复亦微,故曰胜复同也。何言之?盖乙庚化金,为少商统运,故乙丑乙未二岁之政。

⑨孟景春等《黄帝内经素问译释》此句未具体注释。

⑩任廷革《任应秋讲〈黄帝内经〉素问》此句未具体注释,总体概括此段为:(提要)论逢丑、逢未年为太阴司天之政,凡此丁丑、丁未、癸丑、癸未、己丑、己未、辛丑、辛未、乙丑、乙未等十年,皆主不及之岁也。

⑪张灿玾等《黄帝内经素问校释》乙丑年、乙未年。太阴湿土司天;太阳寒水在泉;乙庚为金运,乙为阴年,故运为少商。金运不及,则克我之火的热气乃为胜气,胜气之后,则我生之水的寒气来复,此二年胜复之气相同。

⑫方药中等《黄帝内经素问运气七篇讲解》[太阴　少商　太阳]"太阴",指太阴湿土司天。"少商",指金运不及之年,此处指乙丑、乙未年。"太阳",指太阳寒水在泉。全句意即乙丑、乙未年为金运不及之年,太阴湿土司天,太阳寒水在泉。

[热寒胜复同]指乙丑、乙未年为金运不及之年,金运不及之年的气候特点是秋天里应凉不凉,气候偏热。但是冬天又比较寒冷。详见阳明之政节中"热寒胜复同"句下讲解。

⑬王洪图等《黄帝内经素问白话解》乙丑年、乙未年,太阴湿土司天,太阳寒水在泉。乙为阴干,在五行中属金,所以这两年为金运不及,称为少商。火能克金,金运不及则火气偏胜,所以气候偏热。火热之气胜,就会有寒水之气制约报复它。在这两年,胜气与复气相同。

⑭郭霭春《黄帝内经素问白话解》此句未具体注释,总体概括此段为:此节与前文"太阳之政"一节语句相类,不再语译。

(2) 其运凉热寒。

①王冰《黄帝内经素问》此句未具体注释。

②马莳《黄帝内经素问注证发微》运凉,热胜,寒复。

③张介宾《类经》凉为中运少商之气,热为胜凉之气,寒为复热之气。

④张志聪《黄帝内经集注》疏义同前。(编者按:详见前太阳之政)

⑤高士宗《黄帝素问直解》其运凉,金之运也,热者火之胜,寒者水之复。

⑥黄元御《黄元御医书全集》此句未具体注释。

⑦张琦《素问释义》凉,运气。热,胜气。寒,复气也。

⑧高亿《黄帝内经素问详注直讲全集》〔讲〕盖乙庚化金,为少商统运,故乙丑乙未二岁之政,其运凉胜,克气热胜,复气寒胜也。而况乙所化之少商为客气之初运,为主气之四运;金生水,故太羽为客气之二运,为主气之终运;水生木,故少角为客气之三运,为主气之初运;木生火,故太徵为客气之四运,为主气之二运;火生土,故少宫为客气之终运,为主气之三运乎!太阴之政,见于乙丑乙未者,有然也。

⑨孟景春等《黄帝内经素问译释》此句未具体注释。

⑩任廷革《任应秋讲〈黄帝内经〉素问》此句未具体注释,总体概括此段为:(提要)论逢丑、逢未年为太阴司天之政,凡此丁丑、丁未、癸丑、癸未、己丑、己未、辛丑、辛未、乙丑、乙未等十年,皆主不及之岁也。

⑪张灿玾等《黄帝内经素问校释》凡此二年,运气为凉,胜气为热,复气为寒。

⑫方药中等《黄帝内经素问运气七篇讲解》"凉",指金运。此处指乙丑、乙未年金运不及。"热",指火热。"寒",指寒水。"其运凉热寒",意即乙丑、乙未年金运不及,火来乘之,由于胜复原因,火气偏旺时,水气必然来复,因此乙丑、乙未年的气候特点是秋天里应凉不凉,气候偏热,但是冬天里又比一般年份寒冷。

⑬王洪图等《黄帝内经素问白话解》金运之气是凉,胜气是热,复气是寒。

⑭郭霭春《黄帝内经素问白话解》此句未具体注释,总体概括此段为:此节与前文"太阳之政"一节语句相类,不再语译。

(3)少商 太羽终 太角初 少徵 太宫。

①王冰《黄帝内经素问》此句未具体注释。

②马莳《黄帝内经素问注证发微》此句未具体注释。

③张介宾《类经》此句未具体注释。

④张志聪《黄帝内经集注》此句未具体注释。

⑤高士宗《黄帝素问直解》少商主运,故先言少商,解同阳明。

⑥黄元御《黄元御医书全集》此句未具体注释。

⑦张琦《素问释义》此句未具体注释。

⑧高亿《黄帝内经素问详注直讲全集》〔批〕此举乙丑、乙未之年,以明主客之运也。

〔讲〕而况乙所化之少商为客气之初运,为主气之四运;金生水,故太羽为客气之二运,为主气之终运;水生木,故少角为客气之三运,为主气之初运;木生火,故太徵为客气之四运,为主气之二运;火生土,故少宫为客气之终运,为主气之三运乎!太阴之政,见于乙丑乙未者,有然也。

⑨孟景春等《黄帝内经素问译释》此句未具体注释。

⑩任廷革《任应秋讲〈黄帝内经〉素问》此句未具体注释,总体概括此段为:(提

要)论逢丑、逢未年为太阴司天之政,凡此丁丑、丁未、癸丑、癸未、己丑、己未、辛丑、辛未、乙丑、乙未等十年,皆主不及之岁也。

⑪张灿玾等《黄帝内经素问校释》客运五步:初之运少商,二之运太羽,三之运少角,四之运太徵,终之运少宫。主运五步:初之运太角,二之运少徵,三之运太宫,四之运少商,终之运太羽。

⑫方药中等《黄帝内经素问运气七篇讲解》此表说明乙丑、乙未年的客运初运是少商,二运是太羽,三运是太角,四运是少徵,终运是太宫。"太角初",指主运的初运是木运。"太羽终",指主运的终运是水运。

⑬王洪图等《黄帝内经素问白话解》客运五步是:初之运少商,二之运太羽,三之运少角,四之运太徵,终之运少宫。主运五步是:初之运太角,二之运少徵,三之运太宫,四之运少商,终之运太羽。

⑭郭霭春《黄帝内经素问白话解》此句未具体注释,总体概括此段为:此节与前文"太阳之政"一节语句相类,不再语译。

第三十一解

(一)内经原文

太阴 少羽 太阳 **雨风胜复同**,同正宫。辛丑同岁会辛未同岁会 其运寒雨风。
少羽终少角初太徵 少宫 太商。

(二)字词注释

(1)雨风胜复同

①王冰《黄帝内经素问》此词未具体注释。

②马莳《黄帝内经素问注证发微》风胜,寒复,此曰雨者,疑误。

③张介宾《类经》此词未具体注释。

④张志聪《黄帝内经集注》此词未具体注释。

⑤高士宗《黄帝素问直解》雨风胜复同,谓水运不及,始则土之雨气胜,既则木之风气复,胜与复,同主一岁之气。

⑥黄元御《黄元御医书全集》此词未具体注释。

⑦张琦《素问释义》水不及,土胜之,木来复。

⑧高亿《黄帝内经素问详注直讲全集》〔注〕解见前。(编者按:详见前阳明之政)

⑨孟景春等《黄帝内经素问译释》此词未具体注释。

⑩任廷革《任应秋讲〈黄帝内经〉素问》此词未具体注释。

⑪张灿玾等《黄帝内经素问校释》水运不及,则克我之土的雨气乃为胜气,胜气之后,则我生之木的风气来复,此二年胜复之气相同。

⑫方药中等《黄帝内经素问运气七篇讲解》"雨风胜复同",指水运不及之年的气候特点。意即辛丑、辛未之年是水运不及之年,冬天应冷不冷,气候偏湿,第二年

春天风多雨少。详见阳明之政节中"雨风胜复同"句之讲解。

⑬王洪图等《黄帝内经素问白话解》土能克水，水运不及则湿土之气偏胜，所以气候多雨。土气胜，就会有风木之气制约报复它。在这两年，胜气与复气相同。

⑭郭霭春《黄帝内经素问白话解》此词未具体注释。

（2）同正宫

①王冰《黄帝内经素问》（〔新校正云〕按《五常政大论》云：涸流之纪，上宫与正宫同。或以此二岁为同岁会，为平水运，欲去同正宫三字者，非也。盖此岁有二义，而辄去其一，甚不可也。）

②马莳《黄帝内经素问注证发微》《五常政大论》云：涸流之纪，上宫与正宫同。或以此二岁为同岁会，为平水运，欲去"同正宫"三字，非也。盖此岁有二义，而辄去其一，甚不可也。

③张介宾《类经》辛年水运不及，而湿土司天胜之，所谓涸流之纪，上宫与正宫同也。

④张志聪《黄帝内经集注》《五常政论》云：涸流之纪，上宫与正宫同。

⑤高士宗《黄帝素问直解》上临太阴，土胜木复，故同正宫。

⑥黄元御《黄元御医书全集》此词未具体注释。

⑦张琦《素问释义》此词未具体注释。

⑧高亿《黄帝内经素问详注直讲全集》〔讲〕然胜甚者复亦甚，胜微者复亦微。故曰胜复同也。

⑨孟景春等《黄帝内经素问译释》少羽水运不及，上临湿土司天，则约同于土运平气之年的变化。

⑩任廷革《任应秋讲〈黄帝内经〉素问》此词未具体注释。

⑪张灿玾等《黄帝内经素问校释》辛为水运不及，太阴湿土司天，则土能胜水，土气得政，故同正宫平气。即《五常政大论》所谓"涸流之纪，上宫与正宫同"。

⑫方药中等《黄帝内经素问运气七篇讲解》"正宫"，即土运平气之年。"同正宫"，指辛丑年和辛未年在气候上与土运平气之年相同。因为辛丑年和辛未年从岁运上来说是水运不及，从司天之气来说是太阴湿土司天。水不及则土来乘之，所以这一年湿气偏胜，特别是这一年的冬天，应冷不冷，湿胜雨多，好像土运平气之年的长夏季节那样，这也就是《气交变大论》中所述的："岁水不及，湿乃大行。"《五常政大论》中所述的："涸流之纪……上宫与正宫同。"

⑬王洪图等《黄帝内经素问白话解》土气本就偏胜，又得到司天之气相助，则运气便与土运的平气正宫相同了。

⑭郭霭春《黄帝内经素问白话解》此词未具体注释。

（三）语句阐述

（1）太阴 少羽 太阳 雨风胜复同，同正宫。辛丑_{同岁会} 辛未_{同岁会}。

①王冰《黄帝内经素问》此句未具体注释。

②马莳《黄帝内经素问注证发微》太阴湿土司天。少羽辛为阴水,为少羽。太阳寒水在泉。风胜,寒复,此曰雨者,疑误。《五常政大论》云:涸流之纪,上宫与正宫同。或以此二岁为同岁会,为平水运,欲去"同正宫"三字,非也。盖此岁有二义,而辄去其一,甚不可也。运气与在泉合,其气化阴年曰同岁会。

③张介宾《类经》辛丑辛未岁俱同岁会。上太阴土,中少羽水运,下太阳水。同正宫。

④张志聪《黄帝内经集注》《五常政论》云:涸流之纪,上宫与正宫同。

⑤高士宗《黄帝素问直解》少商之次,因言少羽,辛为水运不及,故上太阴,中少羽,下太阳,雨风胜复同,谓水运不及,始则土之雨气胜,既则木之风气复,胜与复,同主一岁之气,上临太阴,土胜木复,故同正宫,少羽水运,太阴司天,乃辛丑辛未之岁。

⑥黄元御《黄元御医书全集》此句未具体注释。

⑦张琦《素问释义》太阴之辛运二岁,水不及,土胜之,木来复。

⑧高亿《黄帝内经素问详注直讲全集》〔批〕此举辛丑、辛未之年,以明主客之运也。

〔注〕辛化少羽统运,雨风胜复及正宫等。

〔讲〕如上而太阴司天,中而少羽统运,下而太阳在泉,是岁辛化少羽,寒气不及,湿行土令以胜之,土胜既过,则水生之木,风木必为之来复。然胜甚者复亦甚,胜微者复亦微。故曰胜复同也。以少羽之水阴化虽属不及,然与在泉同气,土之来复必不能太过,故云与正宫同也。何言之?

⑨孟景春等《黄帝内经素问译释》同正宫:少羽水运不及,上临湿土司天,则约同于土运平气之年的变化。

⑩任廷革《任应秋讲〈黄帝内经〉素问》此句未具体注释,总体概括此段为:(提要)论逢丑、逢未年为太阴司天之政,凡此丁丑、丁未、癸丑、癸未、己丑、己未、辛丑、辛未、乙丑、乙未等十年,皆主不及之岁也。

⑪张灿玾等《黄帝内经素问校释》同正宫:辛为水运不及,太阴湿土司天,则土能胜水,土气得政,故同正宫平气。即《五常政大论》所谓"涸流之纪,上宫与正宫同"。

辛丑年、辛未年(此二年俱为同岁会),太阴湿土司天;太阳寒水在泉;丙辛为水运,辛为阴年,故运为少羽。水运不及,则克我之土的雨气乃为胜气,胜气之后,则我生之木的风气来复,此二年胜复之气相同。由于水运不及,司天之土气胜之,则土兼水化,反得其政,故同土运平气。

⑫方药中等《黄帝内经素问运气七篇讲解》〔太阴 少羽 太阳〕"太阴",指太阴湿土司天。"少羽",指水运不及之年,此处指辛丑年、辛未年。"太阳",指太阳寒水在泉。全句意即辛丑、辛未年是水运不及之年,太阴湿土司天,太阳寒水在泉。

〔雨风胜复同〕"雨风胜复同",指水运不及之年的气候特点。意即辛丑、辛未之年是水运不及之年,冬天应冷不冷,气候偏湿,第二年春天风多雨少。详见阳明之政节中"雨风胜复同"句之讲解。

〔同正宫〕"正宫",即土运平气之年。"同正宫",指辛丑年和辛未年在气候上与土运平气之年相同。因为辛丑年和辛未年从岁运上来说是水运不及,从司天之气来说是太阴湿土司天。水不及则土来乘之,所以这一年湿气偏胜,特别是这一年的冬天,应冷不冷,湿胜雨多,好像土运平气之年的长夏季节那样,这也就是《气交变大论》中所述的:"岁水不及,湿乃大行。"《五常政大论》中所述的:"涸流之纪……上宫与正宫同。"

〔辛丑_{同岁会}辛未_{同岁会}〕根据规定,岁运与在泉之气的五行属性相同,而且岁运属于不及者,谓之"同岁会"。辛丑、辛未年的年干是辛,丙辛化水,属于水运。辛为阴干,属于不及。辛丑、辛未年的年支是丑是未,丑未太阴湿土司天,太阳寒水在泉。岁运是水运不及,在泉之气也是水。所以辛丑年和辛未年是同岁会之年。因此原文谓"辛丑同岁会辛未同岁会"。值得提出的是,辛丑年和辛未年的气候特点既"同正宫",即与土运平气之年相似,又"同岁会",即与水运平气之年相似。两者不同,如何计算? 以何为准? 我们的意见应以实际气候变化为准,但在预测上则这两种情况都应考虑,即辛丑年和辛未年这两年,其气候可以出现"同正宫"的气候变化,即冬季不寒而湿胜多雨如同土运平气之年的长夏季节那样;也可以出现一切正常无偏胜的"同岁会"的气候变化。所以《新校正》云:"按五常政大论云,涸流之纪,上宫与正宫同。或以此二岁为同岁会,为平水运,欲去同正宫三字者,非也。盖此岁有二义,而辄去一义,甚不可也。"我们同意《新校正》的看法。

⑬王洪图等《黄帝内经素问白话解》辛丑年、辛未年,太阴湿土司天,太阳寒水在泉。辛为阴干,在五行中属水,因而这两年水运不及,称为少羽。土能克水,水运不及则湿土之气偏胜,所以气候多雨。土气胜,就会有风木之气制约报复它。在这两年,胜气与复气相同。土气本就偏胜,又得到司天之气相助,则运气便与土运的平气正宫相同了。水运不及,而且在泉为太阳寒水,所以运与在泉性质相同,故这两年又都是同岁会。

⑭郭霭春《黄帝内经素问白话解》此句未具体注释,总体概括此段为:此节与前文"太阳之政"一节语句相类,不再语译。

(2) 其运寒雨风。

①王冰《黄帝内经素问》此句未具体注释。

②马莳《黄帝内经素问注证发微》运寒,风胜,凉复。

③张介宾《类经》寒为中运少羽之气,雨为胜寒之气,风为复雨之气。

④张志聪《黄帝内经集注》此句未具体注释。

⑤高士宗《黄帝素问直解》其运寒,羽水之运也。雨者土之胜,风者木之复。

⑥黄元御《黄元御医书全集》此句未具体注释。

⑦张琦《素问释义》寒,运气。雨,胜气。风,复气也。

⑧高亿《黄帝内经素问详注直讲全集》〔讲〕盖辛丑辛未二岁之政,大运寒胜,克气雨胜,复气风胜也。

⑨孟景春等《黄帝内经素问译释》此句未具体注释。

⑩任廷革《任应秋讲〈黄帝内经〉素问》此句未具体注释,总体概括此段为:(提要)论逢丑、逢未年为太阴司天之政,凡此丁丑、丁未、癸丑、癸未、己丑、己未、辛丑、辛未、乙丑、乙未等十年,皆主不及之岁也。

⑪张灿玾等《黄帝内经素问校释》凡此二年,运气为寒,胜气为雨,复气为风。

⑫方药中等《黄帝内经素问运气七篇讲解》"寒",指水运,此处指辛丑年和辛未年水运不及。"雨",指土。"风",指木。"其运寒雨风",意即辛丑年和辛未年水运不及,土来乘之,由于胜复原因,土气偏胜时,风气又必然来复。因此辛丑年和辛未年的气候特点是冬天里应冷不冷,雨水较多,但第二年春天风气偏胜,降雨量减少。

⑬王洪图等《黄帝内经素问白话解》水运之气是寒,胜气是雨,复气是风。

⑭郭霭春《黄帝内经素问白话解》此句未具体注释,总体概括此段为:此节与前文"太阳之政"一节语句相类,不再语译。

(3)少羽终少角初太徵 少宫 太商。

①王冰《黄帝内经素问》此句未具体注释。

②马莳《黄帝内经素问注证发微》此句未具体注释。

③张介宾《类经》此句未具体注释。

④张志聪《黄帝内经集注》《五常政论》云:涸流之纪,上宫与正宫同。

⑤高士宗《黄帝素问直解》少羽主运,故先言少羽,解同阳明。

⑥黄元御《黄元御医书全集》此句未具体注释。

⑦张琦《素问释义》此句未具体注释。

⑧高亿《黄帝内经素问详注直讲全集》〔批〕此举辛丑、辛未之年,以明主客之运也。

〔讲〕而况辛所化之少羽,为客气之初运,为主气之终运;水生木,故太角为客气之二运,为主气之初运;木生火,故少徵为客气之三运,为主气之二运;火生土,故太宫为客气之四运,为主气之三运,土生金;故少商为客气之终运,为主气之四运乎。太阴之政,其见于辛丑辛未者,有然也。

⑨孟景春等《黄帝内经素问译释》此句未具体注释。

⑩任廷革《任应秋讲〈黄帝内经〉素问》此句未具体注释,总体概括此段为:(提要)论逢丑、逢未年为太阴司天之政,凡此丁丑、丁未、癸丑、癸未、己丑、己未、辛丑、辛未、乙丑、乙未等十年,皆主不及之岁也。

⑪张灿玾等《黄帝内经素问校释》客运五步:初之运少羽,二之运太角,三之运少徵,四之运太宫,终之运少商。主运五步:初之运少角,二之运少徵,三之运少宫,四之运太商,终之运少羽。

⑫方药中等《黄帝内经素问运气七篇讲解》此表说明辛丑年和辛未年的客运初运是少羽,二运是少角,三运是太徵,四运是少宫,终运是太商。"少角初",说明主运的初运是木运。"少羽终",说明主运的终运是水。主运仍按木火土金水之序运行,年年如此。

⑬王洪图等《黄帝内经素问白话解》客运五步是:初之运少羽,二之运太角,三之运少徵,四之运太宫,终之运少商。主运五步是:初之运少角,二之运太徵,三之运少宫,四之运太商,终之运少羽。

⑭郭霭春《黄帝内经素问白话解》此句未具体注释,总体概括此段为:此节与前文"太阳之政"一节语句相类,不再语译。

第三十二解

(一)内经原文

凡此太阴司天之政,气化运行后天,阴专其政,阳气退避[注],大风时起,天气下降,地气上腾,原野昏霜,白埃四起,云奔南极,寒雨数至,物成于**差夏**。民病寒湿腹满,身**膜愦**,胕肿痞逆,寒厥拘急。湿寒合德,黄黑埃昏,流行气交,上应镇星、辰星。其政肃,其令寂,其谷**黅玄**。故阴凝于上,寒积于下,寒水胜火,则为冰雹,阳光不治,杀气乃行。故有余宜高,不及宜下,有余宜晚,不及宜早。土之利,气之化也,民气亦从之,**间谷命其太**也。

[注]避:郭霭春《黄帝内经素问校注》、方药中等《黄帝内经素问运气七篇讲解》此处为"辟",其中方药中等注"辟",义同避;张灿玾等《黄帝内经素问校释》、孟景春等《黄帝内经素问译释》、人民卫生出版社影印顾从德本《黄帝内经素问》此处为"避"。

(二)字词注释

(1)差夏

①王冰《黄帝内经素问》南极,雨府也。差夏,谓立秋之后三(守)十日也。

②马莳《黄帝内经素问注证发微》谓立秋后十日也。

③张介宾《类经》夏尽入秋,谓之差夏。

④张志聪《黄帝内经集注》差夏,长夏之时,秋之交也。

⑤高士宗《黄帝素问直解》差夏,夏之终,秋之交也。

⑥黄元御《黄元御医书全集》差夏谓夏尽秋初之候。

⑦张琦《素问释义》太阴司天在南,故曰:南极差夏。

⑧高亿《黄帝内经素问详注直讲全集》〔注〕差夏者,夏末秋初之时也。

⑨孟景春等《黄帝内经素问译释》指长夏和秋令相交的时候。王冰:"立秋之后一十日也。"

⑩任廷革《任应秋讲〈黄帝内经〉素问》此词未具体注释。

⑪张灿玾等《黄帝内经素问校释》王冰注:"谓立秋之后一十日也。"《类经》二十六卷第十七注:"差,参差也。夏尽入秋,谓之差夏。"当指夏末秋初。

⑫方药中等《黄帝内经素问运气七篇讲解》"差夏",王冰注:"差夏,谓立秋之

后一十日也。"(守山阁本作三十日)张介宾注:"差,参差也,夏令人秋,谓之差夏,盖主气当湿土之时,客气值少阳之令,土气稍温,故物成也。"张志聪注:"差夏,长夏之时秋之交也。"高世栻注:"差夏,夏之终,秋之交也。""物成于差夏",意即太阴湿土司天之年,植物成长主要在夏秋之交。我们同意这个解释,但不同意把"差夏"作为具体时间来理解,因为把"差夏"解释为具体时日,缺乏依据。我们认为"差夏"可以解释为夏季较差,也就是说太阴湿土司天之年,气候偏寒,夏令多雨,植物生长较一般年份的夏天为差。所以成熟较一般为晚。

⑬王洪图等《黄帝内经素问白话解》夏秋之交。

⑭郭霭春《黄帝内经素问白话解》夏末初秋。

(2)䐜愤

①王冰《黄帝内经素问》此词未具体注释。

②马莳《黄帝内经素问注证发微》䐜愤。

③张介宾《类经》愤,胀满也。䐜,昌真切。

④张志聪《黄帝内经集注》此词未具体注释。

⑤高士宗《黄帝素问直解》气愤。

⑥黄元御《黄元御医书全集》此词未具体注释。

⑦张琦《素问释义》此词未具体注释。

⑧高亿《黄帝内经素问详注直讲全集》〔讲〕䐜愤。

⑨孟景春等《黄帝内经素问译释》身体胀满。

⑩任廷革《任应秋讲〈黄帝内经〉素问》此词未具体注释。

⑪张灿玾等《黄帝内经素问校释》胀满的意思。愤,《广雅·释诂》:"盈也。"充满的意思。

⑫方药中等《黄帝内经素问运气七篇讲解》"䐜(chēn 音嗔)愤",即肿胀。

⑬王洪图等《黄帝内经素问白话解》全身发胀。

⑭郭霭春《黄帝内经素问白话解》胀满。

(3)黅玄

①王冰《黄帝内经素问》正气所生成也。

②马莳《黄帝内经素问注证发微》其谷玄黅,寒为玄而湿为黅也。

③张介宾《类经》黅应司天,玄应在泉。

④张志聪《黄帝内经集注》黅玄之谷,感司天在泉之气而成。

⑤高士宗《黄帝素问直解》民食岁谷,故其谷黅玄。

⑥黄元御《黄元御医书全集》此词未具体注释。

⑦张琦《素问释义》此词未具体注释。

⑧高亿《黄帝内经素问详注直讲全集》〔注〕黅,土色。玄,水色。

⑨孟景春等《黄帝内经素问译释》成熟的谷物是黄和黑的颜色。

⑩任廷革《任应秋讲〈黄帝内经〉素问》此词未具体注释。

⑪张灿玾等《黄帝内经素问校释》黄色与黑色。

⑫方药中等《黄帝内经素问运气七篇讲解》"黅",指黅谷。"玄",指玄谷。

⑬王洪图等《黄帝内经素问白话解》黄、黑两种颜色。

⑭郭霭春《黄帝内经素问白话解》黄色和黑色。

（4）间谷命其太

①王冰《黄帝内经素问》以间气之大者,言其谷也。

②马莳《黄帝内经素问注证发微》阳明司天之政下间谷命太。新校正与王（冰）注异。至于间谷,则以在泉为太者之间气命之,盖太阴为少,寒水为太,左间厥阴之色苍,右间阳明之色白也。

③张介宾《类经》详义见前阳明之政。

④张志聪《黄帝内经集注》此词未具体注释。

⑤高士宗《黄帝素问直解》间谷成熟,命其太也。

⑥黄元御《黄元御医书全集》此词未具体注释。

⑦张琦《素问释义》此词未具体注释。

⑧高亿《黄帝内经素问详注直讲全集》〔注〕间谷。命,犹称也。

⑨孟景春等《黄帝内经素问译释》间谷是感受太过的间气而成熟的。

⑩任廷革《任应秋讲〈黄帝内经〉素问》此词未具体注释。

⑪张灿玾等《黄帝内经素问校释》间谷则借间气之太过而得以成熟。

⑫方药中等《黄帝内经素问运气七篇讲解》"间谷命其太也",其义与前文阳明之政节中"间谷命太者"句相同。我们已在前文中作过较详细的解释和讨论,不再重复。

⑬王洪图等《黄帝内经素问白话解》顺应天时而养生。

⑭郭霭春《黄帝内经素问白话解》间谷是感受太过的间气而成熟的。

（三）语句阐述

（1）凡此太阴司天之政,气化运行后天,阴专其政,阳气退避,大风时起,天气下降,地气上腾,原野昏霿,白埃四起,云奔南极,寒雨数至,物成于差夏。

①王冰《黄帝内经素问》万物生长化成,皆后天时而生成也。（〔新校正云〕详此太阴之政,何以言大风时起? 盖厥阴为初气,居木位春气,正风乃来,故言大风时起。）

②马莳《黄帝内经素问注证发微》此言太阴司天之气,有主气,又加以客气,而天时民病治法因之也。气化运行后天者,以太阴司天之岁皆不及也。司天以湿,在泉以寒,故阴专其政,阳气退避。土不及则风胜之,故大风时起。湿气下降,寒气上腾,故原野昏霿,白埃四起,云奔南极,寒雨数至。物承于差夏,谓立秋后十日也。

③张介宾《类经》此总结丑未岁太阴司天六气之化也。后天义见前。太阴司天以湿,太阳在泉以寒,故阴专其政,阳气退辟。土不及则风胜之,故大风时起。辟,避同。湿气下降,寒气上腾,故原野昏霿,白埃四起。司天主南,而太阴居之,故

云奔南极,雨湿多见于南方。差,参差也。夏尽入秋,谓之差夏。盖主气当湿土之时,客气值少阳之令,土气稍温,故物成也。霂,蒙、梦、茂三音。差,抄诗切。

④张志聪《黄帝内经集注》霂,音蒙。数,叶朔。差,叶咨。太阴司天,寒水在泉,故阴专其政,阳气退避,土令不及,风反胜之,天地之寒湿气交,是以原野昏霂,寒雨数至也。差夏,长夏之时,秋之交也。

⑤高士宗《黄帝素问直解》丑未为太阴司天之政,凡此丁丑丁未,癸丑癸未,己丑己未,乙丑乙未,辛丑辛未,皆主不及之岁,故气化运行,后天时而至,太阴司天,故阴专其政,则阳气退避,土不及而木胜,故大风时起,天气下降,司天之气也。地气上腾,在泉之气也。原野昏霂,白埃四起,土湿之气也,云奔南极,寒雨数至,水寒之气也。差夏,夏之终,秋之交也。物当成于夏者,至差夏而乃成也。

⑥黄元御《黄元御医书全集》太阴湿土司天,太阳寒水在泉,故阴专其政,阳气退辟。土不及则木胜,故大风时起。天之湿气下降,地之寒气上腾,故原野昏霂,白埃四起。云奔南极者,司天之化,寒雨数至者,在泉之令也。差夏谓夏尽秋初之候。

⑦张琦《素问释义》司天湿土,在泉寒水,故曰:阴专其政。土不及,风必胜之,故大风时起。太阴司天在南,故曰:南极差夏。王氏谓:立秋后一十日,盖以主气湿土,客气少阳,土气温,故物成也。

⑧高亿《黄帝内经素问详注直讲全集》〔批〕此举太阴司天之政,气化政行,而以天地民物之变验之也。

〔注〕南极,雨府也。差夏者,夏末秋初之时也。

〔讲〕凡此太阴湿土司天之政,无论为丁丑丁未,为癸丑癸未,为己丑己未,以及乙丑乙未、辛丑辛未,皆主不及之岁。诸少统运,其当年气化运行,皆后天时而至。其至也,气因湿土司天,寒水在泉,阴专其令,阳气为之退避矣。兼土属不及,则风胜之,大风必为之时起。司天之湿气下降,在泉之寒气上腾,将见原野昏露,白埃四起,云奔南极,寒雨数至焉。差夏者,立秋后十日之久,岁气既胜,至此而万物皆成矣。

⑨孟景春等《黄帝内经素问译释》云奔南极:即云趋雨府。张介宾:"雨湿多见于南方。"差夏:指长夏和秋令相交的时候。王冰:"立秋之后一十日也。"

凡是太阴司天的年份,气化运行比正常天时为迟,阴气专权,阳气退避,时常有大风刮起,天气下降,地气升腾,原野上很昏暗,白色的云气四起,云向南极方向奔驰,寒雨时常下降,万物在夏秋相交的时候才能成熟。

⑩任廷革《任应秋讲〈黄帝内经〉素问》此句未具体注释,总体概括此段为:(提要)论逢丑,逢未年为太阴司天之政,凡此丁丑、丁未、癸丑、癸未、己丑、己未、辛丑、辛未、乙丑、乙未等十年,皆不及之岁也。

⑪张灿玾等《黄帝内经素问校释》阴专其政:太阴湿土司天属阴,太阳寒水在泉亦属阴,司天在泉之气均属阴,故曰阴专其政。大风时起:太阴司天,客气与主气初之气均为厥阴风木,所以"大风时起"。新校正云:"详此太阴之政,何以言大风时

起？盖厥阴为初气，居木位春气，正风乃来，故言大风时起。"南极：王冰注"南极，雨府也"。差夏，王冰注"谓立秋之后一十日也"。《类经》二十六卷第十七注："差，参差也。夏尽人秋，谓之差夏。"当指夏末秋初。

凡此丑未年太阴司天之政，其气不及，后天时而至。太阴司天，太阳在泉，其气皆阴，故阴专其令，阳气退避，时常有大风兴起，司天之气下降于地，在泉之气上腾于天，原野雾气昏暗，白色云埃四起，云奔于南极雨府，由于太阴湿土与太阳寒水主令，故寒雨频频降下，万物成熟于夏末秋初（见表7）。

表7　太阴司天之政

纪年	司天	中运	在泉	运	胜气	复气	初之运 客	初之运 主	二之运 客	二之运 主	三之运 客	三之运 主	四之运 客	四之运 主	五之运 客	五之运 主	备注
丁丑 丁未	太阴	少角	太阳	风清热	清	热	少角	少角	太徵	太徵	少宫	少宫	太商	太商	少羽	少羽	同正宫
癸丑 癸未	太阴	少徵	太阳	热寒雨	寒	雨	少徵	太角	太宫	少徵	少商	太宫	太羽	少商	少角	太羽	
己丑 己未	太阴	少宫	太阳	雨风清	风	清	少宫	少角	太商	太徵	少羽	少宫	太角	太商	少徵	少羽	同正宫
乙丑 乙未	太阴	少商	太阳	凉热寒	热	寒	少商	少角	太羽	太徵	少角	少宫	太徵	太商	少宫	少羽	
辛丑 辛未	太阴	少羽	太阳	寒雨风	雨	风	少羽	少角	太角	太徵	少徵	少宫	太宫	太商	少商	少羽	同正宫

⑫方药中等《黄帝内经素问运气七篇讲解》[太阴司天之政]"太阴司天之政"，即太阴湿土司天之年。前已述及，凡是年支上逢丑、逢未之年都是太阴湿土司天之年。

[气化运行后天]"气化运行后天"，指太阴湿土司天的十年中，各年气候与季节不完全相应，至而未至，均为不及之年。

[阴专其政，阳气退辟，大风时起]"阴专其政"，指太阴湿土司天之年，太阳寒水在泉。全年气候变化以寒湿为主。"寒"和"湿"，在阴阳属性上均属于阴，所以原文谓："阴专其政。""阳气退辟"，"辟"，义同避，意即寒湿用事，阳气不足，气候偏寒。"大风时起"，"时起"，指应时而起，意即太阴湿土司天之年，由于客气的初之气与主气完全一致，都是厥阴风木，所以在初之气所属的一段时间中，亦即春初之时，风气偏胜。这也就是原文所谓的"春气正，风乃来"。所以《新校正》注云：详此太阴之政，但言大风时起，盖厥阴为初气居木位，春气正，风乃来，故言大风时起。"但是需要指出，后世注家以六气分太少，认为太阴司天是土运不及，因此木来克土，所以大风时起。例如张介宾注："太阴司天以湿，太阳在泉以寒，故阴专其政，阳气退辟。

土不及,则风胜之,故大风时起。辟,避同。"马莳注:"司天以湿,在泉以寒,故阴专其政,阳气退避。土不及则风胜之,故大风时起。"张志聪注:"太阴司天,寒水在泉,故阴专其政,阳气退避,土令不及,风反胜之。"高世栻注:"太阴司天,故阴专其政,则阳气退避,土不及而木旺,故大风时起。"以上诸注,一方面认为太阴司天以湿,太阳在泉以寒,所以阴专其政,但同时又提出了土不及的问题。试问,既然土不及,何以司天以湿,阴专其政?自相矛盾,不足为训。因此,我们从《新校正》注文,不从诸家。至于这个问题,我们在前文阳明之政一节中已经作过讨论,可参阅前文。

[天气下降,地气上腾]"天气",指司天之气。一般来说,司天之气主管上半年。"天气下降",意即可天之气不仅主管上半年,而且也影响下半年。"地气",指在泉之气,一般来说,在泉之气主管下半年,"地气上腾",意即在泉之气不尽主管下半年,而且也对上半年产生作用和影响。此处是指太阴湿土司天,太阳在泉之年,由于"天气下降,地气上腾",司天在泉之气互相作用和影响的原因,所以全年气候以寒湿为特点。

[原野昏霿,白埃四起,云奔南极,寒雨数至]这是对太阴湿土司天,太阳寒水在泉之年自然景象的描述。"原野昏霿",指天气昏暗。"白埃四起",指湿土之气如烟雾迷濛。"云奔南极",南,在方位上代表南在季节上代表夏季,在气候上代表热。"云奔南极",意即夏季里经常阴云密布。"寒雨数至",即天气偏寒,常常下雨。全句意即太阴湿土司天,太阳寒水在泉之年,天气阴暗,气温偏低。经常下雨,尤其是南四方雨水较多。张介宾注:"湿气下降,寒气上腾,故原野昏霿,白埃四起,司天主南而太阴居之,故云奔南极,雨湿多见于南方。"即属此义。

[物成于差夏]"物成",指植物成长。"差夏",王冰注:"差夏,谓立秋之后一十日也。"(守山阁本作三十日)张介宾注:"差,参差也,夏令人秋,谓之差夏,盖主气当湿土之时,客气值少阳之令,土气稍温,故物成也。"张志聪注:"差夏,长夏之时秋之交也。"高世栻注:"差夏,夏之终,秋之交也。""物成于差夏",意即太阴湿土司天之年,植物成长主要在夏秋之交。我们同意这个解释,但不同意把"差夏"作为具体时间来理解,因为把"差夏"解释为具体时日,缺乏依据。我们认为"差夏"可以解释为夏季较差,也就是说太阴湿土司天之年,气候偏寒,夏令多雨,植物生长较一般年份的夏天为差。所以成熟较一般为晚。

⑬王洪图等《黄帝内经素问白话解》在上述丑、未的年份,太阴湿土司天行使职权时,气化不及,气候经常比时令到来的晚,阴气取得了支配地位,阳气就退避了。表现为经常刮大风,司天的湿气下降,在泉的寒水之气上腾,原野昏暗,白色的云气四起,云向南方奔去,雨水时常下降,本应当在夏天成熟的作物,至夏秋之交才能成熟。

⑭郭霭春《黄帝内经素问白话解》南极:南方。差夏:夏末初秋。

凡是太阴司天行使职权的时候,气化运行比正常天气慢些,阴气取得了支配地位,阳气就退避了。大风经常刮起,天气下降,地气上升,广阔的野地隐隐昏暗,白色的云气四起,云向南方奔驰,寒雨频频下降,万物在立秋后才能成熟。

(2) 民病寒湿腹满,身䐜愤,胕肿痞逆,寒厥拘急。

①王冰《黄帝内经素问》此句未具体注释。

②马莳《黄帝内经素问注证发微》民病为寒湿,为腹满,为身䐜愤,为胕肿,为痞逆,为寒厥,为拘急也。

③张介宾《类经》皆寒湿所化之病。䐜愤,胀满也。䐜,昌真切。

④张志聪《黄帝内经集注》民病腹满诸证,皆感寒湿之气而成。

⑤高士宗《黄帝素问直解》若民病寒湿,则有腹满身气愤胕肿痞逆之病,若但寒无湿,则为寒厥之病。寒厥,拘急也。故又曰拘急。

⑥黄元御《黄元御医书全集》民亦从之,而生湿寒之病也。

⑦张琦《素问释义》皆寒湿为病。

⑧高亿《黄帝内经素问详注直讲全集》〔讲〕斯时也,司天则有湿气,在泉则有寒气,一湿一寒二气相交,故民感为病,多因中此寒湿之气发而为腹满,为身䐜愤,为胕肿痞逆,寒厥拘急等证也。

⑨孟景春等《黄帝内经素问译释》人们多病寒湿腹胀,身体胀满,浮肿,痞塞,气逆不降,寒厥,手足拘急。

⑩任廷革《任应秋讲〈黄帝内经〉素问》此句未具体注释,总体概括此段为:(提要)论逢丑、逢未年为太阴司天之政,凡此丁丑、丁未、癸丑、癸未、己丑、己未、辛丑、辛未、乙丑、乙未等十年,皆主不及之岁也。

⑪张灿玾等《黄帝内经素问校释》䐜愤:胀满的意思。愤,《广雅·释诂》:"盈也。"充满的意思。

人们易患寒湿,腹部胀满,全身肿胀,浮肿,痞满气逆,寒气厥逆,筋脉拘急等病。

⑫方药中等《黄帝内经素问运气七篇讲解》这是讲太阴湿土司天、太阳寒水在泉之年,人体疾病的性质和临床表现。"民病寒湿",指太阴湿土司天、太阳寒水在泉之年,气候变化以寒湿为主,因此人体也由于易感寒湿之邪而发生寒湿之证。"腹满",即腹部胀满。"䐜(chēn 音嗔)愤",即肿胀,"身䐜愤",即身体肿胀。"胕肿",即是肿。"痞逆",即上腹阻塞闷满,呕吐恶心。"寒厥",即由于感受寒湿之邪而出现的四肢逆冷。"拘急",即肢体拘急,屈伸不利。这些症状多属寒湿之证,因此多发生在太阴湿土司天,太阳寒水在泉之年。

⑬王洪图等《黄帝内经素问白话解》人们易患寒湿、腹满、全身发胀、浮肿、痞塞、气逆、寒厥、手足拘急等病证。

⑭郭霭春《黄帝内经素问白话解》䐜愤:胀满。

这时人们多患寒湿的病,腹胀满,全身也胀满,浮肿,痞塞气逆,阳气虚微而厥,手足拘急。

(3) 湿寒合德,黄黑埃昏,流行气交,上应镇星、辰星。

①王冰《黄帝内经素问》见而大明。

②马莳《黄帝内经素问注证发微》惟湿寒合德，故黄黑埃昏流行于气交之际，上之所应者镇星、辰星耳。

③张介宾《类经》湿寒，黄黑，镇星辰星，皆土水之化。

④张志聪《黄帝内经集注》寒湿合德，是以黄黑埃昏。流行气交，上应辰镇二星明耀。

⑤高士宗《黄帝素问直解》司天在泉之气，两相交合，则湿容合德，湿寒合德，则黄黑埃昏，合德之候，在于气交，故流行气交，上应土之镇星，水之辰星。

⑥黄元御《黄元御医书全集》正湿寒交会之间，（湿盛于夏，寒盛于冬，秋在湿寒之间。）人物同在气交之中，故物成于此。

⑦张琦《素问释义》（黄黑埃昏，流行气交）二句衍。

⑧高亿《黄帝内经素问详注直讲全集》〔讲〕丑未之纪，司天之湿气与在泉之寒水合德，黄黑埃昏之气，上下流行，交相蒙蔽，仰观天星，则辰镇同明。

⑨孟景春等《黄帝内经素问译释》寒湿互相配合发挥作用，黑色和黄色的埃雾迷漫，流行于气交之际，其上应为土星和水星。

⑩任廷革《任应秋讲〈黄帝内经〉素问》此句未具体注释，总体概括此段为：（提要）论逢丑、逢未年为太阴司天之政，凡此丁丑、丁未、癸丑、癸未、己丑、己未、辛丑、辛未、乙丑、乙未等十年，皆主不及之岁也。

⑪张灿玾等《黄帝内经素问校释》湿气与寒气相合，以为功德，黄黑色尘埃昏暗，流行于气交之内，上则应于镇星与辰星之光较强。

⑫方药中等《黄帝内经素问运气七篇讲解》［湿寒合德，黄黑埃昏，流于气交］"湿"，指太阴湿土司天之气。"寒"，指太阳寒水在泉之气。"湿寒合德"，指太阴湿土司天之气与太阳寒水在泉之气互相影响和共同作用。"黄"，指太阴湿土之气。"黑"，指太阳寒水之气。"埃昏"，指天气阴暗、寒冷潮湿。"黄黑埃昏"，指在太阴湿土司天，太阳寒水在泉的相互作用下，天气阴暗，寒冷潮湿。"流于气交"，指寒湿之气流行。全句意即由于太阴湿土之气与太阳寒水之气共同作用，所以全年气候偏湿偏寒。

［上应镇星辰星］"镇星"，即土星。"辰星"，即水星。"上应镇星辰星"，意即太阴湿土司天，太阳寒水在泉之年，之所以全年气候偏寒偏湿，此与天体上土星和水星的运行变化有关。

⑬王洪图等《黄帝内经素问白话解》寒湿二气相合，黄色和黑色的雾气弥漫流行于气交之中。与它相应，天上的镇星和辰星显得明亮。

⑭郭霭春《黄帝内经素问白话解》湿寒配合起了作用，黄黑之色的埃尘昏暗，流行于气交之中。它相应于上的，就是镇星（土）、辰星（水）。

（4）其政肃，其令寂，其谷黅玄。

①王冰《黄帝内经素问》正气所生成也。

②马莳《黄帝内经素问注证发微》寒之政肃,湿之令寂,其谷玄黅,寒为玄而湿为黅也。

③张介宾《类经》寒之政肃,湿之令寂。黅应司天,玄应在泉。

④张志聪《黄帝内经集注》肃者,土之政。寂者,水之令。黅玄之谷,感司天在泉之气而成。(眉批)水气南行。

⑤高士宗《黄帝素问直解》阴专其政,故其政肃,阳气退避,故其令寂,民食岁谷,故其谷黅玄。

⑥黄元御《黄元御医书全集》此句未具体注释。

⑦张琦《素问释义》(其政肃,其令寂)二语窜入。

⑧高亿《黄帝内经素问详注直讲全集》〔注〕黅,土色。玄,水色。

〔讲〕言乎其政,则应水而清肃;言乎其令,则应土而寂静;下验五谷,则黅玄合色。

⑨孟景春等《黄帝内经素问译释》天气的行政严肃,地气的发令寂静,其应运气而成熟的谷物是黄和黑的颜色。

⑩任延革《任应秋讲〈黄帝内经〉素问》此句未具体注释,总体概括此段为:(提要)论逢丑、逢未年为太阴司天之政,凡此丁丑、丁未、癸丑、癸未、己丑、己未、辛丑、辛未、乙丑、乙未等十年,皆主不及之岁也。

⑪张灿玾等《黄帝内经素问校释》司天之政严肃,在泉之令寂静,其在谷类应于黄色与黑色者。

⑫方药中等《黄帝内经素问运气七篇讲解》[其政肃,其令寂]"其政肃","肃",有清冷、肃清之义。这里是指太阴湿土司天,太阳寒水在泉之年在气候变化上以寒凉为特点,在物候变化上以生长较差为特点。"其令寂","寂",有孤寂、静止之义。这里是指太阴湿土司天、太阳寒水在泉之年,由于气候偏凉,所以植物生长相对缓慢,不够活跃。

[其谷黅玄]"谷",指谷物。"黅",指黅谷。"玄",指玄谷。黅谷的生长环境要求偏于潮湿。玄谷的生长环境要求偏于寒冷。"其谷黅玄",意即太阴湿土司天、太阳寒水在泉之年,气候偏于寒湿,适合黅谷和玄谷的生长。所以这样的年份黅谷和玄谷生长较好。因而黅谷和玄谷成为太阴湿土司天、太阳寒水在泉之年的岁谷。

⑬王洪图等《黄帝内经素问白话解》司天之气宁静,在泉之气严肃。与它相应的谷物,是黄、黑两种颜色的谷物。

⑭郭霭春《黄帝内经素问白话解》其职权是严肃的,其表现是寂静的,其应于谷物是黄色和黑色。

(5) 故阴凝于上,寒积于下,寒水胜火,则为冰雹,阳光不治,杀气乃行。

①王冰《黄帝内经素问》黄黑昏埃,是谓杀气,自北及西,流行于东及南也。

②马莳《黄帝内经素问注证发微》故阴凝于上,寒积于下,寒水胜火,则为冰雹,而阳光不治,杀气乃行。

③张介宾《类经》上湿下寒,故政如此。杀气,阴气也。

④张志聪《黄帝内经集注》太阴之湿气凝于上,太阳之寒气积于下,寒水胜火则为冰雹,即所谓火郁之发山川冰雪是也。阳气在上为阴凝所胜,则肃杀之气乃行。此言上下阴阳之气也。(眉批)上下皆阳,乃气之环转也。

⑤高士宗《黄帝素问直解》太阴司天,故阴凝于上,太阳在泉,则寒积于下,寒水之气,制胜其火,则惟阴无阳而为冰雹,寒水胜火,则阳光不治,为冰为雹,则杀气乃行。

⑥黄元御《黄元御医书全集》太阴之阴凝于下,太阳之寒积于上,寒水胜火,则为冰雹。火败而阳光不治,水胜则杀气乃行。

⑦张琦《素问释义》阴气者,杀气也。

⑧高亿《黄帝内经素问详注直讲全集》〔讲〕是以湿土司天,阴凝于上,寒水在泉,寒积于下,甚至寒水胜火,则气变而为冰雹,阳光为之不治,肃杀之气,为之乃行矣。

⑨孟景春等《黄帝内经素问译释》太阴湿气凝结于上,太阳寒气积聚于下,寒水胜火,则为冰雹,阳气被阴凝之气所抑制,因此就呈现一片肃杀之气。

⑩任廷革《任应秋讲〈黄帝内经〉素问》此句未具体注释,总体概括此段为:(提要)论逢丑、逢未年为太阴司天之政,凡此丁丑、丁未、癸丑、癸未、己丑、己未、辛丑、辛未、乙丑、乙未等十年,皆主不及之岁也。

⑪张灿玾等《黄帝内经素问校释》杀气:指阴寒肃杀之气。

由于司天之阴气凝集于上,在泉之寒气积聚于下,寒水之气胜于火气,则为冰雹,阳光不得施治,阴寒肃杀之气乃行。

⑫方药中等《黄帝内经素问运气七篇讲解》[故阴凝于上,寒积于下]"阴凝于上",指太阴湿土司天,湿为阴邪,太阴主湿,所以说阴凝于上。"寒积于下",指太阳寒水在泉,太阳主寒,所以说寒积于下。

[寒水胜火,则为冰雹,阳光不治,杀气乃行]"寒水胜火,则为冰雹",指气候寒冷,结水成冰。"阳光不治,杀气乃行",指在气候寒冷的情况下,植物生长不好或不生长。全句意即太阴湿土司天,太阳寒水在泉之年,气候严寒,植物生长缓慢。

⑬王洪图等《黄帝内经素问白话解》太阴湿气凝聚结于上,太阳寒气凝结于下,寒水战胜火热之气则发生冰雹。阳气不能发挥作用,因而肃杀之气流行。

⑭郭霭春《黄帝内经素问白话解》杀气乃行:阴寒肃杀之气流行。

由于阴湿之气凝结于上,寒水之气积留于下,寒水胜过了火,就会成为冰雹,阳气失掉它的作用,阴气就会流行。

(6)故有余宜高,不及宜下,有余宜晚,不及宜早。土之利,气之化也,民气亦从之,间谷命其太也。

①王冰《黄帝内经素问》以间气之大者,言其谷也。

②马莳《黄帝内经素问注证发微》阳明司天之政下间谷命太,说见前。新校正

与王注异。

　　凡种谷者，有余之岁其土宜高，不及之岁其土宜下，高者宜晚，下者宜早，虽土之利，实气之化也。民气高下亦从之。至于间谷，则以在泉为太者之间气命之，盖太阴为少，寒水为太，左间厥阴之色苍，右间阳明之色白也。

　　③张介宾《类经》有余不及，言谷气也。凡岁谷间谷，色味坚脆，各有气衰气盛之别。本年寒政太过，故谷气有余者，宜高宜晚，以其能胜寒也。不及者宜下宜早，以其不能胜寒也。民之强弱，其气亦然。详义见前阳明之政。

　　④张志聪《黄帝内经集注》此言五方之地土，各有高下厚薄之不同也。故岁气有余，地土宜高厚，岁气不及，地土宜卑下，盖太过之气宜缓，不及之气宜先。地土高厚，气缓于出，地之下者，气易于升也。气有余宜至之迟，气不及宜至之早。此地利之有高下，气至之有早晏，而民气亦从之。愚按此论上下阴阳之气者，谓天包乎地之外也。地土之有高下者，地居乎天之中也。气至之有早晏者，气贯乎地之内也。人气从之者，人由乎气交之中也。此当与《五常政大论》合看。间谷命其太也。

　　⑤高士宗《黄帝素问直解》地高者气寒，生物迟，地下者气温，生物早，岁气有余，则先时，故有余之岁，宜于地高，生物迟而气先至，不过迟矣。岁气不及，则后时，故不及之岁，宜于地下，生物早而气后至，不过早矣。凡有余之岁，其气早至，物之生也宜晚，不及之岁，其气后至，物之生也宜早。夫有余宜高，不及宜下，乃地土之利也，有余宜晚，不及宜早，则气机之化也。人为万物之长，体同天地，故民气亦从之，感司天左右之间气而生成，谓之间谷。太阴司天，寅申少阳居右。子午少阴居左，子午寅申，皆阳年主太，故间谷成熟，命其太也。

　　⑥黄元御《黄元御医书全集》故谷之有余者宜高，不及者宜下，高凉而下热也。有余者宜晚，不及者宜早，晚寒而早暖也。此虽地利不同，而实气化使之然也。

　　⑦张琦《素问释义》此数句义难强解，姑阙之。

　　⑧高亿《黄帝内经素问详注直讲全集》〔注〕命，犹称也。

　　〔讲〕倘阴寒之气有余，则宜高宜晚，乃能任其寒。若阴寒之气不及，则宜下宜早，谓不能任其寒也。然高下早晚，虽土性之所宜，而实气化之所变迁也。夫土化如是，而况民气乎！亦惟从有余不及之气，而不能外也，至于禀左间右间之气，而为间谷者，或苍或白，皆得间气之厚，以称其大也。

　　⑨孟景春等《黄帝内经素问译释》在运气太过的年份，应在高地种植各物，运气不及的年份，应在低下的土地种植谷物，有余的年份要种得晚，不及的年份要种得早。必须根据地利和天时的情况决定，人类亦必须及时地适应天时，间谷是感受太过的间气而成熟的。

　　⑩任廷革《任应秋讲〈黄帝内经〉素问》此句未具体注释，总体概括此段为：（提要）论逢丑、逢未年为太阴司天之政，凡此丁丑、丁未、癸丑、癸未、己丑、己未、辛丑、辛未、乙丑、乙未等十年，皆主不及之岁。

⑪张灿玾等《黄帝内经素问校释》有余宜高……不及宜早;《类经》二十六卷第十七注:"有余不及,言谷气也。凡岁谷间谷。色味坚脆,各有气衰气盛之别。本年寒政太过,故谷气有余者,宜高宜晚,以其能胜寒也;不及者,宜下宜早,以其不能胜寒也。"

所以对于谷物的种植,太过年应在高地,不及年应在低地,太过年应晚,不及年应早,这不仅要看土地条件是否有利,而且要根据气化的情况而定,人们对于养生之道,也必须适应这些情况,间谷则借间气之太过而得以成熟。

⑫方药中等《黄帝内经素问运气七篇讲解》[故有余宜高,不及宜下,有余宜晚,不及宜早]这一小节中所说的有余不及、高下早晚,各家解释不一。王冰及《新校正》未解,张介宾认为这里是指谷气。他说:"有余不及,言谷气也。凡岁谷间谷,色味坚脆,各有气衰气盛之别。本年寒政太过,故谷气有余者,宜高宜晚,以其能胜寒也,不及者宜早宜下,以其不能胜寒也。"马莳则认为是指种植谷物而言。他说:"凡种谷者,有余之岁,其土宜高,不及之岁,其土宜下,高者宜晚,下者宜早,虽土之别,实气之化也。"张志聪的解释与马莳相同,但解释得详细一点。他说:"若五方之地土,各有高下厚薄之不同,故岁气有余,地土宜高厚,岁气不及,地土宜卑下,盖太过之气宜缓,不及之气宜先,地土高厚,气缓于出,地之下者,气易于升也,气有余宜至之迟,气不及宜至之早,此地利之有高下,气至之有早晏,而民气亦从之,按此论上下阴阳之气者,谓天包乎地之外也,地土之有高下者,地居乎天之中也,气之有早晏者,气贯乎地之内也,人气从之者,人由乎气交之中也,此当与五常政大论合看。"高世栻的认识与张隐庵相似,但讲得更清楚一点。他说:"地高者气寒,生物迟,地下者气温,生物早,岁气有余则先时,故有余之岁宜于地高,生物迟而气先至,不过迟矣。岁气不及则后时,故不及之岁宜于地下,生物早而气后至,不过早矣。凡有余之岁,其气早至,物之生也宜晚,不及之岁,其气后至,物之生也宜早。夫有余宜高,不及宜下,乃地土之别也,有余宜晚,不及宜早,则气机之化也。"上述诸注,张介宾所注,没有说清楚,不足为训。马莳、张志聪、高世栻三家注解大致相同而以高注为最清楚。我们取高注。这就是说,本节所讲的有余不及是指岁气的有余和不及。"高下",是指种植谷物的土地的高下。"早晚",是指种植谷物时间的早晚。全句意即在种植谷物时要根据岁气的有余或不及来确定种植土地的高下和种植时间的早晚。岁气有余时,地势较高的土地上也可以种植谷物,因为地势较高的地方气候较冷,平常年份谷物生长不好,但是岁气有余时,由于岁气偏胜,所以尽管地高寒冷也可以生长得较好。岁气不及时,高地就不宜种植谷物,因为高地气寒,谷物不宜生长,所以就应在地势较低的土地上种植,因为低的地方,气候偏温偏热,谷物容易生长,所以尽管岁气不及,但由于地低气热,也可以生长得较好。由于如此,所以原文谓:"有余宜高,不及宜下。"岁气有余时,气候变化比季节来得早些,未至而至,所以在种植谷物时可以晚一点。因为岁气有余,生机旺盛,尽管种植时间晚一点,也一样生长得很好,不会因为晚种而影响收成。岁气不及时,气候变化比季节

来得晚些，至而不至，所以在种植谷物时就要早一点才好，因为岁气不及，生机低下，只有早种一点，让谷物有较长的生长时间，才不至于因岁气不及而影响收成。由于如此，所以原文谓："有余宜晚，不及宜早。"关于谷物的生长收成良否与地势高低、气候温凉之间的关系问题，《五常政大论》中已经作过讨论，原文谓："地有高下，气有温凉，高者气寒，下者气热。""高下之理，地势使然也。崇高则阴气治之，污下则阳气治之，阳胜者先天，阴胜者后天，此地理之常，生化之道也。""五味所资，生化有薄厚，成熟有多少，终始不同，其故何也？岐伯曰：地气制之，非天不生，地不长也。"以上引文，在《五常政大论》篇中已经作过解释。这些内容与此节所讲种植谷物亦须因时因地制宜密切相关，可参看前篇。

[土之利，气之化也]此句是承上句而言。"土"，指土地。"利"，就是利益。"土之利"，意即在种植谷物时要充分注意土地的特点，使其能充分发挥作用而对谷物的生长有利。"气"，指气候。"化"，指化生，即生长现象。"气之化"，意即谷物的生长变化，实际上是在气候影响下所产生。全句意即前述之"有余宜高，不及宜下，有余宜晚，不及宜早"等种植谷物的经验，实际上是根据天时、地利总结而来。高世栻注："夫有余宜高，不及宜下，乃地土之利也，有余宜晚，不及宜早，乃气机之化也。"亦即此义。

[民气亦从之]"民气"，指人体的健康。"从之"，可以译为："也和上述种植谷物的道理一样。""民气亦从之"，意即人体健康也与地势高下、气候温凉密切相关，因而在治疗上就要因时因地制宜。《五常政大论》所述："东南方阳也，阳者其精降于下，故右热而左温，西北方阴也，阴者其精奉于上，故左寒而右凉。""阴精所奉其人寿，阳精所降其人夭。""高者其气寿，下者其气夭。""西北之气，散而寒之，东南之气，收而温之，所谓同病异治也"，其理与本篇所论是一致的，可互参。

[间谷命其太也]"间谷命其太也"，其义与前文阳明之政节中"间谷命太者"句相同。我们已在前文中作过较详细的解释和讨论，不再重复。必须指出的一点是，以上"有余宜高……间谷命其太也"一节文字，是一般原则性的论述，强调了不论种植谷物或治疗疾病都应该结合天时、地利，因时、因地、因人制宜，这当然可以包括太阴司天之政的年份在内，但却不是专指太阴司天之政而言。这些原则是普遍适用于所有年份的，因此不应因这段文字列于太阴司天之政一节中而加以局限。

⑬王洪图等《黄帝内经素问白话解》在运气太过的年份，适宜在高地栽种谷物；运气不及的年份则宜在低洼之地栽种谷物。太过的年份宜晚栽种，不及的年份则宜早栽种。以上这些都必须根据天时和地利的变化来决定；人们也必须遵循这个规律，顺应天时而养生。

⑭郭霭春《黄帝内经素问白话解》在运气有余的年份，应在高地种植谷物；在不及的年份，应在低地种植谷物，有余的年份应种得晚，不及的年份应种得早。土地之利在于自然的化育，人们的体气也是这样的，间谷是感受太过的间气而成熟的。

第三十三解

（一）内经原文

初之气,地气迁,寒乃去,春气正,风乃来,生布,万物以荣,民气条舒,风湿相薄,雨乃后。民病血溢,筋络拘强,关节不利,身重筋痿。

二之气,大火正,**物承化**,民乃和。其病温厉大行,远近咸若。湿蒸相薄,雨乃时降。

三之气,天政布,湿气降,地气腾,雨乃时降,寒乃随之。感于寒湿,则民病身重,胕肿,胸腹满。

四之气,畏火临,**溽蒸化**,地气腾,天气**否隔**,寒风晓暮,蒸热相薄,草木凝烟,湿化不流,则白露阴布,以成秋令。民病腠理热,血暴溢,疟,心腹满热,**胪胀**,甚则胕肿。

五之气,惨令已行,寒露下,霜乃早降,草木黄落,寒气及体,君子周密。民病皮腠。

终之气,寒大举,湿大化,霜乃积,阴乃凝,水坚冰,阳光不治。感于寒,则病人关节禁固,**腰脽痛**,寒湿推于气交而为疾也。必折其郁气,而取化源,益其岁气,无使邪胜,食岁谷以全其真,食间谷以保其精。

（二）字词注释

（1）物承化

①王冰《黄帝内经素问》此词未具体注释。

②马莳《黄帝内经素问注证发微》物承化。

③张介宾《类经》物承其化。

④张志聪《黄帝内经集注》物承化。

⑤高士宗《黄帝素问直解》物承化。

⑥黄元御《黄元御医书全集》物承火化。

⑦张琦《素问释义》正物承化。

⑧高亿《黄帝内经素问详注直讲全集》〔讲〕万物承之以化。

⑨孟景春等《黄帝内经素问译释》指万物因此得到生长发育。

⑩任廷革《任应秋讲〈黄帝内经〉素问》此词未具体注释。

⑪张灿玾等《黄帝内经素问校释》火气用事,万物因之而开始生化。

⑫方药中等《黄帝内经素问运气七篇讲解》"物",指生物。"承",有继承或承载之义,此处意即在气候偏热的基础之上。"化",指化生。

⑬王洪图等《黄帝内经素问白话解》因而万物感受火气而生化旺盛。

⑭郭霭春《黄帝内经素问白话解》万物得到生长化育。

（2）溽蒸化

①王冰《黄帝内经素问》此词未具体注释。

②马莳《黄帝内经素问注证发微》溽蒸化。

③张介宾《类经》溽蒸上腾。

④张志聪《黄帝内经集注》溽蒸化。

⑤高士宗《黄帝素问直解》溽蒸化。

⑥黄元御《黄元御医书全集》客气之相火主气之湿土两气相薄(编者按:搏),故溽蒸化。

⑦张琦《素问释义》溽蒸化。

⑧高亿《黄帝内经素问详注直讲全集》〔讲〕湿暑之溽。

⑨孟景春等《黄帝内经素问译释》湿润熏蒸的意思。

⑩任廷革《任应秋讲〈黄帝内经〉素问》此词未具体注释。

⑪张灿玾等《黄帝内经素问校释》四之气,主气为太阴湿土。客气为少阳相火,湿热合化,为溽蒸化。溽,湿也。蒸,通"烝"。烝,《广韵》:"热也。"《正韵》:"郁热。"

⑫方药中等《黄帝内经素问运气七篇讲解》"溽蒸化","溽",指湿润之气,此处指主气四之气太阴湿土。"蒸",指以火煎水化气蒸物,此处指四之气这一段时间中,由于客气少阳相火和主气太阴湿土的相互作用,热而且湿,湿热交蒸。

⑬王洪图等《黄帝内经素问白话解》湿土之气受到火气的熏蒸。

⑭郭霭春《黄帝内经素问白话解》溽:湿的意思。湿气熏蒸。

(3)否隔

①王冰《黄帝内经素问》此词未具体注释。

②马莳《黄帝内经素问注证发微》否隔。

③张介宾《类经》否隔。

④张志聪《黄帝内经集注》否隔。

⑤高士宗《黄帝素问直解》否隔,闭塞不通之意。

⑥黄元御《黄元御医书全集》否隔。

⑦张琦《素问释义》否隔。

⑧高亿《黄帝内经素问详注直讲全集》〔讲〕否隔。

⑨孟景春等《黄帝内经素问译释》火气隔拒而互不相合。

⑩任廷革《任应秋讲〈黄帝内经〉素问》此词未具体注释。

⑪张灿玾等《黄帝内经素问校释》否隔不通。

⑫方药中等《黄帝内经素问运气七篇讲解》"天气否隔",否同痞,有阻塞不通之义,意即由于太阳寒水之气上腾的原因,所以司天之气在下半年的作用就受到影响。

⑬王洪图等《黄帝内经素问白话解》阻隔不通。

⑭郭霭春《黄帝内经素问白话解》不通。

(4)胪胀

①王冰《黄帝内经素问》此词未具体注释。

②马莳《黄帝内经素问注证发微》胪胀。

③张介宾《类经》胪，皮也，一曰腹前曰胪。

④张志聪《黄帝内经集注》此词未具体注释。

⑤高士宗《黄帝素问直解》胪胀，湿热病也。

⑥黄元御《黄元御医书全集》胪胀，胪，皮也。

⑦张琦《素问释义》胀。

⑧高亿《黄帝内经素问详注直讲全集》〔注〕腹前曰胪，胪胀者，腹膨胀也。〔讲〕腹前膨胀。

⑨孟景春等《黄帝内经素问译释》即腹部发胀。张介宾："胪，皮也。一曰腹前曰胪。"

⑩任廷革《任应秋讲〈黄帝内经〉素问》此词未具体注释。

⑪张灿玾等《黄帝内经素问校释》腹部胀满。胪，《说文》："皮也。"《释名》："腹前曰胪。"

⑫方药中等《黄帝内经素问运气七篇讲解》"胪"，腹前曰胪，有腹前肉之义。张介宾注："胪，皮也，一曰腹前曰胪。""胪胀"，指腹壁水肿。

⑬王洪图等《黄帝内经素问白话解》皮肤发胀。

⑭郭霭春《黄帝内经素问白话解》胀满。

（5）腰脽（shuí）痛

①王冰《黄帝内经素问》此词未具体注释。

②马莳《黄帝内经素问注证发微》腰脽痛。

③张介宾《类经》此词未具体注释。

④张志聪《黄帝内经集注》腰脽者，肾之府也。

⑤高士宗《黄帝素问直解》腰脽痛。

⑥黄元御《黄元御医书全集》腰脽肿痛。

⑦张琦《素问释义》关节腰椎，严寒客之则拘急而痛。

⑧高亿《黄帝内经素问详注直讲全集》〔讲〕腰脽痛。

⑨孟景春等《黄帝内经素问译释》腰和臀部疼痛。脽，臀部。

⑩任廷革《任应秋讲〈黄帝内经〉素问》此词未具体注释。

⑪张灿玾等《黄帝内经素问校释》脽（shuí 谁）：《说文》"尻也"。《汉书·东方朔传》："连脽尻。"注："脽，臀也。"腰部与臀部疼痛。

⑫方药中等《黄帝内经素问运气七篇讲解》"腰脽痛"，即腰椎痛。

⑬王洪图等《黄帝内经素问白话解》腰椎疼痛。

⑭郭霭春《黄帝内经素问白话解》腰腿疼痛。

（三）语句阐述

（1）初之气，地气迁，寒乃去，春气正，风乃来，生布，万物以荣，民气条舒，风湿相薄，雨乃后。民病血溢，筋络拘强，关节不利，身重筋痿。

①王冰《黄帝内经素问》此句未具体注释。

②马莳《黄帝内经素问注证发微》初之主气，本厥阴风木也，而厥阴风木客气加之，则地气迁，寒乃去，春气至，风乃来，生气布，万物以荣，民气条舒。风湿相薄，雨气乃后，民病有为血溢，为筋络拘强，为关节不利，为身重，为筋痿也。

③张介宾《类经》客主之气，皆厥阴风木用事，故寒去物荣。以太阴湿土司天，故风湿相薄。风胜湿，故雨乃后时而至。地气迁，义见前。风病在筋，湿病在肉，故为此诸证。血溢者，风伤于肝也。

④张志聪《黄帝内经集注》初之主客皆风气所司，是以岁前之地气迁，冬令之寒乃去，而春气正风乃来，生荣万物，民气条舒。主客之气与司天之气相薄，故雨乃后至也。民病血溢筋痿诸证，皆感风湿之气所致。

⑤高士宗《黄帝素问直解》初之寒气加临，乃左阳之右，厥阴之气也，初之气始于春，故寒乃去。春气正，厥阴，风气也。故风乃来，春气生而风气布，故曰生布。春生风布，故万物以荣，而民气条舒，风湿相薄者，加临之气属于风，与司天之湿气相薄也，湿不胜风，故雨乃后，民病血溢，筋络拘强，风病也，关节不利，身重筋痿，湿病也。

⑥黄元御《黄元御医书全集》初之气，客主皆厥阴风木司令，故风来而物荣。初气之风与司天之湿二气相搏，湿不胜风，故雨乃后。风木疏泄，故民病血溢。风燥筋挛，故拘强不利。土病湿作，故身重筋痿。

⑦张琦《素问释义》初气主客皆风木，木气温和，故万物荣茂而民气条舒。司天湿土，故风湿相搏，风气胜，故雨后至。风伤肝则血溢，筋络拘强，关节不利，皆风湿之诊。身重筋痿则湿多也。

⑧高亿《黄帝内经素问详注直讲全集》〔批〕此举太阴司天之六气而详其证治也。

〔讲〕至若太阴司天之纪，六气分应，各有证见。虽初之主气仍是厥阴风木，而初之客气，亦厥阴风木也，系前在泉之地气，逆迁至此，主客同令。木主温风，故寒乃去，春气至，风乃来，万物为之发生敷布荣茂矣。其时阳和温暖，民气条畅而舒和，兼主客与司天风湿相薄，风气过胜，雨为之乃后也。民感为病，或则风热而为血溢，或主客风气所伤而为筋络拘强，关节不利，且或司天气胜，脾土中病而为身重筋痿也。

⑨孟景春等《黄帝内经素问译释》初之气，地气迁移，寒气散去，春气降临，和风吹来，宇宙间充满生气，万物欣欣向荣，人们生活在这样的气候中感到很舒畅，由于湿土之气司天，风木之气主时，所以风湿之气互相扭结，不容易下雨。人们多病出血性疾患，筋络拘急强直，关节运动不利，身体沉重，筋脉萎软。

⑩任廷革《任应秋讲〈黄帝内经〉素问》此句未具体注释，总体概括此段为：（提要）论逢丑、逢未年为太阴司天之政，凡此丁丑、丁未、癸丑、癸未、己丑、己未、辛丑、辛未、乙丑、乙未等十年，皆主不及之岁也。

⑪张灿玾等《黄帝内经素问校释》春气正：太阴司天之年，初之气，客气与主气俱为厥阴风木，故春得气化之正。

初之气，主气为厥阴风木，客气亦为厥阴风木，上年在泉之气，迁移退位，由于主客二气相同，则春得气化之正，风气乃来，生发之气布化，万物因而繁荣，人们感到条畅舒适，由于湿气为风气所迫，降雨较迟。人们易患血液外溢，筋络拘急强直，关节不利，身体沉重，筋脉痿软等病。

⑫方药中等《黄帝内经素问运气七篇讲解》[初之气，地气迁，寒乃去]以上所述的是太阴湿土司天之年在气候及物候变化上的大致情况。以下所述的是太阴湿土司天之年六步主时每一步的具体气候及物候变化情况。兹将太阴湿土司天之年的司天在泉四间气图示（见图4）。

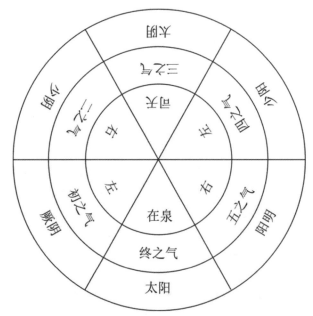

图 4　太阴湿土司天之年客气六步主时

"初之气"，指太阴湿土司天之年，其客气加临之间气初之气为厥阴风木。"地气迁"，指太阴湿土司天之年初之气厥阴风木，是由上一年的在泉之气迁转而来。太阴湿土司天之年的上一年是少阴君火司天，阳明燥金在泉。太阴湿土司天之年，上一年在泉之气的阳明燥金迁转于本年的五之气上，所以厥阴风木才能由上一年的二之气迁转到本年的初之气上。"寒乃去"，指严冬已去，大地春回的自然景象。全句意即在初之气所属的这一段时间中，亦即在大寒以后至春分以前，大约在1月中旬至3月中旬这一段时间，气候由寒转暖，风和日丽，大地回春。

[春气正，风乃来]"春气正"，指太阴湿土司天之年，由于初之气主气和客气都是厥阴风木，所以该年春天气候基本正常。"正"者，正常也。"风乃来"，指春天里

东风徐徐吹来,鸣条律畅,一派正常的春季景象。

[生布万物以荣,民气条舒]"生",指萌芽生长,春主生。"布",指普遍,遍布。"生布",指春天里植物普遍萌芽生长,生意盎然。"万物以荣",指自然界植物生长良好,欣欣向荣。"民气条舒",指在春天气候正常情况之下,人体也相应健康。

[风湿相薄,雨乃后]"风",指风气偏胜。"湿",指湿土之气。"薄",同搏,有互相作用之义。"雨",指降雨。"后",指延后,此处指不足。全句意即太阴湿土司天之年,一般说上半年气候偏湿,降雨量应该偏多,但是由于初之气主气、客气均是厥阴风木,风气偏胜。风可以胜湿,所以在初之气这一段时间中,雨水不但不多,反而相对减少。所以原文谓:"风湿相薄,雨乃后。"张介宾注云:"客主之气,皆厥阴风木用事,故寒去物荣,以太阴湿土司天,故风湿相薄,风胜湿,故雨乃后时而至。"即属此义。

[民病血溢,筋络拘强,关节不利,身重筋痿]"血溢",即出血。"筋络拘强",即筋脉拘急强直。"关节不利",即关节活动不利。"身重筋痿",即身体困重,肢体不用。总的来说亦即运动障碍。全句意即太阴湿土司天之年,初之气风气偏胜,因此人体与之相应,容易出现肝气、风气偏胜现象而在临床上发生出血和运动障碍等症状。

⑬王洪图等《黄帝内经素问白话解》初之年,主气是厥阴风木,客气也是厥阴风木,是上一年的在泉之气迁移运转而来。主客二气均为风木,因而寒气退去,春气降临,和风吹来,春风之气四布,万物欣欣向荣,人们的气血也调畅舒展。湿气受风气逼迫,则雨期推迟。人们易患出血、筋络拘急强直、关节活动不利、身体沉重、筋痿等病证。

⑭郭霭春《黄帝内经素问白话解》初之气,地气迁移,寒气离去,春气到,和风来,生气四布,万物向荣,人们感到舒畅。由于太阴湿土司天,风湿之气相搏,不能及时下雨。人们受了气候的影响,多患口鼻出血,筋络拘急强直,关节活动不便,身体沉重,筋痿无力等。

(2)二之气,大火正,物承化,民乃和。其病温厉大行,远近咸若。湿蒸相薄,雨乃时降。

①王冰《黄帝内经素问》应顺天常,不愆时候,谓之时雨。(〔新校正云〕详此以少阴居君火之位,故言大火正也。)

②马莳《黄帝内经素问注证发微》二之主气,本少阴君火也,而少阴君火客气加之,则大火正,盖以少阴居君火之位,故大火正也。物承化,民乃和,其病温厉大行,远近皆然,时则湿蒸相薄,时雨乃降也。

③张介宾《类经》客主之气,皆少阴君火用事,故大火气正,物承其化,民亦和也。火盛气热,故民病温厉。以太阴司天,故湿蒸相薄。时雨应期,故曰时降。

④张志聪《黄帝内经集注》二之主客乃君相二火,故大火盛。火土合德,故物承化,民乃和。湿热气盛,是以温厉大行。土气周备于四方,故远近咸若。(眉批)

正,中也。谓寒湿在于上下,二火正在于中。

⑤高士宗《黄帝素问直解》二之寒气主气,皆少阴君火,故大火正,火生其土,故物承化,而民乃和,温厉大行,火热病也,远近咸苦,气之盛也。蒸,热也。湿蒸相薄,司天湿气,与加临热气相薄也,湿热相薄,则火土相生,故雨乃时降。

⑥黄元御《黄元御医书全集》二之气,客主皆少阴君火司令,故大火正。物承火化,民乃和舒。火烈灾生,故民病温厉大行,远近咸若(远近皆然)。二气之火与司天之湿两气相薄,湿热郁蒸,雨乃时降也。

⑦张琦《素问释义》二气主客君火,故大火正物承化。民乃和有误,或衍。火甚湿蒸,故病温厉,远近若一也。

⑧高亿《黄帝内经素问详注直讲全集》〔注〕远近咸若者,谓远近相同也。溽,湿暑也,月令土润,溽暑是也。

〔讲〕由初之气以推二之气,主则君火,客亦君火,君得君位,故大火为之正。是以验之物,而万物承之以化;验之民,而民乃和;验之病,而温厉之作乃大行,且无分远近,咸若一焉。兼湿土司天,得火以蒸,而湿蒸激薄,时雨为之乃降也。

⑨孟景春等《黄帝内经素问译释》物承化:指万物因此得到生长发育。

二之气,正当少阴君火行令,万物由此得到化育,人们感到安和。因为热气散布,所以温疫病就大流行,远近各地都表现为一样的症候。湿气上蒸,和热气互相扭结,雨水就能及时下降。

⑩任廷革《任应秋讲〈黄帝内经〉素问》此句未具体注释,总体概括此段为:(提要)论逢丑、逢未年为太阴司天之政,凡此丁丑、丁未、癸丑、癸未、己丑、己未、辛丑、辛未、乙丑、乙未等十年,皆主不及之岁也。

⑪张灿玾等《黄帝内经素问校释》大火正:二之气,客气与主气俱为少阴君火,故火得气化之正。物承化:火气用事,万物因之而开始生化。

二之气,主气为少阴君火,客气亦为少阴君火,主客二气相同,故火得气化之正,万物因而生化,人们也感到平和,其发病为温热与疫疠大行,远近的患者病皆相同。湿与热气相迫,雨水乃按时降下。

⑫方药中等《黄帝内经素问运气七篇讲解》[二之气,大火正]"二之气",指太阴湿土司天之年,其客气加临之间气二之气为少阴君火。"大火正",指由于太阴湿土司天之年,二之气的主气、客气均为少阴君火。所以在二之气所属的这一段时间中,亦即在春分以后至小满以前,大约在3月中旬至5月中旬这一段时间中,气候偏热。张介宾注云:"客主之气,皆少阴君火用事,故大火气正。"马莳注云:"二之主气本少阴君火也,而少阴君火,客加之,则大火正,盖以少阴居君火之位,故大火正也。"皆属此义。张志聪注云:"二之主客,乃君相二火,故大火盛。"把二之气主气客气认为是少阴君火和少阳相火相临,可以说计算错误。这是属于运气基本运算上的误算。甚矣,治学之难也!

[物承化,民乃和]"物",指生物。"承",有继承或承载之义,此处意即在气候偏

热的基础之上。"化",指化生。"民乃和",指人体健康尚正常。全句意即太阴湿土司天之年,二之气气候偏热。生物,尤其是植物由于气候温热,生长良好,欣欣向荣。人体健康亦相对良好。

[其病温厉大行,远近咸若]"温",指温病。《灵枢·论疾诊尺》谓:"尺肤热甚,脉盛躁者,病温也。"《素问·评热病论》谓:"有病温者,汗出辄复热而脉躁疾,不为汗衰,狂言不能食。"《伤寒论》谓:"太阳病,发热而渴不恶寒者为温病。"(第6条)这就是说,所谓"温病",是指急性热病中的一个类型,临床上以发热,汗出而渴、不恶寒、脉躁疾为特点。"厉",指疫疠。《素问遗篇·刺法论》谓:"余闻五疫之至,皆相染易,无问大小,病状相似,不施救疗。"吴有性《温疫论·原病》谓:"疫者,感天地之病气,在岁运有多寡,在方隅有厚薄,在四时有盛衰。此气之来,无论老少强弱,触之者即病。"这就是说,所谓"疫疠",是指各种急性传染病。"其病温厉大行,远近咸若",意即太阴湿土司天之年,二之气气候偏热,因此人体也就容易感受温邪而发生温病,并且由于容易传染而发生流行。"咸若",意都这样,"远近咸若",指各地所发生的疾病,症状都相似。

[湿蒸相薄,雨乃时降]"湿",指太阴湿土之气。"蒸",指以火煎水化气蒸物。"雨乃时降",指降雨正常,应时而来。王冰注:"应顺天常,不愆时候,谓之时雨。"全句意即太阴湿土司天之年,上半年气候偏湿,应该雨水偏多。但是初之气是厥阴风木,风气偏胜。风可以胜湿,所以降雨量相对减少。二之气少阴君火,火可以生土,所以降雨量完全正常。这里所谓的"湿蒸相薄",就是指太阴湿土司天之气与二之气少阴君火的相互作用而言。张介宾注云:"以太阴司天,故湿蒸相薄。时雨应期,故曰时降。"即属此义。

⑬王洪图等《黄帝内经素问白话解》二之气,主气为少阴君火,客气也是少阴君火,主客之气相同,因而万物感受火气而生化旺盛,人们也平安健康。因气候温热,故假若引起疾病,也多是温病和具有传染性的疫疠流行,可使远近的病人症状相似。因司天的湿气与主时的火热之气相蒸,故雨水能及时下降。

⑭郭霭春《黄帝内经素问白话解》物承化:万物得到生长化育。

二之气,少阴君火用事,万物得到化育,人民安和。但由于火盛气热,所以温疫病就大流行,远近都像这样。等到湿气上蒸,与热气相搏,雨才及时下降。

(3)三之气,天政布,湿气降,地气腾,雨乃时降,寒乃随之。感于寒湿,则民病身重,胕肿,胸腹满。

①王冰《黄帝内经素问》此句未具体注释。

②马莳《黄帝内经素问注证发微》三之主气,本少阳相火也,而太阴湿土客气加之,则天政下布,湿气乃降,地气上腾,时雨乃降,寒亦随之。故感于寒湿,则民病为身重,为胕肿,为胸腹满也。

③张介宾《类经》太阴司天,湿土用事,故湿气降,地气腾而为雨。三气之后,则太阳在泉,故寒乃随之。寒凝湿滞,故其为病如此。

④张志聪《黄帝内经集注》司天之气临于三气,寒湿之气行于气交。

⑤高士宗《黄帝素问直解》三之寒气,乃左阴湿土,气合司天,故天政布,而湿气降,在泉之地气上腾,则雨乃时降,地气者,太阳寒水之气也,故气腾雨降,寒乃随之,斯时感于寒湿,则民病身重胕肿,胸腹满。

⑥黄元御《黄元御医书全集》三之气,太阴湿土司令,天之湿气下降,地之火气上腾,故雨乃时降。三气之后,太阳在泉,故寒乃随之。感于天地之寒湿,则民病身重胕肿,胸腹胀满也。

⑦张琦《素问释义》三气主相火,客湿土即司天之气,故曰天政布,在泉气应,故民感寒湿而为病。

⑧高亿《黄帝内经素问详注直讲全集》〔注〕胕肿,足肿也。

〔讲〕由二之气以推三之气,主则湿土,客亦湿土,加以司天湿土布政,故湿气下降地气上腾,时雨为之乃降矣。湿为寒类,寒乃从之,将民之感此寒湿而为病者,或为身重胕肿,或为胸腹满胀等证。

⑨孟景春等《黄帝内经素问译释》三之气,司天之气行使权力,湿气下降,地气上腾,雨水应时下降,寒气亦随之而来。由于感受寒湿,所以发病多为身体沉重,浮肿,胸腹胀满。

⑩任廷革《任应秋讲〈黄帝内经〉素问》此句未具体注释,总体概括此段为:(提要)论逢丑、逢未年为太阴司天之政,凡此丁丑、丁未、癸丑、癸未、己丑、己未、辛丑、辛未、乙丑、乙未等十年,皆主不及之岁也。

⑪张灿玾等《黄帝内经素问校释》三之气,主气为少阳相火,客气为太阴湿土,司天之气布化,湿气乃降,地气上升,雨水时常降下,寒气随之而来。如果感受寒湿之邪,则人们易患身体沉重浮肿,胸腹胀满等病。

⑫方药中等《黄帝内经素问运气七篇讲解》[三之气,天政布]"三之气",指太阴湿土司天之年,其客气的三之气为太阴湿土。太阴湿土为该年的司天之气,所以原文谓:"三之气,天政布。"全句意即在三之气所属的这一段时间中,亦即在小满至大暑以前,大约在5月中旬至7月中旬这一段时间中,由于太阴湿土司天的原因,所以气候偏湿,降雨偏多。

[湿气降,地气腾,雨乃时降,寒乃随之]"湿气",此处指太阴湿土司天之气。"地气",此处指太阳寒水在泉之气。"湿气降,地气腾",指司天在泉之气的相互作用和影响。"雨乃时降"之义与前文二之气所述之"雨乃时降"同义,意即三之气主气为少阳相火,司天之气为太阴湿土。太阴湿土司天之气与主气少阳相火相互作用,"湿蒸相薄",所以"雨乃时降"。"寒乃随之",是指在泉之气的作用和影响而言。由于太阴司天,太阳在泉,太阳主寒,所以尽管主气的三之气是少阳相火,但是由于司天在泉之气的作用和影响,所以在太阴司天的年份中,三之气所属的这一段时间中,不但气候偏湿,而且有寒有热,寒热互见。

[感于寒湿,则民病身重胕肿,胸腹满]此句是承前句而言。意即太阴湿土司

天、太阳寒水在泉之年,全年气候以寒湿偏胜为特点。因此人体亦易感受寒湿之邪而在临床上出现、全身酸重、下肢浮肿、胸腹胀满等寒湿病证。

⑬王洪图等《黄帝内经素问白话解》三之气,主气是少阳相火,客气是太阴湿土即司天之气,因而湿土之气发挥作用使湿气下降,而在泉的寒水之气上升,则寒湿相合,雨水及时而降。人们感受寒湿之气而患身体沉重、浮肿、胸腹胀满等病证。

⑭郭霭春《黄帝内经素问白话解》三之气,太阴司天行使权力,湿气下降,地气上升,雨水应时下降,寒气也随之而来。如果感受寒湿,人们就会患身体重著,浮肿,胸腹胀满。

(4)四之气,畏火临,溽蒸化,地气腾,天气否隔,寒风晓暮,蒸热相薄,草木凝烟,湿化不流,则白露阴布,以成秋令。民病腠理热,血暴溢,疟,心腹满热,胪胀,甚则胕肿。

①王冰《黄帝内经素问》万物得之以成。

②马莳《黄帝内经素问注证发微》四之主气,本太阴湿土也,而少阳相火客气加之,则畏火临,溽蒸化,地气上腾,天气否隔,寒风晓暮,蒸热相薄,草木凝烟。湿化不流,则白露阴布,以成秋令。民病为腠理热,为血暴溢,为疟,为心腹满热,为胪胀,甚则为胕肿也。

③张介宾《类经》少阳相火用事,其气尤烈,故曰畏火。以下凡言畏火者,皆相火也。客以相火,主以湿土火土合气溽蒸上腾,故天气否隔。然太阳在泉,故寒风随发于朝暮。以湿遇火,故湿化不流,惟白露阴布,以成秋令也。湿热并行,故为是病。胪,皮也,一曰腹前曰胪。胕肿,肉浮肿也。胪,闾、卢二音。胕音附。

④张志聪《黄帝内经集注》四之客气乃少阳相火寒水司地,故畏火之加临。四之主气乃太阴湿土,湿热相合则溽蒸化而地气上腾。阴湿之气与火气不相合,是以天气否隔。湿化不流于下,则白露阴布以成秋令。寒风,太阳寒水之气也。民病满胀等证,乃寒湿热三气杂至合而为病也。

⑤高士宗《黄帝素问直解》畏火,相火也。四之寒气,少阳相火,故曰畏火临,太阴湿气司天,少阳相火加临,故溽蒸化,犹言湿热相蒸,湿化为热也。湿热蒸化,而寒水之地气上腾,则天气亦否隔矣。否隔,闭塞不通之意,寒风晓暮,秋之气也。蒸热相薄,火加临也。寒风晓暮,则草木凝烟,蒸热相薄,则湿化不流,当此之时,则白露阴布,以成秋令,民病腠理热,血暴溢,火病也。疟,心腹满热,胪胀,湿热病也,甚则胕肿,寒湿病也,此湿气司天,寒气在泉,火气加临,而有如是之病也。

⑥黄元御《黄元御医书全集》四之气,少阳相火司令,其气暴烈,故曰畏火。客气之相火主气之湿土两气相薄,故溽蒸化。太阳在泉,地气上腾,寒水胜火,故天气否隔,寒风晓暮。而其湿热相临,火旺湿消,故草木凝烟,湿化不流,白露夜降,以成秋令。民感湿热之气,故腠理郁热。火旺金燔,收气失政,故血病暴溢。外为寒气所束,故发为痎疟,心腹满热,胪胀(胪,皮也),甚则胕肿也。

⑦张琦《素问释义》四气主湿土,客相火,故溽蒸化,在泉之气持于气交,故寒

风时至,而天气否隔,湿化不留也。湿热蒸于腠理,故热血暴溢者,火伤血脏也。先受暑湿,后被寒风,故疟湿热壅滞,故心腹热胀而外则胕肿。

⑧高亿《黄帝内经素问详注直讲全集》〔注〕腹前曰胕,胕胀者,腹膨胀也。胕肿,足肿也。

〔讲〕由三之气以推四之气,主则相火客亦相火,火与火济,故畏火相临,兼湿土司天,寒水在泉,中得二火以临之,则湿暑之溽,为之相烁而化也。然地气属寒,既为上胜,天气属土,否隔不化,且寒风发于晓暮,与主客相火两相交争,必为之烁相激薄矣。由是阳不敌阴,草水之烟凝滞不散,湿化之政,抑郁不行,则白露阴布,以成秋月之令矣。斯时之民受其病者,感于阳则为腠理热血暴溢之证,感于阴则为寒热疟、心腹满及热腹前膨胀,甚则湿气太过而为胕肿之疾也。

⑨孟景春等《黄帝内经素问译释》溽蒸化:湿润熏蒸的意思。胕胀:即腹部发胀。张介宾:"胕,皮也。一曰腹前曰胕。"

四之气,主时之气是太阴湿土,加临的客气是少阳相火,地气受火热之气熏蒸,湿润的地气上腾,与火气隔拒而互不相合,所以早晚仍有寒风吹拂,蒸腾的湿气与热气互相扭结,如薄烟凝滞,笼罩在草木之间,湿气运化既不流动,则白露节气不能明显散布以行秋天的时令。人们多病肌肤郁热,突然大出血,疟疾,心腹饱满而热,腹部发胀,甚至发生浮肿。

⑩任廷革《任应秋讲〈黄帝内经〉素问》此句未具体注释,总体概括此段为:(提要)论逢丑、逢未年为太阴司天之政,凡此丁丑、丁未、癸丑、癸未、己丑、己未、辛丑、辛未、乙丑、乙未等十年,皆主不及之岁也。

⑪张灿玾等《黄帝内经素问校释》畏火:因相火气烈,其性可畏,故为畏火。《类经》二十六卷第十七注:"少阳相火用事,其气尤烈,故曰畏火。"溽蒸化:四之气,主气为太阴湿土。客气为少阳相火,湿热合化,为溽蒸化。溽,湿也。蒸,通"烝"。烝,《广韵》:"热也。"《正韵》:"郁热。"胕胀:腹部胀满。胕,《说文》:"皮也。"《释名》:"腹前曰胕。"

四之气,主气为太阴湿土,客气为少阳相火,相火加临于主气之上,湿热合化,地气上升,与天气否隔不通,早晚俱有寒风吹来,热气与寒气相迫,烟雾凝集于草木之上,湿化之气不得流动,则白露阴布,成为秋令。

⑫方药中等《黄帝内经素问运气七篇讲解》[四之气,畏火临,溽蒸化,地气腾,天气否隔,寒风晓暮,蒸热相薄]"四之气",指太阴湿土司天之年,其客气加临之间气四之气为少阳相火。"畏火",即少阳相火。张介宾注:"少阳相火用事,其气尤烈,故曰畏火,以下凡言畏火者,皆相火也。""畏火临",意即由于四之气为少阳相火用事,气候炎热可畏。"溽蒸化","溽",指湿润之气,此处指主气四之气太阴湿土。"蒸",指以火煎水化气蒸物,此处指四之气这一段时间中,由于客气少阳相火和主气太阴湿土的相互作用,热而且湿,湿热交蒸。"地气腾",指太阳寒水之气上腾。"天气否隔",否同痞,有阻塞不通之义,意即由于太阳寒水之气上腾的原因,所以司

天之气在下半年的作用就受到影响。"寒风晓暮","寒风",指寒冷。"晓暮",指早晚。"寒风晓暮",指早晚气候寒凉。"蒸热相搏",即湿热交蒸。全句意即太阴湿土司天之年,四之气所属的这一段时间中,亦即在大暑以后至秋分以前,大约在7月中下旬至9月中下旬这一段时间中,由于主气是太阴湿土,客气是少阳相火,在泉之气是太阳寒水,所以这一段时间中,早晚寒凉,白日炎热,雨水偏多,寒湿热同时存在。这也就是张志聪所注的:"寒湿热三气杂至。"

[草木凝烟,湿化不流,则白露阴布,以成秋图]此句是承上句"地气腾,天气否隔,寒风晓暮"而言。"凝",指凝聚。"烟",指烟雾。"草木凝烟",指草木处于烟雾迷濛之中。"湿化不流,则白露阴布",是解释"凝烟"的由来。意即烟雾是属于湿气聚积而成,而湿气聚积则又是由于湿不流动的结果。这就是说由于湿聚所以才形成"凝烟",才产生雾露,所以才"寒风晓暮"、"以成秋令",气候早晚转凉。

[民病腠理热,血暴溢疟,心腹满热胕胀,甚则胕肿]"腠理热",即皮肤、肌肉出现热象。"血暴溢",即突然出血。"疟",即疟疾。"心腹满热",即胸腹胀满烦热。"胕",腹前曰胕,有腹前肉之义。张介宾注:"胕,皮也,一曰腹前曰胕。""胕胀",指腹壁水肿。"胕肿","胕",义同肤,"胕肿",即全身肌肤浮肿。全句意即太阴湿土司天,太阳寒水在泉之年中,少阳相火加临于四之气,在四之气所属这一段时间中,可以因感热邪而出现"腠理热""血暴溢"等热证症状,也可以感热邪及湿邪而出现"疟""心腹满热"等湿热证症状,还可以感寒邪及湿邪而出现"胕胀","胕肿"等寒湿证症状。高世栻注:"民病腠理热,血暴溢,火病也。疟,心腹满热,胕胀,湿热病也,甚则胕肿,寒湿病也。此湿气司天,寒气在泉,火气加临而有如是之病也。"我们基本同意高注,但我们认为"胕胀",亦即腹壁水肿,通常均是在全身重度水肿的情况下出现,以寒湿为多。所以我们把"胕胀"列属寒湿,与高(世栻)注小有出入。

⑬王洪图等《黄帝内经素问白话解》四之气,主气是太阴湿土,客气是少阳相火,湿土之气受到火气的熏蒸,使地气上腾,而天气阻隔不通,因而早晚都有寒风吹拂。湿与热相合,则烟雾凝集笼罩在草木之间。湿气不能流动,而凝结为白露下降,因而表现出秋季收成的景象。人们易患肌肤发热、突然大出血、疟疾、心腹胀满、皮肤发胀、甚至浮肿等病证。

⑭郭霭春《黄帝内经素问白话解》畏火:指少阳相火。溽:湿的意思。否隔:不通。

四之气,少阳相火加临,湿气熏蒸,地气升腾,天气不通,早晚都有寒风吹拂,蒸腾的湿气与热气互相搏击,草木之间似有薄烟凝聚,湿气运化既不流动,而白露暗降,从而表现出秋季收成的时令。这时人们多患皮肤热,突然出血,疟疾,心腹全都发热,并且产生胀满等,甚则发生浮肿。

(5)五之气,惨令已行,寒露下,霜乃早降,草木黄落,寒气及体,君子周密。民病皮腠。

①王冰《黄帝内经素问》此句未具体注释。

②马莳《黄帝内经素问注证发微》五之主气,本阳明燥金也,而阳明燥金客气加之,则惨令已行,霜露下降,草木黄落,寒气及体,而君子当周密,民病则在皮腠中也。

③张介宾《类经》客主之气,皆阳明燥金用事,故其政令如此。皮腠属金,气求同类也。

④张志聪《黄帝内经集注》五气之主客皆阳明清凉之气,故其候寒冷。收藏之令早行,故君子周密。阳明之气主肌,故病在皮腠。

⑤高士宗《黄帝素问直解》五之寒气,阳明燥金,金气肃杀,故惨令以行,惨令行,则寒露下,霜乃早降,草木黄薄,而寒气及体,斯时也,君子周密,则无病,民不周密,则病皮腠。

⑥黄元御《黄元御医书全集》五之气,客主皆阳明燥金司令,合于在泉之寒,故惨令已行,寒露下,霜早降,草木黄落,寒气及体,君子周密不出,民病寒伤皮腠也。

⑦张琦《素问释义》五气主客燥金。惨疑作燥。肺主皮毛,燥反自伤也。

⑧高亿《黄帝内经素问详注直讲全集》〔注〕皮腠者,谓皮毛腠理也。

〔讲〕由四之气以推五之气,主则燥金,客亦燥金,金主肃杀,故惨令已行,寒露时下,霜乃早降,而草木皆为之黄落矣。是以金令大布,寒气及于一身,君子当此,惟塞向墐户,而周密保护焉。民感其气,多病皮腠,何也?盖寒则气收,皮毛腠理皆受其伤,此金气太过,肺经自病也。

⑨孟景春等《黄帝内经素问译释》五之气,主客都是阳明清凉之气,行使凄惨肃杀之令,寒露既来,冷霜早降,草木枯黄,枝叶凋落,寒气侵犯人体,所以懂得养生之道的人就起居谨慎。人们的疾病多发生在皮肤和肌腠部分。

⑩任廷革《任应秋讲〈黄帝内经〉素问》此句未具体注释,总体概括此段为:(提要)论逢丑、逢未年为太阴司天之政,凡此丁丑、丁未、癸丑、癸未、己丑、己未、辛丑、辛未、乙丑、乙未等十年,皆主不及之岁也。

⑪张灿玾等《黄帝内经素问校释》五之气,主气为阳明燥金,客气亦为阳明燥金,凄惨寒凉之气已行,寒露降下,霜乃早降,草木萎黄凋落,寒气侵及人体,善于养生的人们应居处周密,人们易患皮肤与腠理等部位的疾病。

⑫方药中等《黄帝内经素问运气七篇讲解》[五之气,惨令已行]"五之气",指太阴湿土司天之年,其客气加临之间气五之气为阳明燥金。"惨令",指秋令,意即秋天西风清肃,树凋叶落,景象惨凄。"惨令已行",指五之气所属的这一段时间中,亦即在秋分以后至小雪以前,大约在9月中下旬至11月中下旬这一段时间中,主气客气都是阳明燥金用事,阳明主凉,所以这一段时间气候偏凉,故张介宾注云:"客主之气,皆阳明燥金用事,故其政令如此。"

[寒露下,霜乃早降,草木黄落]"寒露下",指天气寒凉,出现露水。"霜乃早降",指霜降较一般年份为早。"草木黄落",指草木凋谢,黄叶飘零。以上是对太阴湿土司天之年,五之气这一段时间中自然景象的描述。

[寒气及体,君子周密]"寒气及体",指人体感到寒凉。"君子周密",指善养生者要注意保暖防寒。全句意即太阴湿土司天之年,五之气这一段时间中,气候偏凉,人们应该注意保暖,以防因凉致病。

[民病皮腠]"皮腠",即皮肤、腠理,与人体肺脏密切相关。"民病皮腠",意即太阴湿土司天之年,五之气,阳明燥金用事,气候偏凉,因此人体亦容易感寒凉之邪而发生发热、恶寒、咳喘、鼻塞、流涕或皮肤斑疹等肺病症状。

⑬王洪图等《黄帝内经素问白话解》五之气,主气是阳明燥金,客气也是阳明燥金,主客都为清凉的金气,因而清凉凄惨之气流行,寒露即下,严霜也早降,草木枯黄,树枝、叶凋落。因为寒气能够侵犯人体,所以明了事理的人,都会起居很谨慎,以防止疾病的发生。人们易患的疾病多发生在皮肤以及肌肉纹理等部位。

⑭郭霭春《黄帝内经素问白话解》五之气,阳明燥金之气流行,寒露既下,严霜早降,草木枯黄凋落,寒气侵犯人体,明达医理的人,都起居谨慎,以防疾病,这时人们多患皮肤腠理的病。

(6)终之气,寒大举,湿大化,霜乃积,阴乃凝,水坚冰,阳光不治。感于寒,则病人关节禁固,腰脽痛,寒湿推于气交而为疾也。必折其郁气,而取化源,益其岁气,无使邪胜,食岁谷以全其真,食间谷以保其精。

①王冰《黄帝内经素问》九月化源,迎而取之,以补益也。

②马莳《黄帝内经素问注证发微》终之主气,本太阳寒水也,而太阳寒水客气加之,则寒大举,湿大化,霜积阴凝,水冰阳隐。民病感寒,为关节禁固,为腰脽痛,盖以寒湿持于气交而为病也。然治之者当何如?必折其郁气者,后《本病篇》云:丑未之岁,少阳升天,主窒天蓬,胜之不前。又或遇太阴未迁正者,即少阴未升天。辛丑、辛未水运抑之,故《刺法论》云:火欲升,而天蓬窒抑之。凡君火相火同刺包络之荥穴、劳宫。按《本病篇》云:丑未之岁,厥阴降地,主窒地晶,胜而不前。又或遇少阴未退位,即厥阴未降下。遇乙丑、乙未金运抑之,降之未下。故《刺法论》云:木欲降,而地晶窒抑之,降而不入,当刺手太阴之井穴少商、手阳明之合穴曲池。取其化源者,即于九月补之,益其岁气,无使邪胜,食岁谷、间谷以全真保精。

③张介宾《类经》在泉客主之气,皆太阳寒水用事,故其政令如此。关节在骨,腰脽属肾与膀胱,皆寒求同类为病。以上十年,上湿下寒,故寒湿持于气交。然太阴司天则水郁,太阳在泉则火郁。郁气化源详义,见前大阳之政。又如补遗本病篇曰:丑未之岁,少阳升天,主窒天蓬,胜之不前。厥阴降地,主窒地晶,胜而不前。故《刺法论》于火欲升而天蓬窒抑之,君火相火同刺包络之荥。木欲降而地晶窒抑之,当刺手太阴之所出,手阳明之所入。王氏曰:化源九月,迎而取之,以补益也。是皆折郁气,取化源之义。太阴司天,丑未不及之岁也,故当益其岁气。岁谷,即上文黅玄谷也。间谷,义见前阳明之政。

④张志聪《黄帝内经集注》五之主客乃在泉寒水之气,故寒大举。寒湿之气上下相交,故湿大化。霜积阴凝,湿之化也。冰坚阳伏,寒之令也。肾为冬藏而主骨,

关节禁固,骨节不利也。腰脽者,肾之府也。寒湿推于气交,谓天地之气上下相推,人在气交之中而为病也。此句照应前民气亦从之句。

⑤高士宗《黄帝素问直解》终之寒气,太阳寒水,寒气盛,故寒大举,水气盛,故湿大化,犹言湿化为水也,寒极而水不行,则霜乃积,阴乃凝,霜积,则水坚冰,阴凝,则阳光不治,其时感于寒,则病人关节禁固,腰脽痛。脽,脊尻也。关节禁固而腰脽痛,乃寒湿之病,故曰寒湿。终之主气寒气,皆太阳之寒,未始有湿,惟三之主气寒气,有太阴之湿,故此寒湿之病,推于气交之时而为疾也。郁者复之基,故必折其郁气,而先取化源以资之,岁运不及,则益其岁气,无使邪胜,食黔玄之岁谷,以全其真,食左右之间谷,以保其精。

⑥黄元御《黄元御医书全集》终之气,客主皆太阳寒水司令,故寒大举。上合司天之气,故湿大化。寒甚,故霜冰坚。阴凝阳退,感于寒,则关节禁固,腰脽肿痛。寒湿之气持于气交,故为病如是。

⑦张琦《素问释义》终气主客寒水,故寒甚而阳光不治,关节腰椎,严寒客之则拘急而痛。禁固未详,当即拘急之意。寒湿十字衍文。

⑧高亿《黄帝内经素问详注直讲全集》〔讲〕由五之气以推终之气,主则寒水,客亦寒水,加以寒水在泉,寒必为之大举,湿土司天,湿必为之大化,兼寒湿同气纯阴无阳,故霜乃降,阴乃凝,水坚冰,而阳光为之不治矣。斯时之民,感于寒者,寒主闭藏,则病人关节禁固,腰脽痛,甚或寒湿合气中于一身,有必两相交持而为病也。六气之分应如此,故太阴司天,太阳在泉之岁,如大运与司天在泉之气有克郁而不能发泄者,必折去之,以使其舒。大运与司天在泉之气,有限制而不能生成者,必先取其生化之源,使母益子气而不足者足矣。兼岁气不及,必补益之,无使司天在泉之邪气以相胜,且取岁气所产之谷,食之以全其真,取间气所产之谷,食之以保其精。

⑨孟景春等《黄帝内经素问译释》湿大化:《素问释义》以为此三字衍。似是。腰脽(shuí 谁)痛:腰和臀部疼痛。脽,臀部。

终之气,寒气大盛,冷霜积聚,阴气凝滞,水冻结成坚硬的冰,阳气被遏不能行使职权。人们感受寒邪之后,发为关节强直,活动不利,腰和臀部疼痛,这是寒湿之气持于气交而导致的疾病。要削弱其郁遏之气,以调和其化生之泉源,岁运不及的给以补益,以避免因太过而发生的邪害,服食岁谷以保全真气,服食间谷以保全精气。

⑩任廷革《任应秋讲〈黄帝内经〉素问》此句未具体注释,总体概括此段为:(提要)论逢丑、逢未年为太阴司天之政,凡此丁丑、丁未、癸丑、癸未、己丑、己未、辛丑、辛未、乙丑、乙未等十年,皆主不及之岁也。

⑪张灿玾等《黄帝内经素问校释》脽:《说文》"尻也"。《汉书·东方朔传》:"连脽尻。"注:"脽,臀也。"

终之气,主气为太阳寒水,客气亦为太阳寒水,寒气大起,湿气大化,霜乃聚积,阴气凝结,水结成坚冰,阳光不得施治。感受寒邪,则人们易患关节强急,活动不灵,腰部与臀部疼痛等病,乃是由于寒湿之气相持于气交所致。凡此太阴司天之年,必须折减其致郁的邪气,而取其不胜之气的生化之源,补益不及的岁气,不使邪气过胜,食用得岁气的谷类以保全真气,食用得间气的谷类以保养精气。

⑫方药中等《黄帝内经素问运气七篇讲解》[终之气,寒大举,湿大化]"终之气",指太阴湿土司天之年,其客气终之气为太阳寒水。"寒大举",指太阴湿土司天之年,终之气所属的这一段时间中,亦即在小雪以后,大寒以前,大约在11月中下旬至第二年1月中旬这一段时间中,由于其主气客气都是太阳寒水主事,太阳主寒,所以这一段时间中,气候特别寒冷。"湿大化","湿",指太阴湿土司天之气。前已述及,天气可以下降,影响下半年的气候变化,因而下半年雨水也可偏多。"大化",指雨湿之气在终之气太阳寒水的作用下,雨水化为冰雪。质言之,亦即这一段时间气候特别寒冷,异于常年。张介宾注:"在泉客主之气,皆太阳寒水用事,故其政令如此。"马莳注:"终之主气,本太阳寒水也,而太阳寒水客气加之,则寒大举,湿大化,霜积阴凝,水冰阳隐。"张志聪注:"终之主客,乃在泉寒水之气,故寒大举。寒湿之气,上下相交,故湿大化,霜积阴凝,湿之化也,冰坚阳伏,寒之令也。"均属此义。

[霜乃积,阴乃凝,水坚冰,阳令不治]"霜乃积",指霜聚积为冰。"阴乃凝",指彤云密布。高世栻注:"水气盛,故湿大化,犹言湿化为水也。寒极而水不行,则霜乃积,阴乃凝。霜凝则水坚冰,阴凝则阳光不治。"这就是说在太阴湿土司天之年,终之气这一段时间中,由于气候严寒,所以经常是万里彤云,雪地冰天。这几句是对这一段自然景象的记述。

[感于寒,则病人关节禁固,腰脽痛]"感于寒",指感受寒邪,太阳主寒,与人体之肾密切相关。"关节禁固",指关节屈伸不利,活动受限。"腰脽痛",即腰椎痛。全句意即太阴湿土司天之年,太阳寒水在泉,在终之气这一段时间中,气候严寒。人体感寒则可以在临床上出现关节屈伸不利活动受限、腰痛等肾病症状。

[寒湿推于气交而为疾也]这是解释上述"关节禁固""腰脽痛"等症发生的原因及其证候性质。"寒",此处指太阳寒水。"湿",指太阴湿土。"气交",指天气地气之间,《六微旨大论》谓:"上下之位,气交之中,人之居也。"全句意即太阴湿土司天、太阳寒水在泉之年,气候变化以寒湿为主。因此上述"关节禁固""腰脽痛"等病症很多是由于感受寒湿之邪而发生,其证候性质属于寒湿。

[必折其郁气,而取化源]"必折其郁气,而取化源",与前述"折其郁气,先取化源"之义相同。此处王冰注:"九月化源,迎而取之以补益也,意即十月、十一月、十二月为冬三月。太阴湿土司天,太阳寒水在泉之年,冬令严寒,因此应该在冬令未到之先的九月,先补心火,扶阳气,以治疗于未病之先。

[益其岁气,无使邪胜]"益其岁气,无使邪胜"句,历代注家解释不一。张介宾认为丑未之年,太阴湿土司天,是土运不及之年,因此当益其岁气。他说:"太阴司

天,丑未不及之岁也,故当益其岁气。"马蒔则把"益其岁气"与前述"取其化源"联系起来。他说:"取其化源者,即于九月补之,益其岁气,无使邪胜。"张志聪则从岁运不及来解释,认为岁运不及之年就要补益岁气。他说:"益其岁气,无使邪胜者,谓岁运不及,故当益之。邪气者,即所不胜之气也。"高世栻解释同张志聪,也认为岁运不及之年要补益岁气。他说:"岁运不及,则益其岁气。"上述诸家注解,张介宾把司天之气分为太少,显然不合《内经》精神,我们在前文中已作过较详细的讨论,此处不再重复。马蒔把"益其岁气",理解为"取其化源",把"九月补之",解释为"益其岁气",也无法理解。我们认为张志聪和高世栻的注解比较合理。因为丑未太阴湿土司天的十年,从岁运来说,都是岁运不及之年。根据"运不及而得助"即可构成平气的规律,补益岁气,即可使不及的岁运得到帮助从而构成平气。例如丁丑、丁未年属木运不及,这一年春天应温不温,应生不生,则这一年春天就要补益木气,使得其平。癸丑、癸未年,属火运不及,这一年的夏天应热不热,应长不长,则这一年的夏天就要补益火气,使得其平。己丑、己未年,属土运不及,但因为这一年太阴湿土司天,运不及而得助,所以己丑、己未同正宫,自然构成平气。乙丑、乙未年,属金运不及,这一年的秋天应凉不凉,应收不收,则这一年的秋天就要补益金气,使得其平。辛丑、辛未年,属水运不及,这一年的冬天应寒不寒,应藏不藏,则这一年冬天,就要补益水气,使得其平。这种补益岁气的方法,也就是本篇一开始就提出的"和其运,调其化,使上下合德,无相夺伦,天地升降,不失其宜,五运宣行,勿乖其政"这一基本精神在具体年份中的具体运用和体现。因此我们认为张注和高注是合理的,并在此作进一步讨论和补充。

[食岁谷以全其真]"岁谷",指感受各个年份司天在泉之气所生长的谷物。太阴湿土司天,太阳寒水在泉的十年中,前已述及:"其谷黔玄。"这就是说黔谷和玄谷是太阴湿土司天、太阳寒水在泉之年的岁谷。"食岁谷以全其真",意即在太阴湿土司天、太阳寒水在泉的十年中,黔谷、玄谷生长数量较多,质量较好,因此这十年中应多食黔谷、玄谷,以维持人体正常生命活动的需要。

[食间谷以保其精]"间谷",指感受左右间气所生长的谷物。由于左右间气,在性质上与司天在泉之气有其不同之处,因此感受间气所生长的谷物也各有其不同的作用。所以前文谓:"食间谷以去其邪。"意即根据感邪的性质,在治疗上选用相应的食物或药物进行针对性的处理。"食间谷以保其精",与"食间谷以去其邪"句完全同义,因为"去邪"就是"保其精"。关于这一问题,在前文中也已作过较详细的讨论和解释,可参看。

⑬王洪图等《黄帝内经素问白话解》终之气,主气是太阳寒水,客气也是太阳寒水即在泉之气,因而寒气大举而来,湿气也很旺盛,故冷霜积聚,阴气凝结,水冻而结成坚冰,阳光也失去温暖的作用。因为感受寒邪,所以人们易患关节强直、腰椎疼痛等病证。这是由于寒湿之气积聚在气交之中而造成的。

⑭郭霭春《黄帝内经素问白话解》食岁谷:宜食本年岁气所化生的谷物。

终之气,寒气大盛,湿气运化,冷霜积聚,阴气凝结,水冻结成坚冰,阳气失去作用。人们感受寒气,就会多患关节强直,腰腿疼痛,这致病原因就是由于寒湿之气相持于气交之中而成的。必须削弱其郁结之气,而采取化生的泉源,抑制岁气的太过,不使邪胜为害。服食岁谷以保全真气,服食间谷以保全精气。

第三十四解

(一)内经原文

故岁宜以苦燥之、温之,甚者发之、泄之,不发不泄则湿气外溢,**肉溃皮拆**,而水血交流。必赞其阳火,令御甚寒。从气异同,**少多其判**^[注]也。同寒者以热化,同湿者以燥化,异者少之,同者多之。用凉远凉,用寒远寒,用温远温,用热远热,食宜同法。假者反之,此其道也。反是者病也。帝曰:善。

[注]判:郭霭春《黄帝内经素问校注》、方药中等《黄帝内经素问运气七篇讲解》、孟景春等《黄帝内经素问译释》、人民卫生出版社影印顾从德本《黄帝内经素问》此处为"少多其判",其中郭霭春注:吴注本"判"作"制"。张志聪注"判者,分之",此处作判断或区分讲;张灿玾等《黄帝内经素问校释》此处为"少多其制",其注:原作判,《吴注素问》《内经评文》均改作"制",据上文太阳与阳明司天之政文例,作"制"是,形近而误。

(二)字词注释

(1)肉溃皮拆

①王冰《黄帝内经素问》此词未具体注释。

②马莳《黄帝内经素问注证发微》此词未具体注释。

③张介宾《类经》此词未具体注释。

④张志聪《黄帝内经集注》此词未具体注释。

⑤高士宗《黄帝素问直解》肉溃皮拆。

⑥黄元御《黄元御医书全集》皮肉溃烂。

⑦张琦《素问释义》此词未具体注释。

⑧高亿《黄帝内经素问详注直讲全集》〔讲〕肉必为之溃,皮必为之折(编者按:此处"折"应为"拆")。

⑨孟景春等《黄帝内经素问译释》皮肤和肌肉溃烂。

⑩任廷革《任应秋讲〈黄帝内经〉素问》此词未具体注释。

⑪张灿玾等《黄帝内经素问校释》肌肉溃烂,皮肤破裂。

⑫方药中等《黄帝内经素问运气七篇讲解》"肉溃",指肌肉溃烂;"皮拆",指皮肤损坏、裂开。

⑬王洪图等《黄帝内经素问白话解》皮裂肉烂。

⑭郭霭春《黄帝内经素问白话解》肉烂皮裂。

(2)少多其判

①王冰《黄帝内经素问》通言岁运之同异也。

②马莳《黄帝内经素问注证发微》少多而判治之。

③张介宾《类经》此词未具体注释。

④张志聪《黄帝内经集注》判者,分也。

⑤高士宗《黄帝素问直解》少多可制。

⑥黄元御《黄元御医书全集》少多其制。

⑦张琦《素问释义》此词未具体注释。

⑧高亿《黄帝内经素问详注直讲全集》此词未具体注释。

⑨孟景春等《黄帝内经素问译释》根据岁运与六气相同或差异的多少然后再决定。

⑩任廷革《任应秋讲〈黄帝内经〉素问》此词未具体注释。

⑪张灿玾等《黄帝内经素问校释》此词未具体注释。

⑫方药中等《黄帝内经素问运气七篇讲解》"少多",指治疗上所用针对性药物的少或多。"判",张志聪注:"判者,分也。"此处作判断或区分讲。

⑬王洪图等《黄帝内经素问白话解》来确定治疗方法和用药剂量。

⑭郭霭春《黄帝内经素问白话解》此词未具体注释。

(三)语句阐述

(1)故岁宜以苦燥之、温之,甚者发之、泄之,不发不泄则湿气外溢,肉溃皮拆,而水血交流。

①王冰《黄帝内经素问》此句未具体注释。

②马莳《黄帝内经素问注证发微》宜以苦者燥之温之,甚者发之泄之。若不发不泄,则湿气外溢,肉溃皮拆而水血交流也。

③张介宾《类经》以苦燥之温之,善从火化,燥以治湿,温以治寒也。发之泄之,发散可以逐寒,渗泄可以去湿也。

④张志聪《黄帝内经集注》苦乃火味,故能燥湿而温寒。

⑤高士宗《黄帝素问直解》寒湿之岁宜以火味之苦以燥湿,火味之苦以温寒,寒之甚者,更当发之,湿之甚者,更当泄之,苦寒湿甚而不发不泄,则湿气外溢,致肉溃皮折,肉溃皮折,而水血交流矣。

⑥黄元御《黄元御医书全集》太阴湿土司天,故宜苦燥。太阳寒水在泉,故宜苦温。湿甚者,发之泄之,以去其湿。不发不泄,则湿气外溢,皮肉溃烂,水血交流。

⑦张琦《素问释义》苦燥以胜湿,温以胜寒,发泄治湿之甚者。

⑧高亿《黄帝内经素问详注直讲全集》〔讲〕然燥能去湿,温能去寒,故太阴司天,太阳在泉之岁,有湿气者,宜用苦以燥之,有寒气者,宜用苦以温之也。又其甚者,则发散之,渗泄之,若不发不泄,则湿气外溢,肉必为之溃,皮必为之折(拆),而水血交流。

⑨孟景春等《黄帝内经素问译释》因此本年份应用苦味之品以燥湿温寒,甚至用发散和宣泄的方法,如果不发散宣泄,则湿气充溢于外,引起皮肤和肌肉溃烂,血水淋漓。

⑩任廷革《任应秋讲〈黄帝内经〉素问》此句未具体注释,总体概括此段为:(提

要)论逢丑、逢未年为太阴司天之政,凡此丁丑、丁未、癸丑、癸未、己丑、己未、辛丑、辛未、乙丑、乙未等十年,皆主不及之岁也。

⑪张灿玾等《黄帝内经素问校释》所以本年宜用苦味的药物,用燥性以去湿,用温性以去寒,甚则用发泄的方法以去湿邪。如果不发不泄,湿气向外溢出,肌肉溃烂,皮肤破裂,则水血交相外流。

⑫方药中等《黄帝内经素问运气七篇讲解》[故岁宜以苦燥之温之,甚者发之泄之]"岁",指太阴湿土司天、太阳寒水在泉之年。"以苦",即用苦寒药物。"燥之",即用燥湿药物。"温之",即用温热药物。"发之",即用发汗药物。"泄之",即用利尿药物,全句意即太阴湿土司天、太阳寒水在泉之年,全年气候特点以寒湿为主。在寒湿的作用下,人体疾病亦以寒湿为主。或表现为表寒里湿证,例如前述的"民病身重,胕肿,胸腹满",这在治疗上就应发之,泄之,亦即运用发汗、利小便的方法来作治疗。或表现为寒湿交搏证,例如前述的"病人关节禁固,腰脽痛",这在治疗上就应温之,燥之,即运用温寒、燥湿的方法来作治疗。或表现为表寒里热证,例如前述的"民病血溢,筋络拘强,关节不利,身重筋痿",这在治疗上就应发之及以苦清之、下之,亦即运用发汗、清热的方法来作治疗。或表现为湿热交蒸者,例如前述的"温厉大行,远近咸若","民病腠理热,血暴溢疟,心腹满热胪胀,甚则胕肿",这在治疗上就应发之、泄之、温四之、燥之同用,亦即辛开苦降,寒热平调,发汗利小便等方法综合运用。这里文字虽然不多,但却为我们治疗湿病指出了治疗大法,亦即发汗、利尿、温中、清热、燥湿等治疗方法,从而为后世对湿病的诊断治疗提供了理论依据。

[不发不泄,则湿气外溢,肉溃皮拆而水血交流]此节是对前述治疗方法的说明。"不发不泄",即如果对于湿病不采取发汗、利小便的方法,"则湿气外溢",即湿邪得不到出路而会自动寻找出路向外溢流。"肉溃",指肌肉溃烂,"皮拆",指皮肤损坏、裂开。"水血交流",指皮肤肌肉溃烂时渗出物广泛渗出。全句意即在治疗湿病时,由于"湿"为邪,是人体正常生理活动所不需要的液体,因此对于湿邪的治疗,必须要使其有出路,以便使湿邪得以排出体外。其出路有二:其一,通过出汗使湿邪排出体外,其二,通过小便使湿邪排出体外。因此,原文在这里十分强调"发之""泄之"的治疗方法。认为如果湿邪潴留体内而不用发汗利小便的方法,则湿邪自动向肌表溢流时,就会给人体带来重大损害。原文谓"不发不泄,则湿气外溢,肉溃皮拆而水血交流",这是《内经》对湿病病机转化和治疗机理的具体阐发。

⑬王洪图等《黄帝内经素问白话解》凡以上太阴湿土司天、太阳寒水在泉、五运不及的十年中,在防治病时,必须减弱引起气郁的原因,培补不足之气的化源。岁运不及的,应给予补益,但不要导致邪气过盛。人们应食用岁谷,以保全真气;食用间谷,以保全阴精。在这些年份里,比较适宜用苦味之品来燥湿、温寒。对邪气重的,还可以用发散和宣泄的方法;若不使用,湿气就会充斥流溢于体表,而使皮裂肉烂,血水淋漓。

⑭郭霭春《黄帝内经素问白话解》本年分在药物上应该用苦味,并用燥法、温法,甚者用发法、泄法。如果不发散宣泄,就会湿气充溢于外,肉烂皮裂,血水淋漓。

(2)必赞其阳火,令御甚寒。

①王冰《黄帝内经素问》冬之分,其用五步,量气用之也。

②马莳《黄帝内经素问注证发微》又必赞其阳火,以令御其盛寒之气。

③张介宾《类经》岁气阴寒,故当扶阳。

④张志聪《黄帝内经集注》此句未具体注释。

⑤高士宗《黄帝素问直解》赞,助也。是必助其阳火,令防御其寒。

⑥黄元御《黄元御医书全集》寒甚者,助其阳火,以御其寒。

⑦张琦《素问释义》赞阳火治寒之甚者。

⑧高亿《黄帝内经素问详注直讲全集》〔讲〕湿证如此,寒已可知,故必赞助阳火,以使御止其甚寒。

⑨孟景春等《黄帝内经素问译释》必须补益阳火,使之抵御严寒。

⑩任廷革《任应秋讲〈黄帝内经〉素问》此句未具体注释,总体概括此段为:(提要)论逢丑、逢未年为太阴司天之政,凡此丁丑、丁未、癸丑、癸未、己丑、己未、辛丑、辛未、乙丑、乙未等十年,皆主不及之岁也。

⑪张灿玾等《黄帝内经素问校释》必须赞助阳火之气,使其能抵御严寒。

⑫方药中等《黄帝内经素问运气七篇讲解》"赞",即赞助或支持。"阳火",即阳热之气。"御",即防御、抵抗之义。"甚寒",即大寒。全句意即"湿"为阴邪,多由寒生。因此在治疗上应以扶阳、温中为主要治疗方法。此两句与前述"不发不泄,则湿气外溢"句联看,不难看出,对于湿病的治疗方法是:其一,已产生的湿邪要给出路,这就是发汗、利小便;其二,同时要从根本上治疗,即祛除产生湿邪的因素。从本节太阴湿土司天、太阳寒水在泉之年,民病寒湿有关内容来看,湿的产生主要由于寒甚,因此在消除寒湿产生的原因上,温中、扶阳又是治疗湿病的主要方法。这也就是原文所提出的"必赞其阳火,令御甚寒"这一防治原则。这一治则,直接指导着后世对湿病的临床治疗。张仲景在《金匮要略·痓湿暍病脉证治》中,对于湿病的治疗方法,一则曰:"湿痹之候,小便不利,大便反快,但当利其小便。"再则曰:"湿家身烦疼,可与麻黄加术汤,发其汗为宜。"三则曰:"风湿相搏……桂枝附子汤主之……去桂加白术汤主之……甘草附子汤主之。"在该书《痰饮咳嗽病脉证并治》中,对于痰饮的治疗方法,一则曰:"病痰饮者,当以温药和之。"二则曰:"夫短气,有微饮,当从小便去之。"三则曰:"病溢饮者,当发其汗,大青龙汤主之,小青龙汤亦主之。"从引文不难看出,张氏治疗湿病原则基本上就是发汗、利小便,温药和之。这完全是在继承《内经》的基础之上提出来的,而《内经》上述治则治法的提出,则又是从运气学说中衍化出来的。由此可以看出,不但中医基本理论方面的若干重大问题应溯源于运气学说,而且临床治疗方面的许多具有指导意义的治则治法,也导源于运气学说。这也正是我们今天重视、钻研运气学说的旨意所在。

⑬王洪图等《黄帝内经素问白话解》人们应该扶助阳气,使它能够抵御寒邪。

⑭郭霭春《黄帝内经素问白话解》应该扶助阳火,使之抵抗严寒。

(3)从气异同,少多其判也。同寒者以热化,同湿者以燥化,异者少之,同者多之。

①王冰《黄帝内经素问》通岁运之同异也。少宫、少商、少羽岁同寒,少宫岁又同湿,湿过故宜燥,寒过故宜热,少角、少徵岁,平和处之也。

②马莳《黄帝内经素问注证发微》从其气之异同,以少多而判治之。如己丑、己未之岁为少宫,乙丑、乙未之岁为少商,辛丑、辛未之岁为少羽,是同为寒,宜以热化治之。己丑、己未之岁为少宫,又同为湿,宜以燥化治之。丁丑、丁未之岁为少角,癸丑、癸未之岁为少徵,皆平和之岁也,宜以平和处之。其异者则少用,其同者则多用。

③张介宾《类经》以上十年,运之与气,有与在泉同寒者,当多用热化之品以治之,如少商少羽岁是也;有与司天同湿者,当多用燥化之品以治之,如少宫岁是也。其少角少徵岁,当稍从和平以处之也。虽以热以燥,各有分治,然或少或多,当因运气异同,随其宜而酌之。

④张志聪《黄帝内经集注》判者,分也。

⑤高士宗《黄帝素问直解》从气之异同,而气味之少多可制也。同太阳之寒者,以气味之热而制化之,同太阴之湿者,以气味之燥而制化之,异乎寒湿,而宜寒湿之气味者,宜少用之,同乎寒湿,而宜热燥之气味者,宜多用之。

⑥黄元御《黄元御医书全集》从运气之异同少多其制,运同司天之湿者,则以燥化之物治之(如少宫岁),运同在泉之寒者,则以热化之物治之(如少羽岁)。

⑦张琦《素问释义》此句未具体注释。

⑧高亿《黄帝内经素问详注直讲全集》〔讲〕顺其司天在泉之气,或异于大运,或同于大运,悉酌其多少而制之。若大运之气,有与在泉同其寒者,则宜以热化之品而去在泉之寒。若大运之气有与司天同其湿者,则宜以燥化之品,而去司天之湿。更其中大运,与司天在泉有异其寒湿者,则少用温燥之品以治之;有同其寒湿者,则多用温燥之品以治之也。

⑨孟景春等《黄帝内经素问译释》根据岁运与六气相同或差异的多少然后再决定。岁运与司天之气同寒的应以热化调和,同湿的以燥化调和,运气相同的应多投调和之品,不同的可以少投。

⑩任廷革《任应秋讲〈黄帝内经〉素问》此句未具体注释,总体概括此段为:(提要)论逢丑、逢未年为太阴司天之政,凡此丁丑、丁未、癸丑、癸未、己丑、己未、辛丑、辛未、乙丑、乙未等十年,皆主不及之岁也。

⑪张灿玾等《黄帝内经素问校释》应根据岁运与岁气之属性的异同,以制定药物性味的多少,岁运与岁气同为寒性的,用热性之品,岁运与岁气同为湿性的,用燥性之品,运与气不同者,少用调和之品,相同的,多用调和之品。

⑫方药中等《黄帝内经素问运气七篇讲解》［从气异同,少多其判也］"从",此处作根据讲。"气",指岁气。"异同",指岁气与岁运之间的异同。"少多",指治疗上所用针对性药物的少或多。"判",张志聪注:"判者,分也。"此处作判断或区分讲。全句意即在太阴湿土司天的十年中,虽然从总的来说,气候变化以寒湿偏胜为特点,人体疾病亦以寒湿偏胜为特点,治疗上亦以温中、散寒、利湿为特点。但是此十年中,由于各年岁运上还各有不同特点,因此在具体处理疾病时,还必须结合岁运的特点综合加以分析,完全按寒湿来治疗,或者不完全按寒湿来治疗,从少从多,还要根据具体情况具体处理。原文谓"从气异同,少多其制也",即是指此而言。高世栻《素问直解》,"判"改作"制",其义相同。但我们认为多数版本注本既作"判"字,因此仍以不改为好。

［同寒者以热化,同湿者以燥化］"同寒者以热化",即岁运与岁气在性质上基本相同,均属于寒者,在治疗上即可以采用温热散寒的方法来作治疗。例如丁丑、丁未年,木运不及,应温不温。癸丑、癸未年,火运不及,应热不热。应温不温,应热不热,从另外一方面来说即是偏于寒凉。因此这四年,岁运与岁气基本相同。在治疗上应从热化,即以温中散寒为主。这也就是原文所谓的"同寒者以热化"。但是另外几年则不一样。如乙丑、乙未年,金运不及,应凉不凉。辛丑、辛未年,水运不及,应寒不寒。应湿不湿,说明风气偏胜,气候偏温。应凉不凉,应寒不寒,说明气候偏热。因此这几年中,只有岁气相同,亦即都是太阴湿土司天,太阳寒水在泉这一点相同。岁运与岁气就不完全相同。所以在这几年的治疗上就只能从燥化。这也就是原文所谓的"同湿者以燥化"。值得提出来讨论的是,对这两句的注解。王冰注为:"少宫、少商、少羽,岁同寒。少宫岁又同湿。湿过故宜燥,寒过故宜热。少角、少徵岁平和处之也。"王氏在这里把少宫,即土运不及之年,亦即己丑、己未两年,认为是"岁同寒";把少角,即木运不及之年,亦即丁丑、丁未年,少徵,即火运不及之年,亦即癸丑、癸未两年,认为是"岁平和处之也",显然不合《内经》原意。《气交变大论》明确指出:"岁木不及,燥乃大行。生气失应,草木晚荣。""岁火不及,寒乃大行,长政不用,物荣而下。"这就是说,少角之年,即岁木不及之年,应温不温,春行秋令。少徵之年,即岁火不及之年,应热不热,夏行冬令。这怎么能说是"岁平和"?《气交变大论》又指出:岁土不及,风乃大行,化气不令,草木茂荣,飘扬而甚。"这就是说少宫之年,即岁土不及之年,风气偏胜,应湿不湿,气候偏温,所以才"草木茂荣,飘扬而甚"。这怎么能说是"岁同寒"?少宫之年,土运不及,但己丑、己未年是太阴湿土司天,运不及而得助,因此"上宫与正宫同"。这怎么能说"少宫岁又同湿,湿过故宜燥"?于此可以看出,王冰此注,有背于《内经》原意,不足为训。张介宾注此时,未直言王冰之非,但在文字上已有改动。他说:"以上十年,运之与气,有与在泉同寒者,有与司天同湿者,当多用燥化之品以治之,如少宫岁是也。其少角,少徵等,当稍从和平以处之也。"张氏在这里没有把少宫认为是"岁同寒",也没有把少角、少徵认为是"岁平和",而是用了一句"当稍从和平以处之也"。虽然也没有完全

说清楚,但已较王冰注为略高。马莳之注与王冰完全相同,显然照抄王注。张志聪、高世栻则避而不谈。《内经》诸注家中,我们认为王冰注解最好,且有不少阐发精深之处,但智者千虑,仍不免此失,令人甚感读书之难。

[异者少之,同者多之]"异",指岁气与岁运不同的年份。"同",指岁气与岁运相同的年份。"多少",指用温中、散寒、燥湿药物的多少。全句意即太阴湿土司天、太阳寒水在泉之年,寒湿为主。因此从总的说来,温中、散寒、燥湿的药物总是要用的,但是在用的多少上,则要看具体年份,确定具体用法。岁运与岁气相同的年份,如前述之丁丑、丁未、癸丑、癸未等年份,就要多用。反之,岁运与岁气不完全相同的年份,如前述之己丑、己未、乙丑、乙未、辛丑、辛未等年份,就要少用。这就叫"异者少之,同者多之"。

⑬王洪图等《黄帝内经素问白话解》并根据岁运和六气的异同,来确定治疗方法和用药剂量。运与气相同并且都属于寒的,应该用热性药以温化它;运与气不同的,要用燥性药来制伏它。运与气不同的给药量应少,运与气相同的给药量可以稍多。

⑭郭霭春《黄帝内经素问白话解》根据运气的相同或差异来确定治法和药量:岁运与司气同寒的应调以热化,同湿的应调以燥化,不同的少投,相同的多投。

(4)用凉远凉,用寒远寒,用温远温,用热远热,食宜同法。

①王冰《黄帝内经素问》此句未具体注释。

②马莳《黄帝内经素问注证发微》天有寒热温凉,而人之药食亦有寒热温凉,凡用寒热温凉者,宜远寒热温凉而无犯之。

③张介宾《类经》详义见前太阳阳明之政。

④张志聪《黄帝内经集注》此句未具体注释。

⑤高士宗《黄帝素问直解》寒热温凉,不可太过,故用凉远凉,有如上文所云也。

⑥黄元御《黄元御医书全集》如少羽岁。

⑦张琦《素问释义》此句未具体注释。

⑧高亿《黄帝内经素问详注直讲全集》〔讲〕然岁气之寒凉温热,各有其时,而用药之寒凉温热,犹当避其岁气。如岁气已凉,不可再用凉以助其凉;岁气已寒,不可再用寒以助其寒;岁气已温,不可再用温以助其温;岁气已热,不可再用热以助其热。虽饮食之微,亦宜用此远凉远温之法,方无遗误。

⑨孟景春等《黄帝内经素问译释》应用凉药时应避免清凉的气候,应用寒药时应避免寒冷的气候,应用温药时应避免温暖的气候,应用热药时应避免炎热的气候,饮食的宜忌也是同一法则。

⑩任廷革《任应秋讲〈黄帝内经〉素问》此句未具体注释,总体概括此段为:(提要)论逢丑、逢未年为太阴司天之政,凡此丁丑、丁未、癸丑、癸未、己丑、己未、辛丑、辛未、乙丑、乙未等十年,皆主不及之岁也。

⑪张灿玾等《黄帝内经素问校释》用凉性药品时,应避开凉气主令之时,用寒性

药品时,应避开寒气主令之时,用温性药品时,应避开温气主令之时,用热性药品时,应避开热气主令之时,用饮食调养时,也应遵照这个原则,这乃是就一般情况而言。

⑫方药中等《黄帝内经素问运气七篇讲解》此句未具体注释。

⑬王洪图等《黄帝内经素问白话解》更要注意的是,在清凉的季节要避免过用凉性药;在寒冷的季节要避免过用寒性药;在温暖的季节要避免过用温性药;在炎热的季节要避免过用热性药。对饮食的宜忌也同样。

⑭郭霭春《黄帝内经素问白话解》用凉性应该避免清凉的天气,用寒性应该避免寒冷的天气,用温性应该避免温暖的天气,用热性应该避免炎热的天气。在饮食方面,与上述的方法是相同的。

(5)假者反之,此其道也。反是者病也。帝曰:善。

①王冰《黄帝内经素问》此句未具体注释。

②马莳《黄帝内经素问注证发微》或有假借而用之者,特以主气不足,临气胜之,假其寒热温凉以资四正之气,则可以偶犯之耳。若非假反之法,则与时相违,病必生矣(见表8)。

表 8　丑未岁气湿化

太阴司天	丑未岁气湿化之图				太阳在泉
初气厥阴风木	二气少阴君火	三气少阳相火	四气太阴湿土	五气阳明燥金	终气太阳寒水
厥阴风木加	少阴君火加	太阴湿土加	少阳相火加	阳明燥金加	太阳寒水加
天时	天时	天时	天时	天时	天时
地气迁,寒乃去,春气至,风乃来,生气布,万物以荣,民气条畅,风湿相薄,雨乃后	大火正,物承化,民乃和	天政布,湿气降,地气腾,雨乃时降,寒乃随之	畏火临,溽蒸化,地气腾,天气否隔,寒风晓暮,蒸热相薄,草木凝烟,湿化不流,则白露阴布,以成秋令	惨令已行,寒露下,霜乃早降,草木黄落,寒气及体,君子周密	寒大举,湿大化,霜乃积,阴乃凝,水坚冰,阳光不治
民病	民病	民病	民病	民病	民病
血溢,筋络拘强,关节不利,身重筋痿	温疫大行,远近咸若,湿蒸相薄,雨乃时降	感于寒湿,民病身重胕肿,胸腹满	腠理热,血暴溢,疟,心腹满热,胪胀,甚则胕肿	病在肤腠	感寒则病,关节禁固,腰脽痛

③张介宾《类经》详义见前太阳阳明之政。

④张志聪《黄帝内经集注》此句未具体注释。

⑤高士宗《黄帝素问直解》此句未具体注释。

⑥黄元御《黄元御医书全集》如少羽岁。

⑦张琦《素问释义》此句未具体注释。

⑧高亿《黄帝内经素问详注直讲全集》〔注〕假,借也。

〔讲〕彼世有假凉以治凉,假寒以治寒,假温热以治温热者,是反乎常道也。然既假借以反乎常道,断未有不生病者也。

⑨孟景春等《黄帝内经素问译释》若遇到反常的气候,就应用不同的方法处理,这是一般规律。假使违背这个法则,就容易导致疾病发生。黄帝道:对。

⑩任廷革《任应秋讲〈黄帝内经〉素问》此句未具体注释,总体概括此段为:(提要)论逢丑、逢未年为太阴司天之政,凡此丁丑、丁未、癸丑、癸未、己丑、己未、辛丑、辛未、乙丑、乙未等十年,皆主不及之岁也。

⑪张灿玾等《黄帝内经素问校释》若气候有反常变化时,就不必拘守这一原则,这就是一般的规律,若不遵守这些规律,就会导致疾病的发生。

⑫方药中等《黄帝内经素问运气七篇讲解》此句未具体注释。

⑬王洪图等《黄帝内经素问白话解》但如果气候反常,就要用相反的方法。以上就是根据气候变化防治疾病的一般规律。如果违反了这个规律,就会产生新的疾病。

⑭郭霭春《黄帝内经素问白话解》有时气候反常,就得灵活应用。这些都是基本法则。如果违反了法则,就会致病的。

第三十五解

（一）内经原文

少阴之政奈何? 岐伯曰:子午之纪也。

少阴　太角　阳明　壬子　壬午　其运风鼓,其化**鸣紊启坼**[注],其变振拉摧拔,其病支满。

太角初正　少微　太宫　少商　太羽终。

〔注〕坼:郭霭春《黄帝内经素问校注》、张灿玾等《黄帝内经素问校释》、人民卫生出版社影印顾从德本《黄帝内经素问》此处为"坼";方药中等《黄帝内经素问运气七篇讲解》此处为"拆",其注:新校正云"按《五常政大论》云:其德鸣靡启坼"。

（二）字词注释

（1）鸣紊启坼

①王冰《黄帝内经素问》（〔新校正云〕按《五常政大论》云:其德鸣靡启拆。）

②马莳《黄帝内经素问注证发微》《五常政大论》云:其德鸣靡启拆。

③张介宾《类经》《五常政大论》云:其德鸣靡启拆。

④张志聪《黄帝内经集注》此词未具体注释。

⑤高士宗《黄帝素问直解》此词未具体注释。

⑥黄元御《黄元御医书全集》此词未具体注释。

⑦张琦《素问释义》此词未具体注释。

⑧高亿《黄帝内经素问详注直讲全集》〔讲〕风而鸣萦启折。

⑨孟景春等《黄帝内经素问译释》此词未具体注释。

⑩任廷革《任应秋讲〈黄帝内经〉素问》此词未具体注释。

⑪张灿玾等《黄帝内经素问校释》风声萦乱,物体启开。

⑫方药中等《黄帝内经素问运气七篇讲解》此词未具体注释。

⑬王洪图等《黄帝内经素问白话解》微风吹拂万物发出鸣响,自然界的生机活跃,草木萌芽破土而出。

⑭郭霭春《黄帝内经素问白话解》此词未具体注释。

（2）振拉摧拔

①王冰《黄帝内经素问》此词未具体注释。

②马莳《黄帝内经素问注证发微》风火之变。

③张介宾《类经》太角之变也。

④张志聪《黄帝内经集注》此词未具体注释。

⑤高士宗《黄帝素问直解》此词未具体注释。

⑥黄元御《黄元御医书全集》此词未具体注释。

⑦张琦《素问释义》此词未具体注释。

⑧高亿《黄帝内经素问详注直讲全集》〔讲〕振拉摧拔。

⑨孟景春等《黄帝内经素问译释》此词未具体注释。

⑩任廷革《任应秋讲〈黄帝内经〉素问》此词未具体注释。

⑪张灿玾等《黄帝内经素问校释》大风振撼摧毁折拔。

⑫方药中等《黄帝内经素问运气七篇讲解》此词未具体注释。

⑬王洪图等《黄帝内经素问白话解》狂风大作,振动摧毁折断,树木拔倒。

⑭郭霭春《黄帝内经素问白话解》此词未具体注释。

（三）语句阐述

（1）少阴之政奈何？岐伯曰：子午之纪也。

①王冰《黄帝内经素问》此句未具体注释。

②马莳《黄帝内经素问注证发微》子午属少阴火,故以五子、五午为少阴之政也。

③张介宾《类经》此句未具体注释。

④张志聪《黄帝内经集注》此句未具体注释。

⑤高士宗《黄帝素问直解》子午属少阴,帝问少阴之政,故曰子午之纪也。

⑥黄元御《黄元御医书全集》此句未具体注释。

⑦张琦《素问释义》此句未具体注释。

⑧高亿《黄帝内经素问详注直讲全集》〔批〕此举壬子、壬午之年，以明主客之气也。

〔讲〕黄帝曰：夫子言太阴之政，诚善矣。而运属少阴，又当奈何？岐伯对曰：少阴为君火，属五子五午之纪也。

⑨孟景春等《黄帝内经素问译释》此句未具体注释。

⑩任廷革《任应秋讲〈黄帝内经〉素问》此句未具体注释，总体概括此段为：（提要）论逢子、逢午年为少阴司天之政，凡此壬子、壬午、戊子、戊午、甲子、甲午、庚子、庚午、丙子、丙午等十年，皆主太过之岁也。

⑪张灿玾等《黄帝内经素问校释》少阴君火值年的施政情况是怎样的呢？岐伯说：少阴君火施政在子年与午年。

⑫方药中等《黄帝内经素问运气七篇讲解》[少阴之政]"少阴之政"，即少阴君火司天之年。

[子午之纪]"子午"，指年支。"子午之纪"，是承上句"少阴之政"而言，意即凡是年支上逢子逢午的年份，都是少阴君火司天之年。甲子一周六十年中，年支上逢子逢午属于四阴君火司天之年者有壬子、壬午、戊子、戊午、甲子、甲午、庚子、庚午、丙子、丙午十年。

⑬王洪图等《黄帝内经素问白话解》少阴君火司天的运气情况如何呢？岐伯说：这是以地支的子、午为标志的年份。在子年、午年里，少阴君火司天，阳明燥金在泉。

⑭郭霭春《黄帝内经素问白话解》此句未具体注释，总体概括此段为：此节与前文"太阳之政"一节语句相类，不再语译。

（2）少阴 太角 阳明 壬子 壬午。

①王冰《黄帝内经素问》〔新校正云〕按《五常政大论》云：上徵则其气逆。

②马莳《黄帝内经素问注证发微》少阴君火司天。太角壬为阳木，为太角。《五常政大论》云：上徵则其气逆。阳明燥金在泉。

③张介宾《类经》壬子 壬午岁上少阴火，司天。中太角木运，中运。下阳明金，在泉。

④张志聪《黄帝内经集注》与诸太过少角运同。

⑤高士宗《黄帝素问直解》少阴在上，太角木运在中，阳明在下，当壬子壬午之岁。

⑥黄元御《黄元御医书全集》此句未具体注释。

⑦张琦《素问释义》此句未具体注释。

⑧高亿《黄帝内经素问详注直讲全集》〔注〕子午少阴君火司天，必卯酉阳明燥金在泉。

〔讲〕上而少阴司天，中而太角统运，下而阳明在泉，其岁则壬子壬午也。

⑨孟景春等《黄帝内经素问译释》此句未具体注释。

⑩任廷革《任应秋讲〈黄帝内经〉素问》此句未具体注释,总体概括此段为:(提要)论逢子、逢午年为少阴司天之政,凡此壬子、壬午、戊子、戊午、甲子、甲午、庚子、庚午、丙子、丙午等十年,皆主太过之岁也。

⑪张灿玾等《黄帝内经素问校释》壬子年、壬午年。少阴君火司天;阳明燥金在泉;丁壬为木运,壬为阳年,故运为太角。

⑫方药中等《黄帝内经素问运气七篇讲解》[少阴 太角 阳明]"少阴",指少阴君火司天。"太角",指木运太过之年,此处指壬子、壬午年。"阳明",指阳明燥金在泉。

[壬子 壬午]"壬子 壬午",即壬子年和壬午年。丁壬化木,壬属阳干,所以壬子年和壬午年属木运太过之年。子午少阴君火司天,所以壬子年和壬午年司天之气为少阴君火。少阴君火司天,必然是阳明燥金在泉,所以壬子年和壬午年在泉之气为阳明燥金。

⑬王洪图等《黄帝内经素问白话解》在壬子年、壬午年,少阴君火司天,阳明燥金在泉。壬为阳干,在五行中属于木,因而这两年为木运太过,称为太角。

⑭郭霭春《黄帝内经素问白话解》此句未具体注释,总体概括此段为:此节与前文"太阳之政"一节语句相类,不再语译。

(3) 其运风鼓,其化鸣紊启坼,其变振拉摧拔,其病支满。

①王冰《黄帝内经素问》(〔新校正云〕按《五常政大论》云:其德鸣靡启拆。)

②马莳《黄帝内经素问注证发微》壬为风,火以鼓之。《五常政大论》云:其德鸣靡启拆。风火之变。

③张介宾《类经》此壬年太角之正化。《五常政大论》云:其德鸣靡启拆。太角之变也。肝木强也。

④张志聪《黄帝内经集注》与诸太过少角运同。

⑤高士宗《黄帝素问直解》其运其化其变,与太阳少阳之太角同,其病支满,木克土也。

⑥黄元御《黄元御医书全集》此句未具体注释。

⑦张琦《素问释义》此句未具体注释。

⑧高亿《黄帝内经素问详注直讲全集》〔注〕其化其变,俱解见前。其病支满者,以风气自伤肝经也。

〔讲〕是岁壬木大运风气盛行,故其气风鼓,是以其化必应乎风而鸣紊启折(拆),其变必应乎风而振拉摧拔,其病亦必应乎风而支胁胀满矣。

⑨孟景春等《黄帝内经素问译释》此句未具体注释。

⑩任廷革《任应秋讲〈黄帝内经〉素问》此句未具体注释,总体概括此段为:(提要)论逢子、逢午年为少阴司天之政,凡此壬子、壬午、戊子、戊午、甲子、甲午、庚子、庚午、丙子、丙午等十年,皆主太过之岁也。

⑪张灿玾等《黄帝内经素问校释》木运之气为风气鼓动,其正常气化为风声紊

乱,物体启开,其反常变化为大风振撼摧毁折拔,其致病为胁下支撑胀满。

⑫方药中等《黄帝内经素问运气七篇讲解》这里是指木运太过之年,风气偏盛时的自然气候和物候变化以及人体疾病的临床表现,与前述太角之年完全相同,可参看。

⑬王洪图等《黄帝内经素问白话解》木运之气为风气鼓动,所以在木运太过之年,气候多风。它的正常气化表现为:微风吹拂万物发出鸣响,自然界的生机活跃,草木萌芽破土而出;它的异常变化表现为:狂风大作,振动摧毁折断,树木拔倒。它引起的疾病表现为两胁支撑胀满。

⑭郭霭春《黄帝内经素问白话解》此句未具体注释,总体概括此段为:此节与前文"太阳之政"一节语句相类,不再语译。

(4)太角_{初正}少微 太宫 少商 太羽_终。

①王冰《黄帝内经素问》此句未具体注释。

②马莳《黄帝内经素问注证发微》此句未具体注释。

③张介宾《类经》此句未具体注释。

④张志聪《黄帝内经集注》此句未具体注释。

⑤高士宗《黄帝素问直解》太角少征太宫少商太羽,序同太阳,解亦同之。

⑥黄元御《黄元御医书全集》此句未具体注释。

⑦张琦《素问释义》此句未具体注释。

⑧高亿《黄帝内经素问详注直讲全集》〔批〕此举壬子、壬午之年,以明主客之气也。

〔讲〕试以五运之分于周年者考之,如壬子壬午之年,主客同令,盖丁壬化木,太角为主之初运,而亦即客之初运也。木生火,其运在癸,戊癸化火,癸为少微,是少微为主之二运,而亦即客之二运也。火生土,其运在甲,甲己化土,甲为太宫,是太宫为主之三运,而亦即客之三运也。土生金,其运在乙,乙庚化金,乙为少商,是少商为主之四运,而亦即客之四运也。金生水,其运在丙,丙辛化水,丙为太羽,是太羽为主之终运,而亦即客之终运也。壬子壬午二年,少阴之政有如是也。

⑨孟景春等《黄帝内经素问译释》此句未具体注释。

⑩任廷革《任应秋讲〈黄帝内经〉素问》此句未具体注释,总体概括此段为:(提要)论逢子、逢午年为少阴司天之政,凡此壬子、壬午、戊子、戊午、甲子、甲午、庚子、庚午、丙子、丙午等十年,皆主太过之岁也。

⑪张灿玾等《黄帝内经素问校释》客运五步:初之运太角(客运与主运之气相同,气得正化),二之运少微,三之运太宫,四之运少商,终之运太羽。主运五步与客运相同,起于太角,终于太羽。

⑫方药中等《黄帝内经素问运气七篇讲解》壬子年和壬午年的客运初运是太角,二运是少微,三运是太宫,四运是少商,终运是太羽。"太角_{初正}",说明主运初运是木运。"太羽_终",说明主运终运是水运。

⑬王洪图等《黄帝内经素问白话解》客运五步是:初之运太角,二之运少徵,三之运太宫,四之运少商,终之运太羽。主运五步与客运五步相同,起于太角,终于太羽。

⑭郭霭春《黄帝内经素问白话解》此句未具体注释,总体概括此段为:此节与前文"太阳之政"一节语句相类,不再语译。

第三十六解

(一) 内经原文

少阴 太徵 阳明 戊子天符 戊午太一天符其运炎暑,其化暄曜郁燠,其变炎烈沸腾,其病上热血溢。

太徵 少宫 太商 少羽终 少角初。

(二) 字词注释

暄曜郁燠

①王冰《黄帝内经素问》(〔新校正云〕按《五常政大论》作暄暑郁燠,此变暑为曜者,以上临少阴故也。)

②马莳《黄帝内经素问注证发微》《五常政大论》作暄暑郁燠,此变暑为曜者,以上临少阴故也。

③张介宾《类经》《五常政大论》曰:其德暄暑郁蒸。

④张志聪《黄帝内经集注》与前太徵运同。

⑤高士宗《黄帝素问直解》此词未具体注释。

⑥黄元御《黄元御医书全集》此词未具体注释。

⑦张琦《素问释义》此词未具体注释。

⑧高亿《黄帝内经素问详注直讲全集》〔讲〕暄曜而郁燠。

⑨孟景春等《黄帝内经素问译释》暄,暖和。曜,光耀,明亮。郁燠,火热薰蒸的意思。

⑩任廷革《任应秋讲〈黄帝内经〉素问》此词未具体注释。

⑪张灿玾等《黄帝内经素问校释》新校正云:"按《五常政大论》作'暄暑郁燠',此变'暑'为'曜'者,以上临少阴故也。"

⑫方药中等《黄帝内经素问运气七篇讲解》此词未具体注释。

⑬王洪图等《黄帝内经素问白话解》酷热郁蒸。

⑭郭霭春《黄帝内经素问白话解》此词未具体注释。

(三) 语句阐述

(1) 少阴 太徵 阳明 戊子天符 戊午太一天符。

①王冰《黄帝内经素问》(〔新校正云〕按《五常政大论》云:上徵而收气后。)

②马莳《黄帝内经素问注证发微》少阴君火司天。太徵戊为阳火,为太徵。《五常政大论》云:上徵而收气后。阳明燥金在泉。戊子天符。戊午太乙天符。

③张介宾《类经》戊子天符。戊午岁太乙天符。

④张志聪《黄帝内经集注》火运之岁,上见少阴。火运临午,火运之岁,上见少阴。

⑤高士宗《黄帝素问直解》太角之次,因言太征,少阴在上,太征在中,阳明在下,当戊子戊午之岁。戊为火运,子为少阴君火,运合司天,故曰戊子天符,戊为火运,午为少阴君火,而午支又属于火,运与岁会,又合天符,故曰戊午太乙天符。

⑥黄元御《黄元御医书全集》此句未具体注释。

⑦张琦《素问释义》此句未具体注释。

⑧高亿《黄帝内经素问详注直讲全集》〔批〕此举戊子、戊午之年,以明主客之运也。

〔注〕戊化太徵统运,凡戊子天符,戊午太乙天符。

〔讲〕如上而太阴司天,中而太徵统运,下而阳明在泉,则戊子戊午一为天符,一为太乙天符之年也。盖戊化阳火,是岁以太徵为统运,上而与司天君火符同,故曰天符。且戊午年,戊化阳火子午少阴君火,司天午位,南方正火与太徵统运三合太过,故曰太乙天符也。

⑨孟景春等《黄帝内经素问译释》此句未具体注释。

⑩任廷革《任应秋讲〈黄帝内经〉素问》此句未具体注释,总体概括此段为:(提要)论逢子、逢午年为少阴司天之政,凡此壬子、壬午、戊子、戊午、甲子、甲午、庚子、庚午、丙子、丙午等十年,皆主太过之岁也。

⑪张灿玾等《黄帝内经素问校释》戊子年(天符年)、戊午年(太一天符年)。少阴君火司天;阳明燥金在泉;戊癸为火运,戊为阳年,故运为太徵。

⑫方药中等《黄帝内经素问运气七篇讲解》[少阴 太徵 阳明]"少阴",指少阴君火司天。"太徵",指火运太过之年,此处指戊子年和戊午年。"阳明",指阳明燥金在泉。

[戊子天符 戊午太一天符]"戊子天符",即戊子年为天符之年。因为戊子年的年干是戊,戊癸化火;其年支是子,子午少阴君火司天。按照规定,岁运与司天之气的五行属性相同即为"天符"之年,所以戊子年为天符之年。"戊午太一天符",即戊午年为太乙天符之年。因为戊子年不但岁运与司天之气的五行属性均属于火,应为天符之年,而且由于戊午年的年支是午,午在五行固有属性上也属于火。岁运与年支的五行固有属性相同应为"岁会"之年。按照规定,既是天符,又是岁会,即属太一天符之年,所以戊午年为太一天符之年。

⑬王洪图等《黄帝内经素问白话解》戊子年、戊午年,少阴君火司天,阳明燥金在泉。戊子年为天符,戊午年为太乙天符。戊为阳干,在五行中属于火,因而这两年为火运太过,称为太徵。

⑭郭霭春《黄帝内经素问白话解》此句未具体注释,总体概括此段为:此节与前文"太阳之政"一节语句相类,不再语译。

（2）其运炎暑，其化暄曜郁燠，其变炎烈沸腾，其病上热血溢。

①王冰《黄帝内经素问》（〔新校正云〕详太徵运太阳司天曰热，少阳司天曰暑，少阴司天曰炎暑，兼司天之气而言运也。）（〔新校正云〕按《五常政大论》作暄暑郁燠，此变暑为曜者，以上临少阴故也。）

②马莳《黄帝内经素问注证发微》新校正云：详太徵运，太阳司天曰热，少阳司天曰暑，少阴司天曰炎暑，兼司天之气而言运也。《五常政大论》作暄暑郁燠，此变暑为曜者，以上临少阴故也。其病上热血溢。

③张介宾《类经》此戊年太徵之正化。《五常政大论》曰：其德暄暑郁蒸。按：太徵运，遇太阳司天曰热，少阳司天曰暑，少阴司天曰炎暑，皆兼司天之气而言运也。太徵之变也。阳火盛也。

④张志聪《黄帝内经集注》与前太徵运同。

⑤高士宗《黄帝素问直解》其运其化其变其病，与太阳少阳之太徵同。

⑥黄元御《黄元御医书全集》此句未具体注释。

⑦张琦《素问释义》此句未具体注释。

⑧高亿《黄帝内经素问详注直讲全集》〔注〕其化其变，俱解见前。其病上热血溢者，以火热迫血妄行也。

〔讲〕兼火与火济，火气盛行，是以其运炎热而为暑，其化暄曜而郁燠，其变炎烈而沸腾，其病上热而生血溢等证，此因戊火临运。

⑨孟景春等《黄帝内经素问译释》暄曜郁燠：暄，暖和。曜，光耀，明亮。郁燠，火热薰蒸的意思。

⑩任廷革《任应秋讲〈黄帝内经〉素问》此句未具体注释，总体概括此段为：（提要）论逢子、逢午年为少阴司天之政，凡此壬子、壬午、戊子、戊午、甲子、甲午、庚子、庚午、丙子、丙午等十年，皆主太过之岁也。

⑪张灿玾等《黄帝内经素问校释》其运炎暑：新校正云"详太徵运太阳司天曰热，少阳司天曰暑，少阴司天曰炎暑，兼司天之气而言运也"。暄曜郁燠：新校正云"按《五常政大论》作'暄暑郁燠'，此变'暑'为'曜'者，以上临少阴故也"。

火运之气为火炎暑热，其正常气化为温暖光曜郁热，其反常变化为火炎沸腾，其致病为热在上部，血液外溢。

⑫方药中等《黄帝内经素问运气七篇讲解》这里是指火运太过之年，火气偏胜时的自然气候和物候变化以及人体的疾病表现。此与前述之太徵之年完全一样，可参看。

⑬王洪图等《黄帝内经素问白话解》火运之气为热，所以火运太过之年，气候偏热。它的正常气化是：酷热郁蒸；它的异常变化是：炎热如同烈火蒸腾。它引起的疾病表现为上部郁热、血溢、血泄等。

⑭郭霭春《黄帝内经素问白话解》此句未具体注释，总体概括此段为：此节与前文"太阳之政"一节语句相类，不再语译。

（3）太徵 少宫 太商 少羽_终少角_初。

①王冰《黄帝内经素问》此句未具体注释。

②马莳《黄帝内经素问注证发微》此句未具体注释。

③张介宾《类经》此句未具体注释。

④张志聪《黄帝内经集注》此句未具体注释。

⑤高士宗《黄帝素问直解》太征少宫太商少羽少角，亦与太阳少阳之太征同。

⑥黄元御《黄元御医书全集》此句未具体注释。

⑦张琦《素问释义》此句未具体注释。

⑧高亿《黄帝内经素问详注直讲全集》〔批〕此举戊子、戊午之年，以明主客之运也。

〔讲〕故太徵为客气之初运，为主气之二运。火生土，故少宫为客气之二运，为主气之三运。土生金，故太商为客气之三运，为主气之四运。金生水，故少羽为客气之四运，为主气之终运。水生木，故太角为客气之终运，为主气之初运也。戊子戊午二年，少阴之政有然也。

⑨孟景春等《黄帝内经素问译释》此句未具体注释。

⑩任廷革《任应秋讲〈黄帝内经〉素问》此句未具体注释，总体概括此段为：（提要）论逢子、逢午年为少阴司天之政，凡此壬子、壬午、戊子、戊午、甲子、甲午、庚子、庚午、丙子、丙午等十年，皆主太过之岁也。

⑪张灿玾等《黄帝内经素问校释》客运五步：初之运太徵，二之运少宫，三之运太商，四之运少羽，终之运太角。主运五步：初之运少角，二之运太徵，三之运少宫，四之运太商，终之运少羽。

⑫方药中等《黄帝内经素问运气七篇讲解》戊子年和戊午年的客运初运是太徵，二运是少宫，三运是太商，四运是少羽，终运是少角。"少角_初"，说明主运初运是木，"少羽_终"，说明主运终运是水。

⑬王洪图等《黄帝内经素问白话解》客运五步是：初之运太徵，二之运少宫，三之运太商，四之运少羽，终之运太角。主运五步是：初之运少角，二之运太徵，三之运少宫，四之运太商，终之运少羽。

⑭郭霭春《黄帝内经素问白话解》此句未具体注释，总体概括此段为：此节与前文"太阳之政"一节语句相类，不再语译。

第三十七解

（一）内经原文

少阴 太宫 阳明 甲子 甲午 **其运阴雨**，其化柔润时雨[注1]，其变**震惊飘骤**，其病中满身重。

太宫 少商 太羽_终[注2] 太角_初 少徵

[注1]时雨：郭霭春《黄帝内经素问校注》、孟景春等《黄帝内经素问译释》此处为"时雨"，二者均注：原作

时雨,《五常政大论》作重淖,本篇太宫三运两作"重泽",此时雨二字疑误;张灿玾等《黄帝内经素问校释》此处为"重泽",其注:原作时雨,《五常政大论》作重淖,本篇太宫三运两作"重泽",故据改。

[注2]太羽终:郭霭春《黄帝内经素问校注》、张灿玾等《黄帝内经素问校释》、方药中等《黄帝内经素问运气七篇讲解》、人民卫生出版社影印顾从德本《黄帝内经素问》此处为"太羽";孟景春等《黄帝内经素问译释》此处为"大羽"。

(二)字词注释

(1)其运阴雨

①王冰《黄帝内经素问》此词未具体注释。

②马莳《黄帝内经素问注证发微》甲土。

③张介宾《类经》此甲年太宫之正化。

④张志聪《黄帝内经集注》与前太宫运同。

⑤高士宗《黄帝素问直解》其运其化其变其病,与太阳少阳之太宫同。

⑥黄元御《黄元御医书全集》此词未具体注释。

⑦张琦《素问释义》此词未具体注释。

⑧高亿《黄帝内经素问详注直讲全集》〔讲〕其运主湿而阴雨。

⑨孟景春等《黄帝内经素问译释》此词未具体注释。

⑩任廷革《任应秋讲〈黄帝内经〉素问》此词未具体注释。

⑪张灿玾等《黄帝内经素问校释》土运之气为阴雨。

⑫方药中等《黄帝内经素问运气七篇讲解》此词未具体注释。

⑬王洪图等《黄帝内经素问白话解》土运之气为湿,所以土运太过之年,气候多阴雨。

⑭郭霭春《黄帝内经素问白话解》此词未具体注释。

(2)震惊飘骤

①王冰《黄帝内经素问》此词未具体注释。

②马莳《黄帝内经素问注证发微》此词未具体注释。

③张介宾《类经》太宫之变也。

④张志聪《黄帝内经集注》与前太宫运同。

⑤高士宗《黄帝素问直解》其运其化其变其病,与太阳少阳之太宫同。

⑥黄元御《黄元御医书全集》此词未具体注释。

⑦张琦《素问释义》此词未具体注释。

⑧高亿《黄帝内经素问详注直讲全集》〔讲〕震惊而飘骤。

⑨孟景春等《黄帝内经素问译释》此词未具体注释。

⑩任廷革《任应秋讲〈黄帝内经〉素问》此词未具体注释。

⑪张灿玾等《黄帝内经素问校释》风飘雨骤震撼惊骇。

⑫方药中等《黄帝内经素问运气七篇讲解》此词未具体注释。

⑬王洪图等《黄帝内经素问白话解》狂风、雷霆、暴雨。

⑭郭霭春《黄帝内经素问白话解》此词未具体注释。

（三）语句阐述

（1）少阴 太宫 阳明 甲子 甲午。

①王冰《黄帝内经素问》此句未具体注释。

②马莳《黄帝内经素问注证发微》少阴君火司天。太宫甲为阳土，为太宫。阳明燥金在泉。

③张介宾《类经》甲子 甲午岁。

④张志聪《黄帝内经集注》与前太宫运同。

⑤高士宗《黄帝素问直解》太征之次，因言太宫，少阴在上，太宫在中，阳明在下，当甲子甲午之岁。

⑥黄元御《黄元御医书全集》此句未具体注释。

⑦张琦《素问释义》此句未具体注释。

⑧高亿《黄帝内经素问详注直讲全集》〔批〕此举甲子、甲午之年，以明主客之运也。

〔注〕甲化太宫统运，凡甲子甲午之年。

〔讲〕如上而少阴司天，中而太宫统运，下而阳明在泉，则甲子甲午之年也。

⑨孟景春等《黄帝内经素问译释》此句未具体注释。

⑩任应秋《任应秋讲〈黄帝内经〉素问》此句未具体注释，总体概括此段为：（提要）论逢子、逢午年为少阴司天之政，凡此壬子、壬午、戊子、戊午、甲子、甲午、庚子、庚午、丙子、丙午等十年，皆主太过之岁也。

⑪张灿玾等《黄帝内经素问校释》甲子年、甲午年。少阴君火司天；阳明燥金在泉；甲己为土运，甲为阳年，故运为太宫。

⑫方药中等《黄帝内经素问运气七篇讲解》［少阴 太宫 阳明］"少阴"，指少阴君火司天。"太宫"，指土运太过之年，此处指甲子年和甲午年。"阳明"，指阳明燥金在泉。

［甲子 甲午］"甲子，甲午"，即甲子年和甲午年。这两年的年干是甲，甲己化土，甲为阳干，所以这两年是土运太过之年。这两年的年支是子、是午，子午少阴君火司天。少阴司天，一定是阳明在泉，所以这两年是少阴君火司天，阳明燥金在泉。

⑬王洪图等《黄帝内经素问白话解》甲子年、甲午年，少阴君火司天，阳明燥金在泉。甲为阳干，在五行中属于土，因而这两年为土运太过，称为太宫。

⑭郭霭春《黄帝内经素问白话解》此句未具体注释，总体概括此段为：此节与前文"太阳之政"一节语句相类，不再语译。

（2）其运阴雨，其化柔润时雨，其变震惊飘骤，其病中满身重。

①王冰《黄帝内经素问》（〔新校正云〕按《五常政大论》云：柔润重淖。又太宫三运，两作柔润重泽，此时雨二字疑误。）

②马莳《黄帝内经素问注证发微》甲土。《五常政大论》云：柔润重淖。又太宫三运，两作柔润重泽，此"时雨"二字疑误。

③张介宾《类经》此甲年太宫之正化。《五常政大论》曰：其德柔润重淖。太宫之变也。土湿之滞也。

④张志聪《黄帝内经集注》与前太宫运同。

⑤高士宗《黄帝素问直解》其运其化其变其病，与太阳少阳之太宫同。

⑥黄元御《黄元御医书全集》此句未具体注释。

⑦张琦《素问释义》林云：时雨二字疑误。

⑧高亿《黄帝内经素问详注直讲全集》〔注〕其化其变，俱解见前。其病中满身重者，以湿气为患也。

〔讲〕其年以太宫为统运，故土气盛行，其运主湿而阴雨，其化柔润而时雨，其变震惊而飘骤，其病主湿中满而身重焉。

⑨孟景春等《黄帝内经素问译释》其化柔润时雨：其气化柔软润泽，雨水及时下降。新校正："按《五常政大论》云：柔润重淖。又太宫三运，雨作柔润重泽，此'时雨'二字疑误。"

⑩任廷革《任应秋讲〈黄帝内经〉素问》此句未具体注释，总体概括此段为：(提要)论逢子、逢午年为少阴司天之政，凡此壬子、壬午、戊子、戊午、甲子、甲午、庚子、庚午、丙子、丙午等十年，皆主太过之岁也。

⑪张灿玾等《黄帝内经素问校释》土运之气为阴雨，其正常气化为柔软厚重润泽，其反常变化为风飘雨骤震撼惊骇，其致病为腹中胀满，肢体沉重。

⑫方药中等《黄帝内经素问运气七篇讲解》这里是指土运太过之年，湿气偏胜时的自然气候和物候变化以及人体的疾病表现。此与前述太宫之年基本相同。如前述太宫之年中，太阳之政时描述为："其运阴埃，其化柔润重泽。其变震惊飘骤，其病湿下重。"少阳之政时描述为："其运阴雨，其化柔润重泽，其变震惊飘骤；其病体重，胕肿，痞饮，其中"柔润重泽"一句，与此"柔润时雨"稍有不同。所谓"重泽"，指雨水偏多；"时雨"，指雨水及时，属于正常。土运太过之年，以雨水偏多为合理，因此，《新校正》认为"此时雨二字疑误"。我们同意《新校正》的看法，似仍以"其化柔润重泽"为合理。

⑬王洪图等《黄帝内经素问白话解》土运之气为湿，所以土运太过之年，气候多阴雨。它的正常气化是：濡润而时常降雨；它的异常变化是：狂风、雷霆、暴雨。它引起的疾病表现为：腹中胀满，身体沉重。

⑭郭霭春《黄帝内经素问白话解》此句未具体注释，总体概括此段为：按：此节与前文"太阳之政"一节语句相类，不再语译。

（3）太宫 少商 大羽终 太角初 少徵。

①王冰《黄帝内经素问》此句未具体注释。

②马莳《黄帝内经素问注证发微》此句未具体注释。

③张介宾《类经》此句未具体注释。

④张志聪《黄帝内经集注》此句未具体注释。

⑤高士宗《黄帝素问直解》太宫少商太羽太角少征,亦与太阳之太宫同。

⑥黄元御《黄元御医书全集》此句未具体注释。

⑦张琦《素问释义》此句未具体注释。

⑧高亿《黄帝内经素问详注直讲全集》〔批〕此举甲子、甲午之年,以明主客之运也。

〔讲〕此因甲土临运,故太宫为客气之初运,为主气之三运。土生金,故少商为客气之二运,为主气之四运。金生水,故太羽为客气之三运,为主气之终运。水生木,故少角为客气之四运,为主气之初运。木生火,故太徵为客气之终运,为主气之二运也。甲子甲午二年,少阴之政,有如是也。

⑨孟景春等《黄帝内经素问译释》此句未具体注释。

⑩任廷革《任应秋讲〈黄帝内经〉素问》此句未具体注释,总体概括此段为:(提要)论逢子、逢午年为少阴司天之政,凡此壬子、壬午、戊子、戊午、甲子、甲午、庚子、庚午、丙子、丙午等十年,皆主太过之岁也。

⑪张灿玾等《黄帝内经素问校释》客运五步:初之运太宫,二之运少商,三之运太羽,四之运少角,终之运太徵。主运五步:初之运太角,二之运少徵,三之运太宫,四之运少商,终之运太羽。

⑫方药中等《黄帝内经素问运气七篇讲解》甲子、甲午年的客运初运是太宫,二运是少商,三运是太羽,四运是太角,终运是少徵。"太角初",说明主运初运是木。"太羽终",说明主运终运是水。

⑬王洪图等《黄帝内经素问白话解》客运五步是:初之运太宫,二之运少商,三之运太羽,四之运少角,终之运太徵。主运五步是:初之运太角,二之运少徵,三之运太宫,四之运少商,终之运太羽。

⑭郭霭春《黄帝内经素问白话解》此句未具体注释,总体概括此段为:此节与前文"太阳之政"一节语句相类,不再语译。

第三十八解

（一）内经原文

少阴 太商 阳明 庚子同天符 庚午同天符 同正商 其运凉劲,其化雾露萧飔,其变肃杀凋零,其病下清。

太商 少羽终 少角初 太徵 少宫。

（二）字词注释

（1）同正商

①王冰《黄帝内经素问》（〔新校正云〕按《五常政大论》云:坚成之纪,上徵与正商同。）

②马莳《黄帝内经素问注证发微》《五常政大论》云:坚成之纪,上徵与正商同。

③张介宾《类经》本年金运太过,而君火司天制之,则金得其平,所谓坚成之

纪,上徵与正商同也。

④张志聪《黄帝内经集注》《五常政大论》曰:坚成之纪,上徵与正商同。

⑤高士宗《黄帝素问直解》上临君火,金不过胜,故同正商。

⑥黄元御《黄元御医书全集》坚成之纪,上徵与正商同。

⑦张琦《素问释义》此词未具体注释。

⑧高亿《黄帝内经素问详注直讲全集》此词未具体注释。

⑨孟景春等《黄帝内经素问译释》此词未具体注释。

⑩任廷革《任应秋讲〈黄帝内经〉素问》此词未具体注释。

⑪张灿玾等《黄帝内经素问校释》金运虽太过,但被司天之火克,故同金运平气。

⑫方药中等《黄帝内经素问运气七篇讲解》"正商",即金运平气之年。庚子、庚午年,本来是金运太过之年,但是由于庚子、庚午年是少阴君火司天,由于火可以克金,因此太过的金运会受到司天的火气的克制。根据"运太过而被抑",可以构成平气的规律,庚子、庚午年可以是平气之年,所以原文谓"同正商"。

⑬王洪图等《黄帝内经素问白话解》虽然金运太过,但受到司天之气君火的抑制,所以仍与金运的平气正商相同。

⑭郭霭春《黄帝内经素问白话解》此词未具体注释。

(2)雾露萧飔

①王冰《黄帝内经素问》此词未具体注释。

②马莳《黄帝内经素问注证发微》此词未具体注释。

③张介宾《类经》此庚年太商之正化。运与在泉同其气,故曰凉劲。

④张志聪《黄帝内经集注》运气与诸太商同。

⑤高士宗《黄帝素问直解》此词未具体注释。

⑥黄元御《黄元御医书全集》此词未具体注释。

⑦张琦《素问释义》此词未具体注释。

⑧高亿《黄帝内经素问详注直讲全集》〔讲〕雾露而萧瑟。

⑨孟景春等《黄帝内经素问译释》此词未具体注释。

⑩任廷革《任应秋讲〈黄帝内经〉素问》此词未具体注释。

⑪张灿玾等《黄帝内经素问校释》雾露萧瑟。

⑫方药中等《黄帝内经素问运气七篇讲解》此词未具体注释。

⑬王洪图等《黄帝内经素问白话解》雾露萧瑟。

⑭郭霭春《黄帝内经素问白话解》此词未具体注释。

(3)下清

①王冰《黄帝内经素问》此词未具体注释。

②马莳《黄帝内经素问注证发微》运与在泉皆金也。

③张介宾《类经》下清,二便清泄,及下体清冷也,金气之病。

④张志聪《黄帝内经集注》其病下清者,感秋金之气也。

⑤高士宗《黄帝素问直解》其病下清,金寒之病也。

⑥黄元御《黄元御医书全集》此词未具体注释。

⑦张琦《素问释义》此词未具体注释。

⑧高亿《黄帝内经素问详注直讲全集》〔注〕其病下清者,以金气为患,而足下清冷也。〔讲〕下体清冷。

⑨孟景春等《黄帝内经素问译释》其病下清:感秋天的金气,其病下部清凉。

⑩任廷革《任应秋讲〈黄帝内经〉素问》此词未具体注释。

⑪张灿玾等《黄帝内经素问校释》吴崑注:"便泄清澈也,下体清冷亦是。"

⑫方药中等《黄帝内经素问运气七篇讲解》"其病肩背胸中。"此处描述为:"其病下清。"有所不同。"清",指清凉、清冷。张介宾注:"下清,二便清泄及下体清冷也,金气之病。"我们同意张注。

⑬王洪图等《黄帝内经素问白话解》下部清凉。

⑭郭霭春《黄帝内经素问白话解》二便清泄,下体清冷。

(三)语句阐述

(1)少阴 太商 阳明 庚子_{同天符} 庚午_{同天符} 同正商。

①王冰《黄帝内经素问》(〔新校正云〕按《五常政大论》云:坚成之纪,上徵与正商同。)

②马莳《黄帝内经素问注证发微》君火司天。庚为阳金,为太商。燥金在泉。同天符。同天符。《五常政大论》云:坚成之纪,上徵与正商同。

③张介宾《类经》庚子庚午岁俱同天符。上少阴火,中太商金运,下阳明金。同正商。本年金运太过,而君火司天制之,则金得其平,所谓坚成之纪,上徵与正商同也。

④张志聪《黄帝内经集注》《五常政大论》曰:坚成之纪,上徵与正商同。

⑤高士宗《黄帝素问直解》太宫之次,因言太商,少阴在上,太商在中,阳明在下,当庚子庚午之岁,太商主运,金气胜矣,上临君火,金不过胜,故同正商。

⑥黄元御《黄元御医书全集》同正商(坚成之纪,上徵与正商同)。

⑦张琦《素问释义》此句未具体注释。

⑧高亿《黄帝内经素问详注直讲全集》〔批〕此举庚子、庚午之年,以明主客之运也。

〔注〕庚化太商统运,凡庚子庚午,及同正商等,俱解见前。

〔讲〕如上而少阴司天,中而太商统运,下而阳明在泉,则庚子庚午之年也。盖乙庚化金,是岁为太商统运。凡言正者,皆无太过不及。少阴司天,金为火克,而庚属阳金又为大运,金为得位,兼与在泉同气,司天之君火不能相克,故与正商同也。

⑨孟景春等《黄帝内经素问译释》此句未具体注释。

⑩任廷革《任应秋讲〈黄帝内经〉素问》此句未具体注释,总体概括此段为:(提要)论逢子、逢午年为少阴司天之政,凡此壬子、壬午、戊子、戊午、甲子、甲午、庚子、庚午、丙子、丙午等十年,皆主太过之岁也。

⑪张灿玾等《黄帝内经素问校释》庚子年、庚午年(此二年俱为同天符)。少阴君火司天;阳明燥金在泉;乙庚为金运,庚为阳年,故运为太商。金运虽太过,但被司天之火克,故同金运平气。

⑫方药中等《黄帝内经素问运气七篇讲解》[少阴　太商　阳明]"少阴",指少阴君火司天。"太商",指金运太过之年,此处指庚子年和庚午年。"阳明",指阳明燥金在泉。

[庚子同天符　庚午同天符]按照规定,岁运属于太过,其五行属性又与同年在泉之气的五行属性相同的年份,为同天符之年。庚子年、庚午年,年干是庚,乙庚化金,庚为阳干,所以庚子、庚午年为金运太过之年。庚子、庚午年的年支是子,是午,子午少阴君火司天,阳明燥金在泉。这就是说,庚子、庚午年的在泉之气的五行属性是金。庚子、庚午年岁运是金运太过,在泉之气是金,所以庚子、庚午年是同天符之年。

[同正商]"正商",即金运平气之年。庚子、庚午年,本来是金运太过之年,但是由于庚子、庚午年是少阴君火司天,由于火可以克金,因此太过的金运会受到司天的火气的克制。根据"运太过而被抑",可以构成平气的规律,庚子、庚午年可以是平气之年,所以原文谓"同正商"。

⑬王洪图等《黄帝内经素问白话解》庚子年、庚午年,少阴君火司天,阳明燥金在泉,这两年都是同天符。庚为阳干,在五行中属于金,因而这两年为金运太过,称为太商。虽然金运太过,但受到司天之气君火的抑制,所以仍与金运的平气正商相同。

⑭郭霭春《黄帝内经素问白话解》此句未具体注释,总体概括此段为:此节与前文"太阳之政"一节语句相类,不再语译。

(2)其运凉劲,其化雾露萧飔,其变肃杀凋零,其病下清。

①王冰《黄帝内经素问》(〔新校正云〕详此以运合在泉,故云凉劲。)

②马莳《黄帝内经素问注证发微》以运合在泉,故云凉劲。运与在泉皆金也。

③张介宾《类经》此庚年太商之正化。运与在泉同其气,故曰凉劲。太商之变也。下清,二便清泄,及下体清冷也,金气之病。

④张志聪《黄帝内经集注》运气与诸太商同。其病下清者,感秋金之气也。

⑤高士宗《黄帝素问直解》其运其化其变,与太阳少阳之太商同,其病下清,金寒之病也。

⑥黄元御《黄元御医书全集》此句未具体注释。

⑦张琦《素问释义》此句未具体注释。

⑧高亿《黄帝内经素问详注直讲全集》〔注〕其病下清者,以金气为患,而足下

清冷也。

〔讲〕兼金运盛行，其气多清，而为凉，其化雾露而萧瑟，其变肃杀而凋零，其病多主下体清冷，此因庚金临运。

⑨孟景春等《黄帝内经素问译释》其运凉劲：张介宾："此庚年太商之正化，运与在泉同其气，故曰凉劲"。其病下清：感秋天的金气，其病下部清凉。

⑩任廷革《任应秋讲〈黄帝内经〉素问》此句未具体注释，总体概括此段为：（提要）论逢子、逢午年为少阴司天之政，凡此壬子、壬午、戊子、戊午、甲子、甲午、庚子、庚午、丙子、丙午等十年，皆主太过之岁也。

⑪张灿玾等《黄帝内经素问校释》凉劲：新校正云"详此以运合在泉，故云凉劲"。下清：吴崑注"便泄清澈也，下体清冷亦是"。

金运之气为清凉急切，其正常气化为雾露萧瑟，其反常变化为肃杀雕零，其致病为清气在下。

⑫方药中等《黄帝内经素问运气七篇讲解》这里是指金运太过之年，凉气偏胜对的自然气候及物候变化以及人体的疾病表现。其所述与前述太商之年基本相同。不过，前述太商之年中，太阳之政时描述为："其病燥，背瞀胸满。"少阳之政时描述为："其病肩背胸中。"此处描述为："其病下清。"有所不同。"清"，指清凉、清冷。张介宾注："下清，二便清泄及下体清冷也，金气之病。"我们同意张注。此段虽与前文在提法上有所不同，但均属由于气候偏凉，人体感凉致病，其病位均与肺有关，其病性均与凉有关则一，并无原则上的差别。

⑬王洪图等《黄帝内经素问白话解》金运之气清凉劲急，故金运之年气候多偏凉。它的正常气化是雾露萧瑟；它的异常变化是肃杀凋零。它引起的疾病是下部清凉。

⑭郭霭春《黄帝内经素问白话解》其运凉劲：指金运与阳明在泉之气相合。下清：二便清泄，下体清冷。

（3）太商 少羽终少角初太徵 少宫。

①王冰《黄帝内经素问》此句未具体注释。

②马蒔《黄帝内经素问注证发微》此句未具体注释。

③张介宾《类经》此句未具体注释。

④张志聪《黄帝内经集注》此句未具体注释。

⑤高士宗《黄帝素问直解》太商少羽少角太徵少宫，亦与太阳少阳之太商同。

⑥黄元御《黄元御医书全集》此句未具体注释。

⑦张琦《素问释义》此句未具体注释。

⑧高亿《黄帝内经素问详注直讲全集》〔讲〕故太商为客气之初运，为主气之四运。金生水，故少羽为客气之二运，为主气之终运。水生木，故太角为客气之三运，为主气之初运。木生火，故少徵为客气之四运，为主气之二运。火生土，故太宫为客气之终运，为主气之三运也。庚子庚午二年少阴之政，有如是也。

⑨孟景春等《黄帝内经素问译释》此句未具体注释。

⑩任廷革《任应秋讲〈黄帝内经〉素问》此句未具体注释,总体概括此段为:(提要)论逢子、逢午年为少阴司天之政,凡此壬子、壬午、戊子、戊午、甲子、甲午、庚子、庚午、丙子、丙午等十年,皆主太过之岁也。

⑪张灿玾等《黄帝内经素问校释》客运五步:初之运太商,二之运少羽,三之运太角,四之运少徵,终之运太宫。主运五步:初之运少角,二之运太徵,三之运少宫,四之运太商,终之运少羽。

⑫方药中等《黄帝内经素问运气七篇讲解》庚子、庚午年的客运初运是太商,二运是少羽,三运是少角,四运是太徵,终运是少宫。"少角初",说明主运初运是木。"少羽终",说明主运终运是水。

⑬王洪图等《黄帝内经素问白话解》客运五步是:初之运太商,二之运少羽,三之运太角,四之运少徵,终之运太宫。主运五步是:初之运少角,二之运太徵,三之运少宫,四之运太商,终之运少羽。

⑭郭霭春《黄帝内经素问白话解》此句未具体注释,总体概括此段为:此节与前文"太阳之政"一节语句相类,不再语译。

第三十九解

（一）内经原文

少阴 太羽 阳明 丙子岁会 丙午 其运寒,其化凝惨凓冽,其变冰雪霜雹,其病寒下。

太羽终 太角初 少徵 太宫 少商。

（二）字词注释

（1）凝惨凓冽

①王冰《黄帝内经素问》（〔新校正云〕按《五常政大论》作凝惨寒雰。）

②马莳《黄帝内经素问注证发微》《五常政大论》作凝惨寒雰。

③张介宾《类经》《五常政大论》曰:其德凝惨寒氛。

④张志聪《黄帝内经集注》此词未具体注释。

⑤高士宗《黄帝素问直解》其运其化其变其病,与太阳少阳之太羽同。

⑥黄元御《黄元御医书全集》此词未具体注释。

⑦张琦《素问释义》此词未具体注释。

⑧高亿《黄帝内经素问详注直讲全集》〔讲〕凝惨而凓冽。

⑨孟景春等《黄帝内经素问译释》此词未具体注释。

⑩任廷革《任应秋讲〈黄帝内经〉素问》此词未具体注释。

⑪张灿玾等《黄帝内经素问校释》凝敛凄惨,寒风凛冽。

⑫方药中等《黄帝内经素问运气七篇讲解》此词未具体注释。

⑬王洪图等《黄帝内经素问白话解》阴凝惨淡,寒风凛冽。

⑭郭霭春《黄帝内经素问白话解》此词未具体注释。

（2）寒下

①王冰《黄帝内经素问》此词未具体注释。

②马莳《黄帝内经素问注证发微》此词未具体注释。

③张介宾《类经》寒下,中寒下利,腹足清冷也。

④张志聪《黄帝内经集注》感寒水气。

⑤高士宗《黄帝素问直解》其运其化其变其病,与太阳少阳之太羽同。

⑥黄元御《黄元御医书全集》此词未具体注释。

⑦张琦《素问释义》此词未具体注释。

⑧高亿《黄帝内经素问详注直讲全集》〔注〕其病寒下者,以水气为患,而足下寒冷也。

⑨孟景春等《黄帝内经素问译释》其病寒下:感受水气,其病下部寒冷。张介宾:"寒下,中寒下利,腹足清冷也。"

⑩任廷革《任应秋讲〈黄帝内经〉素问》此词未具体注释。

⑪张灿玾等《黄帝内经素问校释》下焦有寒之病。吴崑注:"中寒下利也,足寒亦是。"

⑫方药中等《黄帝内经素问运气七篇讲解》此处描述为:"其病寒下。"有所不同。"寒下",张介宾注:"寒下,中寒下利,腹足清冷也。"这就是说,虽然前文与此处在提法上有所不同,但均属由于气候偏寒,人体感寒致病。其病位均与肾有关,其病性均与寒有关则一,也无原则上的不同。

⑬王洪图等《黄帝内经素问白话解》下部寒冷。

⑭郭霭春《黄帝内经素问白话解》中寒下利,腹足清冷。

（三）语句阐述

（1）少阴 太羽 阳明 丙子岁会 丙午。

①王冰《黄帝内经素问》此句未具体注释。

②马莳《黄帝内经素问注证发微》君火司天。丙为阳水,为太羽。燥金在泉。丙子皆水。

③张介宾《类经》岁上少阴火,中太羽水运,下阳明金。

④张志聪《黄帝内经集注》水运临子。

⑤高士宗《黄帝素问直解》太商之次,因言太羽,少阴在上,太羽在中,阳明在下,当丙子丙午之岁,丙为水运,水运临子,是为岁会。

⑥黄元御《黄元御医书全集》此句未具体注释。

⑦张琦《素问释义》此句未具体注释。

⑧高亿《黄帝内经素问详注直讲全集》〔批〕此举丙子、丙午之年,以明主客之运也。

〔注〕丙化太羽统运,凡丙子岁会,及丙午化变等,俱解见前。

六元正纪大论篇

〔讲〕如上而少阴司天,中而太羽统运,下而阳明在泉,则丙子丙午之年也。其中丙化阳水,丙为太羽统运,运临值岁之位曰岁会。

⑨孟景春等《黄帝内经素问译释》此句未具体注释。

⑩任廷革《任应秋讲〈黄帝内经〉素问》此句未具体注释,总体概括此段为:(提要)论逢子、逢午年为少阴司天之政,凡此壬子、壬午、戊子、戊午、甲子、甲午、庚子、庚午、丙子、丙午等十年,皆主太过之岁也。

⑪张灿玾等《黄帝内经素问校释》丙子年(岁会年)、丙午年。少阴君火司天;阳明燥金在泉;丙辛为水运,丙为阳年,故运为太羽。

⑫方药中等《黄帝内经素问运气七篇讲解》〔少阴 太羽 阳明〕"少阴",指少阴君火司天。"太羽",指水运太过之年,此处指丙子年和丙午年。"阳明",指阳明燥金在泉。

[丙子岁会]按照规定,岁运与司天之气的五行固有属性相同的年份为岁会之年。丙子年的年干是丙,丙辛化水,所以丙子年的岁运为水运。丙子年的年支是子,"子"的五行属性为水,丙子年岁运的五行属性与年支的五行属性均属于水,所以丙子年属于岁会之年。

⑬王洪图等《黄帝内经素问白话解》丙子年、丙午年,少阴君火司天,阳明燥金在泉。丙子年为岁会。丙为阳干,在五行中属于水,因而这两年为水运太过,称为太羽。

⑭郭霭春《黄帝内经素问白话解》此句未具体注释,总体概括此段为:按:此节与前文"太阳之政"一节语句相类,不再语译。

(2) 其运寒,其化凝惨凓洌,其变冰雪霜雹,其病寒下。

①王冰《黄帝内经素问》(〔新校正云〕按《五常政大论》作凝惨寒雾。)

②马莳《黄帝内经素问注证发微》丙水。《五常政大论》作凝惨寒雾。

③张介宾《类经》此丙年太羽之正化。《五常政大论》曰:其德凝惨寒氛。太羽之变也。寒下,中寒下利,腹足清冷也。

④张志聪《黄帝内经集注》感寒水气。

⑤高士宗《黄帝素问直解》其运其化其变其病,与太阳少阳之太羽同。

⑥黄元御《黄元御医书全集》此句未具体注释。

⑦张琦《素问释义》此句未具体注释。

⑧高亿《黄帝内经素问详注直讲全集》〔注〕其病寒下者,以水气为患,而足下寒冷也。

〔讲〕故水气盛行,其运多水而寒肃,其化凝惨而凓洌,其变冰雪而霜雹,其病主足下寒冷。

⑨孟景春等《黄帝内经素问译释》其病寒下:感受水气,其病下部寒冷。张介宾:"寒下,中寒下利,腹足清冷也。"

⑩任廷革《任应秋讲〈黄帝内经〉素问》此句未具体注释,总体概括此段为:(提

要)论逢子、逢午年为少阴司天之政,凡此壬子、壬午、戊子、戊午、甲子、甲午、庚子、庚午、丙子、丙午等十年,皆主太过之岁也。

⑪张灿玾等《黄帝内经素问校释》寒下:下焦有寒之病。吴崑注:"中寒下利也,足寒亦是。"

水运之气为寒冷,其正常气化为凝敛凄惨,寒风凛冽,其反常变化为冰雪霜雹,其致病为寒气在下。

⑫方药中等《黄帝内经素问运气七篇讲解》这里指水运太过之年,寒气偏胜时的自然气候及物候变化以及人体的疾病表现。此与前述之太羽之年基本相同。不过前太羽之年中,太阳之政时描述为:"其运寒,其化凝惨凛冽,其变冰雪霜雹,其病大寒留于豁谷。"少阳之政时描述为:"其运寒肃,其化凝惨凛冽,其变冰雪霜雹,其病寒浮肿。"此处描述为:"其病寒下。"有所不同。"寒下",张介宾注:"寒下,中寒下利,腹足清冷也。"这就是说,虽然前文与此处在提法上有所不同,但均属由于气候偏寒,人体感寒致病。其病位均与肾有关,其病性均与寒有关则一,也无原则上的不同。

⑬王洪图等《黄帝内经素问白话解》水运之气为寒,所以水运太过之年,气候多偏寒。它的正常气化是:阴凝惨淡,寒风凛冽;它的异常变化是:冰雪霜雹。它引起的疾病是下部寒冷。

⑭郭霭春《黄帝内经素问白话解》寒下:中寒下利,腹足清冷。

(3) 太羽_终 太角_初 少徵 太宫 少商。

①王冰《黄帝内经素问》此句未具体注释。

②马莳《黄帝内经素问注证发微》此句未具体注释。

③张介宾《类经》此句未具体注释。

④张志聪《黄帝内经集注》此句未具体注释。

⑤高士宗《黄帝素问直解》太羽太角少徵太宫少商,亦与太阳少阳之太羽同。

⑥黄元御《黄元御医书全集》此句未具体注释。

⑦张琦《素问释义》此句未具体注释。

⑧高亿《黄帝内经素问详注直讲全集》〔批〕此举丙子、丙午之年,以明主客之运也。

〔讲〕此因丙水临运,故太羽为客气之初运,为主气之终运。水生木,故少角为客气二运,为主气之初运。木生火,故太徵为客气之三运,为主气之二运。火生土,故少宫为客气之四运,为主气之三运。土生金,故太商为客气之终运,为主气之四运也。丙子丙午二年,少阴之政,有如是也。

⑨孟景春等《黄帝内经素问译释》此句未具体注释。

⑩任廷革《任应秋讲〈黄帝内经〉素问》此句未具体注释,总体概括此段为:(提要)论逢子、逢午年为少阴司天之政,凡此壬子、壬午、戊子、戊午、甲子、甲午、庚子、庚午、丙子、丙午等十年,皆主太过之岁也。

⑪张灿玾等《黄帝内经素问校释》客运五步：初之运太羽，二之运少角，三之运太徵，四之运少宫，终之运太商。主运五步：初之运太角，二之运少徵，三之运太宫，四之运少商，终之运太羽。

⑫方药中等《黄帝内经素问运气七篇讲解》丙子、丙午年的客运初运是太羽，二运是太角，三运是少徵，四运是太宫，终运是少商。"太角初"，说明主运初运是木。"太羽终"，说明主运终运是水。

⑬王洪图等《黄帝内经素问白话解》客运五步是：初之运太羽，二之少角，三之运太徵，四之运少宫，终之运太商。主运五步是：初之运太角，二之运少徵，三之运太宫，四之运少商，终之运太羽。

⑭郭霭春《黄帝内经素问白话解》此句未具体注释，总体概括此段为：此节与前文"太阳之政"一节语句相类，不再语译。

第四十解

（一）内经原文

凡此少阴司天之政，气化运行先天，地气肃，天气明，**寒交暑，热加燥**，云驰雨府，湿化乃行，时雨乃降，**金火合德**，上应荧惑、太白。其政明，其令切，其谷丹白。水火寒热持于气交而为病始也，热病生于上，清病生于下，寒热凌犯而争于中，民病咳喘，血溢血泄，鼽嚏，目赤眦疡，寒厥入胃，心痛，腰痛，腹大，嗌干肿上。

（二）字词注释

（1）寒交暑

①王冰《黄帝内经素问》（〔新校正云〕详此云来交暑者，谓前岁终之气少阳，今岁初之气太阳，太阳寒交前岁少阳之暑也。）

②马莳《黄帝内经素问注证发微》太阳寒交往岁少阳之暑，故曰寒交暑。

③张介宾《类经》金寒而燥，火暑而热，以下临上曰交，以上临下曰加。

④张志聪《黄帝内经集注》岁前之终气乃少阳相火，今岁之初气乃太阳寒水，故为寒交暑，而水火寒热持于气交而为病始也。

⑤高士宗《黄帝素问直解》少阴火热在上，初之寒气，太阳寒水，是寒交暑者也。

⑥黄元御《黄元御医书全集》寒交暑者，以地气而交天气。

⑦张琦《素问释义》此词未具体注释。

⑧高亿《黄帝内经素问详注直讲全集》〔讲〕寒交暑者，以往岁丑未终之客气属寒水，今岁子午同天之气属君火，是以太阳之寒而交少阴之暑也。

⑨孟景春等《黄帝内经素问译释》马莳："往岁巳亥终之客气少阳，今岁子午初之客气太阳，太阳寒交往岁少阳之暑，故曰寒交暑。"张介宾："以下临上曰交。"

⑩任廷革《任应秋讲〈黄帝内经〉素问》此词未具体注释。

⑪张灿玾等《黄帝内经素问校释》新校正云："详此云寒交暑者，谓前岁终之气

少阳,今岁初之气太阳,太阳寒交前岁少阳之暑也。"

⑫方药中等《黄帝内经素问运气七篇讲解》"寒交暑",历代注家有两种解释。一种解释是:"寒交暑",指少阴君火司天之年的上一年为厥阴风木司天,少阳相火在泉之年。这也就是说,上一年的终之气为少阳相火。少阴君火司天之年的初之气是太阳寒水。上一年的少阳相火代表暑气,这一年的太阳寒水代表寒气。上一年的终之气的暑气交与这一年初之气的寒气,所以叫做"寒交暑"。这一种解释以《新校正》为代表,其注云:"详此云寒交暑者,谓前岁终之气少阳,今岁初之气太阳,太阳寒交前岁之暑也。"以后马莳、张志聪对此句亦作类似解释。马莳云:"往岁巳亥终之客气少阳,今岁子午初之客气太阳,太阳寒交往岁少阳之暑,故曰寒交暑。"张注云:"岁前之终气乃少阳相火,今岁之初气乃太阳寒水,故为寒交暑。"另一种解释是:"寒交暑"与"热加燥"一样,都是承上句,亦即指少阴君火司天,阳明燥金在泉之年,上半年偏热,下半年偏凉,寒热相交的自然景象而言。这一种认识,以张介宾为代表。其注云:"阳明燥金在泉,故地气肃。少阴君火司天,故天气明。金寒而燥,火暑而热,以下临上曰交,以上临下曰加。"以后高世栻所注也与张注大致相同,但小有出入。高注云:"少阴火热在上,初之客气太阳寒水,是寒交暑者也。"这就是说,高注认为所谓"寒交暑"是指司天之气与间气的初之气太阳寒水相交,此与张注不同。我们同意张介宾的注解。因为对于天气和地气的关系,《内经》总是强调"天气下降,地气上腾",天气与地气交互作用和影响。少阴君火司天,阳明燥金在泉之年,必然就是寒暑相交,燥热相临。这是《内经》的精神,其他注解,似嫌牵强。

⑬王洪图等《黄帝内经素问白话解》客气的初之气为太阳寒水,与上一年终之气少阳火热之气相交,寒热相交。

⑭郭霭春《黄帝内经素问白话解》寒气与暑气相交。

(2)热加燥

①王冰《黄帝内经素问》热加燥者,少阴在上而阳明在下也。

②马莳《黄帝内经素问注证发微》今岁少阴在上,而阳明在下,故曰热加燥。

③张介宾《类经》金寒而燥,火暑而热,以下临上曰交,以上临下曰加。

④张志聪《黄帝内经集注》君火在上,燥金在下,故曰热加燥。

⑤高士宗《黄帝素问直解》阳明燥金在下,五之寒气,少阳相火,是热加燥也。

⑥黄元御《黄元御医书全集》热加燥者,以天气而加地气也。

⑦张琦《素问释义》上热下燥。

⑧高亿《黄帝内经素问详注直讲全集》〔讲〕热加燥者,以今岁少阴君火在上,阳明燥金在下,燥极而泽,故云驰雨府,湿化为之行而时雨为之降也。

⑨孟景春等《黄帝内经素问译释》马莳:"今岁少阴在上而阳明在下,故曰热加燥。"张介宾:"以上临下曰加。"

⑩任廷革《任应秋讲〈黄帝内经〉素问》此词未具体注释。

⑪张灿玾等《黄帝内经素问校释》少阴司天,其气为热,阳明在泉,其气为燥,司天与在泉之气相加,为热加燥。

⑫方药中等《黄帝内经素问运气七篇讲解》"热加燥",历代注家大致相同,几乎一致认为是少阴君火司天之气与阳明燥金在泉之气相加。《新校正》注:"热交燥者,少阴在上而阳明在下也。"张介宾注:"以上临下曰加。"马莳注:"今岁少阴在上而阳明在下,故曰热加燥。"张志聪注:"君火在上,燥金在下,故曰热加燥。"只有高世栻注有所不同。他说:"阳明燥金在下,五之客气少阳相火,是热加燥也。"认为"热加燥",是指在泉之气与间气五之气相加。我们认为这样解释比较牵强,似乎仍以司天在泉之气相互作用来理解为好。

⑬王洪图等《黄帝内经素问白话解》而司天之君火又与在泉的燥气相加,火燥相加。

⑭郭霭春《黄帝内经素问白话解》热气与燥气相加。

(3)金火合德

①王冰《黄帝内经素问》此词未具体注释。

②马莳《黄帝内经素问注证发微》金火合德。

③张介宾《类经》上火下金,二气合德。

④张志聪《黄帝内经集注》金火合德。

⑤高士宗《黄帝素问直解》在泉者金,司天者火,故金火合德。

⑥黄元御《黄元御医书全集》此词未具体注释。

⑦张琦《素问释义》此词未具体注释。

⑧高亿《黄帝内经素问详注直讲全集》〔讲〕司天之君火与在泉之燥金合德。

⑨孟景春等《黄帝内经素问译释》金火相互配合发挥作用。

⑩任廷革《任应秋讲〈黄帝内经〉素问》此词未具体注释。总体概括此段为:(提要)论逢子、逢午年为少阴司天之政,凡此壬子、壬午、戊子、戊午、甲子、甲午、庚子、庚午、丙子、丙午等十年,皆主太过之岁也。

⑪张灿玾等《黄帝内经素问校释》金之燥气与火之热气相合,以为功德。

⑫方药中等《黄帝内经素问运气七篇讲解》"金火合德",指少阴君火司天之气与阳明燥金在泉之气的相互影响和共同作用。

⑬王洪图等《黄帝内经素问白话解》司天与在泉金火二气,共同主持着一年的气候。

⑭郭霭春《黄帝内经素问白话解》金火相互配合发挥作用。

(三)语句阐述

(1)凡此少阴司天之政,气化运行先天,地气肃,天气明,寒交暑,热加燥,云驰雨府,湿化乃行,时雨乃降,金火合德,上应荧惑、太白。

①王冰《黄帝内经素问》(〔新校正云〕详此云来交暑者,谓前岁终之气少阳,今岁初之气太阳,太阳寒交前岁少阳之暑也。热加燥者,少阴在上而阳明在下也。)见

而明大。

②马莳《黄帝内经素问注证发微》此言少阴司天之政,有主气,又加以客气,而天时民病治法因之也。少阴司天之政,岁运太过,其气化运行皆先天而至。金气在泉,故地气肃;火气司天,故天气明。往岁巳亥,终之客气少阳;今岁子午,初之客气太阳。太阳寒交往岁少阳之暑,故曰寒交暑。今岁少阴在上,而阳明在下,故曰热加燥。其云驰雨府,则湿化乃行,时雨乃降。惟金火合德,上之所者荧惑与太白也(见表9)。

表9　子午岁气热化

少阴司天	子午岁气热化之图				阳明在泉
初气厥阴风木	二气少阴君火	三气少阳相火	四气太阴湿土	五气阳明燥金	终气太阳寒水
太阳寒水加	厥阴风木加	少阴君火加	太阴湿土加	少阳相火加	阳明燥金加
天时	天时	天时	天时	天时	天时
地气迁,燥将去,寒乃始,蛰复藏,水乃冰,霜复降,风乃至,阳气郁,民反周密	阳气布,风乃行,春气以正,万物应荣,寒气时至,民乃和	天政布,大火行,庶物蕃鲜,寒气时至	溽暑至,大雨时行,寒热互至	畏火临,暑反至,阳乃化,万物乃生乃长荣,民乃康	燥令行
民病	民病	民病	民病	民病	民病
关节禁固,腰脽痛,炎暑将起,中外疮疡	其病淋,目瞑,目赤,气郁于上而热	民病气厥心痛,寒热更作,咳喘目赤	民病寒热,嗌干,黄瘅,鼽衄,饮发	其病温	余火内格,肿于上,咳喘,甚则血溢,寒气数举,则霜雾翳,病生皮腠,内舍于胁,下连少腹而寒中

③张介宾《类经》此总结子午年少阴司天六气之化也。先天义见前。阳明燥金在泉,故地气肃。少阴君火司天,故天气明。金寒而燥,火暑而热,以下临上曰交,以上临下曰加。此即阳明司天,燥极而泽之义。上火下金,二气合德,其星当明也。

④张志聪《黄帝内经集注》太过之岁,气运皆先天时而至。燥金在泉,故地气

肃。君火在天,故天气明。岁前之终气乃少阳相火,今岁之初气乃太阳寒水,故为寒交暑,而水火寒热持于气交而为病始也。君火在上,燥金在下,故曰热加燥。云驰雨府,湿化乃行,时雨乃降,即少阳临土雨乃涯之义。金火合德,上应荧惑太白光明。

⑤高士宗《黄帝素问直解》子午为少阴司天之政,凡此壬子壬午,戊子戊午,甲子甲午,庚子庚午,丙子丙午,皆主过之岁,故气化运行,先天时而至,金气在泉,故地气肃,火气司天,故天气明,少阴火热在上,初之寒气,太阳寒水,是寒交暑者也。阳明燥金在下,五之寒气,少阳相火,是热加燥也。四之寒气,太阴湿土,故又曰云驰雨府,湿化乃行、时雨乃降,在泉者金,司天者火,故金火合德,上应荧惑太白二星。

⑥黄元御《黄元御医书全集》少阴君火司天,故天气明。阳明燥金在泉,故地气肃。寒交暑者,以地气而交天气,热加燥者,以天气而加地气也。土生于火,金生于土,土者火金之中气,故湿化行而云雨作也。

⑦张琦《素问释义》(云驰雨府,湿化乃行,时雨乃降)上热下燥,无湿化流行之理,必误衍也。

⑧高亿《黄帝内经素问详注直讲全集》〔批〕此统举少阴司天之政,气化运行而以天地民物之变验之也。

〔讲〕凡此少阴君火司天之政,无论为壬子、壬午,为戊子、戊午,为甲子、甲午以及庚子、庚午、丙子、丙午,皆主太过之岁。诸太统运,其当年气化运行皆先天时而至,即如地之气以燥金在泉而先肃,天之气以君火司天而先明,寒交暑者,以往岁丑未终之客气属寒水,今岁子午同天之气属君火,是以太阳之寒而交少阴之暑也,热加燥者,以今岁少阴君火在上,阳明燥金在下,燥极而泽,故云驰雨府,湿化为之行而时雨为之降也。子午之纪,司天之君火与在泉之燥金合德,仰观天星,则荧惑太白同明。

⑨孟景春等《黄帝内经素问译释》寒交暑:马莳"往岁巳亥终之客气少阳,今岁子午初之客气太阳,太阳寒交往岁少阳之暑,故曰寒交暑"。张介宾"以下临上曰交"。热加燥:马莳"今岁少阴在上而阳明在下,故曰热加燥"。张介宾"以上临下曰加"。

凡是少阴司天的年份,气化运行比正常天时为早,地气严肃,天气刚朗,寒气与暑气相交,热气与燥气相加,云驰于雨府,湿气的化冷能以行使,雨水及时下降,金火互相配合发挥作用,其上应的为火、金二星。

⑩任廷革《任应秋讲〈黄帝内经〉素问》此句未具体注释,总体概括此段为:(提要)论逢子、逢午年为少阴司天之政,凡此壬子、壬午、戊子、戊午、甲子、甲午、庚子、庚午、丙子、丙午等十年,皆主太过之岁也。

⑪张灿玾等《黄帝内经素问校释》寒交暑:新校正云"详此云寒交暑者,谓前岁终之气少阳,今岁初之气太阳,太阳寒交前岁少阳之暑也"。热加燥:少阴司天,其

气为热，阳明在泉，其气为燥，司天与在泉之气相加，为热加燥。

　　凡此子午年少阴司天之政，其气太过，先天时而至，少阴司天，阳明在泉，在泉之气肃杀，司天之气光明，初之气，客气之寒，与上年终气少阳之暑相交，司天之热气与在泉之燥气相加，云驰于雨府，湿化之气乃得流行，雨乃应时而降，金之燥气与火之热气相合，以为功德，上则荧惑星与太白星之光较强（见表10）。

表10　少阴司天之政

纪年	司天	中运	在泉	运	化	变	病	初之运		二之运		三之运		四之运		终之运		备注
								客	主	客	主	客	主	客	主	客	主	
壬子壬午	少阴	太角	阳明	风鼓	鸣启紊坼	振摧拉拔	支满	太角	太角	少徵	少徵	太宫	太宫	少商	少商	太羽	太羽	
戊子戊午	少阴	太徵	阳明	炎暑	喧郁暑燠	炎沸烈腾	上血热溢	太徵	少角	太宫	太徵	少商	太宫	太羽	少商	少角	少羽	戊午太一天符　戊子天符
甲子甲午	少阴	太宫	阳明	阴雨	柔重润泽	震飘惊骤	中身满重	太宫	太角	少商	少徵	太羽	太宫	少角	少商	太徵	太羽	
庚子庚午	少阴	太商	阳明	凉劲	雾萧露飋	肃雕杀零	下清	太商	少角	少羽	太徵	太角	少宫	少徵	太商	太宫	少羽	同天符　同正商
丙子丙午	少阴	太羽	阳明	寒	凝凓惨冽	冰霜雪雹	寒下	太羽	少角	少角	太徵	太徵	少宫	少宫	太商	太商	太羽	丙子岁会

　　⑫方药中等《黄帝内经素问运气七篇讲解》[凡此少阴司天之政，气化运行先天]"少阴司天之政"，即少阴君火司天之年。"气化运行先天"，即气候比季节来早，未至而至，亦即太过之年。全句意即少阴君火司天的十年，都是岁运太过之年。所以原文谓："凡此少阴司天之政，气化运行先天。"

　　[地气肃，天气明]"地气"，指在泉之气。"肃"，指清肃。"地气肃"，意即少阴司天之年，阳明燥金在泉，金性清肃，下半年气候偏凉。"天气"，指司天之气。"明"，指明亮。"天气明"，意即少阴司天之年，君火司天，火性明亮，上半年气候偏热。

　　[寒交暑，热加燥]"寒交暑"，历代注家有两种解释。一种解释是："寒交暑"，指少阴君火司天之年的上一年为厥阴风木司天，少阳相火在泉之年。这也就是说，上一年的终之气为少阳相火。少阴君火司天之年的初之气是太阳寒水。上一年的少阳相火代表暑气，这一年的太阳寒水代表寒气。上一年的终之气的暑气交与这一年初之气的寒气，所以叫做"寒交暑"。这一种解释以《新校正》为代表，其注云："详此云寒交暑者，谓前岁终之气少阳，今岁初之气太阳，太阳寒交前岁之暑也。"以后马莳、张志聪对此句亦作类似解释。马莳云："往岁巳亥终之客气少阳，今岁子午初之客气太阳，太阳寒交往岁少阳之暑，故曰寒交暑。"张注云："岁前之终气乃少阳相火，今岁之初气乃太阳寒水，故为寒交暑。"另一种解释是："寒交暑"与"热加燥"

一样,都是承上句,亦即指少阴君火司天,阳明燥金在泉之年,上半年偏热,下半年偏凉,寒热相交的自然景象而言。这一种认识,以张介宾为代表。其注云:"阳明燥金在泉,故地气肃。少阴君火司天,故天气明。金寒而燥,火暑而热,以下临上曰交,以上临下曰加。"以后高世栻所注也与张注大致相同,但小有出入。高注云:"少阴火热在上,初之客气太阳寒水,是寒交暑者也。"这就是说,高注认为所谓"寒交暑"是指司天之气与间气的初之气太阳寒水相交,此与张注不同。我们同意张介宾的注解。因为对于天气和地气的关系,《内经》总是强调"天气下降,地气上腾",天气与地气交互作用和影响。少阴君火司天,阳明燥金在泉之年,必然就是寒暑相交,燥热相临。这是《内经》的精神,其他注解,似嫌牵强。"热加燥",历代注家大致相同,几乎一致认为是少阴君火司天之气与阳明燥金在泉之气相加。《新校正》注:"热交燥者,少阴在上而阳明在下也。"张介宾注:"以上临下曰加。"马莳注:"今岁少阴在上而阳明在下,故曰热加燥。"张志聪注:"君火在上,燥金在下,故曰热加燥。"只有高世栻注有所不同。他说:"阳明燥金在下,五之客气少阳相火,是热加燥也。"认为"热加燥",是指在泉之气与间气五之气相加。我们认为这样解释比较牵强,似乎仍以司天在泉之气相互作用来理解为好。

[云驰雨府,湿化乃行,时雨乃降]这几句历代注家解释都不够清楚。王冰未注,《新校正》亦未注。张介宾虽然有注,但他认为是"此即阳明司天,燥极而泽之义",把少阴司天和阳明司天等同起来,令人无法理解。马莳的注解,仅仅在原文上加了两个字,即:"其云驰雨府,则湿化乃行,时雨乃降。"等于不解。张志聪则认为:"云驰雨府,湿化乃行,时雨乃降,即少阳临上,雨乃涯之义。"按"少阳临上,雨乃涯",见于少阳司天之政。原文是指少阳司天之年,主气客气都是少阳相火,雨水很少。此处"时雨乃降"。是指雨水偏多,完全是两个概念。以此例彼,可以说南辕北辙。高世栻所注,我们认为比较合理。他说:"四之客气,太阴湿土,故又曰云驰雨府,湿化乃行。"这就是说,少阴君火司天,阳明燥金在泉之年,四之气上主气客气都是太阴湿土主事,因此雨水偏多。我们认为,这里是承前句"寒交暑,热加燥"而言,意即由于四之气这段时间正值天气与地气相交时间,也就是气交之间,因此这一年的气候特点在寒暑相交、燥热相临之间还会出现雨湿偏胜的情况。此与后文"四之气,溽暑至,大雨时行"同义。互参。

[金火合德,上应荧惑太白]"金火合德",指少阴君火司天之气与阳明燥金在泉之气的相互影响和共同作用。"上应荧惑太白",指这一年之所以出现前述之"寒交暑""热加燥"等气候变化,与天体上的火星及金星运行变化密切相关。

⑬王洪图等《黄帝内经素问白话解》在上述子、午的年份里,少阴君火司天而行使职权的时候,气化太过,气候常常先于时令而到来。阳明燥金在泉,因而地气肃杀;少阴君火司天,因而天气光明。客气的初之气为太阳寒水,与上一年终之气少阳火热之气相交,而司天之君火又与在泉的燥气相加,就成为寒热相交、火燥相加的情况,因而气候多表现出阴云凝聚,湿气流行,雨水下降。司天与在泉金火二

气,共同主持着一年的气候。与它相应的是,天上的荧惑、太白二星光芒较强。

⑭郭霭春《黄帝内经素问白话解》寒交暑:寒气与暑气相交。热加燥:热气与燥气相加。

凡是少阴司天行使职权的时候,气化运行比正常的天气为早,地气收缩,天气明朗,寒气与暑气相交,热气和燥气相加,金火相互配合发挥作用。它相应于上的是荧惑(火)、太白(金)二星。

(2) 其政明,其令切,其谷丹白。

①王冰《黄帝内经素问》此句未具体注释。

②马莳《黄帝内经素问注证发微》火之政明,金之令切,火为丹而金为白,火在天而金在泉也。

③张介宾《类经》火明金切。丹应司天,白应在泉。

④张志聪《黄帝内经集注》明者,火之政。切者,金之令也。其谷丹白,感金火气而成熟者。

⑤高士宗《黄帝素问直解》天气明,故其政明,地气肃,故其令切。其谷丹白,火金之谷也。

⑥黄元御《黄元御医书全集》此句未具体注释。

⑦张琦《素问释义》此句未具体注释。

⑧高亿《黄帝内经素问详注直讲全集》〔注〕明,火政也。切,金令也。丹,火色也。白,金色也。

〔讲〕言乎其政,则应火而光明;言乎其令,则应金而清切;下验五谷,则丹白合色。

⑨孟景春等《黄帝内经素问译释》司天之政光明,在泉之气急迫,其在谷物为红色和白色。

⑩任廷革《任应秋讲〈黄帝内经〉素问》此句未具体注释,总体概括此段为:(提要)论逢子、逢午年为少阴司天之政,凡此壬子、壬午、戊子、戊午、甲子、甲午、庚子、庚午、丙子、丙午等十年,皆主太过之岁也。

⑪张灿玾等《黄帝内经素问校释》司天之政光明,在泉之气急切,其在谷类应于赤色与白色者。

⑫方药中等《黄帝内经素问运气七篇讲解》〔其政明,其令切〕"其政明","明",指光明,此处指少阴君火司天之年,上半年气候偏热。"其令切","切",指凄切,此处指少阴君火司天之年,阳明燥金在泉,下半年气候偏凉。张介宾注"火明金切"即属此义。

〔其谷丹白〕"丹",即丹谷。"白",即白谷。丹谷的生长环境要求偏热,白谷的生长环境要求偏凉。少阴君火司天,阳明燥金在泉之年,上半年气候偏热,适宜于丹谷的生长。下半年气候偏凉,适宜于白谷的生长,因此少阴司天之年,谷物生长以丹谷和白谷最好,收成也较多,所以丹谷、白谷也是少阴司天之年的岁谷。

⑬王洪图等《黄帝内经素问白话解》天气光明、地气肃杀急迫,与之相应的谷物是红、白两种颜色的谷物。

⑭郭霭春《黄帝内经素问白话解》天气的布化光明,地气的表现急切,其应于谷物是红色、白色。

(3)水火寒热持于气交而为病始也,热病生于上,清病生于下,寒热凌犯而争于中,民病咳喘,血溢血泄,鼽嚏,目赤眦疡,寒厥入胃,心痛,腰痛,腹大,嗌干肿上。

①王冰《黄帝内经素问》此句未具体注释。

②马莳《黄帝内经素问注证发微》及水火寒热持于气交,而病所由始,热病生于上者,火在上也;清病生于下者,金本下也。寒凌火,热凌金,故寒热凌犯而争于中,民病为咳喘,为血溢,为血泄,为鼽,为嚏,为目赤,为眦疡,为寒厥入胃,为心痛,为腰痛,为腹大,为嗌干上肿也。

③张介宾《类经》少阴司天,阳明在泉,上火下金,故水火寒热,持于气交之中而为病如此。火为热,金为寒,故热病见于上,寒病见于下。

④张志聪《黄帝内经集注》而水火寒热持于气交而为病始也。寒热凌犯者,司天在泉之气交相犯而争于中也。咳喘血溢鼽嚏,目赤眦疡,嗌干肿上,热病生于上也。血泄寒厥,清病生于下也。入胃心痛,腰痛腹大,寒热交争于中而为病也。

⑤高士宗《黄帝素问直解》少阴火热司天,初之寒气,太阳寒水,三之寒气,少阴君火,是水火寒热,持于气交之候,而为受病之始也,火气司天,故热病生于上,金气在泉,故清病生于下,寒交暑,热加燥,故寒热凌犯而争于中,民病咳喘,血溢血泄,鼽嚏,目赤眦疡,燥热病也,寒厥入胃,心痛腰痛,腹大嗌干肿上,寒湿病也。

⑥黄元御《黄元御医书全集》水火寒热持于气交,故寒热凌犯而争于中。心火刑伤肺金,故病咳喘鼽嚏,血溢血泄,目赤眦疡。寒厥入胃者,火胜而水复也。水刑火伤,故心痛。水郁土湿,木陷而贼脾,故腰痛腹大。君火不降,故嗌干上肿。

⑦张琦《素问释义》水火寒热持于气交而为病始也,热病生于上,清病生于下,寒热凌犯而争于中。火太过则水气当承之,故交持为病。民病咳喘,血溢血泄鼽衄,目赤眦疡,皆火甚为病。寒厥入胃,心痛腰痛,腹大嗌干肿上。在泉气本清,或遇主客寒水,皆能为病,故有寒厥等证。嗌干者,少阴之气不至。肿上者,肾风之类也。

⑧高亿《黄帝内经素问详注直讲全集》〔讲〕兼水火交持气变寒热,即所以为病之始也。故君火司天,热病生于上,燥金在泉,清病生于下。金燥而寒火暑而热,凌侮冒犯而争于中焉。斯时也,民中为病,多因感此一寒一热之气,发而为咳喘、血溢、血泄、鼽嚏、目赤、眦疡,寒厥入胃,心痛、腰痛、腹大、嗌干、肿上等证也。

⑨孟景春等《黄帝内经素问译释》水火寒热互相争持于气交,疾病因此而发生,热病在于上部,清寒之病生于下部,寒热之气互相侵犯争扰于中部,所以民病咳嗽、喘息,血液上溢,大便出血,鼻塞流涕,喷嚏,眼睛红赤,眼角溃疡,寒气厥逆入于胃部,心痛,腰痛,腹部胀大,咽喉干燥,上部肿胀。

⑩任廷革《任应秋讲〈黄帝内经〉素问》此句未具体注释,总体概括此段为:(提要)论逢子、逢午年为少阴司天之政,凡此壬子、壬午、戊子、戊午、甲子、甲午、庚子、庚午、丙子、丙午等十年,皆主太过之岁也。

⑪张灿玾等《黄帝内经素问校释》水火寒热持于气交:吴崑注:"火太过则水来复。"《类经》二十七卷第十七注:"少阴司天,阳明在泉,上火下金,故水火寒热持于气交之中。"张志聪注:"岁前之终气乃少阳相火,今岁之初气乃太阳寒水,故为寒交暑而水火寒热持于气交。"诸说不一,当以张注为是,此是对上文"寒交暑"的进一步阐述。

水之寒气与火之热气相持于气交,为疾病发生的起因,热性病变发生在上部,凉性病变发生在下部,寒气与热气相互侵犯而争扰于中部,人们易患咳嗽气喘,血液上溢或下泄,鼻塞喷嚏,目赤,眼角疮疡,寒气厥逆入于胃部,心痛腰痛,腹部胀大,咽喉干燥,上部肿胀等病。

⑫方药中等《黄帝内经素问运气七篇讲解》[水火寒热持于气交而为病]"水火寒热","水"和"寒"同性,"火"和"热"同性。此处是指少阴君火司天与阳明燥金在泉之气而言。少阴之气属火,属热。阳明之气属水,属寒。"气交",即天气与地气相交。全句意即少阴君火司天、阳明燥金在泉之年,由于天气地气的相互影响和共同作用,所以这一年气候上寒热错杂,疾病上也虚实互见。所以张介宾注云:"少阴司天,阳明在泉,故水火寒热,持于气交之中而为病如此。"

[始也热病生于上,清病生于下,寒热凌犯而争于中]"热病生于上",意即少阴君火司天之年,上半年气候偏热,因此人体亦因易感热邪而发生热病。"清病生于下",意即少阴司天之年,阳明燥金在泉,下半年气候偏凉,因此人体亦因易感寒邪而发生寒病。"寒热凌犯而争于中",意即由于天气与地气的相互影响和作用,或者由于主气与客气的相互影响和作用而出现寒热凌犯人体的情况。例如少阴君火司天、阳明燥金在泉之年,初之气主气为厥阴风木,客气为太阳寒水。厥阴主温,太阳主寒。这就可以出现寒热凌犯的情况。五之气主气为阳明燥金,客气为少阳相火。阳明主凉,少阳主火。这也可以出现寒热凌犯的情况。因此,这一年上半年虽然说"热病生于上",以热病为主,但由于寒热凌犯的原因,也会有寒有热。下半年虽然说"清病生于下",以寒病为主,但由于寒热凌犯的原因,也会有寒有热。高世栻注:"少阴火热在上,初之客气太阳寒水,是寒交暑者也。阳明燥金在下,五之客气少阳相火,是热加燥也。""火气司天,故热病生于上,金气在泉,故清病生于下,寒交暑,热加燥,故寒热凌犯而争于中。"即属此义。

[民病咳喘,血溢血泄鼽嚏,目赤眦疡]"咳喘",即咳嗽、气喘。"血溢",即血出于上或肌表,如呕血、衄血、肌衄等。"血泄",即血出于下,如便血、尿血、崩漏等。"鼽嚏",即喷嚏、鼻塞、流涕等。"目赤",即眼泛红。"眦疡",即眼角溃烂。上述这些症状,一般来说,多属热证。全句意即少阴君火司天之年,人体可以因感受热邪而在临床上发生上述症状。所以张介宾注云:"火为热……故热病见于上。"高世栻

注云:"民病咳喘,血溢血泄,鼽嚏,目赤,眦疡,燥热病也。"

[寒厥入胃]"寒",指外感寒邪,亦指人体在致病因素作用之下所出现的阳气不足的现象。"厥",指人体气血运行逆乱,亦指手足逆冷。"寒厥入胃",意即人体由于感受外寒或人体由于正气虚衰,阳气不足的内在原因,损害了人体脾胃的功能而在临床上出现以下所述的一系列症状。

[心痛腰痛,腹大嗌干肿上]"心痛",指胸痛及上腹痛。陈修园谓:"今所云心痛者,皆心胞络及胃脘痛也。""腹大",即腹大膨隆,亦即一般所称之"鼓胀病"。"嗌干",即咽干。"肿上",即颜面浮肿。上述这些症状,一般来说,多属寒证。心腹痛,腰痛,多由寒凝经脉,气滞血瘀。面肿腹大,多由寒湿内蕴。"嗌干",可以由于脾阳不足,运化失调,津液不能正常敷布而发生。全句意即少阴君火司天、阳明燥金在泉之年,人体由于感受寒邪或由于人体在致病因素作用下而出现阳气不足时,特别是在脾肾阳虚时,可以在临床上出现上述症状。所以张介宾注云:"金为寒……寒病见于下。"高世栻注云:"寒厥入胃,心痛腰痛,腹大,嗌干,肿上,寒湿病也。"

⑬王洪图等《黄帝内经素问白话解》眦疡:眦是眼角。眼角溃疡称为眦疡。

水火寒热相争在气交之中,这是引起疾病的根本原因,疾病多表现为热性病变发生在上部、凉性病变发生在下部、寒气与热气相互错杂而争扰于中部。人们易患咳嗽、喘息、血溢、血泄、鼻塞流涕、喷嚏、目赤、眼角溃烂、寒气入胃、心痛、腰痛、腹部胀大、咽喉干燥、上部肿胀等病证。

⑭郭霭春《黄帝内经素问白话解》眦疡:眼角生疮。

水火寒热相持于气交之中,成为疾病的起因。热病生于上部,寒病生于下部,寒热之气互相侵犯而争扰于中部。因此,人们多患咳嗽,喘息,口鼻出血,大便下血,鼻塞流涕,喷嚏,目赤,眼角生疮,寒厥及于胃部,心痛,腰痛,腹胀,咽喉干燥,头面肿等病。

第四十一解

(一)内经原文

初之气,地气迁,燥[注]将去,寒乃始,蛰复藏,水乃冰,霜复降,风乃至,阳气郁,民反周密。关节禁固,**腰脽痛**,炎暑将起,中外疮疡。

二之气,阳气布,风乃行,春气以正,万物应荣,寒气时至,民乃和。其病淋,目暝,目赤,气郁于上而热。

三之气,天政布,大火行,庶类蕃鲜,寒气时至。民病气厥心痛,寒热更作,咳喘,目赤。

四之气,**溽暑**至,大雨时行,寒热互至。民病寒热,嗌干,黄瘅,鼽衄,饮发。

五之气,畏火临,暑反至,阳乃化,万物乃生,乃长荣,民乃康。其病温。

终之气,燥令行。余火内格,肿于上,咳喘,甚则血溢。寒气数举,**则霿雾翳**,病生皮腠,内舍于胁,下连少腹而作寒中,地将易也。

[注]燥:郭霭春《黄帝内经素问校注》、张灿玾等《黄帝内经素问校释》、方药中等《黄帝内经素问运气七篇讲解》、人民卫生出版社影印顾从德本《黄帝内经素问》此处为"暑将去",三者均注:新校正云"按阳明在泉之前岁为少阳,少阳者暑,暑往而阳明在地。太阳初之气,故上文寒交暑,是暑去而寒始也,此燥字乃是暑字之误也"。孟景春等《黄帝内经素问译释》此处为"燥将去",其注:暑,原作燥,据新校正语改。

（二）字词注释

（1）腰脽痛

①王冰《黄帝内经素问》此词未具体注释。

②马莳《黄帝内经素问注证发微》腰脽痛。

③张介宾《类经》脽音谁,尻臀也。

④张志聪《黄帝内经集注》腰脽痛。

⑤高士宗《黄帝素问直解》腰脽痛。

⑥黄元御《黄元御医书全集》腰脽疼痛。

⑦张琦《素问释义》腰椎皆寒水为病。

⑧高亿《黄帝内经素问详注直讲全集》〔讲〕腰脽疼痛。

⑨孟景春等《黄帝内经素问译释》腰臀部疼痛。

⑩任廷革《任应秋讲〈黄帝内经〉素问》此词未具体注释。

⑪张灿玾等《黄帝内经素问校释》腰部与臀部疼痛。

⑫方药中等《黄帝内经素问运气七篇讲解》"腰脽痛",即腰痛。

⑬王洪图等《黄帝内经素问白话解》腰部与臀部疼痛。

⑭郭霭春《黄帝内经素问白话解》腰臀部疼痛。

（2）溽暑

①王冰《黄帝内经素问》此词未具体注释。

②马莳《黄帝内经素问注证发微》溽暑。

③张介宾《类经》客主之气皆湿土用事,故为溽暑大雨等候。

④张志聪《黄帝内经集注》溽暑。

⑤高士宗《黄帝素问直解》溽暑。

⑥黄元御《黄元御医书全集》客主皆太阴湿土司令,故溽暑至。

⑦张琦《素问释义》此词未具体注释。

⑧高亿《黄帝内经素问详注直讲全集》〔讲〕溽暑。

⑨孟景春等《黄帝内经素问译释》潮湿而又炎热的气候。

⑩任廷革《任应秋讲〈黄帝内经〉素问》此词未具体注释。

⑪张灿玾等《黄帝内经素问校释》暑湿。

⑫方药中等《黄帝内经素问运气七篇讲解》"溽暑至","溽",指湿润之气。"暑",指炎热之气。

⑬王洪图等《黄帝内经素问白话解》溽是湿润;暑是炎热。湿热之气蒸腾。

⑭郭霭春《黄帝内经素问白话解》溽暑。

（3）则霾雾翳

①王冰《黄帝内经素问》此词未具体注释。

②马莳《黄帝内经素问注证发微》霾雾翳：原作"雾霜翳"，据《素问》《医部全录》原文及本节释文改。

③张介宾《类经》雾霾翳，皆金水之化。

④张志聪《黄帝内经集注》此词未具体注释。

⑤高士宗《黄帝素问直解》天气昏霾，如雾之翳。

⑥黄元御《黄元御医书全集》霾雾昏翳。

⑦张琦《素问释义》此词未具体注释。

⑧高亿《黄帝内经素问详注直讲全集》〔讲〕霾雾为之成翳焉。

⑨孟景春等《黄帝内经素问译释》晦暗烟雾弥漫的景象。

⑩任廷革《任应秋讲〈黄帝内经〉素问》此词未具体注释。

⑪张灿玾等《黄帝内经素问校释》雾气弥漫。

⑫方药中等《黄帝内经素问运气七篇讲解》"溽暑至"，"溽"，指湿润之气。"暑"，指炎热之气。

⑬王洪图等《黄帝内经素问白话解》烟雾迷漫。

⑭郭霭春《黄帝内经素问白话解》大雾晦暗迷漫。

（三）语句阐述

（1）初之气，地气迁，燥将去，寒乃始，蛰复藏，水乃冰，霜复降，风乃至，阳气郁，民反周密。关节禁固，腰脽痛，炎暑将起，中外疮疡。

①王冰《黄帝内经素问》（〔新校正云〕按阳明在泉之前岁为少阳，少阳者暑，暑往而阳明在地。太阳初之气，故上文寒交暑，是暑去而寒始也。此燥字乃是暑字之误也。）（〔新校正云〕按王注《六微旨大论》云：太阳居木位，为寒风切冽。此风乃至当作风乃冽。）

②马莳《黄帝内经素问注证发微》神之主气，本厥阴风木也，而太阳寒水客气加之，则地气迁，燥将去，盖往年为己亥，己亥之在泉为少阳，则暑往而阳明在地，故燥将至也。初之客为太阳，故寒乃始，惟寒又始，故蛰藏水冰，霜复风至也。其阳气既郁，民反周密，民病有为关节禁固，为腰脽痛，至炎暑将起，又当为中外疮疡也。

③张介宾《类经》初气太阳用事，上年己亥，少阳终之气至此已尽，当云热将去，燥字误也。地气迁义见前。寒水之气客于春前，故其为候如此。此皆寒气之病。然少阴君火司天，又值二之主气，故炎暑将起，中外疮疡。脽音谁，尻臀也。

④张志聪《黄帝内经集注》初之客气乃太阳寒水，故岁前之燥热将去，而寒乃始，蛰虫复藏，冰霜复结也。初之时气乃厥阴风木，故风乃至。阳春之气郁而民反周密，太阳主筋而为肾之府，故关节禁固而腰脽痛。时交于二气之君火，故炎暑将至。金西铭曰：前后用二将字者，谓寒热之气交也。（眉批）前少阳交于太阳，后寒水交于君火。

⑤高士宗《黄帝素问直解》初之寒气,太阳寒水,地气迁者,从阳明而迁于太阳也,去阳明之燥,始太阳之寒,故燥将去,寒乃始,蛰,藏虫也。冬时虫已蛰藏,至此寒气加临,则蛰复藏,而水乃冰,霜复降,初之主气,厥阴风木,故风乃至,风乃至,而有太阳之寒,则阳气郁,阳气郁,则民反周密病关节禁固,腰脽痛,寒湿之病也,二之主气,少阴君火,气合司天,故始则寒乃始,继则炎暑将起,炎暑将起,则中外疮疡。

⑥黄元御《黄元御医书全集》初之气,太阳寒水司令,上年己亥终气之少阳已尽,故热去寒来,蛰藏水冰,霜降风至。寒闭于外,故阳郁不达,民当春令而反周密,关节禁固,腰脽疼痛。时临二气,君火当权,二之主气。上合司天之气,盛热将作,而为寒气所束,瘀蒸腐烂,故中外发为疮疡也。

⑦张琦《素问释义》上年终气相火,本年初气寒水,故寒甚而火郁,关节腰椎皆寒水为病。炎暑二句不伦,必误衍。

⑧高亿《黄帝内经素问详注直讲全集》〔批〕此统举少阴司天之六气,而详其证治也。

〔讲〕至若少阴司天之纪,六气分应,各有证见。虽初之主气仍是厥阴风木,而初之客气则太阳寒水也,系前在泉之地气,逆迁至化。热将去者,以主气风木之热将蔽也。寒乃复者,以今岁客气,寒水复而司令。是以验之蛰而蛰为之藏,验之水而水为之冰,验之霜而霜为之降也。兼风乃至,为初之风气用事,风属阳,故阳气始伏于下,郁而未升,加以客气寒水,阳为阴蔽,故民反周客而居室也。是以为病或关节禁固,腰脽疼痛等证。又少阴君火司天,二之主气亦为君火,两气交感,发而为疾,则见炎暑将起,中外疮疡之患也。

⑨孟景春等《黄帝内经素问译释》暑:原作"燥",据新校正语改。

初之气,地气迁移,上年少阳在泉之气即将散去,本年太阳寒水之气开始散布,虫类因此又蛰藏,河水冻结成冰,寒霜又复下降,风气到来,阳气被寒郁遏,人们生活应注意起居周密。如果遭受寒邪侵袭,就会发生关节运动不便,腰臀部疼痛,炎热即将到来的时候,内部和外部容易产生疮肿溃疡。

⑩任廷革《任应秋讲〈黄帝内经〉素问》此句未具体注释,总体概括此段为:(提要)论逢子、逢午年为少阴司天之政,凡此壬子、壬午、戊子、戊午、甲子、甲午、庚子、庚午、丙子、丙午等十年,皆主太过之岁也。

⑪张灿玾等《黄帝内经素问校释》初之气,主气为厥阴风木,客气为太阳寒水,上年在泉之气迁移退位,少阳之暑气将要退去,寒冷之气始至,蛰虫重又归藏,水结为冰,霜又降下,主气之风受客气之影响而凛冽寒冷,阳气因而被郁,不得宣发,人们反而居处周密,以避寒气,易患关节强硬,活动不灵,腰部与臀部疼痛等病,初气之后,炎暑之气即将发生,可致内部与外部疮疡之病。

⑫方药中等《黄帝内经素问运气七篇讲解》〔初之气,地气迁〕以上所述的是少阴君火司天之年在气候及物候变化以及人体疾病发病方面的大体情况。以下所述的是少阴君火司天之年六步主时每一步的具体变化情况。兹将少阴君火司天之年

的司天在泉四间气图示（见图5）。

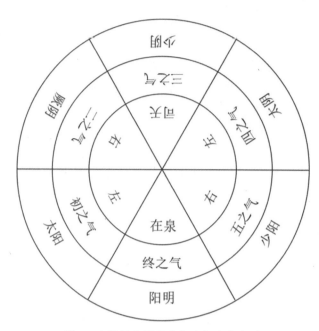

图5　少阴君火司天之年客气六步主时

　　"初之气"，指少阴君火司天之年，其客气加临之间气初之气为太阳寒水。"地气迁"，指少阴君火司天之年初之气的太阳寒水是由上一年的在泉之气运转而来。少阴君火司天之年的上一年是厥阴风木司天，少阳相火在泉。少阴君火司天之年，上一年在泉之气的少阳相火迁于本年的五之气上，所以太阳寒水才能由上一年的二之气上运转到本年的初之气上。

　　[燥将去]"燥将去"一句，注家解释不一。一种解释认为此句是承上句"地气迁"而言，即少阴君火司天之年的上一年是厥阴风木司天之年。厥阴司天，则少阳在泉。少阳主火。由于"地气迁"的原因，上年的少阳迁去，所以今年的初气太阳前来。因此这里所说的"燥将去"，应为"暑将去"，亦即暑去寒来。此"燥"字应为"暑"字。这一种解释以《新校正》为代表，其注云："按阳明在泉之前岁为少阳，少阳者暑，暑往而阳明在地，太阳初之气，故上文寒交暑，是暑去而寒始也，此燥字乃是暑字之误也"。张介宾同意《新校正》的解释，其注云："初气太阳用事，上年己亥，少阳终之气至此已尽，当云热将去，燥字误也。"另一种解释则认为是指上年的少阳迁去，本年的阳明迁来，因此"燥将去"，应为"燥将至"。这一种解释以马莳为代表，其注云："燥将去，盖往年为巳亥，巳亥之在泉为少阳，则暑往而阳明在地，故燥将至也。去当作至"。再一种解释则认为少阴司天之年，初之气是由上一年的阳明主步迁转为太阳主步。这一种解释以高世栻为代表，其注云："初之客气，太阳寒水，地

气迁者,从阳明而迁于太阳也,去阳明之燥,始太阳之寒,故燥将去。"这三种解释,我们同意高注。这就是说少阴司天之年客气初之气是太阳寒水,但是少阴司天之年是由厥阴司天之年迁转而来。厥阴司天之年客气初之气为阳明。就初之气来看,是由去年的阳明主步迁转至今年的太阳主步。阳明主燥,太阳主寒。燥去寒来,故原文谓:"燥将去,寒乃始……"我们认为这种解释还是比较合理的。

[寒乃始,蛰复藏,水乃冰,霜复降]这几句是对少阴君火司天之年初之气这一段时间气候及物候变化中自然景象的描述。"寒乃始",指气候寒冷。"蛰复藏",指由于气候寒冷,小生物蛰伏藏匿避寒。"水乃冰",指河水冰冻。"霜复降",指天降霜雪。全句意即少阴君火司天之年,在初之气这一段时间中,亦即在大寒以后,春分以前,大约在1月中旬至3月中旬这一段时间中气候偏冷,春行冬令。应该指出的是这里所用的"乃始""乃冰""复藏""复降"等字句,均是针对上一年少阳相火在泉而言。少阴君火司天之年的上一年是厥阴风木司天之年,这一年的在泉之气是少阳相火,终之气也是少阳相火。所以少阴君火司天的上一年的下半年,尤其是冬季,气候偏热,冬行夏令,应冷不冷,应藏不藏。这也就是后文"凡此厥阴司天之政"中所谓的:"终之气畏火司令,阳乃大化。蛰虫出现,流水不冰。"这种情况一直要到第二年少阴君火司天之年的初之气太阳寒水用事时才发生变化,气候转冷。所以原文谓"寒乃始,蛰复藏,水乃冰,霜复降",意思是说寒冷这时才开始,小生物这时才藏伏。这是气候及物候的反常变化,也是自然界的自调现象。

[风乃至,阳气郁]这里是指少阴君火司天之年主气的变化以及客主加临的情况下所出现的情况而言。初之气所属的这一段时间中,任何年份主气都是厥阴风木用事。东风吹来,气候开始温暖,所以原文谓"风乃至"。但是在少阴君火司天之年,初之气所属的这一段时间中客气却是太阳寒水。这就是说由于受到了客气的影响,春应暖而反寒。温暖之气为寒凉之气所遏郁,应温不温,所以原文谓"阳气郁"。这也就是张介宾所注的:"寒水之气客于春前,故其为候如此。"

[民反周密]"周密",即注意保暖密闭防寒。"民反周密",意即少阴君火司天之年,初之气这一段时间中气候偏冷,春行冬令,所以人们要采取措施保暖防寒。这里所以用一"反"字,与前述"寒乃始,蛰复藏,水乃冰,霜复降"之义完全一样,是针对上一年的冬天气候不冷而言。意即气候反常,春天里反而要注意保暖。

[关节禁固,腰脽痛]"关节禁固",指关节活动不能或运动障碍。"腰脽痛",即腰痛。这些症状多属寒证。全句意即少阴君火司天之年,初之气太阳寒水用事,气候偏寒,人体容易感寒而在临床上发生上述症状。

[炎暑将起,中外疮疡]"炎暑将起",其义有二:一指初之气主气为厥阴风木,厥阴主温,由于客气为太阳寒水,温被寒郁,可以形成表寒里热或由寒化热而在临床上发生热证。二指少阴君火司天之年二之气主气为少阴君火,客气为厥阴风木,主客之气均属温热。人体可以外感热邪而发生热证,所以原文谓"寒热将起,中外疮疡"。"疮疡",一般均属热证。"将起",就是即将发生。张介宾注:"少阴君火司天,

又值二之主气,故炎暑将起,中外疮疡。"即属此义。

⑬王洪图等《黄帝内经素问白话解》初之气,主气是厥阴风木,客气是太阳寒水,为上一年在泉之气迁移运转而来。寒水之气发挥作用,燥气将要退去,寒冷之气卅始布散,所以蛰虫又重新伏藏。水凝结为冰,寒霜再一次下降。因为主气的风受客气寒的影响,所以气候虽然有风但仍然寒冷。人们会深居密室以避风寒。它引起的疾病多为关节强硬运动不便、腰部与臀部疼痛。初气之后,炎暑即将发生的时候,会出现内部与外部生疮肿溃疡等病证。

⑭郭霭春《黄帝内经素问白话解》中外疮疡:内部外部发生疮肿溃疡。

初之气,地气转移,燥气已去,寒气开始,虫类又蛰藏起来,河水冻结成冰,严霜又复下降,寒风常常刮起,阳气被寒气郁遏。这时人们的起居应该谨慎。如果不注意,就会发生关节运动不便,腰臀部疼痛。在炎热即将到来的时候,还会内部和外部发生疮疡。

(2)二之气,阳气布,风乃行,春气以正,万物应荣,寒气时至,民乃和。其病淋,目瞑,目赤,气郁于上而热。

①王冰《黄帝内经素问》此句未具体注释。

②马莳《黄帝内经素问注证发微》二之主气,本少阴君火也,而厥阴风木客气加之,则阳布风行,春气已正,万物以荣,或寒气时至,民病乃和,其病当为淋,为目瞑,为目赤,为气郁于上而热也。

③张介宾《类经》风木之客,加于君火之主,故阳布风行,春气正,万物荣也。司天君火未盛,故寒气时至。木火应时,故民气和。君火为病也。

④张志聪《黄帝内经集注》二之主气合司天之君火,客气乃厥阴风木,故阳气布而风乃行。春气始正,万物应生长之气以荣。按少阴之上,君火主之,少阴标阴而本热,二气三气皆君火司令,而曰寒气时至者,少阴从本从标也。寒热气交,故民乃和。其病淋目瞑者,寒气之为病也。经云:阳盛则瞑目,阴盛则瞑目。目赤者,君火之气也。气郁于上而热者,寒气上乘也。(眉批)诸气主客,俱在《五运行》图内。

⑤高士宗《黄帝素问直解》二之寒气,厥阴风木,风为阳气,故阳气布,而风乃行,阳布风行,则春气以正,春气以正,则万物应荣,春虽正,万物虽荣,天气犹寒,故寒气时至,则民乃和,若寒气不能时至,主时之热气相交,则其病淋,目瞑目赤,气郁于上而热,凡此皆少阴火热之病也。

⑥黄元御《黄元御医书全集》二之气,厥阴风木司令,阳布风行,民和物荣。二之主气君火当权,上合司天之政,虽三气未交,而火令已旺。若寒气时至,束闭皮毛,风木遏陷,不能疏泄水道,则生淋涩之病。君火渐逆,刑伤肺金,则目瞑目赤,气郁于上,而为热也。

⑦张琦《素问释义》二气主君火,客风木,故阳气正木火炽,甚则肝受病,故下为淋而上为目瞑目赤。气郁句衍。

⑧高亿《黄帝内经素问详注直讲全集》〔讲〕由初之气以推二之气,主则君火,

客为风木，风火合气，是以阳气布风乃行，春气因之以正，万物为之应荣矣。但司天之火气太过，而在泉燥金所生之复气必乘，是以寒气时至，民乃和平，兼复不敌胜，火气为灾，其病见淋，目瞑目赤，气郁于上而热等证也。

⑨孟景春等《黄帝内经素问译释》二之气，少阴君火的阳气散布，厥阴的风气流动，春天的气候降临，万物欣欣向荣，寒气时常到来，而人们觉得安和。其发病则为小便淋沥不利，眼睛视物模糊，或发生两目红赤，气分郁遏于上部而发热。

⑩任廷革《任应秋讲〈黄帝内经〉素问》此句未具体注释，总体概括此段为：（提要）论逢子、逢午年为少阴司天之政，凡此壬子、壬午、戊子、戊午、甲子、甲午、庚子、庚午、丙子、丙午等十年，皆主太过之岁也。

⑪张灿玾等《黄帝内经素问校释》春气以正：二之气为厥阴风木，得春气之正化，故曰春气以正。

二之气，主气为少阴君火，客气为厥阴风木，阳气乃得舒布，风气乃得流行，春气属于正化之令，万物亦当繁荣，寒气虽然有时而至，但因主客二气均属阳，所以人们仍然感到平和。其发病为小便淋沥，目视不清，两眼红赤，气郁于上部则可发生热病。

⑫方药中等《黄帝内经素问运气七篇讲解》［二之气，阳气布］"二之气"，指少阴君火司天之年，其客气加临之间气二之气为厥阴风木。"阳气布"，指二之气由于厥阴风木用事，厥阴主风，主生，主温。同时，二之气的主气是少阴君火，少阴主热。主气、客气都属温热，所以在二之气这一段时间中，亦即在春分以后至小满以前，大约在3月中旬至5月中旬这一段时间中，春阳之气，满布人间，气候偏温。因此，原文谓："二之气，阳气布。"

［风乃行，春气以正，万物应荣］这是对二之气所属这一段时间中气候及物候特点的描述。"风乃行"，指风气偏胜，这里是指东风劲吹。"春气以正"，指春意盎然，一片生机。"万物应荣"，指万物主要是指植物普遍生长，欣欣向荣。

［寒气时至］"寒气时至"一句，注家有两种解释。一种解释认为是司天君火未盛，天气犹寒，所以寒气时至。例如张介宾注云："司天君火未盛，故寒气时至。"高世栻注云："春气虽正，万物虽荣，天气犹寒，故寒气时至。"另一种解释认为是少阴君火司天之年，由于少阴标阴而本热，从本从标，所以可以出现寒气时至。例如马莳注云："春气已正，万物以荣，或寒气时至。"张志聪注云："按少阴之上，君火主之，少阴标阴而本热，二气三气皆君火司令，而曰寒气时至者，少阴从本从标也。"我们认为这两种解释都不能令人满意，或云"犹寒"，或云"未盛"，或云"或寒气时至"，或云"从本从标，都很含糊而且牵强。我们认为这里所谓的"寒气时至"，以"复气"释之为好。这是因为：第一，少阴君火司天之年，二之气所属这一段时间中，司天之气是少阴君火，主气也是少阴君火，少阴主热。其客气为厥阴风木，厥阴主温。温热属于一类。这就是说少阴君火司天之年，二之气这一段时间中，司天之气、主气、客气都属于热，因此应该气候甚热，不会出现"火气未盛""天气犹寒"的现象。第二，

既然司天之气、主气、客气都属于热,气候甚热,因此也就必然会由于"胜复"的原因而出现寒气来复的气候变化。"有胜则复",这是运气学说中的一个基本规律。由于如此,所以我们认为这里所说的"寒气时至",是指由于这一段时间中气候偏热,因此寒气来复而出现的自调现象。这也就是说这一段时间中,气候炎热,但有时也可以出现寒潮或暴冷的气候变化。

[民乃和]"民乃和",指在前述气候变化之中,人体健康情况相对和平。这就是说在少阴司天之年,二之气这一段时间中,尽管气候炎热,但由于"寒气时至"的原因,炎热的气候能够得到一定的调节,所以对人体来说也就相对和平。

[其病淋,目瞑目赤]"淋",指小便不畅,疼痛淋涩。"目瞑",指眼花。"目赤",指眼红。全句意即少阴君火司天之年,二之气所属的一段时间中,气候偏热,风气偏胜,人体容易外感风热而在临床上表现上述淋、目瞑、目赤等风热症状。

[气郁于上而热]"气郁于上而热",张介宾注:"君火为病也。"马莳注:"其病当为淋,为目瞑,为目赤,为气郁于上而热也。"张志聪注:"气郁于上而热者,寒气上乘也。"高世栻注:"气郁于上而热,凡此皆少阴火热之病也。"根据上述可以看出多数注家均认为"气郁于上而热",是因热郁于上而为热,与少阴君火用事有关。少数注家认为是因寒而热。我们同意多数注家意见,即在少阴君火司天之年,二之气所属的这一段时间中,由于司天之气、客气、主气均属温热,所以人体容易感受热邪气郁于上而热。

⑬王洪图等《黄帝内经素问白话解》二之气,主气是少阴君火,客气是厥阴风木,少阴的阳气布散,厥阴的风气流行,所以春天的气候降临,万物欣欣向荣,寒冷之气虽然还有时会到来,但由于主客二气均属阳,所以人们仍感到舒适。此时若发生疾病,多为小便淋漓、眼睛视物模糊、两眼红赤、阳气郁滞于上而发热等病证。

⑭郭霭春《黄帝内经素问白话解》二之气,阳气散布,风气流动,春气极为舒和,万物欣欣向荣。但司天君火未盛,所以寒气时常到来,由于木火与时令相应,人们很觉安和,其在疾病的发生,是小便不利,目视不清,两眼红赤,气分郁于上焦,发热。

(3)三之气,天政布,大火行,庶类蕃鲜,寒气时至。民病气厥心痛,寒热更作,咳喘,目赤。

①王冰《黄帝内经素问》此句未具体注释。

②马莳《黄帝内经素问注证发微》三之主气,本少阳相火也,而少阴君火客气加之,则天政布,大火行,庶类蕃鲜,热气时至,民病当为气厥,为心痛,为寒热更作,为咳喘,为目赤也。

③张介宾《类经》客气君火司天,加于相火之主,故大火行,庶类蕃鲜。火极水复,热极寒生,故寒气时至。二火交炽,故病如此。

④张志聪《黄帝内经集注》三之主气乃君相二火,故天政布,大火行,众类得长气而蕃鲜。在下之寒气时至,故民病气厥心痛。盖君火在上,阴寒在下,寒气厥逆

凌心,则心痛而寒热更作。乘于肺则为咳喘,盖肺乃心之盖,而又下交于肾也。迫其君火上炎,则目赤。(眉批)与厥阴从中见之化合参。又:吴注以寒气为胜气。按三阴三阳皆无胜复,而况少阴之盛气耶!

⑤高士宗《黄帝素问直解》三之寒气,少阴君火,气合司天,故天政布,大火行,火气长万物而光明,故庶类蕃鲜,三气应热,若寒气时至,则民病气厥心痛,因于寒也,且寒热更作,咳喘目赤,寒热交争也。

⑥黄元御《黄元御医书全集》三之气司天,少阴君火司令,故天政布,大火行,庶类蕃鲜。若寒气时至,束闭君火,不得外达,则气厥心痛,寒热更作。火逆伤肺,故咳喘目赤。

⑦张琦《素问释义》三气主相火,客君火即司天之气也。二火交炽,故为气厥诸病。

⑧高亿《黄帝内经素问详注直讲全集》〔讲〕由二之气以推三之气,主则湿土,客为君火,加以君火司天,助其客气,故天政布,大火行,庶类蕃茂而滋鲜,是谓之天气明也。且火胜则寒气来复,民感为病者,必气厥心痛,兼客气相火,与司天君火相济,又临以燥,金生水之复,此寒热更作,病见咳喘目赤也。

⑨孟景春等《黄帝内经素问译释》庶类蕃鲜:万物蕃盛美丽。

三之气,司天和主气行使权力,君相二火当令,火气旺盛,万物生长茂盛,但时常有寒气侵犯。人们发病为气分厥逆,心痛,发寒发热,咳嗽气喘,眼目红赤。

⑩任廷革《任应秋讲〈黄帝内经〉素问》此句未具体注释,总体概括此段为:(提要)论逢子、逢午年为少阴司天之政,凡此壬子、壬午、戊子、戊午、甲子、甲午、庚子、庚午、丙子、丙午等十年,皆主太过之岁也。

⑪张灿玾等《黄帝内经素问校释》庶类蕃鲜:众类生物蕃盛显明。庶,众也。鲜,显明的意思。《易经·说卦》:"为蕃鲜。"且注:"鲜,明也。"

三之气,主气为少阳相火,客气为少阴君火,司天之气布化,主客二气皆为火,所以大火流行,万物蕃盛而鲜明,寒气有时而至。人们易患气厥逆而心痛,寒热交替发作,咳嗽气喘,目赤等病。

⑫方药中等《黄帝内经素问运气七篇讲解》[三之气,天政布,大火行,庶类番鲜]"三之气",指少阴君火司天之年,其客气的三之气为少阴君火。"天政布",指少阴君火为该年的司天之气。"大火行",指在三之气所属的这一段时间中,主气是少阳相火,客气是少阴君火,所以气候炎热。"庶类番鲜",指万物生长茂盛。全句意即少阴君火司天之年,在三之气所属的这一段时间中,亦即在小满至大暑以前,大约在5月中旬至7月中旬这一段时间中,气候炎热,各类植物生长很好,欣欣向荣。

[寒气时至]"寒气时至",此处与上文所述完全同义,意即在三之气所属的这一段时间中,气候过于炎热。由于胜复原因,因而"寒气时至",以维持气候变化中的相对稳定和协调。张介宾注云:"火极水复,热极寒生,故寒气时至。"即属此义。

[民病气厥心痛,寒热更作,咳喘目赤]"气厥","气",可以作功能解。"厥",可

以作紊乱解。"气厥",即功能紊乱。"心痛",指胸痛或胃脘痛。"气厥心痛",亦即由于功能紊乱而发生的胸痛或胃脘痛。"寒热更作",指恶寒发热交替发作。"咳喘",即咳嗽气喘。"目赤",即眼目泛赤。全句意即少阴君火司天之年,三之气这一段时间,由于主气客气均属于火,所以气候极热,因而人体也易感热邪而在临床上发生上述各种热证表现。

⑬王洪图等《黄帝内经素问白话解》三之气,主气是少阳相火,客气是少阴君火也就是司天之气。君相二火主持时令,故火热之气旺盛,万物得到"长"气而繁荣昌盛鲜明。但是仍时有寒气侵犯,以至于人们容易患气厥心痛、寒热交替发作、咳嗽、喘息、目赤等病证。

⑭郭霭春《黄帝内经素问白话解》庶类蕃鲜:万物繁茂鲜明。

三之气,司天和运气行使职权,君相二火当令,火气旺盛,万物繁盛、鲜明,但时常有寒气侵犯。人们多患气厥,心痛,寒热相互发作,咳喘,眼睛红赤等病。

(4)四之气,溽暑至,大雨时行,寒热互至。民病寒热,嗌干,黄瘅,鼽衄,饮发。

①王冰《黄帝内经素问》此句未具体注释。

②马莳《黄帝内经素问注证发微》四之主气,本太阴湿土也,而太阴湿土客气加之,则溽暑至,大雨时行,寒热互至。民病为寒热,为嗌干,为黄瘅,为鼽,为衄,为饮发也。

③张介宾《类经》客主之气皆湿土用事,故为溽暑大雨等候。湿热之病也。

④张志聪《黄帝内经集注》四之主客乃湿土主气,湿热气交,故溽暑至,大雨时行,寒热互至也。民病嗌干黄瘅诸证,皆感湿热之气。

⑤高士宗《黄帝素问直解》四之寒气,太阴湿土,四之主气,少阳相火,故溽暑至,湿气胜,故大雨时行,大雨时行,气兼溽暑,故寒热互至,民病寒热,嗌干黄瘅,鼽衄饮发,湿热病也。

⑥黄元御《黄元御医书全集》四之气,客主皆太阴湿土司令,故溽暑至,大雨零。若热气盛作,而寒气忽至,热蒸窍泄,而寒来袭之,湿热郁发,则民病寒热嗌干,鼻塞血衄,黄瘅饮发也。

⑦张琦《素问释义》四气主客湿土,在泉气动,故寒热互作,诸病热而兼湿也。

⑧高亿《黄帝内经素问详注直讲全集》〔讲〕由三之气以推四之气,主则相火,客为湿土,火湿交争,此溽暑润至而大雨为之时行也。兼主气相火加以司天火气,火与火并,故热且合燥金生水之复气,故寒是以寒热互至,而民亦因之病寒热也。不但此也,主火客土,民感为病,多中此火湿之气,或为嗌干,或为黄疸,或为鼽衄,饮发等证焉。

⑨孟景春等《黄帝内经素问译释》饮发:水饮病发作。

四之气,主客之气都系太阴湿土,潮湿而又炎热的气候到来,大雨时常下降,寒热交互并至。人们病发寒热,咽喉干燥,黄疸,鼻塞流涕,鼻出血,水饮病发作。

⑩任廷革《任应秋讲〈黄帝内经〉素问》此句未具体注释,总体概括此段为:(提

要)论逢子、逢午年为少阴司天之政,凡此壬子、壬午、戊子、戊午、甲子、甲午、庚子、庚午、丙子、丙午等十年,皆主太过之岁也。

⑪张灿玾等《黄帝内经素问校释》饮发:水饮病发作。

四之气,主气为太阴湿土,客气亦为太阴湿土,暑湿俱至,大雨时常降下,寒热交互而至。人们易患寒热,咽喉干燥,黄疸,鼻塞,衄血,水饮发作等病。

⑫方药中等《黄帝内经素问运气七篇讲解》[四之气,溽暑至,大雨时行]"四之气",指少阴君火司天之年,其客气加临之间气四之气为太阴湿土。"溽暑至","溽",指湿润之气。"暑",指炎热之气。"大雨时行",指雨水偏多。全句意即少阴君火司天之年,四之气所属的这一段时间中,由于主气客气都是太阴湿土用事,所以在这一段时间中,亦即在大暑以后至秋分以前,大约在7月中下旬至9月中下旬这一段时间中,雨水偏多,气候偏湿偏热。

[寒热互至]"寒热互至",指气候上寒热交作,时冷时热。此处意即少阴君火司天之年,阳明燥金在泉。少阴司天,所以上半年气候偏热;阳明在泉,所以下半年气候偏凉。"四之气"这一段时间正值气交之中,由于司天在泉之气的相互影响,所以寒热互至,时冷时热。

[民病寒热,嗌干黄瘅,鼽衄饮发]"寒热",即发热恶寒,此处指疟疾。"嗌干",即咽干。"黄瘅",即黄疸。"鼽衄",即鼻出血。"饮发",即水饮发作。这些病证或属湿热,或属寒湿。全句意即少阴君火司天之年,阳明燥金在泉,全年上半年偏热,下半年偏凉。四之气所属的这一段时间中,主气客气都是太阴湿土用事,由于这一段时间寒热互至,时冷时热,湿气偏胜,因此可以外感寒湿或湿热而在临床上表现出上述症状。

⑬王洪图等《黄帝内经素问白话解》"溽暑至","溽",指湿润之气。"暑",指炎热之气。

四之气,主气与客气都是太阴湿土,且时值盛夏,因而湿热之气蒸腾,大雨时常下降,寒热则交替出现。此时,人们易发生寒热、咽喉干燥、黄疸、鼻塞流涕、衄血、水饮发作等病证。

⑭郭霭春《黄帝内经素问白话解》饮发:水饮病发作。

四之气,溽暑的气候到来,大雨经常下降。寒热交互而作。人们多患寒热,咽干,黄疸,鼻塞流涕,鼻出血,水饮等病。

(5) 五之气,畏火临,暑反至,阳乃化,万物乃生,乃长荣,民乃康。其病温。

①王冰《黄帝内经素问》此句未具体注释。

②马莳《黄帝内经素问注证发微》五之主气,本阳明燥金也,而少阳相火客气加之,则火乃金之所畏,故谓之畏火临,暑反至,阳乃化,万物乃生长荣茂,民乃康,其有病则为温也。

③张介宾《类经》畏火,相火也。时当秋收而阳气化,故万物荣,民乃康。时寒气热,阳邪胜也。

④张志聪《黄帝内经集注》岁半以下及五之主气皆属阳明,而少阳相火加之,故畏长气上临。间气司令,故暑反至,阳乃化,万物得长气而生荣。凉热之气合化,故民乃康。其有灾眚,感温热而为温病。

⑤高士宗《黄帝素问直解》五之寒气,少阳相火,故畏火临,畏火临故暑反至,暑反至则阳化热,故阳乃化,阳乃化则万物乃生,乃长乃荣,五之气,当九月十月,少阳寒气加临,故天气温和,而万物生荣,如是则民乃康,若温热太过,则其病温。

⑥黄元御《黄元御医书全集》五之气,少阳相火司令,故火临暑至,物荣民康,其病温热。

⑦张琦《素问释义》五气主燥金,客相火,时凉气热,故为病温。

⑧高亿《黄帝内经素问详注直讲全集》〔讲〕由四之气以推五之气,主则燥金客为相火,金畏火临,兼客并司天余气,秋行复令,故暑反为之至,阳乃为之化,万物乃为之生长荣茂,而民乃为之康乐焉。即感此火气以成病者,不外温热之证焉。

⑨孟景春等《黄帝内经素问译释》长:《吴注素问》《类经》此下有"乃"字。

五之气,少阳相火加临,气候反而暑热,阳气运化,万物于是生长繁荣,人们安康。其发病以温病为多。

⑩任廷革《任应秋讲〈黄帝内经〉素问》此句未具体注释,总体概括此段为:(提要)论逢子、逢午年为少阴司天之政,凡此壬子、壬午、戊子、戊午、甲子、甲午、庚子、庚午、丙子、丙午等十年,皆主太过之岁也。

⑪张灿玾等《黄帝内经素问校释》五之气,主气为阳明燥金,客气为少阳相火,少阳之烈火降临,暑气反而又至,阳热之气生化,万物又出现生长繁荣景象,人们感到安康,其发病为温病。

⑫方药中等《黄帝内经素问运气七篇讲解》[五之气,畏火临,暑反至]"五之气",指少阴君火司天之年,其客气加临之间气五之气为少阳相火。"畏火",即少阳相火。"畏火临",即少阳相火加临于五之气上。"暑反至",即气候反而炎热,全句意即五之气这一段时间中,亦即在秋分以后至小雪以前,大约在9月中下旬至11月中下旬这一段时间中,主气是阳明燥金用事,气候一般应偏凉。但由于少阴君火司天之年,少阳相火加临于五之气上,因此这一段气候反而炎热,秋行夏令,所以原文谓"暑反至"。

[阳乃化,万物乃生乃长荣]"阳乃化","阳",指阳气偏胜,此处指气候炎热。"化",指化生。"万物乃生,乃长荣",指万物生长繁茂。全句意即少阴君火司天之年,五之气,由于少阳相火加临,气候炎热,所以万物生长茂盛。

[民乃康]"康",此处似应作阳气偏胜来理解。"民乃康",意即少阴君火司天之年,五之气这一段时间中,气候偏热,因此人体阳气亦相对偏胜。此处之"康"字,我们认为不能作健康解。因为五之气这一段时间属于秋令,气候上应以凉为正常,物候上应以收为正常。现在秋行夏令,应凉反热,应收反生,属于反常。《礼记·月令》谓:"孟秋行夏令,民多疟疾。"说明秋季应凉不凉,容易发生疟疾这一类季节性

疾病。所以我们认为"民乃康"中的"康"字,不能作健康来理解,应作为阳气偏盛来理解。这样理解不但与下文"其病温"可以紧密联系,也完全符合《内经》"夏伤于暑,秋为痎疟"以及"人与天地相应"的基本精神。

[其病温]"温",即温病。"其病温",是承上句而言。意即少阴君火司天之年,五之气这一段时间中,气候炎热,秋行夏令,因此人体容易感受热邪而发生温病。

⑬王洪图等《黄帝内经素问白话解》五之气,主气是阳明燥金,客气是少阳相火。由于火气降临,因而虽然时值秋季反而暑气又至,阳热之气发挥作用,万物又呈现出生长繁荣的景象;此时人们也平安健康,如果发生疾病也多为温病。

⑭郭霭春《黄帝内经素问白话解》五之气,少阳相火加临,其时当秋,反而炎热,阳气运化,万物生长荣美。人们都很安康,如有疾患一般是温病。

(6)终之气,燥令行。余火内格,肿于上,咳喘,甚则血溢。寒气数举,则霿雾翳,病生皮腠,内舍于胁,下连少腹而作寒中,地将易也。

①王冰《黄帝内经素问》气终则迁,何可长也。

②马莳《黄帝内经素问注证发微》终之主气,本太阳寒水也,而阳明燥金客气加之,则燥令行,余火内格,为肿于上,为咳为喘,甚则为血溢也。且寒气数举,则霿雾成翳,外则病生皮腠,内则病舍胁下,连小腹而作寒中,以其地气之将易也。

③张介宾《类经》燥金之客,加于寒水之主,金气收,故五气之余火内格,而为病如此。格,拒也。寒气举,雾霿翳,皆金水之化。病生皮腠,金之合也。内舍于胁,下连少腹,金乘木也。金性寒,故寒中。在泉气终,故地将易。

④张志聪《黄帝内经集注》终气乃阳明燥金司令,故燥令行。气交之余热内格,而为咳喘血溢诸证。寒水主时,故寒气数举,舍于皮腠而为病也。夫地支始于子而对于午,六气已终,则在泉之气将易而交于丑未矣。金西铭曰:此句照应前二将字,后之甲子甲午。

⑤高士宗《黄帝素问直解》终之寒气,阳明燥金,故燥令行,上承五之寒气,属于少阳,故余火内格而冲于上,则为咳为喘,甚则血溢也,终之主气,太阳寒水,故寒气数举,寒气数举,则天气昏霿,如雾之翳,太阳之气,行于通体,故病生皮腠,从枢胁而下挟膀胱,故内合于胁下连少腹,而作寒中之病,阳明寒气加临,不病阳明之燥,而病太阳之寒,以阳明之气,又主司地,司地之气,至终气而将易也。

⑥黄元御《黄元御医书全集》终之气,阳明燥金司令,故燥令行。主令为太阳寒水,故寒气数举,霿雾昏翳。寒闭窍合,故病生皮腠。寒气外束,君相之余火内格,臃肿于上。火郁金刑,咳喘并作,甚则血溢,而生吐衄。金火上逆而生热,则水木下陷而生寒,其病内舍于胁,下连少腹,而作寒中(肝脉自少腹行胁肋)。时临终气,故在泉之气将易也。

⑦张琦《素问释义》终气主寒水,客燥金即在泉之气也。余火内格者,五气之相火与金水之气相格拒,故为浮肿于上及咳喘血溢也。其无余火者,则寒自皮腠,舍于胁下,连少腹为寒中。(地将易也)衍句。

六元正纪大论篇

⑧高亿《黄帝内经素问详注直讲全集》〔注〕格,拒格。病生皮腠者,寒乘肺也。内舍胁下连少腹者,寒乘肝也。

〔讲〕由五之气以推终之气,主则寒水,客为燥金,加以在泉同气,故燥令为之名焉。余火内格者,以五气相火未尽,被终气寒水克之,抑郁于内,与燥金拒格,其发之为病,或则肿上咳喘,兼少阴君火司天,火气久郁,甚则伤血,而为血溢之证。且主气寒水当令,客气与在泉燥金复生其寒,是以寒气数举,霾雾为之成翳焉,甚至寒乘于肺,病生皮腠之间,寒乘于肝,内舍胁下连少腹而作寒中之疾。久之在泉之气将迁,而地亦必为之更易也。

⑨孟景春等《黄帝内经素问译释》余火内格:火热之余邪未尽,郁滞在内,不得发泄。张介宾:"燥金之客,加于寒水之主,金气收,故五气之余火内格。格,拒也。地将易也:《素问释义》以为此四字衍。似是。

终之气,阳明燥气当令,清凉之气散布。体内余热隔拒而不能发散,于是上部发生肿胀,咳嗽气喘,甚则血液上涌。主时的太阳寒水之气时常发动流行,自然界呈现晦暗烟雾弥漫的景象,此时发病在外则生于皮肤,在内则停留于胁肋,向下牵连到少腹部寒冷。

⑩任廷革《任应秋讲〈黄帝内经〉素问》此句未具体注释,总体概括此段为:(提要)论逢子、逢午年为少阴司天之政,凡此壬子、壬午、戊子、戊午、甲子、甲午、庚子、庚午、丙子、丙午等十年,皆主太过之岁也。

⑪张灿玾等《黄帝内经素问校释》余火内格:五之气相火之余火,被终之气燥金之收气阻格于内。吴崑注:"余火内格者,五气相火,未得尽去,内与燥令格拒。"地将易也:在泉之气将要改变,而明年初之气将要开始。

终之气,主气为太阳寒水,客气为阳明燥金,燥气流行,由于燥金之收敛,使五之气的余火隔拒于内,不得外泄,则肿于上部,咳嗽气喘,甚则血液外溢。若寒气时常发起,则雾气弥漫,其为病多发生于皮肤,邪气居于胁部,向下连及少腹而发生内部寒冷的病,至终气之末,则在泉之气将要改变。

⑫方药中等《黄帝内经素问运气七篇讲解》[终之气,燥令行]"终之气",指少阴君火司天之年,其客气终之气为阳明燥金。"燥令行","燥",意味着气候寒凉而干燥。全句意即少阴君火司天之年,在终之气所属的这一段时间中,亦即在小雪以后大寒之前,大约在11月中下旬至第二年1月中旬这一段时间中气候偏凉、偏燥。

[余火内格]"余火",指少阴君火司天之年五之气所属这一段时间中,气候炎热。到了终之气时,虽然气候转凉,但火气仍有残余存在。"内格",指终之气气候虽然偏凉,偏燥,但由于五之气的火气仍尚未完全消退,所以寒热之间产生互相格拒,亦即彼此之间互相作用和影响。全句意即少阴君火司天之年,终之气所属的这一段时间中,一般说来,气候偏凉,不过也有偶然出现热象的时候。这种现象就是"余火内格"的表现。张介宾注此云:"燥金之客,加于寒水之主,金气收,故五气之余火内格。"高世栻注此云:"终之客气,阳明燥金,故燥令行,上承五之客气,属于少

阳,故余火内格而冲于上。"均属此义。

[肿于上,咳喘,甚则血溢]"肿于上",高世栻注:"肿,当作冲"。"肿于上",高注作"冲于上"。"咳喘",即咳嗽气喘。"血溢",即上出血,如鼻衄、咳血、吐血、肌衄之类。全句意即少阴君火司天之年,终之气气候偏凉、偏寒。由于此时五之气的火气残留,火为寒郁,上冲而为咳嗽、气喘、鼻衄、肌衄、咳血、吐血等症。

[寒气数举,则霿雾翳,病生皮腠]"寒气数举",指气候寒凉。"霿雾翳",指天气晦暗,烟雾迷濛。"病生皮腠",指人体肌表容易受邪而发生疾病。全句意即少阴君火司天之年,阳明燥金在泉,终之气所属的这一段时间中,气候偏凉,天气阴暗,人体容易感受寒凉而使肌表受邪发生疾病。

[内舍于胁,下连少腹而作寒中]"内舍于胁",即寒气作用于人体胁下。"下连少腹",即寒气作用于人体小腹。"寒中",即人体在致病因素作用下阳气不足,功能衰退。此句是承上句而言。上句是说少阴君火司天之年,终之气气候偏凉,人体可以由于感受寒邪而发生表寒证。此句是说在这种气候条件下,人体还可以由于感受寒邪而发生里寒证。

[地将易也]"地",即在泉之气。"易",即变易。"地将易也",历代注家均注为六气六步至终之气时,即将终了、行将变易之意。如王冰注曰:"气终则迁,何可长也。"张介宾注:"在泉气终,故地将易。"张志聪注:"夫地支始于子对于午,六气已终,则在泉之气将易而交于丑未矣。"高世栻注:"司地之气,至终气而将易也。"这些解释,我们认为都不能令人满意。因为,六气六步来回运转,人所共知,不需费此笔墨,因此绝非原文含义,我们认为此句可以这样理解:少阴君火司天之年,阳明燥金在泉。终之气这一段时间,也是在泉之气所在的部位。但是终之气这段时间,从主气来说是太阳寒水。"凉"和"寒"虽属同类,但在程度上有所不同。由于终之气这段时间正值严冬,冬令主寒,因此阳明燥金之气必然会向太阳寒水之气转化,所以前文一则曰"寒气数举",再则曰"而作寒中"。本来是"终之气,燥令行",但这里不言燥而言寒,而且紧接着即提出"地将易也"。因此"地将易也"一句,是讲阳明向太阳变易,燥气向寒气变易,其义甚明。当否,尚不敢自信,姑妄言之以俟高明。

⑬王洪图等《黄帝内经素问白话解》余火内格:火热之余邪未尽,郁滞在内,不得发泄。格,拒也。

终之气,主气是太阳寒水,客气是阳明燥金,燥气流行,燥气有收敛的作用,因而使五之气的余火格拒于内,不能外散,致使人们易发生上部肿胀、咳嗽、气喘、甚至血溢等病证。如果主时的寒水之气经常发动,自然界就会时常烟雾迷漫;此时,人们的疾病多发生在皮肤肌腠,向内则邪气停留在胁肋部,向下则连及少腹,而成为内寒的病证。等到终气的末尾,在泉之气就将要转移了。

⑭郭霭春《黄帝内经素问白话解》余火内格:火热的余邪,郁留在内,不能散泄。

终之气,阳明燥气当令,火热的余邪,从内隔拒,不能散泄。人们多患首面肿,咳嗽气喘,严重的,口鼻出血。寒气时常流动,天空里呈现大雾晦暗迷漫的景象,此时疾病在外生于皮肤腠理,在内留于胁肋,向下牵连到少腹而产生寒冷的病,到这时,地气又要转换了。

第四十二解

(一)内经原文

必抑其运气,资其岁胜,折其郁发,先取化源,无使暴过而生其病也。食**岁谷**以全真气,食**间谷**以辟虚邪。岁宜咸以**耎**之,而调其上;甚则以苦发之,以酸收之,而安其下;甚则以苦泄之。适气同异而多少之,同天气者以寒清化,同地气者以温热化。用热远热,用凉远凉,用温远温,用寒远寒,食宜同法。有假则反,此其道也。反是者病作矣。帝曰:善。

(二)字词注释

(1)岁谷

①王冰《黄帝内经素问》此词未具体注释。

②马莳《黄帝内经素问注证发微》岁谷。

③张介宾《类经》岁谷,即上文丹白谷也。

④张志聪《黄帝内经集注》此词未具体注释。

⑤高士宗《黄帝素问直解》食丹白之岁谷。

⑥黄元御《黄元御医书全集》此词未具体注释。

⑦张琦《素问释义》此词未具体注释。

⑧高亿《黄帝内经素问详注直讲全集》〔讲〕岁气所产之谷食。

⑨孟景春等《黄帝内经素问译释》岁谷。

⑩任廷革《任应秋讲〈黄帝内经〉素问》此词未具体注释。

⑪张灿玾等《黄帝内经素问校释》岁气的谷类。

⑫方药中等《黄帝内经素问运气七篇讲解》"岁谷",即感司天在泉之气所生之谷。

⑬王洪图等《黄帝内经素问白话解》白色、红色的岁谷。

⑭郭霭春《黄帝内经素问白话解》岁谷。

(2)间谷

①王冰《黄帝内经素问》此词未具体注释。

②马莳《黄帝内经素问注证发微》间谷。

③张介宾《类经》间谷,义见前阳明之政。

④张志聪《黄帝内经集注》此词未具体注释。

⑤高士宗《黄帝素问直解》食左右之间谷。

⑥黄元御《黄元御医书全集》此词未具体注释。

⑦张琦《素问释义》先天之政皆不言食间谷,此独言者,误也。

⑧高亿《黄帝内经素问详注直讲全集》〔讲〕间气所产之谷食。

⑨孟景春等《黄帝内经素问译释》间谷。

⑩任廷革《任应秋讲〈黄帝内经〉素问》此词未具体注释。

⑪张灿玾等《黄帝内经素问校释》间气的谷类。

⑫方药中等《黄帝内经素问运气七篇讲解》"间谷",即感间气所生之谷。

⑬王洪图等《黄帝内经素问白话解》间谷。

⑭郭霭春《黄帝内经素问白话解》间谷。

（3）耎

①王冰《黄帝内经素问》此字未具体注释。

②马莳《黄帝内经素问注证发微》耎。

③张介宾《类经》此字未具体注释。

④张志聪《黄帝内经集注》耎坚。

⑤高士宗《黄帝素问直解》耎。

⑥黄元御《黄元御医书全集》此字未具体注释。

⑦张琦《素问释义》此字未具体注释。

⑧高亿《黄帝内经素问详注直讲全集》此字未具体注释。

⑨孟景春等《黄帝内经素问译释》软坚。

⑩任廷革《任应秋讲〈黄帝内经〉素问》此字未具体注释。

⑪张灿玾等《黄帝内经素问校释》耎。

⑫方药中等《黄帝内经素问运气七篇讲解》"耎",即柔软,此处指因感火邪而发生的肿胀坚硬现象因治疗而得到缓解。

⑬王洪图等《黄帝内经素问白话解》此字未具体注释。

⑭郭霭春《黄帝内经素问白话解》软坚。

（三）语句阐述

（1）必抑其运气,资其岁胜,折其郁发,先取化源,无使暴过而生其病也。

①王冰《黄帝内经素问》先于年前十二月,迎而取之。

②马莳《黄帝内经素问注证发微》然则治之者将何如？必抑其运气之有余,资其岁气之所胜。折其郁发者,后《本病篇》云：子午之岁,太阴升天,主窒天冲,胜之不前。盖言太阴在地三年,此年升天作少阴左间,遇天冲窒之不前。又或遇壬子木运先天而至,升天不前。故《刺法论》云：土欲升而天冲窒抑之,当刺足太阴之俞穴太白。又后《本病篇》云：太阳降地,主窒地阜,胜之不入。又或遇甲子、甲午土运太过,先天而至,土运承之,降而不入。故《刺法论》云：水欲降而地阜窒抑之,当刺足太阴之井穴隐白、足阳明之合穴三里。又先于年前之十二月,以迎取其化源,无使暴过而生其病也。

③张介宾《类经》以上子午十年,运气太过,必抑有余,欲得其平；岁有所胜,必资不足,无令受伤也。本年少阴司天则金郁,阳明在泉则木郁,郁气化源义,见前太

阳之政。又如《本病篇》曰:子午之岁,太阴升天,主窒天冲,胜之不前。太阳降地,主窒地阜,胜之不入。故《刺法论》于土欲升而天冲窒抑之,当刺足太阴之俞。水欲降而地阜窒抑之,当刺足太阴之所出,足阳明之所入。王氏(王冰)曰:先于年前十二月迎而取之。是皆折郁气,取化源之义。

④张志聪《黄帝内经集注》运气太过,故当抑之,而资其岁之所不胜。郁发者,谓五运之气郁极乃发也。

⑤高士宗《黄帝素问直解》太过则抑之,运气太过,故之抑其运气,不及则资之,故必资其岁胜,岁胜,岁所当胜也,当胜不胜,故必资之,郁者发之基,故折其郁发,当先取化源而资之,无使暴疟太过而生其病也。

⑥黄元御《黄元御医书全集》资其岁胜者,助其岁运之所克也。(少阴司天,皆太过之运也)

⑦张琦《素问释义》此句未具体注释。

⑧高亿《黄帝内经素问详注直讲全集》〔讲〕六气之分应如此,故少阴司天、阳明在泉之岁,若运气之太过者,必抑之使归于平。若岁气之所胜者,必养之无伐其生,尤必折去其郁结之气,先取其生化之源,无使六气暴过而生其重病。

⑨孟景春等《黄帝内经素问译释》必须抑制其运气的有余,补助其岁气的所胜,削弱其被郁将发之气,首先要调和其化生的泉源,以避免因太过而发生病变。

⑩任廷革《任应秋讲〈黄帝内经〉素问》此句未具体注释,总体概括此段为:(提要)论逢子、逢午年为少阴司天之政,凡此壬子、壬午、戊子、戊午、甲子、甲午、庚子、庚午、丙子、丙午等十年,皆主太过之岁也。

⑪张灿玾等《黄帝内经素问校释》先取化源:王冰注"先于年前十二月,迎而取之"。《玄珠密语·卷一·迎随补泻纪篇》云:"火之将发也……于三月迎而取之。"二话不同,并存之。

凡此少阴司天之年,必须抑制其太过的运气,资助岁气所胜之气,折减其郁而将发之气,先取所不胜之气的化源,不要使运气猝暴太过而发生疾病。

⑫方药中等《黄帝内经素问运气七篇讲解》[必抑其运气,资其岁胜]"抑其运气",即抑制本年偏胜之气。"资其岁胜"即扶持本年岁令所胜之气。全句意即少阴君火司天之年,阳明燥金在泉。上半年偏热,因此在治疗上应抑制此偏热之气,下半年偏凉,因此在治疗上应抑制此偏凉之气。火可以克金,火气偏胜,金气则受损害,因此在治疗上要先期支持金气所属器官。凉气偏胜,木气将受损害,因此在治疗上要先期支持木气所属器官。这就叫作:"抑其运气,资其岁胜。"张介宾注:"以上子午十年,运气太过,必抑有余,欲得其平,岁有所胜,必资不足,无令受伤也。"即属此义。

[折其郁发,先取化源]"折",指直折,此处亦有抑制之义。"郁发",指因郁而发之气,此处亦有偏胜之气之义,"化源",即化生之源。"折其郁发,先取化源",即抑制其偏胜之气,扶持此偏胜之气之所胜之气。全句意即少阴君火司天之年,上半年

火气偏胜。火胜可以使金气被郁，因郁而发，形成偏胜。金胜又可以克木。下半年金气偏胜，金胜可以使木气被郁，因郁而发，形成偏胜。木胜又可以克土。因此在少阴君火司天之年中，在治疗方面上半年不但要注意到火气偏胜而且因为郁发的原因，也要注意到金气偏胜的问题。下半年不但要注意到金气偏胜而且因为郁发的原因，也要注意到木气偏胜的问题。"抑其郁气，先取化源"句与前述"抑其运气，资其岁胜"之义，基本相同，即不但要处理偏胜之气而且要支持其所胜之气，使得其平。不过前者是从岁运岁气的角度来考虑。后者是从郁发的角度来考虑而已。此句王冰注："先于年前十二月迎而取之。"意即少阴君火司天之年，阳明燥金在泉，下半年金气偏胜，金胜可以乘木，木旺于春，因此应在年前十二月早期培补木气，以治疗于未病之先。此亦即"资其岁胜，先取化源"之意。

⑬王洪图等《黄帝内经素问白话解》凡上述少阴君火司天、阳明燥金在泉、五运太过的十年中，在防治疾病时，必须抑制太过的运气，补助不足之气的化源，减弱被抑郁而将要发作之气，要调和生化之源，不使它太过而引起疾病。

⑭郭霭春《黄帝内经素问白话解》必须抑制运气的有余，资助岁气的所胜，减弱那郁结之气，并首先调和化生的泉源，不使它太过而产生疾病。

（2）食岁谷以全真气，食间谷以辟虚邪。岁宜咸以耎之，而调其上；甚则以苦发之，以酸收之，而安其下；甚则以苦泄之。

①王冰《黄帝内经素问》此句未具体注释。

②马莳《黄帝内经素问注证发微》食岁谷以全其真，间谷以避虚邪。宜咸以耎之，而调其上，甚则以苦发之；以酸收之，而安其下，甚则以苦泄之。

③张介宾《类经》岁谷，即上文丹白谷也。间谷，义见前阳明之政。咸从水化，故能调在上之君火。苦发之，可以散火。酸收之，可以补金。平其上之君火，则下之燥金得安矣。热燥甚者，非苦寒泄之不可。愚按：五味之属，如《阴阳应象大论》曰火生苦，《金匮真言论》曰其味苦，其类火，是分五行之味，苦从火化也。故在本篇如太阳太阴阳明等政，云以苦燥之温之及以苦发之者，皆用苦之阳也。又《阴阳应象大论》及《至真要大论》，皆云酸苦涌泄为阴，是言气味之效，苦从阴用也。故本节云以苦泄之，《至真要大论》云湿司于地，热反胜之，治以苦冷，湿化于天，热反胜之，治以苦寒者，皆用苦之阴也。再如《宣明五气篇》及《五味篇》，俱云苦走骨。夫北方生寒，在体为骨，是骨本属阴，而苦则走之，岂非阴乎？可见苦味一也，而有从阴从阳、苦热苦寒之不同，何可不辨？今有谓苦属火而讳其寒者，有但知苦寒而忘其热者，皆不明气味变通之理耳。举此一端，则五味之性可类见矣。又如《藏气法时论》云粳米牛肉枣葵皆甘，麦羊肉杏薤皆苦之类，是于饮食常味之中，又各有辨。味变之理如此，不得其精，不足以言气味也。

④张志聪《黄帝内经集注》虚邪，不正之邪也。能保其精，则邪自辟矣。咸从水化，故能耎坚，以调和在上之君火，甚则以苦发其火郁。金气主收，故宜酸收以安其下，甚则以苦泄其燥。

⑤高士宗《黄帝素问直解》食丹白之岁谷，以全其真，食左右之间谷，以辟虚邪，岁当君火在上，宜食咸味以奥之而调其上，火气过甚，则食火味之苦以发之，金气在下，其气主收，宜食酸味以收之而安其下，燥气过甚，则食苦味之寒以泄之，苦为火味，其性则寒，明其能发而能泄也。

⑥黄元御《黄元御医书全集》少阴君火司天，故宜以咸软之而调其上，甚则以苦发之。阳明燥金在泉，故宜以酸收之而安其下，甚则以苦泻之。

⑦张琦《素问释义》先天之政皆不言食间谷，此独言者，误也。

⑧高亿《黄帝内经素问详注直讲全集》〔讲〕且取岁气所产之谷食之以全其真，取间气所产之谷食之以辟其邪。又如司天君火在上，宜从水化之咸以软之，而调其在上之火。倘火甚则以苦发之，以酸收之，而安其在下之金，无使火盛相克，更或苦发不能，甚而愈甚，则以苦泄之下之。

⑨孟景春等《黄帝内经素问译释》服食岁谷以保全其真气，食间谷以预防邪气的侵袭。本年份应该用咸寒之品以软坚，而调和其上部的火气；甚至用苦味来发泄它，用酸味来收敛它，安和其下部的燥气；甚至用苦味来宣泄邪气。

⑩任廷革《任应秋讲〈黄帝内经〉素问》此句未具体注释，总体概括此段为：（提要）论逢子、逢午年为少阴司天之政，凡此壬子、壬午、戊子、戊午、甲子、甲午、庚子、庚午、丙子、丙午等十年，皆主太过之岁也。

⑪张灿玾等《黄帝内经素问校释》岁宜咸以奥之，而调其上：吴崑注"上谓司天少阴君火也，咸从水化，故能调之"。以酸收之，而安其下：《类经》二十六卷第十七注"酸收之，可以补金，平其上之君火，则下之燥金得安矣"。

食用得岁气的谷类以保全真气，食用得间气的谷类以避虚邪。本年宜用咸味以奥之，以调其上部，甚则用苦味以发之，用酸味以收之，以安其下部，甚则用苦味以泄之。

⑫方药中等《黄帝内经素问运气七篇讲解》〔食岁谷以全真气，食间谷以辟虚邪〕"岁谷"，即感司天在泉之气所生之谷。此处是指丹谷和白谷，亦即上文所述之"其谷白丹"。"间谷"，即感间气所生之谷。全句意即少阴君火司天之年，在饮食上应多食丹谷和白谷以维持人体正常生命活动的需要。在对疾病的饮食治疗及调理上，则应根据所感邪气性质选用相应的食物或药物进行针对性的处理。

〔岁宜咸以奥之，而调其上，甚则以苦发之〕"岁"，此处指少阴君火司天之年。"咸"，指味咸性寒的药物或食物。"奥"，即柔软，此处指因感火邪而发生的肿胀坚硬现象因治疗而得到缓解。"上"，此处指上半年。"苦"，指味苦性寒的药物或食物。"发"，指发泄，此处指使人体内部郁积的火邪能有出路。全句意即少阴司天之年，上半年气候偏热。因此人体亦易感热邪而发生热病。这也就是上文所谓的"始也热病生于上"，因而在治疗上应该用咸寒清热药物来作治疗。这也就是原文所谓的："岁宜咸以奥之，而调其上。"如果内热太甚，则应该用苦寒泄下的药物来作治疗，使其过甚之热邪能有出路。这也就是原文所谓的："甚则以苦发之。"

[以酸收之而安其下,甚则以苦泄之]"酸",指味酸的药物或食物。"收",指收敛作用。"下",此处指下半年。全句意即少阴君火司天之年,阳明燥金在泉。下半年气候偏凉,因此人体亦易感凉邪而使热郁于里发生前述"余火内格",热"冲于上"的疾病。因而在治疗上应该用味酸性收的药物或食物来作治疗。这就是原文所谓的"以酸收之而安其下",如果内热太甚时,则如同前述内热太甚时的处理一样,仍应该以苦寒泻下法来作处理,使热邪有出路。这就是原文所谓的"甚则以苦泄之"。通过上述可以看出,《内经》在此为热病的治疗提出了治疗原则,即在热盛时,一般情况下均可以用咸寒或酸甘的药物或食物以调之、安之。里热过甚时,则应用苦寒泻热的药物或食物来作治疗,使此过甚之热邪能有出路。《内经》在此为后世治疗热病使用清法时如何使用甘寒、咸寒、苦寒药物治疗方面提供了理论依据。

⑬王洪图等《黄帝内经素问白话解》人们应该食用白色、红色的岁谷,以保全真气;食用间谷,以预防邪气的侵袭。在这些年份里,适宜用咸寒之品调和司天的君火;用苦味药发散火邪;用酸味药补助受制约的在泉燥金之气。如果司天、在泉火燥之气太过,就应该用苦寒的药物泻之。

⑭郭霭春《黄帝内经素问白话解》所以应服食岁谷以保全真气,服食间谷以预防邪气。在本年分应该用咸寒之品以软坚,而调和其上部,进一步用苦味之品来涌泄它,用酸味之品来收敛它并安和其下部。

(3)适气同异而多少之,同天气者以寒清化,同地气者以温热化。

①王冰《黄帝内经素问》太角、太徵岁同天气,宜以寒清治之。太宫、太商、太羽岁同地气,宜以温热治之。化,治也。

②马莳《黄帝内经素问注证发微》又必适其气之同异而多少其制,如壬子、壬午之为太角,戊子、戊午之为太徵,岁同天气之热,当以寒清之化治之;甲子、甲午之为太宫,庚子、庚午之为太商,丙子、丙午之为太羽,岁同地气之寒,当以温热之化治之。化者,治也。

③张介宾《类经》言以上十年运之与气,有与司天同热者,当以寒清所化之品治之,如太角太徵岁是也。有与在泉同寒者,当以温热所化之品治之,如太羽太宫太商岁是也。当各因其同异,而制为之多少耳。

④张志聪《黄帝内经集注》同司天之热气,宜以寒清。同在泉之清凉者,宜用温热。

⑤高士宗《黄帝素问直解》适,酌也,酌其气之同异,而为气味之多少以制之,同天热火之气者,以寒清之气味制化之,同地清凉之气者,以温热之气味制化之。

⑥黄元御《黄元御医书全集》此句未具体注释。

⑦张琦《素问释义》此句未具体注释。

⑧高亿《黄帝内经素问详注直讲全集》〔讲〕适或有同于大运,有异于大运,悉酌其多少而制之。若大运之气,有与司天君火同气者,则宜以寒清之品化之,而去其天气之热。

⑨孟景春等《黄帝内经素问译释》根据运气的同异，决定用多用少，若岁运与司天的热气相同的，应以清寒润和，与在泉的清凉之气相同，则以温热来调和。

⑩任廷革《任应秋讲〈黄帝内经〉素问》此句未具体注释，总体概括此段为：（提要）论逢子、逢午年为少阴司天之政，凡此壬子、壬午、戊子、戊午、甲子、甲午、庚子、庚午、丙子、丙午等十年，皆主太过之岁也。

⑪张灿玾等《黄帝内经素问校释》应根据中运与岁气的同异，而制定用多或用少，中运与司天之气同为热者，用寒凉之品以化之，中运与在泉之气同为凉者，用温热之品以化之。

⑫方药中等《黄帝内经素问运气七篇讲解》［同天气者以寒清化，同地气者以温热化］"同"，指岁运与岁气在五行属性上同属一类。"天气"，指司天之气。"寒清化"，指具有寒凉作用的药物或食物。"同天气者寒清化"，意即少阴司天的十年中，其岁运与少阴之气同属一类者，亦即同属温热者，在治疗上均可以用具有寒凉作用的药物或食物来作治疗。此十年中，壬子、壬午年属于太角之年，亦即木运太过之年。从岁运来说，气候偏于温热，与少阴君火司天之气相类。戊子、戊午年属于太徵之年，亦即火运太过之年，从岁运来说气候炎热，此与少阴君火司天之气相类。所以这四年在治疗上都可以用寒凉的药物或食物来作治疗。这也就是王冰注中所谓的："太角、太徵岁同天气，宜以寒清治之。""地气"，指在泉之气。"温热化"，指具有温热作用的药物或食物。"同地气者以温热化"，意即少阴司天、阳明在泉的十年中，其岁运与在泉的阳明之气同属一类者，在治疗上均可以用具有温热作用的药物或食物来作治疗。此十年中，甲子、甲午年属于太宫之年，亦即土运太过之年。从岁运来说气候偏湿，湿为阴邪，与阳明燥金在泉清凉之气相类。庚子、庚午年属于太商之年，亦即金运太过之年。从岁运来说，气候偏凉，与阳明在泉之气相同。丙子、丙午年属于太羽之年，亦即水运太过之年。从岁运来说，气候寒冷，与阳明之气相类。所以这六年在治疗上也都可以用具有温热作用的药物或食物来作治疗。这也就是王冰注中所谓的："太宫、太角、太羽，岁同地气，宜以温热治之。化，治也。"

⑬王洪图等《黄帝内经素问白话解》根据运与气的相同或差异，确定使用的药物及其用药剂量。如果岁运与司天之气相同而且都属于热的，就应选用寒凉的药物调治；如果岁运与在泉的凉气相同，就应选用温热的药物调治。

⑭郭霭春《黄帝内经素问白话解》要根据运气的相同或差异，而给以或多或少。若岁运与司天的热气相同的，应以清寒调治，与在泉的凉气相同的，应以温热调治。

（4）用热远热，用凉远凉，用温远温，用寒远寒，食宜同法。

①王冰《黄帝内经素问》此句未具体注释。

②马莳《黄帝内经素问注证发微》天有寒热温凉，而人之药食亦有寒热温凉，故凡用寒热温凉者，当远天时之寒热温凉而无犯之。

③张介宾《类经》此句未具体注释。

④张志聪《黄帝内经集注》此句未具体注释。

⑤高士宗《黄帝素问直解》更当用热远热,用凉远凉,而得其平也。

⑥黄元御《黄元御医书全集》此句未具体注释。

⑦张琦《素问释义》此句未具体注释。

⑧高亿《黄帝内经素问详注直讲全集》〔讲〕若大运之气,有与在泉燥金同气者,则宜以温热之品化之,而去其地气之寒也。然岁气之寒凉温热各有其时,而用药之寒凉温热犹当避其岁气。如岁气已热,不可再用热以助其热;岁气已凉,不可再用凉以助其凉;岁气已温,不可再用温以助其温;岁气已寒,不可再用寒以助其寒。虽饮食之微,亦宜同此远热远温之法,方无遗误。

⑨孟景春等《黄帝内经素问译释》用热药时要避免炎热的气候,用凉药时要避免清凉的气候,用温药时要避免温暖的气候,用寒药时要避免寒冷的气候,饮食的宜忌也是同一法则。

⑩任廷革《任应秋讲〈黄帝内经〉素问》此句未具体注释,总体概括此段为:(提要)论逢子、逢午年为少阴司天之政,凡此壬子、壬午、戊子、戊午、甲子、甲午、庚子、庚午、丙子、丙午等十年,皆主太过之岁也。

⑪张灿玾等《黄帝内经素问校释》用热性药物时,应避开热气主令之时,用凉性药物时,应避开凉气主令之时,用温性药物时,应避开温气主令之时,用寒性药物时,应避开寒气主令之时,用饮食调养时,也应遵照这个原则,这仅是就一般的情况而言。

⑫方药中等《黄帝内经素问运气七篇讲解》此句未具体注释。

⑬王洪图等《黄帝内经素问白话解》更要注意的是,在炎热的季节要避免过用热性药;在清凉的季节要避免过用凉性药;在温暖的季节要避免过用温性药;在寒凉的季节要避免过用寒性药。对饮食的宜忌也如此。

⑭郭霭春《黄帝内经素问白话解》用热要避免炎热的气候,用凉要避免清凉的气候,用温要避免温暖的气候,用寒要避免寒冷的气候。在饮食方面,与上述的方法是相同的。

(5) 有假则反,此其道也,反是者病作矣。帝曰:善。

①王冰《黄帝内经素问》此句未具体注释。

②马莳《黄帝内经素问注证发微》或有假借而用之者,特以主气不足,临气胜之,借其寒热温凉以资四正之气,则可以偶犯之耳。若非假借之法,则与时相违,病由是而作矣。

③张介宾《类经》此句未具体注释。

④张志聪《黄帝内经集注》此句未具体注释。

⑤高士宗《黄帝素问直解》此句未具体注释。

⑥黄元御《黄元御医书全集》此句未具体注释。

⑦张琦《素问释义》此句未具体注释。

⑧高亿《黄帝内经素问详注直讲全集》〔讲〕彼世有假热以为热,假凉以为凉,假寒温以为寒温者,是反乎常道也,然既反乎常道,病必因之而作矣。

⑨孟景春等《黄帝内经素问译释》若遇到反常的气候,就应用不同的方法处理,这是一般的规律。如果不这样做,容易导致疾病发生。黄帝道:对。

⑩任廷革《任应秋讲〈黄帝内经〉素问》此句未具体注释,总体概括此段为:(提要)论逢子、逢午年为少阴司天之政,凡此壬子、壬午、戊子、戊午、甲子、甲午、庚子、庚午、丙子、丙午等十年,皆主太过之岁也。

⑪张灿玾等《黄帝内经素问校释》若气候有反常变化时,就不必拘守这一原则,这就是一般的规律,若不遵守这些规律,就会导致疾病的发生。

⑫方药中等《黄帝内经素问运气七篇讲解》此句未具体注释。

⑬王洪图等《黄帝内经素问白话解》但如果气候反常,就要使用相反的方法。这就是根据气候变化防治疾病的一般规律。如果违反规律就会发生新的疾病。

⑭郭霭春《黄帝内经素问白话解》有时气候反常,就可以灵活应用,这些都是基本法则,如果违反了这个法则,就会发生疾病。

第四十三解

(一)内经原文

厥阴之政奈何? 岐伯曰:巳亥之纪也。

厥阴 少角 少阳 **清热胜复同**,**同正角**。丁巳天符 丁亥天符 其运风清热。

少角_{初正}太徵 少宫 太商 少羽_终。

(二)字词注释

(1)清热胜复同

①王冰《黄帝内经素问》此词未具体注释。

②马莳《黄帝内经素问注证发微》清胜,热复。

③张介宾《类经》此句未具体注释。

④张志聪《黄帝内经集注》此词未具体注释。

⑤高士宗《黄帝素问直解》始则金之清气胜,既则火之热气复,胜与复,同主一岁之气。

⑥黄元御《黄元御医书全集》此词未具体注释。

⑦张琦《素问释义》此词未具体注释。

⑧高亿《黄帝内经素问详注直讲全集》此词未具体注释。

⑨孟景春等《黄帝内经素问译释》此词未具体注释。

⑩任廷革《任应秋讲〈黄帝内经〉素问》此词未具体注释。

⑪张灿玾等《黄帝内经素问校释》木运不及,则克我之金的清气乃为胜气,胜气之后,则我生之火的热气来复,此二年胜复之气相同。

⑫方药中等《黄帝内经素问运气七篇讲解》指春天不温,夏天偏热的气候反常

变化。

⑬王洪图等《黄帝内经素问白话解》金能克木，木运不及则金气偏胜，所以气候多清凉。金气胜，就会有火热之气制约报复它。这两年的胜气与复气相同。

⑭郭霭春《黄帝内经素问白话解》此词未具体注释。

（2）同正角

①王冰《黄帝内经素问》（〔新校正云〕按《五常政大论》云：委和之纪，上角与正角同。）

②马莳《黄帝内经素问注证发微》委和之纪，上见厥阴，上角与正角同。

③张介宾《类经》此词未具体注释。

④张志聪《黄帝内经集注》《五常政论》曰：委和之纪，上角与正角同。

⑤高士宗《黄帝素问直解》少角木运，得司天之助，故同正角。

⑥黄元御《黄元御医书全集》委和之纪，上角与正角同。

⑦张琦《素问释义》此词未具体注释。

⑧高亿《黄帝内经素问详注直讲全集》此词未具体注释。

⑨孟景春等《黄帝内经素问译释》木运不及，得司天厥阴之助，而成为平气（正角）。

⑩任廷革《任应秋讲〈黄帝内经〉素问》此词未具体注释。

⑪张灿玾等《黄帝内经素问校释》丁年木运不及，遇厥阴风木司天，为不及得助，故同正角平气。即《五常政大论》所谓委和之纪，"上角与正角同。"

⑫方药中等《黄帝内经素问运气七篇讲解》"正角"，即木运平气之年。"同正角"，意即木运不及之年，如果遇上司天之气属木，由于"运不及而得助"的原因，则可以构成平气。丁巳、丁亥年，年干是丁，丁壬化木，丁为阴干，所以属于木运不及之年。丁巳、丁亥年的年支是巳是亥，巳亥厥阴风木司天，所以属于风木司天之年。木运不及而得到司天风木之气相助，所以丁巳、丁亥也可以是平气之年，因此原文谓："同正角。"

⑬王洪图等《黄帝内经素问白话解》虽然木运不及，但得到了司天之气的帮助，因而便与木运的平气正角相同了。

⑭郭霭春《黄帝内经素问白话解》此词未具体注释。

（三）语句阐述

（1）厥阴之政奈何？岐伯曰：巳亥之纪也。

①王冰《黄帝内经素问》此句未具体注释。

②马莳《黄帝内经素问注证发微》巳亥属厥阴风木，故以五巳、五亥为厥阴之政。

③张介宾《类经》此句未具体注释。

④张志聪《黄帝内经集注》此句未具体注释。

⑤高士宗《黄帝素问直解》巳亥属厥阴，帝问厥阴之政，故曰巳亥之纪也。

⑥黄元御《黄元御医书全集》此句未具体注释。

⑦张琦《素问释义》此句未具体注释。

⑧高亿《黄帝内经素问详注直讲全集》〔批〕此统举丁巳、丁亥之年,以明主客之运也。

〔讲〕黄帝曰:夫子言少阴之政,诚善矣。而运属厥阴,又当奈何? 岐伯对曰:厥阴为风木,属五巳五亥之纪也。

⑨孟景春等《黄帝内经素问译释》此句未具体注释。

⑩任廷革《任应秋讲〈黄帝内经〉素问》此句未具体注释,总体概括此段为:(提要)论逢巳、逢亥年为厥阴司天之政,凡此丁巳、丁亥、癸巳、癸亥、己巳、己亥、乙巳、乙亥、辛巳、辛亥十年,皆主不及之岁也。

⑪张灿玾等《黄帝内经素问校释》厥阴风木值年的施政情况是怎样的呢? 岐伯说:厥阴风木值年在巳年与亥年。

⑫方药中等《黄帝内经素问运气七篇讲解》[厥阴之政]"厥阴之政",即厥阴风木司天之年。

[巳亥之纪]"巳亥",是指各个年度上的年支。"巳亥之纪",是承上句"厥阴之政"而言。意即凡是年支上逢巳逢亥的年份,都是厥阴风木司天之年。甲子一周六十年中,年支上逢巳逢亥属于厥阴风木司天之年者有丁巳、丁亥、癸巳、癸亥、己巳、己亥、乙巳、乙亥、辛巳、辛亥十年。

⑬王洪图等《黄帝内经素问白话解》厥阴风木司天的运气情况如何呢? 岐伯说:这是以地支的巳、亥为标志的年份。在巳年、亥年,厥阴风木司天,少阳相火在泉。

⑭郭霭春《黄帝内经素问白话解》此句未具体注释,总体概括此段为:此节与前文"太阳之政"一节语句相类,不再语译。

(2) 厥阴 少角 少阳 清热胜复同,同正角。丁巳天符 丁亥天符。

①王冰《黄帝内经素问》(〔新校正云〕按《五常政大论》云:委和之纪,上角与正角同。)

②马莳《黄帝内经素问注证发微》风木司天,丁为阴木,为少角。少阳相火在泉。清热胜复同,清胜,热复。同正角。委和之纪,上见厥阴,上角与正角同。丁巳天符。丁亥天符。运气司天皆木。

③张介宾《类经》丁巳丁亥岁俱天符。司天。中运。在泉。本年木运不及,得司天厥阴之助,所谓委和之纪,上角与正角同也。

④张志聪《黄帝内经集注》《五常政论》曰:委和之纪,上角与正角同。丁巳天符,丁亥天符,木运之岁,上见厥阴。

⑤高士宗《黄帝素问直解》厥阴在下,少角在中,少阳在下,木运不及,始则金之清气胜,既则火之热气复,胜与复,同主一岁之气,少角木运。得司天之助,故同正角,丁为木运,巳亥风木司天,岁运上合司天,故曰丁亥天符。

⑥黄元御《黄元御医书全集》(委和之纪,上角与正角同)。

⑦张琦《素问释义》此句未具体注释。

⑧高亿《黄帝内经素问详注直讲全集》〔注〕巳亥厥阴风木司天,必寅申少阳相火在泉,凡清热胜复同正角,以及丁巳丁亥之天符,俱解见前。

〔讲〕如上而厥阴司天,中而少角统运,下而少阳在泉。是岁丁木少角,风气不及,金行清令以胜之,清胜太过,则风木之子,火热必为之来复。然胜甚者复亦甚,胜微者复亦微,故曰胜复同也。兼少角之木,本属不及,又同司天之气,虽金气来乘,亦不能太过,故与正角同也。

⑨孟景春等《黄帝内经素问译释》同正角:木运不及,得司天厥阴之助,而成为平气(正角)。

⑩任廷革《任应秋讲〈黄帝内经〉素问》此句未具体注释,总体概括此段为:(提要)论逢巳、逢亥年为厥阴司天之政,凡此丁巳、丁亥、癸巳、癸亥、己巳、己亥、乙巳、乙亥、辛巳、辛亥十年,皆主不及之岁也。

⑪张灿玾等《黄帝内经素问校释》同正角:丁年木运不及,遇厥阴风木司天,为不及得助,故同正角平气。即《五常政大论》所谓委和之纪,"上角与正角同"。

丁巳年、丁亥年(此二年俱为天符年)。厥阴风木司天;少阳相火在泉;丁壬为木运,丁为阴年,故运为少角。木运不及,则克我之金的清气乃为胜气,胜气之后,则我生之火的热气来复,此二年胜复之气相同。

⑫方药中等《黄帝内经素问运气七篇讲解》[厥阴 少角 少阳]"厥阴",指厥阴风木司天。"少角",指木运不及之年。此处指丁巳、丁亥年。"少阳",指少阳相火在泉。

[清热胜复同]指春天不温,夏天偏热的气候反常变化。

[同正角]"正角",即木运平气之年。"同正角",意即木运不及之年,如果遇上司天之气属木,由于"运不及而得助"的原因,则可以构成平气。丁巳、丁亥年,年干是丁,丁壬化木,丁为阴干,所以属于木运不及之年。丁巳、丁亥年的年支是巳是亥,巳亥厥阴风木司天,所以属于风木司天之年。木运不及而得到司天风木之气相助,所以丁巳、丁亥年也可以是平气之年,因此原文谓:"同正角。"

[丁巳天符 丁亥天符]岁运与司天之气在五行属性上相同就是天符之年。丁巳、丁亥年岁运是木,司天之气也是木。岁运与司天之气相同,所以丁巳、丁亥年是天符之年。因此原文谓:"丁巳天符 丁亥天符。"

⑬王洪图等《黄帝内经素问白话解》丁巳年、丁亥年,厥阴风木司天,少阳相火在泉。丁为阴干,在五行中属于木,因而这两年表现为木运不及,称为少角。金能克木,木运不及则金气偏胜,所以气候多清凉。金气胜,就会有火热之气制约报复它。这两年的胜气与复气相同。虽然木运不及,但得到了司天之气的帮助,因而便与木运的平气正角相同了。丁巳、丁亥年都属于天符。

⑭郭霭春《黄帝内经素问白话解》此句未具体注释,总体概括此段为:此节与

六元正纪大论篇

前文"太阳之政"一节语句相类,不再语译。

（3）其运风清热。

①王冰《黄帝内经素问》此句未具体注释。

②马莳《黄帝内经素问注证发微》运为风,胜为清,复为热。

③张介宾《类经》风为中运少角之气,清为胜风之气,热为复清之气。

④张志聪《黄帝内经集注》此句未具体注释。

⑤高士宗《黄帝素问直解》其运风,角木之运也,清者金之胜,热者火之复。

⑥黄元御《黄元御医书全集》此句未具体注释。

⑦张琦《素问释义》风,运气。清,胜气。热,复气。

⑧高亿《黄帝内经素问详注直讲全集》〔讲〕且丁所化之木上而与司天之气相符,故二岁之政,大运风木,清以克之,热以复之。

⑨孟景春等《黄帝内经素问译释》此句未具体注释。

⑩任廷革《任应秋讲〈黄帝内经〉素问》此句未具体注释,总体概括此段为:(提要)论逢巳、逢亥年为厥阴司天之政,凡此丁巳、丁亥、癸巳、癸亥、己巳、己亥、乙巳、乙亥、辛巳、辛亥十年,皆主不及之岁也。

⑪张灿玾等《黄帝内经素问校释》凡此二年,运气为风,胜气为清,复气为热。

⑫方药中等《黄帝内经素问运气七篇讲解》指丁巳、丁亥年气候特点是春天里应温不温,夏天里比较炎热。

⑬王洪图等《黄帝内经素问白话解》它们的运气是风,胜气是清,复气是热。

⑭郭霭春《黄帝内经素问白话解》此句未具体注释,总体概括此段为:此节与前文"太阳之政"一节语句相类,不再语译。

（4）少角$_{初正}$太徵 少宫 太商 少羽$_{终}$。

①王冰《黄帝内经素问》此句未具体注释。

②马莳《黄帝内经素问注证发微》此句未具体注释。

③张介宾《类经》此句未具体注释。

④张志聪《黄帝内经集注》此句未具体注释。

⑤高士宗《黄帝素问直解》少角之运,故首言少角,终言少羽,与上文阳明太阴同。

⑥黄元御《黄元御医书全集》此句未具体注释。

⑦张琦《素问释义》此句未具体注释。

⑧高亿《黄帝内经素问详注直讲全集》〔批〕此统举丁巳、丁亥之年,以明主客之运也。

〔讲〕而况丁所化之少角为初运,戊所化之太徵为二运,己所化之少宫为三运,庚所化之太商为四运,辛所化之少羽为终运,主客亦复同令乎！厥阴之政,见于丁巳丁亥者如是,而其他可推矣。

⑨孟景春等《黄帝内经素问译释》此句未具体注释。

⑩任廷革《任应秋讲〈黄帝内经〉素问》此句未具体注释,总体概括此段为:(提要)论逢巳、逢亥年为厥阴司天之政,凡此丁巳、丁亥、癸巳、癸亥、己巳、己亥、乙巳、乙亥、辛巳、辛亥十年,皆主不及之岁也。

⑪张灿玾等《黄帝内经素问校释》客运五步:初之运少角(客运与主运之气相同,气得正化),二之运太徵,三之运少宫,四之运太商,终之运少羽。主运五步与客运同,起于少角,终于少羽。

⑫方药中等《黄帝内经素问运气七篇讲解》此表说明丁巳、丁亥年的客运初运是少角,二运是太徵,三运是少宫,四运是太商,终运是少羽。"少角_{初正}",说明主运初运是木运。"少羽_终",说明主运终运是水。

⑬王洪图等《黄帝内经素问白话解》客运五步是:初之运少角,二之运太徵,三之运少宫,四之运太商,终之运少羽。主运五步与客运五步相同,起于少角,终于少羽。

⑭郭霭春《黄帝内经素问白话解》此句未具体注释,总体概括此段为:此节与前文"太阳之政"一节语句相类,不再语译。

第四十四解

(一)内经原文
厥阴 少徵 少阳 **寒雨胜复同**,癸巳_{同岁会}癸亥_{同岁会}其运热寒雨。

少徵 太宫 少商 太羽_终 太角_初。

(二)字词注释
寒雨胜复同

①王冰《黄帝内经素问》此词未具体注释。

②马莳《黄帝内经素问注证发微》寒胜,雨复。

③张介宾《类经》此词未具体注释。

④张志聪《黄帝内经集注》此词未具体注释。

⑤高士宗《黄帝素问直解》始则水之寒气胜,既则土之雨气复,胜与复,同主一岁之气。

⑥黄元御《黄元御医书全集》此词未具体注释。

⑦张琦《素问释义》此词未具体注释。

⑧高亿《黄帝内经素问详注直讲全集》此词未具体注释。

⑨孟景春等《黄帝内经素问译释》此词未具体注释。

⑩任廷革《任应秋讲〈黄帝内经〉素问》此词未具体注释。

⑪张灿玾等《黄帝内经素问校释》火运不及,则克我之水的寒气乃为胜气,胜气之后,则我生之土的雨气来复,此二年胜复之气相同。

⑫方药中等《黄帝内经素问运气七篇讲解》指火运不及之年的气候特点是夏天里应热不热,冬天里应冷不冷。

六元正纪大论篇

⑬王洪图等《黄帝内经素问白话解》水能克火,火运不及则寒水之气偏胜,所以气候多偏寒。水气胜,就会有土湿之气制约报复它。这两年的胜气与复气是相同的。

⑭郭霭春《黄帝内经素问白话解》此词未具体注释。

(三)语句阐述

(1)厥阴 少徵 少阳 寒雨胜复同,癸巳_{同岁会}癸亥_{同岁会}。

①王冰《黄帝内经素问》此句未具体注释。

②马莳《黄帝内经素问注证发微》阙阴风木司天。癸为阴火,为少徵。相火在泉。寒胜,雨复。运气与在泉合,其气化阴年曰同岁会。

③张介宾《类经》癸巳 癸亥岁俱同岁会。

④张志聪《黄帝内经集注》此句未具体注释。

⑤高士宗《黄帝素问直解》少角三次,因言少徵,癸为火运不及,故上厥阴,中少徵,下少阳,火运不及,始则水之寒气胜,既则土之雨气复,胜与复,同主一岁之气,岁当癸巳癸亥。

⑥黄元御《黄元御医书全集》此句未具体注释。

⑦张琦《素问释义》此句未具体注释。

⑧高亿《黄帝内经素问详注直讲全集》〔批〕此举癸巳、癸亥之年,以明主客之运也。

〔注〕癸化少徵统运,凡寒雨胜复。

〔讲〕如上而厥阴司天,中而少徵统运,下而少阳在泉,是岁以癸火所化之少徵为统运。故火受克者水,其气寒,火所生者土,其化雨,寒既有以胜之雨必为之复也。然胜甚者复亦甚,胜微者复亦微,癸巳癸亥之岁,大运少徵虽属不及,然与在泉同气为同,岁会火运既胜,水必来乘土又复之,故寒雨胜复同也。

⑨孟景春等《黄帝内经素问译释》此句未具体注释。

⑩任廷革《任应秋讲〈黄帝内经〉素问》此句未具体注释,总体概括此段为:(提要)论逢巳、逢亥年为厥阴司天之政,凡此丁巳、丁亥、癸巳、癸亥、己巳、己亥、乙巳、乙亥、辛巳、辛亥十年,皆主不及之岁也。

⑪张灿玾等《黄帝内经素问校释》癸巳年、癸亥年(此二年俱为同岁会)。厥阴风木司天;少阳相火在泉;戊癸为火运,癸为阴年,故运为少徵。火运不及,则克我之水的寒气乃为胜气,胜气之后,则我生之土的雨气来复,此二年胜复之气相同。

⑫方药中等《黄帝内经素问运气七篇讲解》[厥阴 少徵 少阳]"厥阴",指厥阴风木司天。"少徵",指火运不及之年,此处指癸巳、癸亥年。"少阳",指少阳相火在泉。

[寒雨胜复同]指火运不及之年的气候特点是夏天里应热不热,冬天里应冷不冷。

[癸巳_{同岁会}癸亥_{同岁会}]按照规定,岁运不及之年,其岁运与该年在泉之气的五行

属性相同者为同岁会之年。癸巳、癸亥年的年干是癸,戊癸化火,癸为阴干,所以癸巳、癸亥年属于火运不及之年。癸巳、癸亥年年支是巳是亥,巳亥厥阴风木司天,少阳相火在泉。岁运是火,运不及,在泉之气是火,因此癸巳、癸亥年是同岁会之年,所以原文谓:"癸巳_{同岁会}癸亥_{同岁会}"。

⑬王洪图等《黄帝内经素问白话解》癸巳年、癸亥年,厥阴风木司天,少阳相火在泉。癸为阴干,在五行中属于火,因而这两年为火运不及,称为少徵。水能克火,火运不及则寒水之气偏胜,所以气候多偏寒。水气胜,就会有土湿之气制约报复它。这两年的胜气与复气是相同的;癸巳、癸亥年都属于同岁会。

⑭郭霭春《黄帝内经素问白话解》此句未具体注释,总体概括此段为:此节与前文"太阳之政"一节语句相类,不再语译。

(2) 其运热寒雨。

①王冰《黄帝内经素问》此句未具体注释。

②马莳《黄帝内经素问注证发微》运为热,胜为寒,复为雨。

③张介宾《类经》热为运气,寒为胜气,雨为复气。

④张志聪《黄帝内经集注》此句未具体注释。

⑤高士宗《黄帝素问直解》其运热,征火之运也,寒者水之胜,雨者土之复。

⑥黄元御《黄元御医书全集》此句未具体注释。

⑦张琦《素问释义》热,运气。寒,胜气。雨,复气。

⑧高亿《黄帝内经素问详注直讲全集》〔讲〕且癸巳、癸亥二岁之政大运,则热胜相克者寒胜,相生者雨胜也。

⑨孟景春等《黄帝内经素问译释》此句未具体注释。

⑩任廷革《任应秋讲〈黄帝内经〉素问》此句未具体注释,总体概括此段为:(提要)论逢巳、逢亥年为厥阴司天之政,凡此丁巳、丁亥、癸巳、癸亥、己巳、己亥、乙巳、乙亥、辛巳、辛亥十年,皆主不及之岁也。

⑪张灿玾等《黄帝内经素问校释》凡此二年,运气为热,胜气为寒,复气为雨。

⑫方药中等《黄帝内经素问运气七篇讲解》指癸巳、癸亥年夏天里应热不热,长夏季节偏湿偏热。

⑬王洪图等《黄帝内经素问白话解》它们的运气是热,胜气是寒,复气是雨。

⑭郭霭春《黄帝内经素问白话解》此句未具体注释,总体概括此段为:此节与前文"太阳之政"一节语句相类,不再语译。

(3) 少徵 太宫 少商 太羽_终太角_初。

①王冰《黄帝内经素问》此句未具体注释。

②马莳《黄帝内经素问注证发微》此句未具体注释。

③张介宾《类经》此句未具体注释。

④张志聪《黄帝内经集注》此句未具体注释。

⑤高士宗《黄帝素问直解》少征太宫少商太羽太角,与上文阳明太阴同。

⑥黄元御《黄元御医书全集》此句未具体注释。

⑦张琦《素问释义》此句未具体注释。

⑧高亿《黄帝内经素问详注直讲全集》〔批〕此举癸巳、癸亥之年,以明主客之运也。

〔讲〕其年因癸火临运,故少徵为客气之初运,为主气之二运。火生土,故太宫为客气之二运,为主气之三运。土生金,故少商为客气之三运,为主气之四运。金生水,故太羽为客气之四运,为主气之终运。水生木,故少角为客气之终运,为主气之初运也。厥阴之政,见于癸巳、癸亥者然也。

⑨孟景春等《黄帝内经素问译释》此句未具体注释。

⑩任廷革《任应秋讲〈黄帝内经〉素问》此句未具体注释,总体概括此段为:(提要)论逢巳、逢亥年为厥阴司天之政,凡此丁巳、丁亥、癸巳、癸亥、己巳、己亥、乙巳、乙亥、辛巳、辛亥十年,皆主不及之岁也。

⑪张灿玾等《黄帝内经素问校释》客运五步:初之运少徵,二之运太宫,三之运少商,四之运太羽,终之运少角。主运五步:初之运太角,二之运少徵,三之运太宫,四之运少商,终之运太羽。

⑫方药中等《黄帝内经素问运气七篇讲解》此表说明癸巳、癸亥年的客运初运是少徵,二运是太宫,三运是少商,四运是太羽,终运是太角。"太角初",说明主运初运是木运。"太羽终",说明主运终运是水。

⑬王洪图等《黄帝内经素问白话解》客运五步是:初之运少徵,二之运太宫,三之运少商,四之运太羽,终之运少角。主运五步是:初之运太角,二之运少徵,三之运太宫,四之运少商,终之运太羽。

⑭郭霭春《黄帝内经素问白话解》此句未具体注释,总体概括此段为:〔按〕此节与前文"太阳之政"一节语句相类,不再语译。

第四十五解

(一)内经原文

厥阴 少宫 少阳 **风清胜复同,同正角**。己巳 己亥 其运雨风清。

少宫 太商 少羽终 少角初 太徵。

(二)字词注释

(1)风清胜复同

①王冰《黄帝内经素问》此词未具体注释。

②马莳《黄帝内经素问注证发微》风胜,清复。

③张介宾《类经》此词未具体注释。

④张志聪《黄帝内经集注》此词未具体注释。

⑤高士宗《黄帝素问直解》始则木之风气胜,既则金之清气复,胜与复,同主一岁之气。

⑥黄元御《黄元御医书全集》此词未具体注释。

⑦张琦《素问释义》此词未具体注释。

⑧高亿《黄帝内经素问详注直讲全集》此词未具体注释。

⑨孟景春等《黄帝内经素问译释》此词未具体注释。

⑩任廷革《任应秋讲〈黄帝内经〉素问》此词未具体注释。

⑪张灿玾等《黄帝内经素问校释》土运不及,则克我之木的风气乃为胜气,胜气之后,则我生之金的清气来复,此二年胜复之气相同。

⑫方药中等《黄帝内经素问运气七篇讲解》指己巳、己亥年的气候特点是长夏应湿不湿,降雨量少,风气偏胜。秋天里气候偏凉。这是土运不及之年的气候特点。

⑬王洪图等《黄帝内经素问白话解》木能克土,土运不及则风木之气偏胜,故气候多风。木气胜,就会有金气制约报复它。这两年的胜气与复气相同。

⑭郭霭春《黄帝内经素问白话解》此词未具体注释。

（2）同正角

①王冰《黄帝内经素问》（〔新校正云〕按《五常政大论》卑监之纪,上角与正角同。）

②马莳《黄帝内经素问注证发微》《五常政大论》云:卑监之纪,上见厥阴,上角与正角同。

③张介宾《类经》本年土运不及,风木司天胜之,则木兼土化,所谓卑监之纪,上角与正角同也。

④张志聪《黄帝内经集注》《五常政论》曰:卑监之纪,上角与正角同。

⑤高士宗《黄帝素问直解》木胜金复,木气虚矣,上得司天之助,故同正角。

⑥黄元御《黄元御医书全集》卑监之纪,上角与正角同。

⑦张琦《素问释义》此词未具体注释。

⑧高亿《黄帝内经素问详注直讲全集》〔讲〕惟其同,是以无太过无不及,其气化政令,亦与正角等也。

⑨孟景春等《黄帝内经素问译释》土运不及,司天厥阴之气专政,所以该年的运气,相当于木之平气(正角)。

⑩任廷革《任应秋讲〈黄帝内经〉素问》此词未具体注释。

⑪张灿玾等《黄帝内经素问校释》己为土运不及,厥阴风木司天,木气得政,故同正角平气。即《五常政大论》所谓卑监之纪,"上角与正角同"。

⑫方药中等《黄帝内经素问运气七篇讲解》"正角",即木运平气之年。"同正角",意即己巳、己亥年,土运不及,风乃大行,加上又逢厥阴风木司天,因此这两年的长夏气候同木运平气之年的春季相似,风气偏胜,应湿不湿,降雨量少。这也就是《五常政大论》中所谓的:"卑监之纪,上角与正角同。"

⑬王洪图等《黄帝内经素问白话解》水气本来就偏胜,又得到了司天之气的帮

六元正纪大论篇

助,于是运气便与木运的平气正角相同了。

⑭郭霭春《黄帝内经素问白话解》此词未具体注释。

(三)语句阐述

(1)厥阴 少宫 少阳 风清胜复同,同正角。己巳 己亥。

①王冰《黄帝内经素问》此句未具体注释。

②马莳《黄帝内经素问注证发微》风木司天。巳(编者按:此处应为"己")为阴土,为少宫。相火在泉。风胜,清复。《五常政大论》云:卑监之纪,上见厥阴,上角与正角同。

③张介宾《类经》己巳 己亥岁。本年土运不及,风木司天胜之,则木兼土化,所谓卑监之纪,上角与正角同也。

④张志聪《黄帝内经集注》《五常政论》曰:卑监之纪,上角与正角同。

⑤高士宗《黄帝素问直解》少征之次,因言少宫,己为土运不及,故上厥阴,中少宫,下少阳,土运不及,始则木之风气胜,既则金之清气复,胜与复,同主一岁之气,木胜金复,木气虚矣,上得司天之助,故同正角,岁当己巳己亥。

⑥黄元御《黄元御医书全集》卑监之纪,上角与正角同。

⑦张琦《素问释义》此句未具体注释。

⑧高亿《黄帝内经素问详注直讲全集》〔批〕此举己巳、己亥之年,以明主客之运也。

〔注〕己化少宫统运,凡风清胜复。

〔讲〕如上而厥阴司天,中而少宫统运,下而少阳在泉,是岁以己土所化之少宫为统运。故土受克者木,其化风土,所生者金,其气清风,既有以胜之清必为之复也。然胜复甚者复亦甚,胜微者复亦微。己巳、己亥之岁,大运少宫土为不及,而风木来克,燥金复之,兼运属阴年,气属阴化,其气俱为不及,风清胜复皆同。惟其同,是以无太过无不及,其气化政令,亦与正角等也。何言之?

⑨孟景春等《黄帝内经素问译释》同正角:土运不及,司天厥阴之气专政,所以该年的运气,相当于木之平气(正角)。

⑩任廷革《任应秋讲〈黄帝内经〉素问》此句未具体注释,总体概括此段为:(提要)论逢巳、逢亥年为厥阴司天之政,凡此丁巳、丁亥、癸巳、癸亥、己巳、己亥、乙巳、乙亥、辛巳、辛亥十年,皆主不及之岁也。

⑪张灿玾等《黄帝内经素问校释》同正角:己为土运不及,厥阴风木司天,木气得政,故同正角平气。即《五常政大论》所谓卑监之纪,"上角与正角同"。

己巳年、己亥年。厥阴风木司天;少阳相火在泉;甲己为土运,己为阴土,故运为少宫。土运不及,则克我之木的风气乃为胜气,胜气之后,则我生之金的清气来复,此二年胜复之气相同。由于土运不及,司天之木气胜之,则木兼土化,反得其政,故同木运平气。

⑫方药中等《黄帝内经素问运气七篇讲解》[厥阴 少宫 少阳]"厥阴",指厥阴

风木司天。"少宫",指土运不及之年,此处指己巳、己亥年。"少阳",指少阳相火在泉。

[风清胜复同]指己巳、己亥年的气候特点是长夏应湿不湿,降雨量少,风气偏胜。秋天里气候偏凉。这是土运不及之年的气候特点。

[同正角]"正角",即木运平气之年。"同正角",意即己巳、己亥年,土运不及,风乃大行,加上又逢厥阴风木司天,因此这两年的长夏气候同木运平气之年的春季相似,风气偏胜,应湿不湿,降雨量少。这也就是《五常政大论》中所谓的:"卑监之纪,上角与正角同。"

⑬王洪图等《黄帝内经素问白话解》己巳年、己亥年,厥阴风木司天,少阳相火在泉。己为阴干,在五行中属于土,因而这两年为土运不及,称为少宫。木能克土,土运不及则风木之气偏胜,故气候多风。木气胜,就会有金气制约报复它。这两年的胜气与复气相同。水气本来就偏胜,又得到了司天之气的帮助,于是运气便与木运的平气正角相同了。

⑭郭霭春《黄帝内经素问白话解》此句未具体注释,总体概括此段为:此节与前文"太阳之政"一节语句相类,不再语译。

(2)其运雨风清。

①王冰《黄帝内经素问》此句未具体注释。

②马莳《黄帝内经素问注证发微》运为雨,胜为风,复为清。

③张介宾《类经》雨为运气,风为胜气,清为复气。

④张志聪《黄帝内经集注》此句未具体注释。

⑤高士宗《黄帝素问直解》其运雨,宫土之运也,风者木之胜,清者金之复。

⑥黄元御《黄元御医书全集》此句未具体注释。

⑦张琦《素问释义》雨,运气。风,胜气。清,复气。

⑧高亿《黄帝内经素问详注直讲全集》〔讲〕盖己巳、己亥二岁之政,大运则雨胜,相克者风胜,相生者清胜也。

⑨孟景春等《黄帝内经素问译释》此句未具体注释。

⑩任廷革《任应秋讲〈黄帝内经〉素问》此句未具体注释,总体概括此段为:(提要)论逢巳、逢亥年为厥阴司天之政,凡此丁巳、丁亥、癸巳、癸亥、己巳、己亥、乙巳、乙亥、辛巳、辛亥十年,皆主不及之岁也。

⑪张灿玾等《黄帝内经素问校释》凡此二年,运气为雨,胜气为风,复气为清。

⑫方药中等《黄帝内经素问运气七篇讲解》指己巳、己亥年土运不及,风木乘之,因此其气候特点是长夏季节雨水不多,风气偏胜;秋天又相对清凉。

⑬王洪图等《黄帝内经素问白话解》己巳、己亥年的运气是雨,胜气是风,复气是清。

⑭郭霭春《黄帝内经素问白话解》此句未具体注释,总体概括此段为:此节与前文"太阳之政"一节语句相类,不再语译。

（3）少宫 太商 少羽_终少角_初太徵。

①王冰《黄帝内经素问》此句未具体注释。

②马莳《黄帝内经素问注证发微》此句未具体注释。

③张介宾《类经》此句未具体注释。

④张志聪《黄帝内经集注》此句未具体注释。

⑤高士宗《黄帝素问直解》少宫太商等，亦同阳明太阴。

⑥黄元御《黄元御医书全集》此句未具体注释。

⑦张琦《素问释义》此句未具体注释。

⑧高亿《黄帝内经素问详注直讲全集》〔批〕此举己巳、己亥之年，以明主客之运也。

〔讲〕其年因己土临运，故少宫为客气之初运，为主气之三运。土生金，故太商为客气之二运，为主气之四运。金生水，故少羽为客气之三运，为主气之终运。水生木，故太角为客气之四运为主气之初运。木生火，故少徵为客气之终运，为主气之二运也。厥阴之政，见于己巳己亥者有如是也。

⑨孟景春等《黄帝内经素问译释》此句未具体注释。

⑩任廷革《任应秋讲〈黄帝内经〉素问》此句未具体注释，总体概括此段为：（提要）论逢巳、逢亥年为厥阴司天之政，凡此丁巳、丁亥、癸巳、癸亥、己巳、己亥、乙巳、乙亥、辛巳、辛亥十年，皆主不及之岁也。

⑪张灿玾等《黄帝内经素问校释》客运五步：初之运少宫，二之运太商，三之运少羽，四之运太角，终之运少徵。主运五步：初之运少角，二之运太徵，三之运少宫，四之运太商，终之运少羽。

⑫方药中等《黄帝内经素问运气七篇讲解》己巳、己亥年的客运初运是少宫，二运是太商，三运是少羽，四运是少角，终运是太徵。"少角_初"，说明主运初运是木。"少羽_终"，说明主运终运是水。

⑬王洪图等《黄帝内经素问白话解》客运五步是：初之运少宫，二之运太商，三之运少羽，四之运太角，终之运少徵。主运五步是：初之运少角，二之运太徵，三之运少宫，四之运太商，终之运少羽。

⑭郭霭春《黄帝内经素问白话解》此句未具体注释，总体概括此段为：此节与前文"太阳之政"一节语句相类，不再语译。

第四十六解

（一）内经原文

厥阴 少商 少阳 **热寒胜复同,同正角**。乙巳乙亥 其运凉热寒。

少商 太羽_终太角_初少徵 太宫。

（二）字词注释

（1）热寒胜复同

①王冰《黄帝内经素问》此词未具体注释。

②马莳《黄帝内经素问注证发微》热胜，寒复。

③张介宾《类经》此词未具体注释。

④张志聪《黄帝内经集注》此词未具体注释。

⑤高士宗《黄帝素问直解》始则火之热气胜，既则水之寒气复，胜与复，同主一岁之气。

⑥黄元御《黄元御医书全集》此词未具体注释。

⑦张琦《素问释义》此词未具体注释。

⑧高亿《黄帝内经素问详注直讲全集》此词未具体注释。

⑨孟景春等《黄帝内经素问译释》此词未具体注释。

⑩任廷革《任应秋讲〈黄帝内经〉素问》此词未具体注释。

⑪张灿玾等《黄帝内经素问校释》金运不及，则克我之火的热气乃为胜气，胜气之后，则我生之水的寒气来复，此二年胜复之气相同。

⑫方药中等《黄帝内经素问运气七篇讲解》指金运不及之年的气候特点是秋天里应凉不凉，气候偏热，而冬天里又较一般年份偏冷。

⑬王洪图等《黄帝内经素问白话解》火能克金，金运不及则火热之气偏胜，所以气候多炎热。火气胜，就会有寒水之气制约报复它。这两年的胜气与复气相同。

⑭郭霭春《黄帝内经素问白话解》此词未具体注释。

（2）同正角

①王冰《黄帝内经素问》（〔新校正云〕按《五常政大论》云：从革之纪，上角与正角同。）

②马莳《黄帝内经素问注证发微》《五常政大论》云：从革之纪，上见厥阴，上角与正角同。

③张介宾《类经》本年金运不及，而厥阴司天，木无所制，则木得其政，所谓从革之纪，上角与正角同也。

④张志聪《黄帝内经集注》《五常政论》曰：从革之纪，上角与正角同。

⑤高士宗《黄帝素问直解》木气司天，金运不及，故同正角。

⑥黄元御《黄元御医书全集》从革之纪，上角与正角同。

⑦张琦《素问释义》此词未具体注释。

⑧高亿《黄帝内经素问详注直讲全集》〔讲〕况少商主运春夏木旺，金衰秋冬为在泉所制，木为得位，故可与正角同也。

⑨孟景春等《黄帝内经素问译释》金运不及，司天厥阴之气反胜，所以该年的运气，相当于木之平气（正角）。

⑩任廷革《任应秋讲〈黄帝内经〉素问》此词未具体注释。

⑪张灿玾等《黄帝内经素问校释》乙为金运不及,厥阴风木司天,中运之金,无力相克,木气得政,故同正角平气。即《五常政大论》所谓从革之纪,"上角与正角同"。

⑫方药中等《黄帝内经素问运气七篇讲解》"正角",即木运平气之年。"同正角",意即乙巳、乙亥年为金运不及之年。但乙巳、乙亥年是风木司天。运不及,则气反侮运,因此运从气化,亦即这一年的岁运以气为主。所以金运不及之年在气候上与木运平气之年相似,亦即这一年的秋天应凉不凉,气候偏温,秋行春令,和正常的春天气候一样。这也就是《五常政大论》中所谓的:"从革之纪,上角与正角同。"

⑬王洪图等《黄帝内经素问白话解》金运不及无力制约木气,木气又得到司天之气相助,因而运气便与木运平气正角相同了。

⑭郭霭春《黄帝内经素问白话解》此词未具体注释。

(三)语句阐述

(1)厥阴 少商 少阳 热寒胜复同,同正角。乙巳 乙亥。

①王冰《黄帝内经素问》(〔新校正云〕按《五常政大论》云:从革之纪,上角与正角同。)

②马莳《黄帝内经素问注证发微》风木司天。乙为阴金,为少商。相火在泉。热胜,寒复。《五常政大论》云:从革之纪,上见厥阴,上角与正角同。

③张介宾《类经》乙巳乙亥岁。本年金运不及,而厥阴司天,木无所制,则木得其政,所谓从革之纪,上角与正角同也。

④张志聪《黄帝内经集注》《五常政论》曰:从革之纪,上角与正角同。

⑤高士宗《黄帝素问直解》少宫之次,因言少商,乙为金运不及,故上厥阴,中少商,下少阳,金运不及,始则火之热气胜,既则水之寒气复,胜与复,同主一岁之气,木气司天,金运不及,故同正角,岁当乙巳乙亥。

⑥黄元御《黄元御医书全集》(从革之纪,上角与正角同)。

⑦张琦《素问释义》此句未具体注释。

⑧高亿《黄帝内经素问详注直讲全集》〔批〕此举乙巳、乙亥之年,以明主客之运也。

〔注〕乙化少商统运,凡热寒胜复。

〔讲〕如上而厥阴司天,中而少商统运,下而少阳在泉,是岁以乙金所化之少商为统运。故金受克者火,其气热,金所生者水,其化寒,热既有以胜之寒,必为之复也。然胜甚者复亦甚,胜微者复亦微。乙巳、乙亥之年大运,少商金为不及,不能克制风木,反受火热相乘,寒水必来复之,其气俱为不及,热寒胜复皆同。况少商主运春夏木旺,金衰秋冬为在泉所制,木为得位,故可与正角同也。何言之?

⑨孟景春等《黄帝内经素问译释》同正角:金运不及,司天厥阴之气反胜,所以该年的运气,相当于木之平气(正角)。

⑩任廷革《任应秋讲〈黄帝内经〉素问》此句未具体注释,总体概括此段为:(提

要)论逢巳、逢亥年为厥阴司天之政,凡此丁巳、丁亥、癸巳、癸亥、己巳、己亥、乙巳、乙亥、辛巳、辛亥十年,皆主不及之岁也。

⑪张灿玾等《黄帝内经素问校释》同正角:乙为金运不及,厥阴风木司天,中运之金,无力相克,木气得政,故同正角平气。即《五常政大论》所谓从革之纪,"上角与正角同"。

乙巳年、乙亥年。厥阴风木司天;少阳相火在泉;乙庚为金运,乙为阴年,故运为少商。金运不及,则克我之火的热气乃为胜气,胜气之后,则我生之水的寒气来复,此二年胜复之气相同。金运不及,无力克木,司天之木气反而得政,故同木运平气。

⑫方药中等《黄帝内经素问运气七篇讲解》[厥阴 少商 少阳]"厥阴",指厥阴风木司天。"少商",指金运不及之年,此处是指乙巳、乙亥年。"少阳",指少阳相火在泉。

[热寒胜复同]指金运不及之年的气候特点是秋天里应凉不凉,气候偏热,而冬天里又较一般年份偏冷。

[同正角]"正角",即木运平气之年。"同正角",意即乙巳、乙亥年为金运不及之年。但乙巳、乙亥年是风木司天。运不及,则气反侮运,因此运从气化,亦即这一年的岁运以气为主。所以金运不及之年在气候上与木运平气之年相似,亦即这一年的秋天应凉不凉,气候偏温,秋行春令,和正常的春天气候一样。这也就是《五常政大论》中所谓的:"从革之纪,上角与正角同。"

⑬王洪图等《黄帝内经素问白话解》乙巳年、乙亥年,厥阴风木司天,少阳相火在泉。乙为阴干,在五行中属于金,因而这两年表现为金运不及,称为少商。火能克金,金运不及则火热之气偏胜,所以气候多炎热。火气胜,就会有寒水之气制约报复它。这两年的胜气与复气相同。金运不及无力制约木气,木气又得到司天之气相助,因而运气便与木运平气正角相同了。

⑭郭霭春《黄帝内经素问白话解》此句未具体注释,总体概括此段为:此节与前文"太阳之政"一节语句相类,不再语译。

(2)其运凉热寒。

①王冰《黄帝内经素问》此句未具体注释。

②马莳《黄帝内经素问注证发微》运为凉,胜为热,复为寒。

③张介宾《类经》凉为运气,热为胜气,寒为复气。

④张志聪《黄帝内经集注》此句未具体注释。

⑤高士宗《黄帝素问直解》其运凉,商金之运也,热者火之胜,寒者水之复。

⑥黄元御《黄元御医书全集》此句未具体注释。

⑦张琦《素问释义》凉,运气。热,胜气。寒,复气。

⑧高亿《黄帝内经素问详注直讲全集》〔讲〕盖乙巳、乙亥二岁之政大运,则凉胜相克者热胜,相生者寒胜也。

⑨孟景春等《黄帝内经素问译释》此句未具体注释。

⑩任廷革《任应秋讲〈黄帝内经〉素问》此句未具体注释,总体概括此段为:(提要)论逢巳、逢亥年为厥阴司天之政,凡此丁巳、丁亥、癸巳、癸亥、己巳、己亥、乙巳、乙亥、辛巳、辛亥十年,皆主不及之岁也。

⑪张灿玾等《黄帝内经素问校释》凡此二年,运气为凉,胜气为热,复气为寒。

⑫方药中等《黄帝内经素问运气七篇讲解》指乙巳、乙亥年金运不及,火来乘之,水又来复的自然现象,亦即乙巳、乙亥年的气候特点是秋天里应凉不凉,气候偏热。冬天里又比一般年份寒冷。

⑬王洪图等《黄帝内经素问白话解》乙巳、乙亥年的运气是凉,胜气是热,复气是寒。

⑭郭霭春《黄帝内经素问白话解》此句未具体注释,总体概括此段为:此节与前文"太阳之政"一节语句相类,不再语译。

(3)少商 太羽终 太角初 少徵 太宫。

①王冰《黄帝内经素问》此句未具体注释。

②马莳《黄帝内经素问注证发微》此句未具体注释。

③张介宾《类经》此句未具体注释。

④张志聪《黄帝内经集注》此句未具体注释。

⑤高士宗《黄帝素问直解》少商太羽等,亦同阳明太阴。

⑥黄元御《黄元御医书全集》此句未具体注释。

⑦张琦《素问释义》此句未具体注释。

⑧高亿《黄帝内经素问详注直讲全集》〔批〕此举乙巳、乙亥之年,以明主客之运也。

〔讲〕其年因乙金临运,故少商为客气之初运,为主气之四运。金生水,故太羽为客气之二运,为主气之四运。水生木,故少角为客气之三运,为主气之初运。木生火,故太徵为客气之四运,为主气之二运。火生土,故少宫为客气之终运,为主气之三运也。厥阴之政,见于乙巳乙亥者,如是也。

⑨孟景春等《黄帝内经素问译释》此句未具体注释。

⑩任廷革《任应秋讲〈黄帝内经〉素问》此句未具体注释,总体概括此段为:(提要)论逢巳、逢亥年为厥阴司天之政,凡此丁巳、丁亥、癸巳、癸亥、己巳、己亥、乙巳、乙亥、辛巳、辛亥十年,皆主不及之岁也。

⑪张灿玾等《黄帝内经素问校释》客运五步:初之运少商,二之运太羽,三之运少角,四之运太徵,终之运少宫。主运五步:初之运太角,二之运少徵,三之运太宫,四之运少商,终之运太羽。

⑫方药中等《黄帝内经素问运气七篇讲解》乙巳、乙亥年的客运初运是少商,二运是太羽,三运是太角,四运是少徵,终运是太宫"太角初",说明主运的初运是木。"太羽终",说明主运的终运是水。

⑬王洪图等《黄帝内经素问白话解》客运五步是:初之运少商,二之运太羽,三之运少角,四之运少徵,终之运少宫。主运五步是:初之运太角,二之运少徵,三之运太宫,四之运少商,终之运太羽。

⑭郭霭春《黄帝内经素问白话解》此句未具体注释,总体概括此段为:此节与前文"太阳之政"一节语句相类,不再语译。

第四十七解

（一）内经原文

厥阴 少羽 少阳 **雨风胜复同**。辛巳 辛亥 其运寒雨风。

少羽_终少角_初 太徵 少宫 太商。

（二）字词注释

雨风胜复同

①王冰《黄帝内经素问》此词未具体注释。

②马莳《黄帝内经素问注证发微》雨胜,风复。

③张介宾《类经》此词未具体注释。

④张志聪《黄帝内经集注》雨风胜复之气,与风运同化,皆非本年正化,所谓邪化曰也。不及之运同。

⑤高士宗《黄帝素问直解》始则土之雨气胜,既则木之风气复,胜与复,同主一岁之气。

⑥黄元御《黄元御医书全集》此词未具体注释。

⑦张琦《素问释义》此词未具体注释。

⑧高亿《黄帝内经素问详注直讲全集》此词未具体注释。

⑨孟景春等《黄帝内经素问译释》此词未具体注释。

⑩任廷革《任应秋讲〈黄帝内经〉素问》此词未具体注释。

⑪张灿玾等《黄帝内经素问校释》水运不及,则克我之土的雨气乃为胜气,胜气之后,则我生之木的风气来复,此二年胜复之气相同。

⑫方药中等《黄帝内经素问运气七篇讲解》指水运不及之年,冬天里应冷不冷,气候偏湿,第二年春天风多雨少的气候特点。

⑬王洪图等《黄帝内经素问白话解》土能克水,水运不及则湿土之气偏胜,所以气候多雨。土气胜,就会有风木之气制约报复它。这两年的胜气与复气相同。

⑭郭霭春《黄帝内经素问白话解》此词未具体注释。

（三）语句阐述

(1)厥阴 少羽 少阳 雨风胜复同。辛巳 辛亥。

①王冰《黄帝内经素问》此句未具体注释。

②马莳《黄帝内经素问注证发微》风木司天。辛为阴水,为少羽,相火在泉。雨胜,风复。

③张介宾《类经》辛巳辛亥岁。

④张志聪《黄帝内经集注》雨风胜复之气,与风运同化,皆非本年正化,所谓邪化日也。不及之运同。

⑤高士宗《黄帝素问直解》少商之次,因言少羽,辛为水运不及,故上厥阴,中少羽,下少阳,水运不及,始则土之雨气胜,既则木之风气复,胜与复,同主一岁之气,岁当辛巳辛亥。

⑥黄元御《黄元御医书全集》此句未具体注释。

⑦张琦《素问释义》此句未具体注释。

⑧高亿《黄帝内经素问详注直讲全集》〔批〕此举辛巳、辛亥之年,以明主客之运也。

〔注〕辛化少羽统运,凡雨风胜复。

〔讲〕如上而厥阴司天,中而少羽统运,下而少阳在泉,是岁以辛水所化之少羽为统运。故水受克者土,其气雨,水所生者木,其化风,土既有以胜之木必为之复也。然胜甚者复亦甚,胜微者复亦微。辛巳、辛亥之岁大运少羽,水为不及而湿土来乘,风木复之,兼运属阴年气属阴化,其气俱为不及,雨风胜复皆同。

⑨孟景春等《黄帝内经素问译释》此句未具体注释。

⑩任廷革《任应秋讲〈黄帝内经〉素问》此句未具体注释,总体概括此段为:(提要)论逢巳、逢亥年为厥阴司天之政,凡此丁巳、丁亥、癸巳、癸亥、己巳、己亥、乙巳、乙亥、辛巳、辛亥十年,皆主不及之岁也。

⑪张灿玾等《黄帝内经素问校释》辛巳年、辛亥年。厥阴风木司天,少阳相火在泉,丙辛为水运,辛为阴年,故运为少羽。水运不及,则克我之土的雨气乃为胜气,胜气之后,则我生之木的风气来复,此二年胜复之气相同。

⑫方药中等《黄帝内经素问运气七篇讲解》[厥阴　少羽　少阳]"厥阴",指厥阴风木司天。"少羽",指水运不及之年,此处指辛巳、辛亥年。"少阳",指少阳相火在泉。

[雨风胜复同]指水运不及之年,冬天里应冷不冷,气候偏湿,第二年春天风多雨少的气候特点。

⑬王洪图等《黄帝内经素问白话解》辛巳年、辛亥年,厥阴风木司天,少阳相火在泉。辛为阴干,在五行中属于水,因而这两年为水运不及,称为少羽。土能克水,水运不及则湿土之气偏胜,所以气候多雨。土气胜,就会有风木之气制约报复它。这两年的胜气与复气相同。

⑭郭霭春《黄帝内经素问白话解》此句未具体注释,总体概括此段为:此节与前文"太阳之政"一节语句相类,不再语译。

(2)其运寒雨风。

①王冰《黄帝内经素问》此句未具体注释。

②马莳《黄帝内经素问注证发微》运为寒,胜为雨,复为风。

③张介宾《类经》寒为运气,雨为胜气,风为复气。

④张志聪《黄帝内经集注》此句未具体注释。

⑤高士宗《黄帝素问直解》其运寒,羽水之运也,雨者土之胜,风者木之复。

⑥黄元御《黄元御医书全集》此句未具体注释。

⑦张琦《素问释义》寒,运气。雨,胜气。风,复气。

⑧高亿《黄帝内经素问详注直讲全集》〔讲〕盖辛巳、辛亥二岁之政,大运则寒胜相克者雨胜,相生者风胜也。

⑨孟景春等《黄帝内经素问译释》此句未具体注释。

⑩任廷革《任应秋讲〈黄帝内经〉素问》此句未具体注释,总体概括此段为:(提要)论逢巳、逢亥年为厥阴司天之政,凡此丁巳、丁亥、癸巳、癸亥、己巳、己亥、乙巳、乙亥、辛巳、辛亥十年,皆主不及之岁也。

⑪张灿玾等《黄帝内经素问校释》凡此二年,运气为寒,胜气为雨,复气为风。

⑫方药中等《黄帝内经素问运气七篇讲解》指辛巳、辛亥年水运不及,土来乘之,土气偏胜时,木气又必然来复。因此辛巳、辛亥年的气候特点是冬天不冷,雨水较多,第二年春天里风气偏胜,雨水减少。

⑬王洪图等《黄帝内经素问白话解》它们的运气是寒,胜气是雨,复气是风。

⑭郭霭春《黄帝内经素问白话解》此句未具体注释,总体概括此段为:此节与前文"太阳之政"一节语句相类,不再语译。

（3）少羽终少角初 太徵 少宫 太商。

①王冰《黄帝内经素问》此句未具体注释。

②马莳《黄帝内经素问注证发微》此句未具体注释。

③张介宾《类经》此句未具体注释。

④张志聪《黄帝内经集注》始于丁而终于辛。

⑤高士宗《黄帝素问直解》少羽少角等,亦同阳明太阴。

⑥黄元御《黄元御医书全集》此句未具体注释。

⑦张琦《素问释义》此句未具体注释。

⑧高亿《黄帝内经素问详注直讲全集》〔批〕此举辛巳、辛亥之年,以明主客之运也。

〔讲〕其年因辛水临运,故少羽为客气之初运,为主气之终运。水生木,故太角为客气之二运,为主气之初运。木生火,故少徵为客气之三运,为主气之二运。火生土,故太宫为客气之四运,为主气之三运。土生金,故少商为客气之终运,为主气之四运也。厥阴之见于辛巳、辛亥者然也。

⑨孟景春等《黄帝内经素问译释》此句未具体注释。

⑩任廷革《任应秋讲〈黄帝内经〉素问》此句未具体注释,总体概括此段为:(提要)论逢巳、逢亥年为厥阴司天之政,凡此丁巳、丁亥、癸巳、癸亥、己巳、己亥、乙巳、乙亥、辛巳、辛亥十年,皆主不及之岁也。

⑪张灿玾等《黄帝内经素问校释》客运五步:初之运少羽,二之运太角,三之运少徵,四之运太宫,终之运少商。主运五步:初之运少角,二之运太徵,三之运少宫,四之运太商,终之运少羽。

⑫方药中等《黄帝内经素问运气七篇讲解》辛巳,辛亥年的客运初运是少羽,二运是少角,三运是太徵,四运是少宫,终运是太商。"少角$_{初}$",说明主运是木。"少羽$_{终}$",说明主运终运是水。

⑬王洪图等《黄帝内经素问白话解》客运五步是:初之运少羽,二之运太角,三之运少徵,四之运太宫,终之运少商。主运五步是:初之运少角,二之运太徵,三之运少宫,四之运太商,终之运少羽。

⑭郭霭春《黄帝内经素问白话解》此句未具体注释,总体概括此段为:此节与前文"太阳之政"一节语句相类,不再语译。

第四十八解

(一)内经原文

凡此厥阴司天之政,气化运行后天。**诸同正岁**,气化运行同天。天气扰,地气正,风生高远,炎热从之,云趋雨府,湿化乃行,**风火同德**,上应岁星、荧惑。其政挠,其令速,**其谷苍丹**,间谷言太者,**其耗文角品羽**。风燥火热,胜复更作,蛰虫来见,流水不冰。热病行于下,风病行于上,风燥胜复形于中。

(二)字词注释

(1)诸同正岁

①王冰《黄帝内经素问》此词未具体注释。

②马莳《黄帝内经素问注证发微》诸同正岁。

③张介宾《类经》诸同正岁者,其气正,其生长化收藏皆与天气相合,故曰运行同天。

④张志聪《黄帝内经集注》此言厥阴少阳标本之相合也。少阳司天则天气正,少阳在泉则地气正,谓厥阴同少阳之诸正岁。如厥阴在泉,则厥阴之气同少阳司天之运行;厥阴司天,则少阳之气同厥阴司天之运行。故曰:风生高远,炎热从之。盖厥阴少阳标本相合,而厥阴又从少阳之气化也。(眉批)六气之中,止二气相合。又:彼此凡十干,故曰诸。

⑤高士宗《黄帝素问直解》其中诸岁会之年,则同正岁,诸同正岁。

⑥黄元御《黄元御医书全集》诸同正岁,气化运行同天,如委和之纪、卑监之纪、从革之纪,皆上角与正角同是也。

⑦张琦《素问释义》诸同正岁。

⑧高亿《黄帝内经素问详注直讲全集》〔讲〕诸同正岁。

⑨孟景春等《黄帝内经素问译释》正岁,岁运没有不及或有余,也就是平气。诸同正岁,指同正角的诸年份。

⑩任廷革《任应秋讲〈黄帝内经〉素问》此词未具体注释。

⑪张灿玾等《黄帝内经素问校释》诸同正岁,气化运行同天:《类经》二十六卷第十七注"诸同正岁者,其气正,其生长化收藏,皆与天气相合,故曰运行同天。此虽以上下文丁巳、丁亥、己巳、己亥、乙巳、乙亥六岁为言,然六十年之气,亦莫不皆然"。诸同正岁,即上文同正角之年,无太过不及之气,乃属平气。同正角诸岁。

⑫方药中等《黄帝内经素问运气七篇讲解》"正岁",即正常年份。本篇后文云:"运非有余,非不足,是谓正岁,其至当其时也。"这就是说,凡是岁运不是太过,也不是不及,气候与季节完全相应,应至而至的就叫正岁。"诸同正岁",指各个平气之年。

⑬王洪图等《黄帝内经素问白话解》如果逢上述各平气之年。

⑭郭霭春《黄帝内经素问白话解》若逢平气。

(2) 同天

①王冰《黄帝内经素问》太过岁运化气行先天时,不及岁化生成后天时,同正岁化生成与天二十四气迟速同,无先后也。(〔新校正云〕详此注云同正岁与二十四气同,疑非。恐是与大寒日交司气候同。)

②马莳《黄帝内经素问注证发微》与天同。

③张介宾《类经》诸同正岁者,其气正,其生长化收藏皆与天气相合,故曰运行同天。

④张志聪《黄帝内经集注》此词未具体注释。

⑤高士宗《黄帝素问直解》同于天时。

⑥黄元御《黄元御医书全集》此词未具体注释。

⑦张琦《素问释义》此词未具体注释。

⑧高亿《黄帝内经素问详注直讲全集》此词未具体注释。

⑨孟景春等《黄帝内经素问译释》和正常的天时相同。既非"先时而至",亦非"时至而气不至"。

⑩任廷革《任应秋讲〈黄帝内经〉素问》此词未具体注释。

⑪张灿玾等《黄帝内经素问校释》诸同正岁,气化运行同天:《类经》二十六卷第十七注"诸同正岁者,其气正,其生长化收藏,皆与天气相合,故曰运行同天。此虽以上下文丁巳、丁亥、己巳、己亥、乙巳、乙亥六岁为言,然六十年之气,亦莫不皆然"。诸同正岁,即上文同正角之年,无太过不及之气,乃属平气。中运与司天之气相同。

⑫方药中等《黄帝内经素问运气七篇讲解》"天",即天时,也就是天之六气在一年中所属的时间,具体说就是指二十四节气。"同天",即气候物候变化与天时一致。

⑬王洪图等《黄帝内经素问白话解》气化就与天时相同了。

⑭郭霭春《黄帝内经素问白话解》生长收藏与天气相合。

（3）风火同德

①王冰《黄帝内经素问》此词未具体注释。

②马莳《黄帝内经素问注证发微》风火合德。

③张介宾《类经》木火同气。

④张志聪《黄帝内经集注》风火同归于正,故曰同德。

⑤高士宗《黄帝素问直解》风火合德。

⑥黄元御《黄元御医书全集》此词未具体注释。

⑦张琦《素问释义》此词未具体注释。

⑧高亿《黄帝内经素问详注直讲全集》〔讲〕司天之风,木与在泉之相火合德仰观。

⑨孟景春等《黄帝内经素问译释》风火配合发挥作用。

⑩任廷革《任应秋讲〈黄帝内经〉素问》此词未具体注释。

⑪张灿玾等《黄帝内经素问校释》司天之风气与在泉之火气相合,以为功德。

⑫方药中等《黄帝内经素问运气七篇讲解》"风火同德",指厥阴风木司天之年,少阳相火在泉。这一年气候特点上半年风气偏胜,下半年火气偏胜。在风气和火气的相互作用和影响下,全年气候以风热为特点。

⑬王洪图等《黄帝内经素问白话解》司天的风气在上,在泉的火热之气相随。

⑭郭霭春《黄帝内经素问白话解》这是风火协同的作用。

（4）其谷苍丹

①王冰《黄帝内经素问》此词未具体注释。

②马莳《黄帝内经素问注证发微》苍为木而丹为火,木司天而火司地,乃天地正气所化也。

③张介宾《类经》苍应司天,丹应在泉。

④张志聪《黄帝内经集注》谓果谷草木昆虫生于天之六气,而成于地之五行也。

⑤高士宗《黄帝素问直解》其谷苍丹。

⑥黄元御《黄元御医书全集》此词未具体注释。

⑦张琦《素问释义》此词未具体注释。

⑧高亿《黄帝内经素问详注直讲全集》〔讲〕验五谷,则苍丹合色。

⑨孟景春等《黄帝内经素问译释》成熟的谷物是深青色和红色。

⑩任廷革《任应秋讲〈黄帝内经〉素问》此词未具体注释。

⑪张灿玾等《黄帝内经素问校释》其在谷类应于青色与赤色。

⑫方药中等《黄帝内经素问运气七篇讲解》"苍",此指青色谷物。"丹",此指红色谷物。"其谷苍丹",意即厥阴司天之年,少阳相火在泉,上半年风气偏胜,气候偏温,有利于青色谷物的生长;下半年火气偏胜,气候偏热,有利于红色谷物的生长。因此这一年苍谷和丹谷生长较好而成为该年的岁谷。

⑬王洪图等《黄帝内经素问白话解》与它相应的谷物是青、红两种颜色的

谷物。

⑭郭霭春《黄帝内经素问白话解》谷物是深青色和红色。

（5）其耗文角品羽

①王冰《黄帝内经素问》此词未具体注释。

②马莳《黄帝内经素问注证发微》其耗竭类物,则有文角品羽虫为患耳。

③张介宾《类经》前阳明之政曰:其耗白甲品羽。

④张志聪《黄帝内经集注》文角品羽,感司天在泉之气而生育者,不过文品之毛虫羽虫,又不能生聚而耗散也。

⑤高士宗《黄帝素问直解》厥阴司天,其气主少,故文彩之羽毛,角木之品类,皆耗散而不蓄聚也。

⑥黄元御《黄元御医书全集》肝主筋而属木,角者肝之所结,木主五色,故曰文角。品羽者,羽毛之美丽者也(其品贵重,故曰品羽)。羽虫属火,厥阴司天少阳在泉之政,气化运行后天(岁运皆不及也),木火不及,故文角品羽属火属木之美者,悉为耗减也。

⑦张琦《素问释义》(间谷言太者,其耗文角品羽)未详。

⑧高亿《黄帝内经素问详注直讲全集》〔注〕耗,耗虫也。文角,秉木气而生,品羽从火气而化者也。〔讲〕更有耗败粢盛之虫,如木气所化之文角,火气所化之品羽焉。

⑨孟景春等《黄帝内经素问译释》角虫和羽虫的生长受到影响而耗损。

⑩任廷革《任应秋讲〈黄帝内经〉素问》此词未具体注释。

⑪张灿玾等《黄帝内经素问校释》吴崑注:"其耗盛之虫文角品羽。文角从厥阴木气所化,品羽从少阳火气所化。"义不详,吴注亦难理解,待考。耗损具有纹角虫类及羽虫类动物。

⑫方药中等《黄帝内经素问运气七篇讲解》"耗",指耗损或消耗。"文角",即毛虫。"品",有标准之义,此处作胎孕生长正常良好解。"羽",指羽虫。"其耗文角品羽",意即厥阴风木司天之年,少阳相火在泉,上半年风气偏胜,气候偏温,下半年火气偏胜,气候偏热。《五常政大论》中述:"同者盛之,异者衰之。""厥阴司天,毛虫静,羽虫育,介虫不成。""少阳……在泉,羽虫育,介虫耗,毛虫不育。"根据这一规律,属于木类的毛虫,由于其胎孕生长以气候温和的气候条件为好,而少阳在泉,气候过热,所以"毛虫不育",本篇谓"其耗文角"。与其相反,属于火类的羽虫,由于其胎孕生长以炎热气候为好,所以少阳在泉,羽虫育",本篇谓"品羽"。

⑬王洪图等《黄帝内经素问白话解》角虫和羽虫很少繁殖因而受到耗损。

⑭郭霭春《黄帝内经素问白话解》此词未具体注释。

（三）语句阐述

（1）凡此厥阴司天之政,气化运行后天。诸同正岁气化运行同天。

①王冰《黄帝内经素问》太过岁运化气行先天时,不及岁化生成后天时,同正

岁化生成与天二十四气迟速同,无先后也。(〔新校正云〕详此注云同正岁与二十四气同,疑非。恐是与大寒日交司气候同。)

②马莳《黄帝内经素问注证发微》此言厥阴司天之政,有主气,又加以客气,而天时民病治法因之也。凡此厥阴司天之政,乃不及岁,气化运行之生化,成当后天也。又凡诸同正岁者,则气化运行生化,成者当与天同,盖与天之二十四气同之无先后也。

③张介宾《类经》此总结巳亥年厥阴司天六气之化也。后天义见前。诸同正岁者,其气正,其生长化收藏皆与天气相合,故曰运行同天。此虽以上文丁巳丁亥、己巳己亥、乙巳乙亥六气为言,然六十年之气,亦莫不皆然。

④张志聪《黄帝内经集注》不及之岁,气运皆后天时而至。此言厥阴少阳标本之相合也。少阳司天则天气正,少阳在泉则地气正,谓厥阴同少阳之诸正岁。如厥阴在泉,则厥阴之气同少阳司天之运行;厥阴司天,则少阳之气同厥阴司天之运行。故曰:风生高远,炎热从之。盖厥阴少阳标本相合,而厥阴又从少阳之气化也。(眉批)六气之中,止二气相合。又:彼此凡十干,故曰诸。

⑤高士宗《黄帝素问直解》巳亥为厥阴司天之政,凡此丁巳丁亥、癸巳癸亥、己巳己亥、乙巳乙亥、辛巳辛亥,皆主不及,故气化运行,后天时而至,六十岁中,六气司天,气化运行,非先天,即后天,其中诸岁会之年,则同正岁,诸同正岁,气化运行,同于天时。

⑥黄元御《黄元御医书全集》诸同正岁,气化运行同天,如委和之纪、卑监之纪、从革之纪,皆上角与正角同是也。此虽丁巳、丁亥、己巳、己亥、乙巳、乙亥六年如此,而六十岁中,莫不皆然。

⑦张琦《素问释义》诸同正岁,六纪皆有之,于此发其例,生长化收藏与天气相合,无先后之异也。

⑧高亿《黄帝内经素问详注直讲全集》〔批〕此统举厥阴司天之政,气化运行而以天地民物之变验之也。

〔讲〕凡此厥阴风木司天之政,无论为丁巳、丁亥,为癸巳、癸亥,为己巳、己亥,以及乙巳、乙亥、辛巳、辛亥,皆主不及之岁。诸少统运,其当年气化运行,皆后天而至,所谓正岁者,无太过,无不及。凡诸同正岁,其气化运行,同于天干大运不克也,即如天之气以风木司天而先扰地之气,以相火在泉而先。

⑨孟景春等《黄帝内经素问译释》诸同正岁:正岁,岁运没有不及或有余,也就是平气。诸同正岁,指同正角的诸年份。同天:和正常的天时相同。既非"先时而至",亦非"时至而气不至"。

凡是厥阴司天的年份,气化运行比正常天时为迟。若逢平气,则气化运行同于天时。

⑩任廷革《任应秋讲〈黄帝内经〉素问》此句未具体注释,总体概括此段为:(提要)论逢巳、逢亥年为厥阴司天之政,凡此丁巳、丁亥、癸巳、癸亥、己巳、己亥、乙巳、

乙亥、辛巳、辛亥十年,皆主不及之岁也。

⑪张灿玾等《黄帝内经素问校释》诸同正岁,气化运行同天:《类经》二十六卷第十七注"诸同正岁者,其气正,其生长化收藏,皆与天气相合,故曰运行同天。此虽以上下文丁巳、丁亥、己巳、己亥、乙巳、乙亥六岁为言,然六十年之气,亦莫不皆然"。诸同正岁,即上文同正角之年,无太过不及之气,乃属平气。

凡此巳亥年厥阴司天之政,其气不及,后天时而至。上述所谓同正角诸岁,其气化情况,中运与司天之气相同,均为木运平气。厥阴司天,少阳在泉,司天之气扰动,在泉之气正化,司天之风气,生于高远之处,在泉之炎热自下而从之,云归于雨府,湿化之气流行,司天之风气与在泉之火气相合,以为功德,上则应于岁星与荧惑星之光较强(见表11)。

表11　厥阴司天之政

纪年	司天	中运	在泉	运	胜气	复气	运五步										备注
							初之运		二之运		三之运		四之运		终之运		
							客	主	客	主	客	主	客	主	客	主	
丁巳丁亥	厥阴	少角	少阳	风清热	清	热	少角	少角	太徵	太徵	少宫	少宫	太商	太商	少羽	少羽	同正角 天符
癸巳癸亥	厥阴	少徵	少阳	热寒雨	寒	雨	少徵	太角	太宫	少徵	少商	太宫	太羽	少商	少角	太羽	同岁会
己巳己亥	厥阴	少宫	少阳	雨风清	风	清	少宫	太角	太商	少徵	少羽	太角	太角	少商	少徵	太徵	同正角
乙巳乙亥	厥阴	少商	少阳	凉热寒	热	寒	少商	太角	太羽	少徵	少角	太宫	少徵	少商	少宫	太羽	同正角
辛巳辛亥	厥阴	少羽	少阳	寒雨风	雨	风	少羽	少角	太角	太徵	少徵	少宫	太宫	太商	少商	少羽	

⑫方药中等《黄帝内经素问运气七篇讲解》[凡此厥阴司天之政,气化运行后天]"厥阴司天之政",即厥阴风木司天之年。"气化运行后天",指气候与季节不相应,后天时而至,亦即至而不及。全句意即厥阴司天的十年中,由于其年干都是阴干,均属于岁运不及之年,所以各年的气候变化与季节不能完全相应,较正常年份为晚,至而不至。

[诸同正岁,气化运行同天]"正岁",即正常年份。本篇后文云:"运非有余,非不足,是谓正岁,其至当其时也。"这就是说,凡是岁运不是太过,也不是不及,气候与季节完全相应,应至而至的就叫正岁。"诸同正岁",指各个平气之年。"气化运行同天","天",即天时,也就是天之六气在一年中所属的时间,具体说就是指二十四节气。"同天",即气候物候变化与天时一致。这也就是王冰注文中所谓的:"太过岁,运化气行先天时。不及岁,化生成后天时。同正岁,化生成与天二十四气迟

速同,无先后也。"全句意即各个正常年份其气候变化与季节完全相应。应该指出,运气学说中虽然有所谓"三气之纪"的提法,把各个年份区分成平气、不及、太过三类。但是由于在具体运算中,一般都是按年干的阴阳来计算,因此各个年份实际上只有太过和不及两类,不是太过就是不及。只有在运气相合时,其中属于"运太过而被抑",或"运不及而得助"或"岁会"及"同岁会"之年,才是平气之年。平气之年也就是这里所谓的"正岁"。这也就是高世栻注文中所谓的:"六十岁中,六气司天,气化运行,非先天即后天,其中诸岁会之年则同正岁,诸同正岁,气化运行同于天时,不先后也。"由于如此,所以甲子一周六十年中,不论是属于"气化运行先天"的太过之年,或者是属于"气化运行后天"的不及之年,它们之中也都有"正岁"。这也就是说在岁运太过或不及之年中,也都有气候与季节一致的正常年份。"诸同正岁,气化运行同天",从大的方面来说是指六十年中的各个平气之年而言,所以张介宾谓:"诸同正岁者,其气正,其生长化收藏皆与天气相合,故曰运行同天……然六十年之气,亦莫不皆然。"在此处来说,则是指厥阴司天的十年中所属的平气之年而言。厥阴司天之年,一般说属于岁运不及之年,所谓"气化运行后天",但是其中的丁巳、丁亥,"少角与正角同",属于运不及而得助之年,癸巳、癸亥年,"不及而加",属于同岁会之年。因此这些年份也可以构成平气之年而属于"正岁",不一定会出现气候与季节不相应,至而不至的情况。所以原文在谈到"凡此厥阴司天之政,气化运行后天"之后,紧接着就提出了"诸同正岁,气化运行同天"的问题。这一条原文,王冰注解得很清楚。《新校正》所提出的"详此注云同正岁与二十四气同,疑非,恐是大寒日交司气候同"无据,我们仍从王注及高注。

⑬王洪图等《黄帝内经素问白话解》在以上巳、亥的年份里,厥阴风木司天而行使职权的时候,气化不及,气候常比时令到来的晚。但如果逢上述各平气之年,气化就与天时相同了。

⑭郭霭春《黄帝内经素问白话解》同天:生长收藏与天气相合。

凡是厥阴司天行使职权的时候,气化运行比正常的天气为迟。若逢平气,则气化运行都和天时相合。

(2) 天气扰,地气正,风生高远,炎热从之,云趋雨府,湿化乃行,风火同德,上应岁星、荧惑。

①王冰《黄帝内经素问》此句未具体注释。

②马莳《黄帝内经素问注证发微》本篇后云:运非有余,非不足,是谓正岁,其至当其时也。厥阴司天,故天气扰。相火在泉,故地气正。惟天气扰,故风生高远。惟地气正,故炎热从之,至于云趋雨府,湿化乃行。然风火合德,上之所应者,岁星与荧惑也。

③张介宾《类经》风木司天,故天气扰。相火在泉,土得温养,故地气正。木在上,故风生高远。火在下,故炎热从之。上气得温,故云雨作,湿化行。木火同气,故二星当明。

④张志聪《黄帝内经集注》风性动摇,故天气扰。少阳之气运行于中,故地气正。风气在天,故风生高远。少阳之气上与厥阴相合,故炎热从之。风趋雨府,湿化乃行者,从风火之胜制也。风火同归于正,故曰同德,上应岁星荧惑光明。

⑤高士宗《黄帝素问直解》不先后也,厥阴司天,故天气扰。扰,风动也。少阳在泉,故地气正。正,阳和也。风气在天,故风生高远,少阳之气,上合厥阴,故炎热从之,炎热从之,则地气上升,乃为云雨,故云趋雨府,而湿化乃行,司天在泉,风火同德,故上应木之岁星,火之荧惑。

⑥黄元御《黄元御医书全集》厥阴风木司天,故天气扰。少阳相火在泉,故地气正(土得火生故也)。风生高远者,司天之气也。炎热从之者,司地之气也。热则化湿,所谓火生土也。少阳司地,水土温暖,故云趋雨府,湿化乃行。

⑦张琦《素问释义》司天风木不及,土气少制,故湿化乃行。

⑧高亿《黄帝内经素问详注直讲全集》〔讲〕正扰则性动,是以风生高远,正则气旺,是以炎热从之也,兼火生土,土主湿,故云趋雨府,湿化乃行焉。巳亥之纪,司天之风,木与在泉之相火合德仰观,天象则岁星荧惑同明。

⑨孟景春等《黄帝内经素问译释》风生高远:厥阴风木司天,故风生于高远之处。张志聪:"风气在天,故风生高远。"

风木司天天气扰乱,少阳在泉地气正常,风气发生于司天,在泉炎热之气从之,湿土之气敷布化育,风火配合发挥作用,其上应的为木星和火星。

⑩任廷革《任应秋讲〈黄帝内经〉素问》此句未具体注释,总体概括此段为:(提要)论逢巳、逢亥年为厥阴司天之政,凡此丁巳、丁亥、癸巳、癸亥、己巳、己亥、乙巳、乙亥、辛巳、辛亥十年,皆主不及之岁也。

⑪张灿玾等《黄帝内经素问校释》扰:在此有扰乱、扰动的意思。《广韵》:"乱也。"吴崑注:"风性动扰。"地气正:《类经》二十六卷第十七注"相火在泉,土得温养,故地气正"。风生高远,炎热从之:厥阴司天,故风生于高远之处。少阳在泉,炎热之气在下从之,则风生于上,火从于下。

厥阴司天,少阳在泉,司天之气扰动,在泉之气正化,司天之风气,生于高远之处,在泉之炎热自下而从之,云归于雨府,湿化之气流行,司天之风气与在泉之火气相合,以为功德,上则应于岁星与荧惑星之光较强。

⑫方药中等《黄帝内经素问运气七篇讲解》[天气扰,地气正]"天气",指司天之气。"扰",指扰动。高世栻注:"扰,风动也。""地气",指在泉之气。"正",高世栻注:"正,阳和也。"全句意即厥阴司天之年,少阳在泉。厥阴主风,所以上半年风气偏胜,气候偏温。少阳主火,所以下半年阳气偏胜,气候偏热。

[风生高远,炎热从之]这是承上句言。意即厥阴司天,风气偏胜。司天之气对全年均有一定影响,所以原文谓"风生高远"。少阳在泉,火气偏胜,由于司天之气主要管上半年,在泉之气主要管下半年,所以在气候变化上先是出现风气偏胜,然后才出现火气偏胜,因此原文谓"炎热从之"。

[云趋雨府,湿化乃行]"云趋雨府",即阴云密布。"湿化乃行",即雨湿流行。为什么厥阴风木司天,少阳相火在泉之年会出现云雨情况?历代注家解释都不甚清楚。张介宾注:"上气得温,故云雨作,湿化行。"没有把问题说清楚。马莳注:"至于云趋雨府,湿化乃行,此风火合德,上之所应者,岁星与荧惑也。"只是在原文上加几个虚字,等于不注。高世栻注:"地气上升,乃为云雨,故云趋雨府,湿化乃行。"也没有把问题讲清楚。张志聪注:"云趋雨府,湿化乃行者,从风火之胜制也。"张氏以"胜制"来解,这是对的,但比较简略。我们原则上同意张志聪的注解,即认为由于胜制的原因,所以才出现了"云趋雨府,湿化乃行"的云雨现象。这就是说厥阴司天之年,少阳在泉,全年气候变化以风热偏胜为特点。上半年风气偏胜,风可以胜湿,所以上半年雨水减少,应湿不湿。下半年火气偏胜,冬天里应寒不寒,水气不及,水不及则土来乘之,所以"云趋雨府,湿化乃行",雨水偏多。因此原文在"风生高远,炎热从之"句后,紧接着就提出"云趋雨府,湿化乃行"的问题。这实际上是自然气候变化中的一种自调现象。

[风火同德,上应岁星荧惑]"风火同德",指厥阴风木司天之年,少阳相火在泉。这一年气候特点上半年风气偏胜,下半年火气偏胜。在风气和火气的相互作用和影响下,全年气候以风热为特点。"上应岁星荧惑","岁星",即木星。"荧惑",即火星。此句意即这一年的气候变化与天体上的木星和火星活动变化密切相关。

⑬王洪图等《黄帝内经素问白话解》风木司天,故天气扰动;少阳在泉,因而地气正常。司天的风气在上,在泉的火热之气相随,故地气蒸腾,上升为云,而有雨水下降,于是湿土之气得以敷布流行。风火二气共同主持一年的气候,与它相应的天上的岁星、荧惑放出明亮的光芒。

⑭郭霭春《黄帝内经素问白话解》风生高远,炎热从之:木在上,故风生高远之处,火在下,炎热之气在下从之。

风木司天,所以天气扰乱。少阳在泉,所以地气正常。木在上,所以风生高远。火在下,所以炎热从之。云向雨府,象征湿土之气,敷布流行,这是风火协同的作用。它相应于上的是岁星(木)、荧惑(火)二星。

(3) 其政挠,其令速,其谷苍丹,间谷言太者,其耗文角品羽。

①王冰《黄帝内经素问》此句未具体注释。

②马莳《黄帝内经素问注证发微》木之政挠,火之令速,其谷苍丹,苍为木而丹为火,木司天而火司地,乃天地正气所化也。若间谷,则以在泉为太者之间色命之,盖厥阴为少,寅申为太,左间阳明之色白,右间太阴之色黄也。其耗竭类物,则有文角品羽虫为患耳。

③张介宾《类经》风政挠,火令速。苍应司天,丹应在泉。前阳明之政曰:其耗白甲品羽。

④张志聪《黄帝内经集注》挠者,风之政。速者,火之令也。苍丹之谷,感司天在泉之气而成熟者。间谷者,言左之少阴而下,右之太阳而下,感左右之间气而成。

文角品羽,感司天在泉之气而生育者,不过文品之毛虫羽虫,又不能生聚而耗散也。

⑤高士宗《黄帝素问直解》其政挠,风政也。其令速,火令也,其谷苍丹,木火之岁谷也。厥阴司天,右少阴,左太阳,皆主太,故右左间谷言太者成熟也。厥阴司天,其气主少,故文彩之羽毛,角木之品类,皆耗散而不蓄聚也。

⑥黄元御《黄元御医书全集》风飘于上,故其政挠。火炎于下,故其令速。肝主筋而属木,角者肝之所结,木主五色,故曰文角。品羽者,羽毛之美丽者也(其品贵重,故曰品羽)。羽虫属火,厥阴司天少阳在泉之政,气化运行后天(岁运皆不及也),木火不及,故文角品羽属火属木之美者,悉为耗减也。

⑦张琦《素问释义》挠者,风木之象。速者,相火之性。

⑧高亿《黄帝内经素问详注直讲全集》〔注〕挠,木政也。速,火令也。耗,耗虫也。文角,秉木气而生,品羽从火气而化者也。

〔讲〕言乎其政,则应风而动扰;言乎其令,则应火而急速下;验五谷,则苍丹合色。且玄黅白三者之间,谷皆气足充完,而称其大也;更有耗败粢盛之虫,如木气所化之文角,火气所化之品羽焉。

⑨孟景春等《黄帝内经素问译释》挠:扰乱。

风行使的职权是扰乱的,火的命令是急速的,感受司天在泉之气而成熟的谷物是深青色和红色,间谷是感受太过的间气而成熟的,角虫和羽虫的生长受到影响而耗损。

⑩任廷革《任应秋讲〈黄帝内经〉素问》此句未具体注释,总体概括此段为:(提要)论逢巳、逢亥年为厥阴司天之政,凡此丁巳、丁亥、癸巳、癸亥、己巳、己亥、乙巳、乙亥、辛巳、辛亥十年,皆主不及之岁也。

⑪张灿玾等《黄帝内经素问校释》挠:挠动的意思。其耗文角品羽:吴崑注"其耗盛之虫文角品羽。文角从厥阴木气所化,品羽从少阳火气所化"。义不详,吴注亦难理解,待考。

司天之政扰动,在泉之令迅速,其在谷类应于青色与赤色者,间谷则为借间气太过而得成熟者,易耗损具有纹角虫类及羽虫类动物。

⑫方药中等《黄帝内经素问运气七篇讲解》[其政挠,其令速]"挠",音义皆同扰。"速",指快速。全句意即厥阴风木司天之年,少阳相火在泉,风主动,所以原文谓"其政挠";火性速,所以原文谓"其令速"。张介宾注此云:"风政扰,火令速。"即属此义。

[其谷苍丹]"苍",此指青色谷物。"丹",此指红色谷物。"其谷苍丹",意即厥阴司天之年,少阳相火在泉,上半年风气偏胜,气候偏温,有利于青色谷物的生长;下半年火气偏胜,气候偏热,有利于红色谷物的生长。因此这一年苍谷和丹谷生长较好而成为该年的岁谷。

[间谷言太者]"间谷",即感间气所生的谷物。"言太",即前文所谓的"命太"。根据王冰注文,亦即太过之年的间气所化生之谷物。全句意即厥阴司天之年的十

年均属岁运不及之年,因此这十年中从饮食与治疗的关系方面来说,只能考虑岁谷,亦即"其谷苍丹"的问题。至于间谷,由于"间谷命太"的原因,厥阴风木司天的十年无太过之年,因此不存在"间谷命太"的问题。关于"间谷命太"的问题,我们在"阳明之政"的讲解中,已经作过比较详细的分析和讨论。

[其耗文角品羽]"耗",指耗损或消耗。"文角",即毛虫。"品",有标准之义,此处作胎孕生长正常良好解。"羽",指羽虫。"其耗文角品羽",意即厥阴风木司天之年,少阳相火在泉,上半年风气偏胜,气候偏温,下半年火气偏胜,气候偏热。《五常政大论》中述:"同者盛之,异者衰之。""厥阴司天,毛虫静,羽虫育,介虫不成。""少阳……在泉,羽虫育,介虫耗,毛虫不育。"根据这一规律,属于木类的毛虫,由于其胎孕生长以气候温和的气候条件为好,而少阳在泉,气候过热,所以"毛虫不育",本篇谓"其耗文角"。与其相反,属于火类的羽虫,由于其胎孕生长以炎热气候为好,所以"少阳在泉,羽虫育",本篇谓"品羽"。

⑬王洪图等《黄帝内经素问白话解》司天风气的表现是扰动,在泉火气的表现是急速。与它相应的谷物是青、红两种颜色的谷物。间谷,是感受太过的间气而成熟的谷物。在这样的气候条件下,角虫和羽虫很少繁殖因而受到耗损。

⑭郭霭春《黄帝内经素问白话解》挠:扰动、扰乱。

风的职权是扰乱的,火的作用是急速的,其应于谷物是深青色和红色,间谷是感受太过的间气而成熟的。

(4)风燥火热,胜复更作,蛰虫来见,流水不冰。

①王冰《黄帝内经素问》此句未具体注释。

②马莳《黄帝内经素问注证发微》燥胜风,热复燥,胜复更作,蛰虫来见,流水不冰。

③张介宾《类经》风甚则燥胜,燥胜则热复,故胜复更作如是。

④张志聪《黄帝内经集注》胜复更作者,谓炎热从之于上,而复相乘于气交之中也。蛰虫来见,流水不冰,相火之在泉也。

⑤高士宗《黄帝素问直解》厥阴司天,风气主之,始则金之燥气胜,既则火之热气复,故风燥火热,胜复更作,燥胜热复,则蛰虫来见,而流水不冰。

⑥黄元御《黄元御医书全集》风木克土则燥胜之,燥胜则火复而生热,寒水凌火则湿胜之,湿胜则风复而生燥,故风燥火热,胜复更作,其应为蛰虫来见,流水不冰。

⑦张琦《素问释义》金胜火复,视其气而更作。少阳在泉,故蛰虫见而水不冰。

⑧高亿《黄帝内经素问详注直讲全集》〔讲〕至若司天之风木,惟燥能胜,胜风之燥金,惟热能复,此风燥火热胜复更作,而蛰虫为之来见,流水为之不冰。

⑨孟景春等《黄帝内经素问译释》风燥火热,彼此胜复交争,所以应该蛰伏的虫类反而活动于外,水流动而不能结冰。

⑩任廷革《任应秋讲〈黄帝内经〉素问》此句未具体注释,总体概括此段为:(提

要)论逢巳、逢亥年为厥阴司天之政,凡此丁巳、丁亥、癸巳、癸亥、己巳、己亥、乙巳、乙亥、辛巳、辛亥十年,皆主不及之岁也。

⑪张灿玾等《黄帝内经素问校释》风气燥气,火气热气,互为胜复,交替发作,蛰虫出现,流水不能结冰。

⑫方药中等《黄帝内经素问运气七篇讲解》"风燥火热","风",指风气偏胜。"燥",指燥气、凉气来复。"火热",指燥气、凉气偏胜时,火热之气又对燥凉之气来复。用五行概念来说,风属木,燥属金,热属火。"风燥火热",即木气偏胜时,金来克木;金气偏胜时,火又克金。这就是原文所谓的:"风燥火热,胜复更作。"张介宾注云:"风甚则燥胜,燥胜则热复,故胜复更作如是。"亦即此义。至于"蛰虫来见,流水不冰",则是指厥阴风木司天之年,少阳相火在泉,冬天里气候偏热,应寒不寒,应藏不藏的自然景象而言。

⑬王洪图等《黄帝内经素问白话解》风燥火热之气胜复交替发作,使蛰藏的虫子又出来活动,流水不能够结冰。

⑭郭霭春《黄帝内经素问白话解》风燥火热,彼此胜负交争,蛰伏的虫类又出见于外,流水不能结冰。

(5)热病行于下,风病行于上,风燥胜复形于中。

①王冰《黄帝内经素问》此句未具体注释。

②马莳《黄帝内经素问注证发微》相火在泉,故热病行于下,风木司天,故风病行于上,其风燥胜复形之于中也。

③张介宾《类经》上下之气,持于气交也。

④张志聪《黄帝内经集注》感风气则病行于上,感热气则病行于下,风燥胜复相乘,则形见于气交之中。愚谓行于上行于下,又曰形于中而不曰病,盖谓风火之气行于上下而复交于中也。炎热从之于上者,子从母也。胜复更作者,厥阴之气复下归于正也。故厥阴在泉,则地气正。今厥阴司天而天气亦正,斯谓之诸同正岁。(眉批)丹黅苍素玄,天之气色也。其谷苍丹者,谓果谷草木昆虫生于天之六气,而成于地之五行也。又:诸上见厥阴,左少阴,右太阳,二气皆主太。分而中,合而分者,二气环转乎地之外,复贯乎地之中,故曰行于上行于下。更,叶庚。

⑤高士宗《黄帝素问直解》少阳司地,故热病行于下,厥阴在天,故风病行于上,风气司天,燥胜火复,故风燥胜复形于中。

⑥黄元御《黄元御医书全集》相火在地,故热病行于下。风木在天,故风病行于上。风火之气持于气交,故风热胜复行于中也。

⑦张琦《素问释义》下,谓岁半以后。上,谓岁半以前。中,谓气交也。

⑧高亿《黄帝内经素问详注直讲全集》〔讲〕斯时也,民感为病,因相火在下,热病即行于下,风气在上,风病即行于上,由是风以胜之,燥以复之,风燥胜复,上下相争,而亦必为之形于中焉。

⑨孟景春等《黄帝内经素问译释》人们热病多发生在下部,风病多发生在上

部,风燥与火热之气互相胜复交争于中部。

⑩任廷革《任应秋讲〈黄帝内经〉素问》此句未具体注释,总体概括此段为:(提要)论逢巳、逢亥年为厥阴司天之政,凡此丁巳、丁亥、癸巳、癸亥、己巳、己亥、乙巳、乙亥、辛巳、辛亥十年,皆主不及之岁也。

⑪张灿玾等《黄帝内经素问校释》热病生于人之下部,风病生于人之上部,风气与燥气则互为胜复,见于人体中部。

⑫方药中等《黄帝内经素问运气七篇讲解》"热病",即火气偏胜的疾病。"下",指下半年。"风病",即风气偏胜的疾病。"上",指上半年。"风燥胜复",指风气偏胜时,燥凉之气来复;就人体疾病来说,也就是肝气偏胜时,肺气来复。"中",指上半年和下半年之间。全句意即厥阴风木司天之年,少阳相火在泉。上半年风气偏胜,气候偏温,所以人体疾病上半年也以风病较多。这就是原文所谓的"风病行于上"。下半年火气偏胜,气候炎热,所以人体疾病下半年也以热病较多。这也就是原文所谓的"热病行于下"。上半年风气偏胜,由于胜复原因,燥气来复,因此在上半年和下半年之间,有时也会出现暴凉的气候变化,表现在人体疾病方面,在肝气偏胜的同时,有时也可以出现肺气偏胜的病理变化。这也就是原文所谓的"风燥胜复形于中"。

⑬王洪图等《黄帝内经素问白话解》人们的易患疾病多为:热病发生在下部,风病发生在上部,风燥与火热之气相互交争在中部。

⑭郭霭春《黄帝内经素问白话解》人们的热病多趋于下部,风病多趋于上部,风燥之气,胜复相争,复呈现于中部。

第四十九解

(一)内经原文

初之气,寒始肃,杀气方至。民病寒于右之下。

二之气,寒不去,华雪水冰,杀气施化,霜乃降,名草上焦,寒雨数至,阳复化。民病热于中。

三之气,天政布,风乃时举。民病泣出,耳鸣,掉眩。

四之气,溽暑湿热相薄[注],争于左之上。民病黄瘅,而为胕肿。

五之气,燥湿更胜,沉阴乃布,寒气及体,风雨乃行。

终之气,畏火司令,阳乃大化,蛰虫出见,流水不冰,地气大发,草乃生,人乃舒。其病温厉。必折其郁气,资其化源,赞其运气,无使邪胜。

[注]相薄:郭霭春《黄帝内经素问校注》、张灿玾等《黄帝内经素问校释》、孟景春等《黄帝内经素问译释》、人民卫生出版社影印顾从德本《黄帝内经素问》此处为"相搏";方药中等《黄帝内经素问运气七篇讲解》此处为"相薄"。"薄"同搏,相搏,指相互作用,故此处"薄"通"搏"。

(二)字词注释

(1)溽暑

①王冰《黄帝内经素问》此词未具体注释。

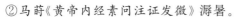

②马莳《黄帝内经素问注证发微》溽暑。

③张介宾《类经》此词未具体注释。

④张志聪《黄帝内经集注》溽暑。

⑤高士宗《黄帝素问直解》溽暑。

⑥黄元御《黄元御医书全集》少阴君火司令,四之主气为太阴湿土,故溽暑至。

⑦张琦《素问释义》溽暑。

⑧高亿《黄帝内经素问详注直讲全集》〔讲〕溽暑。

⑨孟景春等《黄帝内经素问译释》气候炎热而又潮润。

⑩任廷革《任应秋讲〈黄帝内经〉素问》此词未具体注释。

⑪张灿玾等《黄帝内经素问校释》暑湿。

⑫方药中等《黄帝内经素问运气七篇讲解》"溽",指湿润之气。"暑",指火热之气。

⑬王洪图等《黄帝内经素问白话解》炎暑。

⑭郭霭春《黄帝内经素问白话解》溽暑。

（2）黄瘅

①王冰《黄帝内经素问》此词未具体注释。

②马莳《黄帝内经素问注证发微》黄瘅。

③张介宾《类经》瘅音丹,又上声。

④张志聪《黄帝内经集注》黄瘅。

⑤高士宗《黄帝素问直解》黄瘅。

⑥黄元御《黄元御医书全集》黄瘅。

⑦张琦《素问释义》黄瘅。

⑧高亿《黄帝内经素问详注直讲全集》〔讲〕黄疸。

⑨孟景春等《黄帝内经素问译释》黄疸。

⑩任廷革《任应秋讲〈黄帝内经〉素问》此词未具体注释。

⑪张灿玾等《黄帝内经素问校释》黄疸。

⑫方药中等《黄帝内经素问运气七篇讲解》"黄瘅",即黄疸。

⑬王洪图等《黄帝内经素问白话解》黄疸。

⑭郭霭春《黄帝内经素问白话解》黄疸。

（3）温厉

①王冰《黄帝内经素问》此词未具体注释。

②马莳《黄帝内经素问注证发微》温厉。

③张介宾《类经》时寒气热,故病温厉。

④张志聪《黄帝内经集注》温厉。

⑤高士宗《黄帝素问直解》温且厉。厉,暴厉也。

⑥黄元御《黄元御医书全集》温厉。

⑦张琦《素问释义》温厉。

⑧高亿《黄帝内经素问详注直讲全集》〔讲〕温厉。

⑨孟景春等《黄帝内经素问译释》温病疫疠。

⑩任廷革《任应秋讲〈黄帝内经〉素问》此词未具体注释。

⑪张灿玾等《黄帝内经素问校释》温热疫疠。

⑫方药中等《黄帝内经素问运气七篇讲解》"温",即温病。"厉",即疠,疫疠,指急性热性传染病,亦即温病流行一方者。

⑬王洪图等《黄帝内经素问白话解》具有传染性质的温疫。

⑭郭霭春《黄帝内经素问白话解》温病。

(三)语句阐述

(1)初之气,寒始肃,杀气方至。民病寒于右之下。

①王冰《黄帝内经素问》此句未具体注释。

②马莳《黄帝内经素问注证发微》初之主气,本厥阴风木也,而阳明燥金客气加之,则寒气始肃,金主西方也。

③张介宾《类经》燥金用事也。金位西方,金王则伤肝,故寒于右之下。

④张志聪《黄帝内经集注》初之气乃阳明清金司令,故寒始肃而杀气方至。民病寒于右之下,谓阳明之间气在在泉少阳之右也。

⑤高士宗《黄帝素问直解》初之客气阳明燥金,故寒始肃,而杀气方至,肃杀之气近于寒,故民病寒于右之下。盖初之客气,从地气而右迁,阳明居少阳之右,而在少阳之下,故曰右之下。上太阳阳明少阳,太阴少阴,皆言地气迁。至此厥阴不言地气迁,则曰右之下,以明地气迁者,从在泉之位之右,在泉之位之下,而迁之,以为客气加临之始也。

⑥黄元御《黄元御医书全集》初之气,阳明燥金司令,故肃杀之政行。金位西方,自右下降,故民病寒于右之下。

⑦张琦《素问释义》初气主风木,客燥金,金气凉,故病寒。于右之下未详,盖衍字也。

⑧高亿《黄帝内经素问详注直讲全集》〔批〕此统举厥阴司天之六气而详其证治也。

〔注〕病右下者,以肺属金而居右,肺自为病也。下者,金性重而下沉也。

〔讲〕至若厥阴司天之纪,六气分应,各有证见,虽初之主气,仍是厥阴风木而初之客气,则阳明燥金也。然金位秋而初之客气临之,兼金性寒,令主肃杀,此寒姑肃杀,其气方至。民感为病,多中燥金客气,证见右肺之下阴寒凝结而沉重也。

⑨孟景春等《黄帝内经素问译释》民病寒于右之下:左边为东方风木,右边为西方燥金。初之气阳明清凉之气加临,所以相应的人体在右下部发生寒病。《素问释义》以为"于右之下"四字衍。

初之气,阳明清凉之气加临,寒气严肃,杀气方来。人们右下部多生寒病。

⑩任廷革《任应秋讲〈黄帝内经〉素问》此句未具体注释,总体概括此段为:(提要)论逢巳、逢亥年为厥阴司天之政,凡此丁巳、丁亥、癸巳、癸亥、己巳、己亥、乙巳、乙亥、辛巳、辛亥十年,皆主不及之岁也。

⑪张灿玾等《黄帝内经素问校释》民病寒于右之下:人们易患寒病于右侧下方。吴崑注:"金位在右,其性镇重,故病右之下。"指人体面南而立,左为东方应木,右为西方应金,客气初之气为阳明燥金,故病于此。

初之气,主气为厥阴风木,客气为阳明燥金,寒气开始严厉,杀伐之气方来。人们易患寒病于右侧下方。

⑫方药中等《黄帝内经素问运气七篇讲解》[初之气,寒始肃,杀气方至]以上是叙述厥阴风木司天之年在气候及物候变化上的大体情况,以下所述的则是厥阴风木司天之年六步主时每一步气候及物候变化的具体情况。兹将厥阴风木司天之年的司天在泉四间气图示(见图6)。

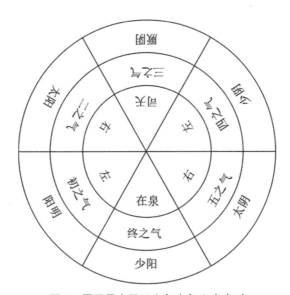

图6　厥阴风木司天之年客气六步主时

"初之气",指厥阴风木司天之年,其客气加临的初之气为阳明燥金。"寒始肃,杀气方至","寒",指寒冷;"肃",指清肃;"杀",指肃杀。此处是指春天里气候偏凉,应生不生,反而出现清凉如秋的肃杀气象。全句意即厥阴风木司天之年,初之气为阳明燥金用事。阳明主凉,所以初之气所属的这一段时间中,亦即在该年大寒以后至春分以前,大约在1月中旬至3月中旬这一段时间中,气候偏凉,春行秋令,自然界一片清凉肃杀,毫无生意。

[民病寒于右之下]"病寒",即患寒病。"右之下"三字,不太好理解,注家解释也不一致。一种解释是:"右",主西方,西方在五行上属于金,金主杀,故前文言"寒

始肃,杀气方至",此处言"民病寒于右之下"。这种解释以张介宾、马莳为代表。张注云:"金位西方,金王则伤肝,故寒于右之下。"马莳云:"初之主气本厥阴风木也,而阳明燥金客气加之,则客气始肃,杀气方至,民病寒于右之下,金主西方也。"另一种解释是:认为厥阴风木司天之年,初之气客气是阳明燥金。阳明燥金在在泉之气少阳相火之右,因此谓"民病寒于右之下"。这一种解释以张志聪、高世栻为代表。张志聪注:"初之气,乃阳明燥金司令,故寒始肃而杀气方至,民病寒于右之下,谓阳明之间气在在泉少阳之右也。"高世栻注:"初之客气阳明燥金,故寒始肃而杀气方至,肃杀之气近于寒,故民病寒于右之下,盖初之客气,从地气而右迁,阳明居少阳之下,故曰右之下。"上述两种解释,我们基本上同意后者,但认为有必要进一步把问题说清楚。我们认为,这里所说"右",是指司天右间。厥阴司天之年,司天的右间是太阳。厥阴司天之年,少阳相火在泉。在泉的左间是阳明。这也就是《五运行大论》中所述:"诸上见厥阴,左少阴,右太阳……所谓面北而命其位。""厥阴在上,则少阳在下,左阳明,右太阴……所谓面南而命其位。"因此这里所说的"右之下",应该是指司天右间太阳之下。太阳之下是在泉左间阳明,在泉左间也是初之气所在处。因此"右下之",质言之,也就是指初之气。"民病寒于右之下",意即厥阴风木司天之年,初之气所属这一段时间中,由于气候偏凉,所以人体容易感受寒邪而发生寒证。张志聪、高世栻对此句以初之气,阳明燥金用事来理解完全是对的,但他们把阳明解释成少阳之右则不对了,因为按照《内经》对司天在泉四间气在方向上的定位方法,厥阴司天之年,初之气阳明燥金不是在少阳之右而是在少阳之左。我们前面所引《五运行大论》原文,即其明证。在此提出我们的看法,以与读者共商。

⑬王洪图等《黄帝内经素问白话解》初之气,主气是厥阴风木,客气是阳明燥金,金气清凉肃杀,因而寒气严厉,杀气到来。人们身体的右下部易生寒病。

⑭郭霭春《黄帝内经素问白话解》初之气,寒气急,肃杀之气才来,人们多患右胁之下感觉寒冷之病。

(2) 二之气,寒不去,华雪水冰,杀气施化,霜乃降,名草上焦,寒雨数至,阳复化。民病热于中。

①王冰《黄帝内经素问》此句未具体注释。

②马莳《黄帝内经素问注证发微》二之主气,本少阴君火也,而太阳寒水客气加之,则寒不去,霜降草焦,至于阳气复化,则民病当为热中也。

③张介宾《类经》太阳用事,故其气候如此。然以寒水之客,加于君火之主,其气必应,故阳复化。客寒外加,火应则热于中。

④张志聪《黄帝内经集注》二之间气乃太阳寒水,是以寒不去而霜乃降。二之主气乃少阴君火,而寒水加临于上,是以名草上焦,而阳复化于下也。民病热中者,君火之气为寒气郁于内也。

⑤高士宗《黄帝素问直解》华,花同。二之客气,太阳寒水,故寒不去,犹有华

雪水冰。华雪,雪华也。水冰,水上冰也。杀气,寒气也。寒气施化,则霜乃降,而名草上焦。名草上焦,由于寒雨之数至,客气值太阳之寒,主气乃少阴之热,故阳复化,而民病热于中。

⑥黄元御《黄元御医书全集》二之气,太阳寒水司令,当君火主气之时而寒不去,杀气施化,霜降草焦,雨雪飘零。客寒外袭,闭其君火主气,故阳气复化,病热于中。阳复化者,阳化在内,不得外达也。

⑦张琦《素问释义》二气主君火,客寒水,故寒不去。阳复化句疑有误。客寒外加君火被抑,不当云复化。复,疑不字之说。火郁故民病热中。

⑧高亿《黄帝内经素问详注直讲全集》〔讲〕由初之气以推二之气,主则君火客为寒水,其时火不敌水,火为水制,故寒不能去,华雪水冰,杀气施化,霜乃为之降,虽名草亦因寒凋,而上焦且寒,雨为之数至矣,纵主气君火用事,阳气化复而阳不敌阴,火被水郁民感为病,多主热中之证也。

⑨孟景春等《黄帝内经素问译释》二之气,太阳寒水之气加临,所以寒气不去,雪花纷飞,河水结冰,肃杀之气施化,寒霜下降,芳草为之焦头,寒雨数度下降,阳气又复散发。人们发病为热郁于内部。

⑩任廷革《任应秋讲〈黄帝内经〉素问》此句未具体注释,总体概括此段为:(提要)论逢巳、逢亥年为厥阴司天之政,凡此丁巳、丁亥、癸巳、癸亥、己巳、己亥、乙巳、乙亥、辛巳、辛亥十年,皆主不及之岁也。

⑪张灿玾等《黄帝内经素问校释》华雪:雪花。"华"同"花"。

二之气,主气为少阴君火,客气为太阳寒水,所以寒冷之气不去,雪花飘,水成冰,杀伐之气施化,霜乃降下,草类上部干焦,寒冷的雨水时常降下,若阳气来复则人们易患内部热证。

⑫方药中等《黄帝内经素问运气七篇讲解》[二之气,寒不去]"二之气",指厥阴风木司天之年,其客气加临的二之气为太阳寒水。"寒不去",指二之气这一段时间中,亦即在春分以后至小满以前,大约在3月中旬至5月中旬这一段时间中,虽然从主气来说是少阴君火主事,气候应该逐渐转热,但是由于客气是太阳寒水,因此气候仍然偏寒,所以原文谓:"二之气,寒不去。"

[华雪水冰]"华",音义均可同"花"。"华雪",即雪花。"水冰",即水冻成冰。高世栻注:"华,花同。二之客气太阳寒水,故寒不去,犹有华雪水冰,华雪,雪华也。"此句意即厥阴风木司天之年,二之气,太阳寒水用事,春行冬令,气候仍然十分寒冷。

[杀气施化]"杀气",指肃杀之气,此处指生物由于气候严寒,应长不长。"施",有实施、施加、给予之义。"杀气施化",意即厥阴风木司天之年,二之气太阳寒水主事,气候寒冷,寒凝肃杀之气影响了自然界正常的生化现象,生物应生不生,应长不长,春行冬令,气候严重反常。

[霜乃降,名草上焦]"霜乃降",指气候寒凉,天降冷霜。"名草上焦",指植物枯

萎,应生不生,应长不长。全句意即厥阴风木司天之年,二之气是太阳用事,气候寒冷,植物不生不长,反而枯焦似秋冬。

[寒雨数至,阳复化]"寒雨数至",指寒冷之气不断来袭。"阳复化",指由于胜复以及主气的影响,水气偏胜气候寒凉时,火被水乘之,土来复之。因此在经常出现寒潮的同时,气候也可以夹杂出现炎热的变化。这也就是说,二之气,主气是少阴君火,本来气候应该逐渐转热,但由于客气是太阳寒水,所以气候反偏于寒凉。由于胜复原因以及主气少阴君火的影响,所以这一段时间中有时也会出现热象。张介宾注此云:"太阳用事,故其气候如此。然以寒水之客,加以君火之主,其气必应,故阳复化。"张志聪注此云:"二之间气,乃太阳寒水,是以寒不去而霜乃降。二之主气乃少阴君火,而寒水加临于上,是以名草上焦而阳复化于下也。"均属此义。

[民病热于中]"热",即定性属于火热的病症。"中",有在内之义。"民病热于中",意即厥阴风木司天之年,二之气这一段时间中,主气是少阴君火,气候应热,客气是太阳寒水,气候应寒,人体亦应之。因此,容易出现表寒里热或热郁于里的里热病证。

⑬王洪图等《黄帝内经素问白话解》二之气,主气是少阴君火,客气是太阳寒水,寒气不去,雪花纷飞,河水结冰。肃杀之气发挥作用,寒霜下降,草类的尖梢干枯,寒冷的雨水时常降下。因为少阴君火主时,所以阳气恢复后,人们易发生里热病。

⑭郭霭春《黄帝内经素问白话解》华雪:白雪。

二之气,寒气不去,白雪纷飞,河水结冰,肃杀之气发挥作用,冷霜降下,草类尖梢干枯,寒雨屡降。由于少阴君火主时,阳气又复散发,人们多患内部郁热。

(3)三之气,天政布,风乃时举。民病泣出,耳鸣,掉眩。

①王冰《黄帝内经素问》此句未具体注释。

②马莳《黄帝内经素问注证发微》三之主气,本少阳相火也,而厥阴风木客气加之,则天政布,风乃时举,民病为泣出,为耳鸣,为掉眩,皆风之为病也。

③张介宾《类经》厥阴司天用事也。风木之气见证也。

④张志聪《黄帝内经集注》三之气乃司天之风气主令,是以天政布,风乃时举。乃风病行于上也。

⑤高士宗《黄帝素问直解》三之客气,厥阴风木,气合司天,故天政布,而风乃时举,泣出耳鸣掉眩,皆风病也。

⑥黄元御《黄元御医书全集》三之气司天,厥阴风木司令,故天政布,风乃时举。肾主五液,入肝为泪,泣出耳鸣掉眩者,皆风木之病也。

⑦张琦《素问释义》主相火,客风木即司天之气,故耳。

⑧高亿《黄帝内经素问详注直讲全集》〔讲〕由二之气以推三之气,主则湿土,客为风木,加以司天之气相同,故天政敷布风乃时举,民感为病,则火因风动,风应肝,肝热而泣出,兼耳鸣掉眩诸风之证,从此见矣。

⑨孟景春等《黄帝内经素问译释》三之气,司天之气行使权力,风气时起。人们发病为眼睛流泪,耳内鸣响,头昏目眩。

⑩任廷革《任应秋讲〈黄帝内经〉素问》此句未具体注释,总体概括此段为:(提要)论逢巳、逢亥年为厥阴司天之政,凡此丁巳、丁亥、癸巳、癸亥、己巳、己亥、乙巳、乙亥、辛巳、辛亥十年,皆主不及之岁也。

⑪张灿玾等《黄帝内经素问校释》三之气,主气为少阳相火,客气为厥阴风木,司天之政布化,大风时起,人们易患两目流泪,耳鸣,头目眩晕等病。

⑫方药中等《黄帝内经素问运气七篇讲解》[三之气,天政布,风乃时举]"三之气",指厥阴风木司天之年,其客气的三之气为厥阴风木。"天政布",即司天之气布于四方。"风乃时举",即由于厥阴主风,所以这一年风气偏胜。其中又以上半年,特别是在三之气所属的这一段时间中,亦即在小满至大暑以前,大约在5月中旬至7月中旬这一段时间中,风气尤为偏胜,气候也转为温热。

[民病泣出耳鸣掉眩]"泣出",即流泪。"耳鸣",即耳作轰鸣或蝉鸣。"掉",即肢体抽搐。"眩",即眩晕。"眩",同旋;"晕",同运。"眩晕",亦作旋运,即头晕目眩,天旋地转,如坐舟车。这些病证,从定位来说都可以定位在肝。从定性来说都可以定性为风。全句意即厥阴风木司天之年,风气偏胜,特别是三之气所属的这一段时间中,风气尤甚。因此人体也容易外感风邪,或由于气候原因肝气偏胜而在临床上发生上述病证。

⑬王洪图等《黄帝内经素问白话解》三之气,主气是少阳相火,客气是厥阴风木,也就是司天之气,因而时常刮大风,人们容易患眼睛流泪、耳鸣、头晕、目眩、肢体振摇抽搐等病证。

⑭郭霭春《黄帝内经素问白话解》三之气,司天运气行使权力,所以经常起风,人们多患眼睛流泪、耳鸣、头晕眩等。

(4)四之气,溽暑湿热相薄,争于左之上。民病黄瘅,而为胕肿。

①王冰《黄帝内经素问》此句未具体注释。

②马莳《黄帝内经素问注证发微》四之主气,本太阴湿土也,而少阴君火客气加之,则溽暑湿热相薄,争于左之上,盖厥阴司天之左间亦少阴热气,故争于左之上,民病当为黄瘅而胕肿也。

③张介宾《类经》以君火之客,加于太阴之主,四气为天之左间,故湿热争于左之上。此湿热之为病也。胕肿,肉浮肿也,与足跗之跗不同。瘅音丹,又上声。

④张志聪《黄帝内经集注》四之客气乃少阴君火,主气乃太阴湿土,是以溽暑湿热相薄。争于左之上者,谓少阴在司天厥阴之左也。按厥阴司天之间气,始于下之阳明而交于太阳;少阳在泉之间气,始于上之少阴而交于太阴。故民病寒于右之下者,盖从下而上也;争于左之上者,谓从上而下也。是以间谷言太者,言在上左右之少阴太阳,而及于太阴阳明,所谓数之始起于上而终于下也。故曰食间谷以保其精,谓保四气主时之精气也。又曰食间谷以避虚邪,谓避左右间气之虚邪也。盖能

保其精,则能避其邪矣。民病黄瘅胕肿,皆湿热之为病。(眉批)四之气湿热相薄,五之间气并于上之四气而为病,故不复言病。

⑤高士宗《黄帝素问直解》四之寒气,少阴君火,少阴有暑热之热,今溽暑而湿热相薄,乃少阳在泉之气,与太阴相争于左之上,上文阳明在少阳右之下,则太阴在少阳左之上矣,民病黄瘅胕肿,湿热病也,以上客气加临,但合主时之气,不合左右之气。至此则兼论在泉左右之气,乃举一以例其余,又明客气加临,本于在泉之气以相加尔。

⑥黄元御《黄元御医书全集》四之气,少阴君火司令,四之主气为太阴湿土,故溽暑至。火位南方,自左上升,故湿热相薄,争于左之上(湿土亦自左升)。湿热郁蒸,故病黄瘅胕肿。

⑦张琦《素问释义》四气主湿土,客君火,土王长夏,故溽暑君火加临,又在泉相火气应,故湿热相薄而病黄瘅胕肿也。左之上未详,疑衍句。

⑧高亿《黄帝内经素问详注直讲全集》〔讲〕由三之气以推四之气,主则相火,客为君火,两火相并,临于长夏土旺之时,火主热,土主湿,火湿熏蒸,故溽暑湿热相为激薄,而土不敌火,且火性炎上,位属于左,故争于左之上焉。兼湿土司令,湿为火郁,是以民感为病或为黄疸,或为胕肿之疾焉。

⑨孟景春等《黄帝内经素问译释》四之气,气候炎热而又潮润,湿热互相扭结,所以争扰于左上部。人们发病为黄疸,而至周身浮肿。

⑩任廷革《任应秋讲〈黄帝内经〉素问》此句未具体注释,总体概括此段为:(提要)论逢巳、逢亥年为厥阴司天之政,凡此丁巳、丁亥、癸巳、癸亥、己巳、己亥、乙巳、乙亥、辛巳、辛亥十年,皆主不及之岁也。

⑪张灿玾等《黄帝内经素问校释》争于左之上:吴崑注"火为阳,阳主左,其性炎上,湿得热而蒸腾,故争于左之上"。马莳注:"盖厥阴司天之左间。"

四之气,主气为太阴湿土,客气为少阴君火,暑湿湿热之气交争于司天之左间,人们易患黄疸病,以至于浮肿。

⑫方药中等《黄帝内经素问运气七篇讲解》[四之气,溽暑湿热相薄,争于左之上]"四之气",指厥阴风木司天之年,其客气加临的四之气为少阴君火。"溽",指湿润之气。"暑",指火热之气。"薄",同搏,相搏,指互相作用。"左之上",指司天左间。司天左间方位在左,位置在上,故曰左之上。按照司天在泉四间气的位置与六步之间的关系来看,初之气在在泉左间,二之气在司天右间,三之气正在司天位置上,四之气在司天左间,五之气在在泉右间,终之气正在在泉位置上。因此,司天左间,即四之气。"四之气,溽暑湿热相薄,争于左之上",意即厥阴风木司天之年,四之气,主气是太阴湿土,气候偏湿,客气是少阴君火,气候偏热。所以这1年的四之气这一段时间中,亦即在该年大暑至秋分以前,大约在7月中下旬至9月中下旬这一段时间中,气候偏湿偏热,暑湿交争。张介宾注云:"四气为天之左间,故湿热争于左之上。"即属此义。

［民病黄瘅而为胕肿］"黄瘅"，即黄疸。"胕肿"，即肤肿。人体在致病因素作用之下出现皮肤黄染或浮肿，一般均属湿热。"民病黄瘅而为胕肿"，意即厥阴风木司天之年，四之气，湿热交争，所以人体也容易外感湿热之邪或在气候影响之下出现湿热变化而在临床上发生黄瘅或浮肿等病证。

⑬王洪图等《黄帝内经素问白话解》四之气，主气是太阴湿土，客气是少阴君火。炎暑与湿热之气交争于司天之间。人们易患黄疸、浮肿等病证。

⑭郭霭春《黄帝内经素问白话解》四之气，溽暑来临，湿热互相搏结，争扰于左间上部，人们多患黄疸、浮肿。

（5）五之气，燥湿更胜，沉阴乃布，寒气及体，风雨乃行。

①王冰《黄帝内经素问》此句未具体注释。

②马莳《黄帝内经素问注证发微》五之主气，本阳明燥金也，而太阴湿土客气加之，则燥湿更胜，沉阴乃布，寒气及体，风雨乃行。一云：民病肺受风，脾受湿，发为疟也。

③张介宾《类经》客以湿土，主以燥金，燥湿更胜，其候如此。

④张志聪《黄帝内经集注》五之客气乃太阴湿土，主气乃阳明燥金，是以燥湿更胜，沉阴布而寒及体者，二气并主清寒也。太阴所至终为雨，阳明所主为凄鸣，故风雨乃行。

⑤高士宗《黄帝素问直解》五之客气，太阴湿土，主气阳明燥金，故燥湿更胜，土金之气，皆属阴寒，故沉阴乃布，寒气及体，沉阴寒气者，风雨之谓也，故又曰风雨乃行，上文四之气，已病黄瘅胕肿之湿，故此不复言也。

⑥黄元御《黄元御医书全集》五之气，太阴湿土司令，五之主气为阳明燥金，故燥湿更胜（客主更相胜也）。湿胜则沉阴乃布，燥胜则寒气及体（金旺则生水也）。风雨乃行者，湿旺而木复也。

⑦张琦《素问释义》五气主燥金，客湿土。寒气句疑有误。

⑧高亿《黄帝内经素问详注直讲全集》〔讲〕由四之气以推五之气，主则燥金，客为湿土，燥湿更胜皆属阴寒，此沉阴遍布寒气所以及体也，但相火在泉，足以制燥，惟司天风木与客气湿土得伸其鼓舞之化，所以风雨为之乃行也。

⑨孟景春等《黄帝内经素问译释》五之气，燥气湿气互相胜复，主客二气性均清寒，所以阴沉之气散布，寒气袭人，风雨流行。

⑩任应秋讲《黄帝内经》素问》此句未具体注释，总体概括此段为：（提要）论逢巳、逢亥年为厥阴司天之政，凡此丁巳、丁亥、癸巳、癸亥、己巳、己亥、乙巳、乙亥、辛巳、辛亥十年，皆主不及之岁也。

⑪张灿玾等《黄帝内经素问校释》五之气，主气为阳明燥金，客气为太阴湿土，燥气与湿气互有胜负，阴寒沉降之气乃得布化，寒气侵及人体，风雨流行。

⑫方药中等《黄帝内经素问运气七篇讲解》［五之气，燥湿更胜］"五之气"，指厥阴风木司天之年，其客气加临的五之气为太阴湿土。"燥湿更胜"，"燥"，指气候

凉而干燥。"湿",指气候热而潮湿。"更胜",指交替偏胜。全句意即厥阴风木司天之年,五之气所属的这一段时间中,亦即在本年的秋分以后至小雪以前,大约在9月中下旬至11月中下旬这一段时间中,由于主气是阳明燥金,在正常情况下气候应该转凉转燥,但是客气是太阴湿土,气候又偏热,偏湿。在主气和客气的相互作用和影响下,所以这一段时间中可以出现"燥湿更胜",亦即凉燥与湿热现象交替出现,气候变化反常。

[沉阴乃布,寒气及体,风雨乃行]这是承上句而言,是对客气偏胜时自然景象的描述。"沉阴乃布",指天空低沉,阴云密布。"寒气及体",指气候转凉。"风雨乃行",指雨水偏多。这也就是张介宾注文中所谓的:"客以湿土,主以燥金,燥湿更胜,其候如此。"

⑬王洪图等《黄帝内经素问白话解》五之气,主气是阳明燥金,客气是太阴湿土,燥气与湿气互有胜负,主客二气均属于阴性,因而阴沉之气布散,寒气易侵犯人体,气候表现为风雨大作。

⑭郭霭春《黄帝内经素问白话解》沉阴:久阴。

五之气,燥气,湿气更胜,经常阴天,寒气侵袭人体,于是风雨大作。

(6) 终之气,畏火司令,阳乃大化,蛰虫出见,流水不冰,地气大发,草乃生,人乃舒。其病温厉。必折其郁气,资其化源,赞其运气,无使邪胜。

①王冰《黄帝内经素问》化源,四月也,迎而取之。

②马莳《黄帝内经素问注证发微》终之主气,本太阳寒水也,而少阳相火客气加之,则畏火司令,阳乃大行,蛰虫出见,流水不冰,地气乃发,草乃生,人乃舒,其病为温厉也。然则治之者当何如?必折其郁气者,后《本病篇》云:巳亥之岁,君火升天,主室天蓬,胜之不前。盖言君火在地三年,至巳亥之岁升天作左间,遇天蓬司水窒之,不能上升。又厥阴未迁正,即少阴未得升天。又辛巳、辛亥水运抑之,升之不前。故《刺法论》云:火欲升,而天蓬窒抑之,当刺包络之荥穴劳宫。又《本病篇》云:巳亥之岁,阳明降地,主室地彤,胜而不入。盖言阳明在天三年,至此年下降入地作少阳左间,又遇地彤火司胜之,不能入地。又或遇太阴未退位,即少阳未得降。又癸巳、癸亥火运抑之不下。故《刺法论》云:金欲降,而地彤窒抑之,当刺心包络之井穴中冲,手少阳之合穴天井。乃于四月即迎而取之,以资其化源。厥阴为不及,宜赞其运气,无使邪胜。

③张介宾《类经》少阳在泉,故候如此。时寒气热,故病温厉。本年厥阴司天则土郁,少阳在泉则金郁,郁气、化源义见前。又如《本病篇》曰:巳亥之岁,君火升天,主室天蓬,胜之不前。阳明降地,主室地彤,胜而不入。故《刺法论》于火欲升而天蓬窒抑之,当刺包络之荥。金欲降而地彤窒抑之,当刺心包络之所出,手少阳之所入。王冰曰:化源,四月也,迎而取之。是皆折郁气,取化源之义。补其不足,以抑有余也。

④张志聪《黄帝内经集注》终之主气乃太阳寒水,而相火加临于上,故畏火司

令。客胜其主,是以阳气大化,流水不冰。少阳在泉之气大发,草感生长之气而生,人感温暖之气而舒。其病温厉者,所谓冬温病也。化源者,五运乃六气之生源。如少宫之运,厥阴司天,则土气受郁矣。少商之运,少阳在泉,则金气受郁矣。故当折其致郁之气,以资五运之化源。以上六气相同。岁运不及,故当赞助其运气,无使所不胜之邪胜之。以上不及之三气相同。

⑤高士宗《黄帝素问直解》终之客气,少阳相火,故畏火司令,上文云,其令速,即畏火之令也,火为阳,故阳乃大化,气热不寒,故蛰虫出见,流水不冰,少阳在泉,气复加临,故地气大发,草乃生,天气温暖,故人乃舒,而其病温且厉。厉,暴厉也。郁者复之基,故必折其郁气,若欲折之,尤当资其化源,岁运不及,故赞其运气,赞其运气,则无使邪胜也。

⑥黄元御《黄元御医书全集》终之气,少阳相火司令,故虫见水流,草生人舒,其病温厉。

⑦张琦《素问释义》终气主寒水,客相火即在泉之地气也。时寒气热,阳气升泄,故为温厉之病。

⑧高亿《黄帝内经素问详注直讲全集》〔讲〕由五之气以推终之气,主则寒水,客为相火,加以在泉地气,二火相济,虽属水旺之时,却畏火司其令,兼一水不敌二火,阳乃大化而盛,是以蛰虫为之出见,流水为之不冰,地气为之大发,草得其阳而乃生,人得其阳而乃舒矣,且民感其气而为病也,则主温厉之证焉。六气之分应如此,故厥阴司天少阳在泉之岁,必折去其郁结之气,先资其生化之源,以赞助其主运不及之气,无使司天在泉之邪气有以胜之。

⑨孟景春等《黄帝内经素问译释》终之气,客气少阳相火当令,阳气旺盛,蛰伏的虫类出来活动,流水不能结冰,地中阳气发泄,百草重又生长,人们感到舒畅。其发病则为温病疫疠。必须削弱其郁遏之气,补助其化生的泉源,赞助其不及的运气,不要使邪气偏胜。

⑩任廷革《任应秋讲〈黄帝内经〉素问》此句未具体注释,总体概括此段为:(提要)论逢巳、逢亥年为厥阴司天之政,凡此丁巳、丁亥、癸巳、癸亥、己巳、己亥、乙巳、乙亥、辛巳、辛亥十年,皆主不及之岁也。

⑪张灿玾等《黄帝内经素问校释》资其化源:王冰注"化源,四月也,迎而取之"。《玄珠密语·卷一·迎随补泻纪篇》云"木将胜也……十二月先取其化源也"。二说不同,并存之。

终之气,主气为太阳寒水,客气为少阳相火,由于少阳之烈火主令,阳气大化,蛰虫出现,流水不得结冰,地中阳气发泄,草类生长,人们也感到舒适,其发病则为温热疫疠。凡此厥阴司天之年,必须折减其致郁之气,资助不胜之气的生化之源,赞助其不及的运气,不要使邪气太胜。

⑫方药中等《黄帝内经素问运气七篇讲解》〔终之气,畏火司令,阳乃大化,蛰虫出见,流水不冰〕"终之气",指厥阴司天之年,其客气加临的终之气为少阳相火。

"畏火",即少阳相火。"畏火司令",即少阳相火在泉。"阳乃大化",指由于少阳主火,所以厥阴司天之年的下半年,尤其是在终之气所属的这一段时间中,亦即在该年的小雪以后至大寒以前,大约在11月中下旬至第二年1月中旬这一段时间中,阳气偏盛,气候偏热。"蛰虫出见,流水不冰",这是对气候偏热,冬行夏令的描述。意即冬天里气候偏热,应冷不冷,因而一些小的动物应藏不藏,河水应冰不冰。

[地气大发,草乃生,人乃舒]"地气",指在泉之气,此处也指土地生发之气。"地气大发,草乃生",指厥阴司天之年,由于少阳相火在泉,冬季里应寒不寒,应藏不藏,冬行春令,植物如同在春天一样萌芽生长。这属于气候、物候严重的反常变化。"人乃舒","舒",此处不能作舒适或健康解,应作升发之气偏胜或阳气偏胜来理解。意即由于少阳在泉,冬行春令,人体亦与之相应而出现阳气偏胜的现象,属于反常。

[其病温厉]"温",即温病。"厉",即疠,疫疠,指急性热性传染病,亦即温病流行一方者。"其病温厉",是承上句而言,意即由于厥阴风木司天之年,少阳相火在泉气候偏热,冬行春令,应藏不藏,所以在当年终之气所属的这一段时间中以及第二年春天均皆容易发生温病。为什么冬令不冷,第二年春天就会发生温病?这是因为人与天地相应,冬天不冷,人体精气也就应藏不藏,精气因而损耗不足,抗邪卫外的能力也就自然减退,因而在冬季或第二年春季温病流行的季节中容易发生温病,甚至引起流行。这也正如《素问·金匮真言论》中所谓的:"夫精者,身之本也,故藏于精者,春不病温。"吴瑭注此云:"不藏精三字须活看,不专主房劳说,一切人事之能摇动其精者皆是,即冬日天气应寒而阳不潜藏,如春日之发泄,甚至桃李反花之类亦是。"(《温病条辨·原病篇》)厥阴司天之年,少阳在泉,冬行春令,阳不潜藏,容易发生温病,因此原文谓"其病温厉"。

[必折其郁气,资其化源,赞其运气,无使邪胜]此指厥阴风木司天之年,在治疗上一方面要处理其偏胜之气;另一方面又要对全身正气及其可能受害的器官进行先期支持。关于"资其化源",王冰注:"化源,四月也。迎而取之。"后世看法不尽一致。关于这方面的问题,我们在少阳之政一段中作过较详细的讲解和讨论,此不赘述。

⑬王洪图等《黄帝内经素问白话解》终之气,主气是太阳寒水,客气是少阳相火即在泉之气。因为相火发挥作用,所以阳气旺盛,蛰伏的虫类又出来活动,流水不能够结冰。在泉火热之气发挥作用,百草重新生长,人们感到舒适。此时如果患病,多为具有传染性质的温疫。凡上述厥阴风木司天、少阳相火在泉的十年中,在防治疾病时,必须减弱引起郁气的原因,滋补被抑制之气的生化之源,补益不足的运气,如此就可以避免因为太过而产生的邪气。

⑭郭霭春《黄帝内经素问白话解》终之气,客气少阳相火当令,阳气大盛,蛰伏的虫类出来活动,流水不能结冰,地气发扬,百草重新生长,人们感到舒畅。在疾病上,易患温病。必须削弱郁结之气,资助其化生的泉源和运气,不叫邪气太过。

第五十解

（一）内经原文

岁宜以辛调上，以咸调下，**畏火之气，无妄犯之**。用温远温，用热远热，用凉远凉，用寒远寒，食宜同法。有假反常，此之道也。反是者病。帝曰：善。

（二）字词注释

（1）畏火之气

①王冰《黄帝内经素问》此词未具体注释。

②马莳《黄帝内经素问注证发微》畏火之气。

③张介宾《类经》然相火虚实，尤多难辨，故曰畏火之气。

④张志聪《黄帝内经集注》从中见少阳之火化，是一岁之中皆火司令，故当畏火之气。

⑤高士宗《黄帝素问直解》此词未具体注释。

⑥黄元御《黄元御医书全集》此词未具体注释。

⑦张琦《素问释义》二火相火最烈。

⑧高亿《黄帝内经素问详注直讲全集》〔讲〕畏火之气。

⑨孟景春等《黄帝内经素问译释》畏火：吴崑"谓宜避少阳之热，勿得更以热化犯之。"

⑩任廷革《任应秋讲〈黄帝内经〉素问》此词未具体注释。

⑪张灿玾等《黄帝内经素问校释》畏火之气，无妄犯之：吴崑注"谓宜避少阳之热，勿得更以热化犯之"。《类经》二十六卷第十七注："相火虚实，尤多难辨，故曰畏火之气，无妄犯之，以明其当慎也。"

⑫方药中等《黄帝内经素问运气七篇讲解》"畏火之气"，即在泉少阳相火之气。

⑬王洪图等《黄帝内经素问白话解》相火之气。

⑭郭霭春《黄帝内经素问白话解》相火之气。

（2）无妄犯之

①王冰《黄帝内经素问》（〔新校正云〕详此运何以不言适气同异少多之制者，盖厥阴之政与少阳之政同，六气分政，惟厥阴与少阳之政，上下无克罚之异，治化惟一，故不再言同风热者多寒化，异风热者少寒化也。）

②马莳《黄帝内经素问注证发微》无妄犯之。

③张介宾《类经》无妄犯之，以明其当慎也。

④张志聪《黄帝内经集注》（眉批）谓宜远热，无妄犯之。

⑤高士宗《黄帝素问直解》无妄犯之。

⑥黄元御《黄元御医书全集》此词未具体注释。

⑦张琦《素问释义》故戒不可更以热化之品犯之。

⑧高亿《黄帝内经素问详注直讲全集》〔讲〕至若畏火之气，毋得复以热化妄犯

之也。

⑨孟景春等《黄帝内经素问译释》少阳相火之气不要轻易地触犯它。

⑩任廷革《任应秋讲〈黄帝内经〉素问》此词未具体注释。

⑪张灿玾等《黄帝内经素问校释》畏火之气，无妄犯之：吴崑注"谓宜避少阳之热，勿得更以热化犯之"。《类经》二十六卷第十七注："相火虚实，尤多难辨，故曰畏火之气，无妄犯之，以明其当慎也。"

⑫方药中等《黄帝内经素问运气七篇讲解》"无妄犯之"，即不能乱用清火的治疗方法。

⑬王洪图等《黄帝内经素问白话解》不要轻易地触犯。

⑭郭霭春《黄帝内经素问白话解》不能随意触犯它。

(三)语句阐述

(1)岁宜以辛调上，以咸调下，畏火之气，无妄犯之。

①王冰《黄帝内经素问》(〔新校正云〕详此运何以不言适气同异少多之制者，盖厥阴之政与少阳之政同，六气分政，惟厥阴与少阳之政，上下无克罚之异，治化惟一，故不再言同风热者多寒化，异风热者少寒化也。)

②马莳《黄帝内经素问注证发微》司天为木，以辛调之。在泉为火，以咸调之。盖畏火之气，无妄犯之也。新校正云：详厥阴何以不言适气同异少多之制者，盖厥阴之政与少阳之政同，六气分政，惟厥阴之政与少阳之政上下无克伐之异，治化惟一，故不再言同，风热者多寒化，异风热者少寒化也(见表12)。

表 12　巳亥岁气风化

风木司天	巳亥岁气风化之图				少阳在泉
初气厥阴风木	二气少阴君火	三气少阳相火	四气太阴湿土	五气阳明燥金	六气太阳寒水
阳明燥金加	太阳寒水加	厥阴风木加	少阴君火加	太阴湿土加	少阳相火加
天时	天时	天时	天时	天时	天时
寒始肃，杀气方至	寒不去，华雪水冰，杀气施化，霜乃降，名草上焦，寒雨数至，阳复化	天政布，风乃时举	溽暑湿热相薄，争于左之上	燥湿更胜，沉阴乃布，寒气及体，风雨乃行	畏火司令，阳乃大化，蛰虫出见，流水不冰，地气大发，草乃生，人乃舒
民病	民病	民病	民病	民病	民病
民病寒于右之下	民病热于中	泣出，耳聋，掉眩	黄瘅，胕肿	肺受风，脾受湿，发为疟	温厉

③张介宾《类经》辛从金化,以调上之风木。咸从水化,以调下之相火。然相火虚实,尤多难辨,故曰畏火之气,无妄犯之,以明其当慎也。

④张志聪《黄帝内经集注》辛从金化,以调风木之胜。咸从水化,以调火热之淫。厥阴不从标本,从中见少阳之火化,是一岁之中皆火司令,故当畏火之气,无妄犯之。(眉批)谓宜远热,无妄犯之。

⑤高士宗《黄帝素问直解》木气在上,宜以金味之辛调其上,火气在下,宜以水味之咸调其下,其少阳相火之气,无妄犯之,不可犯以火味也。

⑥黄元御《黄元御医书全集》此句未具体注释。

⑦张琦《素问释义》辛从金化以平风木,咸从水化以平相火,二火相火最烈,故戒不可更以热化之品犯之。林云:不言适气同异多少之制者,六气分政,惟厥阴与少阳之政上下无克罚之异,故不再言同风热者多寒化,异风热者少寒化也。

⑧高亿《黄帝内经素问详注直讲全集》〔讲〕且风木在天,相火在泉之岁,宜从金化之辛,以调平在上风木,宜从水化之咸,以调平在下相火,兼相火气热,宜以清化。至若畏火之气,毋得复以热化妄犯之也。

⑨孟景春等《黄帝内经素问译释》畏火:吴崑"谓宜避少阳之热,勿得更以热化犯之"。

因此本年份应用辛味之品调和在上的风气,以咸味之品来调和在下的火气,少阳相火之气不要轻易地触犯它。

⑩任廷革《任应秋讲〈黄帝内经〉素问》此句未具体注释,总体概括此段为:(提要)论逢巳、逢亥年为厥阴司天之政,凡此丁巳、丁亥、癸巳、癸亥、己巳、己亥、乙巳、乙亥、辛巳、辛亥十年,皆主不及之岁也。

⑪张灿玾等《黄帝内经素问校释》以辛调上,以咸调下:辛从金化,故用以调司天之厥阴风木,金可以克木;从水化,故用以调在泉之少阳相火,水可以克火。畏火之气,无妄犯之:吴崑注"谓宜避少阳之热,勿得更以热化犯之"。《类经》二十六卷第十七注:"相火虚实,尤多难辨,故曰畏火之气,无妄犯之,以明其当慎也。"

本年宜用辛味以调治司天之风邪,用咸味以调治在泉之火邪,少阳相火,其性尤烈,不可轻易触犯,应当慎重调治。

⑫方药中等《黄帝内经素问运气七篇讲解》[岁宜以辛调上,以咸调下]"岁",指厥阴司天之年。"辛",即味辛性温的药物或食物。"上",指上半年。"岁宜以辛调上",意即厥阴风木司天之年,上半年风气偏胜,"风"与人体的"肝"密切相关,根据《素问·脏气法时论》中所提出的"肝欲散,急食辛以散之,用辛补之"的治疗原则,所以应当适当选用味辛性温的药物或食物来对人体的肝进行调理。"咸",指味咸性寒的药物或食物。"下",指下半年。"以咸调下",意即厥阴司天之年,少阳相火在泉,下半年气候偏热,"火"与人体的"心"密切相关。根据《素问·脏气法时论》中所提出的"心欲软,急食咸以软之,用咸补之"的治疗原则,所以应当选用味咸性寒的药物或食物来对人体的心进行调理。

[畏火之气,无妄犯之]"畏火之气",即在泉少阳相火之气。"无妄犯之",即不能乱用清火的治疗方法。为什么少阳火气在治疗上要慎用清火之法?注家所释不能令人满意。此句王冰未注。《新校正》是"王顾左右而言他",未加注释。张介宾则认为是相火虚实难辨,因此在治疗上应当谨慎。他说:"相火虚实,尤多难辨,故曰:畏火之气,无妄犯之。"马莳、张志聪则更是莫名其妙,不知所云。马莳说:"司天为水,以辛调之,在泉为火,以咸调之,盖畏火之气无妄犯之也。"这里的"司天为水",不可理解,可能是"司天为木"之刻误。对"畏火之气无妄犯之"则根本未作任何解释。张志聪云:"辛从金化,以调风木之胜,咸从水化,以调火热之淫,厥阴不从标本从中见少阳之火化,是一岁之中皆火司令,故当畏火之气,无妄犯之。"对为什么"畏火无妄犯"也等于没有解释。高世栻则从"用温远温,用热远热"角度出发,认为是:"木气在上,宜以金味之辛调其上,火气在下,宜以水味之咸调其下,其少阳相火之气无妄犯之,不可以犯以火味也。"这一解释也是十分牵强的。我们认为,"畏火之气,无妄犯之"的原因,是因为"畏火之气",此处是指"终之气"。前已述及,"终之气,畏火司令,阳乃大化,蛰虫出见,流水不冰",由于气候偏热,因而人体阳气也就出现偏胜。应藏不藏,阳盛灼阴,阴虚不足。在这种情况下,为了使人体阴阳能够平衡,对于偏胜的阳气,应该进行处理。但是,在处理过程中必须注意到不能因为清火而使阴精更伤,进一步导致阴枯液涸。因此在选方用药上必须用甘寒咸寒而不能乱用苦寒,并注意到中病则止。这也就是为什么原文在"岁宜以辛调上,以咸调下"之后,紧接着就提出来"畏火之气,无妄犯之"的原因。所谓"无妄犯"者,无妄用苦寒,无多用久用也。此句应从"以咸调下"这四个字的精神上来加以理解。

⑬王洪图等《黄帝内经素问白话解》在这些年中,适宜用辛味药调治司天的木气,用咸味药调治在泉的火气。不要轻易地触犯相火之气。

⑭郭霭春《黄帝内经素问白话解》本年分应用辛味以调和在上的风气,应用咸味以调和在下的火气。相火之气,不能随意触犯它。

(2)用温远温,用热远热,用凉远凉,用寒远寒,食宜同法。

①王冰《黄帝内经素问》此句未具体注释。

②马莳《黄帝内经素问注证发微》天有寒热温凉,而人之药食亦有寒热温凉,故用寒热温凉者,必远于天之寒热温凉而无犯之。

③张介宾《类经》详义见前太阳阳明之政。

④张志聪《黄帝内经集注》厥阴司气以温,用温无犯;少阳司气以热,用热无犯。食宜同法者,药食并宜也。

⑤高士宗《黄帝素问直解》用药治病,亦当用温远温,用热远热,而得其平。

⑥黄元御《黄元御医书全集》此句未具体注释。

⑦张琦《素问释义》此句未具体注释。

⑧高亿《黄帝内经素问详注直讲全集》〔讲〕然岁气之寒凉温热各有其时,而用药之寒凉温热犹当避其岁气,如岁气已温,不可再用温以助其温;岁气已热,不可再

用热以助其热;岁气已凉,不可再用凉以助其凉;岁气已寒,不可再用寒以助其寒。虽饮食之微,亦宜用此远温远凉之法,方无遗误。

⑨孟景春等《黄帝内经素问译释》用温药时要避免温暖的气候,用热药时要避免炎热的气候,用凉药时要避免清凉的气候,用寒药时要避免寒冷的气候,饮食的宜忌也是同一法则。

⑩任廷革《任应秋讲〈黄帝内经〉素问》此句未具体注释,总体概括此段为:(提要)论逢巳、逢亥年为厥阴司天之政,凡此丁巳、丁亥、癸巳、癸亥、己巳、己亥、乙巳、乙亥、辛巳、辛亥十年,皆主不及之岁也。

⑪张灿玾等《黄帝内经素问校释》用温性药时,应避开温气主令之时,用热性药物时,应避开热气主令之时,用凉性药物时,应避开凉气主令之时,用寒性药物时,应避开寒气主令之时,用饮食调养时,也应遵照这个原则,这仅是就一般的情况而言。

⑫方药中等《黄帝内经素问运气七篇讲解》此句未具体注释。

⑬王洪图等《黄帝内经素问白话解》更要注意的是,在温暖的季节里要避免过用温性药;在炎热的季节里要避免过用热性药;在清凉的季节里要避免过用凉性药;在寒冷的季节里要避免过用寒性药。有关饮食的宜忌也同样。

⑭郭霭春《黄帝内经素问白话解》应用温性要避免温暖的气候,应用热性要避免炎热的气候,应用凉性要避免清凉的气候,应用寒性要避免寒冷的气候。在饮食方面,与上述的方法是相同的。

(3)有假反常,此之道也。反是者病。帝曰:善。

①王冰《黄帝内经素问》此句未具体注释。

②马莳《黄帝内经素问注证发微》有假其法而用之者,特以主气不足,临气胜之,借其寒热温凉以资四正之气,故可以偶犯之耳。若非假借之法,则病从兹生矣。

③张介宾《类经》详义见前太阳阳明之政。

④张志聪《黄帝内经集注》此句未具体注释。

⑤高士宗《黄帝素问直解》此句未具体注释。

⑥黄元御《黄元御医书全集》此句未具体注释。

⑦张琦《素问释义》此句未具体注释。

⑧高亿《黄帝内经素问详注直讲全集》〔讲〕彼世有假温以治温,假热以治热,假凉寒以治凉寒者,是反乎常道也,然既反乎常道,断未有不生病者也。

⑨孟景春等《黄帝内经素问译释》若遇到反常的天气,就应以不同的方法来处理,这是一般的规律。若不这样做,就容易导致疾病发生。黄帝道:对。

⑩任廷革《任应秋讲〈黄帝内经〉素问》此句未具体注释,总体概括此段为:(提要)论逢巳、逢亥年为厥阴司天之政,凡此丁巳、丁亥、癸巳、癸亥、己巳、己亥、乙巳、乙亥、辛巳、辛亥十年,皆主不及之岁也。

⑪张灿玾等《黄帝内经素问校释》若气候有反常变化命,就不必拘守这一原

则,这就是一般的规律。若不遵守这些规律,就会导致疾病的发生。

⑫方药中等《黄帝内经素问运气七篇讲解》此句未具体注释。

⑬王洪图等《黄帝内经素问白话解》但如果气候反常,就要使用相反的方法。以上就是根据气候变化防治疾病的一般规律,违反这个规律就会引起新的疾病。黄帝说:讲得好。

⑭郭霭春《黄帝内经素问白话解》有时气候反常,就可以灵活应用,这些都是基本法则。如果违反了这个法则,就会发生疾病。黄帝说:讲得好。

第五十一解

(一)内经原文

夫子之言,可谓悉矣,然何以明其应乎?岐伯曰:昭乎哉问也!夫六气者,**行有次**,**止有位**,故常以**正月朔日**平旦视之,睹其位而知其所在矣。运有余,其至先;运不及,其至后。此天之道,气之常也。运非有余,非不足,是谓正岁,其至当其时也。帝曰:胜复之气,其常在也,灾眚时至,候也奈何?岐伯曰:非**气化者**,是谓灾也。

(二)字词注释

(1)行有次

①王冰《黄帝内经素问》此词未具体注释。

②马莳《黄帝内经素问注证发微》行有其次。

③张介宾《类经》次,序也。凡主客六气各有次序,亦各有方位。

④张志聪《黄帝内经集注》行有次者,少阳之右,阳明治之,阳明之右,太阳治之,太阳之右,厥阴治之,厥阴之右,少阴治之,少阴之右,太阴治之,太阴之右,少阳治之,六气终期而六期环会也。

⑤高士宗《黄帝素问直解》行有次者,六气主时,始于厥阴,终于太阳也。

⑥黄元御《黄元御医书全集》行有恒次。

⑦张琦《素问释义》此词未具体注释。

⑧高亿《黄帝内经素问详注直讲全集》〔注〕次,次序也。〔讲〕每岁行有其行之次。

⑨孟景春等《黄帝内经素问译释》张介宾:"次,序也。"此处统指主客六气之运行各有次序和方位。

⑩任廷革《任应秋讲〈黄帝内经〉素问》司天、在泉之气都是有各自的次序,故曰"行有次"。

⑪张灿玾等《黄帝内经素问校释》其运行有一定的次序。

⑫方药中等《黄帝内经素问运气七篇讲解》是说六气运行有一定的次序。从"行有次"来说,各个年度主气运行的次序是厥阴风木,少阴君火,少阳相火,太阴湿土,阳明燥金,太阳寒水。各个年度客气运行的次序是厥阴风木,少阴君火,太阴湿土,少阳相火,阳明燥金,太阳寒水。

⑬王洪图等《黄帝内经素问白话解》六气运行有其一定的次序和方位。

⑭郭霭春《黄帝内经素问白话解》六气的运行,各有一定的次序和方位。

(2)止有位

①王冰《黄帝内经素问》此词未具体注释。

②马莳《黄帝内经素问注证发微》止有其位。

③张介宾《类经》位,方也。凡主客六气各有次序,亦各有方位。

④张志聪《黄帝内经集注》止有位者,上下有位,左右有纪,一气各主六十日有奇也。

⑤高士宗《黄帝素问直解》止有位者,六气加临,始于在泉之右位,终于在泉之本位也。

⑥黄元御《黄元御医书全集》止有定位。

⑦张琦《素问释义》此词未具体注释。

⑧高亿《黄帝内经素问详注直讲全集》〔注〕位,方位也。〔讲〕每岁止有其止之位。

⑨孟景春等《黄帝内经素问译释》张介宾:"位,方也。"此处统指主客六气之运行各有次序和方位。

⑩任廷革《任应秋讲〈黄帝内经〉素问》六气也有各自的方位,故曰"止有位"。

⑪张灿玾等《黄帝内经素问校释》其终止有一定的方位。

⑫方药中等《黄帝内经素问运气七篇讲解》"止",指停留,"位",指位置。从"止有位"来说,一年分为六步,六气在一年中各占一步,每步占六十天多一点,主管四个节气等。

⑬王洪图等《黄帝内经素问白话解》六气运行有其一定的次序和方位。

⑭郭霭春《黄帝内经素问白话解》六气的运行,各有一定的次序和方位。

(3)正月朔日

①王冰《黄帝内经素问》此词未具体注释。

②马莳《黄帝内经素问注证发微》正月朔日。

③张介宾《类经》正月朔日。

④张志聪《黄帝内经集注》以正月朔日平旦视之者,盖以寅为岁之首,朔为月之首,寅为日之首而起初气也。

⑤高士宗《黄帝素问直解》正月朔日。

⑥黄元御《黄元御医书全集》正月朔日。

⑦张琦《素问释义》此词未具体注释。

⑧高亿《黄帝内经素问详注直讲全集》〔讲〕正月初一日。

⑨孟景春等《黄帝内经素问译释》正月初一。

⑩任廷革《任应秋讲〈黄帝内经〉素问》一年正月初一。

⑪张灿玾等《黄帝内经素问校释》朔日,即阴历每月初一日。

⑫方药中等《黄帝内经素问运气七篇讲解》即农历正月初一日。

⑬王洪图等《黄帝内经素问白话解》正月初一。

⑭郭霭春《黄帝内经素问白话解》正月初一。

（4）气化

①王冰《黄帝内经素问》此词未具体注释。

②马莳《黄帝内经素问注证发微》此词未具体注释。

③张介宾《类经》正化。

④张志聪《黄帝内经集注》运气之化也。

⑤高士宗《黄帝素问直解》气之变化。

⑥黄元御《黄元御医书全集》气化。

⑦张琦《素问释义》正化。

⑧高亿《黄帝内经素问详注直讲全集》〔讲〕有关于司天在泉之气化。

⑨孟景春等《黄帝内经素问译释》张介宾作"正化"，注云："当其位则为正化，非其位则为邪化，邪化则为灾。"

⑩任廷革《任应秋讲〈黄帝内经〉素问》此词未具体注释。

⑪张灿玾等《黄帝内经素问校释》正常的气化。

⑫方药中等《黄帝内经素问运气七篇讲解》"气"，即气候。"化"，即化生。"气化"，即在气候变化的影响下化生了万物。

⑬王洪图等《黄帝内经素问白话解》气化。

⑭郭霭春《黄帝内经素问白话解》当位的气化。

（三）语句阐述

（1）夫子之言，可谓悉矣，然何以明其应乎？

①王冰《黄帝内经素问》此句未具体注释。

②马莳《黄帝内经素问注证发微》此言验六气之应有其法也。帝问六气各有所应，何以明之？

③张介宾《类经》此连前章而求其气应之明验也。

④张志聪《黄帝内经集注》此句未具体注释。

⑤高士宗《黄帝素问直解》应，征验也。六气主时，客气加临，何以明其征验乎？

⑥黄元御《黄元御医书全集》此句未具体注释。

⑦张琦《素问释义》此句未具体注释。

⑧高亿《黄帝内经素问详注直讲全集》〔讲〕夫子立年明气之言，可谓详且尽矣。然气之应时，又将何以明之乎？

⑨孟景春等《黄帝内经素问译释》先生所讲，可以说很详细了，但是怎样可以知道其应与不应呢？

⑩任廷革《任应秋讲〈黄帝内经〉素问》（提要）言应时。（讲解）所谓"应"是指

岁气所应,如少阴司天君火为应,厥阴司天风木为应。

⑪张灿玾等《黄帝内经素问校释》先生讲的,可以说是很详尽了,然而怎样才能知道它是应或不应呢?

⑫方药中等《黄帝内经素问运气七篇讲解》[明其应]"明",此处可作证明或验证讲。"其",指前节所述六气运行变化规律,各个年份在气候、物候以及人体疾病各个方面的特点。"应",指效应或应验。"明其应",此处是作问话提出,意即如何证明上述内容确实是符合实际情况而不是主观虚构的东西。

⑬王洪图等《黄帝内经素问白话解》先生的话已经很详尽了,但是怎样才能知道运与气是否相应呢?

⑭郭霭春《黄帝内经素问白话解》夫子的话,可以说很详尽了,但是怎样才可以明白它的相应呢?

(2)岐伯曰:昭乎哉问也!夫六气者,行有次,止有位,故常以正月朔日平旦视之,睹其位而知其所在矣。

①王冰《黄帝内经素问》阴之所在,天应以云。阳之所在,天应以清净。自然分布,象见不差。

②马莳《黄帝内经素问注证发微》伯言六气为主、为客者,每岁行有其次,止有其位,常以正月朔日平旦视之,睹其分布之位,而知其应之所在。

③张介宾《类经》次,序也。位,方也。凡主客六气各有次序,亦各有方位,故欲明其应,当于正月朔日平旦视之,以察其阴阳晦明、寒温风气之位而岁候可知。盖此为日时之首,故可以占一岁之兆。

④张志聪《黄帝内经集注》此言司天在泉之气,六期环转而各有定位也。行有次者,少阳之右,阳明治之,阳明之右,太阳治之,太阳之右,厥阴治之,厥阴之右,少阴治之,少阴之右,太阴治之,太阴之右,少阳治之,六气终期而六期环会也。止有位者,上下有位,左右有纪,一气各主六十日有奇也。以正月朔日平旦视之者,盖以寅为岁之首,朔为月之首,寅为日之首而起初气也。睹其司天在泉之定位,则知六气之所在矣。

⑤高士宗《黄帝素问直解》当,去声,下同。行有次者,六气主时,始于厥阴,终于太阳也,止有位者,六气加临,始于在泉之右位,终于在泉之本位也,欲明其应,故常以正月朔日平旦为岁首,而视察之,观其位,而知其气之所在,可以明其应矣。

⑥黄元御《黄元御医书全集》六气之行有恒次,止有定位,常以正月朔日平旦视之,初气方交(初气以上年十二月大寒日交)。月令更变,自此六气递迁,六位迭易,睹其所止之位,而知其各气之所在矣。

⑦张琦《素问释义》王(冰)注:阴之所在天应以云,阳之所在天应以清净,自然分布,象见不差。

⑧高亿《黄帝内经素问详注直讲全集》[批]六气应时,有方有位,依次辨之,岁候自见。

〔注〕六气,谓风暑火燥寒湿之六气也。次,次序也。位,方位也。

〔讲〕岐伯对曰:昭乎哉帝之问也。夫六气之为主为客者,每岁行有其行之次,止有其止之位。所以欲知主客之升降,当于正月初一日平旦之候审而视之。盖此时为日时之首,可以占一岁之兆,为之察其云色,听其风声,审其阴阳晦明,按方位而辨别之,则岁候自见,而知其应之所在矣。

⑨孟景春等《黄帝内经素问译释》行有次,止有位:张介宾"次,序也。位,方也"。此处统指主客六气之运行各有次序和方位。

岐伯说:问得很有意思!因为六气的运行布政,有一定的次序和方位,因此以正月初一早晨的气候为标准,看其所在的气位,就可以知道应与不应了。

⑩任廷革《任应秋讲〈黄帝内经〉素问》(提要)言应时。(讲解)司天、在泉之气都是有各自的次序,故曰"行有次";六气也有各自的方位,故曰"止有位";要想观察一年主气、客气的太过与不及,可以在这一年正月初一的清晨来观察其天气如何,观察这一天阴阳晦明及气候的正常与否,就可以看出这一年的气候正常与否。古人很重视阴历元旦这一天的气候。

⑪张灿玾等《黄帝内经素问校释》正月朔日平旦视之:《类经》二十六卷第十八注"凡主客六气各有次序,亦各有方位,故欲明其应,当于正月朔日平旦视之,以察其阴阳晦明,寒温风气之位,而岁候可知。盖此为日时之首,故可以占一岁之兆"。朔日,即阴历每月初一日。平旦,早晨平明时。睹其位而知其所在矣:观六气所应之位,以测知气象变化之所在。王冰注:"阴之所在,天应以云。阳之所在,天应以清净。自然分布,象见不差。"

岐伯说:你提的问题很高明啊!关于六气的问题,其运行有一定的次序,其终止有一定的方位,所以通常在正月初一日平旦时进行观察,根据六气主时所在的位置,就可以知道其气是应或不应。

⑫方药中等《黄帝内经素问运气七篇讲解》[夫六气者,行有次,止有位]这里是回答以上所提出的问题。"六气",即厥阴风木,少阴君火,少阳相火,太阴湿土,阳明燥金,太阳寒水。"行有次",是说六气运行有一定的次序。"止有位","止",指停留,"位",指位置。意即六气主时,各有一定所属的位置和时间。从"行有次"来说,各个年度主气运行的次序是厥阴风木,少阴君火,少阳相火,太阴湿土,阳明燥金,太阳寒水。各个年度客气运行的次序是厥阴风木,少阴君火,太阴湿土,少阳相火,阳明燥金,太阳寒水。从"止有位"来说,一年分为六步,六气在一年中各占一步,每步占六十天多一点,主管四个节气等。这就是说六气运行有十分明确的时间和空间的具体内容。

[常以正月朔日平旦视之,睹其位而知其所在矣]"正月朔日",即农历正月初一日。"平旦",即平明,即早晨天刚亮的时候。"睹",就是看,"位",指位置。不过这里的"位",是指什么?不好理解。如果这个"位",是指前述六气所在的位置和时间,则这个位置和时间是不能凭眼睛来看的。如果不是指这个"位",那么这里的

"位"又是指的什么呢？历代注家对此也都含糊其词。王冰注此云："阴之所在，天应以云，阳之所在，天应以清净，自然分布，象见不差。"这就是说，在正月初一早晨，主要是看天空有没有云，有云就是阴，无云就是阳。但这里阴阳究竟是指什么？也没有说清楚。而且看天空有没有云，也不好叫"睹其位"。张介宾注此云："凡主客六气各有次序，亦各有方位，故欲明其应，当于正月朔日平旦视之，以察其阴阳晦明，寒温风气之位而岁候可知，盖此为日时之首，故可以占一岁之兆。"这就是说张氏认为这里所察的主要是阴阳晦明，寒温风气之候。"晦"，就是阴天。"明"，就是晴天。阴天晴天主要看天空有云无云，这与王冰注文大致相同。看寒温风气之位，这大概是指此时是刮什么风。刮东南风就是温风，刮西北风就是寒风。张氏这一提法还比较具体，可以参考。张志聪注此云："朔为月之首，寅为日之首而起初气也。睹其司天在泉之定位，则知六气之所在矣。"张氏对于睹什么，如何睹，根本未讲。高世栻注："欲明其应，均常以正月朔日平旦为岁首而视察之，观其位而知其气之所在，可以明其应矣。"高氏在此只是在原文基础上稍加衬字，含混敷衍，等于不解。根据《内经》"人与天地相应"的指导思想以及"上应五星"观天象以授时察气的基本精神，我们认为这里所指的"睹其位"，很可能是指在每年农历正月初一日黎明时观看北斗星的变化，察看北斗斗杓所指的方位是否应时。北斗由天枢、天璇、天玑、天权、玉衡、开扬、摇光七星组成，天枢、天璇、天玑，天权四星组成斗身，古人叫做"魁"。玉衡、开扬、摇光三星组成斗柄，古人叫做"杓"。北斗七星属于现代的大熊星座。我国古代很重视观察终年不落的北斗绕北极回转不息并利用它来辨方位，定四时。从辨方位来说，从北斗七星的天璇、天枢的延长线上就可以找到北极星，而北极星正是北方的标志。从定季节来说，由于北斗七星在不同的季节出现在天空不同的方位。北极星虽然不动，但北斗看起来总是围绕北极星东西南北四方转动。因而也就可以观看斗柄所指的方向来判定季节是否应时而至。我国古代民谚谓："斗柄东指，天下皆春；斗柄南指，天下皆夏，斗柄西指，天下皆秋；斗柄北指，天下皆冬。"由于观察北斗七星的位置可以判定季节是否应时，所以我们认为这里所谓的"睹其位"，就是在正月初一早晨天刚明时观看北斗的方位，并根据斗柄所指的方位来看季节是否应时。这样解释，当否不敢自信，特提出以就正于高明。

⑬王洪图等《黄帝内经素问白话解》岐伯说：问得真高明！六气运行有其一定的次序和方位，一般情况下，以每年正月初一早晨的气候为标准，以此来衡量节、气是否相应。

⑭郭霭春《黄帝内经素问白话解》行有次，止有位：六气的运行，各有一定的次序和方位。

岐伯说：你问得真明显啊！那六气的运行，各有一定的次序和一定的方位，应该以正月初一日平明气候来观察，看它所在的气位，就可以知道应与不应了。

（3）运有余，其至先；运不及，其至后。此天之道，气之常也。

①王冰《黄帝内经素问》先后，皆寅时之先后也。先则丑后，后则卯初。天道

昭然,当期必应,见无差失,是气之常。

②马莳《黄帝内经素问注证发微》凡运气有余之岁,当至于寅时之先,凡运气不及之岁,当至于寅时之后。

③张介宾《类经》至先者,气先节候而至;至后者,气后节候而至也。有余至蚤,不及至迟,此天气之常也。

④张志聪《黄帝内经集注》运,谓六气之化运。如子午寅申辰戌六岁主有余,其主岁主时之气皆先天时而至;如丑未卯酉巳亥六岁主不及,其主岁主时之气皆后天时而至。

⑤高士宗《黄帝素问直解》凡岁运有余,其至先天,岁运不及,其至后天。

⑥黄元御《黄元御医书全集》运有余,其至先(六气至先),其位未交,而其气已在,运不及,其至后,其位已交,而其气未在。

⑦张琦《素问释义》此句未具体注释。

⑧高亿《黄帝内经素问详注直讲全集》〔讲〕如诸太统运之有余者,其气必盛,盛则先平旦而至。诸少统运之不及者,其气必衰,衰则后平旦而至,此天道自然运旋之道,而亦即六气流行之常也。

⑨孟景春等《黄帝内经素问译释》凡是中运有余(太过)的,气至先于节候;不及的,气至后于节候。这是自然界的一般规律,是六气的正常情况。

⑩任廷革《任应秋讲〈黄帝内经〉素问》(提要)言应时。

⑪张灿玾等《黄帝内经素问校释》先、后:王冰注"先后,皆寅时之先后也。先则丑后,后则卯初"。

中运太过的,其气先时而至,中运不及的,其气后时而至,这是自然气象的一般规律和六气的正常情况。

⑫方药中等《黄帝内经素问运气七篇讲解》"运",指岁运。"有余",指太过之年。"至",指气候到来。"先",指先于天时。"运有余,其至先",指岁运太过之年,其气候变化常先天时而至,也就是未至而至。例如春季的时令还没有到,但气候已比较温暖,就属于未至而至。这也就是《金匮要略·脏腑经络先后病脉证》中所谓的:"冬至之后,甲子夜半少阳起,少阳之时阳始生,天得温和。以未得甲子,天因温和,此为未至而至也。""不及",指不及之年。"后",指后于天时。"运不及,其至后"指岁运不及之年,其气候变化常后天时而至,也就是至而不至。例如春天的时令已到,而气候还十分寒冷,就属于至而不至。这也就是《金匮要略·脏腑经络先后病脉证》中所谓的:"以得甲子,而天未温和,为至而不至也。"

⑬王洪图等《黄帝内经素问白话解》凡是在中运太过的年份,就会节未到而气候先到;在中运不及的年份,就会节已到而气候不到,这就是六气变化的一般规律。

⑭郭霭春《黄帝内经素问白话解》凡是中运太过的,气至在节候之前;不及的,气至在节候之后,这是天道,也是六气的规律。

（4）运非有余，非不足，是谓正岁，其至当其时也。

①王冰《黄帝内经素问》当时，谓当寅之正也。

②马莳《黄帝内经素问注证发微》若非有余不足之岁，则正当寅时之正，即此验之，凡阴之所在，天应以云，阳之所在，天应以清净，自然象见不差也。

③张介宾《类经》正岁者，和平之岁，时至气亦至也。

④张志聪《黄帝内经集注》正岁，谓岁会之纪，非太过非不及，其气应时而至也。（眉批）言天之道而不言地者，天包乎地也。

⑤高士宗《黄帝素问直解》若岁运非有余，非不足，当诸岁会之年，是谓正岁，其至当其时也，以此察之，可以明其应矣。

⑥黄元御《黄元御医书全集》运非有余，非不足，是谓正岁。其至当其时，不后不先也。

⑦张琦《素问释义》此句未具体注释。

⑧高亿《黄帝内经素问详注直讲全集》〔讲〕如运非有余非不足者，此为平气，是谓正岁，气之平者，则当其时而至无所先，亦无所后也。由此推之，则气之应时可知矣。

⑨孟景春等《黄帝内经素问译释》正岁：指没有太过不及的和平之岁，时至气亦至。

如果中运既非有余，亦非不足，就是所谓"正岁"，气至就不先不后而与节候同时了。

⑩任廷革《任应秋讲〈黄帝内经〉素问》（提要）言应时。

⑪张灿玾等《黄帝内经素问校释》正岁：没有太过不及之气的谓之平岁，也就是平气。凡正岁者，时至气亦至。

若中运既非太过亦非不及的平气，谓之"正岁"，其气正当其时而至。

⑫方药中等《黄帝内经素问运气七篇讲解》"运非有余，非不足"，即岁运既不是太过之年，也不是不及之年。"当其时"，即气候与天时完全相应，应至而至。全句意即气候与季节相应，其来时不早不晚，应时而至就叫"正岁"，亦即正常之年。关于"正岁"的计算方法，前文提到"正岁"时，已经作过讨论。

⑬王洪图等《黄帝内经素问白话解》如果中运既不是有余也不是不及，就叫做正岁，在这种情况下，节与气就会同时到来。

⑭郭霭春《黄帝内经素问白话解》如果中运既不是太过也不是不及，就是所谓"正岁"，其气至就恰好与节候同时。

（5）帝曰：胜复之气，其常在也，灾眚时至，候也奈何？

①王冰《黄帝内经素问》此句未具体注释。

②马莳《黄帝内经素问注证发微》此言候灾眚之应有其法也。帝问胜复之气，固有定在，可得而知，至于灾眚之至，何以候之？

③张介宾《类经》言胜复之气，本常有也，而灾眚之至，何以知之？

④张志聪《黄帝内经集注》此论五运之胜复而为灾眚者,何以候之。

⑤高士宗《黄帝素问直解》胜复者,气之常。灾眚者,气之变。常固可候,变则何以候之?

⑥黄元御《黄元御医书全集》胜复之气,常在不差,其偶然差错,而灾眚时至,候之奈何?

⑦张琦《素问释义》此句未具体注释。

⑧高亿《黄帝内经素问详注直讲全集》〔注〕胜,克气。复,子气。胜甚则复甚,胜微则复微也。

〔讲〕黄帝问曰:胜复之气此固有其常在可考而知者,至于灾眚之至,变生不测,其至之时当奈何以候之?

⑨孟景春等《黄帝内经素问译释》黄帝说:六气的胜气与复气是常有的,灾害到来的时候,怎样才能知道呢?

⑩任廷革《任应秋讲〈黄帝内经〉素问》(提要)言应时。

⑪张灿玾等《黄帝内经素问校释》黄帝说:胜气和复气是经常存在的,灾害的发生,怎样能够测知呢?

⑫方药中等《黄帝内经素问运气七篇讲解》[胜复之气,其常在也]"胜",即偏胜。"复",即恢复或报复。"常在",指经常存在。全句意即在自然气候变化过程中,气候出现偏胜以及随此偏胜之气而产生的复气是经常存在的。因为所谓"胜复",从实质上看,完全是自然气候变化中的一种自调现象。如果有胜无复,则自然变化就会走向极端,相对稳定就会遭受破坏,生命现象也就会因此停止,所以胜复现象必然是经常存在,无处无时不有。

⑬王洪图等《黄帝内经素问白话解》黄帝说:胜气和复气经常发生,灾害也会不时到来,当灾害到来的时候,会有什么表现呢?

⑭郭霭春《黄帝内经素问白话解》黄帝说:胜气与复气是常有的,而灾害也时常到来,这怎样来察验呢?

(6) 岐伯曰:非气化者,是谓灾也。

①王冰《黄帝内经素问》十二变备矣。

②马莳《黄帝内经素问注证发微》伯言非有关于气化而至者,如天时星变,物类民病,即上文十二变之类,皆谓之灾眚也。

③张介宾《类经》当其位则为正化,非其位则为邪化,邪则为灾矣。

④张志聪《黄帝内经集注》非气化者,谓非运气之化也。如丁卯丁酉岁,其运风清热,风乃少角之气化,其清热乃胜复之气,此邪化也,是谓灾眚。徐振公曰:此篇论司天在上,在泉在下,而运化于中,故此节论司天在泉之中,而兼论其运气。

⑤高士宗《黄帝素问直解》气之变化,岁有常候,非其气化,而有此气化者,是谓灾也,此即候之之法也。

⑥黄元御《黄元御医书全集》盖非气化之正者,是即为灾也。

⑦张琦《素问释义》不在正化，又非承制胜复之气，不时而至为灾。

⑧高亿《黄帝内经素问详注直讲全集》〔批〕非气化者，是谓气变，变则灾眚时至。

〔讲〕岐伯对曰：凡气之非有关于司天在泉之气化，而为非其时而至者，即其气之变者也，变则为灾，是以谓之灾也。

⑨孟景春等《黄帝内经素问译释》气化：张介宾作"正化"，注云"当其位则为正化，非其位则为邪化，邪化则为灾"。

岐伯说：不属正常的气化，就得称为灾害了。

⑩任廷革《任应秋讲〈黄帝内经〉素问》（提要）言应时。

⑪张灿玾等《黄帝内经素问校释》非气化者：指非正常的气化，乃属邪化。

岐伯说：不属正常气化的，就属于灾害。

⑫方药中等《黄帝内经素问运气七篇讲解》"气"，即气候。"化"，即化生。"气化"，即在气候变化的影响下化生了万物。"灾"，即灾害。全句是回答原文"灾眚时至，候也奈何"这一问话。这就是问：灾害是经常出现的，如何来判定是不是灾害？回答是：凡是气候变化反常，不利于正常生物生长的就是灾害。

⑬王洪图等《黄帝内经素问白话解》岐伯说：如果不是正常的气化，就可以形成灾害。

⑭郭霭春《黄帝内经素问白话解》岐伯说：不是当位的气化，就可称为灾害了。

第五十二解

（一）内经原文

帝曰：**天地之数**，终始奈何？岐伯曰：悉乎哉问也！是明道也。数之始，起于上而终于下。**岁半之前**，天气主之，岁半之后，地气主之，上下**交互**，**气交**主之，岁纪毕矣。故曰：位明气月可知乎，所谓气也。

帝曰：余司其事，则而行之，不合其数何也？岐伯曰：气用有多少，**化洽**[注]有盛衰，衰盛多少，同其化也。

帝曰：愿闻同化何如？岐伯曰：风温春化同，热曛昏火夏化同，胜与复同，燥清烟露秋化同，云雨昏暝埃长夏化同，寒气霜雪冰冬化同。此天地五运六气之化，更用盛衰之常也。

[注]洽：郭霭春《黄帝内经素问校注》、方药中等《黄帝内经素问运气七篇讲解》、孟景春等《黄帝内经素问译释》、人民卫生出版社影印顾从德本《黄帝内经素问》此处为"化洽有盛衰"，其中郭霭春、孟景春等注"化洽，六气与五运相合之化"；张灿玾等《黄帝内经素问校释》此处为"化治有盛衰"，其注：六气之所化与其主治，有太过不及之别，太过则气化有余为盛，不及则气化不足为衰。

（二）字词注释

（1）天地之数

①王冰《黄帝内经素问》此词未具体注释。

②马莳《黄帝内经素问注证发微》天地始终之数。

③张介宾《类经》司天在泉,各有所主之数。

④张志聪《黄帝内经集注》天,谓司天。地,谓在泉。

⑤高士宗《黄帝素问直解》天地之数,六十岁为一周。

⑥黄元御《黄元御医书全集》天地一年之数

⑦张琦《素问释义》此词未具体注释。

⑧高亿《黄帝内经素问详注直讲全集》〔批〕天地之数。〔注〕始于上,谓天之数也,终于下,谓地之数也。〔讲〕司天在泉之纪数。

⑨孟景春等《黄帝内经素问译释》即六气司天在泉之数。

⑩任廷革《任应秋讲〈黄帝内经〉素问》"天地之数"是指司天、在泉,一年的司天、在泉有终有始。

⑪张灿玾等《黄帝内经素问校释》指司天在泉起止之数。

⑫方药中等《黄帝内经素问运气七篇讲解》"天",此处指天气,亦即司天之气。"地",此处指地气,亦即在泉之气。

⑬王洪图等《黄帝内经素问白话解》即六气之数,因为六气所主起止时期的月日时刻,均由"数"字来标明,所以叫做"数"。

⑭郭霭春《黄帝内经素问白话解》指司天在泉起止之数。

(2)岁半

①王冰《黄帝内经素问》岁半,谓立秋之日也。(〔新校正云〕详初气交司在前岁大寒日,岁半当在立秋前一气十五日,不得云立秋日也。)

②马莳《黄帝内经素问注证发微》半岁。

③张介宾《类经》岁半之前,始于大寒,终于小暑也。岁半之后,始于大暑,终于小寒也。

④张志聪《黄帝内经集注》岁半。

⑤高士宗《黄帝素问直解》岁半。

⑥黄元御《黄元御医书全集》岁半。

⑦张琦《素问释义》此词未具体注释。

⑧高亿《黄帝内经素问详注直讲全集》〔讲〕岁半。

⑨孟景春等《黄帝内经素问译释》一年的一半。大寒始至小暑末,为岁半以前,亦即初气至三气;大暑始至小寒末,为岁半以后,亦即四气至终气。

⑩任廷革《任应秋讲〈黄帝内经〉素问》此词未具体注释。

⑪张灿玾等《黄帝内经素问校释》此词未具体注释。

⑫方药中等《黄帝内经素问运气七篇讲解》此词未具体注释。

⑬王洪图等《黄帝内经素问白话解》二十四节气中的"大寒"至"小暑"为岁半以前,亦即初气至三气;大暑至小寒,为岁半以后,亦即四气至终气。

⑭郭霭春《黄帝内经素问白话解》大寒至小暑为岁半以前,大暑至小寒为岁半以后。

（3）交互

①王冰《黄帝内经素问》交互，互体也。上体下体之中，有二互体也。

②马莳《黄帝内经素问注证发微》上下交互。

③张介宾《类经》交互者，天气地气，互合为用也。

④张志聪《黄帝内经集注》此词未具体注释。

⑤高士宗《黄帝素问直解》交互之理。

⑥黄元御《黄元御医书全集》交互。

⑦张琦《素问释义》交互者，三四气之际。

⑧高亿《黄帝内经素问详注直讲全集》〔讲〕岁半前后，相交之际，司天之气降于下，在泉之气升于上，则有互相交错而为中气，所谓气交者主之也。

⑨孟景春等《黄帝内经素问译释》相交之处。

⑩任廷革《任应秋讲〈黄帝内经〉素问》此词未具体注释。

⑪张灿玾等《黄帝内经素问校释》天气地气相交为用。

⑫方药中等《黄帝内经素问运气七篇讲解》张介宾注此云，"交互者，天气地气互合为用也"，气交主之，即三气四气之际，乃天地气交之时。

⑬王洪图等《黄帝内经素问白话解》此词未具体注释。

⑭郭霭春《黄帝内经素问白话解》天地之气上下互合为用。

（4）气交

①王冰《黄帝内经素问》此词未具体注释。

②马莳《黄帝内经素问注证发微》上下交互，则三四气之际，即天地之气交主之。

③张介宾《类经》气交主之，即三气四气之际，乃天地气交之时。

④张志聪《黄帝内经集注》气交者，谓天地之气上下相交也。

⑤高士宗《黄帝素问直解》气交者，人之居也。

⑥黄元御《黄元御医书全集》气交者，三气四气交际之间也。

⑦张琦《素问释义》此词未具体注释。

⑧高亿《黄帝内经素问详注直讲全集》〔讲〕岁半前后，相交之际，司天之气降于下，在泉之气升于上，则有互相交错而为中气，所谓气交者主之也。

⑨孟景春等《黄帝内经素问译释》气交。

⑩任廷革《任应秋讲〈黄帝内经〉素问》此词未具体注释。

⑪张灿玾等《黄帝内经素问校释》"气交主之"，三气四气之际，为气交主气之时。

⑫方药中等《黄帝内经素问运气七篇讲解》即天气地气之交。此处主要是指三之气与四之气之间这一段时间。

⑬王洪图等《黄帝内经素问白话解》此词未具体注释。

⑭郭霭春《黄帝内经素问白话解》气交。

（5）化洽

①王冰《黄帝内经素问》此词未具体注释。

②马莳《黄帝内经素问注证发微》气化之治。

③张介宾《类经》洽，合也。洽，叉甲切。

④张志聪《黄帝内经集注》谓五运之化。

⑤高士宗《黄帝素问直解》五运之化，洽于万物。

⑥黄元御《黄元御医书全集》化之相洽。

⑦张琦《素问释义》此词未具体注释。

⑧高亿《黄帝内经素问详注直讲全集》〔注〕化之所洽。〔讲〕化洽。

⑨孟景春等《黄帝内经素问译释》化洽，六气与五运相合之化。张介宾："洽，合也。言一岁之上下左右，主客运气，必有所合。若以多合多，则盛者愈盛，以少合少，则衰者愈衰，故盛衰之化，各有所从。"

⑩任廷革《任应秋讲〈黄帝内经〉素问》此词未具体注释。

⑪张灿玾等《黄帝内经素问校释》六气之所化与其主治。

⑫方药中等《黄帝内经素问运气七篇讲解》化，指化生。"洽"（qià 洽或 xià 夏），有协调、浸润之义。

⑬王洪图等《黄帝内经素问白话解》相互配合、相互为用。

⑭郭霭春《黄帝内经素问白话解》五运六气相合之化。

（三）语句阐述

（1）帝曰：天地之数，终始奈何？

①王冰《黄帝内经素问》此句未具体注释。

②马莳《黄帝内经素问注证发微》此言明天地始终之数有其纪也。帝以天地之数终始为疑，盖欲知司天在泉之始终也。

③张介宾《类经》司天在泉，各有所主之数。

④张志聪《黄帝内经集注》天，谓司天。地，谓在泉。

⑤高士宗《黄帝素问直解》数，如字，下同。天地之数，六十岁为一周，终而复始，无有穷尽，帝故问之。

⑥黄元御《黄元御医书全集》此句未具体注释。

⑦张琦《素问释义》此句未具体注释。

⑧高亿《黄帝内经素问详注直讲全集》〔批〕此举天地之数，而明其为始为终之义也。

〔注〕始，初也。终，末也。

〔讲〕黄帝曰：司天在泉之纪数终始奈何？

⑨孟景春等《黄帝内经素问译释》天地之数，即六气司天在泉之数。

黄帝道：六气司天在泉之数，开始与终止是怎样的？

⑩任廷革《任应秋讲〈黄帝内经〉素问》（提要）辨数位。（讲解）"天地之数"是

指司天、在泉,一年的司天、在泉有终有始。

⑪张灿玾等《黄帝内经素问校释》天地之数,指司天在泉起止之数。

黄帝说:司天在泉之气数的开始和终止是怎样的呢?

⑫方药中等《黄帝内经素问运气七篇讲解》"天",此处指天气,亦即司天之气。"地",此处指地气,亦即在泉之气。"终始",指开始和终结。"数",指规律。全句是以设问方式提出问题,意即问司天在泉之气在运行中的规律如何。

⑬王洪图等《黄帝内经素问白话解》天地之数:即六气之数,因为六气所主起止时期的月日时刻,均由"数"字来标明,所以叫做"数"。

黄帝说:司天与在泉之气各主持一定的日数,那它们是怎样开始和终止的呢?

⑭郭霭春《黄帝内经素问白话解》天地之数:指司天在泉起止之数。

黄帝道:天地的气数,其开始与终止的情形怎样?

(2)岐伯曰:悉乎哉问也!是明道也。数之始,起于上而终于下。岁半之前,天气主之,岁半之后,地气主之,上下交互,气交主之,岁纪毕矣。故曰:位明气月可知乎,所谓气也。

①王冰《黄帝内经素问》岁半,谓立秋之日也。(〔新校正云〕详初气交司在前岁大寒日,岁半当在立秋前一气十五日,不得云立秋日也。)交互,互体也。上体下体之中,有二互体也。大凡一气,主六十日而有奇,以立位数之位,同一气则月之节气中气可知也。故言天地气者以上下体,言胜复者以气交,言横运者以上下互,皆以节气准之,候之灾眚,变复可期矣。

②马莳《黄帝内经素问注证发微》伯言数之所始,起于司天而终于在泉,半岁之前,即大寒至小暑,天气之所主也。半岁之后,即大暑至小寒,地气之所主也。上下交互,则三四气之际,即天地之气交主之。此则一岁之纪毕矣。故曰:凡六气之位明,则六十日余八十七刻半而为每气,有节气中气而为每月,皆可知矣。此正天气、地气、气交之谓也。

③张介宾《类经》司天在前,在泉在后,司天主上,在泉主下,故起于上而终于下。岁半之前,始于大寒,终于小暑也。岁半之后,始于大暑,终于小寒也。《至真要大论》曰:初气终三气,天气主之;四气尽终气,地气主之。交互者,天气地气,互合为用也。气交主之,即三气四气之际,乃天地气交之时。上下左右之位既明,则气之有六,月之有十二,其终始移易之数,皆可知矣,此即所谓天地之气。

④张志聪《黄帝内经集注》道,谓天地阴阳之道。数之始起于上者,谓数之始于一而起于天一也。终于下者,谓天数之始于一而终于地六也。岁半之前,岁半之后者,谓天地之气上下有位也。气交者,谓天地之气上下相交也。位,谓司天在泉及左右间气之六位。气月,谓一气之各主两月也。愚谓司天在泉之六气,总属天一所生之真元。真元者,精气也。气为阳,精为阴,一阴一阳,化生太少之四象,而共为六气也。天包乎地之外,故不曰在地而曰在泉。精通乎天之上,故曰天有精也。六气循天而环转,故六期而环会,复通贯乎地之中,故上下交互也。故曰:食岁谷以

六元正纪大论篇

全其真,食间谷以保其精。真者,元真之气。精者,天一之精。是以上文曰此天之道气之常也。(眉批)未分之前为真元,已(编者按:此处应为"巳")分之后为精气。故六气以太阳气在上,而精水在下也。

⑤高士宗《黄帝素问直解》时,旧本讹明,今改。终始之数,乃道之所在,是明道也,原数之始,起于天之十干,终于地之十二支,是起于上而终于下,故岁半之前,天干之天气主之,岁半之后,地支之地气主之,天地上下,交互之理,合于人身,则气交主之,气交者,人之居也,六微旨大论云,上下之位,气交之中,人之居也,自一岁至六十岁,终始皆然,故曰岁纪毕矣。一岁之中,四时凡六位,十二月凡二十四气,故曰位时气月可知乎,申明位时气月者,乃六气之二十四气,所谓气也,知四时之位,每月之气,以明其应,则天地终始之数可知矣。

⑥黄元御《黄元御医书全集》司天在上,司地在下,天地一年之数,起于上而终于下。岁半之前,天气主之,岁半之后,地气主之,上下交互之中,气交主之,气交者,三气四气交际之间也。一岁之纪,毕于此矣。六气之位既明,则气月可知(三候一气,两气一月。一年六气,一气两月),所谓天地之气数也。

⑦张琦《素问释义》交互者,三四气之际。十三字有讹误(编者按:原著认为"故曰:位明气月可知乎,所谓气也"有讹误)。

⑧高亿《黄帝内经素问详注直讲全集》〔注〕始,初也。终,末也。始于上,谓天之数也。终于下,谓地之数也。

〔讲〕岐伯曰:终之所以始,始之所以终,在天在地之数,其始也起于天之数,而终于地之数者也。即以一岁推之岁半之前,则司天之气主之,岁半之后,则在泉之气主之。岁半前后,相交之际,司天之气降于下,在泉之气升于上,则有互相交错而为中气,所谓气交者主之也。知此则一岁之纪数备矣。故先师曰:能明司天在泉,与夫六气之部位,则每月之节气中气皆可知矣,所谓一岁所主之气是也。

⑨孟景春等《黄帝内经素问译释》起于上而终于下:张介宾"司天在前,在泉在后,司天主上,在泉主下,故起于上而终于下"。岁半:一年的一半。大寒始至小暑末,为岁半以前,亦即初气至三气;大暑始至小寒末,为岁半以后,亦即四气至终气。位明气月可知乎:位,六气的位置。气月,六气所当的月份。位明气月可知乎,就是明白了主气与客气所在的位置,则每气所当的月份就可以知道了。张介宾:"上下左右之位既明,则气之有六,月之有十二,其终始移易之数,皆可知矣。"气:此处指六气分主六步的气数。马莳:"此正天气、地气、气交之谓也。"

岐伯说:问得多么详细!是要明白的道理。司天在泉之数,开始于司天,终止于在泉。上半年是天气所主,下半年是地气所主,天地之气相交之处是气交所主,一年中的气化规律尽在其中了。所以说:明白了主气和客气所在的位置,则每气所当的月份就可以知道了,这就是六气分主六步的气数。

⑩任廷革《任应秋讲〈黄帝内经〉素问》(提要)辨数位。(讲解)"位明"是指上下左右之位,司天于上有左间、右间之位,在泉于下也有左间、右间之位,司天、在泉

的定位是看"三之气"所在之位,"三之气"即司天之气,司天之气定位了,其余的也就可以定位了。

⑪张灿玾等《黄帝内经素问校释》起于上而终于下:每年之岁气,开始于司天,终止于在泉。岁半之前……地气主之:每年岁气上半年始于上年大寒之始至小暑之末,为岁半之前,司天之气主之;下半年始于大暑之始至小寒之末,为岁半之后,在泉之气主之。上下交互,气交主之:"交互",天气地气相交为用。"气交主之",三气四气之际,为气交主气之时。气月:六气应于十二月。气:在此指六气分主六步的气数。王冰注:"大凡一气,主六十日而有奇,以立位数之位,同一气则月之节气中气可知也。"

岐伯说:你问得很详细啊!这是属于阐明气象变化规律的问题。司天在泉之数,开始于司天,终止于在泉,岁半以前,司天主其气,岁半以后,在泉主其气,天气地气相交之处,气交主其气,作为一年气数的纲领,乃尽于此。所以说司天在泉所主之方位既然明白了,六气之应于十二月,可以知道吗?就是六气分主六步的气数。

⑫方药中等《黄帝内经素问运气七篇讲解》[数之始,起于上而终于下]此句是承上句而言,意即司天在泉之气的运行规律是从司天之气开始,至在泉之气终结。司天在前,在泉在后。司天在上,在泉在下。这也就是张介宾在注文中所谓:"司天在前,在泉在后,司天主上,在泉主下,故起于上而终于下。"

[岁半之前,天气主之,岁半之后,地气主之,上下交互,气交主之]"岁半之前,天气主之",即司天之气主要管上半年。"岁半之后,地气主之",即在泉之气主要管下半年。"气交",即天气地气之交。此处主要是指三之气与四之气之间这一段时间。"上下交互,气交主之",即每年三气至四气这一段时间中,亦即每年小满至秋分以前,大约在5月中旬至9月中下旬这一段时间中,司天在泉之气都可以对它产生作用和影响。张介宾注此云:"交互者,天气地气互合为用也,气交主之,即三气四气之际,乃天地气交之时。然则三气四气,则一岁之气交也,故自四月中至八月中,总计四个月,一百二十日之间,而岁之旱潦丰俭,物之生长收成,皆系乎此。"即属此义。

[位明气月可知乎?所谓气也]"位",指六气在一年之中所属的位置和时间。"明",即明确。高世栻改为"时"字,其《素问直解》谓:"时,旧本讹明,今改。"无据,不从。"气",即节气。"月",即月份。全句意即六气在一年中所占的位置和时间明确了,则这一年中各个月份和各个节气的气候变化特点也就知道了。关于这方面的内容,我们在前节中介绍各个年份六步主时的具体气候及物候变化特点时已经反复介绍和说明,此不赘述。不过仍应着重提出者,即此句重点仍然着重在一年中各个节气的观察上,所以原文在提出"位明气月可知"以后紧接着就提出"所谓气也"。这里的"气"字,是指节气而言。王冰注此云:"大凡一气主六十日而有奇,以立位数之位,同一气则月之节气中气可知也。故言天地气者以上下体,言胜负者以

六元正纪大论篇

气交,言横运者以上下互,皆以节气准之,候之灾眚,变复可期矣。"高世栻注此云:一岁之中,四时凡六位,十二月凡二十四气,故曰位时气月可知乎,申明位时气月者,乃六气之二十四气,所谓气也。知四时之位,每月之气,以明其应,则天地终始之数可知矣。"均属此义。高注在此虽然把"位明"改为"位时",我们认为无据不从,但其基本认识则完全正确,无可厚非。

⑬王洪图等《黄帝内经素问白话解》岁半:二十四节气中的"大寒"至"小暑"为岁半以前,亦即初气至三气;大暑至小寒,为岁半以后,亦即四气至终气。位明气月:"位"指六气的位置,"月"指月份。位明气月就是要明白主气与客气所在的位置,以及气所当的月份。

岐伯说:问得真全面!这正是我们需要明白的道理。天地之气的运动开始于司天终止于在泉,所以每年的上半年是司天之气主持,下半年是在泉之气主持,这样一年的气化规律也就概括在其中了。因而如果明白了上、下、左、右的位置,就可以知道每气所主持的月份了。这就是所说的天地之数。

⑭郭霭春《黄帝内经素问白话解》起于上而终于下:开始于天气,终止于地气。岁半:大寒至小暑为岁半以前,大暑至小寒为岁半以后。气月:每气所主的月份。气:天地气数。

岐伯说:问得真详细,这才真正是要了解医道啊!天地的气数,开始于天气,终止于地气,上半年是天气所主,下半年是地气所主。天地之气上下互合为用,是气交所在,一年里的气化规律就是这些了。所以说上、下、左、右的位置明白了,那么每气所主的月份就可知道,也就是所谓天地气数的终始。

(3)帝曰:余司其事,则而行之,不合其数何也?

①王冰《黄帝内经素问》此句未具体注释。

②马莳《黄帝内经素问注证发微》此言五运六气之化,虽有多少盛衰,而皆同于四时之化也。帝以上文所言气化,其数有不合为问。

③张介宾《类经》不合其数,谓以上中下运气之数,推其岁候,其有不能相合者也。

④张志聪《黄帝内经集注》此论五运六气有同化之盛衰,是以有不合也。不合其数者,不合六气之数也。

⑤高士宗《黄帝素问直解》事,岁事也。数,气数也。帝首创干支,治历明时,故曰余司其事,则而行之,岁中之事,不合气数,其故何也?

⑥黄元御《黄元御医书全集》六气有主客,主气者,初气风木,二气君火,三气相火,四气湿土,五气燥金,六气寒水,一气两月,万古不易,客气则逐年迁变,恒与四时相反。岁半之前,天气主之,岁半之后,地气主之,是司天之客气也。其间燥金在春,风木在秋,寒水在夏,二火在冬,应与主气相反,而往往与主气不反,与客气不符,较之天地终始之数,未尽相合。

⑦张琦《素问释义》此句未具体注释。

⑧高亿《黄帝内经素问详注直讲全集》〔批〕此举天地五运六气之化,更用盛衰之常以明数异化同之道也。

〔注〕不合其数者,谓不合五运六气之数也。

〔讲〕黄帝曰:余也司掌其事,亦会以司天在泉之气则而行之,而竟不合于五运六气之数者,何也?

⑨孟景春等《黄帝内经素问译释》黄帝道:我研究运气,按照先生所讲的来做,结果与实际并不相符,这是什么缘故?

⑩任廷革《任应秋讲〈黄帝内经〉素问》此句未具体注释,总体概括此段为:(提要)论气化。主要是讲六气的气化,如天符、岁会、太乙天符、同天符、同岁会等均属六气气化的范畴。

⑪张灿玾等《黄帝内经素问校释》黄帝说:我负责这件事情,并按照这些原则去运用它,有时与实际的气数不完全符合,是什么原因呢?

⑫方药中等《黄帝内经素问运气七篇讲解》〔则而行之,不合其数〕此句是承上句而言,上句谈到自然变化有其一定的规律,此处是就此提出疑问。“则”,有法则之义,此处可以作根据或遵循解。“数”,即前述之“天地之数”。此句意即根据前述规律对照实际情况,有时也与规律不相符合。

⑬王洪图等《黄帝内经素问白话解》黄帝说:我曾经用以上的规律观察运气,结果有时与实际并不相符,这是什么缘故呢?

⑭郭霭春《黄帝内经素问白话解》黄帝又道:我考察这项事,按你所说的去做,那运气之数和岁候有的不能相合,这是什么原因?

(4)岐伯曰:气用有多少,化洽有盛衰,衰盛多少,同其化也。

①王冰《黄帝内经素问》此句未具体注释。

②马莳《黄帝内经素问注证发微》伯言气化之用有多少,气化之治有盛衰,然皆同天地之化也。

③张介宾《类经》洽,合也。气用有多少,化洽有盛衰,言一岁之上下左右,主客运气必有所合,若以多合多,则盛者愈盛,以少合少,则衰者愈衰,故盛衰之化,各有所从,则各同其化也。洽,爻甲切。

④张志聪《黄帝内经集注》气用有多少者,谓六气之用有有余不足也。化洽有盛衰者,谓五运之化有太过不及也。

⑤高士宗《黄帝素问直解》一岁之中,风热湿火燥寒六气之用,有太过不及。多,太过也。少,不及也。五运之化,洽于万物,有有余不足。盛,有余也。衰,不足也,化洽之衰盛,气用之多少,同其四时之化令,如下文所云也。

⑥黄元御《黄元御医书全集》此以气之为用有多少,化之相洽有盛衰,盛衰多少,同其化也。盖六气与五运相值,有生有克,生则其用多,克则其用少,多则其化盛,少则其化衰,以多遇多则愈盛,以少遇少则愈衰。衰盛多少,气化合同,盛则应,衰则不应,是以其数不合也。

⑦张琦《素问释义》此句未具体注释。

⑧高亿《黄帝内经素问详注直讲全集》〔注〕多气太过也,少气不及也。气之更用本自有异,盛气相合也,衰气相异也,化之所洽实自有殊。然气之多为盛,先至而速者气之少为衰,后至而迟者,盛衰多少虽不同,而皆同天地之化也。

〔讲〕岐伯对曰:其不合者,正以气化之用,有多少气化之洽有盛衰,故其数有合有不合也。然多少盛衰,要皆同其天地之化也,化同其数,夫焉有不合者?

⑨孟景春等《黄帝内经素问译释》气用有多少:六气的作用有太过不及。张志聪:"谓六气之用,有有余、不足也。"化洽有盛衰:化洽,六气与五运相合之化。张介宾:"洽,合也。言一岁之上下左右,主客运气,必有所合。若以多合多,则盛者愈盛,以少合少,则衰者愈衰,故盛衰之化,各有所从。"其:指五运当旺之季节,即春、夏、长夏、秋、冬。

岐伯说:六气的作用有太过不及,五运与六气相合的变化有盛有衰,有多少有盛衰,所以就有与春、夏、长夏、秋、冬之气化相同。

⑩任廷革《任应秋讲〈黄帝内经〉素问》此句未具体注释,总体概括此段为:(提要)论气化。主要是讲六气的气化,如天符、岁会、太乙天符、同天符、同岁会等均属六气气化的范畴。

⑪张灿玾等《黄帝内经素问校释》气用有多少:张志聪注"谓六气之用有有余不足也"。化治有盛衰:六气之所化与其主治,有太过不及之别,太过则气化有余为盛,不及则气化不足为衰。同其化:指六气与春、夏、长夏、秋、冬之气化相同。

岐伯说:岁气有太过不及的差别,四时主治的气化也有盛衰的不同,盛衰的多少与春、夏、长夏、秋、冬之气化相同。

⑫方药中等《黄帝内经素问运气七篇讲解》"气用",指气候变化对生物的作用和影响。"化",指化生。"洽"(qià 洽或 xià 夏),有协调、浸润之义。此句是回答上述提问,意即为什么自然变化规律,有时与实际情况不尽相符,这是因为六气对生物的作用和影响有多有少,在对生物的化生作用以及物与物之间的协调作用方面也有盛有衰。由于具体情况下常常存在着多少盛衰的差别,而衰的方面又常常被盛的方面所同化,亦即盛的方面和多的方面居于主要地位,遮盖了衰的方面和少的方面本身所固有的特点,所以前述各种气候物候变化规律,在不同的具体环境中还有其具体变化,因而也就与一般变化规律不尽相合。

⑬王洪图等《黄帝内经素问白话解》岐伯说:六气与五运相互配合、相互为用,各自都有多少盛衰不同的情况,因为有多少和盛衰,所以就出现了"同化"的问题。

⑭郭霭春《黄帝内经素问白话解》气用:六气的作用。化洽:五运六气相合之化。

岐伯说:六气的作用有有余有不足,与五运的相合之化又有盛、有衰。由于存在多、少和盛、衰的不同,所以就有了同化问题。

（5）帝曰：愿闻同化何如？岐伯曰：风温春化同，热曛昏火夏化同，胜与复同，燥清烟露秋化同，云雨昏瞑埃长夏化同，寒气霜雪冰冬化同。此天地五运六气之化，更用盛衰之常也。

①王冰《黄帝内经素问》此句未具体注释。

②马莳《黄帝内经素问注证发微》盖凡气化有风温，则与春之化同；气化有热曛昏火，则与夏之化同。其所胜所复者，亦不过此。气化有燥清烟露，与秋化同；云雨昏瞑埃，与长夏化同；寒气霜雪冰，与冬化同。此乃天地五运六气之化，更用盛衰之常如此。

③张介宾《类经》凡四时气化，有见风温者，皆木气也，故与春化同。有见热曛昏火者，皆火气也，故与夏化同。胜与复同者，言初气终三气，胜之常也；四气尽终气，复之常也。凡此同化之气，所遇皆然，而无分乎四时也。下文燥清烟露等化亦然。燥清烟露秋化同，皆金气之同化也。云雨昏瞑埃长夏化同，皆土气之同化也。寒气霜雪冰冬化同，皆水气之同化也。此天地五运六气之化，更用盛衰之常也，运气更用则化有盛衰，盛衰有常变，故难合于数也。

④张志聪《黄帝内经集注》风热寒燥者，言阴阳之六气也。春夏秋冬者，言角微宫商羽主岁而主时也。风温春化同者，厥阴与角运同化也。热曛夏化同者，少阴少阳与微运同化也。胜与复同者，谓五运之胜与复气亦与六气之相同也。如清金胜角木，其胜气即与阳明同，炎火复秋金，其复气即与少阴少阳同也。此天地五运六气之化，更用盛衰之常，是以有不合也。如风温之多合春化之盛，是气运同其化矣。若六气之少合五运之盛，五运之衰合六气之多，此盛衰更用而不合矣。此节论六气主岁主时之多少，又当审五运主岁主时之盛衰，合而推之，斯得气运之微妙。（眉批）火有少阳少阴，故曰热曰火。又：胜气在岁前，复气在岁后，故此句列于四时之中。

⑤高士宗《黄帝素问直解》伯云，衰盛多少同其化，故问同化何如？同化者，六气之气，五运之气，同一四时五行之化也，故厥阴木气之风温，与角木之春化同，少阴少阳之热曛昏火，与征火之夏化同，六气之胜，六气之复，亦合四时五行，故胜与复同，如风胜同春木，热胜同夏火，风复同春木，热复同夏火之义，阳明金气之燥清烟露，与商金之秋化同，太阴土气之云雨昏瞑埃，与宫土之长夏化同，太阳水气之寒气霜雪冰，与羽水之冬化同，此天地五运之气之化，其化相同，一岁之中，恒非其时而有其气，此更用盛衰之常，所以气数有不合也。

⑥黄元御《黄元御医书全集》凡四时之内，一见风温，是为木气，故与春化相同。一见热曛昏火，是为火气，故与夏化相同。一见云雨昏瞑埃，是为土气，故与长夏相同。一见燥清烟露，是为金气，故与秋化相同。一见寒气霜雪冰，是为水气，故与冬化相同。初气终三气，胜之常也。四气尽终气，复之常也，其于胜复之中，而见五行之气，亦与此同。此天地五运六气之化，更相盛衰之常也，遇盛气之同化则其数合，遇衰气之同化则其数不合矣。

六元正纪大论篇

⑦张琦《素问释义》不合其数,谓推其步候,而运气有不能相合者,盖以气有多少,化有盛衰,不可齐也。然天地之气化本有常数,察其德化政令灾变,便知何气之动,时虽不同,其气化则同。故但见风温皆木气也,则与春化同。但见火热皆火气也,则与夏化同。但见清燥皆金气也,则与秋化同。但见云雨埃昏皆土气也,则与长夏化同。但见寒气冰雪皆水气也,则与冬化同。其非时胜复之气亦同此例,则气虽万变,而有其不变者存。故曰:更用盛衰之常也,此实运气胜复之通例。明乎此,则了无窒碍矣。

⑧高亿《黄帝内经素问详注直讲全集》〔批〕此举天地五运六气之化,更用盛衰之常以明数异化同之道也。

〔注〕所谓同化者,温气春化同,热气夏化同,变气胜复同,凉气秋化同,湿气长夏化同,寒气冬化同。此天地五运六气之化,更用运气之常也。

〔讲〕黄帝曰:夫子言气之盛衰多寡而皆同于天地之化,不知其义,愿得闻之。岐伯对曰:所谓同化者,气化同也,如气化有和风解冻,是温气也,温主春,而与春时之化同。如气化有热曛昏火,是热气也,热主夏,而与夏时之化同。如气化有太过相乘,是为胜气,胜者必复,而与复气之化同。如气化有燥清烟露,是凉气也,凉主秋,而与秋时之化同。如气化有云雨瞑埃,是湿气也,湿主长夏,而与长夏之化同。如气化有霜雪坚冰,是寒气也,寒主冬,而与冬时之化同。此天地五运六气之化,更用盛衰之常也。

⑨孟景春等《黄帝内经素问译释》黄帝道:请问同化怎样?岐伯说:风温之气与春天的木气同化,热曛昏火之气与夏天的火气同化,胜气与复气也有同化,燥清烟露之气与秋天的金气同化,云雨昏埃之气与长夏的土气同化,寒霜冰雪之气与冬天的水气同化。这是天地五运六气的化洽,盛衰互用的一般规律。

⑩任廷革《任应秋讲〈黄帝内经〉素问》此句未具体注释,总体概括此段为:(提要)论气化。主要是讲六气的气化,如天符、岁会、太乙天符、同天符、同岁会等均属六气气化的范畴。

⑪张灿玾等《黄帝内经素问校释》胜与复同:张志聪注,"谓五运之胜与复气,亦与六气之相同也"。《类经》二十六卷第十九注"言初气终三气,胜之常也,四气尽终气,复之常也。凡此同化之气,所遇皆同,而无分乎四时也"。指出现胜气与复气时,也与六气之与四时之气化同的情况一样。

黄帝说:同化是怎样的呢?岐伯说:风温与春季之气化同,热曛昏火与夏季之气化同,胜气与复气的同化也是一样的,燥清烟露与秋季之气化同,云雨昏瞑埃与长夏之气化同,寒气霜雪冰与冬季之气化同,这就是天地间五运六气之所化及运气互有胜衰的一般情况。

⑫方药中等《黄帝内经素问运气七篇讲解》[愿闻同化何如]"同",即相同。"化",即变化。一般来说,使不相同的事物逐渐变成相同或相近的事物谓之"同化"。但在运气学说中所谓的"同化",则是指性质上或作用上相同,可以归属一类

的事物或现象而言。这里是以设问方式提出问题，要求回答有关气候变化方面的同化内容。

[风温春化同]以下是回答有关气候变化方面的同化内容。

"风"，指多风的季节。"温"，指温暖的气候。"春"，指每年的春季。"化同"，即对生物的化生作用相同。这就是说在春天里，东风劲吹，气候温暖，春主生。这里"春""温""风"，虽然是三个不同的概念，但它们对生物化生的作用则是一致的，因而其性质也就基本相同，可以归属一类。

[热薰昏火夏化同]"热"，即炎热。"薰"（xūn 音薰），有薰蒸之义。"昏"，有昏迷之义。"火"，即火热。"夏"，即夏季。这就是说，在夏天里，烈日炎炎，气候很热，人体容易因受热中暑而发生昏厥。这里的"热""薰""昏""火""夏"，虽然是不同的概念，但与火热有关则一，因而其性质也就基本相同，可以归属一类。

[胜与复同]"胜"，指偏胜之气。"复"，即来复之气。"同"，这里是指与六气中性质相同的气相同。例如火气偏胜时，此偏胜之火气，与前述"热薰昏火夏化同"。水气来复时，此来复之水气，与"寒气霜雪冰冬化同"等。张志聪注此云："胜与复同者，谓五运之胜气与复气，亦与六气相同也，如清金胜角木，其胜气即与阳明同。炎火复秋金，其复气即与少阴少阳同也。"高世栻注此云："六气之胜，六气之复，亦合四时五行，故胜与复同，如风胜同春木，热胜同夏火，风复同春木，热复同夏火之义。"均属此义。因此，这里不能把"胜与复同"，理解成胜气与复气在作用上性质上相同。

[燥清烟露秋化同]"燥"，即干燥，此处指秋高气爽的干燥气候。"清"，即清凉。"烟"，指烟雾迷濛。"露"，即露水。"秋"，即秋天。这就是说，在秋天里，秋高气爽，气候清凉而干燥，烟雾迷濛，露水湿衣。这里燥清烟露秋虽然各有不同的概念，但它们对生物化生的作用是一致的，也是同时出现的，因而其性质和作用也就基本相同，可以归属一类。

[云雨昏瞑埃长夏化同]"云"，指天上的云。"雨"，即降雨的雨。"昏"，有阴暗之义。"瞑"，指不清楚。"埃"，指湿气偏胜，天阴地暗的自然景象。"长夏"，指长夏季节。这就是说在长夏里，雨水较多，湿气偏胜，天气阴暗。这里云雨昏瞑长夏，虽然是不同的概念，但它们对生物化生的作用和影响是一致的，也是同时出现的，因而其性质也就基本相同，可以归属一类。

[寒气霜雪冰冬化同]"寒气"，即寒冷的气候。"霜雪冰"都是严冬的产物。"冬"，即冬季。这就是说，在冬天里，雪地冰天，气候十分寒冷。这里寒霜冰雪冬虽然各是不同的概念，但它们对生物化生的作用和影响是一致的，又是同时出现的，因而其性质也就基本相同，可以归属一类。

[此天地五运六气之化，更用盛衰之常也]"此"，指前述六气的运行次序、所属时间，五运的太过、不及、平气、胜复等内容。"天地五运六气之化"，指自然界气候及物候的各种变化。"更用"，即彼此更替作用。"盛衰"，即有盛有衰。全句意即前

述的有关运气的内容,是自然界中气候及物候变化的总结。它们的运行规律是彼此更用,有盛有衰。

⑬王洪图等《黄帝内经素问白话解》黄帝说:希望听听什么是同化! 岐伯说:六气、五运、四时、五行,它们互相之间如果遇到性质相同的时候,就可以归为一类,这就叫做"同化",如风温的气候与春天的木气同化,炎暑的气候与夏天的火气同化;胜气与复气也有同化的情况,如清燥烟露的气候与秋天的金气同化;云雨昏沉的气候与长夏的土气同化;寒霜冰雪的气候与冬天的水气同化等。这就是天地间五运与六气相互作用而发生盛衰变化的一般规律。

⑭郭霭春《黄帝内经素问白话解》昏火:闷热。

黄帝道:希望听听同化是怎样的? 岐伯说:风温之气与春天的木气同化,炎炎闷热之气与夏天的火气同化。胜气与复气也有同化,燥清烟露之气与秋天的金气同化,寒气霜雪之气与冬天的水气同化,这是天地五运六气化洽,盛衰互用的常规。

第五十三解

(一)内经原文

帝曰:五运行同天化者,命曰天符,余知之矣。愿闻同地化者何谓也? 岐伯曰:太过而**同天化**者三,不及而同天化者亦三;太过而**同地化**者三,不及而同地化者亦三。此凡二十四岁也^[注]。

帝曰:愿闻其所谓也。岐伯曰:甲辰、甲戌太宫**下加**太阴,壬寅、壬申太角下加厥阴,庚子、庚午太商下加阳明,如是者三;癸巳、癸亥少徵下加少阳,辛丑、辛未少羽下加太阳,癸卯、癸酉少徵下加少阴,如是者三;戊子、戊午太徵上临少阴,戊寅、戊申太徵上临少阳,丙辰、丙戌太羽**上临**太阳,如是者三;丁巳、丁亥少角上临厥阴,乙卯、乙酉少商上临阳明,己丑、己未少宫上临太阴,如是者三。除此二十四岁,则不加不临也。

帝曰:加者何谓? 岐伯曰:太过而加同天符,不及而加同岁会也。

帝曰:临者何谓? 岐伯曰:太过不及,皆曰天符,而变行有多少、病形有微甚、生死有早晏耳!

[注]此凡二十四岁也:郭霭春《黄帝内经素问校注》、方药中等《黄帝内经素问运气七篇讲解》、孟景春等《黄帝内经素问译释》、人民卫生出版社影印顾从德本《黄帝内经素问》此处为"此凡二十四岁也";张灿玾等《黄帝内经素问校释》此处为"凡此二十四岁也",笔者疑误。

(二)字词注释

(1)同天化

①王冰《黄帝内经素问》同天之化者。

②马蒔《黄帝内经素问注证发微》五运之气同乎天化者。

③张介宾《类经》同司天之化者。

④张志聪《黄帝内经集注》同天化。

⑤高士宗《黄帝素问直解》同于司天之化气。

⑥黄元御《黄元御医书全集》同天化。

⑦张琦《素问释义》此词未具体注释。

⑧高亿《黄帝内经素问详注直讲全集》〔讲〕与天时同其化。

⑨孟景春等《黄帝内经素问译释》天,指司天之气。同天化,就是岁运与司天之气相同。

⑩任廷革《任应秋讲〈黄帝内经〉素问》此词未具体注释。

⑪张灿玾等《黄帝内经素问校释》中运与司天之气同化。如戊午年,天干戊年中运为火,地支午年,少阴君火司天,中运与司天同为火化。

⑫方药中等《黄帝内经素问运气七篇讲解》指与同年司天之气相同。

⑬王洪图等《黄帝内经素问白话解》"天"指司天之气。同天化就是岁运与司天之气相同。

⑭郭霭春《黄帝内经素问白话解》岁运与司天之气一致。

（2）同地化

①王冰《黄帝内经素问》同地之化者。

②马莳《黄帝内经素问注证发微》五运之行同乎地化者。

③张介宾《类经》同在泉之化者。

④张志聪《黄帝内经集注》同地化。

⑤高士宗《黄帝素问直解》同地化。

⑥黄元御《黄元御医书全集》同地化。

⑦张琦《素问释义》此词未具体注释。

⑧高亿《黄帝内经素问详注直讲全集》〔讲〕与地同其化。

⑨孟景春等《黄帝内经素问译释》地,指在泉之气。同地化,就是岁运与在泉之气相同。

⑩任廷革《任应秋讲〈黄帝内经〉素问》此词未具体注释。

⑪张灿玾等《黄帝内经素问校释》中运与在泉之气同化。如甲辰年,天干甲年中运为土,地支辰年,太阴湿土在泉,中运与在泉同为土化。

⑫方药中等《黄帝内经素问运气七篇讲解》"地",指在泉之气。"同地化",即岁运与同年在泉之气的五行属性相同。

⑬王洪图等《黄帝内经素问白话解》"地"指在泉之气。同地化就是岁运与在泉之气相同。

⑭郭霭春《黄帝内经素问白话解》岁运与在泉之气一致。

（3）下加

①王冰《黄帝内经素问》此词未具体注释。

②马莳《黄帝内经素问注证发微》下加。

③张介宾《类经》下加者,以上加下也,谓以中运而加于在泉也。

④张志聪《黄帝内经集注》下加。

⑤高士宗《黄帝素问直解》同地化,则下加。

⑥黄元御《黄元御医书全集》此词未具体注释。

⑦张琦《素问释义》此词未具体注释。

⑧高亿《黄帝内经素问详注直讲全集》〔注〕下加者,大运下同在泉。〔讲〕大运下同在泉而为下加。

⑨孟景春等《黄帝内经素问译释》下加于上叫做"加",运与在泉同化,称为"下加"。

⑩任廷革《任应秋讲〈黄帝内经〉素问》此词未具体注释。

⑪张灿玾等《黄帝内经素问校释》在泉在下,中运居中,中运之气加于在泉,乃以上加下,所以叫"下加",即在泉之气与中运相同者。《类经》二十四卷第七注:"下加者,以上加下也,谓以中运而加于在泉也。"

⑫方药中等《黄帝内经素问运气七篇讲解》"下",即在泉之气。"加",指岁运与在泉之气相加,亦即岁运与在泉之气五行属性相同。

⑬王洪图等《黄帝内经素问白话解》下加于上叫做"加",运与在泉同化,称为"下加"。

⑭郭霭春《黄帝内经素问白话解》下加于上为加,运与在泉同化,叫做下加。

(4)上临

①王冰《黄帝内经素问》此词未具体注释。

②马莳《黄帝内经素问注证发微》上见。

③张介宾《类经》以下临上也,谓以中运而临于司天也。

④张志聪《黄帝内经集注》上临。

⑤高士宗《黄帝素问直解》同天化,则上临。

⑥黄元御《黄元御医书全集》此词未具体注释。

⑦张琦《素问释义》此词未具体注释。

⑧高亿《黄帝内经素问详注直讲全集》〔注〕上临者,大运上同司天。〔讲〕大运上同司天而为上临。

⑨孟景春等《黄帝内经素问译释》上临于下叫做"临",运与司天同化,称为"上临"。

⑩任廷革《任应秋讲〈黄帝内经〉素问》此词未具体注释。

⑪张灿玾等《黄帝内经素问校释》司天在上,中运居中,中运之气临于司天,乃以下临上,所以叫"上临",即司天之气与中运相同者。《类经》二十四卷第七注:"上临者,以下临上也,谓以中运而临于司天也。"

⑫方药中等《黄帝内经素问运气七篇讲解》即司天之气。

⑬王洪图等《黄帝内经素问白话解》上临于下叫做"临",运与司天同化,称为"上临"。

⑭郭霭春《黄帝内经素问白话解》司天与岁运同化。

（三）语句阐述

（1）帝曰：五运行同天化者，命曰天符，余知之矣。愿闻同地化者何谓也？

①王冰《黄帝内经素问》此句未具体注释。

②马莳《黄帝内经素问注证发微》此明同天符、同岁会、天符之义，正以其下加上临，而余岁则不然也。帝以五运之气同乎天化者，命曰天符，余已知之，而五运之行同乎地化者，尚有未知为疑。

③张介宾《类经》五运行同天化。如上文以中运而同司天之化，故曰天符。此问同地化者，言中运之同在泉也。

④张志聪《黄帝内经集注》此句未具体注释。

⑤高士宗《黄帝素问直解》土运而太阴司天，金运而阳明司天等，是五运五行，同于司天之化气，命曰天符，余知之矣，五运五行同地化者，何谓也？

⑥黄元御《黄元御医书全集》此句未具体注释。

⑦张琦《素问释义》此句未具体注释。

⑧高亿《黄帝内经素问详注直讲全集》〔批〕此言五运流行化同天地之数也。

〔注〕天符解见前，太过谓阳年也，不及谓阴年也，同天化地化。

〔讲〕黄帝曰：五运流行之气而与天时同其化者，是与天合其德，命之曰天符，余已知之矣，不知五运流行之气，而与地同其化者，其谓之何？愿卒闻之。

⑨孟景春等《黄帝内经素问译释》同天化：天，指司天之气。同天化，就是岁运与司天之气相同。

黄帝道：岁运与司天之气相同的称为天符，我已经知道了。请问岁运与在泉之气相同的怎样？

⑩任廷革《任应秋讲〈黄帝内经〉素问》此句未具体注释，总体概括此段为：（提要）论气化。主要是讲六气的气化，如天符、岁会、太乙天符、同天符、同岁会等均属六气气化的范畴。

⑪张灿玾等《黄帝内经素问校释》同天化：中运与司天之气同化。如戊午年，天干戊年中运为火，地支午年，少阴君火司天，中运与司天同为火化。

同地化：中运与在泉之气同化。如甲辰年，天干甲年中运为土，地支辰年，太阴湿土在泉，中运与在泉同为土化。

黄帝说：五运值年与司天之气同化的，叫做"天符"，我已经知道了。我想听听五运与在泉之气同化是怎样的呢？

⑫方药中等《黄帝内经素问运气七篇讲解》〔五运行同天化者，命曰天符〕"五运行"，指木、火、土、金、水五运的运行。"同天化"，指与同年司天之气相同。全句意即岁运与同年司天之气相同，就叫做"同天化"。同天化之年，即"天符"之年。所以原文谓："五运行同天化者，命曰天符。"

〔同地化〕"地"，指在泉之气。"同地化"，即岁运与同年在泉之气的五行属性相同。

⑬王洪图等《黄帝内经素问白话解》同天化:"天"指司天之气。同天化就是岁运与司天之气相同。同地化:"地"指在泉之气。同地化就是岁运与在泉之气相同。

黄帝说:把中运与司天之气的五行属性相同的称为天符,我已经知道了。请问中运与在泉之气相同的怎样呢?

⑭郭霭春《黄帝内经素问白话解》同天化:岁运与司天之气一致。同地化:岁运与在泉之气一致。

黄帝道:岁运与司天之气一致的称为天符,这我已经知道了。希望听一下岁运与在泉之气一致的情况怎样。

(2)岐伯曰:太过而同天化者三,不及而同天化者亦三;太过而同地化者三,不及而同地化者亦三。此凡二十四岁也。

①王冰《黄帝内经素问》六十年中,同天地之化者,凡二十四岁,余悉随己多少。

②马莳《黄帝内经素问注证发微》伯乃总括其目而对之,言太过之年而同天化者三,不及之年而同天化者亦三,皆谓之天符。太过而同地化者三,谓之同天符,不及而同地化者亦三,谓之同岁会,此凡有二十四岁也。

③张介宾《类经》同司天之化者,其太过不及各有三;同在泉之化者,其太过不及亦各有三也。太过谓阳年,甲丙戊庚壬。不及谓阴年,乙丁己辛癸也。二十四岁。

④张志聪《黄帝内经集注》此句未具体注释。

⑤高士宗《黄帝素问直解》甲丙戊庚壬,化运主太过,乙丁己辛癸、化运主不及,子寅辰午申戌、气主太过,丑卯巳未酉亥,气主不及,六十岁中,太过不及,同天地之化者,凡二十四岁,此总括其目。

⑥黄元御《黄元御医书全集》甲丙戊庚壬五阳年为太过,乙丁己辛癸五阴年为不及。

⑦张琦《素问释义》此句未具体注释。

⑧高亿《黄帝内经素问详注直讲全集》〔讲〕岐伯对曰:如太过之年,而与天同其化者有三;不及之年,而与天同其化者亦有三;至若太过而与地同其化者有三;不及而与地同其化者亦有三。凡此五运至与天地同其化者,四六则有二十四岁焉。此二十四岁者,欲穷天地之化,以辨气运之同者,皆不可不知者也。

⑨孟景春等《黄帝内经素问译释》同地化:地,指在泉之气。同地化,就是岁运与在泉之气相同。

岐伯说:岁运太过而与司天相同的有三,岁运不及而与司天相同的也有三;岁运太过而与在泉相同的有三,岁运不及而与在泉相同的也有三。这共有二十四年。

⑩任廷革《任应秋讲〈黄帝内经〉素问》此句未具体注释,总体概括此段为:(提要)论气化。主要是讲六气的气化,如天符、岁会、太乙天符、同天符、同岁会等均属六气气化的范畴。

⑪张灿玾等《黄帝内经素问校释》同天化：中运与司天之气同化。如戊午年，天干戊年中运为火，地支午年，少阴君火司天，中运与司天同为火化。同地化：中运与在泉之气同化。如甲辰年，天干甲年中运为土，地支辰年，太阴湿土在泉，中运与在泉同为土化。

岐伯说：岁运太过而与司天之气同化的有三，岁运不及而与司天之气同化的也有三，岁运太过而与在泉之气同化的有三，岁运不及而与在泉之气同化的也有三，属于这类情况的共有二十四年。

⑫方药中等《黄帝内经素问运气七篇讲解》[太过而同天化者三]"太过"，指岁运太过之年。"太过而同天化者三"，意即甲子一周六十年中，属于岁运太过，同时岁运又与同年司天之气的五行属性相同的年份计有三处。一是戊子、戊午年。戊年属于火运太过之年，子午少阴君火司天，岁运与同年的司天之气五行属性相同。再一处是戊寅、戊申年。戊年属于火运太过之年，寅申少阳相火司天，岁运与同年的司天之气五行属性相同。再一处是丙辰、丙戌年。丙年属于水运太过之年。辰戌太阳寒水司天，岁运与同年司天之气的五行属性相同。这三处共计六年。这就叫"太过而同天化者三"。这也就是后文所谓的："戊子戊午太徵上临少阴，戊寅戊申太徵上临少阳，丙辰丙戌太羽上临太阳，如是者三。"

[不及而同天化者亦三]"不及"，指岁运不及之年。"不及而同天化者亦三"，意即甲子一周六十年中属于岁运不及，同时岁运又与同年司天之气的五行属性相同的年份也有三处。一处是丁巳、丁亥年。丁年属于木运不及之年，巳亥厥阴风木司天，岁运与同年司天之气五行属性相同。再一处是乙卯、乙酉年。乙年属于金运不及之年，卯酉阳明燥金司天，岁运与同年司天之气五行属性相同。再一处是己丑、己未年。己年属于木运不及之年，丑未太阴湿土司天，岁运与同年司天之气五行属性相同。这三处共计六年。这就叫"不及而同天化者亦三"。这也就是后文所说的："丁巳丁亥少角上临厥阴，乙卯乙酉少商上临阳明，己丑己未少宫上临太阴，如是者三。"

[太过而同地化者三]"太过"，指岁运太过之年。"同地化"，指岁运与同年在泉之气的五行属性同。"太过而同地化者三"，意即甲子一周六十年中，属于岁运太过，同时岁运又与同年在泉之气的五行属性相同的年份共有三处。一处是甲辰、甲戌年。甲年属于土运太过之年，辰戌太阳寒水司天，太阴湿土在泉。岁运与同年的在泉之气五行属性相同。再一处是壬寅、壬申年。壬年属于木运太过之年。寅申少阳相火司天，厥阴风木在泉。岁运与同年在泉之气的五行属性相同。再一处是庚子、庚午年。庚年是金运太过之年。子午少阴君火司天，阳明燥金在泉。岁运与同年在泉之气的五行属性相同。这三处共六年。这也就是后文所说的："甲辰甲戌太宫下加太阴，壬寅壬申太角下加厥阴，庚子庚午太商下加阳明，如是者三。"

[不及而同地化者亦三]"不及"，指岁运不及之年。"不及而同地化者亦三"，意即甲子一周六十年中，属于岁运不及，同时岁运又与同年在泉之气的五行属性相同

的年份也有三处。一处是癸巳、癸亥年。癸年属于火运不及之年,巳亥厥阴风木司天,少阳相火在泉。岁运与同年的在泉之气的五行属性相同。再一处是辛丑、辛未年。辛年属于水运不及之年,丑未太阴湿土司天,太阳寒水在泉。岁运与同年在泉之气的五行属性相同。再一处是癸卯、癸酉年。癸年是火运不及之年,卯酉阳明燥金司天,少阴君火在泉。岁运与同年在泉之气的五行属性相同。这三处共计六年。这也就是后文所说的:"癸巳癸亥少徵下加少阳,辛丑辛未少羽下加太阳,癸卯癸酉少徵下加少阴,如是者三。"以上"太过而同天化者三",共六年;"不及而同天化者亦三",又六年;"太过而同地化者三",又六年;"不及而同地化者亦三",又六年。总共二十四年。所以原文谓:"此凡二十四岁也。"

⑬王洪图等《黄帝内经素问白话解》岐伯说:中运太过而与司天之气相同的有三种情况;中运不及而与司天之气相同的也有三种情况;中运太过而与在泉之气相同的有三种情况;中运不及而与在泉之气相同的也有三种情况。总计有二十四年。

⑭郭霭春《黄帝内经素问白话解》同天化:岁运与司天之气一致。同地化:岁运与在泉之气一致。

岐伯说:岁运太过而与司天一致的有三,岁运不及而与司天一致的也有三;岁运太过而与在泉一致的有三,岁运不及而与在泉一致的也有三。这共有二十四年。

(3)帝曰:愿闻其所谓也。岐伯曰:甲辰、甲戌太宫下加太阴,壬寅、壬申太角下加厥阴,庚子、庚午太商下加阳明,如是者三。癸巳、癸亥少徵下加少阳,辛丑、辛未少羽下加太阳,癸卯、癸酉少徵下加少阴,如是者三。

①王冰《黄帝内经素问》此句未具体注释。

②马莳《黄帝内经素问注证发微》故甲辰甲戌之岁,乃土运太过为太宫,上见太阳司天,而下则加以太阴湿土在泉。壬寅壬申之岁,乃木运太过为太角,上见少阳司天,而下则加以厥阴风木在泉。庚子庚午之岁,乃金运太过为太商,上见少阴司天,而下则加以阳明燥金在泉。此即上文以太过之年而地化与运气相同者三,所以谓之同天符也。《运气全书》云:如木运太过,在泉之气下加厥阴者,曰同天符。癸巳癸亥之岁,乃火运不及为少徵,上见厥阴司天,而下则加以少阳相火在泉。辛丑辛未之岁,乃水运不及为少羽,上见湿土司天,而下则加以太阳寒水在泉。癸卯癸酉之岁,乃火运不及为少徵,上见阳明司天,而下则加以少阴君火在泉。此即上文以不及之年而地化与运气相同者三,所以谓之同岁会也。《运气全书》云:火运不及,下加少阴、少阳之类,曰同岁会。然此同天符、同岁会之六者,皆自在泉而论之耳,即所谓同地化也。下文曰太过而加曰同天符,不及而加曰同岁会者,此也。

③张介宾《类经》下加者,以上加下也,谓以中运而加于在泉也。太宫加太阴,皆土也。太角加厥阴,皆木也。太商加阳明,皆金也。此上文所谓太过而同地化者三。三者,太阴、厥阴、阳明也。共六年,是为同天符。

④张志聪《黄帝内经集注》甲辰、甲戌太宫下加太阴,壬寅、壬申太角下加厥阴,庚子、庚午太商下加阳明,如是者三:此太过而同地化者,三运合六气,计六岁。

癸巳、癸亥少徵下加少阳，辛丑、辛未少羽下加太阳，癸卯、癸酉少徵下加少阴，如是者三：此不及而同地化者，三运合六气，计六年。

⑤高士宗《黄帝素问直解》愿闻太过不及之岁。帝愿闻同地化，故先言五运之同地化者，甲辰甲戌二岁，甲为土运太过，故曰太宫，辰戌太阳司天，则太阴湿土在泉，故下加太阴，壬寅壬申二岁，壬为木运太过，故曰太角，壬申少阳司天，则厥阴风木在泉，故下加厥阴，庚子庚午二岁，庚为金运太过，故曰太商，子午少阴司天，则阳明燥金在泉，故下加阳明，一则太宫土运，而司太阴之地化，一则太角木运，而同厥阴之地化，一则太商金运，而同阳明之地化，此太过而同地化者三，有如是也。癸巳癸亥二岁，癸为火运不及，故曰少征，巳亥厥阴司天，则少阳相火在泉，故下加少阳，辛丑辛未二岁，辛为水运不及，故曰少羽，丑未太阴司天，则太阳寒水在泉，故下加太阳，癸卯癸酉二岁，癸为火运不及，故曰少征，癸酉阳明司天，则少阴君火在泉，故下加少阴，一则少征火运，而同少阳之地化，一则少羽水运，而同太阳之地化，一则少征火运，而同少阴之地化，此不及而同地化者亦三，有如是也。

⑥黄元御《黄元御医书全集》太过而同地化者三，不及而同地化者亦三。

⑦张琦《素问释义》甲辰甲戌太宫下加太阴，壬寅壬申太角下加厥阴，庚子庚午太商下加阳明，如是者三：此太过同地化者。癸巳癸亥少徵下加少阳，辛丑辛未少羽下加太阳，癸卯癸酉少徵下加少阴，如是者三：此不及同地化者。

⑧高亿《黄帝内经素问详注直讲全集》〔批〕此承上节而申明其太过不及，化同天地之年也。

〔注〕下加者，大运下同在泉。上临者，大运上同司天。如甲为太宫土，辰戌年太阴在泉之类，三者运与在泉同化，阳年为同天符也，癸为少徵火，巳亥年少阳在泉之类，三者运与在泉同化，阴年为同岁会也。

〔讲〕黄帝问曰：五运流行之气，其太过不及，而与天地同其化者，既有二十四岁矣，不知其所谓二十四岁者，果何谓也？窃愿闻之。岐伯对曰：其中有大运下同在泉而为下加者，有大运上同司天而为上临者。如甲己化土，土主宫音，是甲所化之土，为太宫辰戌之岁，本太阳寒水所司之纪，其下则丑未太阴在泉，故甲辰甲戌之岁，太宫土气，下加在泉之太阴。如丁壬化木，木主角音，是壬所化之木，为太角寅申之岁，本少阳相火所司之纪，其下则巳亥厥阴在泉，故壬寅壬申之岁，太角木气下加在泉之厥阴。如乙庚化金，金主商音，是庚所化之金为太商，子午之岁，本少阴君火所司之纪，其下则卯酉，阳明在泉，故庚子庚午之岁太商金气，下加在泉之阳明。如是者太过，三运皆与在泉同化，所谓阳年为同天符者此也。如戊癸化火，火主徵音，是癸所化之火为少徵，巳亥之岁，本厥阴风木所司之纪，其下则寅申少阳在泉，故癸巳、癸亥之岁少徵火气，下加在泉之少阳。如丙辛化水，水主羽音，是辛所化之水，为少羽丑未之岁，本太阴湿土所司之纪，其下则辰戌，太阳在泉，故辛丑辛未之岁少羽水气，下加在泉之太阳。如戊癸化火火主徵音，是癸所化之火为少徵，卯酉之岁本阳明燥金所司之纪，其下则子午少阴在泉，故癸卯、癸酉之岁少徵火气，下加在泉之少阴。如是不及者,三运皆与在泉同化,所谓阴年为同岁会者此也。

⑨孟景春等《黄帝内经素问译释》下加:下加于上叫做"加",运与在泉同化,称为"下加"。

黄帝道:请你进一步加以说明。岐伯说:甲辰、甲戌年是土运太过下加太阴在泉,壬寅、壬申年是木运太过下加厥阴在泉,庚子、庚午年是金运太过下加阳明在泉,这就是太过而与在泉相同的有三。癸巳、癸亥年是火运不及下加少阳在泉,辛丑、辛未年是运不及下加太阳在泉,癸卯、癸酉年是火运不及下加少阴在泉,这是不及而与在泉相同的三。

⑩任廷革《任应秋讲〈黄帝内经〉素问》此句未具体注释,总体概括此段为:(提要)论气化。主要是讲六气的气化,如天符、岁会、太乙天符、同天符、同岁会等均属六气气化的范畴。

⑪张灿玾等《黄帝内经素问校释》下加:在泉在下,中运居中,中运之气加于在泉,乃以上加于下,所以叫"下加",即在泉之气与中运相同者。《类经》二十四卷第七注:"下加者,以上加下也,谓以中运而加于在泉也。"

黄帝说:请你把上述情况进一步加以说明。岐伯说:甲辰甲戌年中运太宫,为土运太过,下加太阴湿土在泉,壬寅壬申年中运太角,为木运太过,下加厥阴风木在泉,庚子庚午年中运太商,为金运太过,下加阳明燥金在泉,像这种情况的有三。癸巳癸亥年中运少徵,为火运不及,下加少阳相火在泉,辛丑辛未年中运少羽,为水运不及,下加太阳寒水在泉,癸卯癸酉年中运少徵,为火运不及,下加少阴君火在泉,像这种情况的也有三。

⑫方药中等《黄帝内经素问运气七篇讲解》[甲辰甲戌太宫下加太阴]"甲辰甲戌",即甲辰年和甲戌年。"太宫",即土运太过之年。"下",即在泉之气。"加",指岁运与在泉之气相加,亦即岁运与在泉之气五行属性相同。"太阴",即太阴湿土。全句意即甲辰年和甲戌年是土运太过之年,辰戌太阳寒水司天,太阴湿土在泉。因此,甲辰、甲戌年的岁运与在泉之气五行属性相同。岁运太过同时岁运又与在泉之气的五行属性相同的年份叫"同天符",因此甲辰、甲戌年是同天符之年。

[壬寅壬申太角下加厥阴]"壬寅壬申",即壬寅年和壬申年。"太角",即木运太过之年。"下"、"加"之义同前。"厥阴",即厥阴风木。全句意即壬寅年和壬申年是木运太过之年。寅申少阳相火司天,厥阴风木在泉,因此壬寅、壬申年岁运与在泉之气的五行属性相同,所以壬寅、壬申年也是同天符之年。

[庚子庚午太商下加阳明]"庚子庚午",即庚子年和庚午年。"太商",即金运太过之年。"阳明",即阳明燥金。全句意即庚子、庚午年是金运太过之年,子午少阴君火司天,阳明燥金在泉。因此,庚子、庚午年的岁运与在泉之气的五行属性相同,所以庚子、庚午年也是同天符之年。

[癸巳癸亥少徵下加少阳]"癸巳癸亥",即癸巳年和癸亥年。"少徵",即火运不及之年。"少阳",即少阳相火。全句意即癸巳年和癸亥年是火运不及之年,巳亥厥

阴风木司天,少阳相火在泉。因此,癸巳、癸亥年的岁运与在泉之气的五行属性相同。岁运不及,同时岁运又与在泉之气的五行属性相同的年份叫"同岁会"。因此,癸巳、癸亥年又是同岁会之年。

[辛丑辛未少羽下加太阳]"辛丑辛未",即辛丑年和辛未年。"少羽",即水运不及之年。"太阳",即太阳寒水。全句意即辛丑年和辛未年是水运不及之年。丑未太阴湿土司天,太阳寒水在泉。因此辛丑、辛未年的岁运与本年在泉之气的五行属性相同。岁运不及,同时岁运又与在泉之气的五行属性相同的年份叫"同岁会",因此辛丑年和辛未年也是同岁会之年。

[癸卯癸酉少徵下加少阴]"癸卯癸酉",即癸卯年和癸酉年。"少徵"即火运不及之年。"少阴",即少阴君火。全句意即癸卯年和癸酉年是火运不及之年。卯酉阳明燥金司天,少阴君火在泉。岁运不及而又与在泉之气的五行属性相同,因此癸卯、癸酉年也是同岁会之年。

⑬王洪图等《黄帝内经素问白话解》下加:下加于上叫做"加",运与在泉同化,称为"下加"。

黄帝说:希望听听上述的各种"三"都是指的哪些年份?岐伯说:甲辰、甲戌年,中运为太宫,土运太过,下加太阴湿土在泉,因在泉的位置在下,故叫"下加";壬寅、壬申年,中运为太角,木运太过,下加厥阴风木在泉;庚子、庚午年,中运为太商,金运太过,下加阳阴燥金在泉;以上就是中运太过与在泉之气相同的三种情况。癸巳、癸亥年,中运为少徵,火运不及,下加少阳相火在泉;辛丑、辛未年,中运为少羽,水运不及,下加太阳寒水在泉;癸卯、癸酉年,中运为少徵,火运不及,下加少阴君火在泉;以上就是中运不及与在泉之气相同的三种情况。

⑭郭霭春《黄帝内经素问白话解》下加:下加于上为加,运与在泉同化,叫做下加。

黄帝道:希望听听"三"是指什么说的?岐伯说:甲辰、甲戌是土运太过,下加太阴在泉;壬寅、壬申是木运太过,下加厥阴在泉;庚子、庚午是金运太过,下加阳明在泉;这是太过而与在泉一致的三。癸巳、癸亥是火运不及,下加少阳在泉;辛丑、辛未是水运不及,下加太阳在泉;癸卯、癸酉是火运不及,下加少阴在泉;这是不及而与在泉一致的三。

(4) 戊子、戊午太徵上临少阴,戊寅、戊申太徵上临少阳,丙辰、丙戌太羽上临太阳,如是者三。丁巳、丁亥少角上临厥阴,乙卯、乙酉少商上临阳明,己丑、己未少宫上临太阴,如是者三。除此二十四岁,则不加不临也。

①王冰《黄帝内经素问》此句未具体注释。

②马蒔《黄帝内经素问注证发微》戊子戊午之岁,乃火运太过为太徵,而上则临以少阴君火。戊寅戊申之岁,乃火运太过为太徵,而上则临以少阳相火。丙辰丙戌之岁,乃水运太过为太羽,而上则临以太阳寒水。此即上文以太过之年而司天之气与运气相同者三,所以谓之天符也。丁巳丁亥之岁,乃木运不及为少角,而上则

临以厥阴风木。乙卯乙酉之岁，乃金运不及为少商，而上则临以阳明燥金。己丑己未之岁，乃土运不及为少宫，而上则临以太阴湿土。此即上文以不及之年而司天之气与运气相同者三，亦谓之天符也。此六者，皆自司天而论之耳，即所谓同天化也。下文曰太过不及皆曰天符者此也。《运气全书》曰：何谓天符？如木运上见厥阴，运与司天合也。但内有己丑、己未、戊午、乙酉，又为太一天符耳。《运气全书》云：何谓太一天符？如火运上见少阴，年辰临午之类。此二十四岁，上临下加，故有三者之分。除此之外，则不加不临也。按六十年中，太一天符四年，天符十二年，岁会八年，同天符六年，同岁会六年，五者分而言之共三十六年，合而言之止三十二年。经言二十四岁，除岁会八年。上天符、岁会、同天符、同岁会俱有图。

③张介宾《类经》少徵加少阳，皆火也。少羽加太阳，皆水也。少徵加少阴，皆火也。此上文所谓不及而同地化者亦三。三者，少阳、太阳、少阴也。共六年，是为同岁会。上临者，以下临上也，谓以中运而临于司天也。太徵临少阴、少阳，皆火也。太羽临太阳，皆水也。此上文所谓太过而同天化者三。三者，少阴、少阳、太阳也。丁巳、丁亥少角上临厥阴，乙卯、乙酉少商上临阳明，己丑、己未少宫上临太阴，如是者三。少角上临厥阴，皆木也。少商上临阳明，皆金也。少宫上临太阴，皆土也。此上文所谓不及而同天化者亦三。三者，厥阴、阳明、太阴也。此上二节，太过六年，不及六年，共十二年，皆重言天符也。而其中戊午、乙酉、己丑、己未，又为太乙天符。但戊午有余，而乙酉、己丑、己未为不及也。除此二十四岁，则不加不临也。谓六十年中，除此二十四岁之外，则无同气之加临矣。

④张志聪《黄帝内经集注》戊子、戊午太徵上临少阴，戊寅、戊申太徵上临少阳，丙辰、丙戌太羽上临太阳，如是者三：此太过而同天化者，三运合六气，计六年。丁巳、丁亥少角上临厥阴，乙卯、乙酉少商上临阳明，己丑、己未少宫上临太阴，如是者三：此不及而同天化者，三运合六气，计六年。言太过不及之十二岁皆曰天符，然内有变行多少之分焉。言此二十四岁则上下加临，余三十六岁则不加不临也。（眉批）下加于上曰加，上临于下曰临。

⑤高士宗《黄帝素问直解》戊子戊午之岁戊为火运太过，故曰太征，子午少阴司天，故上临少阴，戊寅戊申二岁，戊为火运太过，故曰太征，寅申少阳司天，故上临少阳，丙辰丙戌二岁，丙为水运太过，故曰太羽，辰戌，太阳司天，故上临太阳，一则太征火运，而同少阴之天化，一则太征火运，而同少阳之天化，一则太羽水运，而同太阳之天化，此太过而同天化者三，有如是也。丁巳丁亥二岁，丁为木运不及，故曰少角，巳亥厥阴司天，故上临厥阴，乙卯乙酉二岁，乙为金运不及，故曰少商，卯酉阳明司天，故上临阳明，己丑己未二岁，己为土运不及，故曰少宫，丑未太阴司天，故上临太阴，一则少角木运而同厥阴之天化，一则少商金运而同阳明之天化，一则少宫土运而同太阴之天化，此不及而同天化者亦三，有如是也。上凡二十四岁，同地化，则下加，同天化，则上临，此二十四岁有加有临，除此二十四岁，余三十六岁，则不加不临也。

⑥黄元御《黄元御医书全集》太过而同天化者三,不及而同天化者亦三。

⑦张琦《素问释义》戊子戊午太徵上临少阴,戊寅戊申太徵上临少阳,丙辰丙戌太羽上临太阳,如是者三:此太过同天化者。丁巳丁亥少角上临厥阴,乙卯乙酉少商上临阳明,己丑己未少宫上临太阴,如是者三:此不及同天化者。

⑧高亿《黄帝内经素问详注直讲全集》〔批〕此承上节而申明其太过不及,化同天地之年也。

〔注〕戊为太徵火子午年少阴司天之类,三者运与司天同化,阳年为同天符也。丁为少角木,巳亥年厥阴司天之类,三者运与司天同化,阴年为岁会也。

〔讲〕又如戊癸化火,火主徵音,是戊所化之火为太徵,子午之岁,本少阴君火司天,其下则卯酉阳明在泉,故戊子戊午之岁,太徵火气,上临司天之少阴。如戊癸化火,火主徵音,是戊所化之火为太徵,寅申之岁,本少阳相火司天,其下则巳亥厥阴在泉,故戊寅戊申之岁,太徵火气上临司天之少阳,如丙辛化水,水主羽音,是丙所化之水为太羽。辰戌之岁,本太阳寒水司天,其下则丑未,太阴在泉,故丙辰丙戌之岁,太羽水气上临司天之太阳。如是太过者三运,皆与司天同化,所谓阳年为天符者此也。如丁壬化木,木主角音,是丁所化之木为少角,巳亥之岁,本厥阴风木司天,其下则寅申,少阳在泉,故丁巳、丁亥之岁少角木气,上临司天之厥阴,如乙庚化金,金主商音,是乙所化之金为少商。卯酉之岁本阳明燥金司天,其下则子午少阴在泉,故乙卯、乙酉之岁少商金气,上临司天之阳明。如甲己化土,土主宫音,是己所化之土为少宫丑未之岁,本太阴湿土司天,其下则辰戌太阳在泉,故己丑、己未之岁,少宫土气上临司天之太阴。如是不及者,三运皆与司天同化,所谓阴年为岁会者此也。至若己丑、己未、戊午、乙酉等岁皆谓之太乙天符,除此二年四岁外则不下加不上临也。

⑨孟景春等《黄帝内经素问译释》上临:上临于下叫做"临",运与司天同化,称为"上临"。不加不临:不加,指在泉与岁运不同。不临,指司天与岁运不同。马莳:"此二十四岁上临下加,故有三者之分,除此之外,则不加不临也。"按六十年中,太乙天符四年,天符十二年,岁会八年,同天符六年,同岁会六年,共三十六年;除去其中太乙天符与天符、岁会重复的八年,实得二十八年,所以经言二十四岁,是没有包括丁卯、甲辰、甲戌、丙子四岁会在内。

戊寅、戊申年是火运太过上临少阳司天,丙辰、丙戌年是水运太过上临太阳司天,这是太过而同司天的三。丁巳、丁亥年是木运不及上临厥阴司天,乙卯、乙酉是金运不及上临阳明司天,己丑、己未年是土运不及上临太阴司天,这是不及而与司天相同的三。除了以上二十四年以外,就没有岁运与司天在泉相同的加临了。

⑩任廷革《任应秋讲〈黄帝内经〉素问》此句未具体注释,总体概括此段为:(提要)论气化。主要是讲六气的气化,如天符、岁会、太乙天符、同天符、同岁会等均属六气气化的范畴。

⑪张灿玾等《黄帝内经素问校释》上临:司天在上,中运居中,中运之气临于司

六元正纪大论篇

天,乃以下临上,所以叫"上临",即司天之气与中运相同者。《类经》二十四卷第七注:"上临者,以下临上也,谓以中运而临于司天也。"不加不临:没有"下加"与"上临"的年份。

戊子、戊午年中运太徵,为火运太过,上临少阴君火司天,戊寅戊申年中运太徵,为火运太过,上临少阳相火司天,丙辰丙戌年中运太羽,为水运太过,上临太阳寒水司天,像这种情况的有三。丁巳丁亥年中运少角,为木运不及,上临厥阴风木司天,乙酉乙卯年中运少商,为金运不及,上临阳明燥金司天,己丑己未年中运少宫,为土运不及,上临太阴湿土司天,像这种情况的也有三。除此二十四年之外的,就是中运与司天在泉不加不临的年份。

⑫方药中等《黄帝内经素问运气七篇讲解》[戊子戊午太徵上临少阴]"戊子戊午",即戊子年和戊午年。"太徵",即火运太过之年。"上临",即司天之气。"少阴"即少阴君火。全句意即戊子年和戊午年是火运太过之年,子午少阴君火司天。岁运是火运太过,司天之气是少阴君火。岁运与司天之气的五行属性相同者为天符之年,因此戊子、戊午年是天符之年。

[戊寅戊申太徵上临少阳]"戊寅戊申",即戊寅年和戊申年。"太徵",指火运太过之年。"上临少阳",即少阳相火司天。全句意即戊寅年和戊申年是火运太过之年,少阳相火司天,岁运与司天之气的五行属性相同,因此戊寅、戊申年也属于天符之年。

[丙辰丙戌太羽上临太阳]"丙辰丙戌",即丙辰年和丙戌年。"太羽",指水运太过之年。"上临太阳",即太阳寒水司天。全句意即丙辰、丙戌年是水运太过之年,太阳寒水司天,岁运与司天之气的五行属性相同。因此丙辰、丙戌年也属于天符之年。

[丁巳丁亥少角上临厥阴]"丁巳丁亥"即丁巳年和丁亥年。"少角",指木运不及之年。"上临厥阴,指厥阴风木司天。全句意即丁巳年和丁亥年是木运不及之年,厥阴风木司天。岁运是木,司天之气也是木,岁运与司天之气的五行属性相同,因此丁巳、丁亥年也属于天符之年。

[乙卯乙酉少商上临阳明]"乙卯乙酉",即乙卯年和乙酉年。"少商",指金运不及之年。"上临阳明",指阳明燥金司天。全句意即乙卯年和乙酉年是金运不及之年,阳明燥金司天。岁运是金,司天之气也是金,所以乙卯年和乙酉年也是天符之年。

[己丑己未少宫上临太阴]"己丑己未",即己丑年和己未年。"少宫",指土运不及之年。"上临太阴",指太阴湿土司天。全句意即己丑、己未年是土运不及,太湿土司天。岁运是土,司天之气也是土,所以己丑、己未年也是天符之年。

[除此二十四岁,则不加不临也]按原文直译,即:除上述二十四岁以外,其余年份不加不临。也就是说,除这二十四年以外,不考虑岁运结合司天在泉之气来分析问题。为什么除此二十四年以外,其他年份不加不临?历代注家解释不尽相同。

张介宾云："天符十二年,太乙天符四年,岁会八年,同天符六年,同岁会六年,五者分而言之共三十六年,然太乙天符四年,已同在天符十二年中矣,岁会八年,亦有四年同在天符中矣,故合而言之,六十年中,止得二十八年也。六元正纪大论曰凡二十四岁者,盖止合天符十二年,同天符同岁会共十二年,总为二十四年,而不言岁会及太乙天符也。(《类经图翼·天符岁会图说》)马莳云："按六十年中,太乙天符四年,天符十二年,岁会八年,同天符六年,同岁会六年,五者分而言之,共三十六年,合而言之,止三十二年。经言二十四岁,除岁会八年也。"张志聪云："凡二十四岁,上下加临,余三十六岁,则不加不临。"高世栻云："上凡二十四岁,同地化,则下加,同天化,则上临,此二十四岁者有加有临,除此二十四岁,余三十六岁,则不加不临也。"张介宾认为六十年中可以加临的年份共二十八年。除去岁会及太乙天符,所以只有二十四年。马莳则认为六十年中可以加临的年份共三十二年,除去岁会八年,所以只有二十四年。张志聪、高世栻则完全是随文敷衍,等于不解。我们就六十年逐年一一推算,以岁运为中心,可以与司天之气、在泉之气、年支属性相联系者,只有二十八年,其余三十二年不能联系。二十八年按照天符计算标准计算,天符之年共八年。这八年是戊寅、丙戌、丁亥、戊子、戊申、乙卯、丙辰、丁巳八年。按照岁会标准计算,岁会之年共四年。这四年是丁卯、丙子、辛亥、庚申四年。既是天符,又是岁会,属于太乙天符之年者共四年。这四年是乙酉、己丑、戊午、己未四年。按照同天符计算标准计算,同天符之年共三年,这三年是庚午、壬申、庚子三年。既是同天符之年又是岁会之年者共三年,这三年是甲戌、壬寅、甲辰三年。按照同岁会计算标准计算,同岁会之年共五年,这五年是辛未、辛丑、癸卯、癸酉、癸亥五年。既是同岁会又是岁会之年者一年,这一年是癸巳年。以上七项共计二十八年,详情如表 13 所示。

⑬王洪图等《黄帝内经素问白话解》上临:上临于下叫做"临",运与司天同化,称为"上临"。不加不临:不加,指在泉与岁运不同;不临,指司天与岁运不同。

戊子、戊午年,中运为太徵,火运太过,上临少阴君火司天,因司天的位置在上,故叫"上临";戊寅、戊申年,中运为太徵,火运太过,上临少阳相火司天;丙辰、丙戌年,中运为太羽,水运太过,上临太阳寒水司天;以上就是中运太过与司天之气相同的三种情况。丁巳、丁亥年,中运为少角,木运不及,上临厥阴风木司天;乙酉、乙卯年,中运为少商,金运不及,上临阳明燥金司天;己丑、己未年,中运为少宫,土运不及,上临太阴湿土司天;以上就是中运不及与司天相同的三种情况。除了这二十四年之外,再没有中运与司天、在泉之气相同的加临了。

表 13　六十年运气同化

年份	岁运	司天	在泉	干支属性	天符	岁会	太乙天符	同天符	同岁会	同天符加岁会	同岁会加岁会
甲子	土+	火	金	水							
乙丑	金-	土	水	土							
丙寅	水+	火	木	木							
△ 丁卯	木-	金	火	木		岁会					
戊辰	火+	水	土	土							
己巳	土-	木	火	火							
△ 庚午	金+	火	金	火				同天符			
△ 辛未	水-	土	水	土					同岁会		
△ 壬申	木+	火	木	金				同天符			
△ 癸酉	火-	金	火	金					同岁会		
△ 甲戌	土+	火	土	土		岁会		同天符		同天符加岁会	
乙亥	金-	木	火	水							
△ 丙子	水+	火	金	水		岁会					
丁丑	木-	土	水	土							
△ 戊寅	火+	火	木	木	天符						
己卯	土-	金	火	木							
庚辰	金+	水	土	土							
辛巳	水-	木	火	火							
壬午	木+	火	金	火							
癸未	火-	土	水	土							
甲申	土+	火	木	金							
△ 乙酉	金-	金	火	金	天符	岁会	太一天符				
△ 丙戌	水+	水	土	土	天符						
△ 丁亥	木-	木	火	水	天符						
△ 戊子	火+	火	金	水	天符						
△ 己丑	土-	土	水	土-	天符	岁会	太一天符				
庚寅	金+	火	木	木							
辛卯	水-	金	火	木							
壬辰	木+	水	土	土							
△ 癸巳	火-	木	火	火		岁会			同岁会		同岁会加岁会

年份	岁运	司天	在泉	干支属性	天符	岁会	太乙天符	同天符	同岁会	同天符加岁会	同岁会加岁会
甲午	土＋	火	金	火							
乙未	金－	土	水	土							
丙申	水＋	火	木	金							
丁酉	木－	金	火	金							
戊戌	火＋	水	土	土							
己亥	土－	木	火	水							
△ 庚子	金＋	火	金	水				同天符			
△ 辛丑	水－	土	水	土					同岁会		
△ 壬寅	木＋	火	木	木		岁会		同天符		同天符加岁会	
△ 癸卯	火－	金	火	木					同岁会		
△ 甲辰	土＋	水	土	土		岁会		同天符		同天符加岁会	
乙巳	金－	木	火	火							
丙午	水＋	火	金	火							
丁未	木－	土	水	土							
△ 戊申	火＋	火	木	金	天符						
己酉	土－	金	火	金							
庚戌	金＋	水	土	土							
△ 辛亥	水－	木	火	水		岁会					
壬子	木＋	火	金	水							
癸丑	火－	土	水	土							
甲寅	土＋	火	木	木							
△ 乙卯	金－	金	火	木	天符						
△ 丙辰	水＋	水	土	土	天符						
△ 丁巳	木－	木	火	火	天符						
△ 戊午	火＋	火	金	火	天符	岁会	太一天符				
△ 己未	土－	土	水	土	天符	岁会	太一天符				
△ 庚申	金＋	火	木	金		岁会					
辛酉	水－	金	火	金							
壬戌	木＋	水	土	土							
△ 癸亥	火－	木	火	水					同岁会		

说明：

[1]我们的计算方法是把天符、岁会、同天符、同岁会、太乙天符等分别列出，统计时属跨类者不重复统计。岁运太过为"＋"不及为"－"。

[2]岁会之年，一般根据《六微旨大论》原文"木运临卯，火运临午，土运临四季，金运临酉，水运临子，所谓岁气，气之平也"，认为岁会之年只有丁卯、戊午、甲辰、甲戌、己丑、己未、乙酉、丙丁（编者按：此处应为"丙子"）八年。但是，按照岁会计算标准，即《天元纪大论》所谓"承岁为岁值"，以及张介宾所谓"乃中运之气与岁支相同者是也"对六十年逐一推算，则所谓岁会之年除上述八年之外，还有壬寅、庚申、癸巳、辛亥四年。其岁运与年支五行属性相同，也应属于岁会之年。但是后人因为《内经》原文只提了八年，因而便以所谓"四正支"来加以解释，认为除此八年之外的四年，叫"类岁会"，即似岁会而实非岁会。例如张介宾谓："不分阴年阳年，但取四正之支与运相合，乃为四直承岁。四正支者，子午卯酉是也，如辰戌丑未四年，土无定位，寄旺于四时之末，各一十八日有奇，则亦通论承岁也，而四年同于天符，是以太一天符也。按八年之外，犹有四年类岁会而实非者，如壬寅皆木，庚申皆金，癸巳皆火，辛亥皆水，亦是运与年支相合，而不为岁会者，以不当四正之位故也。然除壬寅，庚申二阳年不相和顺者无论，至若癸巳，辛亥二阴年，虽不为岁会，而上下阴阳相佐，亦得平气，其物生脉应，亦皆合期也。"我们不能同意这种解释，因为《内经》对于计算岁会的标准就是"承岁为岁值"，只要岁运与年支五行属性相同就是岁会。《内经》原文也并没有"四正支"的提法，更不能机械地认为《内经》在岁会方面只提了八年，就只能有八年。由于如此，所以我们在讨论和统计岁会时，加上了庚申、辛亥等年份。

根据上表所示，可以看出，六十年中可以加临者只有二十八年，其中单纯属于岁会之年者只有丁卯、丙子、辛亥、庚申四年。《六微旨大论》谓："所谓岁会，气之平也。"王冰注云："非太过，非不及，是谓平岁之岁也。平岁之气，物生脉应，皆必合期，无先后也。"这就是说岁会之年也就是平气之年，属于"正岁"。单纯的岁会之年，无必要在加临方面作考虑，所以可以把它排除在外。二十八年减去上述单纯岁会的四年，实际上只有二十四年。所以原文谓："除此二十四岁，则不加不临也。"

⑭郭霭春《黄帝内经素问白话解》上临：司天与岁运同化。不临：指司天与岁运不同。

戊子、戊午是火运太过，上临少阴司天；戊寅、戊申是火运太过，上临少阳司天；丙辰、丙戌是水运太过，上临太阳司天；这是太过与司天一致的三。丁巳、丁亥是木运不及，上临厥阴司天；乙卯、乙酉是金运不及，上临阳明司天；己丑、己未是土运不及，上临太阴司天；这是不及与司天一致的三。除开这二十四年以外，就没有岁运与司天在泉一致的加临了。

（5）帝曰：加者何谓？岐伯曰：太过而加同天符，不及而加同岁会也。帝曰：临者何谓？岐伯曰：太过不及，皆曰天符，而变行有多少、病形有微甚、生死有早晏耳！

①王冰《黄帝内经素问》此句未具体注释。

②马莳《黄帝内经素问注证发微》此承上文而明下加上临之义也。夫所以谓之加者，正以太过之年，而在泉者与运气相合，犹运气与司天相合，故谓之同天符也。不及之年，而在泉者与岁辰相合，犹运气与岁辰相合，故谓之同岁会也。此亦

下加之义也。至于所谓临者,太过不及之年,而运气与司天相合,皆谓之天符。其太一天符,则戊午为太过,己丑、己未、乙酉为不及,此四年者皆是也。经文止曰天符,而不曰太一天符,以其均谓之天符也。但见变行有多少,病形有微甚,生死有早晏。《六微旨大论》曰:天符为执法,岁会为行令,太一天符为贵人。邪中执法,其病速而危,中行令者,其病徐而持,中贵人者,其病暴而死者是也。

③张介宾《类经》此复明上文下加之义也。太过六年下加在泉者,谓之同天符。不及六年下加在泉者,谓之同岁会。此复明上文上临之义也。无论太过不及,上临司天者,皆谓之天符,共十二年。其变行有多少,因其气之盛衰也,故病形死生,亦各有所不同耳。按:此二论曰岁会,曰天符,曰太一天符,曰同天符,同岁会,其目凡五,皆上下符会,无所克侮,均为气之相得,故于天时民病,多见平和。然其气纯而一,亦恐亢则为害,故曰变行有多少,病形有微甚,生死有蚤晏耳。观上文二十四年之间,惟于岁会八年,曰所谓岁会,气之平也,则其他之不平可知。故曰制则生化,然则无制乃为害矣。所以有至而不至、未至而至之变,皆其气之偏耳。不可因其为和,便以为常而不之察也。

④张志聪《黄帝内经集注》太过而加同天符,不及而加同岁会也:此言太过而同地化者与天符相同,不及而同地化者与岁会相同。太过不及,皆曰天符,而变行有多少,病形有微甚,生死有早晏耳:言太过不及之十二岁皆曰天符,然内有变行多少之分焉。多少者,即太过不及之变也。太过者暴,不及者徐,暴者为病甚,徐者为病持,故有微甚死生之分焉。按马(莳)注引执法行令贵人而言,然此节单论天符之有太过不及,前篇分别天符岁会太一天符,与此不相符合。

⑤高士宗《黄帝素问直解》同地化者,皆云下加,故问加者何谓?运同司天,谓之天符,运同岁支,谓之岁会,天气为阳,阳主有余,故凡太过之岁而下加,即同天符,地气为阴,阴主不及故凡不及之岁而下加,即同岁会也。因下加而问上临。运同天化,谓之上临。天气为阳,阳主有余,故无论太过不及之岁,凡天气上临,皆曰天符。而一岁之中,变行有多少,病形有微甚,生死亦有早晏耳。

⑥黄元御《黄元御医书全集》太过而加在泉为同天符,不及而加在泉为同岁会。太过不及而临司天,皆曰天符,其变行有多少,则中之者病形有微甚,死生有早晏也。

⑦张琦《素问释义》此句未具体注释。

⑧高亿《黄帝内经素问详注直讲全集》〔批〕此言下加上临之义也。

〔注〕同天符、同岁会以及天符俱解见上。

〔讲〕黄帝曰:所谓加者,何谓也?岐伯对曰:加之云者,正以其太过之年,统运与在泉之气相合,犹大运与司天之气相合也,故谓之同天符。其不及之年,统运与在泉之气相合,犹大运与岁运相合也,故谓之同岁会。所谓下加之义,有如此也。黄帝曰:所谓临者,何谓也?岐伯对曰:临之云者,无论太过之阳年,不及之阴年,大运与司天相符,皆谓之天符焉。但气变运行太过者变常多,不及者变常少,而人之中其气者,其病之形能亦以变气之多少而分微甚焉。甚至为生为死,亦以变气之多少而定早晏焉,岂难知哉!

⑨孟景春等《黄帝内经素问译释》黄帝道:岁运与在泉相同的是什么名称?岐伯说:运太过而与在泉相同的称为同天符,运不及而与在泉相同的称为同岁会。黄帝道:运与司天相同的怎样?岐伯说:不论太过不及,都称为天符,不过其中有变化的多少、病形的轻重、生死的早晏分别罢了!

⑩任廷革《任应秋讲〈黄帝内经〉素问》此句未具体注释,总体概括此段为:(提要)论气化。主要是讲六气的气化,如天符、岁会、太乙天符、同天符、同岁会等均属六气气化的范畴。

⑪张灿玾等《黄帝内经素问校释》黄帝说:加是什么意思呢?岐伯说:岁运太过而与在泉相加的是"同天符",岁运不及而与在泉相加的是"同岁会"。黄帝说:临是什么意思呢?岐伯说:凡是岁运太过或不及与司天相临的,都叫做"天符",由于运气变化有太过不及的不同,病情变化则有轻微与严重的差异,生死转归也有早晚的区别。

⑫方药中等《黄帝内经素问运气七篇讲解》[太过而加同天符]"太过",指岁运太过之年。"加",指与在泉之气相加。"太过而加同天符",意即岁运太过之年,岁运的五行属性与同年在泉之气的五行属性相同,就叫"同天符"之年。以庚子年为例。庚子年年干是庚,乙庚化金,庚为阳干属于太过,所以庚子年属于金运太过之年。庚子年年支是子,子午少阴君火司天,阳明燥金在泉。岁运是金运太过,在泉之气是阳明燥金。岁运太过,岁运的五行属性又与在泉之气的五行属性相同,所以庚子年是同天符之年。

[不及而加同岁会]"不及",指岁运不及之年。"加",指与在泉之气相加。"不及而加同岁会",意即岁运不及之年,岁运的五行属性与同年在泉之气的五行属性相同,就叫"同岁会"之年。以辛丑年为例。辛丑年的年干是辛,丙辛化水,辛为阴干属于不及,所以辛丑年是水运不及之年。辛丑年的年支是丑,丑未太阴湿土司天,太阳寒水在泉。岁运是水运不及,在泉之气是太阳寒水,岁运不及,岁运的五行属性与在泉之气的五行属性相同,所以辛丑年是同岁会之年。

[太过不及,皆曰天符,而变行有多少,病形有微甚,生死有早晏]"太过不及",指岁运太过或不及。"皆曰天符",指不论是太过之年或是不及之年,只要岁运与司天之气的五行属性相同者,都叫天符之年。"变行有多少",指变化有大有小。"病形有微甚",指疾病有轻有重。"生死有早晏",指生死有早有晚。全句意即天符之年,一般来说,气候变化剧烈,人体疾病也比较急重。这也就是《六微旨大论》中所谓:"天符为执法……中执法者,其病速而危。"但是由于"太过不及,皆曰天符",因此在具体分析时,仍应区别对待,即天符之年属于岁运不及者,一般说来,气候变化比较小,疾病比较轻,生命危险性比较小。反之,如果天符属于岁运太过之年,则气候变化比较大,疾病比较重,生命危险比较大。

⑬王洪图等《黄帝内经素问白话解》黄帝说："上临"的年份又叫什么呢？岐伯说：不论中运太过或不及，凡与司天之气相同的年份，都称为"天符"；只是运气有太过与不及的区别，病情也会有轻微与严重的差异，痊愈与死亡的时间也就有早晚的区别罢了。

⑭郭霭春《黄帝内经素问白话解》黄帝道：岁运与在泉一致是怎样讲？岐伯说：太过而与在泉一致的叫做同天符，不及而与在泉一致的叫做同岁会。黄帝道：岁运与司天一致是怎样讲？岐伯说：太过不及，都叫做天符，只不过其中变化运行有多有少，病形有轻有重，生死有早有晚罢了。

第五十四解

（一）内经原文

帝曰：夫子言用寒远寒，用热远热，余未知其然也，愿闻何谓远？岐伯曰：热无犯热，寒无犯寒，从者和，逆者病，不可不敬畏而远之，所谓**时兴六位**也。

帝曰：温凉何如？岐伯曰：司气以热，用热无犯；司气以寒，用寒无犯；司气以凉，用凉无犯；司气以温，用温无犯。**间气**同其主无犯，异其主则小犯之。是谓四畏，必谨察之。帝曰：善！

其犯者何如？岐伯曰：天气反时，则可依时[注]，及胜其主则可犯，以平为期，而不可过，是谓邪气反胜者。故曰：无失**天信**，无逆气宜，无翼其胜，无赞其复，是谓至治。帝曰：善。

[注]则可依时：郭霭春《黄帝内经素问校注》、人民卫生出版社影印顾从德本《黄帝内经素问》此处为"则可依则"，其中郭霭春注"据王冰注'依时'似应作'依时'"；顾从德注"反甚为病，则可依时"；张灿玾等《黄帝内经素问校释》、方药中等《黄帝内经素问运气七篇讲解》、孟景春等《黄帝内经素问译释》此处为"则可依时"，三者均为：《类经》二十六卷第二十注"天气即客气，时即主气。客不合主，是谓反时，反时者则可依时。以主气之循环有常，客气之显微无定，故姑从乎主也"。

（二）字词注释

（1）时兴六位

①王冰《黄帝内经素问》四时气王之月，药及食衣寒热温凉同者皆宜避之。若四时同犯，则以水济水，以火助火，病必生也。

②马莳《黄帝内经素问注证发微》此词未具体注释。

③张介宾《类经》时，谓四时，即主气也。位，谓六步，即客气也。

④张志聪《黄帝内经集注》兴，起也。此总言一岁之中，有应时而起之六位，各主六十日零八十七刻半，各有寒热温凉之四气，皆宜远而无犯之。

⑤高士宗《黄帝素问直解》时兴六位。

⑥黄元御《黄元御医书全集》四时之主气与六位之客气，皆当顺其自然之候也。

⑦张琦《素问释义》时谓四时，六位即六步主气。

⑧高亿《黄帝内经素问详注直讲全集》〔注〕时，谓四时。六位，六气也；〔讲〕四

时之气,寓于六气之位。

⑨孟景春等《黄帝内经素问译释》有二说:张介宾"兴"作"与",其注云"时谓四时,即主气也。位谓六步,即客气也"。张志聪:"兴,起也。此总言一岁之中,有应时而起之六位,各主六十日零八十七刻半,各有寒热温凉之四气,皆宜远而无犯之。"

⑩任廷革《任应秋讲〈黄帝内经〉素问》此词未具体注释。

⑪张灿玾等《黄帝内经素问校释》张志聪注:"兴,起也。此总言一岁之中,有应时而起之六位,各主六十日零八十七刻半,各有寒热温凉之四气,皆宜远而无犯之。"

⑫方药中等《黄帝内经素问运气七篇讲解》"时",指时令,此处是指春夏秋冬四季。"六位",即六气在一年中所占的位置和时间,也就是前面所说的六步。"兴",有兴起或旺盛之义。"时兴六位",意即一年四季之中不论从主气来说或者是从客气来说,都有个六步主时的问题。

⑬王洪图等《黄帝内经素问白话解》四时六气各有寒热温凉。

⑭郭霭春《黄帝内经素问白话解》"时",四时,即主气。"六位",六步,即客气。

(2)间气

①王冰《黄帝内经素问》此词未具体注释。

②马莳《黄帝内经素问注证发微》间气者,天地左右二间之气也。

③张介宾《类经》间气,左右四间之客气也。

④张志聪《黄帝内经集注》间气。

⑤高士宗《黄帝素问直解》间气。

⑥黄元御《黄元御医书全集》左右四间之气。

⑦张琦《素问释义》间气即谓客气。或谓左间右间之气,非是。

⑧高亿《黄帝内经素问详注直讲全集》〔注〕〔讲〕间气。

⑨孟景春等《黄帝内经素问译释》间气。

⑩任廷革《任应秋讲〈黄帝内经〉素问》此词未具体注释。

⑪张灿玾等《黄帝内经素问校释》间气指客气之四间气而言。

⑫方药中等《黄帝内经素问运气七篇讲解》"间气",即除司天在泉之气以外的左右四间气。

⑬王洪图等《黄帝内经素问白话解》间气。

⑭郭霭春《黄帝内经素问白话解》间气。

(3)天信

①王冰《黄帝内经素问》天信,谓至时必定。

②马莳《黄帝内经素问注证发微》天信。

③张介宾《类经》天信。

④张志聪《黄帝内经集注》天信,谓气之应时而至者,无差失而妄犯之。

⑤高士宗《黄帝素问直解》四时之信。

⑥黄元御《黄元御医书全集》天时之信。

⑦张琦《素问释义》春温、夏热、秋凉、冬寒,天之信也。

⑧高亿《黄帝内经素问详注直讲全集》〔注〕天信者,四时之正气当令。〔讲〕其天之常信。

⑨孟景春等《黄帝内经素问译释》张志聪:"谓气之应时而至者无差失。"

⑩任廷革《任应秋讲〈黄帝内经〉素问》此词未具体注释。

⑪张灿玾等《黄帝内经素问校释》主客之气,应时而至,不失其信,叫做"天信"。

⑫方药中等《黄帝内经素问运气七篇讲解》"天",指天时。"信",指如期而至。"无失天信",即严格掌握自然季节气候变化特点,按规律处理问题。

⑬王洪图等《黄帝内经素问白话解》指六气之宜忌。如热者宜寒,寒者宜热,温者宜凉,凉者宜温等。

⑭郭霭春《黄帝内经素问白话解》客主气运应时而至。

(三)语句阐述

(1)帝曰:夫子言用寒远寒,用热远热,余未知其然也,愿闻何谓远? 岐伯曰:热无犯热,寒无犯寒,从者和,逆者病,不可不敬畏而远之,所谓时兴六位也。

①王冰《黄帝内经素问》四时气王之月,药及食衣寒热温凉同者,皆宜避之。若四时同犯,则以水济水,以火助火,病必生也。

②马莳《黄帝内经素问注证发微》此言寒热温凉,有不可犯者,以司气为本;有小可犯者,以间气所加之客气与主气异也。

③张介宾《类经》远,避忌之谓,即无犯也。凡用热者,无犯司气之热,用寒者,无犯司气之寒,是谓热无犯热,寒无犯寒。时,谓四时,即主气也。位谓六步,即客气也。主客之气,皆当敬畏,不犯为从,犯则为逆矣。

④张志聪《黄帝内经集注》兴,起也。此总言一岁之中,有应时而起之六位,各主六十日零八十七刻半,各有寒热温凉之四气,皆宜远而无犯之。如初之气天气尚寒,是宜用热,时值少阳相火司令,又当远此一位而无犯也。如二之气天气已温,是宜用凉,时值太阳寒水司令,又当远此一位而用凉也。每岁之六气皆然,从则和,逆则病,不可不敬畏而远之。(眉批)寒热乃太阳之总纲,故总论六位,止言寒热。

⑤高士宗《黄帝素问直解》夫既用之,何以远之,故问何谓远。远者,无犯之谓。如用药宜热,寒病当之,是无犯热,无犯其热,即为远矣。用药宜寒,热病当之,是无犯寒,无犯其寒,即为远矣。无犯为从,犯之为逆,故从者和,逆者病。从之始和,逆之则病,是食宜同法也。此寒热温凉之用,不可不敬畏而远之。夫寒热温凉,四时之气也。四时之气,即六位之气也,敬畏而远之,所谓时兴六位也。

⑥黄元御《黄元御医书全集》火盛为热,则无以药食犯其热,水盛为寒,则无以药食犯其寒。从之者和,逆之者病,不可不敬畏而远之,所谓四时之主气与六位之

客气,皆当顺其自然之候也。

⑦张琦《素问释义》时谓四时,六位即六步主气。

⑧高亿《黄帝内经素问详注直讲全集》〔批〕用寒远寒,用热远热,于此论之详矣。至若用温用凉,岂有他道哉。

〔注〕时,谓四时。六位,六气也。

〔讲〕黄帝曰:下加上临,余已知之矣,而夫子所言用寒宜远寒,用热宜远热者,余未知其所以然也,愿闻其何以谓之远焉?岐伯对曰:远者,避而去之之谓也。盖既用夫热,切不可反用而误犯,夫热既用夫寒,切不可反用而误犯夫寒也。何言之?盖从而顺之,方得其和而无病,若逆而反之,邪气愈增,未有不发而为病者,此诚不可不敬畏而远避之也。古语所谓四时之气,寓于六气之位者,此也。

⑨孟景春等《黄帝内经素问译释》黄帝道:先生所讲的用寒应当避免寒,用热应当避免热,我还不知道它的所以然,请问怎样避免?岐伯说:天气热不要使用热的方法,天气寒不要使用寒的方法,顺从之则和平,违逆之则生病,不可不小心谨慎而避免它,这是指六气当旺之时位而说的。

⑩任廷革《任应秋讲〈黄帝内经〉素问》此句未具体注释,总体概括此段为:(提要)讲治法,这些认识在临床上是非常具有现实意义的。

⑪张灿玾等《黄帝内经素问校释》时兴六位:张志聪注“兴,起也。此总言一岁之中,有应时而起之六位,各主六十日零八十七刻半,各有寒热温凉之四气,皆宜远而无犯之”。

黄帝说:先生说“用寒远寒,用热远热”,我不明白其所以然,还想听听怎样叫做“远”。岐伯说:用热性药品者不要触犯主时之热,用寒性药品者,不要触犯主时之寒,适从这一原则时,就可以平和,违背这一原则时,就能导致疾病,所以对主时之气不可不畏而忌之,这就是所说的应时而起的六步之气的方位。

⑫方药中等《黄帝内经素问运气七篇讲解》[用寒远寒,用热远热]关于“用寒远寒,用热远热”等,在本篇“太阳之政”一段中已经作过讲解。意即在寒凉季节中或疾病属于虚寒者,在治疗用药或饮食上要禁用或慎用属于寒凉性质的药物或食物。在炎热季节中或疾病之属于实热者,在治疗用药或饮食上要禁用或慎用属于温热性质的药物。此句在此处是作为疑问提出,以便进一步加以讨论和明确。

[热无犯热,寒无犯寒]上句是问何谓“用寒远寒,用热远热”?什么叫“远”?此句是对上句问话的回答。句中的“热无犯热”句中第一个“热”字是指药物或食物等治疗措施的性质和作用。第二个“热”字则是指季节或疾病的性质。“寒无犯寒”句中的第一个“寒”字也是指药物或食物等治疗措施的性质和作用。第二个“寒”字也是指季节或疾病的性质。“犯”,有侵犯之义,此处指不适当的治疗。全句意即在炎热气候中或者疾病的性质属于实热者,在治疗上或饮食上不能再用具有温热性质的药物或食物以及类似作用的其他措施,如温熨、热饮等。在寒凉气候中,或者疾病的性质属于虚寒者,在治疗上或饮食上不能再用具有寒凉性质的药物或食物以

及类似作用的其他措施,例如冷敷、冷饮等。张介宾注:"远,避忌之谓,即无犯也,凡用热者,无犯司天之热,用寒者,无犯司天之寒,是谓热无犯热,寒无犯寒。"即属此义。

[从者和,逆者病]此句是承上句"热无犯热,寒无犯寒"而言。"从者和,逆者病",意即在治疗及饮食上能够做到前述"热无犯热,寒无犯寒",就叫"从",就有利于人体的健康;反之,如果以热犯热,以寒犯寒,就叫"逆",就不利于人体的健康。所以张介宾注:"不犯为从,犯则为逆。"

[时兴六位]"时",指时令,此处是指春夏秋冬四季。"六位",即六气在一年中所占的位置和时间,也就是前面所说的六步。"兴",有兴起或旺盛之义。"时兴六位",意即一年四季之中不论从主气来说或者是从客气来说,都有个六步主时的问题,因此在对疾病的治疗和饮食调理方面,也就必须根据各步的气候特点注意到前文所讲的"用寒远寒""用热远热""寒无犯寒""热无犯热"的问题。对于"时兴六位"一语的解释,从原则上说,历代注家基本相同。但在具体解释上,各家则小有差异。王冰注云:"四时气旺之月,药及食衣,寒热温凉同者,皆宜避之。若四时同犯,则以水济水,以火助火,病必生也。"这就是说,春温、夏热、秋凉、冬寒,在治疗上,饮食居处上,必须与之相应。张介宾注云:"时,谓四时,即主气也。位,谓六步,即客气也。主客之气,皆当敬畏。不犯为从,犯则为逆矣。"张志聪注云:"兴,起也,此总言一岁之中,有应时而起之六位,各主六十日零八十七刻半,各有寒热温凉之四气,皆宜远而无犯之,如初之气,天气尚寒,是宜用热,时值少阳相火司令,又当远此一位而无犯也,如二之气,天气已温,是宜用凉,时值太阳寒水司天,又当远此一位而(无)用凉也。每岁之六气皆然。"(根据原注精神及上文例,当漏一"无"字,今补)。上述诸注我们认为张志聪的注解比较全面,故从张注。

⑬王洪图等《黄帝内经素问白话解》黄帝说:先生已经讲过,在寒冷的季节要避免过用寒性药,在炎热的季节要避免过用热性药,具体该怎样做呢,希望能听听这方面的道理? 岐伯说:用热性药时,不要和炎热的天气相抵触;用寒性药时,不要和寒冷的天气相抵触。如果顺应这个规律,就能太平无事;如果违背这个规律,就必然造成疾病,因而要小心谨慎地避免这种情况发生。以上是指四时六气各有寒热温凉,都不要触犯它们。

⑭郭霭春《黄帝内经素问白话解》时与六位:"时",四时,即主气。"六位",六步,即客气。

黄帝道:你讲过,用寒药应该避免寒,用热药应该避免热,我还不知道具体的做法,希望你讲一下怎么叫做避免?岐伯说:用热不要和天气之热抵触,用寒不要和天气之寒抵触,顺应这一规律,就能平和,否则就会添病,不可不谨慎而避免它,这就是所说的主气与客气。

(2)帝曰:温凉何如?岐伯曰:司气以热,用热无犯;司气以寒,用寒无犯;司气以凉,用凉无犯;司气以温,用温无犯。间气同其主无犯,异其主则小犯之。是谓四畏,必谨察之。帝曰:善!

①王冰《黄帝内经素问》温凉减于寒热,可轻犯之乎?

②马莳《黄帝内经素问注证发微》司气,司天司地之气也。司气之寒热温凉,如辰戌太阳寒水司天,太阴湿土在泉之类,则不可轻犯之。间气者,天地左右二间之气也。《至真要大论》谓:司天地者主岁,主岁者纪岁;司左右者为间气,间气者纪步。故天地左右二间之气,客气与主气同,则无犯之,若客气与主气异,则小犯之。此四畏所在,不可不察。

③张介宾《类经》谓温凉稍次于寒热,亦可犯否? 司气者,司天司地之气也。用热无犯等四句,谓寒热温凉俱当避,即有应用者,亦无过用,恐犯岁气也。间气,左右四间之客气也。主,主气也。同者,同热同寒,其气甚,故不可犯。异者主寒客热,主热客寒,其气分,其邪不一,故可因其势而小犯之。上节言司气,此节言间气,如《至真要大论》曰:主岁者纪岁,间气者纪步也。四畏,寒热温凉也。

④张志聪《黄帝内经集注》此分论司天在泉及间气之无犯也。如少阴在上,司气以热而用热者,又当远此少阴之热而无犯也。如阳明在泉,司气以凉而用凉者,又当远此阳明之凉而无犯也。余气皆然。如间气与司天在泉之主气相同者不可犯,与主气异者则小犯之。假如少阳司天,初气乃少阴君火,是与司天之气相同,无犯其热。如少阴在泉,四之气乃太阳寒水,是与主气相异,可少用热而小犯之。是谓寒热温凉之四畏,不可不谨察也。

⑤高士宗《黄帝素问直解》但言寒热,未言温凉,温凉减于寒热,故复问之。一岁六位,各司其气。所谓热无犯热,寒无犯寒者,乃司气以热,用热勿太过,而无犯其热也;司气以寒,用寒勿太过,而无犯其寒也。寒热如是,温凉亦如是。故司气以凉,用凉勿太过,而无犯其凉,司气以温,用温勿太过,而无犯其温。一岁之中,有主时之正气,有加临之间气。间气同其主气,其气过盛,故无犯之,间气异其主气,其气弗盛,则小犯之。小犯者,用寒热温凉而弗过也。是寒热温凉,谓之四畏,必谨察之,不可过也。

⑥黄元御《黄元御医书全集》司天司地之气,寒热温凉皆不可犯,是谓四畏,故当远之。左右四间之气,同其主令者亦无犯焉,异其主令者则小犯之,不在四畏之例也。

⑦张琦《素问释义》间气即谓客气。或谓左间右间之气,非是。

⑧高亿《黄帝内经素问详注直讲全集》〔批〕四畏所在必谨察之,有味斯言,慎勿忽也。

〔注〕同其主,谓以间气所加之客气,与主同也。异其主,谓以间气所加之客气,与主异也。

〔讲〕黄帝问曰:用寒远寒,用热远热,既宜审其时与气已,而气之见于时,有为温为凉者,当何如也? 岐伯对曰:如司天在泉之气,以热而用热者,切不可犯其热;如司天在泉之气,以寒而用寒者,切不可犯其寒;如司天在泉之气,以凉而用凉者,切不可犯其凉；如司天在泉之气，以温而用温者，且不可犯其温。至若岁司之左右则为间气，若间气所加之客气，同于主气，则气必盛而亦不可犯也；若间气所加之客气，异其主气，则气必衰可小犯之，然终不可过焉。是谓四畏所在，治之者，必当谨慎而详审之也。黄帝曰：善哉。

⑨孟景春等《黄帝内经素问译释》司气：张介宾"司天司地之气也"。间气同其主：间气与主气相同。四畏：指寒、热、温、凉四气，应当敬畏而避忌。

黄帝道：温凉次于寒热，应当怎样呢？岐伯说：当旺之气是热，用热药时不可触犯它；当旺之气是寒，用寒药时不可触犯它；当旺之气是凉，用凉药时不可触犯它；当旺之气是温，用温药时不可触犯它。间气与主气相同的也应当避免，与主气不符的可以稍稍违逆之。所以寒热温凉称为四畏，必须谨慎地加以考察。黄帝道：讲得对！

⑩任廷革《任应秋讲〈黄帝内经〉素问》此句未具体注释，总体概括此段为：（提要）讲治法，这些认识在临床上是非常具有现实意义的。

⑪张灿玾等《黄帝内经素问校释》间气同其主：间气与主气相同。间气指客气之四间气而言，主为主气。四畏：指寒热温凉四气而言。

黄帝说：温凉之气，次于寒热，应当怎样呢？岐伯说：主时之气为热的，用热性药品时不可触犯，主时之气为寒的，用寒性药品时不可触犯，主时之气为凉的，用凉性药品时不可触犯，主时之气为温的，用温性药品时不可触犯，间气与主气相同的，不可触犯，间气与主气不同的，可以稍稍触犯之，由于寒热温凉四气，不可随意触犯，所以谓之"四畏"，必须谨慎地加以考察。黄帝说：好。

⑫方药中等《黄帝内经素问运气七篇讲解》[司气以热，用热无犯，司气以寒，用寒无犯，司气以凉，用凉无犯，司气以温，用温无犯]这是对前述"时兴六位"时进一步解释和临床实际运用中的处理原则。"司气"，即司天在泉之气。全句意即司天之气为热，则上半年应慎用或少用温热药物或食物。其余"司气以寒""司气以凉""司气以温"等依此类推。张介宾注此云："司天者，司天司地之气也。用犯无犯等四句，谓寒热温凉俱当避。即有应用者，亦无过用，恐犯岁气也。"即属此义。

[间气同其主无犯，异其主则小犯之]"间气"，即除司天在泉之气以外的左右四间气。前句是说司天在泉之气的"热无犯热""寒无犯寒"的问题，此句则是说左右四间气的"热无犯热""寒无犯寒"的问题。司天在泉四间气，所属位置时间及作用虽然不同，但"热无犯热""寒无犯寒"的原则则完全一样。"间气同其主无犯"，是指间气与主气完全相同时，则不能以热犯热，以寒犯寒。例如间气是少阴君火，主气也是少阴君火或少阳相火时，则在此段时间中就必须要慎用或少用温热药物。饮食起居也要尽量避免温热。这就叫做"间气同其主无犯"。"异其主则小犯之"，是指间气与主气不相同时，则可以根据客气的性质采取适当的措施，不受前述热无犯热，寒无犯寒的约束。例如主气是少阴君火，但客气是太阳寒水或阳明燥金，则此段时间中由于客气属于寒凉，因此也可以适当地使用温热药物来作治疗，饮食起居

六元正纪大论篇

也可以适当注意保温。这就叫做"异其主则小犯之"。总之,从原则上来说,要热无犯热,寒无犯寒,但是仍然要注意常变,具体情况,具体处理。

[是谓四畏]"四",此处是指寒热温凉四气。"畏",即畏惧。亦即上文所谓的"不可不敬畏而远之"。句中所谓的"四畏",意即"用寒远寒""用热远热""用温远温""用凉远凉"这一治疗原则必须加以高度重视,不可违反。这也就是原文中所谓的:"从者和,逆者病,不可不敬畏而远之。"

⑬王洪图等《黄帝内经素问白话解》四畏:指寒热温凉之气,应敬畏而避忌。

黄帝说:温凉应该如何避免呢? 岐伯说:主时之气为热的,用热性药时要慎重,不要触犯它;主时之气为寒的,用寒性药时要慎重,不要触犯它;主时之气为凉的,用凉性药时要慎重,不要触犯它;主时之气为温的,用温性药时应慎重,不要触犯它;间气与主时之气相同时不可触犯它;间气与主时之气不同时可以稍稍违反上述原则。因为寒热温凉四气都不可随意触犯,故称做"四畏";对此我们必须加以注意,切不可违反。黄帝说:讲得好。

⑭郭霭春《黄帝内经素问白话解》四畏:寒热温凉。司气:司天司地之气。

黄帝道:温凉次于寒热,是否可以犯呢? 岐伯说:气运是热,用热应该避免;气运是寒,用寒应该避免;气运是凉,用凉应该避免;气运是温,用温应该避免;间气与主气相同的应该避免,与主气不同的,可以稍有违逆;这寒、热、温、凉叫做四畏,是要谨慎地观察注意的。黄帝道:讲得好。

(3) 其犯者何如? 岐伯曰:天气反时,则可依时,及胜其主则可犯,以平为期,而不可过,是谓邪气反胜者。故曰:无失天信,无逆气宜,无翼其胜,无赞其复,是谓至治。帝曰:善。

①王冰《黄帝内经素问》犯,须犯者。反甚为病,则可依时。夏寒(守)甚,则可以热犯热,寒气不甚,则不可犯之。气平则止,过则病生。过而病生,与犯同也。气动有胜是谓邪,客胜于主,不可不御也。六步之气,于六位中应寒反热,应热反寒,应温反凉,应凉反温,是谓六步之邪胜也。若冬反温,若夏反冷,若秋反热,若春反凉,是谓四时之邪胜也。胜则反其气以平之。天信,谓至时必定。翼赞,皆佐之。谨守天信,是谓至真妙理也。

②马莳《黄帝内经素问注证发微》且小犯者,正以天气虽反,仅可依时,及客胜其主,如夏寒甚,则可以热犯热,若寒不甚,则不可犯之,但以平为期,过则病生,故不可过也。何也? 邪客胜主,不可不御故耳。王注云:六步之气,于六位中应寒反热,应热反寒,应温反凉,应凉反温,是谓六步之邪胜也。若冬反温,若夏反冷,若秋反热,若春反凉,是谓四时之邪胜也。胜则反其气以平之。此乃无失天信,无逆气宜,无翼胜赞复,而为治法之至也。

③张介宾《类经》言有必不得已而犯之者,将何如也。天气即客气,时即主气,客不合主,是谓反时。反时者则可依时,以主气之循环有常,客气之显微无定,故姑从乎主也。胜其主者,客气大过也,如夏而寒甚,客水胜也。冬而热甚,客火胜也。

春凉秋温，其气皆然。故可以热犯热，以寒犯寒，以温犯温，以凉犯凉而从其变，乃所谓从治也。过则伤正气而增病矣。邪气反胜则非时而至，如应热反寒，应寒反热，应温反凉，应凉反温，皆邪气反胜也。反胜者，故当反其气以平之。客主气运，至必应时，天之信也；不知时气，失天信矣。寒热温凉，用之必当，气之宜也；不知逆从，逆气宜矣。翼其胜，赞其复，皆助邪也。知而弗犯，是谓至妙之治。

④张志聪《黄帝内经集注》天气反时者，如司气以热而天气反凉，是当依时而用温矣。如司气以热而寒反胜之，又可用热而犯主气之热矣。然止以气平为期，不可过用以伤司气之元真，是谓邪气反胜者，则可犯也。天信，谓气之应时而至者，无差失而妄犯之。六气各有所宜而不可逆，有胜气又宜折之而无翼其胜，有复气又当抑之而无赞其复，调之正味，使上下合德，无相夺伦，五运和平，勿乖其政，是谓主治。

⑤高士宗《黄帝素问直解》异其主则小犯何如？天气，主时之正气也。反时，当热而寒，当寒而热也。则可依时，言当热而寒，则以热治寒，当寒而热，则以寒治热也。及胜其主，言加临之间气，胜其主时之正气。如主气寒，而间气则以热胜；主气热，而间气则以寒胜，如是则可犯。可犯主气之寒以清热，可犯主气之热以温寒，然皆以平为期，而不可过也。申明反胜其主，是谓邪气反胜者。邪气，即间气也。反胜，胜其主也。故大要曰：无失天信，四时之信，不可失也；无逆气宜，六气之宜，不过逆也；无翼其胜，以胜相加，无复辅翼也；无赞其复，先郁后复，无庸赞助也。能如是也是谓平和之至治。

⑥黄元御《黄元御医书全集》其可犯者，天之客气与主气之时令相反，则可依四时之主气，及客气之胜其主气者，则扶其主气，抑其客气以犯之。如夏热冬寒，时令也，而客寒夏至，客热冬来，则用热于夏，是以热而犯热，用寒于冬，是以寒而犯寒也。客不胜主，未可犯也，客胜其主，则可犯矣。但虽犯之，要当以平为期，而不可太过，是谓邪气非时而反胜者，故法当如是，非谓凡治皆然也。故曰无失天时之信，无逆气候之宜，无翼其得胜之会，无赞其来复之期，是谓治法之至者也。

⑦张琦《素问释义》王(冰)注：须犯者。气动有胜，是谓邪客胜于主，不可不御也。六步之气于六位中，应寒反热，应热反寒，应温反凉，应凉反温，是谓六步之邪胜也。差冬反温，差夏反冷，差秋反热，差春反凉，是四时之邪胜也。胜则反其气以平之。春温、夏热、秋凉、冬寒，天之信也。治热以寒，治寒以热，治凉以温，治温以凉，气之宜也。不及则有胜气，太过则有复气，翼之、赞之，是助邪也。

⑧高亿《黄帝内经素问详注直讲全集》〔批〕同其主者，固不可犯，即异其主而可小犯者，犹必以平为期，而不可过其哉，四畏之宜察也。

〔注〕天信者，四时之正气当令，则旺而不爽，千载不易之天信也。气宜者，如治温宜清、治寒宜热之类是也。胜复者，谓乘不及而胜之，因其胜而必复之也。

〔讲〕黄帝曰：善哉，言乎其不可犯者，固无论矣。至夫子所云，异其主则小犯之者，其犯之又当何如也？岐伯对曰：如司天在泉之气，与四时之温热凉寒相反，则可依其四时之正气,及司天在泉之气,胜乎四时之温热凉寒之主气,则可犯也。如夏寒甚则可以热犯热,寒不甚则不可犯。由此类推,无二理焉。但其犯也,当以和平为期,不可稍过。盖过则反生他病,所谓邪气反胜正气者是也。故刺法曰:无失其天之常信,无逆其气之当然,无羽翼其邪之胜,无赞助其邪之复,是为得至极之治法也。

⑨孟景春等《黄帝内经素问译释》天气反时,则可依时:张介宾"天气即客气。时即主气。客不合主,是谓反时。反时者,则可依时"。胜其主:谓客气太过,胜过主气。天信:张志聪"谓气之应时而而至而无差失"。气宜:六气所宜者。如热者宜寒,寒者宜热,温者宜凉,凉者宜温之类。张介宾:"寒热温凉,用之必当,气之宜也;不知逆从,逆其宜矣。"翼:赞助的意思。

如果触犯了怎样?岐伯说:客气与主气不相合的,可以以时令之主气为依据,客气反胜主气的就稍稍违逆之,以达到平衡为止,不可过分,这是由于邪气反而胜过主时之气的缘故。所以说:不违反天气的时令,不违反六气的宜忌,不助胜气,不助复气,是最好的治法。黄帝道:对。

⑩任廷革《任应秋讲〈黄帝内经〉素问》此句未具体注释,总体概括此段为:(提要)讲治法,这些认识在临床上是非常具有现实意义的。

⑪张灿玾等《黄帝内经素问校释》天气反时,则可依时:《类经》二十六卷第二十注"天气即客气,时即主气。客不合主,是谓反时,反时者则可依时。以主气之循环有常,客气之显微无定,故姑从乎主也"。胜其主:客气太过,胜过主气。如夏季主气为火,若客气属寒而太过者,即能胜过主气之火。天信:主客之气,应时而至,不失其信,叫做"天信"。气宜:六气之所适宜者。《类经》二十六卷第二十注:"寒热温凉,用之必当,气之宜也。不知逆从,逆气宜也。"翼:赞助的意思。《玉篇》:"助也。"至:善也。《管子》法注:"夫至用民者。"

在什么情况下则可以触犯呢?岐伯说:天气与主时之气相反的,可以主时之气为依据,客气胜过主的,则可以触犯之,以达到平衡协调为目的,而不可使之太过,这是指邪气胜过主气者而言。所以说不要误了气候的常时,不要违背了六气之所宜,不可帮助胜气,不可赞助复气,这才是最好的治疗原则。

⑫方药中等《黄帝内经素问运气七篇讲解》[天气反时,则可依时]"天气反时",即气候与时令相反。例如春应温而反凉,冬应寒而反温等。"则可依时",意即如果气候与时令不相应时,一般情况下则以季节应有气候为准。这也就是张介宾所注的:"天气即客气,时即主气,客不合主,是谓反时,反时者则可依时,以主气之循环有常,客气之显微无定,故姑从乎主也。

[及胜其主则可犯,以平为期,而不可过]此句是承前句而言,前句言"天气反时,则可依时",这是指一般情况而言。此句指季节气候严重反常,出现与应有气候完全相反的情况。例如春行秋令,秋行夏令,冬行春令等,则又不能完全根据季节,而应按照实际变化来作处理。例如夏应热而不热,一般情况下仍应考虑夏令特点,

用热远热，但是如果确系严重反常，夏行冬令，六月飞雪，则又不能机械套用上述原则。如三之气主气为少阳相火，值太阳寒水司天，不热而寒，完全胜过了时令应有气候，则仍然可以在药物上使用温热药物，在饮食起居上注意防寒保温。这也就是原文所谓的"及胜其主则可犯"。不过这样处理也有一个原则，即必须适可而止，不可过偏，更不可矫枉过正。这也就是原文所谓的："以平为期，而不可过。"

[是谓邪气反胜者]"邪气"，即不正之气，此处指严重反常的气候变化。"反胜"，指客气反胜主气。"是谓邪气反胜者"，意即前述治疗原则，即"及胜其主则可犯"的治疗原则，只有在气候严重反常的情况下，亦即"邪气反胜"时才能应用。

[无失天信，无逆气宜，无翼其胜，无赞其复]"天"，指天时。"信"，指如期而至。"无失天信"，即严格掌握自然季节气候变化特点，按规律处理问题。"无逆气宜"，即用药和饮食起居调养不能违犯季节气候变化的特点，亦即所谓"四畏"。"无翼其胜"即不能再助长偏胜之气。"无赞其复"即也不能支持过盛的复气。一句话，也就是前文所谓的："以平为期，而不可过。"张介宾注此云："客主之运，至必应时，天之信也，不和时气，失天信矣。寒热温凉，用之必当，气之宜也，不知逆从，逆气宜矣。翼其胜，赞其复，皆助邪也，知而弗犯，是谓至妙之治。"这是对上述治疗原则的总结。

⑬王洪图等《黄帝内经素问白话解》胜其主：指客气太过。如夏而反寒，冬而反热，春而反凉，秋而反温等。天信：天气根据时令至期必有变迁，故称为"天信"。气宜：指六气之宜忌。如热者宜寒，寒者宜热，温者宜凉，凉者宜温等。

在什么情况下可以违反呢？岐伯说：客气与主气相反时，应该以主气为依据。客气太过反而压制主气时，就可以违反客气而施治而不怕触犯它。但是，应以达到平衡为准，不可太过。同时，这也仅适用于客气胜过主气的时候。因而，不违反天气时令、不违反六气忌宜、不助长邪气、不助长复气才是最好的治法。

⑭郭霭春《黄帝内经素问白话解》天气反时：客气与主气不合，"天气"，指客气。"时"，指主气。天信：客主气运应时而至。翼：助的意思。

对于违犯的怎么办？岐伯说：客气与主气不相合的，就可以依照主气，至于客气胜过主气的，就也可以违犯，以达到平衡为准，不可太过。这是由于邪气反而胜过主时之气的缘故。所以说：不违反天气的时令，不违反六气的宜忌，不助长胜气，也不助长复气，这是最好的治法。

第五十五解

(一)内经原文

五运气行主岁之纪，其有常数乎？岐伯曰：臣请次之。

甲子、甲午岁：

上少阴火，中太宫土运，下阳明金。**热化二，雨化五，燥化四**，所谓正化日也。其化上咸寒，中苦热，下酸热，所谓药食宜也。

六元正纪大论篇

（二）字词注释

（1）常数

①王冰《黄帝内经素问》此词未具体注释。

②马莳《黄帝内经素问注证发微》此词未具体注释。

③张介宾《类经》此词未具体注释。

④张志聪《黄帝内经集注》此词未具体注释。

⑤高士宗《黄帝素问直解》常数。

⑥黄元御《黄元御医书全集》此词未具体注释。

⑦张琦《素问释义》此词未具体注释。

⑧高亿《黄帝内经素问详注直讲全集》〔讲〕常数。

⑨孟景春等《黄帝内经素问译释》一般数。如下文"热化二，雨化五"等。其所用"数"字，系五行之生成数。如"天一生水，地六成之；地二生火，天七成之；天三生木，地八成之；地四生金，天九成之；天五生土，地十成之"。所以水之数为一、六，火之数为二、七，木之数为三、八，金之数为四、九，土之数为五、十，其中或用生数，或用成数，唯土只用生数。

⑩任廷革《任应秋讲〈黄帝内经〉素问》六十年一个甲子轮回，每岁的规律都是这样表述的，文中出现的"数"，不是"生数"就是"成数"，按照五行学说的理论，一、二、三、四、五是生数，六、七、八、九、十是成数。这些"数"实际上代表的是木、火、土、金、水的概念。

⑪张灿玾等《黄帝内经素问校释》指正常的规律，即各年司天、中运、在泉与正化、邪化等气化规律。

⑫方药中等《黄帝内经素问运气七篇讲解》"常"，即正常。"数"，即数字。"常数"，即表示正常的具体数字。此处所谓"常数"，当是指五行之生成数。

⑬王洪图等《黄帝内经素问白话解》常即正常，数即下文的"热化二、雨化五、燥化四"等。其所用的"数"字，系五行生成之数，如"天一生水，地六成之；地二生火，天七成之；天三生木，地八成之；地四生金，天九成之；天五生土，地十成之"。所以水之数为一、六，火之数为二、七，木之数为三、八，金之数为四、九，土之数为五、十，这其中有"生"数、有"成"数，除了"土"只用生数外，其他的都可或用生数，或用成数。

⑭郭霭春《黄帝内经素问白话解》"常"，指正常。"数"，系五行之生成数。如水之数为一（生）、六（成），火之数为二、七，木之数为三、八，金之数为四、九，土之数为五、十。

（2）热化二

①王冰《黄帝内经素问》（〔新校正云〕详对化从标成数，正化从本生数。甲子之年，热化七，燥化九。甲午之年，热化二，燥化四。）

②马莳《黄帝内经素问注证发微》此言司天。少阴主热，正化从本生数，对化

从标成数,则甲子之年属对化成数,主热化七,其在泉亦主成数,主燥化九。甲午之年属正化生数,主热化二,其在泉亦主燥化四。

③张介宾《类经》司天。〔按〕新校正云:详对化从标成数,正化从本生数。甲子之年,热化七,燥化九,甲午之年,热化二,燥化四。其义未然,愚按在后。

④张志聪《黄帝内经集注》地二生火。

⑤高士宗《黄帝素问直解》火气在上,故热化二。

⑥黄元御《黄元御医书全集》少阴君火司天。

⑦张琦《素问释义》此词未具体注释。

⑧高亿《黄帝内经素问详注直讲全集》〔讲〕热化则地二所生之火。

⑨孟景春等《黄帝内经素问译释》子午年上临少阴君火司天,少阴之气为热,火之生数为二,故热化二。

⑩任廷革《任应秋讲〈黄帝内经〉素问》"二"是少阴君火的生数,这是指司天之气而言。

⑪张灿玾等《黄帝内经素问校释》热化为司天少阴火的气化,二为火之生数。后司天气化之数,凡太过之年,应为本气之成数,不及之年,为本气之生数。但文中所述生成数颇不一致,姑存疑。

⑫方药中等《黄帝内经素问运气七篇讲解》"热化",是指甲子、甲午年的司天之气而言。甲子、甲午年为少阴君火司天,少阴主热。因此,甲子、甲午年上半年气候偏热,万物感热气而化生。"二",为火之生数。所以原文谓:"热化二。"

⑬王洪图等《黄帝内经素问白话解》子午年上临少阴君火司天,少阴之气为热,火之生数为二,故热化为二。以下其他气类推。

⑭郭霭春《黄帝内经素问白话解》子午之年上临少阴君火司天,少阴之气为火热,火之生数为二,故云热化二。

（3）雨化五

①王冰《黄帝内经素问》(〔新校正云〕按本论正文云:太过不及,其数何如?太过者其数成,不及者其数生,土常以生也。甲年太宫,土运太过,故言雨化五。五,土数也。)

②马莳《黄帝内经素问注证发微》此言主运。土为雨,故雨化五。按本论后文云:太过者其数成,不及者其数生,土常以生也。今甲年土运太过,故言雨化五。五,土数。

③张介宾《类经》中运。

④张志聪《黄帝内经集注》雨为土化,土常以生,故其数五。

⑤高士宗《黄帝素问直解》土运在中,故而化五,五,土之生数也。土常以生,后俱仿此。

⑥黄元御《黄元御医书全集》中运太宫湿土。

⑦张琦《素问释义》此词未具体注释。

⑧高亿《黄帝内经素问详注直讲全集》〔讲〕雨化则天五所生之土。

⑨孟景春等《黄帝内经素问译释》甲午土运太过,雨为土湿之气所成,五为土数,故雨化五。

⑩任廷革《任应秋讲〈黄帝内经〉素问》"雨化"就是湿化,"五"是土运的生数,这是指中运而言。

⑪张灿玾等《黄帝内经素问校释》雨化为中运土的气化。五为土之数。关于中运气化之数的规律,本篇后文曰:"太过者,其数成,不及者,其数生,土常以生也。"就是说木、火、金、水四运,太过年为成数,不及年为生数,而土运不管太过不及,皆为生数五。新校正云:"不以成数者,土王四季不得正方。又天有九宫,不可至十。"

⑫方药中等《黄帝内经素问运气七篇讲解》"雨化",是指甲子、甲午年的岁运而言。甲子、甲午年为土运太过之年。土主湿,因此甲子、甲午年长夏季节这一段时间,湿气偏盛,雨水偏多,万物感雨湿之气而化生。"五",为土之生数,所以原文谓:"雨化五。"

⑬王洪图等《黄帝内经素问白话解》中运雨化之数五。

⑭郭霭春《黄帝内经素问白话解》中运土湿之气太过,土之生数为五,故云雨化五。

(4)燥化四

①王冰《黄帝内经素问》此词未具体注释。

②马莳《黄帝内经素问注证发微》此言在泉。

③张介宾《类经》在泉。

④张志聪《黄帝内经集注》燥化四,乃己卯己酉也。

⑤高士宗《黄帝素问直解》金气在下,故燥化四。

⑥黄元御《黄元御医书全集》阳明燥金在泉。

⑦张琦《素问释义》此词未具体注释。

⑧高亿《黄帝内经素问详注直讲全集》〔讲〕燥化则地四所生之金。

⑨孟景春等《黄帝内经素问译释》子午年下加阳明燥金在泉,四为金之生数,故燥化四。

⑩任廷革《任应秋讲〈黄帝内经〉素问》"四"是阳明燥金的生数,这是指在泉之气而言。

⑪张灿玾等《黄帝内经素问校释》燥化为在泉阳明金的气化,四为金之生数。以下在泉气化之数,凡太过之年,为本气之成数,不及之年为本气之生数。但文中所述生成数颇不一致,姑存疑。

⑫方药中等《黄帝内经素问运气七篇讲解》"燥化",是指甲子、甲午年的在泉之气而言。甲子、甲午年为阳明燥金在泉。阳明主凉、主燥。因此,甲子、甲午年下半年气候偏凉、偏燥,万物感凉气、燥气而化生。"四",为金之生数,所以原文谓:"燥化四。"

⑬王洪图等《黄帝内经素问白话解》在泉燥化之数四。

⑭郭霭春《黄帝内经素问白话解》阳明燥金在泉,金之生数为四,故云燥化四。

（5）正化日

①王冰《黄帝内经素问》正气,化也。

②马莳《黄帝内经素问注证发微》详后文有邪气化日,则凡正化日者,皆正气所化也。按太过之年止有正化日者,即如火主热,土主雨,金主燥,无胜无复,谓之正气所化之日。后凡不及之年,有邪化日,又有正化日者,以有胜有复谓之邪化之日,其正化日,即如下节之乙丑年,丑为湿,乙为清,乃正化之日也。此句结上"热雨燥化"三句,后仿此。

③张介宾《类经》此词未具体注释。

④张志聪《黄帝内经集注》无胜复之邪化,故为正化。所谓日者,以一运统主一岁,而五运又以角木为初,羽水为终,各分主七十二日有奇也。

⑤高士宗《黄帝素问直解》正化日。

⑥黄元御《黄元御医书全集》正气所化也。

⑦张琦《素问释义》此词未具体注释。

⑧高亿《黄帝内经素问详注直讲全集》〔讲〕正气所化之时日者。

⑨孟景春等《黄帝内经素问译释》张介宾:"此结上文三句,言本年上、中、下三气正化之度。正化即正气所化。度即日也,日即度也,指气令用事之时候也。"

⑩任廷革《任应秋讲〈黄帝内经〉素问》"所谓正化日也",这里的"日"就是指前面的二、四、五等数。

⑪张灿玾等《黄帝内经素问校释》王冰注:"正气化也。"指司天、在泉、中运之气化,皆为正气所化。

⑫方药中等《黄帝内经素问运气七篇讲解》"正化日",历代注家有两种解释。一种解释是认为,所谓"正化",即各个有关年份气候上的正常变化。这一种解释以王冰为代表。王冰云:"正气化也。"高世栻在王注基础上进一步作了阐明。高注云:"此热化,雨化,燥化,乃上中下之气,所谓正化日也。"这就是说在甲子、甲午年中出现热化、雨化、燥化的气候、物候现象,是甲子、甲午年岁运、岁气变化之常。所以原文在介绍了热化、雨化、燥化以后,紧接着就提出"所谓正化日也"。另一种解释则认为这是指后世所谓的"正对化"而言。这一种解释以《新校正》为代表。其注云:"详对化从标成数,正化从本生数,甲子之年,热化七,燥化九,甲午之年,热化二,燥化四。"这就是说十二地支,有正化对化之不同。以子午而言,午为正化,子为对化。因此甲午年为正化,甲子年为对化。但是张介宾不同意这样解释。张注云:"上文六十年气化之数,有言生数者,有言成者,新校正注云:正化从本生数,谓如甲子年司天热化七,在泉燥化九,俱从对化也。甲午年司天热化二,在泉燥化四,俱从正化也。六十年司天在泉正对,皆同此意,似乎近理,今诸家多宗之,而实有未必然者,何也? 如少阴司天,子午年也,因可以子午分正对矣。然少阴司天则阳明在泉,

阳明用事则气属卯酉也。又安得以子午之气,言在泉之正对耶?"我们同意第一种解释,不同意用"正对化"之说来解释这里所说的"正化日",理由之一是:这里的原文中只提到了"正化日"或"正化度",根本没有提过"对化"的问题,而且《内经》其他篇章中也没有"正对化"的提法。理由之二是:原文中对甲子、甲午年并没有加以区分。《新校正》注文中所提的甲子年如何,甲午年如何,没有根据。由于如此,所以我们仍从王注及高注。

⑬王洪图等《黄帝内经素问白话解》热、雨、燥都是上、中、下之气的正常气化表现,因而叫做"正化日"。

⑭郭霭春《黄帝内经素问白话解》正化日。

(三)语句阐述

(1)五运气行主岁之纪,其有常数乎?岐伯曰:臣请次之。

①王冰《黄帝内经素问》此句未具体注释。

②马莳《黄帝内经素问注证发微》此句未具体注释。

③张介宾《类经》此句未具体注释。

④张志聪《黄帝内经集注》前以太阳为始,序三阳三阴之六气,以角运为初,序角徵宫商羽之五音,而年岁有所不齐也。故今以天干始于甲,地支始于子,从甲子而至癸巳,三十岁而为一纪,复从甲午而至癸亥,六十岁而为一周,斯岁运始顺,故复次之。(眉批)《诗经》以节为章。又:斯谓之《天元正纪》。

⑤高士宗《黄帝素问直解》五运六气之行,以主六十岁之纪,其有常数乎?此下论五运六气之六十岁之纪,乃常数也。

⑥黄元御《黄元御医书全集》此句未具体注释。

⑦张琦《素问释义》按五运六气前后篇外,本论复备六十年司天在泉之化,详且悉矣。兹所列主岁之纪,无关理要,且多讹缺。如每运二岁,而上下之化止纪一岁,药食多与《至真要论》相异,盖皆后来窜入也。

⑧高亿《黄帝内经素问详注直讲全集》〔讲〕彼夫五运六气,其流行也,固各有主岁之纪,不知运气之行应四时,以主一岁之纪者,亦有常数乎?

⑨孟景春等《黄帝内经素问译释》常数:一般数。如下文"热化二,雨化五"等。其所用"数"字,系五行之生成数。如"天一生水,地六成之;地二生火,天七成之;天三生木,地八成之;地四生金,天九成之;天五生土,地十成之"。所以水之数为一、六,火之数为二、七,木之数为三、八,金之数为四、九,土之数为五、十,其中或用生数,或用成数,唯土只用生数。

轮流主岁的五运之气化,有没有常数呢?岐伯说:让我依次讲下去。

⑩任廷革《任应秋讲〈黄帝内经〉素问》此句未具体注释,总体概括此段为:(提要)分叙六十年五运主岁之纪,及其六气的上下见。

⑪张灿玾等《黄帝内经素问校释》常数:指正常的规律,即各年司天、中运、在泉与正化、邪化等气化规律。次之:把运气的正常规律,编次出来。次,在此有编排

或排列的意思。

五运之气的运行与主岁之年,有一定的规律吗?岐伯说:让我把它排列出来,讲给你听吧。

⑫方药中等《黄帝内经素问运气七篇讲解》[五运行主岁之纪]"五运",指木火土金水五运。"气",指六气。"行",指运行和变化。"岁",指有关的年份。"纪",指规律和规定。全句意即五运六气主岁,各有其固有的变化规律和具体规定,以下原文按六十年先后次序列表加以说明。应该指出,关于六十年气化、物化以及人体疾病表现、治疗方面药食所宜,前文三阴三阳司天之政中已经列表说明。因此两表所述内容有不少重复之处,所以张介宾在《类经》中将此两部分并类为一。

[常数]"常",即正常。"数",即数字。"常数",即表示正常的具体数字。原文谓:"太过不及,其数何如?岐伯曰:太过者,其数成,不及者,其数生。"据此来看,此处所谓"常数",当是指五行之生成数。关于生成数的含义,我们在《五常政大论》一篇讲解中已作讲解,可参看。

⑬王洪图等《黄帝内经素问白话解》常数:常即正常,数即下文的"热化二、雨化五、燥化四"等。其所用的"数"字,系五行生成之数,如"天一生水,地六成之;地二生火,天七成之;天三生木,地八成之;地四生金,天九成之,天五生土,地十成之"。所以水之数为一、六,火之数为二、七,木之数为三、八,金之数为四、九,土之数为五、十,这其中有"生"数、有"成"数,除了"土"只用生数外,其他的都可或用生数,或用成数。

五运轮流主岁,它们的气化作用有没有一定规律呢?岐伯说:请让我按次序把它们排列出来,并用五行生成数表示。五行生成数如下:水的生数一、成数六;火的生数二、成数七;木的生数三、成数八;金的生数四、成数九;土的生数五、成数十。不过"土"一般单用生数来表示。

⑭郭霭春《黄帝内经素问白话解》常数:"常",指正常。"数",系五行之生成数。如水之数为一(生)、六(成),火之数为二、七,木之数为三、八,金之数为四、九,土之数为五、十。

主岁的五运气化流行,是否有常数呢?岐伯说:让我分别来说明吧。

(2)甲子、甲午岁:上少阴火,中太宫土运,下阳明金。

①王冰《黄帝内经素问》此句未具体注释。

②马莳《黄帝内经素问注证发微》子午少阴君火司天。甲为土运,为太宫。阳明燥金在泉。

③张介宾《类经》此甲年太宫之正化。《五常政大论》曰:其德柔润重淖。

④张志聪《黄帝内经集注》此句未具体注释。

⑤高士宗《黄帝素问直解》子与午合,丑与未合,寅与申合,卯与酉合,辰与戌合,已与亥合。子午少阴司天,故甲子甲午岁,上少阴火。甲为土运太过,故中太宫土运。少阴在上,则阳明在下,故下阳明金。

⑥黄元御《黄元御医书全集》此句未具体注释。

⑦张琦《素问释义》此句未具体注释。

⑧高亿《黄帝内经素问详注直讲全集》〔批〕此次甲子、甲午之数,以明气化生成而详其药食之宜也,衰从生数,盛从成数。

〔讲〕岐伯对曰:五运之流行也,各有其时,即各有其次。臣请推其运而次序之。如甲子、甲午之岁,上而司天,则子午少阴君火,中而主运,则甲所化之太宫土运,下而在泉则卯酉阳明燥金。

⑨孟景春等《黄帝内经素问译释》甲子、甲午年:上临少阴君火司天,甲为阳年属太宫,所以中值土运太过,下加阳明燥金在泉。

⑩任廷革《任应秋讲〈黄帝内经〉素问》(提要)分叙六十年五运主岁之纪,及其六气的上下见。(讲解)我只讲解甲子、甲午岁气运,后面的内容自然也就明白了。甲子、甲午之年,中运是"土",故曰"中太宫土运",且属太过之阳土,因为"甲"属阳土嘛。岁支是子、午者为少阴君火司天,故曰"上少阴火";相对应的就是阳明燥金在泉,故曰"下阳明金"。

⑪张灿玾等《黄帝内经素问校释》上:指司天。中:指中运。下:指在泉。

甲子年、甲午年。上为少阴君火司天;中为太宫土运太过;下为阳明燥金在泉。

⑫方药中《黄帝内经素问运气七篇讲解》[甲子,甲午岁]即甲子年,甲午年。张志聪注云:"此章与上章大意相同,前以太阳为始,序三阴三阳之六气,以角运为初,序角徵宫商羽之五音,而年岁有所不齐也,故今以天干始于甲,地支始于子,从甲子而至癸巳,三十岁而为一纪,复从甲午而至癸亥,六十岁而为一周,斯岁运始顺,故复次之。"

[上少阴火,中太宫土运,下阳明金]"上",指司天之气。"少阴火",即少阴君火。"中",指中运,即岁运。"太宫",即土运太过之年。"下",指在泉之气。"阳明金",即阳明燥金。全句意即甲子、甲午年为土运太过之年,少阴君火司天,阳明燥金在泉。

⑬王洪图等《黄帝内经素问白话解》甲子年、甲午年:在上是少阴君火司天,中运是太宫土运太过,在下是阳明燥金在泉。

⑭郭霭春《黄帝内经素问白话解》甲子、甲午年上临少阴君火司天,中属太宫土运太过,下加阳明燥金在泉。

(3) 热化二,雨化五,燥化四,所谓正化日也。

①王冰《黄帝内经素问》正气,化也。

②马莳《黄帝内经素问注证发微》热化二,此言司天。少阴主热,正化从本生数,对化从标成数,则甲子之年属对化成数,主热化七,其在泉亦主成数,主燥化九。甲午之年属正化生数,主热化二,其在泉亦主燥化四。雨化五,此言主运。土为雨,故雨化五。按本论后文云:太过者其数成,不及者其数生,土常以生也。今甲年土运太过,故言雨化五。五,土数。燥化四,此言在泉。详后文有邪气化日,则凡正化

日者,皆正气所化也。按太过之年止有正化日者,即如火主热,土主雨,金主燥,无胜无复,谓之正气所化之日。后凡不及之年,有邪化日,又有正化日者,以有胜有复谓之邪化之日,其正化日,即如下节之乙丑年,丑为湿,乙为清,乃正化之日也,此句结上"热雨燥化"三句,后仿此。

③张介宾《类经》司天。〔按〕新校正云:详对化从标成数,正化从本生数。甲子之年,热化七,燥化九,甲午之年,热化二,燥化四。其义未然,愚按在后。雨化五,中运。

④张志聪《黄帝内经集注》天一生水,地六成之;地二生火,天七成之;天三生木,地八成之;地四生金,天九成之;天五生土,地十成之。天干始于甲,地支始于子,故其数从生始。雨化五,此运居其中。太过者,其数成;不及者,其数生。雨为土化,土常以生,故其数五。燥化四,乃己卯己酉也。己主不及,故其数生。所谓正化日也,无胜复之邪化,故为正化。所谓日者,以一运统主一岁,而五运又以角木为初,羽水为终,各分主七十二日有奇也。

⑤高士宗《黄帝素问直解》火气在上,故热化二,土运在中,故而化五,五,土之生数也。土常以生,后俱仿此。金气在下,故燥化四。一二三四五,五行之生数也。六七八九十,五行之成数也。下文云太过者,其数成,不及者,其数生。盖甲丙戊庚壬太过之运,则举五行之成数,乙丁己辛癸不及之运,则举五行之生数,土则无分太过不及,常常举其生,然此惟在中之化运为然,其司天在泉之化气则不然。土常以生,上下皆然。此热化雨化燥化,乃上中下之气,所谓正化日也。

⑥黄元御《黄元御医书全集》热化二,少阴君火司天。雨化五,中运太宫湿土。燥化四,阳明燥金在泉。所谓正化日也,正气所化也。

⑦张琦《素问释义》此句未具体注释。

⑧高亿《黄帝内经素问详注直讲全集》〔注〕热,子午少阴之火气也。雨,甲化太宫之土气也。燥,卯酉阳明之金气也。

〔讲〕是岁也,热化则地二所生之火,雨化则天五所生之土,燥化则地四所生之金,所谓正气所化之时日者此也。

⑨孟景春等《黄帝内经素问译释》热化二:子午年上临少阴君火司天,少阴之气为热,火之生数为二,故热化二。雨化五:甲午土运太过,雨为土湿之气所成,五为土数,故雨化五。燥化四:子午年下加阳明燥金在泉,四为金之生数,故燥化四。正化日:张介宾"此结上文三句,言本年上、中、下三气正化之度。正化即正气所化。度即日也,日即度也,指气令用事之时候也"。

司天热化之数二,中运雨化之数五,在泉燥化之数四,本年无胜复之气,所以是"正化日"。其气化所致之病,司天热气所致的宜用咸寒,中运雨湿之气所致的宜用苦热,在泉燥气所致的宜用酸热,这是适宜的药食性味。

⑩任廷革《任应秋讲〈黄帝内经〉素问》(提要)分叙六十年五运主岁之纪,及其六气的上下见。(讲解)"热化二","二"是少阴君火的生数,这是指司天之气而言;

"雨化五","雨化"就是湿化,"五"是土运的生数,这是指中运而言;"燥化四","四"是阳明燥金的生数,这是指在泉之气而言。"所谓正化日也",这里的"日"就是指前面的二、四、五等数。六十年一个甲子轮回,每岁的规律都是这样表述的,文中出现的"数",不是"生数"就是"成数",按照五行学说的理论,一、二、三、四、五是生数,六、七、八、九、十是成数。这些"数"实际上代表的是木、火、土、金、水的概念。

⑪张灿玾等《黄帝内经素问校释》热化二:热化为司天少阴火的气化,二为火之生数。后司天气化之数,凡太过之年,应为本气之成数,不及之年,为本气之生数。但文中所述生成数颇不一致,姑存疑。雨化五:雨化为中运土的气化。五为土之数。关于中运气化之数的规律,本篇后文曰:"太过者,其数成,不及者,其数生,土常以生也。"就是说木、火、金、水四运,太过年为成数,不及年为生数,而土运不管太过不及,皆为生数五。新校正云:"不以成数者,土王四季不得正方。又天有九宫,不可至十。"燥化四:燥化为在泉阳明金的气化,四为金之生数。以下在泉气化之数,凡太过之年,为本气之成数,不及之年为本气之生数。但文中所述生成数颇不一致,姑存疑。正化:王冰注"正气化也。"指司天、在泉、中运之气化,皆为正气所化。

司天之气数为热化二,中运之气数为雨化五,在泉之气数为燥化四,凡不出现胜气的,就是所谓正化日。

⑫方药中等《黄帝内经素问运气七篇讲解》[热化二]"热化",是指甲子、甲午年的司天之气而言。甲子、甲午年为少阴君火司天,少阴主热。因此,甲子、甲午年上半年气候偏热,万物感热气而化生。"二",为火之生数。所以原文谓:"热化二。"

[雨化五]"雨化",是指甲子、甲午年的岁运而言。甲子、甲午年为土运太过之年。土主湿,因此甲子、甲午年长夏季节这一段时间,湿气偏盛,雨水偏多,万物感雨湿之气而化生。"五",为土之生数,所以原文谓:"雨化五。"

[燥化四]"燥化",是指甲子、甲午年的在泉之气而言。甲子、甲午年为阳明燥金在泉。阳明主凉、主燥。因此,甲子、甲午年下半年气候偏凉、偏燥,万物感凉气、燥气而化生。"四",为金之生数,所以原文谓:"燥化四。"

[正化日]"正化日",历代注家有两种解释。一种解释是认为,所谓"正化",即各个有关年份气候上的正常变化。这一种解释以王冰为代表。王冰云:"正气化也。"高世栻在王注基础上进一步作了阐明。高注云:"此热化,雨化,燥化,乃上中下之气,所谓正化日也。"这就是说在甲子、甲午年中出现热化、雨化、燥化的气候、物候现象,是甲子、甲午年岁运、岁气变化之常。所以原文在介绍了热化、雨化、燥化以后,紧接着就提出"所谓正化日也"。另一种解释则认为这是指后世所谓的"正对化"而言。这一种解释以《新校正》为代表。其注云:"详对化从标成数,正化从本生数,甲子之年,热化七,燥化九,甲午之年,热化二,燥化四。"这就是说十二地支,有正化对化之不同。以子午而言,午为正化,子为对化。因此甲午年为正化,甲子年为对化。但是张介宾不同意这样解释。张注云:"上文六十年气化之数,有言生数者,有言成者,新校正注云:正化从本生数,谓如甲子年司天热化七,在泉燥化

九,俱从对化也。甲午年司天热化二,在泉燥化四,俱从正化也。六十年司天在泉正对,皆同此意,似乎近理,今诸家多宗之,而实有未必然者,何也? 如少阴司天,子午年也,因可以子午分正对矣。然少阴司天则阳明在泉,阳明用事则气属卯酉也。又安得以子午之气,言在泉之正对耶?"我们同意第一种解释,不同意用"正对化"之说来解释这里所说的"正化日",理由之一是:这里的原文中只提到了"正化日"或"正化度",根本没有提过"对化"的问题,而且《内经》其他篇章中也没有"正对化"的提法。理由之二是:原文中对甲子、甲午年并没有加以区分。《新校正》注文中所提的甲子年如何,甲午年如何,没有根据。由于如此,所以我们仍从王注及高注。

⑬王洪图等《黄帝内经素问白话解》热化二:子午年上临少阴君火司天,少阴之气为热,火之生数为二,故热化为二。

司天君火的气化作用为热,火的生数是二,因而说司天热化之数二。以下所说的"化""数"之意,都与此相同。中运雨化之数五,在泉燥化之数四。热、雨、燥都是上、中、下之气的正常气化表现,因而叫做"正化日"。

⑭郭霭春《黄帝内经素问白话解》热化二:子午之年上临少阴君火司天,少阴之气为火热,火之生数为二,故云热化二。雨化五:中运土湿之气太过,土之生数为五,故云雨化五。燥化四:阳明燥金在泉,金之生数为四,故云燥化四。

司天热化之数二,中运雨化之数五,在泉燥化之数四,本年无胜复之气,所以叫做正化日。

(4) 其化上咸寒,中苦热,下酸热,所谓药食宜也。

①王冰《黄帝内经素问》(〔新校正云〕按《玄珠》云:下苦热。又按《至真要大论》云:热淫所胜,平以咸寒。燥淫于内,治以苦温。此云下酸热,疑误也。)

②马莳《黄帝内经素问注证发微》其化上咸寒,此言司天宜用之药食也。盖太过之土胜水,故用咸寒以扶水,即所谓热淫所胜,平以咸寒也。中苦热,此言土运宜用之药食也。下酸热,此言在泉宜用之药食也。即所谓燥淫于内,治以苦温,此误言酸热。所谓药食宜也。

③张介宾《类经》中苦热,治太宫湿胜也。下酸热,与前后四运稍异,然彼言温,此言热,亦不相远。《玄珠》云:下苦热。

④张志聪《黄帝内经集注》上,谓司天。下,谓在泉。中,谓化运。君火司天,故宜咸寒以制化,太阴湿土运化于中,故宜苦以燥湿,热以温阴。阳明清凉在泉,故宜酸以助收,热以温凉,药食并相宜也。此即上章宜苦燥之温之,食宜同法之义。余岁俱仿此。(眉批)曰所谓者,复结上章之义。

⑤高士宗《黄帝素问直解》其化上热,则宜水味之咸寒以治之;其化中湿,则宜火味之苦热以治之;其化下燥,则宜木味之酸热以治之。金气清凉而主收,故宜酸热,所谓药食之相宜也。

⑥黄元御《黄元御医书全集》其化上咸寒,治君火司天。中苦热,治中运湿土。下酸热,治燥金在泉。所谓药食宜也,药食补泄之宜。

⑦张琦《素问释义》此句未具体注释。

⑧高亿《黄帝内经素问详注直讲全集》〔批〕此次甲子、甲午之数,以明气化生成而详其药食之宜也,衰从生数,盛从成数。

〔讲〕故其化上而君火为病,宜用味之咸者以泻其热,性之寒者以胜其热;中而湿土为病,宜用味之苦者以燥其湿,性之热者以除其湿;下而燥金为病,宜用味之酸者以收金气,性之热者以胜凉气也。所谓甲子、甲午二岁,上中下三气为病,药食之所宜者,如此也。

⑨孟景春等《黄帝内经素问译释》其化:此处指气化病(流行病、时令病)。

其气化所致之病,司天热气所致的宜用咸寒,中运雨湿之气所致的宜用苦热,在泉燥气所致的宜用酸热,这是适宜的药食性味。

⑩任廷革《任应秋讲〈黄帝内经〉素问》(提要)分叙六十年五运主岁之纪,及其六气的上下见。(讲解)"上咸寒",司天寒水之气为病,要用咸寒之性味来治之;中运是土,湿土太盛,要用苦热之性味治之;在泉燥金之气为病,要用酸热之性味治之,"酸"可以收敛金气,"热"是因为火能胜金。

⑪张灿玾等《黄帝内经素问校释》其化:指司天、在泉、中运之气化所致之病。上咸寒:少阴司天,火化致病,当用咸寒之品,即胜我之性味。此后凡司天气化致病,所用之性味,皆同此义。中苦热:中运太宫,湿化致病,当用苦热之品。此后凡中运气化致病,所用之性味,皆同此义。下酸温:阳明在泉,燥化致病,当用酸温之品。此后凡在泉之气化致病,所用之性味,皆同此义。药食宜:指上文司天、在泉、中运之气致病,所用之性味,为用药物或饮食调治时之所宜。

其气化致病时,司天热化所致宜用咸寒,中运雨化所致宜用苦热,在泉燥化所致宜用酸温,这就是所谓适宜的药食性味。

⑫方药中等《黄帝内经素问运气七篇讲解》"其化",指根据这两年气候变化特点。"上咸寒",指上半年由于少阴司天,气候偏热,所以在疾病治疗及饮食调理上以味咸性寒的药物或食物为适宜。"中苦热",指岁运由于是属于土运太过之年,长夏季节,湿热交蒸,雨湿流行,所以在疾病治疗及饮食调理上,以味苦性热的药物或食物为适宜。因为"苦"可泻热,"热"可燥湿。"下酸热",指下半年由于阳明在泉,气候偏凉、偏燥,所以在疾病治疗及饮食调理上,以味酸性热的药物或食物为适宜。因为"酸"可以润"燥","热"可以胜凉。这就是甲子、甲午年中药物及饮食之所宜。所以原文谓"所谓药食宜也"。

⑬王洪图等《黄帝内经素问白话解》对于它引起的疾病,因司天热气所致的,适宜用咸寒之品;因中运雨湿所致的,适宜用苦热之品;因在泉燥气所致的,适宜用酸热之品。以上就是甲子、甲午年应该选用的药物与食品的性味。

⑭郭霭春《黄帝内经素问白话解》其化:气化所致的病。

其气化所致之病,司天热气所致的应该用咸寒,中运雨湿之气所致的应该用苦热,在泉燥气所致的应该用酸热,这是在这两年用药方面适宜的情况。

第五十六解

（一）内经原文

乙丑、乙未岁：

上太阴土，中少商金运，下太阳水。热化寒化胜复同，所谓**邪气化日**也。**灾七宫**。**湿化五**，**清化四**，**寒化六**，所谓正化日也。其化上苦热，中酸和，下甘热，所谓药食宜也。

（二）字词注释

（1）邪气化日

①王冰《黄帝内经素问》此词未具体注释。

②马莳《黄帝内经素问注证发微》因胜而复，乃邪气所化之日。

③张介宾《类经》此词未具体注释。

④张志聪《黄帝内经集注》金运不及，火热胜之，金之子寒水来复，有胜复之邪气，故为邪化。所谓日者，谓胜气在胜彼所主之七十二日，复气在复我所司之七十二日。五气分主之时，反为胜气复气专令，故谓之邪化日。

⑤高士宗《黄帝素问直解》金运不及，始则火之热化胜，继则水之寒化复，胜与复同主一岁之气，非上中下正气之化，所谓胜复之邪气化日也。

⑥黄元御《黄元御医书全集》乙年少商金运不及，故有火胜之热化，火胜则有水复之寒化，此非本年正化，故曰邪气化日。

⑦张琦《素问释义》此词未具体注释。

⑧高亿《黄帝内经素问详注直讲全集》〔讲〕邪气化于时日之盛者。

⑨孟景春等《黄帝内经素问译释》指胜复之气，均非本身之正化。

⑩任廷革《任应秋讲〈黄帝内经〉素问》此词未具体注释。

⑪张灿玾等《黄帝内经素问校释》非正气之化谓之邪化，即胜气与复气之所化，乃为邪化。吴崑注："邪化，指胜复言，非正化，故曰邪。"

⑫方药中等《黄帝内经素问运气七篇讲解》"邪气"，即反常之所，此处是指反常的气候变化。

⑬王洪图等《黄帝内经素问白话解》这两年都是胜气为热、复气为寒，而这些胜气与复气都不是上、中、下三气的正常气化表现，因而叫做"邪化日"。

⑭郭霭春《黄帝内经素问白话解》由于金运的不及，致有热化的胜气和寒化的复气，因非本年正常之气，所以叫做"邪气化日"。

（2）灾七宫

①王冰《黄帝内经素问》（〔新校正云〕详七宫、西室兑位，天柱司也。灾之方，以运之当方言）。

②马莳《黄帝内经素问注证发微》详七宫，西室兑位，天柱司也。灾之方，以运之当方言。

③张介宾《类经》七,西方兑宫也。金运不及,故灾及之。

④张志聪《黄帝内经集注》按九宫分野,七乃兑宫,金运不及为热寒胜复,故主灾眚,在于兑之西方。

⑤高士宗《黄帝素问直解》西方兑宫金位也。

⑥黄元御《黄元御医书全集》兑金数七,金运不及,故热胜而灾及之。

⑦张琦《素问释义》此词未具体注释。

⑧高亿《黄帝内经素问详注直讲全集》〔注〕灾者阴年不及,胜气乘己之虚也,谓之灾宫者。《洛书》:戴九履一,左三右七,中为五宫。宫即位也,凡灾宫必同大运,本年少商主中,故灾七也,后仿此。〔讲〕火来克金,见于七宫。

⑨孟景春等《黄帝内经素问译释》七宫即正西方(见图7、图8)。灾七宫,谓胜复之邪损害所及的方位在正西方。

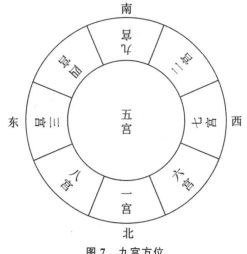

图7　九宫方位

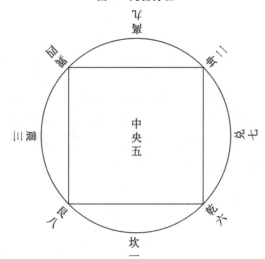

图8　八卦与九宫关系位置

说明：九宫，即坎位一宫，为正北方；坤位二宫，为西南方；震位三宫，为正东方；巽位四宫，为东南方；中央位五宫；乾位六宫，为西北方；兑位七宫，为正西方；艮位八宫，为东北方；离位九宫，为正南方。按着卦体方向所列成，但数的次序是照书各演成的；纵横对角之数均为十五。用在运气推算上，测方向之胜复与八风，可参看《灵枢·九宫八风》。

⑩任廷革《任应秋讲〈黄帝内经〉素问》此词未具体注释。

⑪张灿玾等《黄帝内经素问校释》灾害发生在七宫。七宫为西方金位。凡不及之年，则有灾宫，灾害发生之九宫位置，即本气所居之位置，所以金运不及，"灾七宫"，下木、火、土、金同。所指之数，即九宫所位之数。

⑫方药中等《黄帝内经素问运气七篇讲解》"灾"，即灾害。"七宫"，根据《灵枢·九宫八风》中九宫图，位居西方。"灾七宫"，意即乙丑、乙未年，自然灾害主要发生在西方。所以张介宾注此云："七，西方兑宫也，金运不及，故灾及之。"

⑬王洪图等《黄帝内经素问白话解》七宫指正西方。灾七宫，指胜复之邪损害所及的方位在正西方。八卦的卦体方向如下：即坎位一宫，为正北方；坤位二宫，为西南方；震位三宫，为正东方；巽位四宫，为东南方；中央位五宫；乾位六宫，为西北方；兑位七宫，为正西方；艮位八宫，为北方；离位九宫，为正南方。下同。

⑭郭霭春《黄帝内经素问白话解》七宫，即正四方，兑宫。

（3）湿化五

①王冰《黄帝内经素问》（〔新校正云〕详太阴正司于未，对司于丑，其化皆五，以生数也。不以成数者，土王四季，不得正方，又天有九宫，不可至十。）

②马莳《黄帝内经素问注证发微》此言司天。太阴正化于未，对化于丑，其化者五，以生数也。后文云：土常以生也。不必分太过不及，而皆曰五也。

③张介宾《类经》司天。

④张志聪《黄帝内经集注》乙主不及，故其数生。按乙运不及，则丑未之司天在泉亦主不及，气运之同也。

⑤高士宗《黄帝素问直解》土气在上，故湿化五。

⑥黄元御《黄元御医书全集》司天。

⑦张琦《素问释义》此词未具体注释。

⑧高亿《黄帝内经素问详注直讲全集》〔注〕湿，丑未太阴之土气也。〔讲〕土气得中，而湿化居其五。

⑨孟景春等《黄帝内经素问译释》司天湿化之数五。

⑩任廷革《任应秋讲〈黄帝内经〉素问》此词未具体注释。

⑪张灿玾等《黄帝内经素问校释》司天之气数为湿化五。

⑫方药中等《黄帝内经素问运气七篇讲解》"湿化"，是指乙丑、乙未年的司天之气而言。乙丑、乙未年为太阴司天，太阴主湿，因此乙丑、乙未年上半年气候偏湿，这一段时间万物感湿气而化生。"五"，为土之生数，所以原文谓："湿化五。"

⑬王洪图等《黄帝内经素问白话解》司天湿化之数五。

⑭郭霭春《黄帝内经素问白话解》司天湿化之数五。

（4）清化四

①王冰《黄帝内经素问》（〔新校正云〕按本论下文云：不及者其数生。乙年少商，金运不及，故言清化四。四，金生数也。）

②马莳《黄帝内经素问注证发微》此言运也。金之气清，故言清化。不及者其数生，乙为不及，故言生数四。

③张介宾《类经》中运。

④张志聪《黄帝内经集注》清化四，运不及，故其数生。余不及岁俱准此。

⑤高士宗《黄帝素问直解》金运在中而不及，故清化四。四，金之生数也。

⑥黄元御《黄元御医书全集》中运。

⑦张琦《素问释义》此词未具体注释。

⑧高亿《黄帝内经素问详注直讲全集》〔注〕清，乙化少商之金气也。〔讲〕中而少商主运，金气不及，而清化居其四。

⑨孟景春等《黄帝内经素问译释》中运清化之数四。

⑩任廷革《任应秋讲〈黄帝内经〉素问》此词未具体注释。

⑪张灿玾等《黄帝内经素问校释》中运之气数为清化四。

⑫方药中等《黄帝内经素问运气七篇讲解》"清化"，是指乙丑、乙未年的岁运而言。乙丑、乙未年为金运不及之年。金主清凉，主燥。金运不及，意味着乙丑、乙未年秋季应凉不凉，应燥不燥。秋季生物的正常生长受到影响。"四"，为金之生数。所以原文谓"清化四"。应该指出，这里虽然也叫"清化"，但由于是金运不及之年，所以这里也应以清化不及来理解。由于如此，所以这里也就同时指出"热化寒化胜复同"以及"所谓邪气化日"的问题，因此应与前述太过之年有所区别。

⑬王洪图等《黄帝内经素问白话解》中运清化之数四。

⑭郭霭春《黄帝内经素问白话解》中运清化之数四。

（5）寒化六

①王冰《黄帝内经素问》（〔新校正云〕详乙丑，寒化六。乙未，寒化一。）

②马莳《黄帝内经素问注证发微》此言在泉，乙丑为对化，从标成数，当为寒化六。乙未为正化，从本生数，当为寒化一。

③张介宾《类经》在泉。

④张志聪《黄帝内经集注》寒化六，乃庚辰庚戌也。庚主太过，故其数成。

⑤高士宗《黄帝素问直解》水气在下，故寒化六。

⑥黄元御《黄元御医书全集》在泉。

⑦张琦《素问释义》此词未具体注释。

⑧高亿《黄帝内经素问详注直讲全集》〔注〕寒，辰戌太阳之水气也。〔讲〕下而辰戌太阳在泉，水气得位而寒化居其六。

⑨孟景春等《黄帝内经素问译释》在泉寒化之数六。

⑩任廷革《任应秋讲〈黄帝内经〉素问》此词未具体注释。

⑪张灿玾等《黄帝内经素问校释》新校正云："详乙丑，寒化六。乙未，寒化一。"黄元御注："寒化六是水之成数，以水得金生，土不能克，则寒水必胜。故言成数。此亦太过之例也。"

⑫方药中等《黄帝内经素问运气七篇讲解》"寒化"，是指乙丑、乙未年的在泉之气而言。乙丑、乙未年为太阳在泉，太阳主寒，因此乙丑、乙未年下半年气候偏寒，万物因过于寒冷而停止生长。"六"，为水的成数，所以原文谓"寒化六"。值得讨论的是为什么本节中其他气候变化均用生数来表示，而独在此处用成数来表示，不太容易理解。我们的意见是此可能与前述的"热化寒化胜复同"有关。因为金运不及之年，火来乘之。由于胜复的原因，这一年冬天比一般冬令更加寒冷。生数一般表示气候物候变化之始，成数一般表示气候物候变化之极。太阳在泉之年，主气客气相同，本来这一年冬天就很寒冷，如果再加复气的作用，则这一年气候自然就会更加寒冷。所以原文在此处用成数来表示。这是我们的理解，姑妄言之以就正于高明。

⑬王洪图等《黄帝内经素问白话解》在泉寒化之数六。

⑭郭霭春《黄帝内经素问白话解》在泉寒化之数六。

（三）语句阐述

（1）乙丑、乙未岁：上太阴土，中少商金运，下太阳水。热化寒化胜复同，所谓邪气化日也。灾七宫。

①王冰《黄帝内经素问》（〔新校正云〕详七宫、西室兑位，天柱司也。灾之方，以运之当方言。）

②马莳《黄帝内经素问注证发微》上太阴土，丑未太阴湿土司天。中少商金运，乙为金运，为少商。下太阳水，太阳寒水在泉。热化寒化胜复同，热胜寒复，所谓邪气化日也。因胜而复，乃邪气所化之日。灾七宫。详七宫，西室兑位，天柱司也。灾之方，以运之当方言。

③张介宾《类经》七，西方兑宫也。金运不及，故灾及之。

④张志聪《黄帝内经集注》不及之运有胜复。金运不及，火热胜之，金之子寒水来复，有胜复之邪气，故为邪化。所谓日者，谓胜气在胜彼所主之七十二日，复气在复我所司之七十二日，此即清热胜复同，其运风清热之义。余不及岁俱准此。（眉批）土制水而金能生之。又：五气分主之时，反为胜气复气专令，故谓之邪化日。灾七宫，按九宫分野，七乃兑宫，金运不及为热寒胜复，故主灾眚，在于兑之西方。前以太过之岁而主民病，此以不及之岁而言灾眚。盖太过之气暴，不及之气徐，病甚而灾微也。

⑤高士宗《黄帝素问直解》丑未太阴司天，故乙丑乙未岁，上太阴土。乙为金运不及，故中少商金运。太阴在上，则太阳在下，故下太阳水。凡太过之运，则无胜复，不及之运，则有胜复，后皆仿此。金运不及，始则火之热化胜，继则水之寒化复，

胜与复同主一岁之气,非上中下正气之化,所谓胜复之邪气化日也。凡正化则无灾,邪气化则有灾,后俱仿此。灾七宫,西方兑宫金位也。

⑥黄元御《黄元御医书全集》乙年少商金运不及,故有火胜之热化,火胜则有水复之寒化,此非本年正化,故曰邪气化日。同谓丑未二年相同。阴年不及,乃有胜复邪化,阳年则无。后皆仿此。灾七宫,兑金数七,金运不及,故热胜而灾及之。

⑦张琦《素问释义》不及之运例言灾,而灾必于当运之方,真不可解。

⑧高亿《黄帝内经素问详注直讲全集》〔批〕此次乙丑、乙未之数,以明气化生成,而详其药食之宜也。九紫火,一白水,三震木,七兑金。

〔注〕甲丙戊庚壬,阳年为太过胜甚,复甚乙丁巳辛癸,阴年为不及,不及则胜微复微。如本年乙为不及,则火热乘而胜之,寒水为金复其仇,是以有胜复之气也。灾者阴年不及,胜气乘己之虚也,谓之灾宫者,《洛书》:戴九履一,左三右七,中为五宫。宫即位也,凡灾宫必同大运,本年少商主中,故灾七也,后仿此。

〔讲〕乙丑、乙未之岁,上而司天,则丑未太阴湿土,中而主运,则乙所化之少商金运,下而在泉,则辰戌太阳寒水。是岁也,气为不及,胜气乘之,复气间之,胜甚则复甚,胜微则复微。既金为火克,水为金复,故热化寒化,胜复之气相同。胜复者,不正之气得气则起,得位则甚,所谓邪气化于时日之盛者,此也。故其为灾也,火来克金,见于七宫。

⑨孟景春等《黄帝内经素问译释》热化寒化胜复同:金运不及,所以有火气来胜的热化;有胜必有复,热气胜金,所以有水气来复之寒化。同,指乙丑、乙未二年均有胜复之气。邪气化日:指胜复之气,均非本身之正化。灾七宫:七宫即正西方(见图7、图8)。灾七宫,谓胜复之邪损害所及的方位在正西方。

上临太阴湿土司天,中值金运不及,下加太阳寒水在泉。乙为阴年属少商,乙丑、乙未都是金运不及,都有热化的胜气和寒化的复气,胜复之气非本年正常之气,所以称为"邪气化日"。胜复之气所致的灾害在西方。

⑩任廷革《任应秋讲〈黄帝内经〉素问》此词未具体注释。

⑪张灿玾等《黄帝内经素问校释》热化寒化胜复同:金运不及,火来克之,故有胜气之热化,热化之后,水来复之,故有复气之寒化。同,吴崑以为胜气与复气二气相等;张介宾以为凡此二年,胜气与复气相同;张志聪以为胜气及复气与不及之中运同其化。今从张介宾说。邪化:非正气之化谓之邪化,即胜气与复气之所化,乃为邪化。吴崑注:"邪化,指胜复言,非正化,故曰邪。"灾七宫:灾害发生在七宫。七宫为西方金位。凡不及之年,则有灾宫,灾害发生之九宫位置,即本气所居之位置,所以金运不及,"灾七宫",下木、火、土、金同。所指之数,即九宫所位之数。

乙丑年、乙未年。上为太阴湿土司天;中为少商金运不及;下为太阳寒水在泉。金运不及,则可出现热化的胜气与寒化的复气,丑年与未年相同,凡出现胜气复气的,就是所谓邪化日。灾变发生在西方七宫。

⑫方药中等《黄帝内经素问运气七篇讲解》〔上太阴土,中少商金运,下太阳

水]"上太阴土",指太阴湿土司天。"中少商金运",指金运不及之年。"下太阳水",指太阳寒水在泉。全句意即乙丑、乙未年为金运不及之年,太阴湿土司天,太阳寒水在泉。

[热化寒化胜复同]"热化",指金运不及之年,秋天里应凉不凉,比较炎热。用五行概念来说就是金运不及,火来乘之。"寒化",指金运不及之年,火来乘金,但是火气过于偏胜时,由于气候自然调节的原因,寒气又要来复。这一年的冬天又会出现气候偏冷的现象。这就叫作:"热化寒化胜复同。"

[所谓邪气化日也]这是承上句而言。"邪气",即反常之所,此处是指反常的气候变化。"所谓邪气化日也",意即前述之"热化寒化胜复"现象,是一种反常的气候变化。

[灾七宫]"灾",即灾害。"七宫",根据《灵枢·九宫八风》中九宫图,位居西方。"灾七宫",意即乙丑、乙未年,自然灾害主要发生在西方。所以张介宾注此云:"七,西方兑宫也,金运不及,故灾及之。"

⑬王洪图等《黄帝内经素问白话解》灾七宫:七宫指正西方。灾七宫,指胜复之邪损害所及的方位在正西方。八卦的卦体方向如下:即坎位一宫,为正北方;坤位二宫,为西南方;震位三宫,为正东方;巽位四宫,为东南方;中央位五宫;乾位六宫,为西北方;兑位七宫,为正西方;艮位八宫,为北方;离位九宫,为正南方。

乙丑年、乙未年:在上是太阴湿土司天,中运是少商金运不及,在下是太阳寒水在泉。火能克金,金运不及则火热之气偏胜,火热气胜就会有寒水之气制约报复它。这两年都是胜气为热、复气为寒,而这些胜气与复气都不是上、中、下三气的正常气化表现,因而叫做"邪化日"。又因为胜复之气是因金气不及所引起的,所以灾害发生在与金气相应的西方。在九宫之中,西方的位置属于七宫。

⑭郭霭春《黄帝内经素问白话解》热化寒化胜复同:(金运不及)有火气来胜的热化,有水气来复的寒化。七宫:即正四方,兑宫。

乙丑、乙未年上临太阴湿土司天,中属少商金运不及,下加太阳寒水在泉。由于金运的不及,致有热化的胜气和寒化的复气,因非本年正常之气,所以叫做"邪气化日"。它所致的灾害是在西方。

(2)湿化五,清化四,寒化六,所谓正化日也。

①王冰《黄帝内经素问》(〔新校正云〕详太阴正司于未,对司于丑,其化皆五,以生数也。不以成数者,土王四季,不得正方,又天有九宫,不可至十。)(〔新校正云〕按本论下文云:不及者其数生。乙年少商,金运不及,故言清化四。四,金生数也。)(〔新校正云〕详乙丑,寒化六。乙未,寒化一。)

②马莳《黄帝内经素问注证发微》湿化五,此言司天。太阴正化于未,对化于丑,其化者五,以生数也。后文云:土常以生也。不必分太过不及,而皆曰五也。清化四,此言运也。金之气清,故言清化。不及者其数生,乙为不及,故言生数四。寒化六,此言在泉,乙丑为对化,从标成数,当为寒化六。乙未为正化,从本生数,当为

寒化一。所谓正化日也,此皆正气所化之日也。

③张介宾《类经》司天。中运。在泉。

④张志聪《黄帝内经集注》湿化五,乙主不及,故其数生。按乙运不及,则丑未之司天在泉亦主不及,气运之同也。清化四,运不及,故其数生。余不及岁俱准此。寒化六,乃庚辰庚戌也。庚主太过,故其数成。所谓正化日也。湿化五,清化四,寒化六,皆主正化,无胜复之邪气也。五运之气又各分主七十二日,司天在泉之气各主六十日而有奇。

⑤高士宗《黄帝素问直解》土气在上,故湿化五,金运在中而不及,故清化四。四,金之生数也。水气在下,故寒化六。此湿化清化寒化,乃上中下之气,所谓正化日也。

⑥黄元御《黄元御医书全集》湿化五,司天。清化四,中运。寒化六,在泉。所谓正化日也,《河图》数:天一生水,地六成之,地二生火,天七成之,天三生木,地八成之,地四生金,天九成之,天五生土,地十成之。后文太过者其数成,不及者其数生,土常以生也。生数少,成数多,太过故其数多,不及故其数少。湿化五,清化四,是土金生数,寒化六,是水之成数。以水得金生,土不能克,则寒水必胜,故言成数,此亦太过之例也。

⑦张琦《素问释义》此句未具体注释。

⑧高亿《黄帝内经素问详注直讲全集》〔注〕湿,丑未太阴之土气也。清,乙化少商之金气也。寒,辰戌太阳之水气也。

〔讲〕兼上而丑未太阴司天,土气得中,而湿化居其五;中而少商主运,金气不及,而清化居其四;下而辰戌太阳在泉,水气得位而寒化居其六。所谓湿化、清化、寒化者,皆正气所化之日也。

⑨孟景春等《黄帝内经素问译释》司天湿化之数五,中运清化之数四,在泉寒化之数六,这是正气所化,所以称为"正化日"。

⑩任廷革《任应秋讲〈黄帝内经〉素问》此句未具体注释,总体概括此段为:(提要)分叙六十年五运主岁之纪,及其六气的上下见。

⑪张灿玾等《黄帝内经素问校释》寒化六:新校正云"详乙丑,寒化六。乙未,寒化一"。黄元御注:"寒化六是水之成数,以水得金生,土不能克,则寒水必胜。故言成数。此亦太过之例也。"

司天之气数为湿化五,中运之气数为清化四,在泉之气数为寒化六,若不出现胜气复气的,就是所谓正化日。

⑫方药中等《黄帝内经素问运气七篇讲解》〔湿化五〕"湿化",是指乙丑、乙未年的司天之气而言。乙丑、乙未年为太阴司天,太阴主湿,因此乙丑、乙未年上半年气候偏湿,这一段时间万物感湿气而化生。"五",为土之生数,所以原文谓:"湿化五。"

〔清化四〕"清化",是指乙丑、乙未年的岁运而言。乙丑、乙未年为金运不及之年。金主清凉,主燥。金运不及,意味着乙丑、乙未年秋季应凉不凉,应燥不燥。秋季生物的正常生长受到影响。"四",为金之生数。所以原文谓"清化四"。应该指出,这里虽然也叫"清化",但由于是金运不及之年,所以这里也应以清化不及来理解。由于如此,所以这里也就同时指出"热化寒化胜复同"以及"所谓邪气化日"的问题,因此应与前述太过之年有所区别。

[寒化六]"寒化",是指乙丑、乙未年的在泉之气而言。乙丑、乙未年为太阳在泉,太阳主寒,因此乙丑、乙未年下半年气候偏寒,万物因过于寒冷而停止生长。"六",为水的成数,所以原文谓"寒化六"。值得讨论的是为什么本节中其他气候变化均用生数来表示,而独在此处用成数来表示,不太容易理解。我们的意见是此可能与前述的"热化寒化胜复同"有关。因为金运不及之年,火来乘之。由于胜复的原因,这一年冬天比一般冬令更加寒冷。生数一般表示气候物候变化之始,成数一般表示气候物候变化之极。太阳在泉之年,主气客气相同,本来这一年冬天就很寒冷,如果再加复气的作用,则这一年气候自然就会更加寒冷。所以原文在此处用成数来表示。这是我们的理解,姑妄言之以就正于高明。

⑬王洪图等《黄帝内经素问白话解》司天湿化之数五,中运清化之数四,在泉寒化之数六。湿、清、寒是上、中、下三气的正常气化表现,因而叫做"正化日"。

⑭郭霭春《黄帝内经素问白话解》司天湿化之数五,中运清化之数四,在泉寒化之数六,这是正气所化,所以叫做"正化日"。

(3) 其化上苦热,中酸和,下甘热,所谓药食宜也。

①王冰《黄帝内经素问》(〔新校正云〕按《玄珠》云:上酸平,下甘温。又按《至真要大论》云:湿淫所胜,平以苦热。寒淫于内,治以甘热。)

②马莳《黄帝内经素问注证发微》其化上苦热,此言司天宜用之药食也。《至真要大论》云:湿淫所胜,平以苦热。中酸和,此言金运宜用之药食也。《玄珠》云:上酸平。下甘热,此言在泉宜用之药食也。《至真要大论》云:寒淫于内,治以甘热。《玄珠》云:下甘温。所谓药食宜也。

③张介宾《类经》中酸和者,金位之主,其补以酸,治少商之不足也。上下同前。玄珠云:上酸平,下甘温。

④张志聪《黄帝内经集注》金气主收,故宜酸以收之。和者,谓五运之气虽各主一岁,而一岁之中又有生长化收藏之五运,故又宜五味以和之。甘为土味,能制化寒水。(眉批)上章不及之岁不言病,故补论之于后。

⑤高士宗《黄帝素问直解》其化上湿,则宜火味之苦热以治之;其化中燥,则宜木味之酸和以治之;其化下寒,则宜土味之甘热以治之,甘热,乃土胜其水,转寒为热也,所谓药食之相宜也。

⑥黄元御《黄元御医书全集》其化上苦热,治司天。中酸和,治中运。下甘热,治在泉。所谓药食宜也,药食之宜,义详《至真要论》。

⑦张琦《素问释义》此句未具体注释。

⑧高亿《黄帝内经素问详注直讲全集》〔讲〕其年灾化之见于上者,属司天之气,宜用味之苦、性之热,以燥湿而去其阴邪。灾化之见于中者,属主运之气,宜用味之酸、性之和,以收气而和其中。灾化之见于下者,属在泉之气,宜用味之甘、性之热,以温其中而胜其寒也。所谓乙丑、乙未二岁,上中下三气为病,药食之所宜者,如此也。

⑨孟景春等《黄帝内经素问译释》其气化所致之病,司天湿土之气所致的宜用苦热,中运清气所致的宜用酸和,在泉寒气所致的宜用甘热,这是适宜的药食性味。

⑩任廷革《任应秋讲〈黄帝内经〉素问》此句未具体注释,总体概括此段为:(提要)分叙六十年五运主岁之纪,及其六气的上下见。

⑪张灿玾等《黄帝内经素问校释》其气化致病时,司天湿化所致宜用苦热,中运清化所致宜用酸和,在泉寒化所致宜用甘热,这就是所谓适宜的药食性味。

⑫方药中等《黄帝内经素问运气七篇讲解》"上苦热",指上半年由于太阴司天,气候偏湿,所以在疾病的治疗及饮食调理上以味苦性温的药物或食物为适宜,因为苦可燥湿,温可化湿。"中酸和",指岁运由于是金运不及之年,应凉不凉,应收不收,所以在疾病的治疗及饮食调养上以味酸而性平和的药物或食物为适宜。因为味酸的药物或食物可以帮助收敛阳气。"下甘热",指下半年太阳在泉,气候偏寒,所以在疾病的治疗及饮食调理上以味甘性温的药物或食物为适宜。因为甘热可散寒温中。这就是乙丑、乙未年药物及饮食之所宜。

⑬王洪图等《黄帝内经素问白话解》对于它引起的疾病,因为司天湿气所致的,适宜用苦热之品;因为中运清凉所致的,适宜用酸平之品;因为在泉寒气所致的,适宜用甘热之品。以上就是在乙丑、乙未年应该选用的药物与食品的性味。

⑭郭霭春《黄帝内经素问白话解》其气化所致之病,司天湿土之气所致的应该用苦热,中运清气所致的应该用酸和,在泉寒气所致的应该用甘热,这是这两年用药方面适宜的情况。

第五十七解

(一)内经原文

丙寅、丙申岁:

上少阳相火,中太羽水运,下厥阴木。**火化二,寒化六,风化三**,所谓正化日也。其化上咸寒,中咸温,下辛温[注],所谓药食宜也。

[注]辛温:郭霭春《黄帝内经素问校注》、方药中等《黄帝内经素问运气七篇讲解》、孟景春等《黄帝内经素问译释》、人民卫生出版社影印顾从德本《黄帝内经素问》此处为"下辛温",其中郭霭春注"下半年风木在泉宜味辛性温之品"。方药中等注"张介宾注云:下辛温,以在泉之木,兼岁寒之气也",张灿玾等《黄帝内经素问校释》此处为"下辛凉",其注:新校正云"按《玄珠》云:'下辛凉。'又按《至真要大论》云:火淫所胜,平以咸冷。风淫于内,治以辛凉",此下"厥阴在泉"各条均作"下辛凉",故据其改。

（二）字词注释

（1）火化二

①王冰《黄帝内经素问》（〔新校正云〕详丙寅，火化二。丙申，火化七。）

②马莳《黄帝内经素问注证发微》火化二，此言司天。丙寅为正化，从本生数，当为火化二。丙申为对化，从标成数，当为火化七。

③张介宾《类经》司天。

④张志聪《黄帝内经集注》火临于上，水承制之，故主不及。

⑤高士宗《黄帝素问直解》火气在上，故火化二。

⑥黄元御《黄元御医书全集》水胜火，故热化减。

⑦张琦《素问释义》此词未具体注释。

⑧高亿《黄帝内经素问详注直讲全集》〔注〕火，寅申少阳之热气也。〔讲〕热化则地二所生之火。

⑨孟景春等《黄帝内经素问译释》此词未具体注释。

⑩任廷革《任应秋讲〈黄帝内经〉素问》此词未具体注释。

⑪张灿玾等《黄帝内经素问校释》新校正云："详丙寅，火化二。丙申，火化七。"黄元御注："水胜火，故热化减。"

⑫方药中等《黄帝内经素问运气七篇讲解》"火化"，指丙寅、丙申年的司天之气而言。丙寅、丙申年为少阳相火司天，少阳主火，因此丙寅、丙申年上半年气候炎热，万物感此炎热之气而化生。"二"，为火之生数，所以原文谓"火化二"。

⑬王洪图等《黄帝内经素问白话解》司天火化之数二。

⑭郭霭春《黄帝内经素问白话解》此词未具体注释。

（2）寒化六

①王冰《黄帝内经素问》此词未具体注释。

②马莳《黄帝内经素问注证发微》此言水运。太过主成数，故寒化六。

③张介宾《类经》中运。

④张志聪《黄帝内经集注》运太过，故其数成。余太过运俱准此。

⑤高士宗《黄帝素问直解》水运在中而太过，故寒化六。六，水之成数也。

⑥黄元御《黄元御医书全集》寒化六，风化三，寒水胜火，阳根亦败，木失所生，故风化亦减。

⑦张琦《素问释义》此词未具体注释。

⑧高亿《黄帝内经素问详注直讲全集》〔注〕寒，丙化太羽之水气也。〔讲〕寒化则地六所成之水。

⑨孟景春等《黄帝内经素问译释》此词未具体注释。

⑩任廷革《任应秋讲〈黄帝内经〉素问》此词未具体注释。

⑪张灿玾等《黄帝内经素问校释》中运之气数为寒化六。

⑫方药中等《黄帝内经素问运气七篇讲解》"寒化"，是指丙寅、丙申年的岁运

而言。丙寅、丙申年为水运太过之年，水主寒，因此丙寅、丙申年的冬天，气候严寒，万物因气候过于寒冷而停止生长。"六"，为水之成数，所以原文谓"寒化六"。至于本节其他气候变化均用生数，而此处独用成数的原因，与前述"寒化六"之义相同。因为每年的冬天，由于主气是太阳寒水，本来就偏于寒冷，现在再加上岁运为水运太过，所以寒上加寒，因此这里也用水的成数而不用水的生数以示极寒。

⑬王洪图等《黄帝内经素问白话解》中运寒化之数六。

⑭郭霭春《黄帝内经素问白话解》此词未具体注释。

（3）风化三

①王冰《黄帝内经素问》（〔新校正云〕详丙寅，风化八。丙申，风化三。）

②马莳《黄帝内经素问注证发微》此言在泉。丙寅为正化，从本生数，当云风化三；丙申为对化，从标成数，当云风化八。旧误。

③张介宾《类经》在泉。

④张志聪《黄帝内经集注》乃辛巳辛亥也。巳亥主不及，故其数生。

⑤高士宗《黄帝素问直解》木气在下，故风化三。

⑥黄元御《黄元御医书全集》寒化六，风化三，寒水胜火，阳根亦败，木失所生，故风化亦减。

⑦张琦《素问释义》此词未具体注释。

⑧高亿《黄帝内经素问详注直讲全集》〔注〕风，巳亥厥阴之木气也。〔讲〕风化则天三所生之木。

⑨孟景春等《黄帝内经素问译释》此词未具体注释。

⑩任廷革《任应秋讲〈黄帝内经〉素问》此词未具体注释。

⑪张灿玾等《黄帝内经素问校释》新校正云："详丙寅，风化八。丙申，风化三。"黄元御注："寒水胜火，阳根亦败，木失所生，故风化亦减。"

⑫方药中等《黄帝内经素问运气七篇讲解》"风化"，指丙寅、丙申年的在泉之气而言。丙寅、丙申年为厥阴风木在泉，厥阴主风，因此丙寅、丙申年的下半年，风气偏胜，气候偏温，万物感风气而化生。"三"，为木的生数，风生木，所以原文谓"风化三"。应该指出，丙寅、丙申年，从岁运来说是水运太过，冬天应该严寒。但从岁气来说，在泉之气是厥阴风木，气候偏温，风气偏胜。运气相合，因此气候变化可能不太剧烈。所以《新校正》云："详丙申之岁，申金生水，水化之令转盛，司天相火为病减半。"《新校正》在此的推算方法，虽然与我们的推算方法不同，但是认为丙寅、丙申年气候上寒冷现象并非太盛则一。

⑬王洪图等《黄帝内经素问白话解》在泉风化之数三。

⑭郭霭春《黄帝内经素问白话解》此词未具体注释。

（三）语句阐述

（1）丙寅、丙申岁：上少阳相火，中太羽水运，下厥阴木。

①王冰《黄帝内经素问》（新校正云：详丙申之岁，申金生水，水化之令转盛，司

天相火为病减半。）

②马莳《黄帝内经素问注证发微》新校正云：详丙申之岁，申金生水，水化之令转盛，司天相火为病减半。上少阳相火，寅申少阳相火司天。中太羽水运，丙为水运，为太羽。下厥阴木，厥阴风木在泉。

③张介宾《类经》新校正云：详丙申之岁，申金生水，水化之令转盛，司天相火为病当减半。

④张志聪《黄帝内经集注》此句未具体注释。

⑤高士宗《黄帝素问直解》寅申少阳司天，故丙寅丙申岁，上少相火。丙为水运太过，故中太羽水运。少阳在上，则厥阴在下，故下厥阴木。

⑥黄元御《黄元御医书全集》此句未具体注释。

⑦张琦《素问释义》此句未具体注释。

⑧高亿《黄帝内经素问详注直讲全集》〔批〕此次丙寅、丙申之数，以明气化生成，而详其药食之宜也。

〔讲〕丙寅、丙申之岁，上而司天，则寅申少阳相火；中而主运，则丙所化之太羽水运；下而在泉，则巳亥厥阴风木。

⑨孟景春等《黄帝内经素问译释》此句未具体注释。

⑩任廷革《任应秋讲〈黄帝内经〉素问》此句未具体注释，总体概括此段为：（提要）分叙六十年五运主岁之纪，及其六气的上下见。

⑪张灿玾等《黄帝内经素问校释》丙寅年、丙申年。上为少阳相火司天；中为太羽水运太过；下为厥阴风木在泉。

⑫方药中等《黄帝内经素问运气七篇讲解》"上少阳相火"，指少阳相火司天。"中太羽水运"，指水运太过之年。"下厥阴木"，指厥阴风木在泉。全句意即丙寅、丙申年为水运太过之年，少阳相火司天，厥阴风木在泉。

⑬王洪图等《黄帝内经素问白话解》丙寅、丙申年：在上是少阳相火司天，中运是太羽水运太过，在下是厥阴风木在泉。

⑭郭霭春《黄帝内经素问白话解》此句未具体注释。

（2）火化二，寒化六，风化三，所谓正化日也。

①王冰《黄帝内经素问》（〔新校正云〕详丙寅，火化二。丙申，火化七。〔新校正云〕详丙寅，风化八。丙申，风化三。）

②马莳《黄帝内经素问注证发微》火化二，此言司天。丙寅为正化，从本生数，当为火化二。丙申为对化，从标成数，当为火化七。寒化六，此言水运，太过主成数，故寒化六。风化三，此言在泉。丙寅为正化，从本生数，当云风化三；丙申为对化，从标成数，当云风化八。旧误。所谓正化日也。非胜非复，正气所化之日。

③张介宾《类经》司天。中运。在泉。

④张志聪《黄帝内经集注》火化二，火临于上，水承制之，故主不及。寒化六，运太过，故其数成。余太过运俱准此。风化三，乃辛巳辛亥也。巳亥主不及，故其

数生。

⑤高士宗《黄帝素问直解》火气在上,故火化二,水运在中而太过,故寒化六。六,水之成数也。木气在下,故风化三。此火化寒化风化,乃上中下之气,所谓正化日也。

⑥黄元御《黄元御医书全集》火化二:水胜火,故热化减。寒化六,风化三:寒水胜火,阳根亦败,木失所生,故风化亦减。

⑦张琦《素问释义》此句未具体注释。

⑧高亿《黄帝内经素问详注直讲全集》〔注〕火,寅申少阳之热气也。寒,丙化太羽之水气也。风,巳亥厥阴之木气也。

〔讲〕是岁也,热化则地二所生之火,寒化则地六所成之水,风化则天三所生之木,所谓正气所化之时日者,此也。

⑨孟景春等《黄帝内经素问译释》此句未具体注释。

⑩任廷革《任应秋讲〈黄帝内经〉素问》此句未具体注释,总体概括此段为:(提要)分叙六十年五运主岁之纪,及其六气的上下见。

⑪张灿玾等《黄帝内经素问校释》火化二:新校正云"详丙寅,火化二。丙申,火化七"。黄元御注:"水胜火,故热化减。"风化三:新校正云"详丙寅,风化八。丙申,风化三"。黄元御注:"寒水胜火,阳根亦败,木失所生,故风化亦减。"

司天之气数为火化二,中运之气数为寒化六,在泉之气数为风化三。凡不出现胜气复气的,就是所谓正化日。

⑫方药中等《黄帝内经素问运气七篇讲解》[火化二]"火化",指丙寅、丙申年的司天之气而言。丙寅、丙申年为少阳相火司天,少阳主火,因此丙寅、丙申年上半年气候炎热,万物感此炎热之气而化生。"二",为火之生数,所以原文谓"火化二"。

[寒化六]"寒化",是指丙寅、丙申年的岁运而言。丙寅、丙申年为水运太过之年,水主寒,因此丙寅、丙申年的冬天,气候严寒,万物因气候过于寒冷而停止生长。"六",为水之成数,所以原文谓"寒化六"。至于本节其他气候变化均用生数,而此处独用成数的原因,与前述"寒化六"之义相同。因为每年的冬天,由于主气是太阳寒水,本来就偏于寒冷,现在再加上岁运为水运太过,所以寒上加寒,因此这里也用水的成数而不用水的生数以示极寒。

[风化三]"风化",指丙寅、丙申年的在泉之气而言。丙寅、丙申年为厥阴风木在泉,厥阴主风,因此丙寅、丙申年的下半年,风气偏胜,气候偏温,万物感风气而化生。"三",为木的生数,风生木,所以原文谓"风化三"。应该指出,丙寅、丙申年,从岁运来说是水运太过,冬天应该严寒。但从岁气来说,在泉之气是厥阴风木,气候偏温,风气偏胜。运气相合,因此气候变化可能不太剧烈。所以《新校正》云:"详丙申之岁,申金生水,水化之令转盛,司天相火为病减半。"《新校正》在此的推算方法,虽然与我们的推算方法不同,但是认为丙寅、丙申年气候上寒冷现象并非太盛则一。

⑬王洪图等《黄帝内经素问白话解》司天火化之数二,中运寒化之数六,在泉风化之数三,这是上、中、下三气的正常气化表现,是没有胜复之气的"正化日"。

⑭郭霭春《黄帝内经素问白话解》此句未具体注释。

（3）其化上咸寒,中咸温,下辛温,所谓药食宜也。

①王冰《黄帝内经素问》（〔新校正云〕按《玄珠》云:下辛凉。又按《至真要大论》云:火淫所胜,平以咸冷。风淫于内,治以辛凉。）

②马莳《黄帝内经素问注证发微》此言司天宜用之药食。《至真要大论》云:火淫所胜,平治咸冷。中咸温,此言水运宜用之药食。下辛温,此言在泉宜用之药食。《至真要大论》云:风淫于内,治以辛凉。《玄珠》云:下辛凉。

③张介宾《类经》中咸温,咸同水化,温以治寒也。下辛温,以在泉之木,兼寒运之气也。玄珠云下辛凉。

④张志聪《黄帝内经集注》水运主咸,而以咸助之。后之化运多用和助之味,所谓折其郁气,资其化源也。

⑤高士宗《黄帝素问直解》其化上火,则宜水味之咸寒以治之;其化中水,则宜水味之咸温以治之。既曰咸寒,复曰咸温,以明咸味亦有性温者也。其化下木,则宜金味之辛温以治之,所谓药食之相宜也。药食之宜,在上者,多制之,中下者,或制之,或助之。制之,折其郁气也。助之,资其化源也。

⑥黄元御《黄元御医书全集》此句未具体注释。

⑦张琦《素问释义》此句未具体注释。

⑧高亿《黄帝内经素问详注直讲全集》〔讲〕故其化上而相火为病,宜用味之咸者以泻其热,性之寒者以胜其热。中而寒水为病,宜用味之咸者以行其水,性之温者以制其寒。下而风木为病,宜用味之辛者以散风邪,性之温者以养木气也。所谓丙寅、丙申二岁,上中下三气为病,药食之所宜者,如此也。

⑨孟景春等《黄帝内经素问译释》此句未具体注释。

⑩任廷革《任应秋讲〈黄帝内经〉素问》此句未具体注释,总体概括此段为:(提要)分叙六十年五运主岁之纪,及其六气的上下见。

⑪张灿玾等《黄帝内经素问校释》其气化致病时,司天热化所致宜用咸寒,中运寒化所致宜用咸温,在泉风化所致宜用辛凉,这就是所谓适宜的药食性味。

⑫方药中等《黄帝内经素问运气七篇讲解》[其化上咸寒,中咸温,下辛温]"上咸寒",指上半年由于少阳相火司天,气候偏热,所以在疾病的治疗及饮食调理上以味咸性寒的药物或食物为适宜。因为咸可泻热,寒能降火。"中咸温",指岁运由于是水运太过之年,气候偏寒,寒能伤肾,所以在疾病的治疗及饮食调理上以味咸性温的药物或食物为适宜,因为咸能入肾,温可散寒。"下辛温",指下半年由于厥阴风木在泉,风气偏胜,气候偏温。按照"热无犯热","寒无犯寒"的治疗原则来说,这里在疾病的治疗及饮食调理上应该以味辛性凉的药物或食物才算适宜。所以《新校正》注云:"按《玄珠》云:下辛凉。又按《至真要大论》云:火淫所胜,平以咸冷,

风淫于内,治以辛凉。"对原文所谓"下辛温"提出疑问。我们认为原文所谓"下辛温",可能与丙寅、丙申年属于岁运为水运太过之年有关。因为水运太过之年,冬季严寒,所以尽管在泉之气属于厥阴风木,但毕竟是在冬令。所以在对疾病的治疗和饮食调理方面,仍然要考虑主气及岁运的特点,要考虑味辛性温的药物或食物。张介宾注云:"下辛温,以在泉之木,兼岁寒之气也。"即属此义。

⑬王洪图等《黄帝内经素问白话解》对它引起的疾病,因为司天火气所致的,适宜用咸寒之品;因为中运寒气所致的,适宜用咸温之品;因为在泉风气所致的,适宜用辛温之品。以上就是在丙寅、丙申年应该选用的药物与食品的性味。

⑭郭霭春《黄帝内经素问白话解》此句未具体注释。

第五十八解

(一)内经原文

丁卯_{岁会}、丁酉岁:

上阳明金,中少角木运,下少阴火。清化热化胜复同,所谓邪气化日也。**灾三·宫·。燥化九·,风化三·,热化七·**,所谓正化日也。其化上苦小温,中辛和,下咸寒,所谓药食宜也。

(二)字词注释

(1)灾三宫

①王冰《黄帝内经素问》(〔新校正云〕详三宫,东室震位,天冲司。)

②马莳《黄帝内经素问注证发微》新校正云:详三宫,东室震位,天冲司。灾之方,以运之当方言。

③张介宾《类经》灾,伤也。三宫,东方震宫,木正之方也。木运不及,故本方受灾。阳年太过,则不言灾宫也。五方宫次,详《图翼》二卷九宫星野图说。凡言灾宫,皆以五正宫生数为例,故言三不言八。

④张志聪《黄帝内经集注》三宫主震,分野之东方也。

⑤高士宗《黄帝素问直解》灾三宫,东方震宫木位也。

⑥黄元御《黄元御医书全集》震木数三。

⑦张琦《素问释义》此词未具体注释。

⑧高亿《黄帝内经素问详注直讲全集》〔讲〕金来克木,见于三宫。

⑨孟景春等《黄帝内经素问译释》此词未具体注释。

⑩任廷革《任应秋讲〈黄帝内经〉素问》此词未具体注释。

⑪张灿玾等《黄帝内经素问校释》东方三宫。

⑫方药中等《黄帝内经素问运气七篇讲解》"三宫",根据《灵枢》九宫图,位居东方。"灾三宫",意即丁卯、丁酉年,自然灾害主要发生在东方,所以张介宾注云:"灾,伤也,三宫,东方震宫,木正之方也,木运不及,故本方受灾。"

⑬王洪图等《黄帝内经素问白话解》因为胜复之气是由木运不及而引起的,因

而灾害发生在与木气相应的东方。在九宫中,东方的位置属于三宫。

⑭郭霭春《黄帝内经素问白话解》三宫,即东方震宫。

(2)燥化九

①王冰《黄帝内经素问》(〔新校正云〕详丁卯,燥化九。丁酉,燥化四。)

②马莳《黄帝内经素问注证发微》此言司天。卯酉主燥,正化从本生数,对化从标成数,则丁卯之年属对化成数,主燥化九;丁酉之年属正化生数,主燥化四。

③张介宾《类经》司天也。

④张志聪《黄帝内经集注》委和之纪,上商与正商同,故主成。盖木运不及,金气胜之,今又燥化临于上,则金气盛矣。

⑤高士宗《黄帝素问直解》金气在上,故燥化九。

⑥黄元御《黄元御医书全集》木不及则金胜,故燥化多。

⑦张琦《素问释义》此词未具体注释。

⑧高亿《黄帝内经素问详注直讲全集》〔注〕燥,卯酉阳明之金气也;〔讲〕兼上而卯酉阳明司天,金气得位,而燥化居其九。

⑨孟景春等《黄帝内经素问译释》此词未具体注释。

⑩任廷革《任应秋讲〈黄帝内经〉素问》此词未具体注释。

⑪张灿玾等《黄帝内经素问校释》新校正云:"详丁卯,燥化九。丁酉,燥化四。"黄元御注:"木不及则金胜,故燥化多。"

⑫方药中等《黄帝内经素问运气七篇讲解》"燥化",指丁卯、丁酉年的司天之气而言。丁卯、丁酉年为阳明燥金司天,阳明主凉,主燥,因此丁卯、丁酉年上半年气候偏凉、偏燥,万物感此凉燥之气而化生。"九"为金之成数,所以原文谓"燥化九"。至于此处用金的成数而不用生数的原因,我们认为与岁运为木运不及有关。因为木运不及之年,金来乘之,春天里应温不温,气候偏凉,再加上阳明司天,则必然是凉上加凉,金气偏胜,所以原文在这里用金之成数而不用生数。

⑬王洪图等《黄帝内经素问白话解》司天燥化之数九。

⑭郭霭春《黄帝内经素问白话解》此词未具体注释。

(3)风化三

①王冰《黄帝内经素问》此词未具体注释。

②马莳《黄帝内经素问注证发微》此言木运。不及主生数,故风化三。

③张介宾《类经》中运不及,其数生也。

④张志聪《黄帝内经集注》壬子壬午也。子午主太过,故其数成。

⑤高士宗《黄帝素问直解》木运在中而不及,故风化三。三,木之生数也。

⑥黄元御《黄元御医书全集》木不及。

⑦张琦《素问释义》此词未具体注释。

⑧高亿《黄帝内经素问详注直讲全集》〔注〕风,丁化少角之木气也。〔讲〕中而少角主运,木气不及,而风化居其三。

⑨孟景春等《黄帝内经素问译释》此词未具体注释。

⑩任廷革《任应秋讲〈黄帝内经〉素问》此词未具体注释。

⑪张灿玾等《黄帝内经素问校释》中运之气数为风化三。

⑫方药中等《黄帝内经素问运气七篇讲解》"风化三",是指丁卯、丁酉年的岁运而言,丁卯、丁酉年为木运不及之年。木主风,主温。木运不及意味着丁卯、丁酉年的春季,应温不温,气候偏凉,春季生物的萌芽生长现象受到影响。"三",为木之生数,所以原文谓"风化三"。

⑬王洪图等《黄帝内经素问白话解》中运风化之数三。

⑭郭霭春《黄帝内经素问白话解》此词未具体注释。

（4）热化七

①王冰《黄帝内经素问》（〔新校正云〕详丁卯,热化二。丁酉,热化七。）

②马莳《黄帝内经素问注证发微》此言在泉。丁卯对化,当云热化七,丁酉正化,当云热化二。

③张介宾《类经》在泉也。

④张志聪《黄帝内经集注》壬子壬午也。子午主太过,故其数成。

⑤高士宗《黄帝素问直解》火气在下,故热化七。

⑥黄元御《黄元御医书全集》火得木生,故热化多。

⑦张琦《素问释义》此词未具体注释。

⑧高亿《黄帝内经素问详注直讲全集》〔注〕热,子午少阴之火气也;〔讲〕下而子午少阴在泉,火得成数,而热化居其七。

⑨孟景春等《黄帝内经素问译释》此词未具体注释。

⑩任廷革《任应秋讲〈黄帝内经〉素问》此词未具体注释。

⑪张灿玾等《黄帝内经素问校释》新校正云:"详丁卯,热化二。丁酉,热化七"。黄元御注:"火得木生,故热化多。"

⑫方药中等《黄帝内经素问运气七篇讲解》"热化",是指丁卯、丁酉年的在泉之气而言。丁卯、丁酉年为少阴君火在泉。少阴主热,万物因感此火热之气而生长。"七",为火之成数,所以原文谓"热化七"。至于此处为什么用成数而不用生数的原因,我们认为如同前述与前文所述"清化热火胜复同"有关。因为岁木不及之年再加上阳明燥金司天,气候很凉,由于胜复原因,火来克金,气候又出现炎热。再加上在泉之气又是少阴君火,热上加热,所以原文在此只用火的成数而不用火的生数以示下半年十分炎热。

⑬王洪图等《黄帝内经素问白话解》在泉热化之数七。

⑭郭霭春《黄帝内经素问白话解》此词未具体注释。

（三）语句阐述

（1）丁卯_{岁会}、丁酉岁:上阳明金,中少角木运,下少阴火。清化热化胜复同,所谓邪气化日也。灾三宫。

①王冰《黄帝内经素问》(〔新校正云〕详丁年正月壬寅为干德符,便为平气,胜复不至,运同正角,金不胜木,木亦不灾土。又丁卯年,得卯木佐之,即上阳明不能灾之。〔新校正云〕详三宫,东室震位,天冲司。)

②马蒔《黄帝内经素问注证发微》丁为木运,卯之年辰亦为木运临加,故曰岁会。新校正云:详丁年正月壬寅为干德符,便为平气,胜复不至,运同正角,金不胜木,木亦不灾土。又丁卯年得卯木佐之,即上阳明不能灾之。卯酉阳明燥金司天。丁为木运,为少角。少阴君火在泉。清胜,热复。因胜而复,乃邪气所化之日。灾三宫,新校正云,详三宫,东室震位,天冲司。灾之方,以运之当方言。

③张介宾《类经》司天。岁运丁为阴木,故属少角。在泉。丁年岁木不及,而司天燥金胜之,则金兼木化,反得其政,所谓委和之纪,上商与正商同也。余少运胜复皆同。丁年少角,木运不及,故有燥金来胜之清化,有清化,则有火子来复之热化。然皆非本年正化,故曰邪化日也。同者,谓二年相同也。凡阴年不及,故有胜复邪化,而阳年则不言胜气。后仿此。灾,伤也。三宫,东方震宫,木正之方也。木运不及,故本方受灾。阳年太过,则不言灾宫也。五方宫次,详《图翼》二卷九宫星野图说。凡言灾宫,皆以五正宫生数为例,故言三不言八。

④张志聪《黄帝内经集注》清主胜气,热乃复气。灾三宫,三宫主震,分野之东方也。

⑤高士宗《黄帝素问直解》卯酉阳明司天,故丁卯丁酉岁,上阳明金。丁为木运不及,故中少角木运。阳明在上,则少阴在下,故下少阴火。木运不及,始则金之清化胜,继则火之热化复。胜与复,同主一岁之气,非上中下正气之化,所谓邪气化日也。灾三宫,东方震宫木位也。

⑥黄元御《黄元御医书全集》此句未具体注释。

⑦张琦《素问释义》此句未具体注释。

⑧高亿《黄帝内经素问详注直讲全集》〔批〕此次丁卯、丁酉之数以明气化生成,而详其药食之宜也。

〔讲〕丁卯、丁酉之岁,上而司天,则卯酉阳明燥金;中而主运,则丁所化之少角木运;下而在泉,则子午少阴君火。是岁也,气为不及,胜气乘之,复气间之,胜甚则复甚,胜微则复微。既木为金克,火为木复,故清化热化,胜复之气相同。胜复者不正之气,得气则起,得位则甚,所谓邪气化于时日之盛者,此也。故其为灾也,金来克木,见于三宫。

⑨孟景春等《黄帝内经素问译释》此句未具体注释。

⑩任廷革《任应秋讲〈黄帝内经〉素问》此句未具体注释,总体概括此段为:(提要)分叙六十年五运主岁之纪,及其六气的上下见。

⑪张灿玾等《黄帝内经素问校释》丁卯_{岁会},丁酉岁:新校正云"详丁年正月壬寅为干德符,便为平气,胜复不至,运同正角,金不胜木,木亦不灾土。又丁卯年,得卯木佐之,即上阳明不能灾之"。

丁卯年(属于岁会年)、丁酉年。上为阳明燥金司天;中为少角木运不及;下为少阴君火在泉。木运不及,则可出现清化的胜气与热化的复气,卯年与酉年相同,凡出现胜气复气的,就是所谓邪化日。灾变发生在东方三宫。

⑫方药中等《黄帝内经素问运气七篇讲解》[上阳明金,中少角木运,下少阴火]"上阳明金",指阳明燥金司天。"中少角木运",指木运不及之年。"下少阴火",指少阴君火在泉。全句意即丁卯、丁酉年为木运不及之年,阳明燥金司天,少阴君火在泉。

[清化热化胜复同]"清化",指木运不及之年,春天里应温不温,气候偏凉。用五行概念来说就是木气不及,金来乘之。"热化",指木运不及之年,金来乘木,但是金气过于偏胜时,由于气候自调的原因,火气又要来复。这一年的夏天又会出现偏热的现象。这就叫作"清化热化胜复同"。

[灾三宫]"三宫",根据《灵枢》九宫图,位居东方。"灾三宫",意即丁卯、丁酉年,自然灾害主要发生在东方,所以张介宾注云:"灾,伤也,三宫,东方震宫,木正之方也,木运不及,故本方受灾。"

⑬王洪图等《黄帝内经素问白话解》丁卯年(岁会)、丁酉年:在上是阳明燥金司天,中运是少角木运不及,在下是少阴君火在泉。金能克木,木运不及则消凉的金气偏胜,金气胜就会有火气制约报复它。这两年同是胜气为清,复气为热,这些都不是上、中、下三气的正常气化,因而叫做"邪化日"。又因为胜复之气是由木运不及而引起的,因而灾害发生在与木气相应的东方。在九宫中,东方的位置属于三宫。

⑭郭霭春《黄帝内经素问白话解》此句未具体注释。

(2)燥化九,风化三,热化七,所谓正化日也。

①王冰《黄帝内经素问》([新校正云]详丁卯,燥化九。丁酉,燥化四。[新校正云]详丁卯,热化二。丁酉,热化七。)

②马蒔《黄帝内经素问注证发微》燥化九,此言司天。卯酉主燥,正化从本生数,对化从标成数,则丁卯之年属对化成数,主燥化九;丁酉之年属正化生数,主燥化四。风化三,此言木运。不及主生数,故风化三。热化七,此言在泉。丁卯对化,当云热化七,丁酉正化,当云热化二。乃正气所化之日。

③张介宾《类经》司天也。中运不及,其数生也。在泉也。结上文三句,乃本年上中下正气之所化也。

④张志聪《黄帝内经集注》委和之纪,上商与正商同,故主成。盖木运不及,金气胜之,今又燥化临于上,则金气盛矣。壬子壬午也。子午主太过,故其数成。

⑤高士宗《黄帝素问直解》金气在上,故燥化九,木运在中而不及,故风化三。三,木之生数也。火气在下,故热化七。此燥化风化热化,乃上中下之气,所谓正化日也。

⑥黄元御《黄元御医书全集》燥化九(木不及则金胜),故燥化多。风化三,热

化七(火得木生,故热化多)。

⑦张琦《素问释义》此句未具体注释。

⑧高亿《黄帝内经素问详注直讲全集》〔注〕燥,卯酉阳明之金气也。风,丁化少角之木气也。热,子午少阴之火气也。

〔讲〕兼上而卯酉阳明司天,金气得位,而燥化居其九。中而少角主运,木气不及,而风化居其三。下而子午少阴在泉,火得成数,而热化居其七。所谓燥化、风化、热化者,皆正气所化之日也。

⑨孟景春等《黄帝内经素问译释》此句未具体注释。

⑩任廷革《任应秋讲〈黄帝内经〉素问》此句未具体注释,总体概括此段为:(提要)分叙六十年五运主岁之纪,及其六气的上下见。

⑪张灿玾等《黄帝内经素问校释》燥化九:新校正云"详丁卯,燥化九。丁酉,燥化四"。黄元御注:"木不及则金胜,故燥化多。"热化七:新校正云"详丁卯,热化二。丁酉,热化七"。黄元御注:"火得木生,故热化多。"

司天之气数为燥化九,中运之气数为风化三,在泉之气数为热化七,若不出现胜气复气的,就是所谓正化日。

⑫方药中等《黄帝内经素问运气七篇讲解》[燥化九]"燥化",指丁卯、丁酉年的司天之气而言。丁卯、丁酉年为阳明燥金司天,阳明主凉,主燥,因此丁卯、丁酉年上半年气候偏凉、偏燥,万物感此凉燥之气而化生。"九"为金之成数,所以原文谓"燥化九"。至于此处用金的成数而不用生数的原因,我们认为与岁运为木运不及有关。因为木运不及之年,金来乘之,春天里应温不温,气候偏凉,再加上阳明司天,则必然是凉上加凉,金气偏胜,所以原文在这里用金之成数而不用生数。

[风化三]"风化三",是指丁卯、丁酉年的岁运而言,丁卯、丁酉年为木运不及之年。木主风,主温。木运不及意味着丁卯、丁酉年的春季,应温不温,气候偏凉,春季生物的萌芽生长现象受到影响。"三",为木之生数,所以原文谓"风化三"。

[热化七]"热化",是指丁卯、丁酉年的在泉之气而言。丁卯、丁酉年为少阴君火在泉。少阴主热,万物因感此火热之气而生长。"七",为火之成数,所以原文谓"热化七"。至于此处为什么用成数而不用生数的原因,我们认为如同前述与前文所述"清化热火胜复同"有关。因为岁木不及之年再加上阳明燥金司天,气候很凉,由于胜复原因,火来克金,气候又出现炎热。再加上在泉之气又是少阴君火,热上加热,所以原文在此只用火的成数而不用火的生数以示下半年十分炎热。

⑬王洪图等《黄帝内经素问白话解》司天燥化之数九,中运风化之数三,在泉热化之数七。燥、风、热都是正常的气化表现,故叫"正化日"。

⑭郭霭春《黄帝内经素问白话解》此句未具体注释。

(3)其化上苦小温,中辛和,下咸寒,所谓药食宜也。

①王冰《黄帝内经素问》(〔新校正云〕按《至真要大论》云:燥淫所胜,平以苦温。热淫于内,治以咸寒。又《玄珠》云:上苦热也。)

②马莳《黄帝内经素问注证发微》其化上苦小温,此言司天宜用之药食。即《至真要大论》:燥淫所胜,平以苦温。《玄珠》云:上苦热。中辛和,此言木运宜用之药食。下咸寒,此言在泉宜用之药食。《至真要大论》云:热淫于内,治以咸寒。

③张介宾《类经》苦属火,以治金也。辛属金,以和少角也。以水治火也。玄珠云:上苦热。

④张志聪《黄帝内经集注》此句未具体注释。

⑤高士宗《黄帝素问直解》其化上燥,则宜火味之苦小温以治之;其化中风,则宜金味之辛和以治之,其化下热,则宜水味之咸寒以治之,所谓药食之相宜也。

⑥黄元御《黄元御医书全集》此句未具体注释。

⑦张琦《素问释义》此句未具体注释。

⑧高亿《黄帝内经素问详注直讲全集》〔讲〕其年灾化之见于上者,属司天之气,宜用味之苦、性之小温,以行燥而去其清邪。灾化之见于中者,属主运之气,宜用味之辛、性之和,以散风而和其中。灾化之见于下者,属在泉之气,宜用味之咸,性之寒,以补其水而胜其火也。所谓丁卯丁酉二岁,上中下三气为病,药食之所宜者,如此也。

⑨孟景春等《黄帝内经素问译释》此句未具体注释。

⑩任廷革《任应秋讲〈黄帝内经〉素问》此句未具体注释,总体概括此段为:(提要)分叙六十年五运主岁之纪,及其六气的上下见。

⑪张灿玾等《黄帝内经素问校释》其气化致病时,司天燥化所致宜用苦小温,中运风化所致宜用辛和,在泉热化所致宜用咸寒,这就是所谓适宜的药食性味。

⑫方药中等《黄帝内经素问运气七篇讲解》[其化上苦小温,中辛和,下咸寒]"上苦小温",指上半年由于阳明燥金司天,气候偏凉,所以在疾病的治疗及饮食调理上以味苦性温的药物或食物为适宜,因为温可以胜凉。"中辛和",指岁运由于是木运不及之年,气候应温不温,肝气不及,所以在治疗及饮食调理上以用味辛性较温和的药物或食物为适宜,因为"肝欲散,急食辛以散之"。"下咸寒",指下半年由于少阴君火在泉,气候偏热,所以在疾病治疗及饮食调理上以味咸性寒的药物或食物为适宜,因为寒可胜热。这就是丁卯、丁酉年药物及饮食之所宜。

⑬王洪图等《黄帝内经素问白话解》对它引起的疾病,因为司天燥气所致的,适宜用苦小温之品;因为中运风气所致的,适宜用辛平之品;因为在泉热气所致的,适宜用咸寒之品。这就是在丁卯、丁酉年应该选用的药物与食品的性味。

⑭郭霭春《黄帝内经素问白话解》此句未具体注释。

第五十九解

（一）内经原文

戊辰、戊戌岁:

上太阳水,中太徵火运,下太阴土。**寒化六,热化七,湿化五**,所谓正化日也。

其化上苦温,中甘和,下甘温,所谓药食宜也。

（二）字词注释

（1）寒化六

①王冰《黄帝内经素问》（〔新校正云〕详戊辰,寒化六。戊戌,寒化一。）

②马莳《黄帝内经素问注证发微》寒化六,此言司天。戊辰对化,从标成数,当云寒化六;戊戌正化,从本生数,当云寒化一。

③张介宾《类经》言司天也。

④张志聪《黄帝内经集注》辰戌主太过,故其数成。

⑤高士宗《黄帝素问直解》水气在上,故寒化六。

⑥黄元御《黄元御医书全集》此词未具体注释。

⑦张琦《素问释义》此词未具体注释。

⑧高亿《黄帝内经素问详注直讲全集》〔注〕寒,辰戌太阳之水气也。〔讲〕寒化则地六所成之水。

⑨孟景春等《黄帝内经素问译释》此词未具体注释。

⑩任廷革《任应秋讲〈黄帝内经〉素问》此词未具体注释。

⑪张灿玾等《黄帝内经素问校释》新校正云:"详戊辰,寒化六,戊戌寒化一。"

⑫方药中等《黄帝内经素问运气七篇讲解》"寒化",指戊辰、戊戌年的司天之气而言。戊辰、戊戌年为太阳寒水司天,太阳主寒,因此,戊辰、戊戌年上半年气候寒冷,万物因气候寒冷而在化生上受到影响。"六",为水之成数,所以原文谓:"寒化六。"这里之所以用水之成数而不用水之生数,是因为水气太过的原因。因为戊辰、戊戌为火运太过之年,火运太过,水气必然来复以求协调,而戊辰、戊戌年又是太阳寒水司天之年,水上加水,因此原文在此处用水的成数而不用水的生数以示水气偏盛。由于如此,所以尽管戊辰、戊戌年为火运太过之年,但并不一定十分炎热,所以《新校正》云:"详此上见太阳,火化减半。"

⑬王洪图等《黄帝内经素问白话解》司天寒化之数六。

⑭郭霭春《黄帝内经素问白话解》此词未具体注释。

（2）热化七

①王冰《黄帝内经素问》此词未具体注释。

②马莳《黄帝内经素问注证发微》热化七,此言火运。戊辰对化七,戊戌正化二。

③张介宾《类经》七者火之成数,戊火太过,故其数成也。

④张志聪《黄帝内经集注》癸丑癸未也。丑未主不及,故其数生。

⑤高士宗《黄帝素问直解》火运在中而太过,故热化七。七,火之成数也。

⑥黄元御《黄元御医书全集》此词未具体注释。

⑦张琦《素问释义》此词未具体注释。

⑧高亿《黄帝内经素问详注直讲全集》〔注〕热,戊化太徵之火气也。〔讲〕热化

六元正纪大论篇

则天七所成之火。

⑨孟景春等《黄帝内经素问译释》此词未具体注释。

⑩任廷革《任应秋讲〈黄帝内经〉素问》此词未具体注释。

⑪张灿玾等《黄帝内经素问校释》中运之气数为热化七。

⑫方药中等《黄帝内经素问运气七篇讲解》"热化",是指戊辰、戊戌年的岁运而言。戊辰、戊戌年为火运太过之年,火主热,因此,戊辰、戊戌年的夏天气候炎热,万物感炎热之气而生长。"七",为火之成数,所以原文谓:"热化七。"由于戊辰、戊戌年是火运太过之年。根据"太过者,其数成"的原则,所以此处用火之成数。

⑬王洪图等《黄帝内经素问白话解》中运热化之数七。

⑭郭霭春《黄帝内经素问白话解》此词未具体注释。

(3) 湿化五

①王冰《黄帝内经素问》此词未具体注释。

②马莳《黄帝内经素问注证发微》湿化五,此言在泉之化,所谓土常以生也。

③张介宾《类经》五者土之生数,此言在泉也,土常以生,故其数五。

④张志聪《黄帝内经集注》癸丑癸未也。丑未主不及,故其数生。

⑤高士宗《黄帝素问直解》土气在下,故湿化五。

⑥黄元御《黄元御医书全集》此词未具体注释。

⑦张琦《素问释义》此词未具体注释。

⑧高亿《黄帝内经素问详注直讲全集》〔注〕湿,丑未太阴之土气也。〔讲〕湿化则天五所生之土。

⑨孟景春等《黄帝内经素问译释》此词未具体注释。

⑩任廷革《任应秋讲〈黄帝内经〉素问》此词未具体注释。

⑪张灿玾等《黄帝内经素问校释》在泉之气数为湿化五。

⑫方药中等《黄帝内经素问运气七篇讲解》"湿化",指戊辰、戊戌年的在泉之气。戊辰、戊戌年为太阴湿土在泉。太阴主湿,因此戊辰、戊戌年的下半年,湿气偏盛,雨水偏多,万物感此雨湿之气而化生。"五"为土之生数。所以原文谓:"湿化五。"

⑬王洪图等《黄帝内经素问白话解》在泉湿化之数五。

⑭郭霭春《黄帝内经素问白话解》此词未具体注释。

(三) 语句阐述

(1) 戊辰、戊戌岁:上太阳水,中太徵火运,下太阴土。

①王冰《黄帝内经素问》(〔新校正云〕详此上见太阳,火化减半。)

②马莳《黄帝内经素问注证发微》辰戌太阳寒水司天。戊为火运,为太徵。太阴湿土在泉。

③张介宾《类经》戊为阳火,故曰太徵。本年火运太过,得司天寒水制之,则火得其平,故云同正徵,所谓赫曦之纪、上羽与正徵同者此也。

④张志聪《黄帝内经集注》此句未具体注释。

⑤高士宗《黄帝素问直解》辰戌太阳司天,故戊辰戊戌岁,上太阳水。戊为火运太过,故中太征火运。太阳在上,则太阴在下,故下太阴土。

⑥黄元御《黄元御医书全集》此句未具体注释。

⑦张琦《素问释义》此句未具体注释。

⑧高亿《黄帝内经素问详注直讲全集》〔批〕此次戊辰、戊戌之数,以明气化生成,而详其药食之宜也。

〔讲〕戊辰、戊戌之岁,上而司天,则辰戌太阳寒水;中而主运,则戊所化之太征火运;下而在泉,则丑未太阴湿土。

⑨孟景春等《黄帝内经素问译释》此句未具体注释。

⑩任廷革《任应秋讲〈黄帝内经〉素问》此句未具体注释,总体概括此段为:(提要)分叙六十年五运主岁之纪,及其六气的上下见。

⑪张灿玾等《黄帝内经素问校释》戊辰年、戊戌年。上为太阳寒水司天;中为太征火运太过;下为太阴湿土在泉。

⑫方药中等《黄帝内经素问运气七篇讲解》"上太阳水",指太阳寒水司天,"中太征火运",指火运太过之年,"下太阴土",指太阴湿土在泉。全句意即戊辰、戊戌年为火运太过之年,太阳寒水司天,太阴湿土在泉。

⑬王洪图等《黄帝内经素问白话解》戊辰年、戊戌年:在上是太阳寒水司天,中运是太征火运太过,在下是太阴湿土在泉。

⑭郭霭春《黄帝内经素问白话解》此句未具体注释。

(2) 寒化六,热化七,湿化五,所谓正化日也。

①王冰《黄帝内经素问》(〔新校正云〕详戊辰,寒化六。戊戌,寒化一。)

②马莳《黄帝内经素问注证发微》寒化六,此言司天。戊辰对化,从标成数,当云寒化六;戊戌正化,从本生数,当云寒化一。热化七,此言火运。戊辰对化七,戊戌正化二。湿化五,此言在泉之化,所谓土常以生也。正气所化。

③张介宾《类经》言司天也。七者火之成数,戊火太过,故其数成也。日即度也。

④张志聪《黄帝内经集注》辰戌主太过,故其数成。癸丑癸未也。丑未主不及,故其数生。

⑤高士宗《黄帝素问直解》水气在上,故寒化六,火运在中而太过,故热化七。七,火之成数也。土气在下,故湿化五。此寒化热化湿化,乃上中下之气,所谓正化日也。

⑥黄元御《黄元御医书全集》此句未具体注释。

⑦张琦《素问释义》此句未具体注释。

⑧高亿《黄帝内经素问详注直讲全集》〔注〕寒,辰戌太阳之水气也。热,戊化太征之火气也。湿,丑未太阴之土气也。

〔讲〕是岁也,寒化则地六所成之水,热化则天七所成之火,湿化则天五所生之土,所谓正气所化之时日者此也。

⑨孟景春等《黄帝内经素问译释》此句未具体注释。

⑩任廷革《任应秋讲〈黄帝内经〉素问》此句未具体注释,总体概括此段为:(提要)分叙六十年五运主岁之纪,及其六气的上下见。

⑪张灿玾等《黄帝内经素问校释》寒化六:新校正云"详戊辰,寒化六,戊戌寒化一"。

司天之气数为寒化六,中运之气数为热化七,在泉之气数为湿化五,凡不出现胜气复气的,就是所谓正化日。

⑫方药中等《黄帝内经素问运气七篇讲解》[寒化六]"寒化",指戊辰、戊戌年的司天之气而言。戊辰、戊戌年为太阳寒水司天,太阳主寒,因此,戊辰、戊戌年上半年气候寒冷,万物因气候寒冷而在化生上受到影响。"六",为水之成数,所以原文谓:"寒化六。"这里之所以用水之成数而不用水之生数,是因为水气太过的原因。因为戊辰、戊戌为火运太过之年,火运太过,水气必然来复以求协调,而戊辰、戊戌年又是太阳寒水司天之年,水上加水,因此原文在此处用水的成数而不用水的生数以示水气偏盛。由于如此,所以尽管戊辰、戊戌年为火运太过之年,但并不一定十分炎热,所以《新校正》云:"详此上见太阳,火化减半。"

[热化七]"热化",是指戊辰、戊戌年的岁运而言。戊辰、戊戌年为火运太过之年,火主热,因此,戊辰、戊戌年的夏天气候炎热,万物感炎热之气而生长。"七",为火之成数,所以原文谓:"热化七。"由于戊辰、戊戌年是火运太过之年。根据"太过者,其数成"的原则,所以此处用火之成数。

[湿化五]"湿化",指戊辰、戊戌年的在泉之气。戊辰、戊戌年为太阴湿土在泉。太阴主湿,因此戊辰、戊戌年的下半年,湿气偏盛,雨水偏多,万物感此雨湿之气而化生。"五"为土之生数。所以原文谓:"湿化五。"

⑬王洪图等《黄帝内经素问白话解》司天寒化之数六,中运热化之数七,在泉湿化之数五,这些都是正常的气化表现,没有胜复之气,因而叫做"正化日"。

⑭郭霭春《黄帝内经素问白话解》此句未具体注释。

(3)其化上苦温,中甘和,下甘温,所谓药食宜也。

①王冰《黄帝内经素问》(〔新校正云〕按《至真要大论》云:寒淫所胜,平以辛热。湿淫于内,治以苦热。又《玄珠》云:上甘温,下酸平。)

②马莳《黄帝内经素问注证发微》其化上苦温,此言司天宜用之药食。《至真要大论》:寒淫所胜,平以辛热。中甘和,此言火运宜用之药食。下甘温,此言在泉宜用之药食。《至真要大论》云:湿淫于内,治以苦热。

③张介宾《类经》本年上下之治俱同前,惟中运太徵与前不同,故宜治以甘和也。玄珠云:上甘温,下酸平。

④张志聪《黄帝内经集注》(眉批)水气盛而土气不及,故不能胜。

⑤高士宗《黄帝素问直解》其化上寒，则宜火味之苦温以治之；其化中热，则宜土味之甘和以治之；其化下湿，则宜土味之甘温以治之，所谓药食之相宜也。

⑥黄元御《黄元御医书全集》此句未具体注释。

⑦张琦《素问释义》此句未具体注释。

⑧高亿《黄帝内经素问详注直讲全集》〔讲〕故其化，上而寒水为病，宜用味之苦者以泻水气，性之温者以制其寒。中而太徵为病，宜用味之甘者以泻火气，性之和者以平火德。下而湿土为病，宜用味之甘者以补土气，性之温者以去阴邪也。所谓戊辰、戊戌二岁，上中下三气为病，药食之所宜者，如此也。

⑨孟景春等《黄帝内经素问译释》此句未具体注释。

⑩任廷革《任应秋讲〈黄帝内经〉素问》此句未具体注释，总体概括此段为：（提要）分叙六十年五运主岁之纪，及其六气的上下见。

⑪张灿玾等《黄帝内经素问校释》其气化致病时，司天寒化所致宜用苦温，中运热化所致宜用甘和，在泉湿化所致宜用甘温，这就是所谓适宜的药食性味。

⑫方药中等《黄帝内经素问运气七篇讲解》[其化上苦温，中甘和，下甘温]"上苦温"，指上半年由于太阳寒水司天，气候偏寒，所以在疾病的治疗及饮食调理方面，以味苦性温的药物及食物为适宜。因为寒可伤肾，而苦可以补肾，温可以散寒。"中甘和"，指岁运由于是火运太过之年，气候偏热，所以在疾病的治疗及饮食调理方面，以味甘性寒而较平和的药物及食物为适宜。因为甘寒可以清热。关于为什么要用"甘和"的原因，已如前述，这是因为太阳司天，水气偏胜，"火化减半"，气候并非大热，因此不宜重剂而以"甘和"为宜。"下甘温"，指下半年由于太阴湿土在泉，湿气偏胜，所以在疾病的治疗及饮食调理上以味甘性温的药物及食物为适宜，因为湿可伤脾，甘可补脾，温可化湿。这就是戊辰、戊戌年药物及食物之所宜。

⑬王洪图等《黄帝内经素问白话解》对它引起的疾病，因为司天寒气所致的，适宜用苦温之品；因为中运火气所致的，适宜用甘平之品；因为在泉湿气所致的，适宜用甘温之品。以上就是在戊辰、戊戌年应该选用的药物与食品的性味。

⑭郭霭春《黄帝内经素问白话解》此句未具体注释。

第六十解

（一）内经原文

己巳、己亥岁：

上厥阴木[注]，中少宫土运，下少阳相火。风化清化胜复同，所谓邪气化日也。**灾五宫。风化三，湿化五，火化七**，所谓正化日也。其化上辛凉，中甘和，下咸寒，所谓药食宜也。

[注]上厥阴木：郭霭春《黄帝内经素问校注》、张灿玾等《黄帝内经素问校释》、孟景春等《黄帝内经素问译释》、人民卫生出版社影印顾从德本《黄帝内经素问》此处为"上厥阴木"；方药中等《黄帝内经素问运气七篇讲解》此处为"上厥阴风木"。意同。

（二）字词注释

（1）灾五宫

①王冰《黄帝内经素问》（〔新校正云〕按《五常政大论》云：其眚四维。又按《天元玉册》云：中室天禽司，非维宫，同正宫寄位二宫坤位。）

②马莳《黄帝内经素问注证发微》新校正云：按《五常政大论》云：其眚四维。按《天元玉册》云：中室，天禽司，非维宫，同正宫，寄位二宫坤位。

③张介宾《类经》五，中宫也。土运不及，故灾及之。

④张志聪《黄帝内经集注》乃中央土宫。

⑤高士宗《黄帝素问直解》灾五宫，中央土位也。

⑥黄元御《黄元御医书全集》土数五。

⑦张琦《素问释义》此词未具体注释。

⑧高亿《黄帝内经素问详注直讲全集》〔讲〕木来克土，见于五宫。

⑨孟景春等《黄帝内经素问译释》此句未具体注释。

⑩任廷革《任应秋讲〈黄帝内经〉素问》此词未具体注释。

⑪张灿玾等《黄帝内经素问校释》新校正云："按《五常政大论》曰：其眚四维。又按《天元玉册》云：中室天禽司，非维宫，同正宫寄位二宫坤位。"〔按〕土的位置有三，一者中央，一者西南坤位，一者辰戌丑未四隅，即所谓"四维"。因而所指方位，常有不同。

⑫方药中等《黄帝内经素问运气七篇讲解》按照《灵枢》九宫图，"五宫"，即中宫，代表中央。"灾五宫"，意即己巳、己亥年，自然灾害主要发生在中央地区。

⑬王洪图等《黄帝内经素问白话解》因为胜复之气是因为土气不及所引起的，所以灾害发生在与土气相应的中央。在九宫中，中央的位置属于五宫。

⑭郭霭春《黄帝内经素问白话解》五宫：中央位。

（2）风化三

①王冰《黄帝内经素问》（〔新校正云〕详己巳，风化八。己亥，风化三。）

②马莳《黄帝内经素问注证发微》此言司天。己巳对化，从标成数，当云风化八；己亥正化，从本生数，当云风化三。

③张介宾《类经》司天。

④张志聪《黄帝内经集注》巳亥主不及，故其数生。

⑤高士宗《黄帝素问直解》木气在上，故风化三。

⑥黄元御《黄元御医书全集》此词未具体注释。

⑦张琦《素问释义》此词未具体注释。

⑧高亿《黄帝内经素问详注直讲全集》〔注〕风，巳亥厥阴之木气也；〔讲〕兼上而巳亥厥阴司天，木得其气，而风化居其三。

⑨孟景春等《黄帝内经素问译释》此句未具体注释。

⑩任廷革《任应秋讲〈黄帝内经〉素问》此词未具体注释。

⑪张灿玾等《黄帝内经素问校释》新校正云："详己巳,风化八。己亥,风化三。"

⑫方药中等《黄帝内经素问运气七篇讲解》"风化",指己巳、己亥年的司天之气而言。己巳、己亥年为厥阴风木司天,厥阴主风,主温,因此己巳、己亥年,上半年风气偏胜,气候偏温,万物因气候温暖、风气偏胜而生长。"三",为木之生数,所以原文谓:"风化三。"这里用木的生数而不用木的成数的原因,我们认为可能与厥阴风木司天,风气偏胜主要在上半年。由于胜复原因,到了秋季气候又转偏凉,因此风气、温气不致过极。所以原文在这里只用木之生数而不用木之成数。

⑬王洪图等《黄帝内经素问白话解》司天风化之数三。

⑭郭霭春《黄帝内经素问白话解》此词未具体注释。

（3）湿化五

①王冰《黄帝内经素问》此词未具体注释。

②马莳《黄帝内经素问注证发微》此言土运。

③张介宾《类经》中运。

④张志聪《黄帝内经集注》乃戊寅戊申也。寅申主太过,故其数成。

⑤高士宗《黄帝素问直解》土运在中而不及,故湿化五。

⑥黄元御《黄元御医书全集》此词未具体注释。

⑦张琦《素问释义》此词未具体注释。

⑧高亿《黄帝内经素问详注直讲全集》〔注〕湿,己化少宫之土气也;〔讲〕中而少宫主运,土气不及,而湿化居其五。

⑨孟景春等《黄帝内经素问译释》此句未具体注释。

⑩任廷革《任应秋讲〈黄帝内经〉素问》此词未具体注释。

⑪张灿玾等《黄帝内经素问校释》中运之气数为湿化五。

⑫方药中等《黄帝内经素问运气七篇讲解》"湿化",指己巳、己亥年的岁运而言。己巳、己亥年为土运不及之年。土运不及,风乃大行。因此这两年的长夏季节雨水不多,应湿不湿,出现旱象。万物因雨水不足而在化生上受到影响。"五",为土之生数,所以原文谓:"湿化五。"

⑬王洪图等《黄帝内经素问白话解》中运湿化之数五。

⑭郭霭春《黄帝内经素问白话解》此词未具体注释。

（4）火化七

①王冰《黄帝内经素问》（〔新校正云〕详己巳,热化七。己亥,热化二。）

②马莳《黄帝内经素问注证发微》此言在泉。己巳属对化,从标成数,主热化七;己亥属正化,从本生数,主热化二。

③张介宾《类经》在泉。

④张志聪《黄帝内经集注》乃戊寅戊申也。寅申主太过,故其数成。

⑤高士宗《黄帝素问直解》火气在下,故火化七。

⑥黄元御《黄元御医书全集》火得木生,故热化多。

⑦张琦《素问释义》此词未具体注释。

⑧高亿《黄帝内经素问详注直讲全集》〔注〕火,寅申少阳之热气也。〔讲〕下而寅申少阳在泉,火气得位,而火化居其七。

⑨孟景春等《黄帝内经素问译释》新校正:"己巳热化七,己亥热化二。"

⑩任廷革《任应秋讲〈黄帝内经〉素问》此词未具体注释。

⑪张灿玾等《黄帝内经素问校释》新校正云:"详己巳,热化七。己亥,热化二。"黄元御注:"火得木生,故热化多。"

⑫方药中等《黄帝内经素问运气七篇讲解》"火化",指己巳、己亥年的在泉之气而言。己巳、己亥年为少阳相火在泉。少阳主火、主热,因此己巳、己亥年下半年火气偏胜,气候偏热,万物因气候偏热而生长。"七"为火之成数,所以原文谓:"火化七。"这里之所以用火的成数而不用火的生数的原因,我们认为可能是因为己巳、己亥年从全年来说,上半年气候偏温,下半年气候偏热,总体来说全年偏于温热,所以此处用火的成数以示火气偏胜。

⑬王洪图等《黄帝内经素问白话解》在泉火化之数七。

⑭郭霭春《黄帝内经素问白话解》此词未具体注释。

(三)语句阐述

(1)己巳、己亥岁:上厥阴木,中少宫土运,下少阳相火。风化清化胜复同,所谓邪气化日也。灾五宫。

①王冰《黄帝内经素问》(〔新校正云〕详至九月甲戌月,己得甲戌,方还正宫。按《五常政大论》云:其眚四维。又按《天元玉册》云:中室天禽司,非维宫,同正宫寄位二宫坤位。)

②马莳《黄帝内经素问注证发微》巳亥为厥阴风木司天。己为阴土,为少宫。新校正云:详至九月甲戌月,己得甲戌,方还正宫。少阳相火在泉。风胜,清复。因胜而复,邪气所化之日。新校正云:按《五常政大论》云,其眚四维。按《天元玉册》云:中室,天禽司,非维宫,同正宫,寄位二宫坤位。

③张介宾《类经》本年土运不及,风木司天胜之,则木兼土化,所谓卑监之纪,上角与正角同也。五,中宫也。土运不及,故灾及之。

④张志聪《黄帝内经集注》乃中央土宫。

⑤高士宗《黄帝素问直解》巳亥之岁,厥阴司天,故己巳己亥岁,上厥阴木。己为土运不及,故中少宫土运。厥阴在上,则少阳在下,故下少阳相火。土运不及,始则木之风化胜,继则金之清化复,胜与复,非上中下正气之化,可谓邪气化日也。灾五宫,中央土位也。

⑥黄元御《黄元御医书全集》灾五宫(土数五)。

⑦张琦《素问释义》此句未具体注释。

⑧高亿《黄帝内经素问详注直讲全集》〔批〕此次己巳、己亥之数,以明气化生

成,而详其药食之宜也。

〔讲〕己巳、己亥之岁,上而司天,则巳亥厥阴风木;中而主运,则己所化之少宫土运;下而在泉,则寅申少阳相火。是岁也,气为不及胜气乘之,复气间之,胜甚则复甚,胜微则复微。既土为木克,金为土复,故风化清化,胜复之气相同。胜复者,不正之气,得则起,得位则甚,所谓邪气化于时日之盛者,此也。故其为灾也,木来克土,见于五宫。

⑨孟景春等《黄帝内经素问译释》此句未具体注释。

⑩任廷革《任应秋讲〈黄帝内经〉素问》此句未具体注释,总体概括此段为:(提要)分叙六十年五运主岁之纪,及其六气的上下见。

⑪张灿玾等《黄帝内经素问校释》灾五宫:新校正云"按《五常政大论》曰:其眚四维。又按《天元玉册》云:中室天禽司,非维宫,同正宫寄位二宫坤位"。〔按〕土的位置有三,一者中央,一者西南坤位,一者辰戌丑未四隅,即所谓"四维"。因而所指方位,常有不同。

己巳年、己亥年。上为厥阴风木司天;中为少宫土运不及;下为少阳相火在泉。土运不及,则可出现风化的胜气与清化的复气,巳年与亥年相同,凡出现胜气复气的,就是所谓邪化日。灾变发生在中央五宫。

⑫方药中等《黄帝内经素问运气七篇讲解》[上厥阴风木 中少宫土运 下少阳相火]"上厥阴风木",指厥阴风木司天,"中少宫土运",指土运不及之年,"下少阳相火",指少阳相火在泉。全句意即己巳、己亥年为土运不及之年,厥阴风木司天,少阳相火在泉。

[风化清化胜复同]"风化",指厥阴风木之气。"清化",指阳明燥金之气。全句意即己巳、己亥年为土运不及之年,土运不及,木来乘之,因此这一年的长夏季节风气偏胜,雨水减少。但是由于胜复的原因,风气偏胜时,清金之气又必然来复,因此到了秋季,气候又较一般年份清凉。所以原文谓:"风化清化胜复同。"

[灾五宫]按照《灵枢》九宫图,"五宫",即中宫,代表中央。"灾五宫",意即己巳、己亥年,自然灾害主要发生在中央地区。

⑬王洪图等《黄帝内经素问白话解》己巳年、己亥年:在上是厥阴风木司天,中运是少宫土运不及,在下是少阳相火在泉。木能克土,土运不及则风木之气偏胜,木气胜就会有清凉的金气制约报复它。在这两年同是胜气为风,复气为清,而这些都不是上、中、下三气的正常气化表现,因而叫做"邪化日"。又因为胜复之气是因为土气不及所引起的,所以灾害发生在与土气相应的中央。在九宫中,中央的位置属于五宫。

⑭郭霭春《黄帝内经素问白话解》五宫:中央位。

(2)风化三,湿化五,火化七,所谓正化日也。

①王冰《黄帝内经素问》(〔新校正云〕详己巳,风化八。己亥,风化三。〔新校正云〕详己巳,热化七。己亥,热化二。)

②马莳《黄帝内经素问注证发微》风化三,此言司天。己巳对化,从标成数,当云风化八;己亥正化,从本生数,当云风化三。湿化五,此言土运。火化七,此言在泉。己巳属对化,从标成数,主热化七;己亥属正化,从本生数,主热化二。正气所化。

③张介宾《类经》司天。中运。在泉。

④张志聪《黄帝内经集注》巳亥主不及,故其数生。乃戊寅戊申也。寅申主太过,故其数成。

⑤高士宗《黄帝素问直解》木气在上,故风化三;土运在中而不及,故湿化五;火气在下,故火化七。此风化湿化火化,乃上中下之气,所谓正化日也。

⑥黄元御《黄元御医书全集》风化三,湿化五,火化七(火得木生,故热化多)。

⑦张琦《素问释义》此句未具体注释。

⑧高亿《黄帝内经素问详注直讲全集》〔注〕风,巳亥厥阴之木气也。湿,已化少宫之土气也。火,寅申少阳之热气也。

〔讲〕兼上而巳亥厥阴司天,木得其气,而风化居其三。中而少宫主运,土气不及,而湿化居其五。下而寅申少阳在泉,火气得位,而火化居其七。所谓风化、湿化、火化者皆正气所化之日也。

⑨孟景春等《黄帝内经素问译释》七:新校正"己巳热化七,己亥热化二"。

⑩任廷革《任应秋讲〈黄帝内经〉素问》此句未具体注释,总体概括此段为:(提要)分叙六十年五运主岁之纪,及其六气的上下见。

⑪张灿玾等《黄帝内经素问校释》风化三:新校正云"详己巳,风化八。己亥,风化三"。火化七:新校正云"详己巳,热化七。己亥,热化二"。黄元御注:"火得木生,故热化多。"

司天之气数为风化三,中运之气数为湿化五,在泉之气数为火化七,若不出现胜气复气的,就是所谓正化日。

⑫方药中等《黄帝内经素问运气七篇讲解》[风化三]"风化",指己巳、己亥年的司天之气而言。己巳、己亥年为厥阴风木司天,厥阴主风,主温,因此己巳、己亥年,上半年风气偏胜,气候偏温,万物因气候温暖、风气偏胜而生长。"三",为木之生数,所以原文谓:"风化三。"这里用木的生数而不用木的成数的原因,我们认为可能与厥阴风木司天,风气偏胜主要在上半年。由于胜复原因,到了秋季气候又转偏凉,因此风气、温气不致过极。所以原文在这里只用木之生数而不用木之成数。

[湿化五]"湿化",指己巳、己亥年的岁运而言。己巳、己亥年为土运不及之年。土运不及,风乃大行。因此这两年的长夏季节雨水不多,应湿不湿,出现旱象。万物因雨水不足而在化生上受到影响。"五",为土之生数,所以原文谓:"湿化五。"

[火化七]"火化",指己巳、己亥年的在泉之气而言。己巳、己亥年为少阳相火在泉。少阳主火、主热,因此己巳、己亥年下半年火气偏胜,气候偏热,万物因气候偏热而生长。"七"为火之成数,所以原文谓:"火化七。"这里之所以用火的成数而

不用火的生数的原因,我们认为可能是因为己巳、己亥年从全年来说,上半年气候偏温,下半年气候偏热,总体来说全年偏于温热,所以此处用火的成数以示火气偏胜。

⑬王洪图等《黄帝内经素问白话解》司天风化之数三,中运湿化之数五,在泉火化之数七,风、火、湿都是正常的气化表现,因而叫做"正化日"。

⑭郭霭春《黄帝内经素问白话解》此句未具体注释。

(3)其化上辛凉,中甘和,下咸寒,所谓药食宜也。

①王冰《黄帝内经素问》(〔新校正云〕按《至真要大论》云:风淫所胜,平以辛凉。火淫于内,治以咸冷。)

②马莳《黄帝内经素问注证发微》其化上辛凉,此言司天宜用之药食。《至真要大论》云:风淫所胜,平以辛凉。中甘和,此言土运宜用之药食。下咸寒,此言在泉宜用之药食。《至真要大论》云:火淫于内,治以咸冷。

③张介宾《类经》中运少宫不及,故宜甘和。上下同前。

④张志聪《黄帝内经集注》此句未具体注释。

⑤高士宗《黄帝素问直解》其化上风,故宜金味之辛凉以治之;其化中湿,故宜土味之甘和以治之,其化下火,故宜水味之咸寒以治之,所谓药食之相宜也。

⑥黄元御《黄元御医书全集》此句未具体注释。

⑦张琦《素问释义》此句未具体注释。

⑧高亿《黄帝内经素问详注直讲全集》〔讲〕其年灾化之见于上者,属司天之气,宜用味之辛、性之凉,以散风而清其温邪。灾化之见于中者,属主运之气,宜用味之甘、性之和,以补土而和其中。灾化之见于下者,属在泉之气,宜用味之咸,性之寒,以泻其火而胜其热也。所谓己巳、己亥二岁,上中下三气为病,药食之所宜者,如此也。

⑨孟景春等《黄帝内经素问译释》此句未具体注释。

⑩任廷革《任应秋讲〈黄帝内经〉素问》此句未具体注释,总体概括此段为:(提要)分叙六十年五运主岁之纪,及其六气的上下见。

⑪张灿玾等《黄帝内经素问校释》其气化致病时,司天风化所致宜用辛凉,中运湿化所致宜用甘和,在泉火化所致宜用咸寒,这就是所谓适宜的药食性味。

⑫方药中等《黄帝内经素问运气七篇讲解》[其化上辛凉,中甘和,下咸寒]"上辛凉",指上半年由于厥阴风木司天,气候偏温,风气偏胜,所以在疾病的治疗及饮食调理方面,以味辛性凉的药物及食物为适宜。因为辛可以疏风,凉可以胜温。这也就是《至真要大论》中所谓的:"风淫于内,治以辛凉。"高世栻所谓:"其化上风,故宜金味之辛凉以治之。""中甘和",指岁运由于是土运不及之年,所以在疾病的治疗及饮食调理方面,以味甘性和的药物及食物为适宜。因为甘为土之味,土气不及,所以需要用补土的甘味药物及食物来加以补益。这也就是高世栻所谓的"其化中湿,故宜土味之甘和以治之"。"下咸寒",指下半年由于少阳相火在泉,火气偏

盛,所以在疾病的治疗及饮食调理方面以味咸性寒的药物及食物为适宜。因为咸可以胜火,寒可以胜热。这也就是高世栻所谓的"其化下火,故宜水味之咸寒以治之"。这就是己巳、己亥年的药物及饮食之所宜。

⑬王洪图等《黄帝内经素问白话解》它引起的疾病,因为司天风气所致的,适宜用辛凉之品;因为中运湿气所致的,适宜用甘平之品;因为在泉火气所致的,适宜用咸寒之品。以上就是在己巳、己亥年应该选用的药物和食品的性味。

⑭郭霭春《黄帝内经素问白话解》此句未具体注释。

第六十一解

(一)内经原文

庚午_{同天符}、庚子岁_{同天符}:

上少阴火,中太商金运,下阳明金。**热化七,清化九,燥化九**,所谓正化日也。其化上咸寒,中辛温,下酸温,所谓药食宜也。

(二)字词注释

(1)热化七

①王冰《黄帝内经素问》(〔新校正云〕详庚午年,热化二,燥化四。庚子年,热化七,燥化九。)

②马莳《黄帝内经素问注证发微》此言司天。庚午年属正化,从本生数,主热化二;庚子年属对化,从标成数,主热化七。

③张介宾《类经》司天。

④张志聪《黄帝内经集注》子午主太过,故其数成。

⑤高士宗《黄帝素问直解》火气在上,故热化七。

⑥黄元御《黄元御医书全集》此词未具体注释。

⑦张琦《素问释义》此词未具体注释。

⑧高亿《黄帝内经素问详注直讲全集》〔注〕热,午子少阴之火气也。〔讲〕热化则天七所成之火。

⑨孟景春等《黄帝内经素问译释》此词未具体注释。

⑩任廷革《任应秋讲〈黄帝内经〉素问》此词未具体注释。

⑪张灿玾等《黄帝内经素问校释》热化七、燥化九:新校正云"详庚午年,热化二,燥化四。庚子年,热化七,燥化九"。

⑫方药中等《黄帝内经素问运气七篇讲解》"热化",指庚午、庚子年的司天之气而言。庚午、庚子年为少阴君火司天。少阴主热,因此庚午、庚子年上半年气候偏热,万物感此火热之气而生长。"七",为火之成数,所以原文谓"热化七"。为什么此处用火之成数?不好理解。不过我们认为可能与岁运有关,因为庚午、庚子年为金运太过之年,而且庚午、庚子年的在泉之气又是阳明燥金,因此,这两年凉气偏胜。由于亢害承制的原因,所以火气必然来克以求自调,因此火气也就必然偏胜。

万物才能生长。所以此处用火之成数而不用火之生数。张志聪从地支分阴阳、别太少的观点出发,认为:"热化七者,子午主太过,故其数成。"我们认为不符合《内经》精神,故不从,亦不作强解。

⑬王洪图等《黄帝内经素问白话解》司天热化之数七。

⑭郭霭春《黄帝内经素问白话解》此词未具体注释。

（2）清化九

①王冰《黄帝内经素问》此词未具体注释。

②马蒔《黄帝内经素问注证发微》此言金运。庚午年亦从正化生数,主清化四;庚子年亦从对化成数,主清化九。

③张介宾《类经》中运。

④张志聪《黄帝内经集注》金运太过。

⑤高士宗《黄帝素问直解》金运在中而太过,故清化九,九,金之成数也。

⑥黄元御《黄元御医书全集》此词未具体注释。

⑦张琦《素问释义》此词未具体注释。

⑧高亿《黄帝内经素问详注直讲全集》〔注〕清,庚化太商之金气也。〔讲〕清化则天九所成之金。

⑨孟景春等《黄帝内经素问译释》此词未具体注释。

⑩任廷革《任应秋讲〈黄帝内经〉素问》此词未具体注释。

⑪张灿玾等《黄帝内经素问校释》中运之气数为清化九。

⑫方药中等《黄帝内经素问运气七篇讲解》"清化",是指庚午、庚子年的岁运而言。庚午、庚子年为金运太过之年,金主凉、主燥,因此庚午、庚子年的秋天来早,气候特别清凉而干燥,万物感此凉燥之气而影响正常生长和收成。"九",为金之成数,所以原文谓"清化九"。之所以此处用金之成数的原因,是因为庚午、庚子年为金运太过的缘故。这也就是张志聪所谓:"清化九者,金运太过也。"

⑬王洪图等《黄帝内经素问白话解》中运清化之数九。

⑭郭霭春《黄帝内经素问白话解》此词未具体注释。

（3）燥化九

①王冰《黄帝内经素问》（〔新校正云〕详庚午年,热化二,燥化四。庚子年,热化七,燥化九。）

②马蒔《黄帝内经素问注证发微》此言在泉。庚午年燥化四,庚子年燥化九。

③张介宾《类经》在泉。

④张志聪《黄帝内经集注》乃乙卯乙酉也。从革之纪,上商与正商同,故主成。盖金气不及而得运化之助,故与正商相同而盛也。

⑤高士宗《黄帝素问直解》金气在下,故燥化九。清凉之气,燥烈之气,皆金气也。

⑥黄元御《黄元御医书全集》此词未具体注释。

⑦张琦《素问释义》此词未具体注释。

⑧高亿《黄帝内经素问详注直讲全集》〔注〕燥，卯酉阳明之金气也；〔讲〕燥化亦天九所成之金。

⑨孟景春等《黄帝内经素问译释》此词未具体注释。

⑩任廷革《任应秋讲〈黄帝内经〉素问》此词未具体注释。

⑪张灿玾等《黄帝内经素问校释》热化七、燥化九：新校正云"详庚午年，热化二，燥化四。庚子年，热化七，燥化九"。

⑫方药中等《黄帝内经素问运气七篇讲解》"燥化"，指庚午、庚子年的在泉之气。庚午、庚子年为阳明燥金在泉，因此庚午、庚子年的下半年气候偏凉、偏燥，万物生长收成因此而受到影响。"九"，为金之成数，所以原文谓："燥化九。"为什么此处用金之成数而不用金之生数？其原因与前"清化九"相同。因为庚午、庚子年为金运太过之年，在泉之气又是阳明燥金，全年总的说来凉燥之气偏胜，故用金之成数。

⑬王洪图等《黄帝内经素问白话解》在泉燥化之数九。

⑭郭霭春《黄帝内经素问白话解》此词未具体注释。

（三）语句阐述

（1）庚午 同天符、庚子岁 同天符：上少阴火，中太商金运，下阳明金。

①王冰《黄帝内经素问》（〔新校正云〕详庚午年金令减半，以上见少阴君火，年午亦为火故也。庚子年，子是水，金气相得，与庚午年又异。）

②马莳《黄帝内经素问注证发微》子午为少阴君火司天。庚为阳金，为太商。新校正云：详庚午年，金令减半，以上见少阴君火，年午亦为火故也。庚子年，子是水，金气相得，与庚午年又异。阳明燥金在泉。

③张介宾《类经》本年金运太过，而君火司天制之，则金得其平，所谓坚成之纪，上徵与正商同也。

④张志聪《黄帝内经集注》此句未具体注释。

⑤高士宗《黄帝素问直解》庚为金运太过，故庚午庚子岁，上少阴火，中太商金运，下阳明金。

⑥黄元御《黄元御医书全集》此句未具体注释。

⑦张琦《素问释义》此句未具体注释。

⑧高亿《黄帝内经素问详注直讲全集》〔批〕此次庚午、庚子之数，以明气化生成，而详其药食之宜也。

〔讲〕庚午、庚子之岁，上而司天，则子午少阴君火；中而主运，则庚所化之太商金运；下而在泉，则卯酉阳明燥金。

⑨孟景春等《黄帝内经素问译释》此句未具体注释。

⑩任廷革《任应秋讲〈黄帝内经〉素问》此句未具体注释，总体概括此段为：（提要）分叙六十年五运主岁之纪，及其六气的上下见。

⑪张灿玾等《黄帝内经素问校释》庚午年、庚子年（二年俱为同天符）。上为少阴君火司天,中为太商金运太过,下为阳明燥金在泉。

⑫方药中等《黄帝内经素问运气七篇讲解》"上少阴火",指少阴君天司天。"中太商金运",指金运太过之年。"下阳明金",指阳明燥金在泉。全句意即庚子、庚午年为金运太过之年,少阴君火司天,阳明燥金在泉。

⑬王洪图等《黄帝内经素问白话解》庚午年、庚子年（两年都是同天符）:在上是少阴君火司天,中运是太商金运太过,在下是阳明燥金在泉。

⑭郭霭春《黄帝内经素问白话解》此句未具体注释。

（2）热化七,清化九,燥化九,所谓正化日也。

①王冰《黄帝内经素问》（〔新校正云〕详庚午年,热化二,燥化四。庚子年,热化七,燥化九。）

②马莳《黄帝内经素问注证发微》热化七,此言司天。庚午年属正化,从本生数,主热化二;庚子年属对化,从标成数,主热化七。清化九,此言金运。庚午年亦从正化生数,主清化四;庚子年亦从对化成数,主清化九。燥化九,此言在泉。庚午年燥化四,庚子年燥化九,义同上。正气所化。

③张介宾《类经》司天。中运。在泉。

④张志聪《黄帝内经集注》子午主太过,故其数成。金运太过。乃乙卯乙酉也。从革之纪,上商与正商同,故主成。盖金气不及而得运化之助,故与正商相同而盛也。

⑤高士宗《黄帝素问直解》火气在上,故热化七;金运在中而太过,故清化九,九,金之成数也。金气在下,故燥化九。清凉之气,燥烈之气,皆金气也。此热化清化燥化,乃上中下之气,所谓正化日也。

⑥黄元御《黄元御医书全集》此句未具体注释。

⑦张琦《素问释义》此句未具体注释。

⑧高亿《黄帝内经素问详注直讲全集》〔注〕热,午子少阴之火气也。清,庚化太商之金气也。燥,卯酉阳明之金气也。

〔讲〕是岁也,热化则天七所成之火,清化则天九所成之金,燥化亦天九所成之金,所谓正气所化之时日者,此也。

⑨孟景春等《黄帝内经素问译释》此句未具体注释。

⑩任廷革《任应秋讲〈黄帝内经〉素问》此句未具体注释,总体概括此段为:（提要）分叙六十年五运主岁之纪,及其六气的上下见。

⑪张灿玾等《黄帝内经素问校释》热化七、燥化九;新校正云"详庚午年,热化二,燥化四。庚子年,热化七,燥化九"。

司天之气数为热化七,中运之气数为清化九,在泉之气数为燥化九,凡不出现胜气复气的,就是所谓正化日。

⑫方药中等《黄帝内经素问运气七篇讲解》〔热化七〕"热化",指庚午、庚子年

的司天之气而言。庚午、庚子年为少阴君火司天。少阴主热,因此庚午、庚子年上半年气候偏热,万物感此火热之气而生长。"七",为火之成数,所以原文谓"热化七"。为什么此处用火之成数?不好理解。不过我们认为可能与岁运有关,因为庚午、庚子年为金运太过之年,而且庚午、庚子年的在泉之气又是阳明燥金,因此,这两年凉气偏胜。由于亢害承制的原因,所以火气必然来克以求自调,因此火气也就必然偏胜,万物才能生长。所以此处用火之成数而不用火之生数。张志聪从地支分阴阳、别太少的观点出发,认为:"热化七者,子午主太过,故其数成。"我们认为不符合《内经》精神,故不从,亦不作强解。

[清化九]"清化",是指庚午、庚子年的岁运而言。庚午、庚子年为金运太过之年,金主凉、主燥,因此庚午、庚子年的秋天来早,气候特别清凉而干燥,万物感此凉燥之气而影响正常生长和收成。"九",为金之成数,所以原文谓"清化九"。之所以此处用金之成数的原因,是因为庚午、庚子年为金运太过的缘故。这也就是张志聪所谓:"清化九者,金运太过也。"

[燥化九]"燥化",指庚午、庚子年的在泉之气。庚午、庚子年为阳明燥金在泉,因此庚午、庚子年的下半年气候偏凉、偏燥,万物生长收成因此而受到影响。"九",为金之成数,所以原文谓:"燥化九。"为什么此处用金之成数而不用金之生数?其原因与前"清化九"相同。因为庚午、庚子年为金运太过之年,在泉之气又是阳明燥金,全年总的说来凉燥之气偏胜,故用金之成数。

⑬王洪图等《黄帝内经素问白话解》司天热化之数七,中运清化之数九,在泉燥化之数九。热、清、燥都是正常的气化表现,因而叫做"正化日"。

⑭郭霭春《黄帝内经素问白话解》此句未具体注释。

(3)其化上咸寒,中辛温,下酸温,所谓药食宜也。

①王冰《黄帝内经素问》(〔新校正云〕按《玄珠》云:下苦热。又按《至真要大论》云:燥淫于内,治以苦热。)

②马莳《黄帝内经素问注证发微》其化上咸寒,此言司天宜用之药食。《至真要大论》云:热淫所胜,平以咸寒。中辛温,此言金运宜用之药食。下酸温,此言在泉宜用之药食。《至真要大论》云:燥淫于内,治以苦温。

③张介宾《类经》辛以从金,温以治寒也。上下同前。《玄珠》云:下苦热。

④张志聪《黄帝内经集注》此句未具体注释。

⑤高士宗《黄帝素问直解》其化上热,则宜水味之咸寒以治之;其化中清,则宜金味之辛温以治之;其化下燥,则宜木味之酸温以治之,所谓药食之相宜也。

⑥黄元御《黄元御医书全集》此句未具体注释。

⑦张琦《素问释义》此句未具体注释。

⑧高亿《黄帝内经素问详注直讲全集》〔讲〕故其化,上而君火为病,宜用味之咸者以泻其热,性之寒者以胜其热。中而燥金为病,宜用味之辛者以散其凉,性之温者以制其凉。下而燥金为病,宜用味之酸者以润其燥,性之温者以平其燥也。所

谓庚午、庚子二岁,上中下三气为病,药食之所宜者,如此也。

⑨孟景春等《黄帝内经素问译释》此句未具体注释。

⑩任廷革《任应秋讲〈黄帝内经〉素问》此句未具体注释,总体概括此段为:(提要)分叙六十年五运主岁之纪,及其六气的上下见。

⑪张灿玾等《黄帝内经素问校释》其气化致病时,司天热化所致宜用咸寒,中运清化所致宜用辛温,在泉燥化所致宜用酸温,这就是所谓适宜的药食性味。

⑫方药中等《黄帝内经素问运气七篇讲解》[其化上咸寒,中辛温,下酸温]"上咸寒",指上半年由于少阴君火司天,气候偏热,所以疾病的治疗及饮食调理方面,以味咸性寒的药物及食物为适宜。因为寒可胜热。"中辛温",指岁运由于是金运太过之年,气候偏凉,所以疾病的治疗及饮食调理方面,以味辛性温的药物及食物为适宜。因为温可胜凉。"下酸温",指下半年阳明燥金在泉,气候偏凉,所以疾病的治疗及饮食调理方面,以味酸性温的药物及食物为适宜。因为金可胜木,凉可伤肝,而酸可补肝,温可胜凉。这就是庚午、庚子年的药物及饮食之所宜。

⑬王洪图等《黄帝内经素问白话解》对它引起的疾病,因为司天热气所致的,适宜用咸寒之品;因为中运凉气所致的,适宜用辛温之品;因为在泉燥气所致的,适宜用酸温之品。以上就是在庚午、庚子年应该选用的药物与食品的性味。

⑭郭霭春《黄帝内经素问白话解》此句未具体注释。

第六十二解

(一)内经原文

辛未同岁会、辛丑岁同岁会:

上太阴土,中少羽水运,下太阳水。雨化风化胜复同,所谓邪气化日也。**灾一宫。雨化五,寒化一**,所谓正化日也。其化上苦热,中苦和,下苦热,所谓药食宜也。

(二)字词注释

(1)灾一宫

①王冰《黄帝内经素问》(〔新校正云〕详一宫,北室坎位,天玄司。)

②马莳《黄帝内经素问注证发微》〔新校正云〕详一宫,北室坎位,天玄司。

③张介宾《类经》一,北方坎宫也。水运不及,故灾及之。

④张志聪《黄帝内经集注》乃北方坎位。

⑤高士宗《黄帝素问直解》北方坎宫水位也。

⑥黄元御《黄元御医书全集》坎水数一。

⑦张琦《素问释义》此词未具体注释。

⑧高亿《黄帝内经素问详注直讲全集》〔讲〕土来克水,见于一宫。

⑨孟景春等《黄帝内经素问译释》此词未具体注释。

⑩任廷革《任应秋讲〈黄帝内经〉素问》此词未具体注释。

⑪张灿玾等《黄帝内经素问校释》灾变发生在北方一宫。

⑫方药中等《黄帝内经素问运气七篇讲解》按照《灵枢》九宫图,"一宫",代表北方。"灾一宫",意即辛未、辛丑年自然灾害主要发生在北方地区。

⑬王洪图等《黄帝内经素问白话解》因为胜复之气是因水运不及而引起的,所以灾害发生在与水气相应的北方。在九宫中,北方的位置属于一宫。

⑭郭霭春《黄帝内经素问白话解》一宫,即北方坎宫。

（2）雨化五

①王冰《黄帝内经素问》此词未具体注释。

②马莳《黄帝内经素问注证发微》此言司天之化。土常以生,故辛未、辛丑年皆主雨化五。

③张介宾《类经》司天。

④张志聪《黄帝内经集注》丑未主不及,故其数生。

⑤高士宗《黄帝素问直解》土气在上,故而化五。

⑥黄元御《黄元御医书全集》此词未具体注释。

⑦张琦《素问释义》此词未具体注释。

⑧高亿《黄帝内经素问详注直讲全集》〔注〕雨,丑未太阴之土气也;〔讲〕兼上而丑未太阴司天,土气得中,而湿化居其五。

⑨孟景春等《黄帝内经素问译释》此词未具体注释。

⑩任廷革《任应秋讲〈黄帝内经〉素问》此词未具体注释。

⑪张灿玾等《黄帝内经素问校释》司天之气数为雨化五。

⑫方药中等《黄帝内经素问运气七篇讲解》"雨化",指辛未、辛丑年的司天之气而言。辛未、辛丑年为太阴湿土司天,太阴主湿,因此辛未、辛丑年上半年湿气偏胜,万物感此雨湿之气而化生。"五",为土之生数,所以原文谓:"雨化五。"

⑬王洪图等《黄帝内经素问白话解》司天雨化之数五。

⑭郭霭春《黄帝内经素问白话解》此词未具体注释。

（3）寒化一

①王冰《黄帝内经素问》（〔新校正云〕详此以运与在泉俱水,故只言寒化一。寒化一者,少羽之化气也。若太阳在泉之化,则辛未寒化一,辛丑寒化六。）

②马莳《黄帝内经素问注证发微》寒化一,此言在泉。新校正云:详此以运与在泉俱水,故只言寒化一。寒化一者,少羽之化气也。若太阳在泉之化,则辛未寒化一,辛丑寒化六。

③张介宾《类经》中运在泉同。

④张志聪《黄帝内经集注》在化运主不及,故其数。在在泉乃丙辰丙戌也。辰戌乃太阳之水,合丙之化运而始生,故其数一。

⑤高士宗《黄帝素问直解》水运在中而不及,故寒化一。一,水之生数也。水气在下,同于寒化,故不复言。

⑥黄元御《黄元御医书全集》此词未具体注释。

⑦张琦《素问释义》此词未具体注释。

⑧高亿《黄帝内经素问详注直讲全集》〔注〕寒，少羽太阳之水气也。〔讲〕中而少羽主运，水气不及，而寒化居其一。

⑨孟景春等《黄帝内经素问译释》新校正："此以运与在泉俱水，故只言寒化一，少羽之化气也。"寒属水，一为水之生数，本年之中运与在泉均属水，故"寒化一"是中运寒化一，在泉亦寒化一。以下凡属岁会的年份仿此。

⑩任廷革《任应秋讲〈黄帝内经〉素问》此词未具体注释。

⑪张灿玾等《黄帝内经素问校释》本年中运与在泉，俱为寒水之气，故只言其一，则二者皆具。新校正云："详此以运与在泉俱水，故只言寒化一。寒化一者，少羽之气化也。若太阳在泉之化，则辛未寒化一，辛丑寒化六。"

⑫方药中等《黄帝内经素问运气七篇讲解》"寒化"，指辛丑、辛未年的岁运。辛未、辛丑年为水运不及之年，水主寒，因此辛未、辛丑年冬令来迟，应寒不寒，万物亦因此而应藏不藏，在化生上受到影响。"一"为水之生数，所以原文谓："寒化一，由于辛未、辛丑年为水运不及之年，所以此处用水之生数而不用水之成数。值得提出的是，本节未列出在泉之气的常数。这是因为在泉之气的常数与岁运常数相同，所以省略不列。因为辛未、辛丑年在泉之气为太阳寒水，主气终之气为太阳寒水，在泉之气又是太阳寒水，气候本应偏寒，但是岁运是水运不及，冬令应寒不寒。运气相合，两相抵消，所以这一年冬天气候不会太冷。因此在泉之气的常数也只应该列水的生数"寒化一"，而不能列水的成数。这也就是《新校正》注文中所谓的："详此以与在泉俱水，故只言寒化一。"以下亦有与此类此情况，不再解释。

⑬王洪图等《黄帝内经素问白话解》中运寒化之数一，在泉寒化之数一。

⑭郭霭春《黄帝内经素问白话解》此词未具体注释。

（三）语句阐述

（1）辛未_{同岁会}、辛丑岁_{同岁会}：上太阴土，中少羽水运，下太阳水。雨化风化胜复同，所谓邪气化日也。灾一宫。

①王冰《黄帝内经素问》（〔新校正云〕详此至七月丙申月，水还正羽。详一宫，北室坎位，天玄司。）

②马莳《黄帝内经素问注证发微》丑未太阴湿土司天。辛为水运，为少羽。新校正云：详此至七月丙申月，水还正羽。太阳寒水在泉。风胜，雨复。因胜而复，乃邪气所化之日。新校正云：详一宫，北室坎位，天玄司。

③张介宾《类经》辛年水运不及，而湿土司天胜之，所谓涸流之纪，上宫与正宫同也。一，北方坎宫也。水运不及，故灾及之。

④张志聪《黄帝内经集注》灾一宫，乃北方坎位。

⑤高士宗《黄帝素问直解》辛为水运不及，故辛未辛丑岁。上太阴土，中少羽水运，下太阳水。水运不及，始则土之雨化胜，继则木之风化复，胜与复，同主一岁之气，非上中下正气之化。所谓邪气化日也。灾一宫，北方坎宫水位也。

⑥黄元御《黄元御医书全集》灾一宫,坎水数一。

⑦张琦《素问释义》此句未具体注释。

⑧高亿《黄帝内经素问详注直讲全集》〔批〕此次辛未、辛丑之数,以明气化生成,而详其药食之宜也。

〔讲〕辛未、辛丑之岁,上而司天,则丑未太阴湿土;中而主运,则辛所化之少羽水运;下而在泉,则辰戌太阳寒水。是岁也,气为不及,胜气乘之,复气间之,胜甚则复甚,胜微则复微。既水为土克,木为土复,故雨化风化,胜复之气相同。胜复者,不正之气,得气则起,得位则甚,所谓邪气化于时日之盛者,此也。故其为灾也,土来克水,见于一宫。

⑨孟景春等《黄帝内经素问译释》此句未具体注释。

⑩任廷革《任应秋讲〈黄帝内经〉素问》此句未具体注释,总体概括此段为:(提要)分叙六十年五运主岁之纪,及其六气的上下见。

⑪张灿玾等《黄帝内经素问校释》辛未年、辛丑年(二年俱为同岁会)。上为太阴湿土司天;中为少羽水运不及;下为太阳寒水在泉。水运不及,则可出现雨化的胜气与风化的复气,未年与丑年相同,凡出现胜气复气的,就是所谓邪化日。灾变发生在北方一宫。

⑫方药中等《黄帝内经素问运气七篇讲解》[上太阴土 中少羽水运 下太阳水]"上太阴土",指太阴湿土司天。"中少羽水运",指水运不及之年。"下太阳水",指太阳寒水在泉。全句意即辛未、辛丑年为水运不及之年,太阴湿土司天,太阳寒水在泉。

[雨化风化复同]"雨化",指太阴湿土之气。"风化",指厥阴风木之气。全句意即辛未、辛丑年为水运不及之年。水运不及,土来乘之,因此这一年的客运初运及冬季可以出现湿气偏胜的现象。但是由于胜复原因,湿气偏胜时,风气又必然来复,因此有时又可以出现风气偏胜的气候变化,所以原文谓:"雨化风化胜复同。"

[灾一宫]按照《灵枢》九宫图,"一宫",代表北方。"灾一宫",意即辛未、辛丑年自然灾害主要发生在北方地区。

⑬王洪图等《黄帝内经素问白话解》辛未年、辛丑年(两年都是同岁会):在上是太阴湿土司天,中运是少羽水运不及,在下是太阳寒水在泉。土能克水,水运不及则土湿之气偏胜,土气胜,就会有风木之气制约报复它。这两年都是胜气为雨,复气为风,这些都不是上、中、下三气的正常气化表现,因而叫做"邪化日"。又因为胜复之气是因水运不及而引起的,所以灾害发生在与水气相应的北方。在九宫中,北方的位置属于一宫。

⑭郭霭春《黄帝内经素问白话解》一宫,即北方坎宫。

(2)雨化五,寒化一,所谓正化日也。

①王冰《黄帝内经素问》(〔新校正云〕详此以运与在泉俱水,故只言寒化一。寒化一者,少羽之化气也。若太阳在泉之化,则辛未寒化一,辛丑寒化六。)

②马莳《黄帝内经素问注证发微》雨化五,此言司天之化。土常以生,故辛未、辛丑年皆主雨化五。寒化一,此言在泉。新校正云:详此以运与在泉俱水,故只言寒化一。寒化一者,少羽之化气也。若太阳在泉之化,则辛未寒化一,辛丑寒化六。正气所化。

③张介宾《类经》司天。中运在泉同。

④张志聪《黄帝内经集注》丑未主不及,故其数生。在化运主不及,故其数生。在在泉乃丙辰丙戌也。辰戌乃太阳之水,合丙之化运而始生,故其数一。

⑤高士宗《黄帝素问直解》土气在上,故而化五;水运在中而不及,故寒化一。一,水之生数也。水气在下,同于寒化,故不复言。下不复言,义俱仿此。此乃上中下之气,所谓正化日也。

⑥黄元御《黄元御医书全集》此句未具体注释。

⑦张琦《素问释义》此句未具体注释。

⑧高亿《黄帝内经素问详注直讲全集》〔注〕雨,丑未太阴之土气也。寒,少羽太阳之水气也。

〔讲〕兼上而丑未太阴司天,土气得中,而湿化居其五。中而少羽主运,水气不及,而寒化居其一,所谓雨化、寒化者,皆正气所化之日也。

⑨孟景春等《黄帝内经素问译释》寒化一:新校正:"此以运与在泉俱水,故只言寒化一,少羽之化气也。"寒属水,一为水之生数,本年之中运与在泉均属水,故"寒化一"是中运寒化一,在泉亦寒化一。以下凡属岁会的年份仿此。

⑩任廷革《任应秋讲〈黄帝内经〉素问》此句未具体注释,总体概括此段为:(提要)分叙六十年五运主岁之纪,及其六气的上下见。

⑪张灿玾等《黄帝内经素问校释》寒化一:本年中运与在泉,俱为寒水之气,故只言其一,则二者皆具。新校正云:"详此以运与在泉俱水,故只言寒化一。寒化一者,少羽之气化也。若太阳在泉之化,则辛未寒化一,辛丑寒化六。"

司天之气数为雨化五,中运之气数为寒化一,在泉的气数为寒化一,若不出现胜气复气的,就是所谓正化日。

⑫方药中等《黄帝内经素问运气七篇讲解》[雨化五]"雨化",指辛未、辛丑年的司天之气而言。辛未、辛丑年为太阴湿土司天,太阴主湿,因此辛未、辛丑年上半年湿气偏胜,万物感此雨湿之气而化生。"五",为土之生数,所以原文谓:"雨化五。"

[寒化一]"寒化",指辛丑、辛未年的岁运。辛未、辛丑年为水运不及之年,水主寒,因此辛未、辛丑年冬令来迟,应寒不寒,万物亦因此而应藏不藏,在化生上受到影响。"一"为水之生数,所以原文谓:"寒化一,由于辛未、辛丑年为水运不及之年,所以此处用水之生数而不用水之成数。值得提出的是,本节未列出在泉之气的常数。这是因为在泉之气的常数与岁运常数相同,所以省略不列。因为辛未、辛丑年在泉之气为太阳寒水,主气终之气为太阳寒水,在泉之气又是太阳寒水,气候本应

偏寒,但是岁运是水运不及,冬令应寒不寒。运气相合,两相抵消,所以这一年冬天气候不会太冷。因此在泉之气的常数也只应该列水的生数"寒化一",而不能列水的成数。这也就是《新校正》注文中所谓的:"详此以与在泉俱水,故只言寒化一。"以下亦有与此类此情况,不再解释。

⑬王洪图等《黄帝内经素问白话解》司天雨化之数五,中运寒化之数一,在泉寒化之数一。雨、寒都是正常的气化表现,因而叫做"正化日"。

⑭郭霭春《黄帝内经素问白话解》此句未具体注释。

(3) 其化上苦热,中苦和,下苦热,所谓药食宜也。

①王冰《黄帝内经素问》(〔新校正云〕按《玄珠》云:上酸和,下甘温。又按《至真要大论》云:湿淫所胜,平以苦热;寒淫于内,治以甘热。)

②马莳《黄帝内经素问注证发微》其化上苦热,此言司天宜用之药食。《至真要大论》云:湿淫所胜,平以苦热。中苦和,此言运气宜用之药食。下苦热,此言在泉宜用之药食。《至真要大论》云:寒淫于内,治以甘热。

③张介宾《类经》苦从火化,治寒以热也。治上同前。玄珠云:上酸和,下甘温。

④张志聪《黄帝内经集注》此句未具体注释。

⑤高士宗《黄帝素问直解》其化上湿,则宜火味之苦热以治之;其化中寒,则宜火味之苦和以治之,其化下寒,亦宜火味之苦热以治之,所谓药食之相宜也。

⑥黄元御《黄元御医书全集》此句未具体注释。

⑦张琦《素问释义》此句未具体注释。

⑧高亿《黄帝内经素问详注直讲全集》〔讲〕其年灾化之见于上者,属司天之气,宜用味之苦、性之热,以燥湿而去其阴邪。灾化之见于中者,属主运之气,宜用味之苦、性之和,以平水而和其中。灾化之见于下者,属在泉之气,宜用味之苦、性之热,以泻其水而胜其寒也。所谓辛未、辛丑二岁,上中下三气为病,药食之所宜如此也。

⑨孟景春等《黄帝内经素问译释》此句未具体注释。

⑩任廷革《任应秋讲〈黄帝内经〉素问》此句未具体注释,总体概括此段为:(提要)分叙六十年五运主岁之纪,及其六气的上下见。

⑪张灿玾等《黄帝内经素问校释》其气化致病时,司天热化所致宜用苦热,中运寒化所致宜用苦和,在泉寒化所致宜用甘热,这就是所谓适宜的药食性味。

⑫方药中等《黄帝内经素问运气七篇讲解》[其化上苦热,中苦和,下苦热]"上苦热",指上半年由于太阴湿土司天,气候偏湿,所以在对疾病的治疗及饮食调理上以味苦性热的药物及食物为适宜。因为苦可燥湿,热可化湿。"中苦和",指岁运由于水运不及之年,湿乃大行,应寒不寒,气候偏热,湿热交蒸,所以在对疾病的治疗及饮食调理方面,亦以味苦而性平和的药物及食物为适宜。因为苦可燥湿,苦可清热。"下苦热",指太阳寒水在泉,气候本应寒冷,但由于岁运属于水运不及,湿乃大

行,所以在对疾病的治疗及饮食调养方面,亦以味苦性热的药物及食物为适宜。因为苦可燥湿,热可胜寒,热可化湿。总的来说,辛未、辛丑年气候变化以湿热为主,所以在药物及食物上,亦以苦温、苦热为主。这就是辛未、辛丑年药物及饮食之所宜。

⑬王洪图等《黄帝内经素问白话解》它引起的疾病,因为司天湿气所致的,适宜用苦温之品;因为中运寒气所致的,适宜用苦平之品;因为在泉寒气所致的,适宜用苦热之品。以上就是在辛未、辛丑年应该选用的药物与食品的性味。

⑭郭霭春《黄帝内经素问白话解》此句未具体注释。

第六十三解

（一）内经原文

壬申同天符、壬寅岁同天符：

上少阳相火,中太角木运,下厥阴木。**火化二,风化八**,所谓正化日也。其化上咸寒,中酸和,下辛凉,所谓药食宜也。

（二）字词注释

（1）火化二

①王冰《黄帝内经素问》（〔新校正云〕详壬申热化七,壬寅热化二。）

②马莳《黄帝内经素问注证发微》壬申为对化,从标成数,当云火化七;壬寅为正化,从本生数,当云火化二。

③张介宾《类经》司天。

④张志聪《黄帝内经集注》壬申壬寅为同天符,故其数生,天主生也。

⑤高士宗《黄帝素问直解》火气在上,故火化二。

⑥黄元御《黄元御医书全集》此词未具体注释。

⑦张琦《素问释义》此词未具体注释。

⑧高亿《黄帝内经素问详注直讲全集》〔注〕火,寅申少阳之热气也。〔讲〕热化则地二所生之火。

⑨孟景春等《黄帝内经素问译释》此词未具体注释。

⑩任廷革《任应秋讲〈黄帝内经〉素问》此词未具体注释。

⑪张灿玾等《黄帝内经素问校释》新校正云:"详壬申,热化七。壬寅,热化二。"

⑫方药中等《黄帝内经素问运气七篇讲解》"火化",指壬寅、壬申年的司天之气而言。壬寅、壬申年为少阳相火司天,少阳主火,因此壬寅、壬申年上半年气候偏热,万物感此火热之气而化生。"二",为火之生数,所以原文谓:"火化二。"为什么这里只用火之生数而不用火之成数,因为少阳相火司天,主要影响上半年,气候变化上由温而热,火气并非极盛,所以此处只用火之生数。这也就是高世栻注文中所谓的:"火气在上,故火化二。"不过我们认为这里如果用火的成数也是可以的,因为

六元正纪大论篇

岁运是木运太过,风气偏胜,气候偏温,运气相合,温热相临,这一年上半年可以出现气候比较炎热的变化,所以我们认为此处也可以用"火化七"来表示火气偏胜。

⑬王洪图等《黄帝内经素问白话解》司天火化之数二。

⑭郭霭春《黄帝内经素问白话解》此词未具体注释。

(2)风化八

①王冰《黄帝内经素问》(〔新校正云〕详此以运与在泉俱木,故只言风化八。风化八,乃太角之运化也。若厥阴在泉之化,则壬申风化三。壬寅风化八。)

②马莳《黄帝内经素问注证发微》新校正云:详此以运与在泉俱木,故只言风化八。风化八,乃太角之运化也。若厥阴在泉之化,则壬申风化三,则壬寅风化八。

③张介宾《类经》运与在泉同。

④张志聪《黄帝内经集注》在中运主角木太过,故其数成。在在泉乃丁巳丁亥也。委和之纪,上角与正角同,故主成。盖木气不及而得运化之助,则木气盛矣,故其数八。

⑤高士宗《黄帝素问直解》木运在中而太过,又木气在下,故皆风化八。八,木之成数也。

⑥黄元御《黄元御医书全集》中运在泉,二木相合,故风化多。

⑦张琦《素问释义》此词未具体注释。

⑧高亿《黄帝内经素问详注直讲全集》〔注〕风,太角厥阴之木气也。〔讲〕风化则地八所成之木。

⑨孟景春等《黄帝内经素问译释》此词未具体注释。

⑩任廷革《任应秋讲〈黄帝内经〉素问》此词未具体注释。

⑪张灿玾等《黄帝内经素问校释》本年中运与在泉俱为风木,故合言之。新校正云:"详此以运与在泉俱木,故只言风化八。风化八,乃太角之运化也。若厥阴在泉之化,则壬申风化三,壬寅风化八"。黄元御注:"中运在泉,二木相合,故风化多。"

⑫方药中等《黄帝内经素问运气七篇讲解》"风化",指壬申、壬寅年的岁运。壬申、壬寅年为木运太过之年,木主风,主温,因此壬申、壬寅年春令来早,风气偏胜,气候偏温,万物感此偏胜之气而化生。"八",为木之成数,所以原文谓:"风化八。"由于壬申、壬寅年为木运太过之年,所以此处用木之成数而不用木之生数。壬申、壬寅年的在泉之气为厥阴风木,岁运为木运太过,在泉之气又是厥阴风木,因此壬申、壬寅年下半年也是风气偏胜,气候偏温,应寒不寒,应藏不藏,因此其常数也应列木之成数,即"风化八"。由于此数与岁运常数相同,所以原文省略未列。这也就是《新校正》注中所谓的:"详此以运与在泉俱木,故只言风化八。"

⑬王洪图等《黄帝内经素问白话解》中运风化之数八,在泉风化之数八。

⑭郭霭春《黄帝内经素问白话解》此词未具体注释。

(三)语句阐述

(1)壬申同天符、壬寅岁同天符:上少阳相火,中太角木运,下厥阴木。

①王冰《黄帝内经素问》此句未具体注释。

②马莳《黄帝内经素问注证发微》盖木运太过,下加厥阴,即厥阴为在泉也,故曰同天符。寅申为相火司天。壬为阳木,为太角。厥阴风木在泉。

③张介宾《类经》司天。中运。在泉。

④张志聪《黄帝内经集注》此句未具体注释。

⑤高士宗《黄帝素问直解》壬为木运太过,故壬申壬寅岁,上少阳相火,中太角木运,下厥阴木。

⑥黄元御《黄元御医书全集》此句未具体注释。

⑦张琦《素问释义》此句未具体注释。

⑧高亿《黄帝内经素问详注直讲全集》〔批〕此次壬申、壬寅之数,以明气化生成,而详其药食之宜也。

〔讲〕壬申、壬寅之岁,上而司天,则寅申少阳相火。中而主运,则壬所化之太角木运。下而在泉,则巳亥厥阴风木。

⑨孟景春等《黄帝内经素问译释》此句未具体注释。

⑩任廷革《任应秋讲〈黄帝内经〉素问》此句未具体注释,总体概括此段为:(提要)分叙六十年五运主岁之纪,及其六气的上下见。

⑪张灿玾等《黄帝内经素问校释》壬申年、壬寅年(二年俱为同天符)。上为少阳相火司天;中为太角木运太过;下为厥阴风木在泉。

⑫方药中等《黄帝内经素问运气七篇讲解》"上少阳相火",指少阳相火司天。"中太角木运",指木运太过之年。"下厥阴木",指厥阴风木在泉。全句意即壬申、壬寅年为木运太过之年,少阳相火司天,厥阴风木在泉。

⑬王洪图等《黄帝内经素问白话解》壬申年、壬寅年(两年都是同天符):在上是少阳相火司天,中运是太角木运太过,在下是厥阴风木在泉。

⑭郭霭春《黄帝内经素问白话解》此句未具体注释。

(2)火化二,风化八,所谓正化日也。

①王冰《黄帝内经素问》(〔新校正云〕详壬申热化七。壬寅热化二。详此以运与在泉俱木,故只言风化八。风化八,乃太角之运化也。若厥阴在泉之化,则壬申风化三,壬寅风化八。)

②马莳《黄帝内经素问注证发微》壬申为对化,从标成数,当云火化七;壬寅为正化,从本生数,当云火化二。新校正云:详此以运与在泉俱木,故只言风化八。风化八,乃太角之运化也。若厥阴在泉之化,则壬申风化三,壬寅风化八。正气所化。

③张介宾《类经》司天。运与在泉同。

④张志聪《黄帝内经集注》壬申壬寅为同天符,故其数生,天主生也。在中运主角木太过,故其数成。在在泉乃丁巳丁亥也。委和之纪,上角与正角同,故主成。盖木气不及而得运化之助,则木气盛矣,故其数八。

⑤高士宗《黄帝素问直解》火气在上,故火化二;木运在中而太过,又木气在

六元正纪大论篇

下,故皆风化八。八,木之成数也。此火化风化,乃上中下之气,所谓正化日也。

⑥黄元御《黄元御医书全集》风化八:中运在泉,二木相合,故风化多。

⑦张琦《素问释义》此句未具体注释。

⑧高亿《黄帝内经素问详注直讲全集》〔注〕火,寅申少阳之热气也。风,太角厥阴之木气也。

〔讲〕是岁也,热化则地二所生之火,风化则地八所成之木,所谓正气所化之时日者,此也。

⑨孟景春等《黄帝内经素问译释》此句未具体注释。

⑩任廷革《任应秋讲〈黄帝内经〉素问》此句未具体注释,总体概括此段为:(提要)分叙六十年五运主岁之纪,及其六气的上下见。

⑪张灿玾等《黄帝内经素问校释》火化二:新校正云"详壬申,热化七。壬寅,热化二"。风化八:本年中运与在泉俱为风木,故合言之。新校正云:"详此以运与在泉俱木,故只言风化八。风化八,乃太角之运化也。若厥阴在泉之化,则壬申风化三,壬寅风化八"。黄元御注:"中运在泉,二木相合,故风化多。"

司天之气数为火化二,中运之气数为风化八,在泉之气数亦为风化八,凡不出现胜气复气的,就是所谓正化日。

⑫方药中等《黄帝内经素问运气七篇讲解》[火化二]"火化",指壬寅、壬申年的司天之气而言。壬寅、壬申年为少阳相火司天,少阳主火,因此壬寅、壬申年上半年气候偏热,万物感此火热之气而化生。"二",为火之生数,所以原文谓:"火化二。"为什么这里只用火之生数而不用火之成数,因为少阳相火司天,主要影响上半年,气候变化上由温而热,火气并非极盛,所以此处只用火之生数。这也就是高世栻注文中所谓的:"火气在上,故火化二。"不过我们认为这里如果用火的成数也是可以的,因为岁运是木运太过,风气偏胜,气候偏温,运气相合,温热相临,这一年上半年可以出现气候比较炎热的变化,所以我们认为此处也可以用"火化七"来表示火气偏胜。

[风化八]"风化",指壬申、壬寅年的岁运。壬申、壬寅年为木运太过之年,木主风,主温,因此壬申、壬寅年春令来早,风气偏胜,气候偏温,万物感此偏胜之气而化生。"八",为木之成数,所以原文谓:"风化八。"由于壬申、壬寅年为木运太过之年,所以此处用木之成数而不用木之生数。壬申、壬寅年的在泉之气为厥阴风木,岁运为木运太过,在泉之气又是厥阴风木,因此壬申、壬寅年下半年也是风气偏胜,气候偏温,应寒不寒,应藏不藏,因此其常数也应列木之成数,即"风化八"。由于此数与岁运常数相同,所以原文省略未列。这也就是《新校正》注中所谓的:"详此以运与在泉俱木,故只言风化八。"

⑬王洪图等《黄帝内经素问白话解》司天火化之数二,中运风化之数八,在泉风化之数八。风、火都是正常的气化表现,因而叫做"正化日"。

⑭郭霭春《黄帝内经素问白话解》此句未具体注释。

（3）其化上咸寒，中酸和，下辛凉，所谓药食宜也。

①王冰《黄帝内经素问》此句未具体注释。

②马莳《黄帝内经素问注证发微》其化上咸寒，此言司天宜用之药食。中酸和，此言木运宜用之药食。下辛凉，此言在泉宜用之药食。

③张介宾《类经》治司天之火。木运太过，故宜酸和。治在泉也。木火合气，故宜辛凉。

④张志聪《黄帝内经集注》（眉批）巳亥虽主在泉而不主司天，然丁巳丁亥主木气盛而不主不及，一定之数也。

⑤高士宗《黄帝素问直解》其化上火，则宜水味之咸寒以治之；其化中风，则宜木味之酸和以治之；其化下风，则宜金味之辛凉以治之，所谓药食之相宜也。

⑥黄元御《黄元御医书全集》此句未具体注释。

⑦张琦《素问释义》此句未具体注释。

⑧高亿《黄帝内经素问详注直讲全集》〔讲〕故其化，上而相火为病，宜用味之咸者以泻其热，性之寒者以胜其热。中而太角为病，宜用味之酸者以泻木气，性之和者以平木气。下而厥阴为病，宜用味之辛者以散风邪，性之凉者以胜风邪也。所谓壬申、壬寅二岁，上中下三气为病，药食之所宜者，如此也。

⑨孟景春等《黄帝内经素问译释》此句未具体注释。

⑩任廷革《任应秋讲〈黄帝内经〉素问》此句未具体注释，总体概括此段为：（提要）分叙六十年五运主岁之纪，及其六气的上下见。

⑪张灿玾等《黄帝内经素问校释》其气化致病时，司天火化所致宜用咸寒，中运风化所致宜用酸和，在泉风化所致宜用辛凉，这就是所谓适宜的药食性味。

⑫方药中等《黄帝内经素问运气七篇讲解》〔其化上咸寒，中酸和，下辛凉〕"上咸寒"，指上半年由于少阳相火司天，气候偏热，所以在对疾病的治疗与饮食调理方面，以味咸性寒的药物及食物为适宜。因为咸可胜火，寒可胜热。"中酸和"，指岁运由于是木运太过之年，风气偏胜，气候偏温，人体相应肝气偏胜，所以在对疾病的治疗及饮食调理方面，以味酸而性平和的药物及食物为适宜。因为酸可泻肝，酸可养肝。"下辛凉"，指下半年由于厥阴风木在泉，所以在对疾病的治疗与饮食调理方面，以味辛性凉的药物及食物为适宜，因为辛可疏风，凉可胜温。这就是壬申、壬寅年药物及饮食之所宜。

⑬王洪图等《黄帝内经素问白话解》对它引起的疾病，因为司天火气所致的，适宜用咸寒之品；因为中运风气所致的，适宜用酸平之品；因为在泉风气所致的，适宜用辛凉之品。以上就是在壬申、壬寅年应该选用的药物与食品的性味。

⑭郭霭春《黄帝内经素问白话解》此句未具体注释。

第六十四解

（一）内经原文

癸酉_{同岁会}、癸卯岁_{同岁会}：

上阳明金,中少微火运,下少阴火。寒化雨化胜复同,所谓邪气化日也。**灾九宫**。**燥化九,热化二**,所谓正化日也。其化上苦小温,中咸温,下咸寒,所谓药食宜也。

(二)字词注释

(1)灾九宫

①王冰《黄帝内经素问》(〔新校正云〕详九宫,离位南室,天英司也。)

②马蒔《黄帝内经素问注证发微》新校正云:详九宫,离位南室,天英司。

③张介宾《类经》九,南方离宫也。火运不及而胜复所由,故灾及之。

④张志聪《黄帝内经集注》乃南方离位。

⑤高士宗《黄帝素问直解》灾九宫,南方离宫火位也。

⑥黄元御《黄元御医书全集》离火数九。

⑦张琦《素问释义》此词未具体注释。

⑧高亿《黄帝内经素问详注直讲全集》〔讲〕水来克火,见于九宫。

⑨孟景春等《黄帝内经素问译释》此词未具体注释。

⑩任廷革《任应秋讲〈黄帝内经〉素问》此词未具体注释。

⑪张灿玾等《黄帝内经素问校释》灾变发生在南方九宫。

⑫方药中等《黄帝内经素问运气七篇讲解》按《灵枢》九宫图,"九宫",代表南方。"灾九宫",意即癸酉、癸卯年自然灾害主要发生在南方地区。

⑬王洪图等《黄帝内经素问白话解》由于胜复之气是由于火运不及所引起的,因而灾害发生在与火气相应的南方。在九宫中,南方的位置属于九宫。

⑭郭霭春《黄帝内经素问白话解》九宫:即南方离宫。

(2)燥化九

①王冰《黄帝内经素问》(〔新校正云〕详癸酉燥化四,癸卯燥化九。)

②马蒔《黄帝内经素问注证发微》新校正云:详癸酉燥化四,癸卯燥化九。

③张介宾《类经》司天。

④张志聪《黄帝内经集注》伏明之纪,上商与正商同,故主成。盖火运不及,收气自政,而又上临于司天,则其气盛矣。

⑤高士宗《黄帝素问直解》金气在上,故燥化九。

⑥黄元御《黄元御医书全集》火不及则金无制,故燥化多。

⑦张琦《素问释义》此词未具体注释。

⑧高亿《黄帝内经素问详注直讲全集》〔注〕燥,卯酉阳明之金气也。〔讲〕兼上而卯酉阳明燥金,金气得助,而燥化居其九。

⑨孟景春等《黄帝内经素问译释》此词未具体注释。

⑩任廷革《任应秋讲〈黄帝内经〉素问》此词未具体注释。

⑪张灿玾等《黄帝内经素问校释》燥化九:新校正云"详癸酉燥化四,癸卯燥化九"。黄元御注:"火不及则金无制,故燥化多。"

⑫方药中等《黄帝内经素问运气七篇讲解》"燥化",指癸酉、癸卯年的司天之气而言。癸酉、癸卯年为阳明燥金司天,阳明主凉、主燥,因此癸酉、癸卯年上半年气候偏凉、偏燥,万物因气候偏凉、偏燥而在生长上受到影响。"九",为金之成数,所以原文谓:"燥化九。"因为癸酉、癸卯年为火运不及之年,火运不及,应热不热,气候必然相对偏寒,再加上阳明司天,气候又凉,所以此处用金之成数而不用金之生数。

⑬王洪图等《黄帝内经素问白话解》司天燥化之数九。

⑭郭霭春《黄帝内经素问白话解》此词未具体注释。

（3）热化二

①王冰《黄帝内经素问》（〔新校正云〕详此以运与在泉俱火,故只言热化二。热化二者,少徵之运化也。若少阴在泉之化,癸酉热化七,癸卯热化二。）

②马莳《黄帝内经素问注证发微》新校正云:详此以运与在泉俱火,故只言热化二。热化二者,少徵之运化也。若少阴在泉之化,则癸酉热化七,癸卯热化二。

③张介宾《类经》运与在泉同。

④张志聪《黄帝内经集注》在中运主不及,故其数二。在在泉乃戊子戊午,属天符之岁,故其数生,盖天生而地成也。

⑤高士宗《黄帝素问直解》火运在中而不及,又火气在下,故热化二。二,火之生数也。

⑥黄元御《黄元御医书全集》此词未具体注释。

⑦张琦《素问释义》此词未具体注释。

⑧高亿《黄帝内经素问详注直讲全集》〔注〕热,少徵少阴之火气也;〔讲〕中而少徵主运,火气不及而热化居其二。

⑨孟景春等《黄帝内经素问译释》此词未具体注释。

⑩任廷革《任应秋讲〈黄帝内经〉素问》此词未具体注释。

⑪张灿玾等《黄帝内经素问校释》本年中运与在泉俱为火,故合言之。新校正云:"详此以运与在泉俱火,故只言热化二。热化二者,少徵之运化也,若少阴在泉之化,癸酉热化七,癸卯热化二。"

⑫方药中等《黄帝内经素问运气七篇讲解》"热化",指癸酉、癸卯年的岁运。癸酉、癸卯之年,火运不及,因此这两年夏令来迟,应热不热,万物因应热不热,气候偏凉而影响生长。"二",为火之生数,所以原文谓:"热化二。"由于癸酉、癸卯年属于火运不及之年,所以此处只用火之生数,以示火运不及。值得注意并提出的是此处也未列在泉之气的常数,但是我们认为此处不好用与岁运常数相同而省略来作解释,因为癸酉、癸卯年的在泉之气为少阴君火,少阴主热,下半年气候应属偏热,根据下文在药食宜方面提"下咸寒"来看,也可以反证下半年气候偏热,否则就不能用咸寒来作治疗。这就是说癸酉、癸卯年在泉之气在性质上与岁运的火气不及完全不同,因此就不能用岁运的常数来代替在泉之气的常数。所以我们认为这里未

列在泉常数，当属漏列，应列为"热化七"。

⑬王洪图等《黄帝内经素问白话解》中运热化之数二，在泉热化之数二。

⑭郭霭春《黄帝内经素问白话解》此词未具体注释。

（三）语句阐述

（1）癸酉_{同岁会}、癸卯_{同岁会}：上阳明金，中少徵火运，下少阴火。寒化雨化胜复同，所谓邪气化日也。灾九宫。

①王冰《黄帝内经素问》（〔新校正云〕详此五月遇戊午月，火还正徵。〔新校正云〕详九宫，离位南室，天英司也。）

②马莳《黄帝内经素问注证发微》阳明燥金司天。癸为阴火，为少徵。少阴君火在泉。寒胜，雨复。新校正云：详九宫，离位南室，天英司。

③张介宾《类经》癸为阴火，故属少徵。癸年火运不及，上见燥金，则金得其政，所谓伏明之纪，上商与正商同也。九，南方离宫也。火运不及而胜复所由，故灾及之。

④张志聪《黄帝内经集注》乃南方离位。

⑤高士宗《黄帝素问直解》癸为火运不及，故癸酉癸卯岁，上阳明金，中少徵火运，下少阴火。火运不及，始则水之寒化胜，继则土之雨化复，胜与复，同主一岁之气，非上中下正气之化，所谓邪气化日也。灾九宫，南方离宫火位也。

⑥黄元御《黄元御医书全集》灾九宫，离火数九。

⑦张琦《素问释义》此句未具体注释。

⑧高亿《黄帝内经素问详注直讲全集》〔批〕此次癸酉、癸卯之数，以明气化生成，而详其药食之宜也。

〔讲〕癸酉、癸卯之岁，上而司天，则卯酉阳明燥金。中而主运，则癸所化之少徵火运。下而在泉，则子午少阴君火。是岁也，气为不及，胜气乘之，复气间之，胜甚则复甚，胜微则复微。既火为水克，土为火复，故寒化雨化，胜复之气相同。胜复者不正之气，得气则起，得位则甚，所谓邪气化于时日之盛者，此也。故其为灾也，水来克火，见于九宫。

⑨孟景春等《黄帝内经素问译释》此句未具体注释。

⑩任廷革《任应秋讲〈黄帝内经〉素问》此句未具体注释，总体概括此段为：（提要）分叙六十年五运主岁之纪，及其六气的上下见。

⑪张灿玾等《黄帝内经素问校释》癸酉年、癸卯年（二年俱为同岁会）。上为阳明燥金司天；中为少徵火运不及；下为少阴君火在泉，火运不及，则可出现寒化的胜气与雨化的复气，酉年与卯年相同，凡出现胜气复气的，就是所谓的邪化日。灾变发生在南方九宫。

⑫方药中等《黄帝内经素问运气七篇讲解》〔上阳明金 中少徵火运 下少阴火〕"上阳明金"，指阳明燥金司天。"中少徵火运"，指火运不及之年。"下少阴火"，指少阴君火在泉。全句意即癸卯、癸酉年为火运不及之年，阳明燥金司天，少阴君火

在泉。

[寒化雨化胜复同]"寒化",指太阳寒水之气。"雨化",指太阴湿土之气。全句意即癸酉、癸卯年为火运不及之年,火运不及,水来乘之,因此这一年的客运初运所属一段时间及这一年夏季可以出现暴寒的气候变化。但是由于胜复原因,寒气偏胜时,湿气又必然来复,因此有时又可以出现气候偏湿、偏热的气候变化,所以原文谓:"寒化雨化胜复同。"

[灾九宫]按《灵枢》九宫图,"九宫",代表南方。"灾九宫",意即癸酉、癸卯年自然灾害主要发生在南方地区。

⑬王洪图等《黄帝内经素问白话解》癸酉年、癸卯年(两年都是同岁会):在上是阳阴燥金司天,中运是少徵火运不及,在下是少阴君火在泉。水能克火,火运不及则寒水之气偏胜,水气胜,就会有湿土之气制约报复它。这两年都是胜气为寒,复气为雨,这些都不是上、中、下三气的正常气化表现,因而叫做"邪化日"。又由于胜复之气是由于火运不及所引起的,因而灾害发生在与火气相应的南方。在九宫中,南方的位置属于九宫。

⑭郭霭春《黄帝内经素问白话解》九宫,即南方离宫。

(2)燥化九,热化二,所谓正化日也。

①王冰《黄帝内经素问》(〔新校正〕详癸酉燥化四,癸卯燥化九。〔新校正云〕详此以运与在泉俱火,故只言热化二。热化二者,少徵之运化也。若少阴在泉之化,癸酉热化七。癸卯热化二。)

②马莳《黄帝内经素问注证发微》新校正云:详癸酉燥化四,癸卯燥化九。新校正云:详此以运与在泉俱火,故只言热化二。热化二者,少徵之运化也。若少阴在泉之化,则癸酉热化七,癸卯热化二。所谓正化日也。正气所化。

③张介宾《类经》司天。运与在泉同。

④张志聪《黄帝内经集注》伏明之纪,上商与正商同,故主成。盖火运不及,收气自政,而又上临于司天,则其气盛矣。在中运主不及,故其数二。在在泉乃戊子戊午,属天符之岁,故其数生,盖天生而地成也。(眉批)顾氏影宋本正化日也之上有所谓二字。

⑤高士宗《黄帝素问直解》金气在上,故燥化九,火运在中而不及,又火气在下,故热化二。二,火之生数也。此上中下之气,所谓正化日也。

⑥黄元御《黄元御医书全集》燥化九:火不及则金无制,故燥化多。

⑦张琦《素问释义》此句未具体注释。

⑧高亿《黄帝内经素问详注直讲全集》〔注〕燥,卯酉阳明之金气也。热,少徵少阴之火气也。

〔讲〕兼上而卯酉阳明燥金,金气得助,而燥化居其九。中而少徵主运,火气不及而热化居其二,所谓燥化、热化者,皆正气所化之日也。

⑨孟景春等《黄帝内经素问译释》此句未具体注释。

⑩任廷革《任应秋讲〈黄帝内经〉素问》此句未具体注释,总体概括此段为:(提要)分叙六十年五运主岁之纪,及其六气的上下见。

⑪张灿玾等《黄帝内经素问校释》燥化九:新校正云"详癸酉燥化四,癸卯燥化九"。黄元御注:"火不及则金无制,故燥化多。"热化二:本年中运与在泉俱为火,故合言之。新校正云:"详此以运与在泉俱火,故只言热化二。热化二者,少徵之运化也,若少阴在泉之化,癸酉热化七,癸卯热化二。"

司天之气数燥化九,中运之气数为热化二,在泉之气数为热化二,凡不出现胜气复气的,就是所谓正化日。

⑫方药中等《黄帝内经素问运气七篇讲解》[燥化九]"燥化",指癸酉、癸卯年的司天之气而言。癸酉、癸卯年为阳明燥金司天,阳明主凉、主燥,因此癸酉、癸卯年上半年气候偏凉、偏燥,万物因气候偏凉、偏燥而在生长上受到影响。"九",为金之成数,所以原文谓:"燥化九。"因为癸酉、癸卯年为火运不及之年,火运不及,应热不热,气候必然相对偏寒,再加上阳明司天,气候又凉,所以此处用金之成数而不用金之生数。

[热化二]"热化",指癸酉、癸卯年的岁运。癸酉、癸卯之年,火运不及,因此这两年夏令来迟,应热不热,万物因应热不热,气候偏凉而影响生长。"二",为火之生数,所以原文谓:"热化二。"由于癸酉、癸卯年属于火运不及之年,所以此处只用火之生数,以示火运不及。值得注意并提出的是此处也未列在泉之气的常数,但是我们认为此处不好用与岁运常数相同而省略来作解释,因为癸酉、癸卯年的在泉之气为少阴君火,少阴主热,下半年气候应属偏热,根据下文在药食宜方面提"下咸寒"来看,也可以反证下半年气候偏热,否则就不能用咸寒来作治疗。这就是说癸酉、癸卯年在泉之气在性质上与岁运的火气不及完全不同,因此就不能用岁运的常数来代替在泉之气的常数。所以我们认为这里未列在泉常数,当属漏列,应列为"热化七"。

⑬王洪图等《黄帝内经素问白话解》司天燥化之数九,中运热化之数二,在泉热化之数二。燥、热都是正常的气化表现,因而叫做"正化日"。

⑭郭霭春《黄帝内经素问白话解》此句未具体注释。

(3)其化上苦小温,中咸温,下咸寒,所谓药食宜也。

①王冰《黄帝内经素问》(〔新校正云〕按《玄珠》云:上苦热。)

②马莳《黄帝内经素问注证发微》其化上苦小温,此言司天宜用之药食。中咸温,此言火运宜用之药食。下咸寒,此言在泉宜用之药食,所谓药食宜也。

③张介宾《类经》中少徵火,故治虽用针而必温也。上下同前。玄珠云:上苦热。

④张志聪《黄帝内经集注》此句未具体注释。

⑤高士宗《黄帝素问直解》其化上燥,则宜火味之苦小温以治之;其化中热,则宜水味之咸温以治之;其化下热,则宜水味之咸寒以治之,所谓药食之相宜也。

⑥黄元御《黄元御医书全集》此句未具体注释。

⑦张琦《素问释义》此句未具体注释。

⑧高亿《黄帝内经素问详注直讲全集》〔讲〕其年灾化之见于上者,属司天之气,宜用味之苦,性之小温,以泻燥气而去其凉邪。灾化之见于中者,属主运之气,宜用味之咸、性之温,以清热而留其火气。灾化之见于下者,属在泉之气,宜用味之咸、性之寒,以泻其热而胜其热也。所谓癸酉、癸卯二岁,上中下三气为病,药食之所宜者,如此也。

⑨孟景春等《黄帝内经素问译释》此句未具体注释。

⑩任廷革《任应秋讲〈黄帝内经〉素问》此句未具体注释,总体概括此段为:(提要)分叙六十年五运主岁之纪,及其六气的上下见。

⑪张灿玾等《黄帝内经素问校释》其气化致病时,司天燥化所致宜用苦小温,中运热化所致宜用咸温,在泉热化所致宜用咸寒,这就是所谓适宜的药食性味。

⑫方药中等《黄帝内经素问运气七篇讲解》[其化上苦小温,中咸温,下咸寒]"上苦小温",指上半年由于阳明燥金司天,气候偏凉,所以在对疾病的治疗及饮食调理方面,以味苦性小温的药物及食物为适宜,因为温可胜凉,由于上半年主气的初之气是厥阴风木,二之气是少阴君火,三之气是少阳相火,主气偏温、偏热。所以虽然因为客气的司天之气是阳明燥金,气候偏凉,应该用偏温的药物和食物来加以矫正,但是由于主气偏温,所以也要适当考虑主气而不能用大温大热,只能用味苦而性小温的药物和食物。这也就是前文所谓的"同其主勿犯,异其主则小犯之"的精神。"中咸温",指由于癸酉、癸卯年是火运不及之年,气候偏凉,应热不热,人体心气不足,所以在对疾病的治疗及饮食调理上,以味咸性温的药物及食物为适宜,因为咸可以补心,温可以胜凉。这也就是《素问·脏气法时论》中所论:"心欲软,急食咸以软之,用咸补之。"《至真要大论》中所论:"清者温之。""下咸寒",指下半年由于少阴君火在泉,气候偏热,所以在对疾病的治疗及饮食调理方面,以味咸性寒的药物及食物为适宜。因为咸可以胜火,寒可以泻热。这就是癸酉、癸卯年药物及饮食之所宜。

⑬王洪图等《黄帝内经素问白话解》它引起的疾病,因为司天燥气所致的,适宜用苦小温之品;因为中运热气所致的,适宜用咸温之品;因为在泉热气所致的,适宜用咸寒之品。以上就是癸酉、癸卯年应该选用的药物与食品的性味。

⑭郭霭春《黄帝内经素问白话解》此句未具体注释。

第六十五解

（一）内经原文

甲戌岁会同天符、甲辰岁岁会同天符:

上太阳水,中太宫土运,下太阴土。寒化六,湿化五,正化日也。其化上苦热,中苦温,下苦温,药食宜也。

（二）字词注释

（1）寒化六

①王冰《黄帝内经素问》（〔新校正云〕详甲戌寒化一，甲辰寒化六。）

②马莳《黄帝内经素问注证发微》详甲戌正化，从本生数，当云寒化一；甲辰对化，从标成数，当云寒化六。

③张介宾《类经》司天。

④张志聪《黄帝内经集注》辰戌主太过，故其数成。按土盛而不胜水者，乃岁会之年。气之平也，故无胜复。

⑤高士宗《黄帝素问直解》水气在上，故寒化六。

⑥黄元御《黄元御医书全集》此词未具体注释。

⑦张琦《素问释义》此词未具体注释。

⑧高亿《黄帝内经素问详注直讲全集》〔注〕寒，辰戌太阳之水气也。〔讲〕寒化则地六，所成之水。

⑨孟景春等《黄帝内经素问译释》此词未具体注释。

⑩任廷革《任应秋讲〈黄帝内经〉素问》此词未具体注释。

⑪张灿玾等《黄帝内经素问校释》新校正云："详甲戌寒化一，甲辰寒化六。"

⑫方药中等《黄帝内经素问运气七篇讲解》"寒化"，指甲戌、甲辰年的司天之气。甲辰、甲戌年为太阳寒水司天，太阳主寒，因此甲辰、甲戌年上半年寒气偏胜，气候偏寒。万物因气候寒凉、应温不温而影响生长。"六"，为水之成数，所以原文谓："寒化六。"由于甲辰、甲戌年岁运为土运太过之年，因此这一年的客运初运所属一段时间中及长夏季节湿气偏胜，雨水增多。湿为阴邪，再加上太阳寒水司天，所以上半年气候较一般年份偏冷，所以这里用水之成数以表示上半年气候寒凉。

⑬王洪图等《黄帝内经素问白话解》司天寒化之数六。

⑭郭霭春《黄帝内经素问白话解》此词未具体注释。

（2）湿化五

①王冰《黄帝内经素问》（〔新校正云〕详此以运与在泉俱土，故只言湿化五。）

②马莳《黄帝内经素问注证发微》新校正云：详此以运与在泉俱土，故只言湿化五。

③张介宾《类经》中运与在泉同气，故只言湿化五而止。

④张志聪《黄帝内经集注》在中运土常以生，在在泉乃己丑己未。丑未主不及，故其数生。

⑤高士宗《黄帝素问直解》土气在中，土气在下，故湿化五。

⑥黄元御《黄元御医书全集》此词未具体注释。

⑦张琦《素问释义》此词未具体注释。

⑧高亿《黄帝内经素问详注直讲全集》〔注〕湿，太宫太阴之土气也；〔讲〕湿化则天五，所生之土。

⑨孟景春等《黄帝内经素问译释》此词未具体注释。

⑩任廷革《任应秋讲〈黄帝内经〉素问》此词未具体注释。

⑪张灿玾等《黄帝内经素问校释》中运之气数为湿化五,在泉之气数亦为湿化五。

⑫方药中等《黄帝内经素问运气七篇讲解》"湿化",指甲戌、甲辰年的岁运。甲戌、甲辰年为土运太过之年,因此这一年的长夏和客运初运所属时间中雨湿偏胜,万物感此雨湿之气而化生。"五",为土之生数,所以原文谓:"湿化五。"此节亦未列在泉之气的常数。这是因为甲戌、甲辰年太阴湿土在泉,下半年气候偏湿,其常数与岁运的常数相同,所以从略。

⑬王洪图等《黄帝内经素问白话解》中运湿化之数五,在泉湿化之数五。

⑭郭霭春《黄帝内经素问白话解》此词未具体注释。

(三)语句阐述

(1)甲戌岁会同天符、甲辰岁会同天符:上太阳水,中太宫土运,下太阴土。

①王冰《黄帝内经素问》此句未具体注释。

②马莳《黄帝内经素问注证发微》运与年辰皆土,曰岁会;又土运太过,下加厥阴在泉,曰同天符。辰戌为太阳寒水司天。甲为阳土,为太宫。湿土在泉。

③张介宾《类经》甲为阳土,故属太宫。

④张志聪《黄帝内经集注》此句未具体注释。

⑤高士宗《黄帝素问直解》甲为土运太过,故甲戌甲辰岁,上太阳水,中太宫土运,下太阴土。

⑥黄元御《黄元御医书全集》此句未具体注释。

⑦张琦《素问释义》此句未具体注释。

⑧高亿《黄帝内经素问详注直讲全集》〔批〕此次甲戌、甲辰之数,以明气化生成,而详其药食之宜也。

〔讲〕甲戌、甲辰之岁,上而司天,则辰戌太阳寒水。中而主运,则甲所化之太宫土运。下而在泉,则丑未太阴湿土。

⑨孟景春等《黄帝内经素问译释》此句未具体注释。

⑩任廷革《任应秋讲〈黄帝内经〉素问》此句未具体注释,总体概括此段为:(提要)分叙六十年五运主岁之纪,及其六气的上下见。

⑪张灿玾等《黄帝内经素问校释》甲戌年、甲辰年(二年既是岁会,又是同天符)。上为太阳寒水司天;中为太宫土运太过;下为太阴湿土在泉。

⑫方药中等《黄帝内经素问运气七篇讲解》"上太阳水",指太阳寒水司天。"中太宫土运",指土运太过之年。"下太阴土",指太阴湿土在泉。全句意即甲戌、甲辰年是土运太过之年,太阳寒水司天,太阴湿土在泉。

⑬王洪图等《黄帝内经素问白话解》甲戌年、甲辰年(两年既是岁会又是同天符):在上是太阳寒水司天,中运是太宫土运太过,在下是太阴湿土在泉。

⑭郭霭春《黄帝内经素问白话解》此句未具体注释。

（2）寒化六，湿化五，正化日也。

①王冰《黄帝内经素问》〔〔新校正云〕详甲戌寒化一，甲辰寒化六。〔新校正云〕详此以运与在泉俱土，故只言湿化五。）

②马莳《黄帝内经素问注证发微》详甲戌正化，从本生数，当云寒化一；甲辰对化，从标成数，当云寒化六。新校正云：详此以运与在泉俱土，故只言湿化五。

③张介宾《类经》司天。中运与在泉同气，故只言湿化五而止。

④张志聪《黄帝内经集注》辰戌主太过，故其数成。按土盛而不胜水者，乃岁会之年。气之平也，故无胜复。在中运土常以生，在在泉乃己丑己未。丑未主不及，故其数生。

⑤高士宗《黄帝素问直解》水气在上，故寒化六，土气在中，土气在下，故湿化五，此上中下之气，乃正化日也。

⑥黄元御《黄元御医书全集》此句未具体注释。

⑦张琦《素问释义》此句未具体注释。

⑧高亿《黄帝内经素问详注直讲全集》〔注〕寒，辰戌太阳之水气也。湿，太宫太阴之土气也。

〔讲〕是岁也，寒化则地六，所成之水，湿化则天五，所生之土。所谓正气所化之时日者，此也。

⑨孟景春等《黄帝内经素问译释》此句未具体注释。

⑩任廷革《任应秋讲〈黄帝内经〉素问》此句未具体注释，总体概括此段为：（提要）分叙六十年五运主岁之纪，及其六气的上下见。

⑪张灿玾等《黄帝内经素问校释》寒化六：新校正云"详甲戌寒化一，甲辰寒化六"。

司天之气数为寒化六，中运之气数为湿化五，在泉之气数亦为湿化五，凡不出现胜气复气的，就是所谓正化日。

⑫方药中等《黄帝内经素问运气七篇讲解》[寒化六]"寒化"，指甲戌、甲辰年的司天之气。甲辰、甲戌年为太阳寒水司天，太阳主寒，因此甲辰、甲戌年上半年寒气偏胜，气候偏寒。万物因气候寒凉、应温不温而影响生长。"六"，为水之成数，所以原文谓："寒化六。"由于甲辰、甲戌年岁运为土运太过之年，因此这一年的客运初运所属一段时间中及长夏季节湿气偏胜，雨水增多。湿为阴邪，再加上太阳寒水司天，所以上半年气候较一般年份偏冷，所以这里用水之成数以表示上半年气候寒凉。

[湿化五]"湿化"，指甲戌、甲辰年的岁运。甲戌、甲辰年为土运太过之年，因此这一年的长夏和客运初运所属时间中雨湿偏胜，万物感此雨湿之气而化生。"五"，为土之生数，所以原文谓："湿化五。"此节亦未列在泉之气的常数。这是因为甲戌、甲辰年太阴湿土在泉，下半年气候偏湿，其常数与岁运的常数相同，所以从略。

⑬王洪图等《黄帝内经素问白话解》司天寒化之数六,中运湿化之数五,在泉湿化之数五。寒、湿都是正常的气化表现,因而叫做"正化日"。

⑭郭霭春《黄帝内经素问白话解》此句未具体注释。

(3) 其化上苦热,中苦温,下苦温,药食宜也。

①王冰《黄帝内经素问》(〔新校正云〕按《玄珠》云:上甘温,下酸平。又按《至真要大论》云:寒淫所胜,平以辛热。湿淫于内,治以苦热。)

②马莳《黄帝内经素问注证发微》其化上苦热,此言司天宜用之药食。《至真要大论》云:寒淫所胜,平以辛热。中苦温,此言土运宜用之药食。下苦温,此言在泉宜用之药食,《至真要大论》云:湿淫于内,治以苦热。

③张介宾《类经》治湿土也。玄珠云:上甘温,下酸平。

④张志聪《黄帝内经集注》(眉批)甲戌甲辰为岁会。又:所谓二字为承前章而言,故后去之。

⑤高士宗《黄帝素问直解》其化上寒,则宜火味之苦热以治;其之化可湿下湿,则宜火味之苦温以治之,此药食之相宜也。

⑥黄元御《黄元御医书全集》此句未具体注释。

⑦张琦《素问释义》此句未具体注释。

⑧高亿《黄帝内经素问详注直讲全集》〔讲〕故其化,上而寒水为病,宜用味之苦者以发其寒,性之热者以胜其寒。中下湿土为病,宜用味之苦者以燥湿气,性之温者以除阴邪也。所谓甲戌、甲辰二岁,上中下三气为病,药食之所宜者,如此也。

⑨孟景春等《黄帝内经素问译释》此句未具体注释。

⑩任廷革《任应秋讲〈黄帝内经〉素问》此句未具体注释,总体概括此段为:(提要)分叙六十年五运主岁之纪,及其六气的上下见。

⑪张灿玾等《黄帝内经素问校释》其气化致病时,司天寒化所致宜用苦热,中运湿化所致宜用苦温,在泉湿化所致宜用苦温,这就是所谓适宜的药食性味。

⑫方药中等《黄帝内经素问运气七篇讲解》[其化上苦热,中苦温,下苦温]"上苦热",指上半年由于太阳寒水司天,气候偏寒,再加上岁运为土运太过,客运湿气偏胜,气候以寒湿为特点。所以在对疾病的治疗及饮食调理方面,以味苦性热的药物及食物为适宜。因为苦可燥湿,热而散寒。"中苦温",指甲戌、甲辰年土运太过,湿气偏胜,所以在对疾病的治疗及饮食调理方面,以味苦性温的药物及食物为适宜。因为苦可燥湿,温可化湿。"下苦温",指甲戌、甲辰年太阴湿土在泉,湿气偏胜,与岁运相同。所以在对疾病的治疗及饮食调理方面也与岁运完全相同。这就是甲戌、甲辰年药物及饮食之所宜。

⑬王洪图等《黄帝内经素问白话解》它引起的疾病,因为司天寒气所致的,适宜用苦热之品;因为中运湿气所致的,适宜用苦温之品;因为在泉湿气所致的,也适宜用苦温之品。以上就是甲戌、甲辰年应该选用的药物与食品的性味。

⑭郭霭春《黄帝内经素问白话解》此句未具体注释。

第六十六解

（一）内经原文

乙亥、乙巳岁：

上厥阴木，中少商金运，下少阳相火。热化寒化胜复同，邪气化日也。**灾七宫**。**风化八**，**清化四**，**火化二**，正化度也。其化上辛凉，中酸和，下咸寒，药食宜也。

（二）字词注释

（1）灾七宫

①王冰《黄帝内经素问》此词未具体注释。

②马莳《黄帝内经素问注证发微》七为金方。

③张介宾《类经》七，兑宫也。金运不及，故灾及之。

④张志聪《黄帝内经集注》从革之纪，上角与正角同，故主成。盖金运不及生气乃扬，而又上临于司天，则木气盛矣。

⑤高士宗《黄帝素问直解》凡乙年金运不及皆热也。

⑥黄元御《黄元御医书全集》此词未具体注释。

⑦张琦《素问释义》此词未具体注释。

⑧高亿《黄帝内经素问详注直讲全集》〔注〕火来克金见于七宫。

⑨孟景春等《黄帝内经素问译释》此词未具体注释。

⑩任廷革《任应秋讲〈黄帝内经〉素问》此词未具体注释。

⑪张灿玾等《黄帝内经素问校释》灾变发生在西方七宫。

⑫方药中等《黄帝内经素问运气七篇讲解》前已述及，"七宫"，代表西方。"灾七宫"，意即乙亥、乙巳年自然灾害主要发生在西方地区。

⑬王洪图等《黄帝内经素问白话解》因为胜复之气是由于金运不及所引起的，所以灾害发生在与金气相应的西方。在九宫中，西方的位置属于七宫。

⑭郭霭春《黄帝内经素问白话解》此词未具体注释。

（2）风化八

①王冰《黄帝内经素问》（〔新校正云〕详乙亥风化三，乙巳风化八。）

②马莳《黄帝内经素问注证发微》此言司天。详乙亥正化，从本生数，当云风化三；乙巳对化，从标成数，当云风化八。

③张介宾《类经》司天。

④张志聪《黄帝内经集注》从革之纪，上角与正角同，故主成。盖金运不及，生气乃扬，而又上临于司天，则木气盛矣。

⑤高士宗《黄帝素问直解》木气在上，故风化八。

⑥黄元御《黄元御医书全集》金运不及，又被火克，风木无制，故风化多。

⑦张琦《素问释义》此词未具体注释。

⑧高亿《黄帝内经素问详注直讲全集》〔注〕风，巳亥厥阴之木气也；〔讲〕兼上

而巳亥厥阴司天,木气得位而风化居其八。

⑨孟景春等《黄帝内经素问译释》此词未具体注释。

⑩任廷革《任应秋讲〈黄帝内经〉素问》此词未具体注释。

⑪张灿玾等《黄帝内经素问校释》新校正云:"详乙亥风化三,乙巳风化八。"黄元御注:"金运不及,又被火克,风木无制,故风化多。"

⑫方药中等《黄帝内经素问运气七篇讲解》"风化",指乙巳、乙亥年的司天之气。乙巳、乙亥年的司天之气为厥阴风木,厥阴主风主温,因此乙巳、乙亥年上半年风气偏胜,气候偏温。万物感此偏胜之风气而化生。"八",为木之成数,所以原文谓"风化八。"由于乙巳、乙亥年为金运不及之年,金不及则不能制木,再加上厥阴风木司天,所以风气因失制而必然更加偏胜,所以这里用木之成数而不用木之生数,以示风气之太过。

⑬王洪图等《黄帝内经素问白话解》司天风化之数八。

⑭郭霭春《黄帝内经素问白话解》此词未具体注释。

(3)清化四

①王冰《黄帝内经素问》此词未具体注释。

②马莳《黄帝内经素问注证发微》此言金运。乙亥清化四,乙巳清化九。

③张介宾《类经》中运。

④张志聪《黄帝内经集注》乃庚寅庚申也。当主成数,疑误故缺。

⑤高士宗《黄帝素问直解》金运在中而不及,故清化四。

⑥黄元御《黄元御医书全集》此词未具体注释。

⑦张琦《素问释义》此词未具体注释。

⑧高亿《黄帝内经素问详注直讲全集》〔注〕清,乙化少商之金气也。〔讲〕中而少商主运,金气不及而清化居其四。

⑨孟景春等《黄帝内经素问译释》此词未具体注释。

⑩任廷革《任应秋讲〈黄帝内经〉素问》此词未具体注释。

⑪张灿玾等《黄帝内经素问校释》中运之气数为清化四。

⑫方药中等《黄帝内经素问运气七篇讲解》"清化",是指乙巳、乙亥年的岁运。乙巳、乙亥年为金运不及之年,金主凉、主燥,因此乙巳、乙亥年的秋天,应凉不凉,应收不收,万物因此而影响正常生长收成。"四",为金之生数,所以原文谓:"清化四。"由于乙巳、乙亥年是金运不及,所以这里用金之生数而不用金之成数。

⑬王洪图等《黄帝内经素问白话解》中运清化之数四。

⑭郭霭春《黄帝内经素问白话解》此词未具体注释。

(4)火化二

①王冰《黄帝内经素问》(〔新校正云〕详乙亥热化二,乙巳热化七。)

②马莳《黄帝内经素问注证发微》此言在泉。乙亥热化二,乙巳热化七。

③张介宾《类经》在泉。

④张志聪《黄帝内经集注》乃庚寅庚申也。当主成数，疑误故缺。

⑤高士宗《黄帝素问直解》火气在下，故火化二。

⑥黄元御《黄元御医书全集》此词未具体注释。

⑦张琦《素问释义》此词未具体注释。

⑧高亿《黄帝内经素问详注直讲全集》〔注〕火，寅申少阳之热气也。〔讲〕下而寅申少阳在泉，火非其位而火化居其二。

⑨孟景春等《黄帝内经素问译释》此词未具体注释。

⑩任廷革《任应秋讲〈黄帝内经〉素问》此词未具体注释。

⑪张灿玾等《黄帝内经素问校释》新校正云："详乙亥热化二，乙巳热化七。"

⑫方药中等《黄帝内经素问运气七篇讲解》"火化"，是指乙巳、乙亥年的在泉之气。乙巳、乙亥年的在泉之气为少阳相火，少阳主火、主热，因此乙巳、乙亥年下半年气候应该偏热，万物因气候应寒不寒、应藏不藏而影响其正常化生。"二"，为火之生数，所以原文谓："火化二。"少阳主火，下半年火气偏胜，本来应该用火的成数，即"火化七"，但这里何以用生数而不用成数，这是因为乙巳、乙亥年为金运不及之年，金运不及，火来乘之，火气偏胜，水又来复，因此乙巳、乙亥年的冬天，由于复气的原因，又会出现相对寒冷。由于如此，所以尽管少阳相火在泉，但由于复气原因，两相抵消，所以也就不会太热，因此这里只用火之生数而不用火之成数。

⑬王洪图等《黄帝内经素问白话解》在泉火化之数二。

⑭郭霭春《黄帝内经素问白话解》此词未具体注释。

（三）语句阐述

（1）乙亥、乙巳岁：上厥阴木，中少商金运，下少阳相火。热化寒化胜复同，邪气化日也。灾七宫。

①王冰《黄帝内经素问》（〔新校正云〕详乙亥年三月得庚辰月，早见干德符，即气还正商，火未得王而先平，火不胜则水不复，又亥是水得力年，故火不胜也。乙巳岁火来小胜，巳为火，佐于胜也。即于二月中气君火时化日，火来行胜，不待水复，遇三月庚辰月，乙见庚而气自全，金还正商。）

②马莳《黄帝内经素问注证发微》巳亥为厥阴风木司天。乙为阴金，为少商。新校正云：详乙亥年三月得庚辰月，早见干德符，即气还正商，火未得王而先平，火不胜则水不复，又亥是水得力年，故火不胜也。乙巳岁火来小胜，巳为火，佐于胜也。即于二月中气君火时化日，火来行胜，不待水复，遇三月庚辰月，乙见庚而气自全，金还正商。相火在泉。热胜，寒复。七为金方。

③张介宾《类经》七，兑宫也。金运不及，故灾及之。

④张志聪《黄帝内经集注》此句未具体注释。

⑤高士宗《黄帝素问直解》乙为金运不及，故乙亥乙巳岁，上厥阴木，中少商金运，下少阳相火。金运不及，始则火之热化胜，继则水之寒化复，胜与复，同主一岁之气，非上中下正气之化，乃邪气化日也。灾七宫，凡乙年金运不及皆热也。

⑥黄元御《黄元御医书全集》此句未具体注释。

⑦张琦《素问释义》此句未具体注释。

⑧高亿《黄帝内经素问详注直讲全集》〔批〕此次乙亥、乙巳之数，以明气化生成，而详其药食之宜也。

〔讲〕乙亥、乙巳之岁，上而司天，则巳亥厥阴风木。中而主运，则乙所化之少商金运。下而在泉，则寅申少阳相火。是岁也，气为不及，胜气乘之，复气间之，胜甚则复甚，胜微则复微。既金为火克，水为金复，故热化寒化胜复之气相同。胜复者，不正之气，得气则起，得位则甚。所谓邪气化于时日之盛者，此也。故其为灾也，火来克金见于七宫。

⑨孟景春等《黄帝内经素问译释》此句未具体注释。

⑩任廷革《任应秋讲〈黄帝内经〉素问》此句未具体注释，总体概括此段为：（提要）分叙六十年五运主岁之纪，及其六气的上下见。

⑪张灿玾等《黄帝内经素问校释》乙亥年、乙巳年。上为厥阴风木司天；中为少商金运不及；下为少阴相火在泉。金运不及，则可出现热化的胜气与寒化的复气，亥年与巳年相同，凡出现胜气复气的，就是所谓邪化日。灾变发生在西方七宫。

⑫方药中等《黄帝内经素问运气七篇讲解》[上厥阴木 中少商金运 下少阳相火]"上厥阴木"，指厥阴风木司天。"中少商金运"，指金运不及之年。"下少阳相火"，指少阳相火在泉。全句意即乙亥、乙巳年是金运不及之年，厥阴风木司天，少阳相火在泉。

[热化寒化胜复同]"热化"，指少阴君火或少阳相火之气。"寒化"，指太阳寒水之气。全句意即乙亥、乙巳年金运不及，则火来乘之，因此这一年的秋天应凉不凉，气候偏热。但是由于胜复原因，水气必然来复，因此这一年的冬天又会出现偏寒的气候变化，所以原文谓："热化寒化胜复同。"

[灾七宫]前已述及，"七宫"，代表西方。"灾七宫"，意即乙亥、乙巳年自然灾害主要发生在西方地区。

⑬王洪图等《黄帝内经素问白话解》乙亥年、乙巳年：在上是厥阴风木司天，中运是少商金运不及，在下是少阳相火在泉。火能克金，金运不及则火气偏胜，火气胜，就会有寒水之气制约报复它。这两年都是胜气为热，复气为寒，这些胜气与复气都不是上、中、下之气的正常气化表现，因而叫做"邪化日"。又因为胜复之气是由于金运不及所引起的，所以灾害发生在与金气相应的西方。在九宫中，西方的位置属于七宫。

⑭郭霭春《黄帝内经素问白话解》此句未具体注释。

（2）风化八，清化四，火化二，正化度也。

①王冰《黄帝内经素问》（〔新校正云〕详乙亥风化三，乙巳风化八。〔新校正云〕详乙亥热化二，乙巳热化七。）度，谓日也。

②马莳《黄帝内经素问注证发微》风化八，此言司天。详乙亥正化，从本生数，

当云风化三；乙巳对化，从标成数，当云风化八。清化四，此言金运。乙亥清化四，乙巳清化九。火化二，此言在泉。乙亥热化二，乙巳热化七。度，谓日也。

③张介宾《类经》司天。中运。在泉。

④张志聪《黄帝内经集注》从革之纪，上角与正角同，故主成。盖金运不及，生气乃扬，而又上临于司天，则木气盛矣。乃庚寅庚申也。当主成数，疑误故缺。度者，谓所主之时度也。（眉批）先曰日而后曰度，盖言一岁之中，又各有分主之时度。

⑤高士宗《黄帝素问直解》木气在上，故风化八；金运在中而不及，故清化四；火气在下，故火化二，此上中下之气，乃正化之度。度，时度也。余仿此。

⑥黄元御《黄元御医书全集》风化八；金运不及，又被火克，风木无制，故风化多。清化四，火化二，正化度也，度即日也。

⑦张琦《素问释义》此句未具体注释。

⑧高亿《黄帝内经素问详注直讲全集》〔注〕风，巳亥厥阴之木气也。清，乙化少商之金气也。火，寅申少阳之热气也。

〔讲〕兼上而巳亥厥阴司天，木气得位而风化居其八。中而少商主运，金气不及而清化居其四。下而寅申少阳在泉，火非其位而火化居其二。所谓风化、清化、火化者，皆正气所化之度也。

⑨孟景春等《黄帝内经素问译释》此句未具体注释。

⑩任廷革《任应秋讲〈黄帝内经〉素问》此句未具体注释，总体概括此段为：（提要）分叙六十年五运主岁之纪，及其六气的上下见。

⑪张灿玾等《黄帝内经素问校释》风化八：新校正云"详乙亥风化三，乙巳风化八"。黄元御注："金运不及，又被火克，风木无制，故风化多。"火化二：新校正云"详乙亥热化二，乙巳热化七"。正化度：与"正化日"义同。王冰注："度，谓日也。"

司天之气数为风化八，中运之气数为清化四，在泉之气数为火化二，若不出现胜气复气的，就是所谓正化日。

⑫方药中等《黄帝内经素问运气七篇讲解》[风化八]"风化"，指乙巳、乙亥年的司天之气。乙巳、乙亥年的司天之气为厥阴风木，厥阴主风主温，因此乙巳、乙亥年上半年风气偏胜，气候偏温。万物感此偏胜之风气而化生。"八"，为木之成数，所以原文谓"风化八。"由于乙巳、乙亥年为金运不及之年，金不及则不能制木，再加上厥阴风木司天，所以风气因失制而必然更加偏胜，所以这里用木之成数而不用木之生数，以示风气之太过。

[清化四]"清化"，是指乙巳、乙亥年的岁运。乙巳、乙亥年为金运不及之年，金主凉、主燥，因此乙巳、乙亥年的秋天，应凉不凉，应收不收，万物因此而影响正常生长收成。"四"，为金之生数，所以原文谓："清化四。"由于乙巳、乙亥年是金运不及，所以这里用金之生数而不用金之成数。

[火化二]"火化"，是指乙巳、乙亥年的在泉之气。乙巳、乙亥年的在泉之气为少阳相火，少阳主火、主热，因此乙巳、乙亥年下半年气候应该偏热，万物因气候应

寒不寒、应藏不藏而影响其正常化生。"二",为火之生数,所以原文谓:"火化二。"少阳主火,下半年火气偏胜,本来应该用火的成数,即"火化七",但这里何以用生数而不用成数,这是因为乙巳、乙亥年为金运不及之年,金运不及,火来乘之,火气偏胜,水又来复,因此乙巳、乙亥年的冬天,由于复气的原因,又会出现相对寒冷。由于如此,所以尽管少阳相火在泉,但由于复气原因,两相抵消,所以也就不会太热,因此这里只用火之生数而不用火之成数。

〔正化度也〕"正化",即气候的正常变化。"度",王冰注:"度谓日也。"因此"正化度",即前述之"正化日"。意即上述的一些气候变化,都是这些年度的正常变化。

⑬王洪图等《黄帝内经素问白话解》司天风化之数八,中运清化之数四,在泉火化之数二。风、清、火是上、中、下之气的正常气化表现,所以叫做"正化日"。

⑭郭霭春《黄帝内经素问白话解》此句未具体注释。

(3)其化上辛凉,中酸和,下咸寒,药食宜也。

①王冰《黄帝内经素问》此句未具体注释。

②马莳《黄帝内经素问注证发微》其化上辛凉,此言司天宜用之药食。中酸和,此言金运宜用之药食。下咸寒,此言在泉宜用之药食。

③张介宾《类经》中运少商不及,故宜治以酸和。上下同前。以酸治金义,见前少阴之政壬子壬午岁。

④张志聪《黄帝内经集注》此句未具体注释。

⑤高士宗《黄帝素问直解》其化上风,故宜金味之辛凉以治之;其化中清,故宜木味之酸和以治之;其化下热,故宜水味之咸以治之,此药食之相宜也。

⑥黄元御《黄元御医书全集》此句未具体注释。

⑦张琦《素问释义》此句未具体注释。

⑧高亿《黄帝内经素问详注直讲全集》〔讲〕其年灾化之见于上者,属司天之气,宜用味之辛、性之凉,以散风而去其热邪。灾化之见于中者,属主运之气,宜用味之酸、性之和,以收气而和其中。灾化之见于下者,属在泉之气,宜用味之咸、性之寒,以泻其热而胜其热也。所谓乙亥、乙巳二岁,上中下三气为病,药食之宜者如此。

⑨孟景春等《黄帝内经素问译释》此句未具体注释。

⑩任应秋《任应秋讲〈黄帝内经〉素问》此句未具体注释,总体概况此段为:(提要)分叙六十年五运主岁之纪,及其六气的上下见。

⑪张灿玾等《黄帝内经素问校释》其气化致病时,司天热化所致宜用辛凉,中运清化所致宜用酸和,在泉火化所致宜用咸寒,这就是所谓适宜的药食性味。

⑫方药中等《黄帝内经素问运气七篇讲解》〔其化上辛凉,中酸和,下咸寒〕"上辛凉",指上半年由于厥阴风木司天,风气偏胜,气候偏温,所以在对疾病的治疗及饮食调理方面,以味辛性凉的药物及食物为适宜。因为辛可胜风,凉可胜温。"中酸和",指乙巳、乙亥年岁运为金运不及,气候偏温,人体肝气偏胜,所以在对疾病的

治疗及饮食调理方面,以味酸性和的药物及食物为适宜。因为酸可以泻肝,可以养肝。"下咸寒",指乙巳、乙亥年少阳相火在泉,气候偏热,所以在对疾病的治疗及饮食调理方面,以味咸性寒的药物及食物为适宜,因为咸可以泻火,寒可以胜热。这就是乙亥、乙巳年药物及饮食之所宜。

⑬王洪图等《黄帝内经素问白话解》对它引起的疾病,因为司天风气所致的,适宜用辛凉之品;因为中运清气所致的,适宜用酸平之品;因为在泉火气所致的,适宜用咸寒之品。以上就是在乙亥、乙巳年应该选用的药物与食品的性味。

⑭郭霭春《黄帝内经素问白话解》此句未具体注释。

第六十七解

(一)内经原文

丙子_{岁会}、丙午岁:

上少阴火,中太羽水运,下阳明金。**热化二,寒化六,清化四**,正化度也。其化上咸寒,**中咸热**^[注],下酸温,药食宜也。

[注]中咸热:郭霭春《黄帝内经素问校注》、方药中等《黄帝内经素问运气七篇讲解》、孟景春等《黄帝内经素问译释》、人民卫生出版社影印顾从德本《黄帝内经素问》此处为"中咸热",其中郭霭春、方药中等注:中属水运太过,宜味咸性热之品;张灿玾等《黄帝内经素问校释》此处为"中咸温",其注:因太羽水运各条均作"中咸温"故其改。

(二)字词注释

(1)热化二

①王冰《黄帝内经素问》(〔新校正云〕丙午热化二,午为火,少阴君火司天,运虽水,一水不能胜二火,故异于丙子岁。)

②马莳《黄帝内经素问注证发微》此言司天。新校正云:详丙子岁热化七,金之灾得其半,以运水太过,胜于天令,天令减半。丙午热化二,午为火,少阴君火司天,运虽水,一水不能胜二火,故异于丙子岁。

③张介宾《类经》司天。

④张志聪《黄帝内经集注》火司于上,水承制之,故主不及。

⑤高士宗《黄帝素问直解》火气在上,故热化二。

⑥黄元御《黄元御医书全集》火被水克,故热火减。

⑦张琦《素问释义》此词未具体注释。

⑧高亿《黄帝内经素问详注直讲全集》〔注〕热,子午少阴之火气也;〔讲〕热化则地二所生之火。

⑨孟景春等《黄帝内经素问译释》此词未具体注释。

⑩任廷革《任应秋讲〈黄帝内经〉素问》此词未具体注释。

⑪张灿玾等《黄帝内经素问校释》新校正云:"详丙子岁热化七,金之灾得其半,以运水太过,胜于天令,天令减半。丙午热化二,午为火,少阴君火司天,运虽水,一水不能胜二火,故异于丙子岁"。黄元御注:"火被水克,故热化减。"

⑫方药中等《黄帝内经素问运气七篇讲解》"热化",指丙子、丙午年的司天之气。丙子、丙午年为少阴君火司天,少阴主热,因此丙子、丙午年上半年气候偏热,万物感此偏胜之热气而化生。"二",为火之生数,所以原文谓:"热化二。"由于丙子、丙午年岁运为水运太过,运气相合,水可以克火,因此丙子、丙午年虽然是少阴君火司天,但火气不会太过,所以此处用火之生数而不用火之成数。

⑬王洪图等《黄帝内经素问白话解》司天热化之数二。

⑭郭霭春《黄帝内经素问白话解》此词未具体注释。

(2)寒化六

①王冰《黄帝内经素问》此词未具体注释。

②马莳《黄帝内经素问注证发微》此言水运太过者其数成,故寒化六。

③张介宾《类经》中运。

④张志聪《黄帝内经集注》乃辛卯辛酉也。卯酉主不及,故其数生。

⑤高士宗《黄帝素问直解》水运在中而太过,故寒化六。

⑥黄元御《黄元御医书全集》此词未具体注释。

⑦张琦《素问释义》此词未具体注释。

⑧高亿《黄帝内经素问详注直讲全集》〔注〕寒,丙化太羽之水气也。〔讲〕寒化则地六所成之水。

⑨孟景春等《黄帝内经素问译释》此词未具体注释。

⑩任廷革《任应秋讲〈黄帝内经〉素问》此词未具体注释。

⑪张灿玾等《黄帝内经素问校释》中运之气数为寒化六。

⑫方药中等《黄帝内经素问运气七篇讲解》"寒化",指丙子、丙午年的岁运。丙子、丙午年的岁运为水运太过。水主寒,因此丙子、丙午年冬天特别寒冷。"六",为水之成数,所以原文谓:"寒化六。"由于丙子、丙午年的水运太过之年,所以此处用水之成数而不用水之生数。

⑬王洪图等《黄帝内经素问白话解》中运寒化之数六。

⑭郭霭春《黄帝内经素问白话解》此词未具体注释。

(3)清化四

①王冰《黄帝内经素问》(〔新校正云〕详丙子燥化九。丙午燥化四。)

②马莳《黄帝内经素问注证发微》此言在泉,丙子燥化九,丙午燥化四。

③张介宾《类经》在泉。

④张志聪《黄帝内经集注》乃辛卯辛酉也。卯酉主不及,故其数生。

⑤高士宗《黄帝素问直解》金气在下,故清化四。

⑥黄元御《黄元御医书全集》金被火克,故清化减。

⑦张琦《素问释义》此词未具体注释。

⑧高亿《黄帝内经素问详注直讲全集》〔注〕清,卯酉阳明之金气也。〔讲〕清化则地四所生之金。

⑨孟景春等《黄帝内经素问译释》此词未具体注释。

⑩任廷革《任应秋讲〈黄帝内经〉素问》此词未具体注释。

⑪张灿玾等《黄帝内经素问校释》新校正云："详丙子燥化九,丙午燥化四。"黄元御注："金被火克,故清化减。"

⑫方药中等《黄帝内经素问运气七篇讲解》"清化",指丙子、丙午年的在泉之气。丙子、丙午年为阳明燥金在泉。阳明主凉、主燥,因此丙子、丙午年下半年气候偏凉。"四",为金之生数,所以原文谓:"燥化四。"不过我们认为此处用金之生数不好理解,因为丙子、丙午年为水运太过之年,水主寒,金主凉,寒凉同属一类。所以我们认为此处似应以"燥化九"为合理,用金之成数表示寒凉偏胜为好。

⑬王洪图等《黄帝内经素问白话解》在泉清化之数四。

⑭郭霭春《黄帝内经素问白话解》此词未具体注释。

(三)语句阐述

(1)丙子岁会、丙午岁:上少阴火,中太羽水运,下阳明金。

①王冰《黄帝内经素问》此句未具体注释。

②马莳《黄帝内经素问注证发微》子午为少阴君火司天。丙为阳水,为太羽。燥金在泉。

③张介宾《类经》此句未具体注释。

④张志聪《黄帝内经集注》此句未具体注释。

⑤高士宗《黄帝素问直解》丙为水运太过,故丙子丙午岁,上少阴火,中太羽水运,下阳明金。

⑥黄元御《黄元御医书全集》此句未具体注释。

⑦张琦《素问释义》此句未具体注释。

⑧高亿《黄帝内经素问详注直讲全集》〔批〕此次丙子、丙午之数,以明气化生成,而详其药食之宜也。

〔讲〕丙子、丙午之岁,上而司天,则子午少阴君火。中而主运,则丙所化之太羽水运。下而在泉,则卯酉阳明燥金。

⑨孟景春等《黄帝内经素问译释》此句未具体注释。

⑩任廷革《任应秋讲〈黄帝内经〉素问》此句未具体注释,总体概括此段为:(提要)分叙六十年五运主岁之纪,及其六气的上下见。

⑪张灿玾等《黄帝内经素问校释》丙子年(为岁会年)、丙午年。上为少阴君火司天;中为太羽水运太过;下为阳明燥金在泉。

⑫方药中等《黄帝内经素问运气七篇讲解》"上少阴火",指少阴君火司天。"中太羽水运",指水运太过之年。"下阳明金",指阳明燥金在泉。全句意即丙子、丙午年为水运太过之年,少阴君火司天,阳明燥金在泉。

⑬王洪图等《黄帝内经素问白话解》丙子年(为岁会)、丙午年:在上是少阴君火司天,中运是太羽水运太过,在下是阳明燥金在泉。司天热化之数二,中运寒化

之数六,在泉清化之数四。

⑭郭霭春《黄帝内经素问白话解》此句未具体注释。

（2）热化二,寒化六,清化四,正化度也。

①王冰《黄帝内经素问》（〔新校正云〕详丙子岁热化七,金之灾得其半,以运水太过,胜于天令,天令减半。丙午热化二,午为火,少阴君火司天,运虽水,一水不能胜二火,故异于丙子岁。〔新校正云〕详丙子燥化九,丙午燥化四。）

②马莳《黄帝内经素问注证发微》热化二,此言司天。新校正云:详丙子岁热化七,金之灾得其半,以运水太过,胜于天令,天令减半。丙午热化二,午为火,少阴君火司天,运虽水,一水不能胜二火,故异于丙子岁。寒化六,此言水运太过者其数成,故寒化六。清化四,此言在泉,丙子燥化九,丙午燥化四。

③张介宾《类经》司天。中运。在泉。

④张志聪《黄帝内经集注》火司于上,水承制之,故主不及。乃辛卯辛酉也。卯酉主不及,故其数生。

⑤高士宗《黄帝素问直解》火气在上,故热化二;水运在中而太过,故寒化六;金气在下,故清化四,此上中下之气,乃正化度也。

⑥黄元御《黄元御医书全集》热化二（火被水克,故热火减）。寒化六,清化四（金被火克,故清化减）。

⑦张琦《素问释义》此句未具体注释。

⑧高亿《黄帝内经素问详注直讲全集》〔注〕热,子午少阴之火气也。寒,丙化太羽之水气也。清,卯酉阳明之金气也。

〔讲〕是岁也,热化则地二所生之火,寒化则地六所成之水,清化则地四所生之金,皆正气所化之度也。

⑨孟景春等《黄帝内经素问译释》此句未具体注释。

⑩任廷革《任应秋讲〈黄帝内经〉素问》此句未具体注释,总体概括此段为:（提要）分叙六十年五运主岁之纪,及其六气的上下见。

⑪张灿玾等《黄帝内经素问校释》热化二:新校正云"详丙子岁热化七,金之灾得其半,以运水太过,胜于天令,天令减半。丙午热化二,午为火,少阴君火司天,运虽水,一水不能胜二火,故异于丙子岁"。黄元御注:"火被水克,故热化减。"清化四:新校正云"详丙子燥化九,丙午燥化四"。黄元御注:"金被火克,故清化减。"

司天之气数为热化二,中运之气数为寒化六,在泉之气数为清化四,凡不出现胜气复气的,就是所谓正化日。

⑫方药中等《黄帝内经素问运气七篇讲解》［热化二］"热化",指丙子、丙午年的司天之气。丙子、丙午年为少阴君火司天,少阴主热,因此丙子、丙午年上半年气候偏热,万物感此偏胜之热气而化生。"二",为火之生数,所以原文谓:"热化二。"由于丙子、丙午年岁运为水运太过,运气相合,水可以克火,因此丙子、丙午年虽然是少阴君火司天,但火气不会太过,所以此处用火之生数而不用火之成数。

六元正纪大论篇

[寒化六]"寒化",指丙子、丙午年的岁运。丙子、丙午年的岁运为水运太过。水主寒,因此丙子、丙午年冬天特别寒冷。"六",为水之成数,所以原文谓:"寒化六。"由于丙子、丙午年的水运太过之年,所以此处用水之成数而不用水之生数。

[清化四]"清化",指丙子、丙午年的在泉之气。丙子、丙午年为阳明燥金在泉。阳明主凉、主燥,因此丙子、丙午年下半年气候偏凉。"四",为金之生数,所以原文谓:"燥化四。"不过我们认为此处用金之生数不好理解,因为丙子、丙午年为水运太过之年,水主寒,金主凉,寒凉同属一类。所以我们认为此处似应以"燥化九"为合理,用金之成数表示寒凉偏胜为好。

⑬王洪图等《黄帝内经素问白话解》热、寒、清都是正常的气化表现,因而叫做"正化日"。

⑭郭霭春《黄帝内经素问白话解》此句未具体注释。

(3)其化上咸寒,中咸热,下酸温,药食宜也。

①王冰《黄帝内经素问》(〔新校正云〕按《玄珠》云:下苦热。又按《至真要大论》云:燥淫于内,治以酸温。)

②马莳《黄帝内经素问注证发微》其化上咸寒,此言司天宜用之药食。中咸热,此言水运宜用之药食。下酸温,此言在泉宜用之药食。《至真要大论》云:燥淫于内,治以酸温。

③张介宾《类经》中太羽,故治宜咸热。上下同前。玄珠云:下苦热。

④张志聪《黄帝内经集注》此句未具体注释。

⑤高士宗《黄帝素问直解》苦热,旧本讹咸热,今改。其化上热,故宜水味之咸寒以治之;其化中寒,故宜火味之苦热以治之,其化下清,故宜木味之酸温以治之,此药食之相宜也。

⑥黄元御《黄元御医书全集》此句未具体注释。

⑦张琦《素问释义》此句未具体注释。

⑧高亿《黄帝内经素问详注直讲全集》〔讲〕故其化上而君火为病,宜用味之咸者以泻其热,性之寒者以胜其热。中而寒水为病,宜用味之咸者以行其水,性之热者以胜其寒。下而燥金为病,宜用味之酸者以收金气,性之温者以胜凉气也。所谓甲子、甲午二岁,上中下三气为病,药食之宜者,如此。

⑨孟景春等《黄帝内经素问译释》此句未具体注释。

⑩任廷革《任应秋讲〈黄帝内经〉素问》此句未具体注释,总体概括此段为:(提要)分叙六十年五运主岁之纪,及其六气的上下见。

⑪张灿玾等《黄帝内经素问校释》其气化致病时,司天热化所致宜用咸寒,中运寒化所致宜用咸温,在泉清化所致宜酸温,这就是所谓适宜的药食性味。

⑫方药中等《黄帝内经素问运气七篇讲解》〔其化上咸寒,中咸热,下酸温〕"上咸寒",指丙子、丙午年少阴君火司天,上半年气候偏热,所以在对疾病的治疗及饮食调理方面,以味咸性寒的药物及食物为适宜,因为咸可以胜火,寒可胜热。"中咸

热",指丙子、丙午年水运太过,本年客运初运所属时间及冬季气候特冷,寒能伤肾、伤心,所以在对疾病治疗及饮食调理方面以味咸性热的药物及食物为适宜。因为咸能入肾,咸能补心,热可胜寒。"下酸温",指丙子、丙午年阳明燥金在泉,下半年气候偏凉、偏燥,凉可伤肝,燥可胜风,所以在对疾病的治疗及饮食调理方面以味酸性温的药物及食物为适宜,因为酸可以养肝,温可以胜凉。这就是丙子、丙午年药物及饮食之所宜。

⑬王洪图等《黄帝内经素问白话解》它所引起的疾病,因为司天热气所致的,适宜用咸寒之品;因为中运寒气所致的,适宜用咸热之品;因为在泉清气所致的,适宜用酸温之品。以上就是在丙子、丙午年应该选用的药物与食品的性味。

⑭郭霭春《黄帝内经素问白话解》此句未具体注释。

第六十八解

(一)内经原文

丁丑、丁未岁:

上太阴土,中少角木运,下太阳水。清化热化胜复同,邪气化度也。**灾三宫。雨化五,风化三,寒化一**,正化度也。其化上苦温,中辛温[注],下甘热,药食宜也。

[注]中辛温:郭霭春《黄帝内经素问校注》、方药中等《黄帝内经素问运气七篇讲解》、孟景春等《黄帝内经素问译释》、人民卫生出版社影印顾从德本《黄帝内经素问》此处为"中辛温",其中郭霭春、方药中等注:中属木运不及,宜味辛性温之品。张灿玾等《黄帝内经素问校释》此处为"中辛和",其注:因少角木运各条均作"辛和",故改。

(二)字词注释

(1)灾三宫

①王冰《黄帝内经素问》此词未具体注释。

②马莳《黄帝内经素问注证发微》三宫木方。

③张介宾《类经》三,东方震宫也。水运不及,故灾及之。

④张志聪《黄帝内经集注》丑未主不及,故其数生。

⑤高士宗《黄帝素问直解》凡丁年木运不及皆然也。

⑥黄元御《黄元御医书全集》此词未具体注释。

⑦张琦《素问释义》此词未具体注释。

⑧高亿《黄帝内经素问详注直讲全集》〔讲〕金来克木,见于三宫。

⑨孟景春等《黄帝内经素问译释》此词未具体注释。

⑩任廷革《任应秋讲〈黄帝内经〉素问》此词未具体注释。

⑪张灿玾等《黄帝内经素问校释》灾变发生在东方三宫。

⑫方药中等《黄帝内经素问运气七篇讲解》按《灵枢》九宫图,"三宫",代表东方。"灾三宫",意即丁丑、丁未年,自然灾害主要发生在东方地区。

⑬王洪图等《黄帝内经素问白话解》因为胜复之气是因为木运不及所引起的,所以灾害发生在与木气相应的东方。在九宫中,东方的位置属于三宫。

⑭郭霭春《黄帝内经素问白话解》此词未具体注释。

（2）雨化五

①王冰《黄帝内经素问》此词未具体注释。

②马莳《黄帝内经素问注证发微》此言司天。雨为湿土,五为土数。

③张介宾《类经》司天。

④张志聪《黄帝内经集注》丑未主不及,故其数生。

⑤高士宗《黄帝素问直解》土气在上,故雨化五。

⑥黄元御《黄元御医书全集》此词未具体注释。

⑦张琦《素问释义》此词未具体注释。

⑧高亿《黄帝内经素问详注直讲全集》〔注〕雨,丑未太阴之土气也。〔讲〕兼上而丑未,太阴司天,土气得中而雨化居其五。

⑨孟景春等《黄帝内经素问译释》此词未具体注释。

⑩任廷革《任应秋讲〈黄帝内经〉素问》此词未具体注释。

⑪张灿玾等《黄帝内经素问校释》司天之气数为雨化五。

⑫方药中等《黄帝内经素问运气七篇讲解》"雨化",指丁丑、丁未年的司天之气。丁丑、丁未年太阴湿土司天,上半年气候偏湿,降雨量多。"五",为土之生数,故原文谓:"雨化五。"

⑬王洪图等《黄帝内经素问白话解》司天雨化之数五。

⑭郭霭春《黄帝内经素问白话解》此词未具体注释。

（3）风化三

①王冰《黄帝内经素问》此词未具体注释。

②马莳《黄帝内经素问注证发微》此言木运。不及者其数生,故风化三。

③张介宾《类经》中运。

④张志聪《黄帝内经集注》乃壬辰壬戌也。辰戌之水合于水而始生,故其数一。按天一始生之水曰天癸,然太阳之水,上合丙之化气,壬之生气,而不与辛癸相合,盖辛与丙合,壬与癸合也。倪仲宣曰:寒水在泉,土制于上,故主不及。玉师曰:土应胜水,有木制其中。（眉批）太阳之水,即天一之始生,天为阳也。

⑤高士宗《黄帝素问直解》木运在中而不及,故风化三。

⑥黄元御《黄元御医书全集》此词未具体注释。

⑦张琦《素问释义》此词未具体注释。

⑧高亿《黄帝内经素问详注直讲全集》〔注〕风,丁化少角之木气也。〔讲〕中而少角主运,木气不及,而风化居其三。

⑨孟景春等《黄帝内经素问译释》此词未具体注释。

⑩任廷革《任应秋讲〈黄帝内经〉素问》此词未具体注释。

⑪张灿玾等《黄帝内经素问校释》中运之气数为风化三。

⑫方药中等《黄帝内经素问运气七篇讲解》"风化",指丁丑、丁未年的岁运。

丁丑、丁未年为木运不及之年,春天应温不温,应生不生,气候偏凉。"三",为木之生数,所以原文谓:"风化三。"由于丁丑、丁未年为木运不及,所以此处只用木之生数而不用木之成数。

⑬王洪图等《黄帝内经素问白话解》中运风化之数三。

⑭郭霭春《黄帝内经素问白话解》此词未具体注释。

(4)寒化一

①王冰《黄帝内经素问》(〔新校正云〕详丁丑寒化六,丁未寒化一。)

②马莳《黄帝内经素问注证发微》此言在泉。丁丑寒化六,丁未寒化一。

③张介宾《类经》在泉。

④张志聪《黄帝内经集注》乃壬辰壬戌也。辰戌之水合于水而始生,故其数一。按天一始生之水曰天癸,然太阳之水,上合丙之化气,壬之生气,而不与辛癸相合,盖辛与丙合,壬与癸合也。倪仲宣曰:寒水在泉,土制于上,故主不及。玉师曰:土应胜水,有木制其中。(眉批)太阳之水,即天一之始生,天为阳也。

⑤高士宗《黄帝素问直解》水气在下,故寒化一。

⑥黄元御《黄元御医书全集》此词未具体注释。

⑦张琦《素问释义》此词未具体注释。

⑧高亿《黄帝内经素问详注直讲全集》〔注〕寒,辰戌太阳之水气也;〔讲〕下而辰戌太阳在泉,水气得位而寒化居其一。

⑨孟景春等《黄帝内经素问译释》此词未具体注释。

⑩任廷革《任应秋讲〈黄帝内经〉素问》此词未具体注释。

⑪张灿玾等《黄帝内经素问校释》新校正云:"详丁丑寒化六,丁未寒化一。"

⑫方药中等《黄帝内经素问运气七篇讲解》"寒化",指丁丑、丁未年的在泉之气。丁丑、丁未年太阳寒水在泉,下半年气候偏寒,本来此处应该用水之成数以示寒气太过,但是由于丁丑、丁未年"清化热化胜复同",其中有一个火气来复的问题,因此这一年冬天寒气不会太盛,所以这里仍用水之生数。因此,原文谓:"寒化一。"

⑬王洪图等《黄帝内经素问白话解》在泉寒化之数一。

⑭郭霭春《黄帝内经素问白话解》此词未具体注释。

(三)语句阐述

(1)丁丑、丁未岁:上太阴土,中少角木运,下太阳水。清化热化胜复同,邪气化度也。灾三宫。

①王冰《黄帝内经素问》(〔新校正云〕详此木运平气上刑,天令减半。〔新校正云〕详丁年正月壬寅为干德符,为正角。)

②马莳《黄帝内经素问注证发微》丑未为太阴湿土司天,新校正:详此木运平气上刑,天令减半。丁为阴木,为少角。新校正云:详丁年正月壬寅为干德符,为正角,太阳寒水在泉。清胜,热复。三宫木方。

③张介宾《类经》司天。中运。在泉。三,东方震宫也。水运不及,故灾及之。

④张志聪《黄帝内经素问集注》(眉批)言胜复之各有时度。

⑤高士宗《黄帝素问直解》丁为木运不及,故丁丑丁未岁,上太阳土,中少角木运,下太阳水。木运不及,始则金之清化胜,继则火之热化复,胜与复,因主一岁之气,非上中下正气之化,乃邪气化度也。灾三宫,凡丁年木运不及皆然也。

⑥黄元御《黄元御医书全集》此句未具体注释。

⑦张琦《素问释义》此句未具体注释。

⑧高亿《黄帝内经素问详注直讲全集》〔批〕此次丁丑、丁未之数,以明气化生成,而详其药食之宜也。

〔讲〕丁丑、丁未之岁,上而司天,则丑未太阴湿土。中而主运,则丁所化之少角木运。下而在泉,则辰戌太阳寒水。是岁也,气为不及,胜气乘之,复气间之,胜甚则复甚,胜微则复微。既木为金克,火为木复,故清化、热化胜复之气相同。胜复者,不正之气,得气则起,得位则甚。所谓邪气化盛之度者,此也。故其为灾也,金来克木,见于三宫。

⑨孟景春等《黄帝内经素问译释》此句未具体注释。

⑩任廷革《任应秋讲〈黄帝内经〉素问》此句未具体注释,总体概括此段为:(提要)分叙六十年五运主岁之纪,及其六气的上下见。

⑪张灿玾等《黄帝内经素问校释》丁丑年、丁未年。上为太阴湿土司天;中为少角木运不及;下为太阳寒水在泉。木运不及,则可出现清化的胜气和热化的复气,丑年与未年相同,凡出现胜气复气的,就是所谓邪化日。灾变发生在东方三宫。

⑫方药中等《黄帝内经素问运气七篇讲解》[上太阴土 中少角木运 下太阳水]"上太阴土",指太阴湿土司天。"中少角木运",指木运不及之年。"下太阳水",指太阳寒水在泉。全句意即丁丑、丁未年为木运不及之年,太阴湿土司天,太阳寒水在泉。

[清化热化胜复同]"清化",指阳明燥金之气。"热化",指少阴君火或少阳相火之气。全句意即丁丑、丁未年为木运不及之年,木运不及,金来乘之,因此丁丑、丁未年春季虽然一般说来气候偏凉,应温不温,但是由于金气偏胜,火气必然来复,因此丁丑、丁未年的夏季又可能出现偏热现象以求自调,这就是原文所谓的:"清化热化胜复同。"

[邪气化度也]"邪气化度","邪气",即反常之气。此处是指反常的气候变化。"度",即日。"邪气化度",亦即前述之邪气化日,意即前述之"清化热化胜复"现象,虽然是一种自调现象,但毕竟是一种反常的气候变化。这种反常的气候变化,尤以岁运不及之年表现明显。所以本节六十年气候变化中,凡提"邪气化日"或"邪气化度"者,均见于岁运不及之年。

[灾三宫]按《灵枢》九宫图,"三宫",代表东方。"灾三宫",意即丁丑、丁未年,自然灾害主要发生在东方地区。

⑬王洪图等《黄帝内经素问白话解》丁丑年、丁未年:在上是太阴湿土司天,中

运是少角木运不及,在下是太阳寒水在泉。金能克木,木运不及则清凉的金气偏胜,金气胜就会有火热之气制约报复它。这两年都是胜气为清,复气为热,这些胜气与复气都不是上、中、下之气的正常气化表现,因而叫做"邪化日"。又因为胜复之气是因为木运不及所引起的,所以灾害发生在与木气相应的东方。在九宫中,东方的位置属于三宫。

⑭郭霭春《黄帝内经素问白话解》此句未具体注释。

(2)雨化五,风化三,寒化一,正化度也。

①王冰《黄帝内经素问》(〔新校正云〕详丁丑寒化六,丁未寒化一。)

②马莳《黄帝内经素问注证发微》雨化五,此言司天。雨为湿土,五为土数。风化三,此言木运。不及者其数生,故风化三。寒化一,此言在泉。丁丑寒化六,丁未寒化一。

③张介宾《类经》司天。中运。在泉。

④张志聪《黄帝内经集注》丑未主不及,故其数生。乃壬辰壬戌也。辰戌之水合于水而始生,故其数一。按天一始生之水曰天癸,然太阳之水,上合丙之化气,壬之生气,而不与辛癸相合,盖辛与丙合,壬与癸合也。倪仲宣曰:寒水在泉,土制于上,故主不及。玉师曰:土应胜水,有木制其中。(眉批)太阳之水,即天一之始生,天为阳也。

⑤高士宗《黄帝素问直解》土气在上,故雨化五,木运在中而不及,故风化三,水气在下,故寒化一,此上中下之气,乃正化度也。

⑥黄元御《黄元御医书全集》此句未具体注释。

⑦张琦《素问释义》此句未具体注释。

⑧高亿《黄帝内经素问详注直讲全集》〔注〕雨,丑未太阴之土气也。风,丁化少角之木气也。寒,辰戌太阳之水气也。

〔讲〕兼上而丑未,太阴司天,土气得中而雨化居其五。中而少角主运,木气不及,而风化居其三。下而辰戌太阳在泉,水气得位而寒化居其一。所谓雨化、风化、寒化者,皆正气所化之度也。

⑨孟景春等《黄帝内经素问译释》此句未具体注释。

⑩任廷革《任应秋讲〈黄帝内经〉素问》此句未具体注释,总体概括此段为:(提要)分叙六十年五运主岁之纪,及其六气的上下见。

⑪张灿玾等《黄帝内经素问校释》寒化一:新校正云"详丁丑寒化六,丁未寒化一"。

司天之气数为雨化五,中运之气数为风化三,在泉之气数为寒化一,若不出现胜气复气的,就是所谓正化日。

⑫方药中等《黄帝内经素问运气七篇讲解》[雨化五]"雨化",指丁丑、丁未年的司天之气。丁丑、丁未年太阴湿土司天,上半年气候偏湿,降雨量多。"五",为土之生数,故原文谓:"雨化五。"

[风化三]"风化",指丁丑、丁未年的岁运。丁丑、丁未年为木运不及之年,春天应温不温,应生不生,气候偏凉。"三",为木之生数,所以原文谓:"风化三。"由于丁丑、丁未年为木运不及,所以此处只用木之生数而不用木之成数。

[寒化一]"寒化",指丁丑、丁未年的在泉之气。丁丑、丁未年太阳寒水在泉,下半年气候偏寒,本来此处应该用水之成数以示寒气太过,但是由于丁丑、丁未年"清化热化胜复同",其中有一个火气来复的问题,因此这一年冬天寒气不会太盛,所以这里仍用水之生数。因此,原文谓:"寒化一。"

⑬王洪图等《黄帝内经素问白话解》司天雨化之数五,中运风化之数三,在泉寒化之数一。雨、风、寒都是正常的气化表现,因而叫做"正化日"。

⑭郭霭春《黄帝内经素问白话解》此句未具体注释。

(3)其化上苦温,中辛温,下甘热,药食宜也。

①王冰《黄帝内经素问》(〔新校正云〕按《玄珠》云:上酸平,下甘温。又按《至真要大论》云:湿淫所胜,平以苦热。寒淫于内,治以甘热。)

②马莳《黄帝内经素问注证发微》其化上苦温,此言司天宜用之药食。《至真要大论》云:湿淫所胜,平以苦热。中辛温,此言木运宜用之药食。下甘热,此言在泉宜用之药食。《至真要大论》云:热淫于内,治以甘热。

③张介宾《类经》苦温从火化,治司天之湿也。辛从金化,治中运之风木也。少角不及,故宜从温。甘热从土火之化,治在泉之寒水也。玄珠云:上酸平,下甘温。

④张志聪《黄帝内经集注》此句未具体注释。

⑤高士宗《黄帝素问直解》其化上湿,则宜火味之苦温以治之,其化中风,则宜金味之辛温以治之,其化下寒,则宜土味之甘热以治之,此药食之相宜也。

⑥黄元御《黄元御医书全集》此句未具体注释。

⑦张琦《素问释义》此句未具体注释。

⑧高亿《黄帝内经素问详注直讲全集》〔讲〕其年灾化之见于上者,属司天之气,宜用味之苦、性之温,以燥湿而去其阴邪。灾化之见于中者,属主运之气,宜用味之辛、性之温,以散风而助其木气。灾化之见于下者,属在泉之气,宜用味之甘、性之热以温其中而胜其寒也。所谓丁丑、丁未二岁,上中下三气为病,药食之宜者,如此。

⑨孟景春等《黄帝内经素问译释》此句未具体注释。

⑩任廷革《任应秋讲〈黄帝内经〉素问》此句未具体注释,总体概括此段为:(提要)分叙六十年五运主岁之纪,及其六气的上下见。

⑪张灿玾等《黄帝内经素问校释》其气化致病时,司天雨化所致宜用苦温,中运风化所致宜用辛和,在泉寒化所致宜用甘热,这就是所谓适宜的药食性味。

⑫方药中等《黄帝内经素问运气七篇讲解》[其化上苦温,中辛温,下甘热]"上苦温",指丁丑、丁未年太阴湿土司天,上半年湿气偏胜,所以在对疾病的治疗及饮

食调理方面以味苦性温的药物及食物为适宜。因为苦可燥湿,温可化湿。"中辛温",指丁丑、丁未年,木运不及,应温不温,气候偏凉,人体肝气不及,疏泄失职。因此在对疾病的治疗及饮食调理方面,以味辛性温的药物及食物为适宜。因为辛可以疏风,温可胜凉。"下甘热",指丁丑、丁未年太阳寒水在泉,气候偏寒,所以在对疾病的治疗及饮食调理方面以味甘性热的药物及食物为适宜。因为甘可补中,热可胜寒。这就是丁丑、丁未年药物及食物之所宜。

⑬王洪图等《黄帝内经素问白话解》对它引起的疾病,因为司天雨气所致的,适宜用苦温之品;因为中运风气所致的,适宜用辛温之品;因为在泉寒气所致的,适宜用甘热之品。以上就是丁丑、丁未年应该选用的药物与食品的性味。

⑭郭霭春《黄帝内经素问白话解》此句未具体注释。

第六十九解

(一)内经原文

戊寅[注]、戊申岁^{天符}:

上少阳相火,中太徵火运,下厥阴木。**火化七,风化三**,正化度也。其化上成寒,中甘和,下辛凉,药食宜也。

[注]戊寅:郭霭春《黄帝内经素问校注》、方药中等《黄帝内经素问运气七篇讲解》、孟景春等《黄帝内经素问译释》、人民卫生出版社影印顾从德本《黄帝内经素问》此处为"戊寅";张灿玾等《黄帝内经素问校释》此处为"戊寅天符",其注:原脱,《校诂》云"古抄本此下有'天符'二字注文"。《素问注证发微》亦有此二字,按文例亦应有。

(二)字词注释

(1)火化七

①王冰《黄帝内经素问》(〔新校正云〕详天符司天与运合,故只言火化七。火化七者,太徵之运气也。若少阳司天之气,则戊寅火化二,戊申火化七。)

②马莳《黄帝内经素问注证发微》此言司天。详天符司天与运合,故只言火化七。火化七者,太徵之运气也。若少阳司天之气,则戊寅火化二,戊申火化七。

③张介宾《类经》司天与运同。

④张志聪《黄帝内经集注》寅申太徵皆主火运太过,故其数成。

⑤高士宗《黄帝素问直解》火气在上,火运在中而太过,故火化七。

⑥黄元御《黄元御医书全集》此词未具体注释。

⑦张琦《素问释义》此词未具体注释。

⑧高亿《黄帝内经素问详注直讲全集》〔注〕火,少阴太徵之热气也;〔讲〕上中热化,则地二所生之火。

⑨孟景春等《黄帝内经素问译释》此词未具体注释。

⑩任廷革《任应秋讲〈黄帝内经〉素问》此词未具体注释。

⑪张灿玾等《黄帝内经素问校释》新校正云:"详天符司天与运合,故只言火化七。火化七者,太徵之运气也。若少阳司天之气,则戊寅火化二,戊申火化七。"

⑫方药中等《黄帝内经素问运气七篇讲解》"火化",指戊寅、戊申年的司天之气。戊寅、戊申年为少阳相火司天,上半年气候偏热。"七",为火之成数,所以原文谓:"火化七。"由于戊寅、戊申年从岁运来说火运太过,从司天之气来说少阳相火司天,所以火气特盛,因此原文在此处用火之成数,以示火气太过。需要提出,此处未列戊寅、戊申等的岁运常数。这是因为戊寅、戊申年为火运太过,其常数亦应为火之成数,与司天之气的常数相同,所以未作另列。

⑬王洪图等《黄帝内经素问白话解》司天火化之数七。中运火化之数七。

⑭郭霭春《黄帝内经素问白话解》此词未具体注释。

（2）风化三

①王冰《黄帝内经素问》（〔新校正云〕详戊寅风化八。戊申风化三。）

②马莳《黄帝内经素问注证发微》此言在泉。戊寅风化八,戊申风化三。

③张介宾《类经》在泉。

④张志聪《黄帝内经集注》乃癸巳癸亥也。巳亥主不及,故其数生。

⑤高士宗《黄帝素问直解》木气在下,故风化三。

⑥黄元御《黄元御医书全集》子气盛则母气衰,故风化减。

⑦张琦《素问释义》此词未具体注释。

⑧高亿《黄帝内经素问详注直讲全集》〔注〕风,巳亥厥阴之木气也。〔讲〕风化则天三所生之木,此正气所化之度也。

⑨孟景春等《黄帝内经素问译释》此词未具体注释。

⑩任廷革《任应秋讲〈黄帝内经〉素问》此词未具体注释。

⑪张灿玾等《黄帝内经素问校释》新校正云:"详戊寅风化八,戊申风化三。"黄元御注:"子气盛则母气衰,故风化减。"

⑫方药中等《黄帝内经素问运气七篇讲解》"风化",指戊寅、戊申年的在泉之气。戊寅、戊申年为厥阴风木在泉,气候偏温,风气偏胜。"三",为木之生数,所以原文谓:"风化三。"按说戊寅、戊申年为火运太过,少阳相火司天,厥阴风木在泉,全年气候以温热为特点,此处应以列木之成数,亦即"风化七"始为合理,但此处原文用木之生数,表示风气不及。我们认为此可能与胜复有关,因为亢害承制,火气偏胜,水气必来乘之。由于自调原因,所以戊寅、戊申年下半年不会太热。因此原文在此处用木之生数而不用木之成数。

⑬王洪图等《黄帝内经素问白话解》在泉风化之数三。

⑭郭霭春《黄帝内经素问白话解》此词未具体注释。

（三）语句阐述

（1）戊寅、戊申岁^{天符}:上少阳相火,中太徵火运,下厥阴木。

①王冰《黄帝内经素问》（〔新校正云〕详戊申年与戊寅年小异,申为金,佐于肺,肺受火刑,其气稍实,民病得半。）

②马莳《黄帝内经素问注证发微》火运上见少阳火,与司天相合,故曰天符。

又详戊申年与戊寅年小异,申为金,佐于肺,肺受火刑,其气稍实,民病得半。上少阳火,寅申为相火司天。戊为阳火,为太徵。厥阴风木在泉。

③张介宾《类经》新校正云:详戊申年与戊寅年小异,申为金,佐于肺,肺受火刑,其气稍实,民病得半。

④张志聪《黄帝内经集注》此句未具体注释。

⑤高士宗《黄帝素问直解》戊为火运太过,故戊寅戊申岁,上少阳相火,中太征火运,下厥阴木。

⑥黄元御《黄元御医书全集》此句未具体注释。

⑦张琦《素问释义》此句未具体注释。

⑧高亿《黄帝内经素问详注直讲全集》〔批〕此次戊寅、戊申之数,以明气化生成,而详其药食之宜也。

〔讲〕戊寅、戊申之岁,上而司天,则寅申少阳相火。中而主运,则戊所化之太徵火运。下而在泉,则巳亥厥阴风木。

⑨孟景春等《黄帝内经素问译释》此句未具体注释。

⑩任廷革《任应秋讲〈黄帝内经〉素问》此句未具体注释,总体概括此段为:(提要)分叙六十年五运主岁之纪,及其六气的上下见。

⑪张灿玾等《黄帝内经素问校释》戊寅年、戊申年(二年俱为天符年)。上为少阳相火司天;中为太徵火运太过;下为厥阴风木在泉。

⑫方药中等《黄帝内经素问运气七篇讲解》"上少阳相火",指少阳相火司天。"中太徵火运",指火运太过之年。"下厥阴木",指厥阴风木在泉。全句意即戊寅、戊申年为火运太过之年,少阳相火司天,厥阴风木在泉。

⑬王洪图等《黄帝内经素问白话解》戊寅年、戊申年(为天符):在上是少阳相火司天,中运是太徵火运太过,在下是厥阴风木在泉。

⑭郭霭春《黄帝内经素问白话解》此句未具体注释。

(2)火化七,风化三,正化度也。

①王冰《黄帝内经素问》(〔新校正云〕详天符司天与运合,故只言火化七。火化七者,太徵之运气也。若少阳司天之气,则戊寅火化二。戊申火化七。〔新校正云〕详戊寅风化八,戊申风化三。)

②马莳《黄帝内经素问注证发微》火化七,此言司天。详天符司天与运合,故只言火化七。火化七者,太徵之运气也。若少阳司天之气,则戊寅火化二,戊申火化七。风化三,此言在泉。戊寅风化八,戊申风化三。

③张介宾《类经》司天与运同。在泉。

④张志聪《黄帝内经集注》寅申太徵皆主火运太过,故其数成。乃癸巳癸亥也。巳亥主不及,故其数生。

⑤高士宗《黄帝素问直解》火气在上,火运在中而太过,故火化七,木气在下,故风化三。此上中下之气,乃正化度也。

⑥黄元御《黄元御医书全集》火化七,风化三(子气盛则母气衰,故风化减)。

⑦张琦《素问释义》此句未具体注释。

⑧高亿《黄帝内经素问详注直讲全集》〔注〕火,少阴太徵之热气也。风,巳亥厥阴之木气也。

〔讲〕是岁也,上中热化,则地二所生之火,风化则天三所生之木,此正气所化之度也。

⑨孟景春等《黄帝内经素问译释》此句未具体注释。

⑩任廷革《任应秋讲〈黄帝内经〉素问》此句未具体注释,总体概括此段为:(提要)分叙六十年五运主岁之纪,及其六气的上下见。

⑪张灿玾等《黄帝内经素问校释》火化七:新校正云"详天符司天与运合,故只言火化七。火化七者,太徵之运气也。若少阳司天之气,则戊寅火化二,戊申火化七"。风化三:新校正云"详戊寅风化八,戊申风化三"。黄元御注:"子气盛则母气衰,故风化减。"

司天之气数为火化七,中运之气数为火化七,在泉之气数为风化三,凡不出现胜气复气的,就是所谓正化日。

⑫方药中等《黄帝内经素问运气七篇讲解》[火化七]"火化",指戊寅、戊申年的司天之气。戊寅、戊申年为少阳相火司天,上半年气候偏热。"七",为火之成数,所以原文谓:"火化七。"由于戊寅、戊申年从岁运来说火运太过,从司天之气来说少阳相火司天,所以火气特盛,因此原文在此处用火之成数,以示火气太过。需要提出,此处未列戊寅、戊申等的岁运常数。这是因为戊寅、戊申年为火运太过,其常数亦应为火之成数,与司天之气的常数相同,所以未作另列。

[风化三]"风化",指戊寅、戊申年的在泉之气。戊寅、戊申年为厥阴风木在泉,气候偏温,风气偏胜。"三",为木之生数,所以原文谓:"风化三。"按说戊寅、戊申年为火运太过,少阳相火司天,厥阴风木在泉,全年气候以温热为特点,此处应以列木之成数,亦即"风化七"始为合理,但此处原文用木之生数,表示风气不及。我们认为此可能与胜复有关,因为亢害承制,火气偏胜,水气必来乘之。由于自调原因,所以戊寅、戊申年下半年不会太热。因此原文在此处用木之生数而不用木之成数。

⑬王洪图等《黄帝内经素问白话解》司天火化之数七,中运火化之数七,在泉风化之数三。火、风都是正常的气化表现,因而叫做"正化日"。

⑭郭霭春《黄帝内经素问白话解》此句未具体注释。

(3) 其化上咸寒,中甘和,下辛凉,药食宜也。

①王冰《黄帝内经素问》此句未具体注释。

②马莳《黄帝内经素问注证发微》其化上咸寒,此言司天宜用之药食。中甘和,此言火运宜用之药食。下辛凉,此言在泉宜用之药食。

③张介宾《类经》太徵之火,写以甘也。上下同前。

④张志聪《黄帝内经集注》此句未具体注释。

⑤高士宗《黄帝素问直解》其化上热,则宜水味之咸寒以治之,其化中热,则宜土味之甘和以治之,其化下风,则宜金味之辛凉以治之,此药食之相宜也。

⑥黄元御《黄元御医书全集》此句未具体注释。

⑦张琦《素问释义》此句未具体注释。

⑧高亿《黄帝内经素问详注直讲全集》〔讲〕故其化上而君火为病,宜用味之咸者以泻其热,性之寒者以胜其热。中而太徵为病,宜用味之甘者以泄火之气,性之和者以缓火之速。下而风木为病,宜用味之辛者以散其风,性之凉者以胜其风也。所谓戊寅、戊申二岁,上中下三气为病,药食之宜者,如此。

⑨孟景春等《黄帝内经素问译释》此句未具体注释。

⑩任廷革《任应秋讲〈黄帝内经〉素问》此句未具体注释,总体概括此段为:(提要)分叙六十年五运主岁之纪,及其六气的上下见。

⑪张灿玾等《黄帝内经素问校释》其气化致病时,司天火化所致宜用咸寒,中运火化所致宜用甘和,在泉风化所致宜用辛凉,这就是所谓适宜的药食性味。

⑫方药中等《黄帝内经素问运气七篇讲解》[其化上咸寒,中甘和,下辛凉]"上咸寒",指戊寅、戊申年由于少阳相火司天,气候偏热,所以在对疾病的治疗及饮食调理方面以味咸性寒的药物及食物为适宜。因为咸寒可以清热泻火。"中甘和",指戊寅、戊申年由于火运太过,夏季特热,所以在对疾病的治疗及饮食调理方面以味甘性寒的药物及食物为适宜,因为甘寒可以养阴清热。"下辛凉",指戊寅、戊申年厥阴风木在泉,气候偏温,风气偏胜,所以在对疾病的治疗及饮食调理方面,以味辛性凉的药物及食物为适宜,因为辛可疏风,凉可胜温。这就是戊寅、戊申年药物及饮食之所宜。

⑬王洪图等《黄帝内经素问白话解》对它引起的疾病,因为司天火气所致的,适宜用咸寒之品;因为中运火气所致的,适宜用甘平之品;因为在泉风气所致的,适宜用辛凉之品。以上就是在戊寅、戊申年应该选用的药物与食品的性味。

⑭郭霭春《黄帝内经素问白话解》此句未具体注释。

第七十解

（一）内经原文

己卯、己酉岁:

上阳明金,中少宫土运,下少阴火。风化清化胜复同,邪气化度也。**灾五宫**。**清化九,雨化五,热化七**,正化度也。其化上苦小温,中甘和,下咸寒,药食宜也。

（二）字词注释

（1）灾五宫

①王冰《黄帝内经素问》此词未具体注释。

②马莳《黄帝内经素问注证发微》五为中土。

③张介宾《类经》五,中宫也。土运不及,故灾及之。

④张志聪《黄帝内经集注》金不及而土运生之,故其气盛。

⑤高士宗《黄帝素问直解》凡己年土运不及皆然也。

⑥黄元御《黄元御医书全集》此词未具体注释。

⑦张琦《素问释义》此词未具体注释。

⑧高亿《黄帝内经素问详注直讲全集》〔讲〕木来克土,见于五宫。

⑨孟景春等《黄帝内经素问译释》此词未具体注释。

⑩任廷革《任应秋讲〈黄帝内经〉素问》此词未具体注释。

⑪张灿玾等《黄帝内经素问校释》灾变发生在中央五宫。

⑫方药中等《黄帝内经素问运气七篇讲解》"五宫",代表中央。"灾五宫",意即己卯、己酉年自然灾害主要发生在中央地区。

⑬王洪图等《黄帝内经素问白话解》因为胜复之气是由于土运不及所引起的,所以灾害发生在与土气相应的中央。在九宫中,中央的位置属于五宫。

⑭郭霭春《黄帝内经素问白话解》此词未具体注释。

（2）清化九

①王冰《黄帝内经素问》(〔新校正云〕详己卯燥化九,己酉燥化四。)

②马莳《黄帝内经素问注证发微》此言司天。己卯燥化九,己酉燥化四。

③张介宾《类经》司天。

④张志聪《黄帝内经集注》金不及而土运生之,故其气盛。

⑤高士宗《黄帝素问直解》金气在上,故清化九。

⑥黄元御《黄元御医书全集》金得土生,故清化多。

⑦张琦《素问释义》此词未具体注释。

⑧高亿《黄帝内经素问详注直讲全集》〔注〕清,卯酉阳明之金气也。〔讲〕兼上而卯酉阳明司天,金为非位,而清化居其九。

⑨孟景春等《黄帝内经素问译释》此词未具体注释。

⑩任廷革《任应秋讲〈黄帝内经〉素问》此词未具体注释。

⑪张灿玾等《黄帝内经素问校释》新校正云:"详己卯燥化九,己酉燥化四。"黄元御注:"金得土生,故清化多。"

⑫方药中等《黄帝内经素问运气七篇讲解》"清化",指己卯、己酉年的司天之气。己卯、己酉年为阳明燥金司天,上半年气候偏凉。"九",为金之成数,所以原文谓:"清化九。"由于己卯、己酉年在复气上有一个清气来复的问题,所以总的来说,己卯、己酉年上半年金气偏胜,所以原文在此用金之成数九,而不用金之生数四,以示清凉之气太过。

⑬王洪图等《黄帝内经素问白话解》司天清化之数九。

⑭郭霭春《黄帝内经素问白话解》此词未具体注释。

（3）雨化五

①王冰《黄帝内经素问》此词未具体注释。

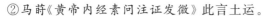

②马蒔《黄帝内经素问注证发微》此言土运。

③张介宾《类经》中运。

④张志聪《黄帝内经集注》乃甲子甲午也。子午主太过,故其数成。

⑤高士宗《黄帝素问直解》土运在中而不及,故雨化五。

⑥黄元御《黄元御医书全集》此词未具体注释。

⑦张琦《素问释义》此词未具体注释。

⑧高亿《黄帝内经素问详注直讲全集》〔注〕雨,己化少宫之土气也;〔讲〕中而少宫主运,土气不及,而雨化居其五。

⑨孟景春等《黄帝内经素问译释》此词未具体注释。

⑩任廷革《任应秋讲〈黄帝内经〉素问》此词未具体注释。

⑪张灿玾等《黄帝内经素问校释》中运之气数为雨化五。

⑫方药中等《黄帝内经素问运气七篇讲解》"雨化",指己卯、己酉年的岁运。己卯、己酉年的岁运为岁土不及,因此这两年长夏季节,应湿不湿,雨水减少,风气偏胜,出现旱象。"五",为土之生数,所以原文谓:"雨化五。"

⑬王洪图等《黄帝内经素问白话解》中运雨化之数五。

⑭郭霭春《黄帝内经素问白话解》此词未具体注释。

(4)热化七

①王冰《黄帝内经素问》(〔新校正云〕详己卯热化二。己酉热化七。)

②马蒔《黄帝内经素问注证发微》此言在泉。详己卯热化二,己酉热化七。

③张介宾《类经》在泉。

④张志聪《黄帝内经集注》乃甲子甲午也。子午主太过,故其数成。

⑤高士宗《黄帝素问直解》火气在上,故热化七。

⑥黄元御《黄元御医书全集》土能胜水,火无克制,故热化多。

⑦张琦《素问释义》此词未具体注释。

⑧高亿《黄帝内经素问详注直讲全集》〔注〕热,子午少阴之火气也;〔讲〕下而子午少阴在泉,火气得助而热化居其七。

⑨孟景春等《黄帝内经素问译释》此词未具体注释。

⑩任廷革《任应秋讲〈黄帝内经〉素问》此词未具体注释。

⑪张灿玾等《黄帝内经素问校释》新校正云:"详己卯热化二,己酉热化七。"黄元御注:"土能胜水,火无克制,故热化多。"

⑫方药中等《黄帝内经素问运气七篇讲解》"热化",指己卯、己酉年的在泉之气。己卯、己酉年为少阴君火在泉,下半年气候偏热。"七",为火之成数,所以原文谓:"热化七。"这里为什么用火之成数,不好理解,我们的意见以用火之生数为是。因为己卯、己酉年阳明燥金司天,司天之气不但只管上半年,而且对全年也有一定影响,再加上己卯、己酉年还有个"风化清化胜复同"的问题,下半年不会太热。所以我们认为此处以列火之生数为合理。

⑬王洪图等《黄帝内经素问白话解》在泉热化之数七。

⑭郭霭春《黄帝内经素问白话解》此词未具体注释。

（三）语句阐述

（1）己卯、己酉岁：上阳明金，中少宫土运，下少阴火。风化清化胜复同，邪气化度也。灾五宫。

①王冰《黄帝内经素问》（〔新校正云〕详己卯金与运土相得，子临父位为逆。〔新校正云〕详复罢土气未正，后九月甲戌月土还正宫。己酉之年，木胜火微。）

②马莳《黄帝内经素问注证发微》己卯，详己卯，金与运土相得，子临父位为逆。阳明燥金司天。己为阴土，为少宫。新校正云：详复罢土气未正，后九月甲戌月，土还正宫。己酉之年，木胜火微。少阴君火在泉。木胜，金复。五为中土。

③张介宾《类经》己为阴土，故属少宫。凡上下文曰凉、曰清、曰燥，皆金气之化也。五，中宫也。土运不及，故灾及之。

④张志聪《黄帝内经集注》此句未具体注释。

⑤高士宗《黄帝素问直解》己为土运不及，故己卯己酉岁，上阳明金，中少宫土运，下少阴火。土运不及，始则木之风化胜，继则金之清化复，胜与复，同主一岁之气，非上中下正气之化，乃邪气化度也。灾五宫，凡己年土运不及皆然也。

⑥黄元御《黄元御医书全集》此句未具体注释。

⑦张琦《素问释义》此句未具体注释。

⑧高亿《黄帝内经素问详注直讲全集》〔批〕此次己卯、己酉之数，以明气化生成，而详其药食之宜也。

〔讲〕己卯、己酉之岁，上而司天，则卯酉阳明燥金。中而主运，则己所化之少宫土运。下而在泉，则子午少阴君火。是岁也，气为不及，胜气乘之，复气间之，胜甚则复甚，胜微则复微。既土为木克，金为土复，故风化、清化胜复之气相同。胜复者，不正之气，得气则起，得位则甚。所谓邪气化盛之度者，此也。故其为灾也，木来克土，见于五宫。

⑨孟景春等《黄帝内经素问译释》此句未具体注释。

⑩任廷革《任应秋讲〈黄帝内经〉素问》此句未具体注释，总体概括此段为：（提要）分叙六十年五运主岁之纪，及其六气的上下见。

⑪张灿玾等《黄帝内经素问校释》己卯年、己酉年。上为阳明燥金司天；中为少宫土运不及；下为少阴君火在泉。土运不及，则可出现风化的胜气和清化的复气，卯年与酉年相同，凡出现胜气复气的，就是所谓邪化日。灾变发生在中央五宫。

⑫方药中等《黄帝内经素问运气七篇讲解》〔上阳明金 中少宫土运 下少阴火〕"上阳明金"，指阳明燥金司天。"中少宫土运"，指土运不及之年。"下少阴火"，指少阴君火在泉。全句意即己卯、己酉年为土运不及之年，阳明燥金司天，少阴君火在泉。

〔风化清化胜复同〕"风化"，指厥阴风木之气。"清化"，指阳明燥金之气。全句意即己卯、己酉年岁土不及，风乃大行。这一年长夏季节，应湿不湿，雨量减少，风气偏胜。由于胜复原因，风气偏胜，金气必然来复。因此这一年的秋季，气候又比一般年份偏凉以求自调。这就是原文所谓的"风化清化胜复同"。

[灾五宫]"五宫"，代表中央。"灾五宫"，意即己卯、己酉年自然灾害主要发生在中央地区。

⑬王洪图等《黄帝内经素问白话解》己卯年、己酉年：在上是阳明燥金司天，中运是少宫土运不及，在下是少阴君火在泉。木能克土，土运不及则风木之气偏胜，木气胜，就会有清凉的金气制约报复它。这两年都是胜气为风，复气为清，但这些胜气与复气都不是上、中、下之气的正常气化表现，因而叫做"邪化日"。又因为胜复之气是由于土运不及所引起的，所以灾害发生在与土气相应的中央。在九宫中，中央的位置属于五宫。

⑭郭霭春《黄帝内经素问白话解》此句未具体注释。

（2）清化九，雨化五，热化七，正化度也。

①王冰《黄帝内经素问》（〔新校正云〕详己卯燥化九。己酉燥化四。〔新校正云〕详己卯热化二。己酉热化七。）

②马莳《黄帝内经素问注证发微》清化九，此言司天。己卯燥化九，己酉燥化四。雨化五，此言土运。热化七，此言在泉。详己卯热化二，己酉热化七。

③张介宾《类经》司天。中运。在泉。

④张志聪《黄帝内经集注》金不及而土运生之，故其气盛。乃甲子甲午也。子午主太过，故其数成。

⑤高士宗《黄帝素问直解》金气在上，故清化九，土运在中而不及，故雨化五，火气在上，故热化七。此上中下之气，乃正化度也。

⑥黄元御《黄元御医书全集》清化九：金得土生，故清化多。雨化五，热化七：土能胜水，火无克制，故热化多。

⑦张琦《素问释义》此句未具体注释。

⑧高亿《黄帝内经素问详注直讲全集》〔注〕清，卯酉阳明之金气也。雨，己化少官之土气也。热，子午少阴之火气也。

〔讲〕兼上而卯酉阳明司天，金为非位，而清化居其九。中而少宫主运，土气不及，而雨化居其五。下而子午少阴在泉，火气得助而热化居其七。所谓清化、雨化、热化者，皆正气所化之度也。

⑨孟景春等《黄帝内经素问译释》此句未具体注释。

⑩任廷革《任应秋讲〈黄帝内经〉素问》此句未具体注释，总体概括此段为：（提要）分叙六十年五运主岁之纪，及其六气的上下见。

⑪张灿玾等《黄帝内经素问校释》清化九：新校正云"详己卯燥化九，己酉燥化四"。黄元御注："金得土生，故清化多。"热化七：新校正云"详己卯热化二，己酉热化七"。黄元御注："土能胜水，火无克制，故热化多。"

司天之气数为清化九,中运之气数为雨化五,在泉之气数为热化七,若不出现胜气复气的,就是所谓正化日。

⑫方药中等《黄帝内经素问运气七篇讲解》[清化九]"清化",指己卯、己酉年的司天之气。己卯、己酉年为阳明燥金司天,上半年气候偏凉。"九",为金之成数,所以原文谓:"清化九。"由于己卯、己酉年在复气上有一个清气来复的问题,所以总的来说,己卯、己酉年上半年金气偏胜,所以原文在此用金之成数九,而不用金之生数四,以示清凉之气太过。

[雨化五]"雨化",指己卯、己酉年的岁运。己卯、己酉年的岁运为岁土不及,因此这两年长夏季节,应湿不湿,雨水减少,风气偏胜,出现旱象。"五",为土之生数,所以原文谓:"雨化五。"

[热化七]"热化",指己卯、己酉年的在泉之气。己卯、己酉年为少阴君火在泉,下半年气候偏热。"七",为火之成数,所以原文谓:"热化七。"这里为什么用火之成数,不好理解,我们的意见以用火之生数为是。因为己卯、己酉年阳明燥金司天,司天之气不但只管上半年,而且对全年也有一定影响,再加上己卯、己酉年还有个"风化清化胜复同"的问题,下半年不会太热。所以我们认为此处以列火之生数为合理。

⑬王洪图等《黄帝内经素问白话解》司天清化之数九,中运雨化之数五,在泉热化之数七。清、雨、热都是正常的气化表现,因而叫做"正化日"。

⑭郭霭春《黄帝内经素问白话解》此句未具体注释。

(3) 其化上苦小温,中甘和,下咸寒,药食宜也。

①王冰《黄帝内经素问》此句未具体注释。

②马莳《黄帝内经素问注证发微》其化上苦小温,此言司天宜用之药食。中甘和,此言土运宜用之药食。下咸寒,此言在泉宜用之药食。

③张介宾《类经》治土运不足也。上下同前。

④张志聪《黄帝内经集注》此句未具体注释。

⑤高士宗《黄帝素问直解》其化上清,则宜火味之苦小温以治之,其化中湿,则宜土味之甘和以治之,其化下热,则宜水味之咸寒以治之,此药食之相宜也。

⑥黄元御《黄元御医书全集》此句未具体注释。

⑦张琦《素问释义》此句未具体注释。

⑧高亿《黄帝内经素问详注直讲全集》[讲]其年灾化之见于上者,属司天之气,宜用味之苦、性之小温,以泻燥而温其金气。灾化之见于中者,属主运之气,宜用味之甘、性之和,以补土而和其中。灾化之见于下者,属在泉之气,宜用味之咸、性之寒,以泻其热而胜其热也。所谓己卯、己酉二岁,上中下三气为病,药食之宜者,如此。

⑨孟景春等《黄帝内经素问译释》此句未具体注释。

⑩任廷革《任应秋讲〈黄帝内经〉素问》此句未具体注释,总体概括此段为:(提

要)分叙六十年五运主岁之纪,及其六气的上下见。

⑪张灿玾等《黄帝内经素问校释》其气化致病时,司天清化所致宜用苦小温,中运雨化所致宜用甘和,在泉热化所致宜用咸寒,这就是所谓适宜的药食性味。

⑫方药中等《黄帝内经素问运气七篇讲解》[其上苦小温,中甘和,下咸寒]"上苦小温",指己卯、己酉年阳明燥金司天,上半年气候偏凉,所以在对疾病及饮食调理方面,以味苦性小温的药物及食物为适宜。至于为什么要用味苦性小温,其道理与前述癸卯、癸酉年"其化上苦小温"完全一样。可参看前解。"中甘和",指己卯、己酉年,岁土不及,甘为土之味,所以在对疾病的治疗及饮食调理方面以味甘性和的药物及食物为适宜。"下咸寒",指己卯、己酉年少阴君火在泉,下半年气候偏热,所以在对疾病的治疗及饮食调理方面以味咸性寒的药物及食物为适宜。这就是己卯、己酉年药物及饮食之所宜。

⑬王洪图等《黄帝内经素问白话解》它引起的疾病,因为司天清气所致的,适宜用苦小温之品;因为中运雨气所致的,适宜用甘平之品;因为在泉热气所致的,适宜用咸寒之品。以上就是在己卯、己酉年应该选用的药物与食品的性味。

⑭郭霭春《黄帝内经素问白话解》此句未具体注释。

第七十一解

(一)内经原文

庚辰、庚戌岁:

上太阳水,中太商金运,下太阴土。**寒化一,清化九,雨化五**,正化度也。其化上苦热,中辛温,下甘热,药食宜也。

(二)字词注释

(1)寒化一

①王冰《黄帝内经素问》(〔新校正云〕详庚辰寒化六,庚戌寒化一)。

②马莳《黄帝内经素问注证发微》此言司天。详庚辰寒化六,庚戌寒化一。

③张介宾《类经》言司天也。一者水之生数。然本篇曰太过者其数成,似亦当云六也。

④张志聪《黄帝内经集注》土制其水,故主不及。

⑤高士宗《黄帝素问直解》水气在上,故寒化一。

⑥黄元御《黄元御医书全集》水被土刑,故寒化减。

⑦张琦《素问释义》此词未具体注释。

⑧高亿《黄帝内经素问详注直讲全集》〔注〕寒,辰戌太阳之水气也。〔讲〕寒化则天一所生之水。

⑨孟景春等《黄帝内经素问译释》此词未具体注释。

⑩任廷革《任应秋讲〈黄帝内经〉素问》此词未具体注释。

⑪张灿玾等《黄帝内经素问校释》新校正云:"详庚辰寒化六,庚戌寒化一。"黄

元御注："水被土刑,故寒化减。"

⑫方药中等《黄帝内经素问运气七篇讲解》"寒化",指庚辰、庚戌年的司天之气。庚辰、庚戌年太阳寒水司天,上半年气候偏寒。"一",为水之生数,所以原文谓:"寒化一。"这里为什么用水之生数,我们认为与主气有关。因为主气初之气为厥阴风木,二之气少阴君火,三之气少阳相火。从主气来说上半年一般偏于温热。由于如此所以尽管客气是太阳寒水司天,但由于主气偏于温热,同时司天之气所在的三之气主气是少阳相火,因此上半年气候不会太寒,所以此处原文用水之生数而不用水之成数以示寒气不会太过。

⑬王洪图等《黄帝内经素问白话解》司天寒化之数一。

⑭郭霭春《黄帝内经素问白话解》此词未具体注释。

（2）清化九

①王冰《黄帝内经素问》此词未具体注释。

②马莳《黄帝内经素问注证发微》此言金运。太过者其数成。

③张介宾《类经》中运。

④张志聪《黄帝内经集注》乃乙丑乙未也。丑未主不及,故其数生。

⑤高士宗《黄帝素问直解》金运在中而太过,故清化九。

⑥黄元御《黄元御医书全集》此词未具体注释。

⑦张琦《素问释义》此词未具体注释。

⑧高亿《黄帝内经素问详注直讲全集》〔注〕清,庚化太商之金气也。〔讲〕清化则天九所成之金。

⑨孟景春等《黄帝内经素问译释》此词未具体注释。

⑩任廷革《任应秋讲〈黄帝内经〉素问》此词未具体注释。

⑪张灿玾等《黄帝内经素问校释》中运之气数为清化九。

⑫方药中等《黄帝内经素问运气七篇讲解》"清化",指庚辰、庚戌年的岁运。庚辰、庚戌年岁运为金运太过之年,秋季偏凉、偏燥。"九"为金之成数,所以原文谓:"清化九。"由于庚辰、庚戌年金运太过,所以此处原文用金之成数以示清气偏胜。

⑬王洪图等《黄帝内经素问白话解》,中运清化之数九。

⑭郭霭春《黄帝内经素问白话解》此词未具体注释。

（3）雨化五

①王冰《黄帝内经素问》此词未具体注释。

②马莳《黄帝内经素问注证发微》此言在泉。五为土数。

③张介宾《类经》在泉。

④张志聪《黄帝内经集注》乃乙丑乙未也。丑未主不及,故其数生。

⑤高士宗《黄帝素问直解》土气在下,故雨化五。

⑥黄元御《黄元御医书全集》此词未具体注释。

⑦张琦《素问释义》此词未具体注释。

⑧高亿《黄帝内经素问详注直讲全集》〔注〕雨,丑未太阴之土气也;〔讲〕雨化则天五所生之土。

⑨孟景春等《黄帝内经素问译释》此词未具体注释。

⑩任廷革《任应秋讲〈黄帝内经〉素问》此词未具体注释。

⑪张灿玾等《黄帝内经素问校释》在泉之气数为雨化五。

⑫方药中等《黄帝内经素问运气七篇讲解》"雨化",指庚辰、庚戌年的在泉之气。庚辰、庚戌年太阴湿土在泉,下半年气候偏湿,降雨量多。"五",为土之生数,所以原文谓:"雨化五。"

⑬王洪图等《黄帝内经素问白话解》在泉雨化之数五。

⑭郭霭春《黄帝内经素问白话解》此词未具体注释。

(三)语句阐述

(1)庚辰、庚戌岁:上太阳水,中太商金运,下太阴土。

①王冰《黄帝内经素问》此句未具体注释。

②马莳《黄帝内经素问注证发微》辰戌为太阳寒水司天。庚为阳金,为太商。湿土在泉。

③张介宾《类经》庚为阳金,故属太商。

④张志聪《黄帝内经集注》此句未具体注释。

⑤高士宗《黄帝素问直解》庚为金运太过,故庚辰庚戌岁,上太阳水,中太商金运,下太阴土。

⑥黄元御《黄元御医书全集》此句未具体注释。

⑦张琦《素问释义》此句未具体注释。

⑧高亿《黄帝内经素问详注直讲全集》〔批〕此次庚辰、庚戌之数,以明气化生成,而详其药食之宜也。

〔讲〕庚辰、庚戌之岁,上而司天,则辰戌太阳寒水。中而主运,则庚所化之太商金运。下而在泉,则丑未太阴湿土。

⑨孟景春等《黄帝内经素问译释》此句未具体注释。

⑩任廷革《任应秋讲〈黄帝内经〉素问》此句未具体注释,总体概括此段为:(提要)分叙六十年五运主岁之纪,及其六气的上下见。

⑪张灿玾等《黄帝内经素问校释》庚辰年、庚戌年。上为太阳寒水司天;中为太商金运太过;下为太阴湿土在泉。

⑫方药中等《黄帝内经素问运气七篇讲解》"上太阳水",指太阳寒水司天。"中太商金运",指金运太过之年。"下太阴土",指太阴湿土在泉。全句意即庚辰、庚戌年为金运太过之年,太阳寒水司天,太阴湿土在泉。

⑬王洪图等《黄帝内经素问白话解》庚辰年、庚戌年:在上是太阳寒水司天,中运是太商金运太过,在下是太阴湿土在泉。

⑭郭霭春《黄帝内经素问白话解》此句未具体注释。

（2）寒化一，清化九，雨化五，正化度也。

①王冰《黄帝内经素问》（〔新校正云〕详庚辰寒化六，庚戌寒化一。）

②马莳《黄帝内经素问注证发微》寒化一，此言司天。详庚辰寒化六，庚戌寒化一。清化九，此言金运。太过者其数成。雨化五，此言在泉。五为土数。

③张介宾《类经》言司天也。一者水之生数。然本篇曰太过者其数成。似亦当云六也。中运。在泉。

④张志聪《黄帝内经集注》土制其水，故主不及。雨化五，乃乙丑乙未也。丑未主不及，故其数生。

⑤高士宗《黄帝素问直解》水气在上，故寒化一，金运在中而太过，故清化九，土气在下，故雨化五，此上中下之气，乃正化度也。

⑥黄元御《黄元御医书全集》寒化一：水被土刑，故寒化减。

⑦张琦《素问释义》此句未具体注释。

⑧高亿《黄帝内经素问详注直讲全集》〔注〕寒，辰戌太阳之水气也。清，庚化太商之金气也。雨，丑未太阴之土气也。

〔讲〕是岁也，寒化则天一所生之水，清化则天九所成之金，雨化则天五所生之土，皆正气所化之度也。

⑨孟景春等《黄帝内经素问译释》此句未具体注释。

⑩任廷革《任应秋讲〈黄帝内经〉素问》此句未具体注释，总体概括此段为：（提要）分叙六十年五运主岁之纪，及其六气的上下见。

⑪张灿玾等《黄帝内经素问校释》寒化一：新校正云"详庚辰寒化六，庚戌寒化一"。黄元御注："水被土刑，故寒化减。"

司天之气数为寒化一，中运之气数为清化九，在泉之气数为雨化五，凡不出现胜气复气的，就是所谓正化日。

⑫方药中等《黄帝内经素问运气七篇讲解》[寒化一]"寒化"，指庚辰、庚戌年的司天之气。庚辰、庚戌年太阳寒水司天，上半年气候偏寒。"一"，为水之生数，所以原文谓："寒化一。"这里为什么用水之生数，我们认为与主气有关。因为主气初之气为厥阴风木，二之气少阴君火，三之气少阳相火。从主气来说上半年一般偏于温热。由于如此所以尽管客气是太阳寒水司天，但由于主气偏于温热，同时司天之气所在的三之气主气是少阳相火，因此上半年气候不会太寒，所以此处原文用水之生数而不用水之成数以示寒气不会太过。

[清化九]"清化"，指庚辰、庚戌年的岁运。庚辰、庚戌年岁运为金运太过之年，秋季偏凉、偏燥。"九"为金之成数，所以原文谓："清化九。"由于庚辰、庚戌年金运太过，所以此处原文用金之成数以示清气偏胜。

[雨化五]"雨化"，指庚辰、庚戌年的在泉之气。庚辰、庚戌年太阴湿土在泉，下半年气候偏湿，降雨量多。"五"，为土之生数，所以原文谓："雨化五。"

⑬王洪图等《黄帝内经素问白话解》司天寒化之数一,中运清化之数九,在泉雨化之数五。寒、清、雨都是正常的气化表现,因而叫做"正化日"。

⑭郭霭春《黄帝内经素问白话解》此句未具体注释。

（3）其化上苦热,中辛温,下甘热,药食宜也。

①王冰《黄帝内经素问》（〔新校正云〕按《玄珠》云:上甘温,下酸平。又按《至真要大论》云:寒淫所胜,平以辛热。湿淫于内,治以苦热。）

②马莳《黄帝内经素问注证发微》其化上苦热,此言司天宜用之药食。中辛温,此言金运宜用之药食。下甘热,此言在泉宜用之药食。所谓药食宜也。

③张介宾《类经》中辛温,辛从金化,太商宜温也。玄珠云:上甘温,下酸平。

④张志聪《黄帝内经集注》此句未具体注释。

⑤高士宗《黄帝素问直解》其化上寒,则宜火味之苦热以治之,其化中清,则宜金味之辛温以治之,其化下湿,则宜土味之甘热以治之,此药食之相宜也。

⑥黄元御《黄元御医书全集》此句未具体注释。

⑦张琦《素问释义》此句未具体注释。

⑧高亿《黄帝内经素问详注直讲全集》〔讲〕故其化上而寒水为病,宜用味之苦者以泻其寒,性之热者以胜其寒。中而太商为病,宜用味之辛者以散燥邪,性之温者以暖金气。下而湿土为病,宜用味之甘者以补其土,性之热者以助其土也。所谓庚辰、庚戌二岁,上中下三气为病,药食之宜者,如此。

⑨孟景春等《黄帝内经素问译释》此句未具体注释。

⑩任廷革《任应秋讲〈黄帝内经〉素问》此句未具体注释,总体概括此段为:(提要)分叙六十年五运主岁之纪,及其六气的上下见。

⑪张灿玾等《黄帝内经素问校释》其气化致病时,司天寒化所致宜用苦热,中运清化所致宜用辛温,在泉雨化所致宜用甘热,这就是所谓适宜的药食性味。

⑫方药中等《黄帝内经素问运气七篇讲解》[其化上苦热,中辛温,下甘热]"上苦热",指庚辰、庚戌年太阳寒水司天,气候偏寒,所以在对疾病的治疗及饮食调理方面以味苦性热的药物及食物为适宜。上半年主气一般偏温,为什么要用苦,因为苦可泻热,客气太阳寒水司天,气候又偏寒凉,所以又要用热,因为热可胜寒。"中辛温",指庚辰、庚戌年岁金太过,秋季气候偏凉,所以在对疾病的治疗及饮食调理方面以味辛性温的药物及食物以适宜。因为辛可疏风,温可胜凉。"下甘热",指庚辰、庚戌年太阴湿土在泉,气候偏湿。所以在对疾病的治疗及饮食调理方面,以味甘性热的药物及食物为适宜。因为甘可入脾,热可化湿。这就是庚辰、庚戌年药物及饮食之所宜。

⑬王洪图等《黄帝内经素问白话解》对它引起的疾病,因为司天寒气所致的,适宜用苦热之品;因为中运清气所致的,适宜用辛温之品;因为在泉雨气所致的,适宜用甘热之品。以上就是在庚辰年、庚戌年应该选用的药物与食品的性味。

⑭郭霭春《黄帝内经素问白话解》此句未具体注释。

第七十二解

（一）内经原文

辛巳、辛亥岁：

上厥阴木，中少羽水运，下少阳相火。雨化风化胜复同，邪气化度也。**灾一宫**。**风化三**，**寒化一**，**火化七**，正化度也。其化上辛凉，中苦和，下咸寒，药食宜也。

（二）字词注释

（1）灾一宫

①王冰《黄帝内经素问》此词未具体注释。

②马莳《黄帝内经素问注证发微》一为水之方。

③张介宾《类经》一，坎宫也。水运不及，故灾及之。

④张志聪《黄帝内经集注》此词未具体注释。

⑤高士宗《黄帝素问直解》凡辛年水运不及皆然也。

⑥黄元御《黄元御医书全集》此词未具体注释。

⑦张琦《素问释义》此词未具体注释。

⑧高亿《黄帝内经素问详注直讲全集》〔讲〕土来克水，见于一宫。

⑨孟景春等《黄帝内经素问译释》此词未具体注释。

⑩任廷革《任应秋讲〈黄帝内经〉素问》此词未具体注释。

⑪张灿玾等《黄帝内经素问校释》灾变发生在北方一宫。

⑫方药中等《黄帝内经素问运气七篇讲解》"一宫"，代表北方。"灾一宫"指辛巳、辛亥年自然灾害主要发生在北方地区。

⑬王洪图等《黄帝内经素问白话解》因为胜气与复气是因为水运不及所引起的，所以灾害发生在与水气相应的北方。在九宫中，北方的位置属于一宫。

⑭郭霭春《黄帝内经素问白话解》此词未具体注释。

（2）风化三

①王冰《黄帝内经素问》（〔新校正云〕详辛巳风化八，辛亥风化三。）

②马莳《黄帝内经素问注证发微》此言司天。详辛巳风化八，辛亥风化三。

③张介宾《类经》司天。

④张志聪《黄帝内经集注》巳亥主不及，故其数生。

⑤高士宗《黄帝素问直解》木气在上，故风化三。

⑥黄元御《黄元御医书全集》此词未具体注释。

⑦张琦《素问释义》此词未具体注释。

⑧高亿《黄帝内经素问详注直讲全集》〔注〕风，巳亥厥阴之木气也；〔讲〕兼上而巳亥厥阴司天，木气得位，而风化居其三。

⑨孟景春等《黄帝内经素问译释》此词未具体注释。

⑩任廷革《任应秋讲〈黄帝内经〉素问》此词未具体注释。

⑪张灿玾等《黄帝内经素问校释》新校正云："详辛巳风化八，辛亥风化三。"

⑫方药中等《黄帝内经素问运气七篇讲解》"风化"，指辛巳、辛亥年的司天之气。辛巳、辛亥年厥阴风木司天，上半年风气偏胜，气候偏温。"三"，为木之生数，所以原文谓："风化三。"此处用木之生数，不好解释。我们考虑，此可能是辛巳、辛亥年为岁水不及之年，因为岁水不及，湿乃大行，土气偏胜，"气有余则制己所胜而侮所不胜"，因此上半年虽然是厥阴司天，但风气受土气的反侮，所以不至于过盛，因此原文此处用木之生数而不用木之成数。

⑬王洪图等《黄帝内经素问白话解》司天风化之数三。

⑭郭霭春《黄帝内经素问白话解》此词未具体注释。

（3）寒化一

①王冰《黄帝内经素问》此句未具体注释。

②马莳《黄帝内经素问注证发微》此言水运。不及者其数生。

③张介宾《类经》中运。

④张志聪《黄帝内经集注》寒化一，火化七，乃丙寅丙申也。寅申主太过，故其数成。

⑤高士宗《黄帝素问直解》水运在中而不及，故寒化一。

⑥黄元御《黄元御医书全集》此词未具体注释。

⑦张琦《素问释义》此词未具体注释。

⑧高亿《黄帝内经素问详注直讲全集》〔注〕寒，辛化少羽之水气也；〔讲〕中而少羽主运，水气不及，而寒化居其一。

⑨孟景春等《黄帝内经素问译释》此词未具体注释。

⑩任廷革《任应秋讲〈黄帝内经〉素问》此词未具体注释。

⑪张灿玾等《黄帝内经素问校释》中运之气数为寒化一。

⑫方药中等《黄帝内经素问运气七篇讲解》"寒化"，指辛巳、辛亥年的岁运。辛巳、辛亥年岁运为岁水不及之年，冬天里应冷不冷，应藏不藏。"一"，为水之生数，所以原文谓："寒化一。"由于辛巳、辛亥年为岁水不及之年，所以此处用水之生数而不用水之成数。

⑬王洪图等《黄帝内经素问白话解》中运寒化之数一。

⑭郭霭春《黄帝内经素问白话解》此词未具体注释。

（4）火化七

①王冰《黄帝内经素问》（〔新校正云〕详辛巳热化七，辛亥热化二。）

②马莳《黄帝内经素问注证发微》此言在泉。辛巳热化七，辛亥热化二。

③张介宾《类经》在泉。

④张志聪《黄帝内经集注》寒化一，火化七，乃丙寅丙申也。寅申主太过，故其数成。

⑤高士宗《黄帝素问直解》火气在下，故火化七。

⑥黄元御《黄元御医书全集》火得木生，水又不及，故火化多。

⑦张琦《素问释义》此词未具体注释。

⑧高亿《黄帝内经素问详注直讲全集》〔注〕火，寅申少阳之热气也。〔讲〕下而寅申少阳在泉，火非其位，而火化居其七。

⑨孟景春等《黄帝内经素问译释》此词未具体注释。

⑩任廷革《任应秋讲〈黄帝内经〉素问》此词未具体注释。

⑪张灿玾等《黄帝内经素问校释》新校正云："详辛巳热化七，辛亥热化二。"黄元御注："火得木生，水又不及，故火化多。"

⑫方药中等《黄帝内经素问运气七篇讲解》"火化"，指辛巳、辛亥年少阳相火在泉，下半年气候偏热。"七"，为火之成数，所以原文谓："火化七。"由于辛巳、辛亥年在泉之气是火，岁运又是岁水不及，应冷不冷，应藏不藏，也就是说气候偏温，所以此处用火之成数以示火气太过，气候偏热，冬行夏令。

⑬王洪图等《黄帝内经素问白话解》在泉火化之数七。

⑭郭霭春《黄帝内经素问白话解》此词未具体注释。

（三）语句阐述

（1）辛巳、辛亥岁：上厥阴木，中少羽水运，下少阳相火。雨化风化胜复同，邪气化度也。灾一宫。

①王冰《黄帝内经素问》（〔新校正云〕详辛巳年木复土罢，至七月丙申月水还正羽。辛亥年为水平气，以亥为水，相佐为正羽，与辛巳年小异。）

②马莳《黄帝内经素问注证发微》巳亥为厥阴风木司天。辛为阴水，为少羽。详辛巳年，木复土罢，至七月丙申月，水还正羽。辛亥年为水平气，以亥为水相佐，为正羽，与辛巳年小异。相火在泉。雨化风化胜复同，雨胜，风复。邪气化度也。义见前。灾一宫。一为水之方。

③张介宾《类经》一，坎宫也。水运不及，故灾及之。

④张志聪《黄帝内经集注》此句未具体注释。

⑤高士宗《黄帝素问直解》辛为水运不及，故辛巳辛亥岁，上厥阴木，中少羽水运，下少阳相火。水运不及，始则土之雨化胜，继则木之风化复，胜与复，同主一岁之气，非上中下藏气之化，乃邪气化度也。灾一宫，凡辛年水运不及皆然也。

⑥黄元御《黄元御医书全集》此句未具体注释。

⑦张琦《素问释义》此句未具体注释。

⑧高亿《黄帝内经素问详注直讲全集》〔批〕此次辛巳、辛亥之数，以明气化生成，而详其药食之宜也。

〔讲〕辛巳、辛亥之岁，上而司天，则巳亥厥阴风木。中而主运，则辛所化之少羽水运。下而在泉，则寅申少阳相火。是岁也，气为不及，胜气乘之，复气间之，胜甚则复甚，胜微则复微。既水为土克，木为水复，故雨化风化胜复之气相同。胜复者，不正之气，得气则起，得位则甚。所谓邪气化盛之度者，此也。故其为灾也，土来克水,见于一宫。

⑨孟景春等《黄帝内经素问译释》此句未具体注释。

⑩任廷革《任应秋讲〈黄帝内经〉素问》此句未具体注释,总体概括此段为:(提要)分叙六十年五运主岁之纪,及其六气的上下见。

⑪张灿玾等《黄帝内经素问校释》辛巳年、辛亥年。上为厥阴风木司天;中为少羽水运不及;下为少阳相火在泉。水运不及,则可出现雨化的胜气与风化的复气,巳年与亥年相同,凡出现胜气复气的,就是所谓邪化日。

⑫方药中等《黄帝内经素问运气七篇讲解》[上厥阴木 中少羽水运 下少阳相火]"上厥阴木",指厥阴风木司天。"中少羽水运",指水运不及之年。"下少阳相火",指少阳相火在泉。全句意即辛巳、辛亥年为水运不及之年,厥阴风木司天,少阳相火在泉。

[雨化风化胜复同]"雨化",指太阴湿土之气。"风化",指厥阴风木之气。全句意即辛巳、辛亥年,水运不及,土来乘之,土气偏胜,木又来复。这种气候变化及自调现象,原文谓:"雨化风化胜复同。"

[灾一宫]"一宫",代表北方。"灾一宫"指辛巳、辛亥年自然灾害主要发生在北方地区。

⑬王洪图等《黄帝内经素问白话解》辛巳年、辛亥年:在上是厥阴风木司天,中运是少羽水运不及,在下是少阳相火在泉。土能克水,水运不及则土湿之气偏胜,土气胜就会有风木之气制约报复它。这两年都是胜气为雨,复气为风,这些胜复之气都不是上、中、下之气的正常气化表现,因而叫做"邪化日"。又因为胜气与复气是因为水运不及所引起的,所以灾害发生在与水气相应的北方。在九宫中,北方的位置属于一宫。

⑭郭霭春《黄帝内经素问白话解》此句未具体注释。

(2)风化三,寒化一,火化七,正化度也。

①王冰《黄帝内经素问》(〔新校正云〕详辛巳风化八,辛亥风化三。)(〔新校正云〕详辛巳热化七,辛亥热化二。)

②马莳《黄帝内经素问注证发微》风化三,此言司天。详辛巳风化八,辛亥风化三。寒化一,此言水运。不及者其数生,火化七,此言在泉。辛巳热化七,辛亥热化二。正化度也。

③张介宾《类经》司天。中运。在泉。

④张志聪《黄帝内经集注》风化三,巳亥主不及,故其数生。寒化一,火化七,乃丙寅丙申也。寅申主太过,故其数成。

⑤高士宗《黄帝素问直解》木气在上,故风化三,水运在中而不及,故寒化一,火气在下,故火化七。此上中下之气,乃正化度也。

⑥黄元御《黄元御医书全集》风化三,寒化一,火化七,火得木生,水又不及,故火化多。

⑦张琦《素问释义》此句未具体注释。

⑧高亿《黄帝内经素问详注直讲全集》〔注〕风,巳亥厥阴之木气也。寒,辛化少羽之水气也。火,寅申少阳之热气也。

〔讲〕兼上而巳亥厥阴司天,木气得位,而风化居其三。中而少羽主运,水气不及,而寒化居其一。下而寅申少阳在泉,火非其位,而火化居其七。所谓风化、寒化、火化者,皆正气所化之日也。

⑨孟景春等《黄帝内经素问译释》此句未具体注释。

⑩任廷革《任应秋讲〈黄帝内经〉素问》此句未具体注释,总体概括此段为:(提要)分叙六十年五运主岁之纪,及其六气的上下见。

⑪张灿玾等《黄帝内经素问校释》风化三:新校正云"详辛巳风化八,辛亥风化三"。火化七:新校正云"详辛巳热化七,辛亥热化二"。黄元御注:"火得木生,水又不及,故火化多。"

灾变发生在北方一宫。司天之气数为风化三,中运之气数为寒化一,在泉之气数为火化七,若不出现胜气复气的,就是所谓正化日。

⑫方药中等《黄帝内经素问运气七篇讲解》[风化三]"风化",指辛巳、辛亥年的司天之气。辛巳、辛亥年厥阴风木司天,上半年风气偏胜,气候偏温。"三",为木之生数,所以原文谓:"风化三。"此处用木之生数,不好解释。我们考虑,此可能是辛巳、辛亥年为岁水不及之年,因为岁水不及,湿乃大行,土气偏胜,"气有余则制己所胜而侮所不胜",因此上半年虽然是厥阴司天,但风气受土气的反侮,所以不至于过盛,因此原文此处用木之生数而不用木之成数。

[寒化一]"寒化",指辛巳、辛亥年的岁运。辛巳、辛亥年岁运为岁水不及之年,冬天里应冷不冷,应藏不藏。"一",为水之生数,所以原文谓:"寒化一。"由于辛巳、辛亥年为岁水不及之年,所以此处用水之生数而不用水之成数。

[火化七]"火化",指辛巳、辛亥年少阳相火在泉,下半年气候偏热。"七",为火之成数,所以原文谓:"火化七。"由于辛巳、辛亥年在泉之气是火,岁运又是岁水不及,应冷不冷,应藏不藏,也就是说气候偏温,所以此处用火之成数以示火气太过,气候偏热,冬行夏令。

⑬王洪图等《黄帝内经素问白话解》司天风化之数三,中运寒化之数一,在泉火化之数七。风、寒、火都是正常的气化表现,因而叫做"正化日"。

⑭郭霭春《黄帝内经素问白话解》此句未具体注释。

(3)其化上辛凉,中苦和,下咸寒,药食宜也。

①王冰《黄帝内经素问》此句未具体注释。

②马莳《黄帝内经素问注证发微》其化上辛凉,此言司天宜用之药食。中苦和,此言水运宜用之药食。下咸寒,此言在泉宜用之药食。所谓药食宜也。

③张介宾《类经》中苦和,苦从火化,以温少羽之寒也。上下同前。

④张志聪《黄帝内经集注》此句未具体注释。

⑤高士宗《黄帝素问直解》其化上风,则宜金味之辛凉以治之,其化中寒,则宜火味之苦和以治之,其化下热,则宜水味之咸寒以治之,此药食之相宜也。

⑥黄元御《黄元御医书全集》此句未具体注释。

⑦张琦《素问释义》此句未具体注释。

⑧高亿《黄帝内经素问详注直讲全集》〔讲〕其年灾化之见于上者,属司天之气,宜用味之辛、性之凉,以散风而去其热邪。灾化之见于中者,属主运之气,宜用味之苦、性之和,以制水而和其中。灾化之见于下者,属在泉之气,宜用味之咸、性之寒,以泻其热而胜其热也。所谓辛巳、辛亥二岁,上中下三气为病,药食之宜者,如此。

⑨孟景春等《黄帝内经素问译释》此句未具体注释。

⑩任廷革《任应秋讲〈黄帝内经〉素问》此句未具体注释,总体概括此段为:(提要)分叙六十年五运主岁之纪,及其六气的上下见。

⑪张灿玾等《黄帝内经素问校释》其气化致病时,司天风化所致宜用辛凉,中运寒化所致宜用苦和,在泉火化所致宜用咸寒,这就是所谓适宜的药食性味。

⑫方药中等《黄帝内经素问运气七篇讲解》[其化上辛凉,中苦和,下咸寒]"上辛凉",指辛巳、辛亥年厥阴风木司天,上半年气候偏温,风气偏胜,所以在对疾病的治疗及饮食调理方面以味辛性凉的药物及食物为适宜。"中苦和",指辛巳、辛亥年水运不及,冬令气候偏热,应藏不藏,人体肾脏失职,相火妄动,所以在对疾病的治疗及饮食调理方面以味苦性和的药物及食物为适宜。因为苦可坚肾,苦可泻火。这也就是《素问·脏气法时论》中所谓:"肾欲坚,急食苦以坚之,用苦补之。""下咸寒",指辛巳、辛亥年少阳相火在泉,气候偏热,火气太过,所以在对疾病的治疗及饮食调理方面以味咸性寒的药物及食物为适宜。因为咸可泻火,寒可胜热。这就是辛巳、辛亥年药物及饮食之所宜。

⑬王洪图等《黄帝内经素问白话解》对它引起的疾病,因为司天风气所致的,适宜用辛凉之品;因为中运寒气所致的,适宜用苦平之品;因为在泉火气所致的,适宜用咸寒之品。以上就是在辛巳、辛亥年应该选用的药物与食品的性味。

⑭郭霭春《黄帝内经素问白话解》此句未具体注释。

第七十三解

(一)内经原文

壬午、壬子岁:

上少阴火,中太角木运,下阳明金。**热化二,风化八,清化四**,正化度也。其化上咸寒,中酸凉,下酸温,药食宜也。

(二)字词注释

(1)热化二

①王冰《黄帝内经素问》(〔新校正云〕详壬午热化二,壬子热化七。)

②马莳《黄帝内经素问注证发微》此言司天。壬午热化二,壬子热化七。

③张介宾《类经》司天。

④张志聪《黄帝内经集注》受壬水之制,故主不及。

⑤高士宗《黄帝素问直解》火气在上,故热化二。

⑥黄元御《黄元御医书全集》中运盛,则司天在泉之气皆减。

⑦张琦《素问释义》此词未具体注释。

⑧高亿《黄帝内经素问详注直讲全集》〔注〕热,子午少阴之火气也;〔讲〕热化则地二所生之火。

⑨孟景春等《黄帝内经素问译释》此词未具体注释。

⑩任廷革《任应秋讲〈黄帝内经〉素问》此词未具体注释。

⑪张灿玾等《黄帝内经素问校释》新校正云:"详壬午热化二,壬子热化七。"

⑫方药中等《黄帝内经素问运气七篇讲解》"热化",指壬子、壬午年的司天之气。壬子、壬午年少阴君火司天,上半年气候偏热。"二",为火之生数,所以原文谓:"热化二。"此处用火之生数不好理解,我们考虑应用火之成数,即应为"热化七"。因为壬子、壬午年从岁运来说是岁木太过,风气偏胜,气候偏温,司天之气是少阴君火,司天之气位于三之气上,主气的三之气又是少阳相火,运气相合,客主加临,都属温热偏胜,所以我们认为壬子、壬午年上半年不是火气不及而是火气偏胜,因此应该用火之成数以表示火气太过。

⑬王洪图等《黄帝内经素问白话解》司天热化之数二。

⑭郭霭春《黄帝内经素问白话解》此词未具体注释。

(2)风化八

①王冰《黄帝内经素问》此词未具体注释。

②马莳《黄帝内经素问注证发微》此言木运。太过者其数成。

③张介宾《类经》中运。

④张志聪《黄帝内经集注》风化八,清化四,乃丁卯丁酉也。卯酉主不及,故其数生。

⑤高士宗《黄帝素问直解》木运在中而太过,故风化八。

⑥黄元御《黄元御医书全集》中运盛,则司天在泉之气皆减。

⑦张琦《素问释义》此词未具体注释。

⑧高亿《黄帝内经素问详注直讲全集》〔注〕风,壬化太角之木气也;〔讲〕风化则地八所成之木。

⑨孟景春等《黄帝内经素问译释》此词未具体注释。

⑩任廷革《任应秋讲〈黄帝内经〉素问》此词未具体注释。

⑪张灿玾等《黄帝内经素问校释》中运之气数为风化八。

⑫方药中等《黄帝内经素问运气七篇讲解》"风化",指壬午、壬子年的岁运。壬子、壬午年的岁运为岁木太过之年,春季里风气偏胜,气候偏温。"八",为木之成

数,所以原文谓:"风化八。"因为壬午、壬子年为岁运太过之年,所以此处用木之成数。

⑬王洪图等《黄帝内经素问白话解》中运风化之数八。

⑭郭霭春《黄帝内经素问白话解》此词未具体注释。

(3)清化四

①王冰《黄帝内经素问》(〔新校正云〕详壬午燥化四,壬子燥化九。)

②马莳《黄帝内经素问注证发微》此言在泉。壬午燥化四,壬子燥化九。

③张介宾《类经》在泉。

④张志聪《黄帝内经集注》风化八,清化四,乃丁卯丁酉也。卯酉主不及,故其数生。

⑤高士宗《黄帝素问直解》金气在下,故清化四。

⑥黄元御《黄元御医书全集》中运盛,则司天在泉之气皆减。

⑦张琦《素问释义》此词未具体注释。

⑧高亿《黄帝内经素问详注直讲全集》〔注〕清,卯酉阳明之金气也。〔讲〕清化则地四所生之金。

⑨孟景春等《黄帝内经素问译释》此词未具体注释。

⑩任廷革《任应秋讲〈黄帝内经〉素问》此词未具体注释。

⑪张灿玾等《黄帝内经素问校释》新校正云:"详壬午燥化四,壬子燥化九。"黄元御注:"中运盛则司天在泉之气皆减。"

⑫方药中等《黄帝内经素问运气七篇讲解》"清化",指壬午、壬子年的在泉之气。壬午、壬子年阳明燥金在泉,下半年气候偏凉、偏燥。"四",为金之生数,所以原文谓:"清化四。"由于壬午、壬子年岁木太过,少阴君火司天,全年来说风火用事,所以下半年虽属阳明燥金在泉,但亦不至太凉,所以此处用金之生数而不用金之成数。

⑬王洪图等《黄帝内经素问白话解》在泉清化之数四。

⑭郭霭春《黄帝内经素问白话解》此词未具体注释。

(三)语句阐述

(1)壬午、壬子岁:上少阴火,中太角木运,下阳明金。

①王冰《黄帝内经素问》此句未具体注释。

②马莳《黄帝内经素问注证发微》子午为少阴君火司天。壬为阳木,为太角。燥金在泉。

③张介宾《类经》司天。中运。在泉。

④张志聪《黄帝内经集注》此词未具体注释。

⑤高士宗《黄帝素问直解》壬为木运太过,故壬午壬子岁,上少阴火,中太角木运,下阳明金。

⑥黄元御《黄元御医书全集》此句未具体注释。

⑦张琦《素问释义》此句未具体注释。

⑧高亿《黄帝内经素问详注直讲全集》〔批〕此次壬午、壬子之数,以明气化生成,而详其药食之宜也。

〔讲〕壬午、壬子之岁,上而司天,则子午少阴君火。中而主运,则壬所化之太角木运。下而在泉,则卯酉阳明燥金。

⑨孟景春等《黄帝内经素问译释》此句未具体注释。

⑩任廷革《任应秋讲〈黄帝内经〉素问》此句未具体注释,总体概括此段为:(提要)分叙六十年五运主岁之纪,及其六气的上下见。

⑪张灿玾等《黄帝内经素问校释》壬午年、壬子年。上为少阴君火司天;中为太角木运太过;下为阳明燥金在泉。

⑫方药中等《黄帝内经素问运气七篇讲解》[上少阴火　中太角木运　下阳明金]"上少阴火",指少阴君火司天。"中太角木运",指木运太过之年。"下阳明金",指阳明燥金在泉。全句意即壬午、壬子年为木运太过之年,少阴君火司天,阳明燥金在泉。

⑬王洪图等《黄帝内经素问白话解》壬午年、壬子年:在上是少阴君火司天,中运是太角木运太过;在下是阳明燥金在泉。

⑭郭霭春《黄帝内经素问白话解》此句未具体注释。

(2) 热化二,风化八,清化四,正化度也。

①王冰《黄帝内经素问》(〔新校正云〕详壬午热化二,壬子热化七。)(〔新校正云〕详壬午燥化四,壬子燥化九。)

②马莳《黄帝内经素问注证发微》热化二,此言司天。壬午热化二,壬子热化七。风化八,此言木运。太过者其数成。清化四,此言在泉。壬午燥化四,壬子燥化九。正化度也。

③张介宾《类经》司天。中运。在泉。

④张志聪《黄帝内经集注》热化二,受壬水之制,故主不及。风化八,清化四,乃丁卯丁酉也。卯酉主不及,故其数生。

⑤高士宗《黄帝素问直解》火气在上,故热化二,木运在中而太过,故风化八,金气在下,故清化四,此上中下之气,乃正化度也。

⑥黄元御《黄元御医书全集》热化二,风化八,清化四,中运盛,则司天在泉之气皆减。

⑦张琦《素问释义》此句未具体注释。

⑧高亿《黄帝内经素问详注直讲全集》〔注〕热,子午少阴之火气也。风,壬化太角之木气也。清,卯酉阳明之金气也。

〔讲〕是岁也,热化则地二所生之火,风化则地八所成之木,清化则地四所生之金。所谓正气所化之度者,此也。

⑨孟景春等《黄帝内经素问译释》此句未具体注释。

⑩任廷革《任应秋讲〈黄帝内经〉素问》此句未具体注释,总体概括此段为:(提要)分叙六十年五运主岁之纪,及其六气的上下见。

⑪张灿玾等《黄帝内经素问校释》热化二:新校正云"详壬午热化二,壬子热化七"。清化四:新校正云"详壬午燥化四,壬子燥化九"。黄元御注:"中运盛则司天在泉之气皆减。"

司天之气数为热化二,中运之气数为风化八,在泉之气数为清化四,凡不出现胜气复气的,就是所谓正化日。

⑫方药中等《黄帝内经素问运气七篇讲解》[热化二]"热化",指壬子、壬午年的司天之气。壬子、壬午年少阴君火司天,上半年气候偏热。"二",为火之生数,所以原文谓:"热化二。"此处用火之生数不好理解,我们考虑应用火之成数,即应为"热化七"。因为壬子、壬午年从岁运来说是岁木太过,风气偏胜,气候偏温,司天之气是少阴君火,司天之气位于三之气上,主气的三之气又是少阳相火,运气相合,客主加临,都属温热偏胜,所以我们认为壬子、壬午年上半年不是火气不及而是火气偏胜,因此应该用火之成数以表示火气太过。

[风化八]"风化",指壬午、壬子年的岁运。壬子、壬午年的岁运为岁木太过之年,春季里风气偏胜,气候偏温。"八",为木之成数,所以原文谓:"风化八。"因为壬午、壬子年为岁运太过之年,所以此处用木之成数。

[清化四]"清化",指壬午、壬子年的在泉之气。壬午、壬子年阳明燥金在泉,下半年气候偏凉、偏燥。"四",为金之生数,所以原文谓:"清化四。"由于壬午、壬子年岁木太过,少阴君火司天,全年来说风火用事,所以下半年虽属阳明燥金在泉,但亦不至太凉,所以此处用金之生数而不用金之成数。

⑬王洪图等《黄帝内经素问白话解》司天热化之数二,中运风化之数八,在泉清化之数四。热、风、清都是正常的气化表现,因而叫做"正化日"。

⑭郭霭春《黄帝内经素问白话解》此句未具体注释。

(3) 其化上咸寒,中酸凉,下酸温,药食宜也。

①王冰《黄帝内经素问》(〔新校正云〕按《玄珠》云:下苦热。又按《至真要大论》云:燥淫于内,治以苦热。)

②马莳《黄帝内经素问注证发微》其化上咸寒,此言司天宜用之药食。中酸凉,此言木运宜用之药食。下酸温,此言在泉宜用之药食。所谓药食宜也。

③张介宾《类经》咸寒从水化,治司天之君火也。酸从木气,太角宜凉也。酸本从木,以治阳明何也? 盖燥金在泉,金病在肺,《藏气法时论》曰:肺欲收,急食酸以收之,用酸补之。《至真要大论》曰:金位之主,其补以酸。又曰:阳明之客,以酸补之。此以阳明居少阴之下,其气不足,故宜治之如此。玄珠云:下苦热。

④张志聪《黄帝内经集注》此句未具体注释。

⑤高士宗《黄帝素问直解》其化上热,则宜水味之咸寒以治之,其化中风,则宜木味之酸凉以治之,其化下清,则宜木味之酸温以治之,此药食之相宜也。

⑥黄元御《黄元御医书全集》此句未具体注释。

⑦张琦《素问释义》此句未具体注释。

⑧高亿《黄帝内经素问详注直讲全集》〔讲〕故其化上而君火为病,宜用味之咸者以泻其热,性之寒者以胜其热。中而风木为病,宜用味之酸者以泻木气,性之凉者以胜木气。下而燥金为病,宜用味之酸者以收金气,性之温者以胜凉气也。所谓壬午、壬子二岁,上中下三气为病,药食之宜者,如此。

⑨孟景春等《黄帝内经素问译释》此句未具体注释。

⑩任廷革《任应秋讲〈黄帝内经〉素问》此句未具体注释,总体概括此段为:(提要)分叙六十年五运主岁之纪,及其六气的上下见。

⑪张灿玾等《黄帝内经素问校释》其气化致病时,司天热化所致宜用咸寒,中运风化所致宜用酸和,在泉清化所致宜用酸温,这就是所谓适宜的药食性味。

⑫方药中等《黄帝内经素问运气七篇讲解》〔其化上咸寒,中酸凉,下酸温〕"上咸寒",指壬午、壬子年少阴君火司天,上半年气候偏热,所以在对疾病的治疗及饮食调理方面以味咸性寒的药物及食物为适宜。"中酸和",指壬午、壬子年的岁运为岁木太过之年,风气偏胜,气候偏温,所以在对疾病的治疗及饮食调理方面,以味酸性凉的药物及食物为适宜。"下酸温",指壬午、壬子年阳明燥金在泉,下半年气候偏凉,所以在对疾病的治疗及饮食调理方面,以味酸性温的药物及食物为适宜。这就是壬午、壬子年药物及饮食之所宜。

⑬王洪图等《黄帝内经素问白话解》对它引起的疾病,因为司天热气所致的,适宜用咸寒之品;由于中运风气所致的,适宜用酸凉之品;因为在泉清气所致的,适宜用酸温之品。以上就是在壬午、壬子年应该选用的药物与食品的性味。

⑭郭霭春《黄帝内经素问白话解》此句未具体注释。

第七十四解

(一)内经原文

癸未、癸丑岁:

上太阴土,中少徵火运,下太阳水。寒化雨化胜复同,邪气化度也。灾九宫。雨化五,火化二,寒化一,正化度也。其化上苦温,中咸温,下甘热,药食宜也。

(二)字词注释

(1)灾九宫

①王冰《黄帝内经素问》此词未具体注释。

②马莳《黄帝内经素问注证发微》九为火之方。

③张介宾《类经》九,南方离宫也。火运不及,故灾及之。

④张志聪《黄帝内经集注》此词未具体注释。

⑤高士宗《黄帝素问直解》凡癸年火运不及皆然也。

⑥黄元御《黄元御医书全集》此词未具体注释。

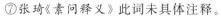

⑦张琦《素问释义》此词未具体注释。

⑧高亿《黄帝内经素问详注直讲全集》〔讲〕水来克火见于九宫。

⑨孟景春等《黄帝内经素问译释》此词未具体注释。

⑩任廷革《任应秋讲〈黄帝内经〉素问》此词未具体注释。

⑪张灿玾等《黄帝内经素问校释》灾变发生在北方九宫。

⑫方药中等《黄帝内经素问运气七篇讲解》"九宫",代表南方。"灾九宫",意即癸未、癸丑年自然灾害主要发生于南方地区。

⑬王洪图等《黄帝内经素问白话解》因为胜复之气是由于火运不及所引起的,所以灾害发生在与火气相应的南方。在九宫中,南方的位置属于九宫。

⑭郭霭春《黄帝内经素问白话解》此词未具体注释。

(2) 雨化五

①王冰《黄帝内经素问》此词未具体注释。

②马莳《黄帝内经素问注证发微》此言司天,土之数五。

③张介宾《类经》司天。

④张志聪《黄帝内经集注》丑未主不及,故其数生。

⑤高士宗《黄帝素问直解》土气在上,故雨化五。

⑥黄元御《黄元御医书全集》此词未具体注释。

⑦张琦《素问释义》此词未具体注释。

⑧高亿《黄帝内经素问详注直讲全集》〔注〕雨,丑未太阴之土气也;〔讲〕兼上而丑未太阴司天,土气得中而雨化居其五。

⑨孟景春等《黄帝内经素问译释》此词未具体注释。

⑩任廷革《任应秋讲〈黄帝内经〉素问》此词未具体注释。

⑪张灿玾等《黄帝内经素问校释》司天之气数为雨化五。

⑫方药中等《黄帝内经素问运气七篇讲解》"雨化",指癸未、癸丑年的司天之气。癸未、癸丑年太阴湿土司天,上半年气候偏湿,"五",为土之生数,所以原文谓:"雨化五。"

⑬王洪图等《黄帝内经素问白话解》司天雨化之数五。

⑭郭霭春《黄帝内经素问白话解》此词未具体注释。

(3) 火化二

①王冰《黄帝内经素问》此词未具体注释。

②马莳《黄帝内经素问注证发微》此言火运。不及者其数生。

③张介宾《类经》中运。

④张志聪《黄帝内经集注》(眉批)丙辛乃化气,壬癸乃王气,故曰火化。

⑤高士宗《黄帝素问直解》火运在中而不及,故火化二。

⑥黄元御《黄元御医书全集》此词未具体注释。

⑦张琦《素问释义》此词未具体注释。

⑧高亿《黄帝内经素问详注直讲全集》〔注〕火，癸化少徵之热气也；〔讲〕中而少徵主运，火气不及，而火化居其二。

⑨孟景春等《黄帝内经素问译释》此词未具体注释。

⑩任廷革《任应秋讲〈黄帝内经〉素问》此词未具体注释。

⑪张灿玾等《黄帝内经素问校释》中运之气数为火化二。

⑫方药中等《黄帝内经素问运气七篇讲解》"火化"，指癸未、癸丑年的岁运。癸未、癸丑年为岁火不及之年，夏天里应热不热，应长不长。"二"，为火之生数，所以原文谓："火化二。"由于癸未、癸丑年是岁火不及之年，所以此处用火之生数以示火气不及。

⑬王洪图等《黄帝内经素问白话解》中运火化之数二。

⑭郭霭春《黄帝内经素问白话解》此词未具体注释。

（4）寒化一

①王冰《黄帝内经素问》（〔新校正云〕详癸未寒化一，癸丑寒化六。）

②马莳《黄帝内经素问注证发微》癸未寒化一，癸丑寒化六。

③张介宾《类经》在泉。

④张志聪《黄帝内经集注》乃戊辰戊戌也。水受土制，故主不及。

⑤高士宗《黄帝素问直解》水气在下，故寒化一。

⑥黄元御《黄元御医书全集》此句未具体注释。

⑦张琦《素问释义》此词未具体注释。

⑧高亿《黄帝内经素问详注直讲全集》〔注〕寒，辰戌太阳之水气也；〔讲〕下而辰戌太阳在泉，水气得位，而寒化居其一。

⑨孟景春等《黄帝内经素问译释》此词未具体注释。

⑩任廷革《任应秋讲〈黄帝内经〉素问》此词未具体注释。

⑪张灿玾等《黄帝内经素问校释》新校正云："详癸未寒化一，癸丑寒化六。"

⑫方药中等《黄帝内经素问运气七篇讲解》"寒化"，指癸未、癸丑年的在泉之气。癸未、癸丑年太阳寒水在泉，下半年气候偏寒。"一"，为水之生数，所以原文谓："寒化一。"为什么此处用水之生数？我们认为可能与癸丑、癸未年为岁火不及之年有关。因为岁火不及，水来乘之，土来复之。太阴湿土在六步主时中属于四之气，主湿、主热。由于土气来复的原因，下半年又可以出现湿热偏胜的现象，冬天里可以出现应寒不寒的气候变化。所以此处用"寒化一"而不用"寒化六"。

⑬王洪图等《黄帝内经素问白话解》在泉寒化之数一。

⑭郭霭春《黄帝内经素问白话解》此词未具体注释。

（三）语句阐述

（1）癸未、癸丑岁：上太阴土，中少徵火运，下太阳水。寒化雨化胜复同，邪气化度也。灾九宫。

①王冰《黄帝内经素问》（〔新校正云〕详癸未癸丑，左右二火为间相佐，又五月

戊午干德符,癸见戊而气全,水未行胜,为正徵。)

②马莳《黄帝内经素问注证发微》丑未为太阴湿土司天。癸为阴火,为少徵。详癸未、癸丑,左右二火为间相佐,又五月戊午干德符,癸见戊而气全,水未行胜,为正徵。寒水在泉。寒化雨化胜复同,寒胜,雨复。邪气化度也。灾九宫。九为火之方。

③张介宾《类经》九,南方离宫也。火运不及,故灾及之。

④张志聪《黄帝内经集注》此句未具体注释。

⑤高士宗《黄帝素问直解》癸为火运不及,故癸未癸丑岁,上太阴土,中少徵火运,下太阳水。火运不及,始则水之寒化胜,继则土之雨化复,胜与复,同主一岁之气,非上中下正气之化,乃邪气化度也。灾九宫,凡癸年火运不及皆然也。

⑥黄元御《黄元御医书全集》此句未具体注释。

⑦张琦《素问释义》此句未具体注释。

⑧高亿《黄帝内经素问详注直讲全集》〔批〕此次癸未、癸丑之数,以明气化生成,而详其药食之宜也。

〔讲〕癸未、癸丑之岁,上而司天,则丑未太阴湿土。中而主运,则癸所化之少徵火运。下而在泉,则辰戌太阳寒水。是岁也,气为不及,胜气乘之,复气间之,胜甚则复甚,胜微则复微。既火为水克,土为火复,故寒化、雨化胜复之气相同。胜复者,不正之气,得气则起,得位则甚。所谓邪气化度之盛者,此也。故其为灾也,水来克火见于九宫。

⑨孟景春等《黄帝内经素问译释》此句未具体注释。

⑩任廷革《任应秋讲〈黄帝内经〉素问》此句未具体注释,总体概括此段为:(提要)分叙六十年五运主岁之纪,及其六气的上下见。

⑪张灿玾等《黄帝内经素问校释》癸未年、癸丑年。上为太阴湿土司天;中为少徵火运不及;下为太阳寒水在泉。火运不及,则可出现寒化的胜气与雨化的复气,未年与丑年相同,凡出现胜气复气的,就是所谓邪化日。灾变发生在北方九宫。

⑫方药中等《黄帝内经素问运气七篇讲解》〔上太阴土 中少徵火运 下太阳水〕"上太阴土",指太阴湿土司天。"中少徵火运",指火运不及之年。"下太阳水",指太阳寒水在泉。全句意即癸未、癸丑年为火运不及之年,太阴湿土司天,太阳寒水在泉。

〔寒化雨化胜复同〕"寒化",指太阳寒水之气。"雨化",指太阴湿土之气。全句意即癸未、癸丑年,火运不及,水来乘之,水气偏胜,土气来复。这种气候变化及自调现象,原文谓:"寒化雨化胜复同。"

〔灾九宫〕"九宫",代表南方。"灾九宫",意即癸未、癸丑年自然灾害主要发生于南方地区。

⑬王洪图等《黄帝内经素问白话解》癸未年、癸丑年:在上是太阴湿土司天,中运是少徵火运不及,在下是太阳寒水在泉。水能克火,火运不及则寒水之气偏胜,

寒气胜就会有湿土之气制约报复它。这两年都是胜气为寒,复气为雨,这些胜气与复气不是上、中、下之气的正常气化表现,因而叫做"邪化日"。又因为胜复之气是由于火运不及所引起的,所以灾害发生在与火气相应的南方。在九宫中,南方的位置属于九宫。

⑭郭霭春《黄帝内经素问白话解》此句未具体注释。

(2)雨化五,火化二,寒化一,正化度也。

①王冰《黄帝内经素问》(〔新校正云〕详癸未寒化一,癸丑寒化六。)

②马莳《黄帝内经素问注证发微》雨化五,此言司天,土之数五。火化二,此言火运。不及者其数生。寒化一,癸未寒化一,癸丑寒化六。正气化度也。

③张介宾《类经》司天。中运。在泉。

④张志聪《黄帝内经集注》雨化五,丑未主不及,故其数生。火化二,(眉批)丙辛乃化气,壬癸乃王气,故曰火化。寒化一,乃戊辰戊戌也。水受土制,故主不及。正化度也。

⑤高士宗《黄帝素问直解》土气在上,故雨化五,火运在中而不及,故火化二,水气在下,故寒化一,此上中下之气,乃正化度也。

⑥黄元御《黄元御医书全集》此句未具体注释。

⑦张琦《素问释义》此句未具体注释。

⑧高亿《黄帝内经素问详注直讲全集》〔注〕雨,丑未太阴之土气也。火,癸化少徵之热气也。寒,辰戌太阳之水气也。

〔讲〕兼上而丑未太阴司天,土气得中而雨化居其五。中而少徵主运,火气不及,而火化居其二。下而辰戌太阳在泉,水气得位,而寒化居其一。所谓雨化、火化、寒化者,皆正气所化之度也。

⑨孟景春等《黄帝内经素问译释》此句未具体注释。

⑩任廷革《任应秋讲〈黄帝内经〉素问》此句未具体注释,总体概括此段为:(提要)分叙六十年五运主岁之纪,及其六气的上下见。

⑪张灿玾等《黄帝内经素问校释》寒化一:新校正云"详癸未寒化一,癸丑寒化六"。

司天之气数为雨化五,中运之气数为火化二,在泉之气数为寒化一,若不出现胜气复气的,就是所谓正化日。

⑫方药中等《黄帝内经素问运气七篇讲解》[雨化五]"雨化",指癸未、癸丑年的司天之气。癸未、癸丑年太阴湿土司天,上半年气候偏湿,"五",为土之生数,所以原文谓:"雨化五。"

[火化二]"火化",指癸未、癸丑年的岁运。癸未、癸丑年为岁火不及之年,夏天里应热不热,应长不长。"二",为火之生数,所以原文谓:"火化二。"由于癸未、癸丑年是岁火不及之年,所以此处用火之生数以示火气不及。

[寒化一]"寒化",指癸未、癸丑年的在泉之气。癸未、癸丑年太阳寒水在泉,下

半年气候偏寒。"一",为水之生数,所以原文谓:"寒化一。"为什么此处用水之生数? 我们认为可能与癸丑、癸未年为岁火不及之年有关。因为岁火不及,水来乘之,土来复之。太阴湿土在六步主时中属于四之气,主湿、主热。由于土气来复的原因,下半年又可以出现湿热偏胜的现象,冬天里可以出现应寒不寒的气候变化。所以此处用"寒化一"而不用"寒化六"。

⑬王洪图等《黄帝内经素问白话解》司天雨化之数五,中运火化之数二,在泉寒化之数一。雨、火、寒都是正常的气化表现,因而叫做"正化日"。

⑭郭霭春《黄帝内经素问白话解》此句未具体注释。

(3)其化上苦温,中咸温,下甘热,药食宜也。

①王冰《黄帝内经素问》(〔新校正云〕按《玄珠》云:上酸和,下甘温。又按《至真要大论》云:湿淫所胜,平以苦热。寒淫于内,治以甘热。)

②马莳《黄帝内经素问注证发微》其化上苦温,此言司天宜用之药食。《至真要大论》云:湿淫所胜,平以苦热。中咸温,此言火运宜用之药食。下甘热,此言在泉宜用之药食。《至真要大论》云:寒淫于内,治以甘热。所谓药食宜也。

③张介宾《类经》中咸温,咸从水化,所以治火。少徵不及,故宜从温。上下同前。玄珠云:上酸和,下甘温。

④张志聪《黄帝内经集注》此句未具体注释。

⑤高士宗《黄帝素问直解》其化上湿,则宜火味之苦温以治之,其化中热,则宜水味之咸温以治之,其化下寒,则宜土味之甘热以治之,此药食之相宜也。

⑥黄元御《黄元御医书全集》此句未具体注释。

⑦张琦《素问释义》此句未具体注释。

⑧高亿《黄帝内经素问详注直讲全集》〔讲〕其年灾化之见于上者,属司天之气,宜用味之苦、性之温,以燥湿而去其阴邪。灾化之见于中者,属主运之气,宜用味之咸、性之温,以泻火而助其火气。灾化之见于下者,属在泉之气,宜用味之甘、性之热,以温其中而胜其寒也。所谓癸未、癸丑二岁,上中下三气为病,药食之宜者,如此。

⑨孟景春等《黄帝内经素问译释》此句未具体注释。

⑩任廷革《任应秋讲〈黄帝内经〉素问》此句未具体注释,总体概括此段为:(提要)分叙六十年五运主岁之纪,及其六气的上下见。

⑪张灿玾等《黄帝内经素问校释》其气化致病时,司天雨化所致宜用苦温,中运火化所致宜用咸温,在泉寒化所致宜用甘热,这就是所谓适宜的药食性味。

⑫方药中等《黄帝内经素问运气七篇讲解》〔其化上苦温,中咸温,下甘热〕"上苦温",指癸未、癸丑年太阴湿土司天,上半年气候偏湿,所以在对疾病的治疗及饮食调理方面,以味苦性温的药物及食物为适宜。"中咸温",指癸未、癸丑年,岁火不及,夏天里应热不热,所以在对疾病的治疗及饮食调理方面以味咸性温的药物及食物为适宜。"下甘热",指癸未、癸丑年太阳寒水在泉,下半年气候偏寒,同时由于复

气的影响,气候同时出现偏湿的变化,所以在对疾病的治疗及饮食调理方面,以味甘性热的药物及食物为适宜。这就是癸未、癸丑年药物及食物之所宜。

⑬王洪图等《黄帝内经素问白话解》对它引起的疾病,因为司天湿气所致的,适宜于苦温之品;因为中运火气所致的,适宜用咸温之品;因为在泉寒气所致的,适宜用甘热之品。以上就是在癸未、癸丑年应该选用的药物与食品的性味。

⑭郭霭春《黄帝内经素问白话解》此句未具体注释。

第七十五解

(一)内经原文

甲申、甲寅岁:

上少阳相火,中太宫土运,下厥阴木。**火化二,雨化五,风化八**,正化度也。其化上咸寒,中咸和,下辛凉,药食宜也。

(二)字词注释

(1)火化二

①王冰《黄帝内经素问》(〔新校正云〕详甲申火化七,甲寅火化二。)

②马莳《黄帝内经素问注证发微》此言司天。详甲申火化七,甲寅火化二。

③张介宾《类经》司天。

④张志聪《黄帝内经集注》火化二,寅申主太过,其数成。疑误故阙。

⑤高士宗《黄帝素问直解》相火在上,故火化二。

⑥黄元御《黄元御医书全集》火化二,雨化五,风化八,土为火子,木为火母,子母俱盛,故火化减。

⑦张琦《素问释义》此词未具体注释。

⑧高亿《黄帝内经素问详注直讲全集》〔注〕水,寅申少阳之热气也;〔讲〕热化则地二所生之火。

⑨孟景春等《黄帝内经素问译释》此词未具体注释。

⑩任廷革《任应秋讲〈黄帝内经〉素问》此词未具体注释。

⑪张灿玾等《黄帝内经素问校释》新校正云:"详甲申火化七,甲寅火化二。"

⑫方药中等《黄帝内经素问运气七篇讲解》"火化",指甲申、甲寅年的司天之气。甲申、甲寅年少阳相火司天,上半年气候偏热。"二",为火之生数,所以原文谓:"火化二。"由于甲申、甲寅年岁运为土运太过,这两年中的长夏季节及初运这一段时间中,湿气偏胜,降雨量多。因此,这两年虽然是少阳司天,但是气候不会太热,所以原文此处用火之生数以示火气并不太过。

⑬王洪图等《黄帝内经素问白话解》司天火化之数二。

⑭郭霭春《黄帝内经素问白话解》此词未具体注释。

(2)雨化五

①王冰《黄帝内经素问》此句未具体注释。

②马莳《黄帝内经素问注证发微》此言土运。土常以生。

③张介宾《类经》中运。

④张志聪《黄帝内经集注》雨化五,风化八,乃己巳己亥也。上角与正角同,故主成。盖卑监之纪,化气不令,生政独彰,而又与巳亥相合,则木气盛矣,故其数八。

⑤高士宗《黄帝素问直解》土运在中而过,故雨化五。

⑥黄元御《黄元御医书全集》火化二,雨化五,风化八,土为火子,木为火母,子母俱盛,故火化减。

⑦张琦《素问释义》此词未具体注释。

⑧高亿《黄帝内经素问详注直讲全集》〔注〕雨,甲化太宫之土气也。〔讲〕雨化则天五所生之土。

⑨孟景春等《黄帝内经素问译释》此词未具体注释。

⑩任廷革《任应秋讲〈黄帝内经〉素问》此词未具体注释。

⑪张灿玾等《黄帝内经素问校释》中运之气数为雨化五。

⑫方药中等《黄帝内经素问运气七篇讲解》"雨化",指甲申、甲寅年的岁运。甲申、甲寅年为岁土太过之年,长夏季节气候偏湿,降雨量多。"五",为土之生数,所以原文谓"雨化五。"

⑬王洪图等《黄帝内经素问白话解》中运雨化之数五。

⑭郭霭春《黄帝内经素问白话解》此词未具体注释。

（3）风化八

①王冰《黄帝内经素问》（〔新校正云〕详甲申风化三,甲寅风化八。）

②马莳《黄帝内经素问注证发微》此言在泉。详甲申风化三,甲寅风化八。

③张介宾《类经》在泉。

④张志聪《黄帝内经集注》雨化五,风化八,乃己巳己亥也。上角与正角同,故主成。盖卑监之纪,化气不令,生政独彰,而又与巳亥相合,则木气盛矣,故其数八。

⑤高士宗《黄帝素问直解》木气在下,故风化八。

⑥黄元御《黄元御医书全集》火化二,雨化五,风化八,土为火子,木为火母,子母俱盛,故火化减。

⑦张琦《素问释义》此词未具体注释。

⑧高亿《黄帝内经素问详注直讲全集》〔讲〕风,巳亥厥阴之木气也;风化则地八所成之木。

⑨孟景春等《黄帝内经素问译释》此词未具体注释。

⑩任廷革《任应秋讲〈黄帝内经〉素问》此词未具体注释。

⑪张灿玾等《黄帝内经素问校释》新校正云:"详甲申风化三,甲寅风化八。"黄元御注:"土为火子,木为火母,子母俱盛,故火化减。"

⑫方药中等《黄帝内经素问运气七篇讲解》"风化",指甲申、甲寅年的在泉之气。甲申、甲寅年为厥阴风木在泉,下半年风气偏胜,气候偏温。"八",为木之成

数,所以原文谓:"风化八。"由于甲申、甲寅年为少阳相火司天,对全年亦有影响,风乘火势,火助风威,温热同类,所以下半年气候特热,因此原文此处用木之成数以示温热太过。

⑬王洪图等《黄帝内经素问白话解》在泉风化之数八。

⑭郭霭春《黄帝内经素问白话解》此词未具体注释。

(三)语句阐述

(1)甲申、甲寅岁:上少阳相火,中太宫土运,下厥阴木。

①王冰《黄帝内经素问》(〔新校正云〕详甲寅之岁,小异于甲申,以寅木可刑土气之平也。)

②马莳《黄帝内经素问注证发微》寅申为少阳相火司天。甲为阳土,为太宫。新校正云:详甲寅之岁,小异于甲申,以寅木可刑土,气之平也。风木在泉。

③张介宾《类经》此句未具体注释。

④张志聪《黄帝内经集注》此句未具体注释。

⑤高士宗《黄帝素问直解》甲为土运太过,故甲申甲寅岁,上少阳相火,中太宫土运,下厥阴木。

⑥黄元御《黄元御医书全集》此句未具体注释。

⑦张琦《素问释义》此句未具体注释。

⑧高亿《黄帝内经素问详注直讲全集》〔批〕此次甲申、甲寅之数,以明气化生成,而详其药食之宜也。

〔讲〕甲申、甲寅之岁,上而司天,则寅申少阳相火。中而主运,则甲所化之太宫土运。下而在泉,则巳亥厥阴风木。

⑨孟景春等《黄帝内经素问译释》此句未具体注释。

⑩任廷革《任应秋讲〈黄帝内经〉素问》此句未具体注释,总体概括此段为:(提要)分叙六十年五运主岁之纪,及其六气的上下见。

⑪张灿玾等《黄帝内经素问校释》甲申年、甲寅年。上为少阳相火司天;中为太宫土运太过;下为厥阴风木在泉。

⑫方药中等《黄帝内经素问运气七篇讲解》[上少阳相火 中太宫土运 下厥阴木]"上少阳相火",指少阳相火司天。"中太宫土运",指土运太过之年。"下厥阴木",指厥阴风木在泉。全句意即甲申、甲寅年为土运太过之年,少阳相火司天,厥阴风木在泉。

⑬王洪图等《黄帝内经素问白话解》甲申年、甲寅年:在上是少阳相火司天,中运是太宫土运太过,在下是厥阴风木在泉。

⑭郭霭春《黄帝内经素问白话解》此句未具体注释。

(2)火化二,雨化五,风化八,正化度也。

①王冰《黄帝内经素问》(〔新校正云〕详甲申火化七,甲寅火化二。)(〔新校正云〕详甲申风化三,甲寅风化八。)

②马莳《黄帝内经素问注证发微》火化二,此言司天。详甲申火化七,甲寅火化二。雨化五,此言土运。土常以生。风化八,此言在泉。详甲申风化三,甲寅风化八。正化度也。

③张介宾《类经》司天。中运。在泉。

④张志聪《黄帝内经集注》火化二,寅申主太过,其数成。疑误故阙。雨化五,风化八,乃己巳己亥也。上角与正角同,故主成。盖卑监之纪,化气不令,生政独彰,而又与巳亥相合,则木气盛矣,故其数八。

⑤高士宗《黄帝素问直解》相火在上,故火化二,土运在中而过,故雨化五,木气在下,故风化八,此上中下之气,乃正化度也。

⑥黄元御《黄元御医书全集》火化二,雨化五,风化八,土为火子,木为火母,子母俱盛,故火化减。

⑦张琦《素问释义》此句未具体注释。

⑧高亿《黄帝内经素问详注直讲全集》〔注〕水,寅申少阳之热气也。雨,甲化太宫之土气也。风,巳亥厥阴之木气也。

〔讲〕是岁也,热化则地二所生之火,雨化则天五所生之土,风化则地八所成之木。所谓正气所化之度者,此也。

⑨孟景春等《黄帝内经素问译释》此句未具体注释。

⑩任廷革《任应秋讲〈黄帝内经〉素问》此句未具体注释,总体概括此段为:(提要)分叙六十年五运主岁之纪,及其六气的上下见。

⑪张灿玾等《黄帝内经素问校释》火化二:新校正云"详甲申火化七,甲寅火化二"。风化八:新校正云"详甲申风化三,甲寅风化八"。黄元御注:"土为火子,木为火母,子母俱盛,故火化减。"

司天之气数为火化二,中运之气数为雨化五,在泉之气数为风化八,凡不出现胜气复气的,就是所谓正化日。

⑫方药中等《黄帝内经素问运气七篇讲解》〔火化二〕"火化",指甲申、甲寅年的司天之气。甲申、甲寅年少阳相火司天,上半年气候偏热。"二",为火之生数,所以原文谓:"火化二。"由于甲申、甲寅年岁运为土运太过,这两年中的长夏季节及初运这一段时间中,湿气偏胜,降雨量多。因此,这两年虽然是少阳司天,但是气候不会太热,所以原文此处用火之生数以示火气并不太过。

〔雨化五〕"雨化",指甲申、甲寅年的岁运。甲申、甲寅年为岁土太过之年,长夏季节气候偏湿,降雨量多。"五",为土之生数,所以原文谓"雨化五。"

〔风化八〕"风化",指甲申、甲寅年的在泉之气。甲申、甲寅年为厥阴风木在泉,下半年风气偏胜,气候偏温。"八",为木之成数,所以原文谓:"风化八。"由于甲申、甲寅年为少阳相火司天,对全年亦有影响,风乘火势,火助风威,温热同类,所以下半年气候特热,因此原文此处用木之成数以示温热太过。

⑬王洪图等《黄帝内经素问白话解》司天火化之数二,中运雨化之数五,在泉

风化之数八。火、雨、风都是正常的气化表现,因而叫做"正化日"。

⑭郭霭春《黄帝内经素问白话解》此句未具体注释。

(3)其化上咸寒,中咸和,下辛凉,药食宜也。

①王冰《黄帝内经素问》此句未具体注释。

②马莳《黄帝内经素问注证发微》其化上咸寒,此言司天宜用之药食。中咸和,此言土运宜用之药食。下辛凉,此言在泉宜用之药食。所谓药食宜也。

③张介宾《类经》中咸和,以软坚利湿,治土胜也。上下同前。

④张志聪《黄帝内经集注》此句未具体注释。

⑤高士宗《黄帝素问直解》甘和,旧本讹咸和,今改。其化上热,则宜水味之咸寒以治之,其化中湿,则宜土味之甘和以治之,其化下风,则宜金味之辛凉以治之,此药食之相宜也。

⑥黄元御《黄元御医书全集》此句未具体注释。

⑦张琦《素问释义》此句未具体注释。

⑧高亿《黄帝内经素问详注直讲全集》〔讲〕故其化上而相火为病,宜用味之咸者以泻其热,性之寒者以胜其热。中而湿土为病,宜用味之咸者以润土气,性之和者以平土气。下而厥阴为病,宜用味之辛者以散风气,性之凉者以胜风气也。所谓甲申、甲寅二岁,上中下三气为病,药食之宜者,如此。

⑨孟景春等《黄帝内经素问译释》此句未具体注释。

⑩任廷革《任应秋讲〈黄帝内经〉素问》此句未具体注释,总体概括此段为:(提要)分叙六十年五运主岁之纪,及其六气的上下见。

⑪张灿玾等《黄帝内经素问校释》其气化致病时,司天火化所致宜用咸寒,中运雨化所致宜用咸和,在泉风化所致宜用辛凉,这就是所谓适宜的药食性味。

⑫方药中等《黄帝内经素问运气七篇讲解》[其化上咸寒,中咸和,下辛凉]"上咸寒",指甲申、甲寅年少阳相火司天,气候偏热,所以在对疾病的治疗及饮食调理方面,以味咸性寒的药物及食物为适宜。"中咸和",指甲申、甲寅年岁运为土运太过之年,气候偏湿,所以在对疾病的治疗及饮食调理方面以味咸性和的药物及食物为适宜。不过岁土太过而用咸和药食,不好理解,与本节前述岁土太过之年的药食宜亦不一致。前述甲子、甲午岁药食宜为"中苦热",甲辰、甲戌岁药食宜为"中苦温",独此处为"中咸和",值得讨论。我们考虑此可能与岁气有关。甲子、甲午年岁土太过,少阴君火司天,阳明燥金在泉,上半年偏热,下半年偏凉,全年湿气偏盛,宜"苦热"者,因苦可燥湿,热可胜凉。甲辰、甲戌年岁土太过,太阳寒水司天,太阴湿土在泉,全年气候偏于寒湿,宜"苦温"者,因苦能燥湿,温可胜寒。甲申、甲寅年,岁土太过,少阳相火司天,厥阴风木在泉。司天在泉之气均偏于温热,全年以温热为主。此处宜用"咸和"者,是因为咸可胜火,咸可泻热。此处历代注家或根本不解,如王冰、《新校正》、张志聪等均对此未作注解;或含糊其词,如张介宾注:"以软坚利湿,治土胜也。"马莳注:"中咸和,言土运宜用之药食。"或回避此一"咸"字,如高

世栻注："其化中湿，则宜土味之甘和以治之。"把此"咸"字，改为"甘"字。对这些解释，我们认为都不够满意。当然我们的看法亦未必恰当，但是如果对于难点、疑点，都不作解释，无益于对原著的学习和理解，姑妄言之以俟高明。"下辛凉"，指甲申、甲寅年厥阴风木在泉，气候偏温，所以在对疾病的治疗及饮食调理方面，以味辛性凉的药物及食物为适宜，这也就是"风淫于内，治以辛凉"之意。以上就是甲申、甲寅年的药物及食物之所宜。

⑬王洪图等《黄帝内经素问白话解》对它引起的疾病，因为司天火气所致的，适宜用咸寒之品；因为中运雨气所致的，适宜用咸平之品；因为在泉风气所致的，适宜用辛凉之品。以上就是在甲申、甲寅年应该选用的药物与食品的性味。

⑭郭霭春《黄帝内经素问白话解》此句未具体注释。

第七十六解

（一）内经原文

乙酉_{太一天符}、乙卯岁_{天符}：

上阳明金，中少商金运，下少阴火。热化寒化胜复同，邪气化度也。**灾七宫**。**燥化四，清化四，热化二**，正化度也。其化上苦小温，中苦和^[注]，下咸寒，药食宜也。

[注]苦和：郭霭春《黄帝内经素问校注》、方药中等《黄帝内经素问运气七篇讲解》、孟景春等《黄帝内经素问译释》、人民卫生出版社影印顾从德本《黄帝内经素问》此处为"中苦和"，其中郭霭春注：上半年阳明燥金司天，气候偏凉，药食均宜苦性小温之品，中属金运不及，宜苦性和平之品，下半年少阴君火在泉，宜味咸性寒之品。张灿玾等《黄帝内经素问校释》此处为"中酸和"，其注：因少商金运各条均作"酸和"，故改。

（二）字词注释

（1）灾七宫

①王冰《黄帝内经素问》此词未具体注释。

②马莳《黄帝内经素问注证发微》金之方。

③张介宾《类经》七，西方兑宫也。金运不及，故灾及之。

④张志聪《黄帝内经集注》此词未具体注释。

⑤高士宗《黄帝素问直解》凡乙运之岁，灾皆七宫。

⑥黄元御《黄元御医书全集》此词未具体注释。

⑦张琦《素问释义》此词未具体注释。

⑧高亿《黄帝内经素问详注直讲全集》〔讲〕火来克金，见于七宫。

⑨孟景春等《黄帝内经素问译释》此句未具体注释。

⑩任廷革《任应秋讲〈黄帝内经〉素问》此词未具体注释。

⑪张灿玾等《黄帝内经素问校释》灾变发生在西方七宫。

⑫方药中等《黄帝内经素问运气七篇讲解》"七宫"，即西方地区。"灾七宫"，意即乙酉、乙卯年自然灾害主要发生在西方地区。

⑬王洪图等《黄帝内经素问白话解》因为胜复之气是由于金运不及所引起的，所以灾害发生在与金气相应的西方。在九宫中，西方的位置属于七宫。

⑭郭霭春《黄帝内经素问白话解》此词未具体注释。

（2）燥化四

①王冰《黄帝内经素问》（〔新校正云〕详乙酉燥化四,乙卯燥化九。）

②马莳《黄帝内经素问注证发微》此言司天。详乙酉燥化四,乙卯燥化九。

③张介宾《类经》司天。

④张志聪《黄帝内经集注》卯酉主不及,故其数生。

⑤高士宗《黄帝素问直解》金气在上,故燥化四。

⑥黄元御《黄元御医书全集》此词未具体注释。

⑦张琦《素问释义》此词未具体注释。

⑧高亿《黄帝内经素问详注直讲全集》〔注〕燥,阳明少商之金气也;〔讲〕金气不及,而燥化居其四。

⑨孟景春等《黄帝内经素问译释》此句未具体注释。

⑩任廷革《任应秋讲〈黄帝内经〉素问》此词未具体注释。

⑪张灿玾等《黄帝内经素问校释》新校正云:"详乙酉燥化四,乙卯燥化九。"

⑫方药中等《黄帝内经素问运气七篇讲解》"燥化",指乙酉、乙卯年的司天之气。乙酉、乙卯年阳明燥金司天,上半年气候偏凉、偏燥。"四",为金之生数,所以原文谓:"燥化四。"由于乙酉、乙卯年岁金不及,火来乘之,所以上半年气候不致太凉,因而此处用金之生数而不用金之成数。

⑬王洪图等《黄帝内经素问白话解》司天燥化之数四。

⑭郭霭春《黄帝内经素问白话解》此词未具体注释。

（3）清化四

①王冰《黄帝内经素问》此词未具体注释。

②马莳《黄帝内经素问注证发微》此言金运。不及者其数生。

③张介宾《类经》中运。

④张志聪《黄帝内经集注》清化四,热化二,乃庚子庚午也。同天符岁,故其数生。

⑤高士宗《黄帝素问直解》金运在中而不及,故清化四。

⑥黄元御《黄元御医书全集》此词未具体注释。

⑦张琦《素问释义》此词未具体注释。

⑧高亿《黄帝内经素问详注直讲全集》〔讲〕中而少商主运金气不及,而清化居其四。

⑨孟景春等《黄帝内经素问译释》此句未具体注释。

⑩任廷革《任应秋讲〈黄帝内经〉素问》此词未具体注释。

⑪张灿玾等《黄帝内经素问校释》中运之气数为清化四。

⑫方药中等《黄帝内经素问运气七篇讲解》"清化",指乙酉、乙卯年的岁运。乙酉、乙卯年为岁金不及之年,秋天里气候应凉不凉。"四",为金之生数,所以原文

谓:"清化四。"由于乙酉、乙卯年金运不及,所以此处用金之生数以示岁金不及。

⑬王洪图等《黄帝内经素问白话解》中运清化之数四。

⑭郭霭春《黄帝内经素问白话解》此词未具体注释。

(4)热化二

①王冰《黄帝内经素问》(〔新校正云〕详乙酉热化七,乙卯热化二。)

②马莳《黄帝内经素问注证发微》此言在泉。详乙酉热化七,乙卯热化二。

③张介宾《类经》在泉。

④张志聪《黄帝内经集注》清化四,热化二,乃庚子庚午也。同天符岁,故其数生。

⑤高士宗《黄帝素问直解》火气在下,故热化二。

⑥黄元御《黄元御医书全集》此词未具体注释。

⑦张琦《素问释义》此词未具体注释。

⑧高亿《黄帝内经素问详注直讲全集》〔注〕热,子午少阴之火气也。〔讲〕下而子午少阴在泉,火非其位,而热化居其二。

⑨孟景春等《黄帝内经素问译释》此句未具体注释。

⑩任廷革《任应秋讲〈黄帝内经〉素问》此词未具体注释。

⑪张灿玾等《黄帝内经素问校释》在泉之气数为热化二。

⑫方药中等《黄帝内经素问运气七篇讲解》"热化",指乙酉、乙卯年的在泉之气。乙酉、乙卯年少阴君火在泉,下半年气候偏热。"二",为火之生数,所以原文谓:"热化二。"由于乙酉、乙卯年下半年水气来复,所以乙酉、乙卯年虽然是少阴在泉,但由于水可以克火,所以下半年气候不致太热,因此原文此处用火之生数而不用火之成数。

⑬王洪图等《黄帝内经素问白话解》在泉热化之数二。

⑭郭霭春《黄帝内经素问白话解》此词未具体注释。

(三)语句阐述

(1)乙酉太一天符、乙卯岁天符:上阳明金,中少商金运,下少阴火。热化寒化胜复同,邪气化度也。灾七宫。

①王冰《黄帝内经素问》(〔新校正云〕按乙酉为正商,以酉金相佐,故得平气。乙卯之年,二之气君火分中,火来行胜,水未行复,其气未(守)平;以三月庚辰,乙得庚合,金运正商,其气乃平。)

②马莳《黄帝内经素问注证发微》卯酉为阳明燥金司天。乙为阴金,为少商。新校正云:按乙酉为正商,以酉金相佐,故得平气。乙卯之年,二之气君火分中,火来行胜,水未行复,其气未平,以三月庚辰乙得庚合,金运正商,其气乃平。少阴君火在泉。热化寒化胜复同,热胜,寒复。邪气化度也。灾七宫。金之方。

③张介宾《类经》乙为阴金,故属少商。七,西方兑宫也。金运不及,故灾及之。

④张志聪《黄帝内经集注》此句未具体注释。

⑤高士宗《黄帝素问直解》乙为金运不及,故乙酉乙卯岁,上阳明金,中少商金运,下少阴火。金运不及,始则火之热化胜,继则水之寒化复,胜与复,同主一岁之气,非上中下正气之化,乃邪气化度也。凡乙运之岁,灾皆七宫。

⑥黄元御《黄元御医书全集》此句未具体注释。

⑦张琦《素问释义》此句未具体注释。

⑧高亿《黄帝内经素问详注直讲全集》〔批〕此次乙酉、乙卯之数,以明气化生成,而详其药食之宜也。

〔讲〕乙酉、乙卯之岁,上而司天,则卯酉阳明燥金。中而主运,则乙所化之少商金运。下而在泉,则子午少阴君火。是岁也,气为不及,胜气乘之,复气间之,胜甚则复甚,胜微则复微。既金为火克,水为金复,故热化、寒化胜复之气相同。胜复者,不正之气,得气则起,得位则甚。所谓邪气化度之盛者,此也。故其为灾也,火来克金,见于七宫。

⑨孟景春等《黄帝内经素问译释》此句未具体注释。

⑩任廷革《任应秋讲〈黄帝内经〉素问》此句未具体注释,总体概括此段为:(提要)分叙六十年五运主岁之纪,及其六气的上下见。

⑪张灿玾等《黄帝内经素问校释》乙酉年(为太一天符年)、乙卯年(为天符年)。上为阳明燥金司天;中为少商金运不及;下为少阴君火在泉。金运不及,则可出现热化的胜气和寒化的复气,酉年与卯年相同,凡出现胜气复气的,就是所谓邪化日。灾变发生在西方七宫。

⑫方药中等《黄帝内经素问运气七篇讲解》[上阳明金 中少商金运 下少阴火]"上阳明金",指阳明燥金司天。"中少商金运",指金运不及之年。"下少阴火",指少阴君火在泉。全句意即乙酉、乙卯年为金运不及之年,阳明燥金司天,少阴君火在泉。

[热化寒化胜复同]"热化",指少阴君火或少阳相火之气。"寒化",指太阳寒水之气。全句说明乙酉、乙卯年,金运不及,火来乘之,火气偏胜,水气来复的自然气候变化。所以原文谓:"热化寒化胜复同。"

[灾七宫]"七宫",即西方地区。"灾七宫",意即乙酉、乙卯年自然灾害主要发生在西方地区。

⑬王洪图等《黄帝内经素问白话解》乙酉年(为太乙天符年)、乙卯年(为天符年):在上是阳明燥金司天,中运是少商金运不及,在下是少阴君火在泉。火能克金,金运不及则火热之气偏胜,火气胜就会有寒水之气制约报复它。这两年都是胜气为热,复气为寒,这些都不是上、中、下之气的正常气化表现,因而叫做"邪化日"。又因为胜复之气是由于金运不及所引起的,所以灾害发生在与金气相应的西方。在九宫中,西方的位置属于七宫。

⑭郭霭春《黄帝内经素问白话解》此句未具体注释。

（2）燥化四,清化四,热化二,正化度也。

①王冰《黄帝内经素问》(〔新校正云〕详乙酉燥化四,乙卯燥化九。)(〔新校正云〕详乙酉热化七,乙卯热化二。)

②马莳《黄帝内经素问注证发微》燥化四,此言司天。详乙酉燥化四,乙卯燥化九。清化四,此言金运。不及者其数生。热化二,此言在泉。详乙酉热化七,乙卯热化二。正化度也。

③张介宾《类经》司天。中运。在泉。

④张志聪《黄帝内经集注》燥化四,卯酉主不及,故其数生。清化四,热化二,乃庚子庚午也。同天符岁,故其数生。

⑤高士宗《黄帝素问直解》金气在上,故燥化四,金运在中而不及,故清化四,火气在下,故热化二,此上中下之气,乃正化度也。

⑥黄元御《黄元御医书全集》此句未具体注释。

⑦张琦《素问释义》此句未具体注释。

⑧高亿《黄帝内经素问详注直讲全集》〔注〕燥,阳明少商之金气也。热,子午少阴之火气也。

〔讲〕兼上而卯酉阳明司天,金气不及,而燥化居其四。中而少商主运金气不及,而清化居其四。下而子午少阴在泉,火非其位,而热化居其二。所谓燥化、清化、热化者,皆正气所化之度也。

⑨孟景春等《黄帝内经素问译释》此句未具体注释。

⑩任廷革《任应秋讲〈黄帝内经〉素问》此句未具体注释,总体概括此段为:(提要)分叙六十年五运主岁之纪,及其六气的上下见。

⑪张灿玾等《黄帝内经素问校释》燥化四:新校正云"详乙酉燥化四,乙卯燥化九"。热化二:新校正云"详乙酉热化七,乙卯热化二"。

司天之气数为燥化四,中运之气数为清化四,在泉之气数为热化二,若不出现胜气复气的,就是所谓正化日。

⑫方药中等《黄帝内经素问运气七篇讲解》〔燥化四〕"燥化",指乙酉、乙卯年的司天之气。乙酉、乙卯年阳明燥金司天,上半年气候偏凉、偏燥。"四",为金之生数,所以原文谓:"燥化四。"由于乙酉、乙卯年岁金不及,火来乘之,所以上半年气候不致太凉,因而此处用金之生数而不用金之成数。

〔清化四〕"清化",指乙酉、乙卯年的岁运。乙酉、乙卯年为岁金不及之年,秋天里气候应凉不凉。"四",为金之生数,所以原文谓:"清化四。"由于乙酉、乙卯年金运不及,所以此处用金之生数以示岁金不及。

〔热化二〕"热化",指乙酉、乙卯年的在泉之气。乙酉、乙卯年少阴君火在泉,下半年气候偏热。"二",为火之生数,所以原文谓:"热化二。"由于乙酉、乙卯年下半年水气来复,所以乙酉、乙卯年虽然是少阴在泉,但由于水可以克火,所以下半年气候不致太热,因此原文此处用火之生数而不用火之成数。

⑬王洪图等《黄帝内经素问白话解》司天燥化之数四,中运清化之数四,在泉热化之数二。燥、清、热都是正常的气化表现,因而叫做"正化日"。

⑭郭霭春《黄帝内经素问白话解》此句未具体注释。

(3) 其化上苦小温,中苦和,下咸寒,药食宜也。

①王冰《黄帝内经素问》此句未具体注释。

②马莳《黄帝内经素问注证发微》其化上苦小温,此言司天宜用之药食。中苦和,此言金运宜用之药食。下咸寒,此言在泉宜用之药食。所谓药食宜也。

③张介宾《类经》中苦和,苦从火化,所以制金,金运不及,故治宜苦和。上下俱同前。

④张志聪《黄帝内经集注》此句未具体注释。

⑤高士宗《黄帝素问直解》其化上燥,则宜火味之苦小温以治之,其化中清则宜火味之苦和以治之,其化下热,则宜水味之咸寒以治之,此药食之相宜也。

⑥黄元御《黄元御医书全集》此句未具体注释。

⑦张琦《素问释义》此句未具体注释。

⑧高亿《黄帝内经素问详注直讲全集》〔讲〕其年灾化之见于上者,属司天之气,宜用味之苦、性之小温,以去燥而除其阴邪。灾化之见于中者,属主运之气,宜用味之苦、性之和,以泻金而和其不及。灾化之见于下者,属在泉之气,宜用味之咸、性之寒,以泻其热而胜其热也。所谓乙酉、乙卯二岁,上中下三气为病,药食之宜者,如此。

⑨孟景春等《黄帝内经素问译释》此句未具体注释。

⑩任廷革《任应秋讲〈黄帝内经〉素问》此句未具体注释,总体概括此段为:(提要)分叙六十年五运主岁之纪,及其六气的上下见。

⑪张灿玾等《黄帝内经素问校释》其气化致病时,司天燥化所致宜用苦小温,中运清化所致宜用酸和,在泉热化所致宜用咸寒,这就是所谓适宜的药食性味。

⑫方药中等《黄帝内经素问运气七篇讲解》[其化上苦小温,中苦和,下咸寒]"上苦小温",指乙酉、乙卯年阳明燥金司天,上半年气候偏凉,所以在对疾病的治疗及饮食调理方面以偏温的药物及食物为适宜,但因为上半年主气偏温,同时在岁运上还有个火来乘金的问题,所以在药食方面又不能太温,因此原文谓:"苦小温。""中苦和",指乙酉、乙卯年岁金不及,火气来乘,气候偏热,所以对疾病的治疗及饮食调理方面,以味苦性和的药物及食物为适宜。"下咸寒",指乙酉、乙卯年,少阴君火在泉,下半年气候相对偏热,所以在对疾病的治疗及饮食调理方面以味咸性寒的药物及食物为适宜。这就是乙酉、乙卯年药物及饮食之所宜。

⑬王洪图等《黄帝内经素问白话解》对它引起的疾病,因为司天燥气所致的,适宜用苦小温之品;因为中运清气所致的,适宜用苦平之品;因为在泉热气所致的,适宜用咸寒之品。以上就是在乙酉、乙卯年应该选用的药物与食品的性味。

⑭郭霭春《黄帝内经素问白话解》此句未具体注释。

第七十七解

（一）内经原文

丙戌_{天符}、丙辰岁_{天符}：

上太阳水，中太羽水运，下太阴土。**寒化六，雨化五**，正化度也。其化上苦热，中咸温，下甘热，药食宜也。

（二）字词注释

（1）寒化六

①王冰《黄帝内经素问》（〔新校正云〕详此以运与司天俱水运，故只言寒化六。寒化六者，太羽之运化也。若太阳司天之化，则丙戌寒化一，丙辰寒化六。）

②马莳《黄帝内经素问注证发微》此言司天与运。新校正云：详此以运与司天俱水运，故只言寒化六。寒化六者，太羽之运化。若太阳司天之化，则丙戌寒化一，丙辰寒化六。

③张介宾《类经》司天、中运同。

④张志聪《黄帝内经集注》辰戌太羽皆主太过，故其数成。

⑤高士宗《黄帝素问直解》水气在上，水运在中，而太过，故皆寒化六。

⑥黄元御《黄元御医书全集》此词未具体注释。

⑦张琦《素问释义》此词未具体注释。

⑧高亿《黄帝内经素问详注直讲全集》〔注〕寒，太阳太羽之水气也。〔讲〕寒化则地六所成之水。

⑨孟景春等《黄帝内经素问译释》此词未具体注释。

⑩任廷革《任应秋讲〈黄帝内经〉素问》此词未具体注释。

⑪张灿玾等《黄帝内经素问校释》新校正云："详此以运与司天俱水（按：'水'后原衍'运'字，今删），故只言寒化六。寒化六者，太羽之运化也。若太阳司天之化，则丙戌寒化一，丙辰寒化六。"

⑫方药中等《黄帝内经素问运气七篇讲解》"寒化"，指丙戌、丙辰年的司天之气。丙戌、丙辰年太阳寒水司天，上半年气候偏寒。"六"，为水之成数，所以原文谓："寒化六。"由于丙辰、丙戌年，岁运是水运太过，司天之气又是寒水，所以原文此处用水之成数。

⑬王洪图等《黄帝内经素问白话解》司天寒化之数六，中运寒化之数六。

⑭郭霭春《黄帝内经素问白话解》此词未具体注释。

（2）雨化五

①王冰《黄帝内经素问》此词未具体注释。

②马莳《黄帝内经素问注证发微》此言在泉。土生数。

③张介宾《类经》在泉。

④张志聪《黄帝内经集注》乃辛丑辛未也。丑未主不及，故其数生。

⑤高士宗《黄帝素问直解》土气在下,故雨化五。

⑥黄元御《黄元御医书全集》此词未具体注释。

⑦张琦《素问释义》此词未具体注释。

⑧高亿《黄帝内经素问详注直讲全集》〔注〕雨,丑未太阴之土气也。〔讲〕雨化则天五所生之土。

⑨孟景春等《黄帝内经素问译释》此词未具体注释。

⑩任廷革《任应秋讲〈黄帝内经〉素问》此词未具体注释。

⑪张灿玾等《黄帝内经素问校释》在泉之气数为雨化五。

⑫方药中等《黄帝内经素问运气七篇讲解》"雨化",指丙戌、丙辰年的在泉之气。丙戌、丙辰年的在泉之气为太阴湿土,下半年气候偏湿。"五",为土之生数,所以原文谓:"雨化五。"本节未列岁运常数,原因是丙戌、丙辰年岁水太过,其常数应为"寒化六",与司天之气的常数相同,故略。

⑬王洪图等《黄帝内经素问白话解》在泉雨化之数五。

⑭郭霭春《黄帝内经素问白话解》此词未具体注释。

(三)语句阐述

(1)丙戌天符、丙辰岁天符:上太阳水,中太羽水运,下太阴土。

①王冰《黄帝内经素问》此句未具体注释。

②马莳《黄帝内经素问注证发微》辰戌为太阳寒水司天。丙为阳水,为太羽。湿土在泉。

③张介宾《类经》丙为阳水,故属太羽。

④张志聪《黄帝内经集注》此句未具体注释。

⑤高士宗《黄帝素问直解》丙为水运太过,故丙戌丙辰岁,上太阳水,中太羽水运,下太阴土。

⑥黄元御《黄元御医书全集》此句未具体注释。

⑦张琦《素问释义》此句未具体注释。

⑧高亿《黄帝内经素问详注直讲全集》〔批〕此次丙戌、丙辰之数,以明气化生成,而详其药食之宜也。

〔讲〕丙戌、丙辰之岁,上而司天,则辰戌太阳寒水。中而主运,则丙所化之太羽水运。下而在泉,则丑未太阴湿土。

⑨孟景春等《黄帝内经素问译释》此句未具体注释。

⑩任廷革《任应秋讲〈黄帝内经〉素问》此句未具体注释,总体概括此段为:(提要)分叙六十年五运主岁之纪,及其六气的上下见。

⑪张灿玾等《黄帝内经素问校释》丙戌年、丙辰年(二年俱为天符年)。上为太阳寒水司天;中为太羽水运太过;下为太阴湿土在泉。

⑫方药中等《黄帝内经素问运气七篇讲解》[上太阳水　中太羽水运　下太阴土]"上太阳水",指太阳寒水司天。"中太羽水运",指水运太过之年。"下太阴土",

指太阴湿土在泉。全句意即丙戌、丙辰年为水运太过之年,太阳寒水司天,太阴湿土在泉。

⑬王洪图等《黄帝内经素问白话解》丙戌年、丙辰年(两年均属天符):在上是太阳寒水司天,中运是太羽水运太过,在下是太阴湿土在泉。

⑭郭霭春《黄帝内经素问白话解》此句未具体注释。

(2)寒化六,雨化五,正化度也。

①王冰《黄帝内经素问》〔新校正云〕详此以运与司天俱水运,故只言寒化六。寒化六者,太羽之运化也。若太阳司天之化,则丙戌寒化一,丙辰寒化六。)

②马莳《黄帝内经素问注证发微》寒化六,此言司天与运。新校正云:详此以运与司天俱水运,故只言寒化六。寒化六者,太羽之运化。若太阳司天之化,则丙戌寒化一,丙辰寒化六。雨化五,此言在泉。土生数。正化度也。

③张介宾《类经》司天、中运同。在泉。

④张志聪《黄帝内经集注》寒化六,辰戌太羽皆主太过,故其数成。雨化五,乃辛丑辛未也。丑未主不及,故其数生。

⑤高士宗《黄帝素问直解》水气在上,水运在中,而太过,故皆寒化六。土气在下,故雨化五,此上中下之气,乃正化度也。

⑥黄元御《黄元御医书全集》此句未具体注释。

⑦张琦《素问释义》此句未具体注释。

⑧高亿《黄帝内经素问详注直讲全集》〔注〕寒,太阳太羽之水气也。雨,丑未太阴之土气也。

〔讲〕是岁也,寒化则地六所成之水,雨化则天五所生之土。所谓正气所化之度者,此也。

⑨孟景春等《黄帝内经素问译释》此句未具体注释。

⑩任廷革《任应秋讲〈黄帝内经〉素问》此句未具体注释,总体概括此段为:(提要)分叙六十年五运主岁之纪,及其六气的上下见。

⑪张灿玾等《黄帝内经素问校释》寒化六:新校正云"详此以运与司天俱水(按:'水'后原衍'运'字,今删),故只言寒化六。寒化六者,太羽之运化也。若太阳司天之化,则丙戌寒化一,丙辰寒化六"。

司天之气数为寒化六,中运之气数为寒化六,在泉之气数为雨化五,凡不出现胜气复气的,就是所谓正化日。

⑫方药中等《黄帝内经素问运气七篇讲解》[寒化六]"寒化",指丙戌、丙辰年的司天之气。丙戌、丙辰年太阳寒水司天,上半年气候偏寒。"六",为水之成数,所以原文谓:"寒化六。"由于丙辰、丙戌年,岁运是水运太过,司天之气又是寒水,所以原文此处用水之成数。

[雨化五]"雨化",指丙戌、丙辰年的在泉之气。丙戌、丙辰年的在泉之气为太阴湿土,下半年气候偏湿。"五",为土之生数,所以原文谓:"雨化五。"本节未列岁

运常数,原因是丙戌、丙辰年岁水太过,其常数应为"寒化六",与司天之气的常数相同,故略。

⑬王洪图等《黄帝内经素问白话解》司天寒化之数六,中运寒化之数六,在泉雨化之数五。寒、雨都是正常的气化表现,因而叫做"正化日"。

⑭郭霭春《黄帝内经素问白话解》此句未具体注释。

(3)其化上苦热,中咸温,下甘热,药食宜也。

①王冰《黄帝内经素问》(〔新校正云〕按《玄珠》云:上甘温,下酸平。又按《至真要大论》云:寒淫所胜,平以辛热。湿淫于内,治以苦热。)

②马莳《黄帝内经素问注证发微》其化上苦热,此言司天宜用之药食。《至真要大论》云:寒淫所胜,平以辛热。中咸温,此言水运宜用之药食。下甘热,此言在泉宜用之药食。《至真要大论》云:湿淫于内,治以苦热。所谓药食宜也。

③张介宾《类经》中咸温,咸从水化,太羽宜温也。《玄珠》云:上甘温,下酸平。

④张志聪《黄帝内经集注》此句未具体注释。

⑤高士宗《黄帝素问直解》其化上寒,则宜火味之苦热以治之,其化中寒,则宜水味之咸温以治之,其化下湿,则宜土味之甘热以治之,此药食之相宜也。

⑥黄元御《黄元御医书全集》此句未具体注释。

⑦张琦《素问释义》此句未具体注释。

⑧高亿《黄帝内经素问详注直讲全集》〔讲〕故其化,上而寒水为病,宜用味之苦者以泻其寒,性之热者以胜其寒。中而太羽为病,宜用味之咸者以行其水,性之温者以制其寒。下而湿土为病,宜用味之甘者以补其土,性之热以去其湿也。所谓丙戌、丙辰二岁,上中下三气为病,药食之所宜者,如此也。

⑨孟景春等《黄帝内经素问译释》此句未具体注释。

⑩任廷革《任应秋讲〈黄帝内经〉素问》此句未具体注释,总体概括此段为:(提要)分叙六十年五运主岁之纪,及其六气的上下见。

⑪张灿玾等《黄帝内经素问校释》其气化致病时,司天寒化所致宜用苦热,中运寒化所致宜用咸温,在泉雨化所致宜用甘热,这就是所谓适宜的药食性味。

⑫方药中等《黄帝内经素问运气七篇讲解》〔其化上苦热,中咸温,下甘热〕"上苦热",指丙戌、丙辰年太阳寒水司天,上半年气候偏寒,所以在对疾病的治疗及饮食调理方面以偏热药物及食物为适宜。"中咸温",指丙戌、丙辰年的岁运为水运太过,冬令特别寒冷,所以在对疾病的治疗及饮食调理方面以味咸性温的药物及食物为适宜。"下甘热",指丙戌、丙辰年太阴湿土在泉,下半年气候偏湿,所以在对疾病的治疗及饮食调理方面以味甘性热的药物及食物为适宜。这就是丙戌、丙辰年药物及饮食之所宜。

⑬王洪图等《黄帝内经素问白话解》对它引起的疾病,因为司天寒气所致的,适宜用苦热之品;因为中运寒气所致的,适宜用咸温之品;因为在泉雨气所致的,适宜用甘热之品。以上就是在丙戌、丙辰年应该选用的药物与食品的性味。

⑭郭霭春《黄帝内经素问白话解》此句未具体注释。

第七十八解

（一）内经原文

丁亥_{天符}、丁巳岁_{天符}：

上厥阴木，中少角木运，下少阳相火。清化热化胜复同，邪气化度也。**灾三宫**。**风化三**，**火化七**，正化度也。其化上辛凉，中辛和，下咸寒，药食宜也。

（二）字词注释

（1）灾三宫

①王冰《黄帝内经素问》此词未具体注释。

②马莳《黄帝内经素问注证发微》木之方三。

③张介宾《类经》三，东方震宫也。木气不及，故灾及之。

④张志聪《黄帝内经集注》此词未具体注释。

⑤高士宗《黄帝素问直解》凡丁运之岁，灾皆三宫。

⑥黄元御《黄元御医书全集》此词未具体注释。

⑦张琦《素问释义》此词未具体注释。

⑧高亿《黄帝内经素问详注直讲全集》〔讲〕金来克木，见于三宫。

⑨孟景春等《黄帝内经素问译释》此词未具体注释。

⑩任廷革《任应秋讲〈黄帝内经〉素问》此词未具体注释。

⑪张灿玾等《黄帝内经素问校释》灾变发生在东方三宫。

⑫方药中等《黄帝内经素问运气七篇讲解》"三宫"，指东方地区。"灾三宫"，意即丁亥、丁巳年自然灾害主要发生在东方地区。

⑬王洪图等《黄帝内经素问白话解》因为胜复之气是由于木运不及所引起的，所以灾害发生在与木气相应的东方。在九宫中，东方的位置属于三宫。

⑭郭霭春《黄帝内经素问白话解》此词未具体注释。

（2）风化三

①王冰《黄帝内经素问》（〔新校正云〕详此运与司天俱木，故只言风化三。风化三者，少角之运化也。若厥阴司天之化，则丁亥风化三。丁巳风化八。）

②马莳《黄帝内经素问注证发微》此言司天与运。新校正云：详此运与司天俱木，故只言风化三。风化三者，少角之运化也。若厥阴司天之化，则丁亥风化三，丁巳风化八。

③张介宾《类经》司天与运同。

④张志聪《黄帝内经集注》风化三，巳亥少角，皆主木运不及，故其数生。

⑤高士宗《黄帝素问直解》木气在上，木运在中而不及，故皆风化三。

⑥黄元御《黄元御医书全集》风化三，火化七，火得乙木相生，火旺则木虚，故风化少，火化多。

六元正纪大论篇

595

⑦张琦《素问释义》此词未具体注释。

⑧高亿《黄帝内经素问详注直讲全集》〔注〕风，厥阴少角之木气也。〔讲〕木气不及，而风化居其三。中而主运，与司天等。

⑨孟景春等《黄帝内经素问译释》此词未具体注释。

⑩任廷革《任应秋讲〈黄帝内经〉素问》此词未具体注释。

⑪张灿玾等《黄帝内经素问校释》新校正云："详此运与司天俱木，故只言风化三。风化三者，少角之运化也。若厥阴司天之化，则丁亥风化三，丁巳风化八。"

⑫方药中等《黄帝内经素问运气七篇讲解》"风化"，指丁亥、丁巳年的司天之气。丁亥、丁巳年厥阴风木司天，上半年气候偏温，风气偏胜。"三"，为木之生数，所以原文谓："风化三。"由于丁亥、丁巳年为木运不及之年，厥阴风木司天，恰好构成平气，因此风气不致过甚，所以原文用木之生数。

⑬王洪图等《黄帝内经素问白话解》司天风化之数三，中运风化之数三。

⑭郭霭春《黄帝内经素问白话解》此词未具体注释。

（3）火化七

①王冰《黄帝内经素问》（〔新校正云〕详丁亥热化二，丁巳热化七。）

②马莳《黄帝内经素问注证发微》此言在泉。详丁亥热化二，丁巳热化七。

③张介宾《类经》在泉。

④张志聪《黄帝内经集注》乃壬寅壬申也。寅申主太过，故其数成。

⑤高士宗《黄帝素问直解》火气在下，故火化七。

⑥黄元御《黄元御医书全集》风化三，火化七，火得乙木相生，火旺则木虚，故风化少，火化多。

⑦张琦《素问释义》此词未具体注释。

⑧高亿《黄帝内经素问详注直讲全集》〔注〕火，寅申少阳之热气也；〔讲〕下而寅申少阳在泉，火非其位，而火化居其七。

⑨孟景春等《黄帝内经素问译释》此词未具体注释。

⑩任廷革《任应秋讲〈黄帝内经〉素问》此词未具体注释。

⑪张灿玾等《黄帝内经素问校释》新校正云："详丁亥热化二，丁巳热化七。"黄元御注："火得乙木相生，火旺则木虚，故风化少，火化多。"

⑫方药中等《黄帝内经素问运气七篇讲解》"火化"，指丁亥、丁巳年的在泉之气。丁亥、丁巳年少阳相火在泉，下半年气候偏热。"七"，为火之成数，所以原文谓："火化七。"由于丁亥、丁巳年厥阴风木司天，少阳相火在泉，风火同气，温热相类，所以下半年气候相对偏热，因此原文此处用火之成数以示火气太过。本节亦未列岁运常数，因为丁亥、丁巳年岁木不及，常数应为"风化三"而与司天之气的常数相同，所以从略。

⑬王洪图等《黄帝内经素问白话解》在泉火化之数七。

⑭郭霭春《黄帝内经素问白话解》此词未具体注释。

（三）语句阐述

（1）丁亥_{天符}、丁巳岁_{天符}：上厥阴木，中少角木运，下少阳相火。清化热化胜复同，邪气化度也。灾三宫。

①王冰《黄帝内经素问》（〔新校正云〕详丁年正月壬寅，丁得壬合，为干德符，为正角平气。）

②马莳《黄帝内经素问注证发微》巳亥为厥阴风木司天。丁为阴木，为少角。新校正云：详丁年正月壬寅，丁得壬合，为干德符，为正角平气。相火在泉。清化热化胜复同，清胜，热复。邪气化度也。灾三宫。木之方三。

③张介宾《类经》司天。中运。在泉。三，东方震宫也。木气不及，故灾及之。

④张志聪《黄帝内经集注》此句未具体注释。

⑤高士宗《黄帝素问直解》丁为木运不及，故丁亥丁巳岁，上厥阴木，中少角木运，下少阳相火。木运不及，始则金之清化胜，既则火之热化复，胜与复，同主一岁之气，非上中下正气之化，乃邪气化度也。凡丁运之岁，灾皆三宫。

⑥黄元御《黄元御医书全集》此句未具体注释。

⑦张琦《素问释义》此句未具体注释。

⑧高亿《黄帝内经素问详注直讲全集》〔批〕此次丁亥、丁巳之数，以明气化生成，而详其药食之宜也。

〔讲〕丁亥、丁巳之岁，上而司天，则巳亥厥阴风木。中而主运，则丁所化之少角木运。下而在泉，则寅申少阳相火。是岁也，气为不及，胜气乘之，复气间之，胜甚则复甚，胜微则复微。既木为金克，火为木复，故清化、热化胜复之气相同。胜复者，不正之气，得气则起，得位则甚。所谓邪气化度之盛者，此也。故其为灾也，金来克木，见于三宫。

⑨孟景春等《黄帝内经素问译释》此句未具体注释。

⑩任廷革《任应秋讲〈黄帝内经〉素问》此句未具体注释，总体概括此段为：(提要)分叙六十年五运主岁之纪，及其六气的上下见。

⑪张灿玾等《黄帝内经素问校释》丁亥年、丁巳年(二年俱为天符年)。上为厥阴风木司天；中为少角木运不及；下为少阳相火在泉。木运不及，则可出现清化的胜气和热化的复气，亥年与巳年相同，凡出现胜气复气的，就是所谓邪化日。灾变发生在东方三宫。

⑫方药中等《黄帝内经素问运气七篇讲解》[上厥阴木 中少角木运 下少阳相火]"上厥阴木"，指厥阴风木司天。"中少角木运"，指木运不及之年。"下少阳相火"，指少阳相火在泉。

[清化热化胜复同]"清化"，指阳明燥金之气。"热化"，指少阴君火或少阳相火之气。全句说明丁亥、丁巳年岁木不及，金来乘之，金气偏胜，火气来复的气候变化。这就是原文所谓："清化热化胜复同。"

[灾三宫]"三宫"，指东方地区。"灾三宫"，意即丁亥、丁巳年自然灾害主要发

生在东方地区。

⑬王洪图等《黄帝内经素问白话解》丁亥年、丁巳年(两年均属天符):在上是厥阴风木司天,中运是少角木运不及,在下是少阳相火在泉。金能克木,木运不及则清凉的金气偏胜,金气胜就会有火热之气制约报复它。这两年都是胜气为清,复气为热,这些都不是上、中、下之气的正常气化表现,因而叫做"邪化日"。又因为胜复之气是由于木运不及所引起的,所以灾害发生在与木气相应的东方。在九宫中,东方的位置属于三宫。

⑭郭霭春《黄帝内经素问白话解》此句未具体注释。

(2) 风化三,火化七,正化度也。

①王冰《黄帝内经素问》(〔新校正云〕详此运与司天俱木,故只言风化三。风化三者,少角之运化也。若厥阴司天之化,则丁亥风化三。丁巳风化八。)(〔新校正云〕详丁亥热化二,丁巳热化七。)

②马莳《黄帝内经素问注证发微》风化三,此言司天与运。新校正云:详此运与司天俱木,故只言风化三,风化三者,少角之运化也。若厥阴司天之化,则丁亥风化三,丁巳风化八。火化七,此言在泉。详丁亥热化二,丁巳热化七。正化度也。

③张介宾《类经》司天与运同。在泉。

④张志聪《黄帝内经集注》风化三,巳亥少角,皆主木运不及,故其数生。火化七,乃壬寅壬申也。寅申主太过,故其数成。

⑤高士宗《黄帝素问直解》木气在上,木运在中而不及,故皆风化三,火气在下,故火化七,此上中下之气,乃正化度也。

⑥黄元御《黄元御医书全集》风化三,火化七,火得乙木相生,火旺则木虚,故风化少,火化多。

⑦张琦《素问释义》此句未具体注释。

⑧高亿《黄帝内经素问详注直讲全集》〔注〕风,厥阴少角之木气也。火,寅申少阳之热气也。

〔讲〕兼上而巳亥厥阴司天,木气不及,而风化居其三。中而主运,与司天等。下而寅申少阳在泉,火非其位,而火化居其七。所谓风化、火化者,皆正气所化之度也。

⑨孟景春等《黄帝内经素问译释》此句未具体注释。

⑩任廷革《任应秋讲〈黄帝内经〉素问》此句未具体注释,总体概括此段为:(提要)分叙六十年五运主岁之纪,及其六气的上下见。

⑪张灿玾等《黄帝内经素问校释》风化三:新校正云"详此运与司天俱木,故只言风化三。风化三者,少角之运化也。若厥阴司天之化,则丁亥风化三,丁巳风化八"。火化七:新校正云"详丁亥热化二,丁巳热化七"。黄元御注:"火得乙木相生,火旺则木虚,故风化少,火化多。"

司天之气数为风化三,中运之气数为风化三,在泉之气数为火化七,若不出现胜气复气的,就是所谓正化日。

⑫方药中等《黄帝内经素问运气七篇讲解》[风化三]"风化",指丁亥、丁巳年的司天之气。丁亥、丁巳年厥阴风木司天,上半年气候偏温,风气偏胜。"三",为木之生数,所以原文谓:"风化三。"由于丁亥、丁巳年为木运不及之年,厥阴风木司天,恰好构成平气,因此风气不致过甚,所以原文用木之生数。

[火化七]"火化",指丁亥、丁巳年的在泉之气。丁亥、丁巳年少阳相火在泉,下半年气候偏热。"七",为火之成数,所以原文谓:"火化七。"由于丁亥、丁巳年厥阴风木司天,少阳相火在泉,风火同气,温热相类,所以下半年气候相对偏热,因此原文此处用火之成数以示火气太过。本节亦未列岁运常数,因为丁亥、丁巳年岁木不及,常数应为"风化三"而与司天之气的常数相同,所以从略。

⑬王洪图等《黄帝内经素问白话解》司天风化之数三,中运风化之数三,在泉火化之数七。风、火都是正常的气化表现,因而叫做"正化日"。

⑭郭霭春《黄帝内经素问白话解》此句未具体注释。

(3)其化上辛凉,中辛和,下咸寒,药食宜也。

①王冰《黄帝内经素问》此句未具体注释。

②马蒔《黄帝内经素问注证发微》其化上辛凉,此言司天宜用之药食。中辛和,此言木运宜用之药食。下咸寒,此言在泉宜用之药食。所谓药食宜也。

③张介宾《类经》辛凉从金化,治风木在上也。木运不及,而得司天之助,故宜辛宜和。咸寒从水化,治相火在下也。

④张志聪《黄帝内经集注》此句未具体注释。

⑤高士宗《黄帝素问直解》其化上风,则宜金味之辛凉以治之,其化中风,则宜金味之辛和以治之,其化下火,则水味之咸寒以治之,此药食之相宜也。

⑥黄元御《黄元御医书全集》此句未具体注释。

⑦张琦《素问释义》此句未具体注释。

⑧高亿《黄帝内经素问详注直讲全集》〔讲〕其年火化之见于上者,属司天之气,宜用味之辛、性之凉,以散风而制其阳邪。灾化之见于中者,属主运之气,宜用味之辛,性之和,以散风而平木气。灾化之见于下者,属在泉之气,宜用味之咸、性之寒,以泻其火而胜其火也。所谓丁亥、丁巳二岁,上中下三气为病,药食之宜者,如此也。

⑨孟景春等《黄帝内经素问译释》此句未具体注释。

⑩任廷革《任应秋讲〈黄帝内经〉素问》此句未具体注释,总体概括此段为:(提要)分叙六十年五运主岁之纪,及其六气的上下见。

⑪张灿玾等《黄帝内经素问校释》其气化致病时,司天风化所致宜用辛凉,中运风化所致宜用辛和,在泉火化所致宜用咸寒,这就是所谓适宜的药食性味。

⑫方药中等《黄帝内经素问运气七篇讲解》[其化上辛凉,中辛和,下咸寒]"上辛凉",指丁亥、丁巳年厥阴风木司天,上半年气候偏温,风气偏胜,所以在对疾病的

治疗及饮食调理方面以味辛性凉的药物及食物为适宜。"中辛和",指丁亥、丁巳年为岁木不及之年,春季应温不温,风气不及,所以在对疾病的治疗及饮食调理方面以味辛性温的药物及食物为适宜,但是由于丁亥、丁巳年厥阴风木司天,运不及而得助,可以构成平气,因此又不宜过用辛温,所以原文谓:"中辛和。"即以辛平的药物和食物为适宜。"下咸寒",指丁亥、丁巳年少阳相火在泉,气候偏热,所以在对疾病的治疗及饮食调理方面以味咸性寒的药物及食物为适宜。这就是丁亥、丁巳年的药物及食物之所宜。

⑬王洪图等《黄帝内经素问白话解》对它所引起的疾病,因为司天风气所致的,适宜用辛凉之品;因为中运风气所致的,适宜用辛平之品;因为在泉火气所致的,适宜用咸寒之品。以上就是在丁亥、丁巳年应该选用的药物与食品的性味。

⑭郭霭春《黄帝内经素问白话解》此句未具体注释。

第七十九解

(一)内经原文

戊子天符、戊午岁太一天符[注1]:

上少阴火,中太徵火运,下阳明金。**热化七,清化九**,正化度也。其化上咸寒,**中甘寒**[注2],下酸温,药食宜也。

[注1]太一天符:郭霭春《黄帝内经素问校注》、张灿玾等《黄帝内经素问校释》、方药中等《黄帝内经素问运气七篇讲解》、人民卫生出版社影印顾从德本《黄帝内经素问》此处为"太一天符",其中郭霭春等注:按"太一"或作"大一、太乙","大"古通"太","一"变作"乙",故北魏少数民族有复姓"一弗"者,亦或作"乙弗",则"太一"即"太一、太乙"也。《礼记·礼运》孔输谓"天地未分混沌之气也,极大曰天,未分曰一,其气既极大而未分,故曰大一也。";孟景春等《黄帝内经素问译释》此处为"大乙天符"。

[注2]中甘寒:郭霭春《黄帝内经素问校注》、方药中等《黄帝内经素问运气七篇讲解》、孟景春等《黄帝内经素问译释》、人民卫生出版社影印顾从德本《黄帝内经素问》此处为"中甘寒",其中郭霭春等注:上半年少阴君火司天,气候偏热,药食均宜味咸性寒之品,中属火运太过,宜味甘性寒之品,下半年阳明燥金在泉,气候偏凉,宜味酸性温之品。张灿玾等《黄帝内经素问校释》此处为"中甘和",其注:因太徵火运各条均作"甘和"故改。

(二)字词注释

(1)热化七

①王冰《黄帝内经素问》(〔新校正云〕详此运与司天俱火,故只言热化七。热化七者,太徵之运化也。若少阴司天之化,则戊子热化七。戊午热化二。)

②马莳《黄帝内经素问注证发微》此言司天与运。新校正云:详此运与司天俱火,故只言热化七。热化七者,太徵之运化也。若少阴司天之化,则戊子热化七,戊午热化二。

③张介宾《类经》司天中运同。

④张志聪《黄帝内经集注》子午太徵皆主太过,故其数成。

⑤高士宗《黄帝素问直解》火气在上,火运在中而太过,故皆热化七。

⑥黄元御《黄元御医书全集》此词未具体注释。

⑦张琦《素问释义》此词未具体注释。

⑧高亿《黄帝内经素问详注直讲全集》〔注〕热，少阴太徵之火气也。〔讲〕上中热化，则天七所成之火。

⑨孟景春等《黄帝内经素问译释》此词未具体注释。

⑩任廷革《任应秋讲〈黄帝内经〉素问》此词未具体注释。

⑪张灿玾等《黄帝内经素问校释》新校正云："详此运与司天俱火，故只言热化七。热化七者，太徵之运化也。若少阴司天之化，则戊子热化七，戊午热化二。"

⑫方药中等《黄帝内经素问运气七篇讲解》"热化"，指戊子、戊午年的司天之气。戊子、戊午年少阴君火司天，上半年气候偏热。"七"，为火之成数，所以原文谓："热化七。"由于戊子、戊午年岁运为火运太过，司天之气又是少阴君火，所以原文此处用火之成数以示火气太过。

⑬王洪图等《黄帝内经素问白话解》司天热化之数七，中运热化之数七。

⑭郭霭春《黄帝内经素问白话解》此词未具体注释。

（2）清化九

①王冰《黄帝内经素问》（〔新校正云〕详戊子清化九，戊午清化四。）

②马莳《黄帝内经素问注证发微》此言在泉。详戊子清化九，戊午清化四。

③张介宾《类经》在泉。

④张志聪《黄帝内经集注》乃癸卯癸酉也。伏明之纪，上商与正商同，故主成。盖长气不宣，收气自政，而又与卯酉相合，则金气盛矣，故其数九。

⑤高士宗《黄帝素问直解》金气在下，故清化九。

⑥黄元御《黄元御医书全集》此词未具体注释。

⑦张琦《素问释义》此词未具体注释。

⑧高亿《黄帝内经素问详注直讲全集》〔注〕清，卯酉阳明之金气也。〔讲〕清化则天九所成之金。

⑨孟景春等《黄帝内经素问译释》此句未具体注释。

⑩任廷革《任应秋讲〈黄帝内经〉素问》此词未具体注释。

⑪张灿玾等《黄帝内经素问校释》新校正云："详戊子清化九，戊午清化四。"

⑫方药中等《黄帝内经素问运气七篇讲解》"清化"，指戊子、戊午年的在泉之气。戊子、戊午年阳明燥金在泉，下半年气候偏凉。"九"为金之成数，所以原文谓："清化九。"由于戊子、戊午年岁火太过，少阴君火司天，上半年火气偏胜。因为胜复的原因，火气偏胜，水气必然来复。这也就是《五常政大论》中所谓的："不恒其德，则所胜来复。"所以下半年特别是冬季又可以比一般年份寒冷。再加上阳明燥金在泉，寒凉同类，所以此处原文用金之成数，以示寒凉太过。本节亦未列岁运常数，这是因为戊子、戊午年岁火太过，岁运常数应为"热化七"，与司天之气相同，故略。

⑬王洪图等《黄帝内经素问白话解》在泉清化之数九。

⑭郭霭春《黄帝内经素问白话解》此词未具体注释。

（三）语句阐述

（1）戊子_{天符}、戊午岁_{太一天符}：上少阴火，中太徵火运，下阳明金。

①王冰《黄帝内经素问》此句未具体注释。

②马莳《黄帝内经素问注证发微》子午为少阴君火司天。戊为阳火，为太徵。燥金在泉。

③张介宾《类经》此句未具体注释。

④张志聪《黄帝内经集注》此句未具体注释。

⑤高士宗《黄帝素问直解》戊为火运太过，故戊子戊午岁，上少阴火，中太征火运，下阳明金。

⑥黄元御《黄元御医书全集》此句未具体注释。

⑦张琦《素问释义》此句未具体注释。

⑧高亿《黄帝内经素问详注直讲全集》〔批〕此次戊子、戊午之数，以明气化生成，而详其药食之宜也。

〔讲〕戊子、戊午之岁，上而司天，则子午少阴君火。中而主运，则戊所化之太徵火运。下而在泉，则卯酉阳明燥金。

⑨孟景春等《黄帝内经素问译释》此句未具体注释。

⑩任廷革《任应秋讲〈黄帝内经〉素问》此句未具体注释，总体概括此段为：（提要）分叙六十年五运主岁之纪，及其六气的上下见。

⑪张灿玾等《黄帝内经素问校释》戊子年（为天符年）、戊午年（为太一天符年）。上为少阴君火司天；中为太徵火运太过；下为阳明燥金在泉。

⑫方药中等《黄帝内经素问运气七篇讲解》〔上少阴火　中太徵火运　下阳明金〕"上少阴火"，指少阴君火司天。"中太徵火运"，指火运太过之年。"下阳明金"，指阳明燥金在泉。全句意即戊子、戊午年为火运太过之年，少阴君火司天，阳明燥金在泉。

⑬王洪图等《黄帝内经素问白话解》戊子年（天符）、戊午年（太一天符）：在上为少阴君火司天，中运为太徵火运太过，在下为阳明燥金在泉。

⑭郭霭春《黄帝内经素问白话解》此句未具体注释。

（2）热化七，清化九，正化度也。

①王冰《黄帝内经素问》（〔新校正云〕详此运与司天俱火，故只言热化七。热化七者，太徵之运化也。若少阴司天之化，则戊子热化七，戊午热化二。）（〔新校正云〕详戊子清化九。戊午清化四。）

②马莳《黄帝内经素问注证发微》热化七，此言司天与运。新校正云：详此运与司天俱火，故只言热化七。热化七者，太徵之运化也。若少阴司天之化，则戊子热化七，戊午热化二。清化九，此言在泉。详戊子清化九，戊午清化四。正化度也。

③张介宾《类经》司天中运同。在泉。

④张志聪《黄帝内经集注》热化七，子午太徵皆主太过，故其数成。清化九，乃

癸卯癸酉也。伏明之纪,上商与正商同,故主成。盖长气不宣,收气自政,而又与卯酉相合,则金气盛矣,故其数九。

⑤高士宗《黄帝素问直解》火气在上,火运在中而太过,故皆热化七,金气在下,故清化九,此上中下之气,乃正化度也。

⑥黄元御《黄元御医书全集》此句未具体注释。

⑦张琦《素问释义》此句未具体注释。

⑧高亿《黄帝内经素问详注直讲全集》〔注〕热,少阴太徵之火气也。清,卯酉阳明之金气也。

〔讲〕是岁也,上中热化,则天七所成之火,清化则天九所成之金。所谓正气所化之度者,此也。

⑨孟景春等《黄帝内经素问译释》此句未具体注释。

⑩任廷革《任应秋讲〈黄帝内经〉素问》此句未具体注释,总体概括此段为:(提要)分叙六十年五运主岁之纪,及其六气的上下见。

⑪张灿玾等《黄帝内经素问校释》热化七:新校正云"详此运与司天俱火,故只言热化七。热化七者,太徵之运化也。若少阴司天之化,则戊子热化七,戊午热化二"。清化九:新校正云"详戊子清化九,戊午清化四"。

司天之气数为热化七,中运之气数为热化七,在泉之气数为清化九,凡不出现胜气复气的,就是所谓正化日。

⑫方药中等《黄帝内经素问运气七篇讲解》[热化七]"热化",指戊子、戊午年的司天之气。戊子、戊午年少阴君火司天,上半年气候偏热。"七",为火之成数,所以原文谓:"热化七。"由于戊子、戊午年岁运为火运太过,司天之气又是少阴君火,所以原文此处用火之成数以示火气太过。

[清化九]"清化",指戊子、戊午年的在泉之气。戊子、戊午年阳明燥金在泉,下半年气候偏凉。"九"为金之成数,所以原文谓:"清化九。"由于戊子、戊午年岁火太过,少阴君火司天,上半年火气偏胜。因为胜复的原因,火气偏胜,水气必然来复。这也就是《五常政大论》中所谓的:"不恒其德,则所胜来复。"所以下半年特别是冬季又可以比一般年份寒冷。再加上阳明燥金在泉,寒凉同类,所以此处原文用金之成数,以示寒凉太过。本节亦未列岁运常数,这是因为戊子、戊午年岁火太过,岁运常数应为"热化七",与司天之气相同,故略。

⑬王洪图等《黄帝内经素问白话解》司天热化之数七,中运热化之数七,在泉清化之数九。热、清都是正常的气化表现,因而叫做"正化日"。

⑭郭霭春《黄帝内经素问白话解》此句未具体注释。

(3)其化上咸寒,中甘寒,下酸温,药食宜也。

①王冰《黄帝内经素问》(〔新校正云〕按《玄珠》云:下苦热。又按《至真要大论》云:燥淫于内,治以苦温。)

②马莳《黄帝内经素问注证发微》其化上咸寒,此言司天宜用之药食。中甘

寒,此言火运宜用之药食。下酸温,此言在泉宜用之药食。《至真要大论》云:燥淫于内,治以苦温。所谓药食宜也。

③张介宾《类经》中甘寒,治太徵之火也。上下同前。玄珠云:下苦热。

④张志聪《黄帝内经集注》此句未具体注释。

⑤高士宗《黄帝素问直解》其化上热,则宜水味之咸寒以治之,其化中热,则宜土味之甘寒以治之,其化下清,则宜木味之酸温以治之,此药食之相宜也。

⑥黄元御《黄元御医书全集》此句未具体注释。

⑦张琦《素问释义》此句未具体注释。

⑧高亿《黄帝内经素问详注直讲全集》〔讲〕故其化上而君火为病,宜用味之咸者以泻其热,性之寒者以胜其热。中而太徵为病,宜用味之甘者以缓火气,性之寒者以制火热也。下而燥金为病,宜用味之酸者以收金气,性之温者以胜凉气也。所谓戊子、戊午二岁,上中下三气为病,药食之宜者。如此。

⑨孟景春等《黄帝内经素问译释》此句未具体注释。

⑩任廷革《任应秋讲〈黄帝内经〉素问》此句未具体注释,总体概括此段为:(提要)分叙六十年五运主岁之纪,及其六气的上下见。

⑪张灿玾等《黄帝内经素问校释》其气化致病时,司天热化所致宜用咸寒,中运热化所致宜用甘和,在泉清化所致宜用酸温,这就是所谓适宜的药食性味。

⑫方药中等《黄帝内经素问运气七篇讲解》[其化上咸寒,中甘寒,下酸温]"上咸寒",指戊子、戊午年少阴君火司天,上半年气候偏热,因此在对疾病的治疗及饮食调理方面以味咸性寒的药物及食物为适宜。"中甘寒",指戊子、戊午年岁火太过,夏季特热,所以在对疾病的治疗及饮食调理方面以味甘性寒的药物与食物为适宜。"下酸温",指戊子、戊午年阳明燥金在泉,下半年气候偏凉,所以对疾病的治疗及饮食调理方面,以味酸性温的药物及食物为适宜。这就是戊子、戊午年药物及饮食之所宜。

⑬王洪图等《黄帝内经素问白话解》对它引起的疾病,因为司天热气所致的,适宜用咸寒之品;因为中运热气所致的,适宜用甘寒之品;因为在泉清气所致的,适宜用酸温之品。以上就是在戊子、戊午年应该选用的药物与食品的性味。

⑭郭霭春《黄帝内经素问白话解》此句未具体注释。

第八十解

(一)内经原文

己丑_{太一天符}、己未岁_{太一天符}:

上太阴土,中少宫土运,下太阳水。风化清化胜复同,邪气化度也。**灾五宫。雨化五,寒化一,**正化度也。其化上苦热,中甘和,下甘热,药食宜也。

（二）字词注释

（1）灾五宫

①王冰《黄帝内经素问》此词未具体注释。

②马莳《黄帝内经素问注证发微》土之方生数。

③张介宾《类经》五，中宫也。土运不及，故灾及之。

④张志聪《黄帝内经集注》此词未具体注释。

⑤高士宗《黄帝素问直解》凡己运之岁，灾皆五宫。

⑥黄元御《黄元御医书全集》此词未具体注释。

⑦张琦《素问释义》此词未具体注释。

⑧高亿《黄帝内经素问详注直讲全集》〔讲〕木来克土，见于五宫。

⑨孟景春等《黄帝内经素问译释》此词未具体注释。

⑩任廷革《任应秋讲〈黄帝内经〉素问》此词未具体注释。

⑪张灿玾等《黄帝内经素问校释》灾变发生在中央五宫。

⑫方药中等《黄帝内经素问运气七篇讲解》"五宫"，指中央。"灾五宫"，意即己丑、己未年自然灾害主要发生在中央地区。

⑬王洪图等《黄帝内经素问白话解》因为胜复之气是由于土运不及所引起的，所以灾害发生在与土气相应的中央。在九宫中，中央的位置属于五宫。

⑭郭霭春《黄帝内经素问白话解》此词未具体注释。

（2）雨化五

①王冰《黄帝内经素问》（〔新校正云〕详此运与司天俱土，故只言雨化五。）

②马莳《黄帝内经素问注证发微》此言司天与运。新校正云：详此运与司天俱土，故只言雨化五。

③张介宾《类经》司天中运同。

④张志聪《黄帝内经集注》丑未少宫皆主不及，故其数生。

⑤高士宗《黄帝素问直解》土气在上，土运在中而不及，故皆雨化五。

⑥黄元御《黄元御医书全集》此词未具体注释。

⑦张琦《素问释义》此词未具体注释。

⑧高亿《黄帝内经素问详注直讲全集》〔注〕雨，太阴少宫之土气也。〔讲〕太阴司天而雨化居其五，主运与司天等。

⑨孟景春等《黄帝内经素问译释》此词未具体注释。

⑩任廷革《任应秋讲〈黄帝内经〉素问》此词未具体注释。

⑪张灿玾等《黄帝内经素问校释》司天之气数为雨化五，中运之气数为雨化五。

⑫方药中等《黄帝内经素问运气七篇讲解》"雨化"，指己丑、己未年的司天之气。己丑、己未年太阴湿土司天，上半年气候偏湿。"五"，为土之生数，所以原文谓："雨化五。"

⑬王洪图等《黄帝内经素问白话解》司天雨化之数五,中运雨化之数五。

⑭郭霭春《黄帝内经素问白话解》此词未具体注释。

(3) 寒化一

①王冰《黄帝内经素问》(〔新校正云〕详己丑寒化六,己未寒化一。)

②马莳《黄帝内经素问注证发微》此言在泉。详己丑寒化六,己未寒化一。

③张介宾《类经》在泉。

④张志聪《黄帝内经集注》乃甲辰甲戌也。土盛则水衰,故主不及。

⑤高士宗《黄帝素问直解》水气在下,故寒化一。

⑥黄元御《黄元御医书全集》此词未具体注释。

⑦张琦《素问释义》此词未具体注释。

⑧高亿《黄帝内经素问详注直讲全集》〔注〕寒,辰戌太阳之水气也。〔讲〕下而辰戌太阳在泉,水气得位,而寒化居其六。

⑨孟景春等《黄帝内经素问译释》此词未具体注释。

⑩任廷革《任应秋讲〈黄帝内经〉素问》此词未具体注释。

⑪张灿玾等《黄帝内经素问校释》新校正云:"详己丑寒化六,己未寒化一。"

⑫方药中等《黄帝内经素问运气七篇讲解》"寒化",指己丑、己未年的在泉之气。己丑、己未年为太阳寒水在泉,下半年气候偏寒。"一",为水之生数,所以原文谓:"寒化一。"不过此处何以用水之生数,不好理解。因为从主气来说,五之气为阳明燥金,终之气为太阳寒水,下半年本来偏寒。从客气来说,太阳寒水在泉,也应偏寒。因此己丑、己未年下半年不应是寒气不及而应是寒气太过。如果说与岁运有关,己丑、己未年岁土不及,太阴湿土司天,上宫与正宫同,运不及而得助,属于土运平气之年,不可能影响在泉之气,所以我们认为此处用水之成数,即"寒化六"来表示为宜,原文疑误。

⑬王洪图等《黄帝内经素问白话解》在泉寒化之数一。

⑭郭霭春《黄帝内经素问白话解》此词未具体注释。

(三) 语句阐述

(1) 己丑_{太一天符}、己未岁_{太一天符}:上太阴土,中少宫土运,下太阳水。风化清化胜复同,邪气化度也。灾五宫。

①王冰《黄帝内经素问》(〔新校正云〕详是岁木得初气而来胜,脾乃病久,土至危,金乃来复,至九月甲戌月,己得甲合,土还正宫。)

②马莳《黄帝内经素问注证发微》丑未为太阴湿土司天。己为阴土,为少宫。新校正云:详是岁木得初气而来胜,脾乃病久,土至危,金乃来复,至九月甲戌月,己得甲合,土还正宫。寒水在泉。风化清化胜复同,风胜,清复。邪气化度也。灾五宫。土之方生数。

③张介宾《类经》五,中宫也。土运不及,故灾及之。

④张志聪《黄帝内经集注》此句未具体注释。

⑤高士宗《黄帝素问直解》己为土运不及,故己丑己未岁,上太阴土,中少宫土运,下太阳水。土运不及,始则木之风化胜,继则金之清化复,胜与复,同主一岁之气,非上中下正气之化,乃邪气化度也。凡己运之岁,灾皆五宫。

⑥黄元御《黄元御医书全集》此句未具体注释。

⑦张琦《素问释义》此句未具体注释。

⑧高亿《黄帝内经素问详注直讲全集》〔批〕此次己丑、己未之数,以明气化生成,而详其药食之宜也。

〔讲〕己丑、己未之岁,上而司天,则丑未太阴湿土。中而主运,则己所化之少宫土运。下而在泉,则辰戌太阳寒水。是岁也,气为不及,胜气乘之,复气间之,胜甚则复甚,胜微则复微。既土为木克,金为土复,故风化、清化胜复之气相同。胜复者,不正之气,得气则起,得位则甚。所谓邪气化于时日之盛者,此也。故其为灾也,木来克土,见于五宫。

⑨孟景春等《黄帝内经素问译释》此句未具体注释。

⑩任廷革《任应秋讲〈黄帝内经〉素问》此句未具体注释,总体概括此段为:(提要)分叙六十年五运主岁之纪,及其六气的上下见。

⑪张灿玾等《黄帝内经素问校释》己丑年、己未年(二年俱为太一天符年)。上为太阴湿土司天;中为少宫土运不及;下为太阳寒水在泉。土运不及,则可出现风化的胜气和清化的复气,丑年与未年相同,凡出现胜气复气的,就是所谓邪化日。灾变发生在中央五宫。

⑫方药中等《黄帝内经素问运气七篇讲解》〔上太阴土 中少宫土运 下太阳水〕"上太阴土"指太阴湿土司天。"中少宫土运",指土运不及之年。"下太阳水",指太阳寒水在泉。全句意即己丑、己未年为土运不及之年,太阴湿土司天,太阳寒水在泉。

〔风化清化胜复同〕"风化",指厥阴风木之气。"清化",指阳明燥金之气。全句是指己丑、己未年岁土不及,木来乘之,木气偏胜,金气来复的气候变化,所以原文谓:"风化清化胜复同。"

〔灾五宫〕"五宫",指中央。"灾五宫",意即己丑、己未年自然灾害主要发生在中央地区。

⑬王洪图等《黄帝内经素问白话解》己丑年、己未年(两年均是太一天符):在上为太阴湿土司天,中运为少宫土运不及,在下为太阳寒水在泉。木能克土,土运不及则风木之气偏胜,木气胜就会有清凉的金气制约报复它。这两年都是胜气为风,复气为清,这些都不是上、中、下之气正常的气化表现,因而叫做"邪化日"。又因为胜复之气是由于土运不及所引起的,所以灾害发生在与土气相应的中央。在九宫中,中央的位置属于五宫。

⑭郭霭春《黄帝内经素问白话解》此句未具体注释。

（2）雨化五,寒化一,正化度也。

①王冰《黄帝内经素问》（〔新校正云〕详此运与司天俱土,故只言雨化五。）（〔新校正云〕详己丑寒化六,己未寒化一。）

②马莳《黄帝内经素问注证发微》雨化五,此言司天与运。新校正云:详此运与司天俱土,故只言雨化五。寒化一,此言在泉。详己丑寒化六,己未寒化一。正化度也。

③张介宾《类经》司天中运同。在泉。

④张志聪《黄帝内经集注》雨化五,丑未少宫皆主不及,故其数生。寒化一,乃甲辰甲戌也。土盛则水衰,故主不及。

⑤高士宗《黄帝素问直解》土气在上,土运在中而不及,故皆雨化五,水气在下,故寒化一,此上中下之气,乃正化度也。

⑥黄元御《黄元御医书全集》此句未具体注释。

⑦张琦《素问释义》此句未具体注释。

⑧高亿《黄帝内经素问详注直讲全集》〔注〕雨,太阴少宫之土气也。寒,辰戌太阳之水气也。

〔讲〕兼上而丑未,太阴司天而雨化居其五,主运与司天等。下而辰戌太阳在泉,水气得位,而寒化居其六,所谓雨化、寒化者,皆正气所化之度也。

⑨孟景春等《黄帝内经素问译释》此句未具体注释。

⑩任廷革《任应秋讲〈黄帝内经〉素问》此句未具体注释,总体概括此段为:(提要)分叙六十年五运主岁之纪,及其六气的上下见。

⑪张灿玾等《黄帝内经素问校释》寒化一:新校正云"详己丑寒化六,己未寒化一"。

司天之气数为雨化五,中运之气数为雨化五,在泉之气数为寒化一,若不出现胜气复气的,就是所谓正化日。

⑫方药中等《黄帝内经素问运气七篇讲解》[雨化五]"雨化",指己丑、己未年的司天之气。己丑、己未年太阴湿土司天,上半年气候偏湿。"五",为土之生数,所以原文谓:"雨化五。"

[寒化一]"寒化",指己丑、己未年的在泉之气。己丑、己未年为太阳寒水在泉,下半年气候偏寒。"一",为水之生数,所以原文谓:"寒化一。"不过此处何以用水之生数,不好理解。因为从主气来说,五之气为阳明燥金,终之气为太阳寒水,下半年本来偏寒。从客气来说,太阳寒水在泉,也应偏寒。因此己丑、己未年下半年不应是寒气不及而应是寒气太过。如果说与岁运有关,己丑、己未年岁土不及,太阴湿土司天,上宫与正宫同,运不及而得助,属于土运平气之年,不可能影响在泉之气,所以我们认为此处用水之成数,即"寒化六"来表示为宜,原文疑误。

⑬王洪图等《黄帝内经素问白话解》司天雨化之数五,中运雨化之数五,在泉寒化之数一。雨、寒都是正常的气化表现,因而叫做"正化日"。

⑭郭霭春《黄帝内经素问白话解》此句未具体注释。

（3）其化上苦热，中甘和，下甘热，药食宜也。

①王冰《黄帝内经素问》（〔新校正云〕按《玄珠》云：上酸平。又按《至真要大论》云：湿淫所胜，平以苦热。）

②马莳《黄帝内经素问注证发微》其化上苦热，此言司天宜用之药食。《至真要大论》云：湿淫所胜，平以苦热。中甘和，此言土运宜用之药食。下甘热，此言在泉宜用之药食。所谓药食宜也。

③张介宾《类经》本年土水阴盛，故上宜苦热，稍异于前。中运土气不足，故宜甘和也。《玄珠》云：上甘平。

④张志聪《黄帝内经集注》此句未具体注释。

⑤高士宗《黄帝素问直解》其化上湿，则宜火味之苦热以治之，其化中湿，则宜土味之甘和以治之，其化下寒，则土味之甘热以治之，此药食之相宜也。

⑥黄元御《黄元御医书全集》此句未具体注释。

⑦张琦《素问释义》此句未具体注释。

⑧高亿《黄帝内经素问详注直讲全集》〔讲〕其年灾化之见于上者，属司天之气，宜用味之苦、性之热，以燥湿而去其阴邪。灾化之见于中者，属主运之气，宜用味之甘，性之和，以补土而和其中气。灾化之见于下者，属在泉之气，宜用味之甘、性之热，以温其中而胜其寒也。所谓己丑、己未二岁，上中下三气为病，药食之宜者，如此。

⑨孟景春等《黄帝内经素问译释》此句未具体注释。

⑩任廷革《任应秋讲〈黄帝内经〉素问》此句未具体注释，总体概括此段为：（提要）分叙六十年五运主岁之纪，及其六气的上下见。

⑪张灿玾等《黄帝内经素问校释》其气化致病时，司天雨化所致宜用苦热，中运雨化所致宜用甘和，在泉寒化所致宜用甘热，这就是所谓适宜的药食性味。

⑫方药中等《黄帝内经素问运气七篇讲解》〔其化上苦热，中甘和，下甘热〕"上苦热"，指己丑、己未年太阴湿土司天，上半年气候偏湿，所以对于疾病的治疗及饮食调理方面以味苦性热的药物及食物为适宜。"中甘和"，指己丑、己未年岁土不及，所以在对疾病的治疗及饮食调养方面，以味甘性和的药物及食物为适宜。"下甘热"，指己丑、己未年太阳寒水在泉，下半年气候偏冷，所以在对疾病的治疗及饮食调理方面，以味甘性热的药物及食物为适宜。这就是己丑、己未年药物及饮食之所宜。

⑬王洪图等《黄帝内经素问白话解》对它引起的疾病，因为司天雨气所致的，适宜用苦热之品；因为中运雨气所致的，适宜用甘平之品；因为在泉寒气所致的，适宜用甘热之品。以上就是己丑、己未年应该选用的药物与食品的性味。

⑭郭霭春《黄帝内经素问白话解》此句未具体注释。

第八十一解

（一）内经原文

庚寅、庚申岁：

上少阳相火，中太商金运，下厥阴木。**火化七**，**清化九**，**风化三**，正化度也。其化上咸寒，中辛温，下辛凉，药食宜也。

（二）字词注释

（1）火化七

①王冰《黄帝内经素问》（〔新校正云〕详庚寅热化二，庚申热化七。）

②马莳《黄帝内经素问注证发微》此言司天。新校正云：详庚寅热化二，庚申热化七。

③张介宾《类经》司天。

④张志聪《黄帝内经集注》寅申主太过，故其数成。

⑤高士宗《黄帝素问直解》火气在上，故火化七。

⑥黄元御《黄元御医书全集》此词未具体注释。

⑦张琦《素问释义》此词未具体注释。

⑧高亿《黄帝内经素问详注直讲全集》〔注〕火，寅申少阳之热气也。〔讲〕热化则天七所成之火。

⑨孟景春等《黄帝内经素问译释》此词未具体注释。

⑩任廷革《任应秋讲〈黄帝内经〉素问》此词未具体注释。

⑪张灿玾等《黄帝内经素问校释》新校正云："详庚寅热化二，庚申热化七。"

⑫方药中等《黄帝内经素问运气七篇讲解》"火化"，指庚寅、庚申年的司天之气。庚寅、庚申年少阳相火司天，上半年气候偏热。"七"，为火之成数，所以原文谓："火化七。"由于上半年主气本来偏温偏热，再加上少阳司天，主气客气均属温热，所以原文此处用火之成数以示火气太过。

⑬王洪图等《黄帝内经素问白话解》司天火化之数七。

⑭郭霭春《黄帝内经素问白话解》此词未具体注释。

（2）清化九

①王冰《黄帝内经素问》此词未具体注释。

②马莳《黄帝内经素问注证发微》此言金运。太过以成数。

③张介宾《类经》中运。

④张志聪《黄帝内经集注》清化九，风化三，乃乙巳乙亥也。巳亥主不及，故其数生。

⑤高士宗《黄帝素问直解》金运在中而太过，故清化九。

⑥黄元御《黄元御医书全集》此词未具体注释。

⑦张琦《素问释义》此词未具体注释。

⑧高亿《黄帝内经素问详注直讲全集》〔注〕清,庚化太商之金气也。〔讲〕清化则天九所成之金。

⑨孟景春等《黄帝内经素问译释》此词未具体注释。

⑩任廷革《任应秋讲〈黄帝内经〉素问》此词未具体注释。

⑪张灿玾等《黄帝内经素问校释》中运之气数为清化九。

⑫方药中等《黄帝内经素问运气七篇讲解》"清化",指庚寅、庚申年的岁运。庚寅、庚申年岁金太过,秋季气候偏凉。"九",为金之成数,所以原文谓:"清化九。"由于庚寅、庚申年为金运太过之年,所以原文此处用金之成数以示金气太过。

⑬王洪图等《黄帝内经素问白话解》中运清化之数九。

⑭郭霭春《黄帝内经素问白话解》此词未具体注释。

(3) 风化三

①王冰《黄帝内经素问》(〔新校正云〕详庚寅风化八,庚申风化三。)

②马莳《黄帝内经素问注证发微》此言在泉。详庚辰(编者按:此处应为"寅")风化八,庚申风化三。

③张介宾《类经》在泉。

④张志聪《黄帝内经集注》清化九,风化三,乃乙巳乙亥也。巳亥主不及,故其数生。

⑤高士宗《黄帝素问直解》木气在下,故风化三。

⑥黄元御《黄元御医书全集》木被金刑,故风化减。

⑦张琦《素问释义》此词未具体注释。

⑧高亿《黄帝内经素问详注直讲全集》〔注〕风,巳亥厥阴之木气也。〔讲〕风化则天三所生之木。所谓正气所化之度者,此也。

⑨孟景春等《黄帝内经素问译释》此词未具体注释。

⑩任廷革《任应秋讲〈黄帝内经〉素问》此词未具体注释。

⑪张灿玾等《黄帝内经素问校释》新校正云:"详庚寅风化八,庚申风化三。"黄元御注:"木被金刑,故风化减。"

⑫方药中等《黄帝内经素问运气七篇讲解》"风化",指庚寅、庚申年的在泉之年。庚寅、庚申年厥阴风木在泉,下半年偏温。"三",为木之生数,所以原文谓:"风化三。"由于庚寅、庚申年金运太过,秋天气候偏凉,再加上下半年主气偏于寒凉,所以尽管厥阴在泉,但气候不会太温,因此原文此处用木之生数以示风气不及。

⑬王洪图等《黄帝内经素问白话解》在泉风化之数三。

⑭郭霭春《黄帝内经素问白话解》此词未具体注释。

(三) 语句阐述

(1) 庚寅、庚申岁:上少阳相火,中太商金运,下厥阴木。

①王冰《黄帝内经素问》(〔新校正云〕详庚寅岁为正商得平气,以上见少阳相火,下克于金运,不能太过。庚申之岁,申金佐之,乃为太商。)

②马莳《黄帝内经素问注证发微》寅申为少阳相火司天。庚为阳,金为太商。新校正云:详庚寅岁为正商,得平气,以上见少阳相火,下克于金运,不能太过。庚申之岁,申金佐之,乃为太商。风木在泉。

③张介宾《类经》此句未具体注释。

④张志聪《黄帝内经集注》此句未具体注释。

⑤高士宗《黄帝素问直解》庚为金运太过,故庚寅庚申岁,上少阳相火,中太商金运,上厥阴木。

⑥黄元御《黄元御医书全集》此句未具体注释。

⑦张琦《素问释义》此句未具体注释。

⑧高亿《黄帝内经素问详注直讲全集》〔批〕此次庚寅、庚申之数,以明气化生成,而详其药食之宜也。

〔讲〕庚寅、庚申之岁,上而司天,则寅申少阳相火。中而主运,则庚所化之太商金运。下而在泉,则巳亥厥阴风木。

⑨孟景春等《黄帝内经素问译释》此句未具体注释。

⑩任廷革《任应秋讲〈黄帝内经〉素问》此句未具体注释,总体概括此段为:(提要)分叙六十年五运主岁之纪,及其六气的上下见。

⑪张灿玾等《黄帝内经素问校释》庚寅年、庚申年。上为少阳相火司天;中为太商金运太过;下为厥阴风木在泉。

⑫方药中等《黄帝内经素问运气七篇讲解》[上少阳相火,中太商金运,下厥阴木]"上少阳相火",指少阳相火司天。"中太商金运",指金运太过之年。"下厥阴木",指厥阴风木在泉。全句意即庚寅、庚申年为金运太过之年,少阳相火司天,厥阴风木在泉。

⑬王洪图等《黄帝内经素问白话解》庚寅年、庚申年:在上是少阳相火司天,中运是太商金运太过,在下是厥阴风木在泉。

⑭郭霭春《黄帝内经素问白话解》此句未具体注释。

(2) 火化七,清化九,风化三,正化度也。

①王冰《黄帝内经素问》(〔新校正云〕详庚寅热化二,庚申热化七。)(〔新校正云〕详庚寅风化八,庚申风化三。)

②马莳《黄帝内经素问注证发微》火化七,此言司天。新校正云:详庚寅热化二,庚申热化七。清化九,此言金运。太过以成数。风化三,此言在泉。详庚辰(编者按:此处应为"寅")风化八,庚申风化三。正化度也。

③张介宾《类经》司天。中运。在泉。

④张志聪《黄帝内经集注》火化七,寅申主太过,故其数成。清化九,风化三,乃乙巳乙亥也。巳亥主不及,故其数生。

⑤高士宗《黄帝素问直解》火气在上,故火化七,金运在中而太过,故清化九,木气在下,故风化三,此上中下之气,乃正化度也。

⑥黄元御《黄元御医书全集》火化七,清化九,风化三,木被金刑,故风化减。

⑦张琦《素问释义》此句未具体注释。

⑧高亿《黄帝内经素问详注直讲全集》〔注〕火,寅申少阳之热气也。清,庚化太商之金气也。风,巳亥厥阴之木气也。

〔讲〕是岁也,热化则天七所成之火,清化则天九所成之金,风化则天三所生之木。所谓正气所化之度者,此也。

⑨孟景春等《黄帝内经素问译释》此句未具体注释。

⑩任廷革《任应秋讲〈黄帝内经〉素问》此句未具体注释,总体概括此段为:(提要)分叙六十年五运主岁之纪,及其六气的上下见。

⑪张灿玾等《黄帝内经素问校释》火化七:新校正云"详庚寅热化二,庚申热化七"。风化三:新校正云"详庚寅风化八,庚申风化三"。黄元御注:"木被金刑,故风化减。"

司天之气数为火化七,中运之气数为清化九,在泉之气数为风化三,凡不出现胜气复气的,就是所谓正化日。

⑫方药中等《黄帝内经素问运气七篇讲解》[火化七]"火化",指庚寅、庚申年的司天之气。庚寅、庚申年少阳相火司天,上半年气候偏热。"七",为火之成数,所以原文谓:"火化七。"由于上半年主气本来偏温偏热,再加上少阳司天,主气客气均属温热,所以原文此处用火之成数以示火气太过。

[清化九]"清化",指庚寅、庚申年的岁运。庚寅、庚申年岁金太过,秋季气候偏凉。"九",为金之成数,所以原文谓:"清化九。"由于庚寅、庚申年为金运太过之年,所以原文此处用金之成数以示金气太过。

[风化三]"风化",指庚寅、庚申年的在泉之年。庚寅、庚申年厥阴风木在泉,下半年偏温。"三",为木之生数,所以原文谓:"风化三。"由于庚寅、庚申年金运太过,秋天气候偏凉,再加上下半年主气偏于寒凉,所以尽管厥阴在泉,但气候不会太温,因此原文此处用木之生数以示风气不及。

⑬王洪图等《黄帝内经素问白话解》司天火化之数七,中运清化之数九,在泉风化之数三。火、清、风都是正常的气化表现,因而叫做"正化日"。

⑭郭霭春《黄帝内经素问白话解》此句未具体注释。

(3)其化上咸寒,中辛温,下辛凉,药食宜也。

①王冰《黄帝内经素问》此词未具体注释。

②马莳《黄帝内经素问注证发微》其化上咸寒,此言司天宜用之药食。中辛温,此言金运宜用之药食。下辛凉,此言在泉宜用之药食,所谓药食宜也。

③张介宾《类经》中运同正商,故宜辛温。上下同前。

④张志聪《黄帝内经集注》此句未具体注释。

⑤高士宗《黄帝素问直解》其化上热,则宜水味之咸寒以治之,其化中清,则宜金味之辛凉以治之,此药食之相宜也。

⑥黄元御《黄元御医书全集》此句未具体注释

⑦张琦《素问释义》此句未具体注释。

⑧高亿《黄帝内经素问详注直讲全集》〔讲〕故其化,上而相火为病,宜用味之咸者以泻其热,性之寒者以胜其热。中而太商为病,宜用味之辛者以去其燥,性之温者以暖金气。下而风木为病,宜用味之辛者以散其风,性之凉者以制其木也。所谓庚寅、庚申二岁,上中下三气为病,药食之宜者,如此。

⑨孟景春等《黄帝内经素问译释》此句未具体注释。

⑩任廷革《任应秋讲〈黄帝内经〉素问》此句未具体注释,总体概括此段为:(提要)分叙六十年五运主岁之纪,及其六气的上下见。

⑪张灿玾等《黄帝内经素问校释》其气化致病时,司天火化所致宜用咸寒,中运清化所致宜用辛温,在泉风化所致宜用辛凉,这就是所谓适宜的药食性味。

⑫方药中等《黄帝内经素问运气七篇讲解》[其化上咸寒,中辛温,下辛凉]"上咸寒",指庚寅、庚申年少阳相火司天,上半年气候偏热,所以在对疾病的治疗及饮食调理方面以味咸性寒的药物及食物为适宜。"中辛温",指庚寅、庚申年为岁金太过之年,秋季偏凉,所以在对疾病的治疗及饮食调理方面以味辛性温的药物及食物为适宜。"下辛凉",指庚寅、庚申年厥阴风木在泉,下半年气候偏温,所以对疾病的治疗及饮食调理方面以味辛性凉的药物及食物为适宜。这就是庚寅、庚申年药物及饮食之所宜。

⑬王洪图等《黄帝内经素问白话解》对它引起的疾病,因为司天火气所致的,适宜用咸寒之品,因为在泉风气所致的,适宜用辛凉之品。以上就是在庚寅、庚申年应该选用的药物与食品的性味。

⑭郭霭春《黄帝内经素问白话解》此句未具体注释。

第八十二解

(一)内经原文

辛卯、辛酉岁:

上阳明金,中少羽水运,下少阴火。雨化风化胜复同[注],邪气化度也。灾一宫。清化九,寒化一,热化七,正化度也。其化上苦小温,中苦和,下咸寒,药食宜也。

(二)字词注释

(1)灾一宫

①王冰《黄帝内经素问》此词未具体注释。

②马莳《黄帝内经素问注证发微》水之方。

③张介宾《类经》一,北方水宫也。水运不及,故灾及之。

④张志聪《黄帝内经集注》此词未具体注释。

⑤高士宗《黄帝素问直解》凡辛运之岁,灾皆一宫。

⑥黄元御《黄元御医书全集》此词未具体注释。

⑦张琦《素问释义》此词未具体注释。

⑧高亿《黄帝内经素问详注直讲全集》〔讲〕土来克水,见于一宫。

⑨孟景春等《黄帝内经素问译释》此词未具体注释。

⑩任廷革《任应秋讲〈黄帝内经〉素问》此词未具体注释。

⑪张灿玾等《黄帝内经素问校释》灾变发生在北方一宫。

⑫方药中等《黄帝内经素问运气七篇讲解》"一宫",即北方。"灾一宫",意即辛卯、辛酉年自然灾害主要发生在北方地区。

⑬王洪图等《黄帝内经素问白话解》因为胜复之气是由于水运不及所引起的,所以灾害发生在与水气相应的北方。在九宫中,北方的位置属于一宫。

⑭郭霭春《黄帝内经素问白话解》此词未具体注释。

(2)清化九

①王冰《黄帝内经素问》(〔新校正云〕详辛卯燥化九,辛酉燥化四。)

②马莳《黄帝内经素问注证发微》此言司天。详辛卯燥化九,辛酉燥化四。

③张介宾《类经》司天。

④张志聪《黄帝内经集注》清化九,涸流之纪,少羽与少宫同,故其数成。盖藏令不举,化气乃昌,土盛生金,则金气盛矣。

⑤高士宗《黄帝素问直解》金气在上,故清化九。

⑥黄元御《黄元御医书全集》清化九,寒化一,热化七,水运不及,故热化多。金得水救,则火不能克,故清化亦多。

⑦张琦《素问释义》此词未具体注释。

⑧高亿《黄帝内经素问详注直讲全集》〔注〕清,卯酉阳明之金气也。〔讲〕兼上而卯酉阳明司天,金气多歉而清化居其九。

⑨孟景春等《黄帝内经素问译释》此词未具体注释。

⑩任廷革《任应秋讲〈黄帝内经〉素问》此词未具体注释。

⑪张灿玾等《黄帝内经素问校释》新校正云"详辛卯燥化九,辛酉燥化四"。黄元御注:"金得水救,则火不能克,故清化亦多。"

⑫方药中等《黄帝内经素问运气七篇讲解》"清化",指辛卯、辛酉年的司天之气。辛卯、辛酉年阳明燥金司天,上半年气候偏凉。"九",为金之成数,所以原文谓:"清化九。"

⑬王洪图等《黄帝内经素问白话解》司天清化之数九。

⑭郭霭春《黄帝内经素问白话解》此词未具体注释。

(3)寒化一

①王冰《黄帝内经素问》此词未具体注释。

②马莳《黄帝内经素问注证发微》此言水运不及之生数。

③张介宾《类经》中运。

④张志聪《黄帝内经集注》寒化一,热化七,乃丙子丙午也。子午主太过。故其数成。

⑤高士宗《黄帝素问直解》水运在中而不及,故寒化一。

⑥黄元御《黄元御医书全集》水运不及。

⑦张琦《素问释义》此词未具体注释。

⑧高亿《黄帝内经素问详注直讲全集》〔注〕寒,辛化少羽之水气也。〔讲〕中而少羽主运,水气不及而寒化居其一。

⑨孟景春等《黄帝内经素问译释》此词未具体注释。

⑩任廷革《任应秋讲〈黄帝内经〉素问》此词未具体注释。

⑪张灿玾等《黄帝内经素问校释》中运之气数为寒化一。

⑫方药中等《黄帝内经素问运气七篇讲解》"寒化",指辛卯、辛酉年的岁运。辛卯、辛酉年为岁水不及之年,冬季应寒不寒。"一",为水之生数,所以原文谓:"寒化一。"由于辛卯、辛酉年岁水不及,所以原文此处用水之生数以示水气不及。

⑬王洪图等《黄帝内经素问白话解》中运寒化之数一。

⑭郭霭春《黄帝内经素问白话解》此词未具体注释。

(4) 热化七

①王冰《黄帝内经素问》(〔新校正云〕详辛卯热化二,辛酉热化七。)

②马莳《黄帝内经素问注证发微》此言在泉。详辛卯热化二,辛酉热化七。

③张介宾《类经》在泉。

④张志聪《黄帝内经集注》寒化一,热化七,乃丙子丙午也。子午主太过。故其数成。

⑤高士宗《黄帝素问直解》火气在下,故热化七。

⑥黄元御《黄元御医书全集》水运不及,故热化多。

⑦张琦《素问释义》此词未具体注释。

⑧高亿《黄帝内经素问详注直讲全集》〔注〕热,子午少阴之火气也。〔讲〕下而子午少阴在泉,火非其位,而热化居其七。

⑨孟景春等《黄帝内经素问译释》此词未具体注释。

⑩任廷革《任应秋讲〈黄帝内经〉素问》此词未具体注释。

⑪张灿玾等《黄帝内经素问校释》新校正云:"详辛卯热化二,辛酉热化七。"黄元御注:"水运不及,故热化多。"

⑫方药中等《黄帝内经素问运气七篇讲解》"热化",指辛卯、辛酉年的在泉之气。辛卯、辛酉年少阴君火在泉,下半年气候偏热。"七",为火之成数,所以原文谓:"热化七"。由于辛卯、辛酉年水运不及,冬季偏于温暖,再加上少阴在泉,所以下半年气候偏于温热,因此原文此处用火之成数以示火气太过。

⑬王洪图等《黄帝内经素问白话解》在泉热化之数七。

⑭郭霭春《黄帝内经素问白话解》此词未具体注释。

（三）语句阐述

（1）辛卯、辛酉岁：

上阳明金，中少羽水运，下少阴火。雨风化胜复同，邪气化度也。灾一宫。

①王冰《黄帝内经素问》（〔新校正云〕详此岁七月丙申，水还正羽。）

②马莳《黄帝内经素问注证发微》卯酉为阳明燥金司天。辛为阴水，为少羽。新校正云：详此岁七月丙申，水还正羽。君火在泉。雨化风化胜复同，雨胜，风复。邪气化度也。雨风化胜复同，灾一宫。水之方。

③张介宾《类经》辛为阴水，故属少羽。一，北方水宫也。水运不及，故灾及之。

④张志聪《黄帝内经集注》此句未具体注释。

⑤高士宗《黄帝素问直解》辛为水运不及，故辛卯辛酉岁，上阳明金，中少羽水运，下少阴火。水运不及，始则土之而化胜，既则木之风化复，胜与复，同主一岁之气，非上中下正气之化，乃邪气化度也。凡辛运之岁，灾皆一宫。

⑥黄元御《黄元御医书全集》此句未具体注释。

⑦张琦《素问释义》此句未具体注释。

⑧高亿《黄帝内经素问详注直讲全集》〔批〕此次辛卯、辛酉之数，以明气化生成，而详其药食之宜也。

〔讲〕辛卯、辛酉之岁，上而司天，则卯酉阳明燥金。中而主运，则辛所化之少羽水运。下而在泉，则子午少阴君火。是岁也，气为不及，胜气乘之，复气间之，胜甚则复甚，胜微则复微。既水为土克，木为土复，故雨化、风化胜复之气相同。胜复者，不正之气，得气则起，得位则甚。所谓邪气化度之盛者，此也。故其为灾也，土来克水，见于一宫。

⑨孟景春等《黄帝内经素问译释》此句未具体注释。

⑩任廷革《任应秋讲〈黄帝内经〉素问》此句未具体注释，总体概括此段为：（提要）分叙六十年五运主岁之纪，及其六气的上下见。

⑪张灿玾等《黄帝内经素问校释》辛卯年、辛酉年。上为阳明燥金司天；中为少羽水运不及；下为少阴君火在泉。水运不及，则可出现雨化的胜气与风化的复气，卯年与酉年相同，凡出现胜气复气的，就是所谓邪化日。灾变发生在北方一宫。

⑫方药中等《黄帝内经素问运气七篇讲解》〔上阳明金 中少羽水运 下少阴火〕"上阳明金"，指阳明燥金司天。"中少羽水运"，指水运不及之年。"下少阴火"，指少阴君火在泉。全句意即辛卯、辛酉年为水运不及之年，阳明燥金司天，少阴君火在泉。

〔雨化风化胜复同〕"雨化"，指太阴湿土之气。"风化"，指厥阴风木之气。全句意即辛卯、辛酉年水运不及，土来乘之，土气偏胜，风气来复。所以原文谓："雨化风化胜复同。"

〔灾一宫〕"一宫"，即北方。"灾一宫"，意即辛卯、辛酉年自然灾害主要发生在北方地区。

⑬王洪图等《黄帝内经素问白话解》辛卯年、辛酉年：在上是阳明燥金司天，中运是少羽水运不及，在下是少阴君火在泉。土能克水，水运不及则湿土之气偏胜，土气胜就会有风木之气制约报复它。这两年都是胜气为雨，复气为风，这些都不是上、中、下之气的正常气化表现，因而叫做"邪化日"。又因为胜复之气是由于水运不及所引起的，所以灾害发生在与水气相应的北方。在九宫中，北方的位置属于一宫。

⑭郭霭春《黄帝内经素问白话解》此句未具体注释。

（2）清化九，寒化一，热化七，正化度也。

①王冰《黄帝内经素问》（〔新校正云〕详辛卯燥化九，辛酉燥化四。）（〔新校正云〕详辛卯热化二，辛酉热化七。）

②马莳《黄帝内经素问注证发微》清化九，此言司天。详辛卯燥化九，辛酉燥化四。寒化一，此言水运不及之生数。热化七，此言在泉。详辛卯热化二，辛酉热化七。正化度也。

③张介宾《类经》司天。中运。在泉。

④张志聪《黄帝内经集注》清化九，涸流之纪，少羽与少宫同，故其数成。盖藏令不举，化气乃昌，土盛生金，则金气盛矣。寒化一，热化七，乃丙子丙午也。子午主太过。故其数成。

⑤高士宗《黄帝素问直解》金气在上，故清化九，水运在中而不及，故寒化一，火气在下，故热化七，此上中下之气，乃正化度也。

⑥黄元御《黄元御医书全集》清化九，寒化一，热化七，水运不及，故热化多。金得水救，则火不能克，故清化亦多。

⑦张琦《素问释义》此句未具体注释。

⑧高亿《黄帝内经素问详注直讲全集》〔注〕清，卯酉阳明之金气也。寒，辛化少羽之水气也。热，子午少阴之火气也。

〔讲〕兼上而卯酉阳明司天，金气多歉而清化居其九。中而少羽主运，水气不及而寒化居其一。下而子午少阴在泉，火非其位，而热化居其七。所谓清化、寒化、热化者，皆正气所化之度也。

⑨孟景春等《黄帝内经素问译释》此句未具体注释。

⑩任廷革《任应秋讲〈黄帝内经〉素问》此句未具体注释，总体概括此段为：（提要）分叙六十年五运主岁之纪，及其六气的上下见。

⑪张灿玾等《黄帝内经素问校释》清化九：新校正云"详辛卯燥化九，辛酉燥化四"。黄元御注："金得水救，则火不能克，故清化亦多。"热化七：新校正云"详辛卯热化二，辛酉热化七"。黄元御注："水运不及，故热化多。"

司天之气数为清化九，中运之气数为寒化一，在泉之气数为热化七，若不出现胜气复气的，就是所谓正化日。

⑫方药中等《黄帝内经素问运气七篇讲解》[清化九]"清化",指辛卯、辛酉年的司天之气。辛卯、辛酉年阳明燥金司天,上半年气候偏凉。"九",为金之成数,所以原文谓:"清化九。"

[寒化一]"寒化",指辛卯、辛酉年的岁运。辛卯、辛酉年为岁水不及之年,冬季应寒不寒。"一",为水之生数,所以原文谓:"寒化一。"由于辛卯、辛酉年岁水不及,所以原文此处用水之生数以示水气不及。

[热化七]"热化",指辛卯、辛酉年的在泉之气。辛卯、辛酉年少阴君火在泉,下半年气候偏热。"七",为火之成数,所以原文谓:"热化七。"由于辛卯、辛酉年水运不及,冬季偏于温暖,再加上少阴在泉,所以下半年气候偏于温热,因此原文此处用火之成数以示火气太过。

⑬王洪图等《黄帝内经素问白话解》司天清化之数九,中运寒化之数一,在泉热化之数七。清、寒、热都是正常的气化表现,因而叫做"正化日"。

⑭郭霭春《黄帝内经素问白话解》此句未具体注释。

（3）其化上苦小温,中苦和,下咸寒,药食宜也。

①王冰《黄帝内经素问》此词未具体注释。

②马莳《黄帝内经素问注证发微》其化上苦小温,此言司天宜用之药食。中苦和,此言水运宜用之药食。下咸寒,此言在泉宜用之药食。所谓药食宜也。

③张介宾《类经》中苦和,以火温中也。上下同前。

④张志聪《黄帝内经集注》此句未具体注释。

⑤高士宗《黄帝素问直解》其化上清,则宜火味之苦小温以治之,其化中寒,则宜火味之苦和以治之,其化下热,则宜水味之咸寒以治之,此药食之相宜也。

⑥黄元御《黄元御医书全集》此句未具体注释。

⑦张琦《素问释义》此句未具体注释。

⑧高亿《黄帝内经素问详注直讲全集》〔讲〕其年灾化之见于上者,属司天之气,宜用味之苦性之小温,以制燥而暖其金气。灾化之见于中者,属主运之气,宜用味之苦、性之和,以胜水而平其水气。灾化之见于下者,属在泉之气,宜用味之咸、性之寒,以泻其热而胜其热也。所谓辛卯、辛酉二岁,上中下三气为病,药食之宜者如此。

⑨孟景春等《黄帝内经素问译释》此句未具体注释。

⑩任廷革《任应秋讲〈黄帝内经〉素问》此句未具体注释,总体概括此段为:(提要)分叙六十年五运主岁之纪,及其六气的上下见。

⑪张灿玾等《黄帝内经素问校释》其气化致病时,司天清化所致宜用苦小温,中运寒化所致宜用苦和,在泉热化所致宜用咸寒,这就是所谓适宜的药食性味。

⑫方药中等《黄帝内经素问运气七篇讲解》[其化上苦小温,中苦和,下咸寒]"上苦小温",指辛卯、辛酉年阳明燥金司天,上半年气候偏凉,所以在对疾病的治疗及饮食调理方面以偏温为适宜。"中苦和",指辛卯、辛酉年岁水不及,冬令应冷不

冷,所以在对疾病的治疗及饮食调理方面,以味苦性和的药物及食物为适宜。"下咸寒",指辛卯、辛酉年少阴君火在泉,下半年气候偏热,所以在对疾病的治疗及饮食调理方面以味咸性寒的药物及食物为适宜。这就是辛卯、辛酉年药物及饮食之所宜。

⑬王洪图等《黄帝内经素问白话解》对它引起的疾病,因为司天清气所致的,适宜用苦小温之品;因为中运寒气所致的,适宜用苦平之品;因为泉热气所致的,适宜用咸寒之品。以上就是在辛卯、辛酉年应该选用的药物与食品的性味。

⑭郭霭春《黄帝内经素问白话解》此句未具体注释。

第八十三解

（一）内经原文

壬辰、壬戌岁:

上太阳水,中太角木运,下太阴土。寒化六,风化八,雨化五、正化度也。其化上若温,中酸和,下甘温,药食宜也。

（二）字词注释

（1）寒化六

①王冰《黄帝内经素问》（〔新校正云〕详壬辰寒化六,壬戌寒化一。）

②马莳《黄帝内经素问注证发微》此言司天。新校正云:壬辰寒化六,壬戌寒化一。

③张介宾《类经》六者水之成数,太过者其数成,此言太阳司天也。〔按〕新校正云:壬辰寒化六,壬戌寒化一,盖言对化从标成数,正化从本生数也。

④张志聪《黄帝内经集注》寒化六,辰戌主太过,故其数成。

⑤高士宗《黄帝素问直解》水气在上,故寒化六。

⑥黄元御《黄元御医书全集》此句未具体注释。

⑦张琦《素问释义》此词未具体注释。

⑧高亿《黄帝内经素问详注直讲全集》〔注〕寒,辰戌太阳之水气也。〔讲〕寒化则地六所成之水。

⑨孟景春等《黄帝内经素问译释》此词未具体注释。

⑩任廷革《任应秋讲〈黄帝内经〉素问》此词未具体注释。

⑪张灿玾等《黄帝内经素问校释》新校正云:"详壬辰寒化六,壬戌寒化一。"

⑫方药中等《黄帝内经素问运气七篇讲解》"寒化",指壬辰、壬戌年的司天之气。壬辰、壬戌年太阳寒水司天,上半年气候偏冷。"六",为水之成数,所以原文谓:"寒化六。"

⑬王洪图等《黄帝内经素问白话解》司天寒化之数六。

⑭郭霭春《黄帝内经素问白话解》此词未具体注释。

（2）风化八

①王冰《黄帝内经素问》此词未具体注释。

②马莳《黄帝内经素问注证发微》此言木运太过之成数。

③张介宾《类经》八者木之成数，此言中运也，壬木太过，故其数八。

④张志聪《黄帝内经集注》风化八，雨化五，乃丁丑丁未也。丑未主不及，故其数生。

⑤高士宗《黄帝素问直解》木运在中而太过，故风化八。

⑥黄元御《黄元御医书全集》此词未具体注释。

⑦张琦《素问释义》此词未具体注释。

⑧高亿《黄帝内经素问详注直讲全集》〔注〕风，壬化太角之木气也。〔讲〕风化则地八所成之木。

⑨孟景春等《黄帝内经素问译释》此词未具体注释。

⑩任廷革《任应秋讲〈黄帝内经〉素问》此词未具体注释。

⑪张灿玾等《黄帝内经素问校释》中运之气数为风化八。

⑫方药中等《黄帝内经素问运气七篇讲解》"风化"，指壬辰、壬戌年的岁运。壬辰、壬戌年为岁木太过之年，春天偏温，风气偏胜。"八"，为木之成数，所以原文谓："风化八"。由于壬辰、壬戌年为木运太过之年，所以原文此处用木之成数。

⑬王洪图等《黄帝内经素问白话解》中运风化之数八。

⑭郭霭春《黄帝内经素问白话解》此词未具体注释

（3）雨化五

①王冰《黄帝内经素问》此词未具体注释。

②马莳《黄帝内经素问注证发微》此言在泉湿土。土常以生数。

③张介宾《类经》五者土之生数，此言在泉也，土常以生，故其数五。

④张志聪《黄帝内经集注》风化八，雨化五，乃丁丑丁未也。丑未主不及，故其数生。

⑤高士宗《黄帝素问直解》土气在下，故雨化五。

⑥黄元御《黄元御医书全集》此词未具体注释。

⑦张琦《素问释义》此词未具体注释。

⑧高亿《黄帝内经素问详注直讲全集》〔注〕雨，丑未太阴之土气也。〔讲〕雨化则天五所生之土。

⑨孟景春等《黄帝内经素问译释》此词未具体注释。

⑩任廷革《任应秋讲〈黄帝内经〉素问》此词未具体注释。

⑪张灿玾等《黄帝内经素问校释》在泉之气数为雨化五。

⑫方药中等《黄帝内经素问运气七篇讲解》"雨化"，指壬辰、壬戌年的在泉之气。壬辰、壬戌年太阴湿土在泉，下半年气候偏湿。"五"，为土之生数，所以原文谓："雨化五。"

⑬王洪图等《黄帝内经素问白话解》在泉雨化之数五。

⑭郭霭春《黄帝内经素问白话解》此词未具体注释。

（三）语句阐述

（1）壬辰、壬戌岁：上太阳水，中太角木运，下太阴土。

①王冰《黄帝内经素问》此句未具体注释。

②马莳《黄帝内经素问注证发微》辰戌为太阳寒水司天。壬为阳木，为太角。湿土在泉。

③张介宾《类经》辰戌年，太阳寒水司天。司之为言主也，主行天令，其位在上。壬年岁运也。壬为阳木，故属太角。运之为言动也，主气交之化，其位在中。本年湿土在泉也。在泉者主地之化，气行地中，其位在下。

④张志聪《黄帝内经集注》此句未具体注释。

⑤高士宗《黄帝素问直解》壬为木运太过，故壬辰壬戌岁，上太阳水，中太角木运。下太阴土。

⑥黄元御《黄元御医书全集》此句未具体注释。

⑦张琦《素问释义》此句未具体注释。

⑧高亿《黄帝内经素问详注直讲全集》〔批〕此次壬辰、壬戌之数，以明气化生成，而详其药食之宜也。

〔讲〕壬辰、壬戌之岁，上而司天，则辰戌太阳寒水。中而主运，则壬所化之太角木运。下而在泉，则丑未太阴湿土。

⑨孟景春等《黄帝内经素问译释》此句未具体注释。

⑩任廷革《任应秋讲〈黄帝内经〉素问》此句未具体注释，总体概括此段为：（提要）分叙六十年五运主岁之纪，及其六气的上下见。

⑪张灿玾等《黄帝内经素问校释》壬辰年、壬戌年。上为太阳寒水司天；中为太角木运太过；下为太阴湿土在泉。

⑫方药中等《黄帝内经素问运气七篇讲解》〔上太阳水，中太角木运，下太阴土〕"上太阳水"，指太阳寒水司天。"中太角木运"，指木运太过之年。"下太阴土"，指太阴湿土在泉。全句意即壬辰、壬戌年为木运太过之年，太阳寒水司天，太阴湿土在泉。

⑬王洪图等《黄帝内经素问白话解》壬辰年、壬戌年：在上是太阳寒水司天，中运是太角木运太过，在下是太阴湿土在泉。

⑭郭霭春《黄帝内经素问白话解》此句未具体注释。

（2）寒化六，风化八，雨化五、正化度也。

①王冰《黄帝内经素问》（〔新校正云〕详壬辰寒化六，壬戌寒化一。）

②马莳《黄帝内经素问注证发微》寒化六，此言司天。新校正云：壬辰寒化六，壬戌寒化一。风化八，此言木运太过之成数。雨化五，此言在泉湿土。土常以生数。正化度也（见图9）。

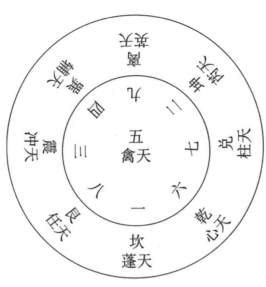

图9　九宫分野所司

　　本篇云五运不及之岁,则有灾宫所向之位,故不可一概而论灾也。经曰九星悬朗,七耀周旋者,乃天之九星所主分野,故少角岁云灾三宫,东室震位,天冲司也。少徵岁云灾九宫,南室离位,天英司也。少宫岁云灾五宫,中室,天禽司也,寄位二宫坤位。少商岁云灾七宫,西室兑位,天柱司也。少羽岁云灾一宫,北室坎位,天蓬司也。皆以运气不及之方言之,按《天元玉册》曰:天蓬一,水正之宫也。天芮二,土神之应宫也。天冲三,木正之宫也;天辅四,木神之应宫也;天禽五,土正之宫也;天心六,金神之应宫也;天柱七,金正之宫也;天任八,火神之应宫也;天英九,火正之宫也。下以应九州之分野,谓翼兖青徐杨荆豫梁雍也。

　　③张介宾《类经》六者水之成数,太过者其数成,此言太阳司天也。后仿此。〔按〕新校正云:壬辰寒化六,壬戌寒化一,盖言对化从标成数,正化从本生数也。八者木之成数,此言中运也,壬木太过,故其数八。五者土之生数,此言在泉也,土常以生,故其数五。此结上文三句,言本年上中下三气正化之度。正化,正气所化也。度即日也,日即度也,指气令用事之时候也。

　　④张志聪《黄帝内经集注》寒化六,辰戌主太过,故其数成。风化八,雨化五,乃丁丑丁未也。丑未主不及,故其数生。

　　⑤高士宗《黄帝素问直解》水气在上,故寒化六,木运在中而太过,故风化八,土气在下,故雨化五,此上中下之气,乃正化度也。

　　⑥黄元御《黄元御医书全集》此句未具体注释。

　　⑦张琦《素问释义》此句未具体注释。

　　⑧高亿《黄帝内经素问详注直讲全集》〔注〕寒,辰戌太阳之水气也。风,壬化太角之木气也。雨,丑未太阴之土气也。

〔讲〕是岁也,寒化则地六所成之水,风化则地八所成之木,雨化则天五所生之土。所谓正气所化之度者,此也。

⑨孟景春等《黄帝内经素问译释》此句未具体注释。

⑩任廷革《任应秋讲〈黄帝内经〉素问》此句未具体注释,总体概括此段为:(提要)分叙六十年五运主岁之纪,及其六气的上下见。

⑪张灿玾等《黄帝内经素问校释》寒化六:新校正云"详壬辰寒化六,壬戌寒化一"。

司天之气数为寒化六,中运之气数为风化八,在泉之气数为雨化五,凡不出现胜气复气的,就是所谓正化日。

⑫方药中等《黄帝内经素问运气七篇讲解》[寒化六]"寒化",指壬辰、壬戌年的司天之气。壬辰、壬戌年太阳寒水司天,上半年气候偏冷。"六",为水之成数,所以原文谓:"寒化六。"

[风化八]"风化",指壬辰、壬戌年的岁运。壬辰、壬戌年为岁木太过之年,春天偏温,风气偏胜。"八",为木之成数,所以原文谓:"风化八。"由于壬辰、壬戌年为木运太过之年,所以原文此处用木之成数。

[雨化五]"雨化",指壬辰、壬戌年的在泉之气。壬辰、壬戌年太阴湿土在泉,下半年气候偏湿。"五",为土之生数,所以原文谓:"雨化五。"

⑬王洪图等《黄帝内经素问白话解》司天寒化之数六,中运风化之数八,在泉雨化之数五。寒、风、雨都是正常的气化表现,因而叫做"正化日"。

⑭郭霭春《黄帝内经素问白话解》此句未具体注释。

(3)其化上若温,中酸和,下甘温,药食宜也。

①王冰《黄帝内经素问》(〔新校正云〕按《玄珠》云:上甘温,下酸平。又按《至真要大论》云:寒淫所胜,平以辛热。湿淫于内,治以苦热。)

②马莳《黄帝内经素问注证发微》其化上若温,此言司天宜用之药食。《玄珠》云:上甘温。《至真要大论》云:寒淫所胜,平以辛热。中酸和,此言木运宜用之药食。下甘温,此言在泉宜用之药食。《玄珠》云:下酸平。《至真要大论》云:湿淫于内,治以苦热。所谓药食宜也。

③张介宾《类经》其化,言气化病治之宜也。本年寒水在上,故宜苦温。太角在中,故宜酸和。湿土在下,故宜甘温。此所谓药食之宜也。玄珠云:上甘温,下酸平。

④张志聪《黄帝内经集注》(眉批)中酸温,高士宗《直解》作酸和。

⑤高士宗《黄帝素问直解》其化上寒,则宜火味之苦温收治之,其化中风,则宜木味之酸和收治之,其化下湿,则宜土味甘温以治之,此药食之相宜也。

⑥黄元御《黄元御医书全集》此句未具体注释。

⑦张琦《素问释义》此句未具体注释。

⑧高亿《黄帝内经素问详注直讲全集》〔讲〕故其化上而寒水为病,宜用味之苦

者以制其寒,性之温者以胜其寒。中而太角为病,宜用味之酸者以泻其木,性之和者以平其木。下而太阴为病,宜用味之甘者以补其土,性之温者以去其湿也。所谓壬辰、壬戌二岁,上中下三气为病,药食之宜者,如此。

⑨孟景春等《黄帝内经素问译释》此句未具体注释。

⑩任廷革《任应秋讲〈黄帝内经〉素问》此句未具体注释,总体概括此段为:(提要)分叙六十年五运主岁之纪,及其六气的上下见。

⑪张灿玾等《黄帝内经素问校释》其气化致病时,司天寒化所致宜用苦温,中运风化所致宜用酸和,在泉雨化所致宜用甘温,这就是所谓适宜的药食性味。

⑫方药中等《黄帝内经素问运气七篇讲解》[其化上苦温,中酸和,下甘温]"上苦温",指壬辰、壬戌年太阳寒水司天,上半年气候偏寒,所以在对疾病的治疗及饮食调理方面以偏温为适宜。"中酸和",指壬辰、壬戌年岁木太过,春季风气偏胜,气候偏温,所以在对疾病的治疗及饮食调理方面以味酸性和的药物及食物为适宜。"下甘温",指壬辰、壬戌年太阴湿土在泉,下半年气候偏湿,所以在对疾病的治疗及饮食调理方面以味甘性温的药物及食物为适宜。这就是壬辰、壬戌年的药物及饮食之所宜。

⑬王洪图等《黄帝内经素问白话解》对它引起的疾病,因为司天寒气所致的,适宜用苦温之品;因为中运风气所致的,适宜用酸平之品;因为在泉湿气所致的,适宜用甘温之品。以上就是壬辰、壬戌年应该选用的药物与食品的性味。

⑭郭霭春《黄帝内经素问白话解》此句未具体注释。

第八十四解

(一)内经原文

癸巳^{同岁会}、癸亥岁^{同岁会}:

上厥阴木,中少徵火运,下少阳相火。寒化雨化胜复同,邪气化度也。灾九宫。风化八,火化二,正化度也。其化上辛凉,中咸和,下咸寒,药食宜也。

(二)字词注释

(1)灾九宫

①王冰《黄帝内经素问》此词未具体注释。

②马莳《黄帝内经素问注证发微》火之方。

③张介宾《类经》九为离宫,火运不及,故灾及之。

④张志聪《黄帝内经集注》此词未具体注释。

⑤高士宗《黄帝素问直解》凡癸运之岁,灾皆九宫。

⑥黄元御《黄元御医书全集》此词未具体注释。

⑦张琦《素问释义》此词未具体注释。

⑧高亿《黄帝内经素问详注直讲全集》〔讲〕水来克火,见于九宫。

⑨孟景春等《黄帝内经素问译释》此词未具体注释。

六元正纪大论篇

⑩任廷革《任应秋讲〈黄帝内经〉素问》此词未具体注释。

⑪张灿玾等《黄帝内经素问校释》灾变发生在南方九宫。

⑫方药中等《黄帝内经素问运气七篇讲解》"九宫",指南方。"灾九宫",意即癸巳、癸亥年自然灾害主要发生在南方地区。

⑬王洪图等《黄帝内经素问白话解》因为胜复之气是由于火运不及所引起的,所以灾害发生在与火气相应的南方。在九宫中,南方的位置属于九宫。

⑭郭霭春《黄帝内经素问白话解》此词未具体注释。

(2) 风化八

①王冰《黄帝内经素问》(〔新校正云〕详癸巳风化八,癸亥风化三。)

②马莳《黄帝内经素问注证发微》此言司天。详癸巳风化八,癸亥风化三。

③张介宾《类经》司天。

④张志聪《黄帝内经集注》天干终于癸,地支终于亥,故其数成。

⑤高士宗《黄帝素问直解》木气在上,故风化八。

⑥黄元御《黄元御医书全集》火运不及,木气未泄,故风化多。

⑦张琦《素问释义》此词未具体注释。

⑧高亿《黄帝内经素问详注直讲全集》〔注〕风,巳亥厥阴之木气也。〔讲〕木气得位,而风化居其八。

⑨孟景春等《黄帝内经素问译释》此词未具体注释。

⑩任廷革《任应秋讲〈黄帝内经〉素问》此词未具体注释。

⑪张灿玾等《黄帝内经素问校释》新校正云:"详癸巳风化八,癸亥风化三。"黄元御注:"火运不及,木气未泄,故风化多。"

⑫方药中等《黄帝内经素问运气七篇讲解》"风化",指癸巳、癸亥年的司天之气。癸巳、癸亥年厥阴风木司天,上半年气候偏温,风气偏胜。"八",为木之成数,所以原文谓:"风化八。"由于上半年主气偏于温热,再加上厥阴司天,气候偏温,所以原文此处用木之成数以示温热太过。

⑬王洪图等《黄帝内经素问白话解》司天风化之数八。

⑭郭霭春《黄帝内经素问白话解》此词未具体注释。

(3) 火化二

①王冰《黄帝内经素问》(〔新校正云〕详此运与在泉俱火,故只言火化二。火化二者,少徵火运之化也。若少阳在泉之化,则癸巳热化七。癸亥热化二。)

②马莳《黄帝内经素问注证发微》此言运与在泉。新校正云:详此运与在泉俱火,故只言火化二。火化二者,少徵火运之化也。若少阳在泉之化,则癸巳热化七,癸亥热化二。

③张介宾《类经》运与在泉同。

④张志聪《黄帝内经集注》在化运主少徵,故其数二。在泉乃戊寅戊申也。藏主天符,故其数生。

⑤高士宗《黄帝素问直解》火运在中而不及,火气在下。

⑥黄元御《黄元御医书全集》火运不及。

⑦张琦《素问释义》此词未具体注释。

⑧高亿《黄帝内经素问详注直讲全集》〔注〕火,少徵少阳之热气也。〔讲〕中而少徵主运,火气不及而火化居其二,在泉与中等。

⑨孟景春等《黄帝内经素问译释》此词未具体注释。

⑩任廷革《任应秋讲〈黄帝内经〉素问》此词未具体注释。

⑪张灿玾等《黄帝内经素问校释》新校正云:"详此运与在泉俱火,故只言火化二。火化二者,少徵火运之化也。若少阳在泉之化,则癸巳热化七,癸亥热化二。"

⑫方药中等《黄帝内经素问运气七篇讲解》"火化",指癸巳、癸亥年的岁运。癸巳、癸亥年岁火不及,夏季应热不热。"二",为火之生数,所以原文谓:"火化二。"由于癸巳、癸亥年为岁火不及,所以原文此处用火之生数以示火气不及。此处未列癸巳、癸亥年在泉之气的常数。此可能由于癸巳、癸亥年为岁火不及之年,岁火不及,水来乘之,冬季偏冷,因此虽然少阳在泉,但火气亦不至于太过,所以在泉之气的常数亦应为火之生数,与岁运常数相同,因此从略。

⑬王洪图等《黄帝内经素问白话解》中运火化之数二,在泉火化之数二。

⑭郭霭春《黄帝内经素问白话解》此词未具体注释。

(三)语句阐述

(1)癸巳同岁会、癸亥岁同岁会:上厥阴木,中少徵火运,下少阳相火。寒化雨化胜复同,邪气化度也。灾九宫。

①王冰《黄帝内经素问》(〔新校正云〕详癸巳正徵火气平,一谓巳为火,亦名岁会,二谓水未得化,三谓五月戊午月,癸得戊合,故得平气。癸亥之岁,亥为水,水得年力,便来行胜,至五月戊午,火还正徵,其气始平。)

②马莳《黄帝内经素问注证发微》巳亥为厥阴风木司天。癸为阴火,为少徵。新校正云:详癸巳正徵火气平,一谓巳为火,亦名岁会;二谓水未得化;三谓五月戊午月,癸得戊合,故得平气。癸亥之岁,亥为水,水得年力,便来行胜,至五月戊午月还正徵,其气始平。相火在泉。寒化雨化胜复同,寒胜,雨复。邪气化度也。灾九宫。火之方。

③张介宾《类经》九为离宫,火运不及,故灾及之。

④张志聪《黄帝内经集注》此句未具体注释。

⑤高士宗《黄帝素问直解》癸为火运不及,故癸巳癸亥岁,上厥阴木,中少徵火运,下少阳相火。火运不及,始则水之寒化胜,继则土之雨化复,胜与复,同主一岁之气,非上中下正气之化,乃邪气化度也。凡癸运之岁,灾皆九宫。

⑥黄元御《黄元御医书全集》此句未具体注释。

⑦张琦《素问释义》此句未具体注释。

⑧高亿《黄帝内经素问详注直讲全集》〔批〕此次癸巳、癸亥之数,以明气化生

成,而详其药食之宜也。

〔讲〕癸巳、癸亥之岁,上而司天,则巳亥厥阴风木。中而主运,则癸所化之少徵火运。下而在泉,则寅申少阳相火。是岁也,气为不及,胜气乘之,复气间之,胜甚则复甚,胜微则复微。既火为水克,土为火复,故寒化、雨化胜复之气相同。胜复者,不正之气,得气则起,得位则甚。所谓邪气化度之盛者,此也。故其为灾也,水来克火,见于九宫。

⑨孟景春等《黄帝内经素问译释》此句未具体注释。

⑩任廷革《任应秋讲〈黄帝内经〉素问》此句未具体注释,总体概括此段为:(提要)分叙六十年五运主岁之纪,及其六气的上下见。

⑪张灿玾等《黄帝内经素问校释》癸巳年、癸亥年(二年俱为同岁会年)。上为厥阴风木司天;中为少徵火运不及;下为少阳相火在泉。

⑫方药中等《黄帝内经素问运气七篇讲解》[上厥阴木,中少徵火运,下少阳相火]"上厥阴木",指厥阴风木司天。"中少徵火运",指火运不及之年。"下少阳相火",指少阳相火在泉。全句意即癸巳、癸亥年为火运不及之年,厥阴风木司天,少阳相火在泉。

[寒化雨化胜复同]"寒化",指太阳寒水之气。"雨化",指太阴湿土之气。全句意即癸巳、癸亥年火运不及,水来乘之,水气偏胜,土来复之,所以原文谓:"寒化雨化胜复同。"

[灾九宫]"九宫",指南方。"灾九宫",意即癸巳、癸亥年自然灾害主要发生在南方地区。

⑬王洪图等《黄帝内经素问白话解》癸巳年、癸亥年(两年都是同岁会):在上是厥阴风木司天,中运是少徵火运不及,在下是少阳相火在泉。水能克火,火运不及则寒水之气偏胜,水气胜就会有湿土之气来制约报复它。这两年都是胜气为寒,复气为雨,这些都不是上、中、下之气正常的气化表现,因而叫做"邪化日"。又因为胜复之气是由于火运不及所引起的,所以灾害发生在与火气相应的南方。在九宫中,南方的位置属于九宫。

⑭郭霭春《黄帝内经素问白话解》此句未具体注释。

(2)风化八,火化二,正化度也。

①王冰《黄帝内经素问》(〔新校正云〕详癸巳风化八,癸亥风化三。)(〔新校正云〕详此运与在泉俱火,故只言火化二。火化二者,少徵火运之化也。若少阳在泉之化,则癸巳热化七,癸亥热化二。)

②马莳《黄帝内经素问注证发微》风化八,此言司天。详癸巳风化八,癸亥风化三。火化二,此言运与在泉。新校正云:详此运与在泉俱火,故只言火化二。火化二者,少徵火运之化也。若少阳在泉之化,则癸巳热化七,癸亥热化二。正化度也。

③张介宾《类经》司天。运与在泉同。

④张志聪《黄帝内经集注》风化八,天干终于癸,地支终于亥,故其数成。火化二,在化运主少徵,故其数二。在泉乃戊寅戊申也。藏主天符,故其数生。正化度也。

⑤高士宗《黄帝素问直解》木气在上,故风化八,火运在中而不及,火气在下。

⑥黄元御《黄元御医书全集》风化八,火化二,火运不及,木气未泄,故风化多。

⑦张琦《素问释义》此句未具体注释。

⑧高亿《黄帝内经素问详注直讲全集》〔注〕风,巳亥厥阴之木气也。火,少徵少阳之热气也。

〔讲〕兼上而巳亥厥阴司天,木气得位,而风化居其八。中而少徵主运,火气不及而火化居其二,在泉与中等。所谓风化、火化者,皆正气所化之度也。

⑨孟景春等《黄帝内经素问译释》此句未具体注释。

⑩任廷革《任应秋讲〈黄帝内经〉素问》此句未具体注释,总体概括此段为:(提要)分叙六十年五运主岁之纪,及其六气的上下见。

⑪张灿玾等《黄帝内经素问校释》风化八:新校正云"详癸巳风化八,癸亥风化三"。黄元御注:"火运不及,木气未泄,故风化多。"火化二:新校正云"详此运与在泉俱火,故只言火化二。火化二者,少徵火运之化也。若少阳在泉之化,则癸巳热化七,癸亥热化二"。

火运不及,则可出现寒化的胜气与雨化的复气,巳年与亥年相同,凡出现胜气复气的,就是所谓邪化日。灾变发生在南方九宫。司天之气数为风化八,中运之气数为火化二,在泉之气数为火化二,若不出现胜气复气的,就是所谓正化日。

⑫方药中等《黄帝内经素问运气七篇讲解》[风化八]"风化",指癸巳、癸亥年的司天之气。癸巳、癸亥年厥阴风木司天,上半年气候偏温,风气偏胜。"八",为木之成数,所以原文谓:"风化八。"由于上半年主气偏于温热,再加上厥阴司天,气候偏温,所以原文此处用木之成数以示温热太过。

[火化二]"火化",指癸巳、癸亥年的岁运。癸巳、癸亥年岁火不及,夏季应热不热。"二",为火之生数,所以原文谓:"火化二。"由于癸巳、癸亥年为岁火不及,所以原文此处用火之生数以示火气不及。此处未列癸巳、癸亥年在泉之气的常数。此可能由于癸巳、癸亥年为岁火不及之年,岁火不及,水来乘之,冬季偏冷,因此虽然少阳在泉,但火气亦不至于太过,所以在泉之气的常数亦应为火之生数,与岁运常数相同,因此从略。

⑬王洪图等《黄帝内经素问白话解》司天风化之数八,中运火化之数二,在泉火化之数二。风、火都是正常的气化,因而叫做"正化日"。

⑭郭霭春《黄帝内经素问白话解》此句未具体注释。

(3)其化上辛凉,中咸和,下咸寒,药食宜也。

①王冰《黄帝内经素问》此词未具体注释。

②马莳《黄帝素问注证发微》其化上辛凉,此言司天宜用之药食。中咸

和,此言火运宜用之药食。下咸寒,此言在泉宜用之药食。所谓药食宜也。

本篇云五运不及之岁,则有灾宫所向之位,故不可一概而论灾也。经曰九星悬朗,七曜周旋者,乃天之九星所主分野,故少角岁云灾三宫,东室震位,天冲司也。少徵岁云灾九宫,南室离位,天英司也。少宫岁云灾五宫,中室,天禽司也,寄位二宫坤位。少商岁云灾七宫,西室兑位,天柱司也。少羽岁云灾一宫,北室坎位,天蓬司也。皆以运气不及之方言之,按《天元玉册》曰:天蓬一,水正之官也,天芮二,土神之应官也,天冲三,木正之官也,天辅四,木神之应宫也;天食五,土正之宫也;天心六,金神之应宫也;天柱七,金正之官也;天任八,火神之应宫也;天英九,火正之宫也。下以应九州之分野,谓翼兖青徐杨荆豫梁雍也。

③张介宾《类经》中运少徵,得天地之生助,故宜咸和。上下同前。

④张志聪《黄帝内经集注》此句未具体注释。

⑤高士宗《黄帝素问直解》其化上风,则宜金味之辛凉以治之,其化中热,则宜水味之咸和以治之,其化下热,则宜水味之咸寒以治之,此药食之相宜也。

⑥黄元御《黄元御医书全集》此句未具体注释。

⑦张琦《素问释义》此句未具体注释。

⑧高亿《黄帝内经素问详注直讲全集》〔讲〕其年灾化之见于上者,属司天之气,宜用味之辛、性之凉,以散风而制其水气。灾化之见于中者,属主运之气,宜用味之咸、性之和,以制火而平其火气。灾化之见于下者,属在泉之气,宜用味之咸性之寒以泻其热而胜其热也。所谓癸巳、癸亥二岁,上中下三气为病,药食之所宜者,如此。

⑨孟景春等《黄帝内经素问译释》此句未具体注释。

⑩任廷革《任应秋讲〈黄帝内经〉素问》此句未具体注释,总体概括此段为:(提要)分叙六十年五运主岁之纪,及其六气的上下见。

⑪张灿玾等《黄帝内经素问校释》其气化致病时,司天风化所致宜用辛凉,中运火化所致宜用咸温,在泉火化所致宜用咸寒,这就是所谓适宜的药食性味。

⑫方药中等《黄帝内经素问运气七篇讲解》〔其化上辛凉,中咸和,下咸寒〕"上辛凉",指癸巳、癸亥年厥阴风木司天,上半年气候偏温,风气偏胜,所以在对疾病的治疗及饮食调理方面以味辛性凉为适宜。"中咸和",癸巳、癸亥年岁火不及,夏令应热不热,人体心气不及,所以在对疾病的治疗及饮食调理方面以味咸性和的药物及食物为适宜,"下咸寒",指癸巳、癸亥年少阳相火在泉,气候相对偏热,所以在对疾病的治疗及饮食调理方面以味咸性寒的药物及食物为适宜。这就是癸巳、癸亥年药物及饮食之所宜。

⑬王洪图等《黄帝内经素问白话解》对它引起的疾病,因为司天风气所致的,适宜用辛凉之品;因为中运火气所致的,适宜用咸平之品;因为在泉火气所致的,适宜用咸寒之品。以上就是在癸巳、癸亥年应该选用的药物与食品的性味。

⑭郭霭春《黄帝内经素问白话解》此句未具体注释。

第八十五解

（一）内经原文

凡此定期之纪，**胜复正化**，皆有常数，不可不察。故知其要者，一言而终，不知**其要**，流散无穷。此之谓也。帝曰：善。

（二）字词注释

（1）胜复正化

①王冰《黄帝内经素问》此词未具体注释。

②马莳《黄帝内经素问注证发微》此词未具体注释。

③张介宾《类经》此词未具体注释。

④张志聪《黄帝内经集注》胜复者，不及之年。正化者，太过之纪。

⑤高士宗《黄帝素问直解》胜复者，不及之年，正化者，太过之岁。

⑥黄元御《黄元御医书全集》五运不及，则有胜复，是谓邪化，五运太过，则无胜复邪化，但有正化。

⑦张琦《素问释义》此词未具体注释。

⑧高亿《黄帝内经素问详注直讲全集》〔讲〕无论胜气复气，以及正化。

⑨孟景春等《黄帝内经素问译释》胜气复气和正化。

⑩任廷革《任应秋讲〈黄帝内经〉素问》此词未具体注释。

⑪张灿玾等《黄帝内经素问校释》指胜气、复气及正气之化。

⑫方药中等《黄帝内经素问运气七篇讲解》"胜复"，指偏胜与报复的自调现象。"正化"，即正常变化。

⑬王洪图等《黄帝内经素问白话解》岁运不及之年就有胜气与复气发生，气候就会反常而引起灾害；岁运太过之年，气化和平，称之为"正化"。

⑭郭霭春《黄帝内经素问白话解》有胜复，有正化。

（2）其要

①王冰《黄帝内经素问》此词未具体注释。

②马莳《黄帝内经素问注证发微》亦有"知其要者"四句，彼言南北政。

③张介宾《类经》知其要者四句，本经凡三见：《至真要大论》者，言阴阳南北政；《九针十二原》篇者，言井荥五腧；此言六十年之纪也。本节原另列在后，今随前五运气行主岁之纪，故并类于此。

④张志聪《黄帝内经集注》要者，总属阴阳之盛衰耳。

⑤高士宗《黄帝素问直解》此词未具体注释。

⑥黄元御《黄元御医书全集》此词未具体注释。

⑦张琦《素问释义》此词未具体注释。

⑧高亿《黄帝内经素问详注直讲全集》此词未具体注释。

⑨孟景春等《黄帝内经素问译释》要领。

⑩任廷革《任应秋讲〈黄帝内经〉素问》此词未具体注释。

⑪张灿玾等《黄帝内经素问校释》要领。

⑫方药中等《黄帝内经素问运气七篇讲解》"要",即要点。这就是说本节虽然以大量篇幅逐年介绍了六十年中各个年份的气候变化及药食所宜等。

⑬王洪图等《黄帝内经素问白话解》要领。

⑭郭霭春《黄帝内经素问白话解》其纲要。

（三）语句阐述

（1）凡此定期之纪，胜复正化，皆有常数，不可不察。

①王冰《黄帝内经素问》此句未具体注释。

②马莳《黄帝内经素问注证发微》此总结上文定期之纪，乃要之当知者也。

③张介宾《类经》此句未具体注释。

④张志聪《黄帝内经集注》定期之纪，谓天干始于甲，地支始于子，子甲相合，三十岁而为一纪，六十岁而成一周。胜复者，不及之年。正化者，太过之纪。皆有经常不易之数。要者，总属阴阳之盛衰耳。

⑤高士宗《黄帝素问直解》总结上文，言凡此定期之纪，胜复者，不及之年，正化者，太过之岁，皆有常数，贵察而知其要也。

⑥黄元御《黄元御医书全集》五运不及，则有胜复，是谓邪化，五运太过，则无胜复邪化，但有正化，是皆有一定之常数也。

⑦张琦《素问释义》天道有常有变，愈变而常之理愈见。若执成数以求之，不成拘虚之见耶。谓古今之运不同，不敢信古经之说者，此等窜入之文，误之也。

⑧高亿《黄帝内经素问详注直讲全集》〔批〕此言胜复正化，皆有常数，虽定期有纪，不可不察也。

〔注〕此总结上文胜复正化，其期有定，其数有常，其要当知也。

〔讲〕由甲子以至癸亥观之，凡此定期之纪，无论胜气复气，以及正化，皆有一定不易之常数，治病者不可不细加详察也。

⑨孟景春等《黄帝内经素问译释》定期之纪：张志聪"谓天干始于甲，地支始于子，子甲相合，三十岁而为一纪，六十岁而成一周"。

以上定期的纪年法，胜气复气和正化，都有一般的定数，不可不知道。

⑩任廷革《任应秋讲〈黄帝内经〉素问》此句未具体注释。

⑪张灿玾等《黄帝内经素问校释》定期之纪：张志聪注"谓天干始于甲，地支始于子，子甲相合，三十岁而为一纪，六十岁而成一周"。胜复正化：指胜气、复气及正气之化。皆有常数：五运六气，胜复正化，皆有一般的规律可循。

凡此五运六气之定期值年，胜气复气及正化邪化的不同变化，都有一定的规律可循，不可不加以考察。

⑫方药中等《黄帝内经素问运气七篇讲解》〔凡此定期之纪〕"定期"，即一定的时期，此处指甲子六十年。全句意即六十年中各个年份的气候及物候变化，人体疾

病及治疗均有一定规律可寻。

[胜复正化,皆有常数]"胜复",指偏胜与报复的自调现象。"常数",即前述之生成数。"正化",即正常变化。此句是承上句而言。意即六十年中各个年份气候及物候的正常变化或反常变化不外太过与不及两种情况,而这些变化都可以用一定的数字,即生数或成数加以表示,所以原文谓:"胜复正化,皆有常数。"值得指出者,后世注家对"胜复正化,皆有常数"一句,多解释为"胜复"是指不及之年,"正化"是指太过之年。例如张志聪注:"胜复者,不及之年,正化者,太过之纪。"高世栻注:"胜复者,不及之年,正化者,太过之岁,皆有常数。"好像太过之年就没有胜复。这样理解我们认为不符合《内经》精神,因为《内经》认为只要有胜就必然有复,例如《至真要大论》谓:"有胜之气,其必来复也。""有胜则复,无胜则否。"《五常政大论》在叙述了太过之纪的气候、物候变化以及人体疾病的特点之后,总结性地指出:"不恒其德,则所胜来复。政恒其理,则所胜同化。"明显地说明了太过之年,由于运气偏胜,因此必然有胜有复。张(志聪)注、高(世栻)注值得商榷。

⑬王洪图等《黄帝内经素问白话解》在上述六十年运气变化的周期中,岁运不及之年就有胜气与复气发生,气候就会反常而引起灾害;岁运太过之年,气化和平,称之为"正化"。这些变化都有一定的规律性,必须加以认真研究。

⑭郭霭春《黄帝内经素问白话解》总之,以上定期的纪年,有胜复,有正化,都是有定数的,不可不察验。

(2) 故知其要者,一言而终,不知其要,流散无穷。此之谓也。帝曰:善。

①王冰《黄帝内经素问》此句未具体注释。

②马莳《黄帝内经素问注证发微》此总结上文定期之纪,乃要之当知者也。

③张介宾《类经》本经凡三见:《至真要大论》者,言阴阳南北政;《九针十二原》篇者,言井荥五腧;此言六十年之纪也。本节原另列在后,今随前五运气行主岁之纪,故并类于此。

④张志聪《黄帝内经集注》此句未具体注释。

⑤高士宗《黄帝素问直解》上文太过,则为正化,不及,则有胜复。

⑥黄元御《黄元御医书全集》此句未具体注释。

⑦张琦《素问释义》天道有常有变,愈变而常之理愈见。若执成数以求之,不成拘虚之见耶。谓古今之运不同,不敢信古经之说者,此等窜入之文,误之也。

⑧高亿《黄帝内经素问详注直讲全集》〔讲〕故古语云:知其要者,一言而尽;不知其要者,则失其统宗,流散无穷。正此定期之纪,胜复正化,皆有常数之谓也。黄帝曰:善哉!

⑨孟景春等《黄帝内经素问译释》因此说:能掌握其要领的,用很少的语言就可以介绍完了,如果不知其纲要,就会茫无头绪。就是这个道理。黄帝道:对。

⑩任廷革《任应秋讲〈黄帝内经〉素问》此句未具体注释。

⑪张灿玾等《黄帝内经素问校释》知其要者,一言而终:知道了要领,一句话就

可结束。说明掌握了运气的规律,运气就不难明白。不知其要,流散无穷:若不能掌握运气学说的规律,就会漫无边际,不易明白。

所以说,有关五运六气的问题,只要掌握了它的要领,一句话就可以结束,不能掌握它的要领,则漫无边际,就是这个意思。黄帝说:好!

⑫方药中等《黄帝内经素问运气七篇讲解》[知其要者,一言而终]"要",即要点。这就是说本节虽然以大量篇幅逐年介绍了六十年中各个年份的气候变化及药食所宜等,但如果加以总结归纳也并不复杂,即岁运与岁气不外太过与不及两种情况,而且也各有常数。在处理上本论一开始就指出:"先立其年,以明其气。""调之正味从逆。""用寒远寒,用凉远凉,用温远温,用热远热。""运气同异,多少制之。"这就是原文所谓的:"知其要者,一言而终。"

⑬王洪图等《黄帝内经素问白话解》所谓掌握了要领一句话就能说明问题,不能掌握要领就会漫无头绪,讲的就是这个意思。黄帝说:讲得好。

⑭郭霭春《黄帝内经素问白话解》所以知道纲要的,用不着多少话就明白了,如不知其纲要,就会茫无头绪。黄帝道:讲得好。

第八十六解

(一)内经原文

五运之气,亦复岁乎?岐伯曰:郁极乃发,待时而作也。帝曰:请问其所谓也?岐伯曰:五常之气,太过不及,其发异也。帝曰:愿卒闻之。岐伯曰:太过者暴,不及者徐;暴者为病甚,徐者为病持。帝曰:太过不及,其数何如?岐伯曰:太过者**其数成**,不及者**其数生**,土常以生也。

(二)字词注释

(1)复

①王冰《黄帝内经素问》报也。先有胜制,则后必复也。

②马莳《黄帝内经素问注证发微》复。

③张介宾《类经》报复也。

④张志聪《黄帝内经集注》报复其岁气。

⑤高士宗《黄帝素问直解》复,先郁后复也。

⑥黄元御《黄元御医书全集》报复。

⑦张琦《素问释义》有胜必有复,句有误字。

⑧高亿《黄帝内经素问详注直讲全集》〔注〕〔讲〕复气。

⑨孟景春等《黄帝内经素问译释》张介宾:"复,报复也。"

⑩任廷革《任应秋讲〈黄帝内经〉素问》此字未具体注释。

⑪张灿玾等《黄帝内经素问校释》指复气。王冰注:"复,报也。先有胜制,则后必复也。"

⑫方药中等《黄帝内经素问运气七篇讲解》"复",即报复。张介宾注:"复,报

复也。""复岁",即在本年中出现报复现象。

⑬王洪图等《黄帝内经素问白话解》胜复。

⑭郭霭春《黄帝内经素问白话解》岁五运之气,胜复关系。

（2）持

①王冰《黄帝内经素问》谓相执持也。

②马莳《黄帝内经素问注证发微》相持。

③张介宾《类经》进退缠绵,相持延久也。

④张志聪《黄帝内经集注》能主持而不甚也。

⑤高士宗《黄帝素问直解》犹待也。

⑥黄元御《黄元御医书全集》持久、迟延也。

⑦张琦《素问释义》此字未具体注释。

⑧高亿《黄帝内经素问详注直讲全集》〔注〕持,持久也。〔讲〕久缓而持也。

⑨孟景春等《黄帝内经素问译释》王冰:"谓相执持也。"进退缠绵,相持不退的意思。

⑩任廷革《任应秋讲〈黄帝内经〉素问》此字未具体注释。

⑪张灿玾等《黄帝内经素问校释》持续。

⑫方药中等《黄帝内经素问运气七篇讲解》张介宾注云:"持者,进退缠绵,相持延久也。"这就是说岁运不及之年,人体感受此郁发之气发病,常表现为迁延缠绵,持久不愈。

⑬王洪图等《黄帝内经素问白话解》缠绵持久。

⑭郭霭春《黄帝内经素问白话解》持续。

（3）其数成

①王冰《黄帝内经素问》成数,谓水数六,火数七,木数八,金数九,土数五也。

②马莳《黄帝内经素问注证发微》以成数数之。

③张介宾《类经》太过者其数成,成者气之盛也。

④张志聪《黄帝内经集注》已成之数盛,故主太过。

⑤高士宗《黄帝素问直解》数举其成,衰之兆也。

⑥黄元御《黄元御医书全集》太过者其化多,得五行之成数。

⑦张琦《素问释义》此词未具体注释。

⑧高亿《黄帝内经素问详注直讲全集》〔注〕数,五常更用气化之数也。数成、数生者,即易所谓天一生水,地六成之,地二生火,天七成之,天三生木,地八成之,地四生金,天九成之之谓也。

⑨孟景春等《黄帝内经素问译释》数,指五行之生成数,太过者其气盛,故其数成。张介宾:"太过者,其数成。成者,气之盛也。"

⑩任廷革《任应秋讲〈黄帝内经〉素问》此词未具体注释。

⑪张灿玾等《黄帝内经素问校释》其气化之数为五行的成数。

⑫方药中等《黄帝内经素问运气七篇讲解》"其数成",意即对于太过现象可以用成数来表示它,如风气太过可以用八来表示,火气太过可以用七来表示,凉气太过可以用九来表示,寒气太过可以用六来表示等。

⑬王洪图等《黄帝内经素问白话解》太过的用成数。

⑭郭霭春《黄帝内经素问白话解》"成",指气盛。

(4) 其数生

①王冰《黄帝内经素问》数生者,各取其生数多少以占。

②马莳《黄帝内经素问注证发微》以生数数之。

③张介宾《类经》不及者其数生,生者气之微也。

④张志聪《黄帝内经集注》初生之气微,故主不及.

⑤高士宗《黄帝素问直解》数举其生,盛之基也。

⑥黄元御《黄元御医书全集》不及者其化少,得五行之生数。

⑦张琦《素问释义》三十字与前后文不相入,他篇脱简也。

⑧高亿《黄帝内经素问详注直讲全集》〔注〕数,五常更用气化之数也。数成、数生者,即易所谓天一生水,地六成之,地二生火,天七成之,天三生木,地八成之,地四生金,天九成之之谓也。

⑨孟景春等《黄帝内经素问译释》不及的是生数

⑩任廷革《任应秋讲〈黄帝内经〉素问》此词未具体注释。

⑪张灿玾等《黄帝内经素问校释》其气化之数为五行的生数。

⑫方药中等《黄帝内经素问运气七篇讲解》"其数生",意即对于不及现象可以用生数来表示,火气不及可以用二来表示,凉气不及可以用四来表示,寒气不及可以用一来表示,风气不及可以用三来表示等。

⑬王洪图等《黄帝内经素问白话解》不及的用生数。

⑭郭霭春《黄帝内经素问白话解》"生",指气微。

(三) 语句阐述

(1) 五运之气,亦复岁乎? 岐伯曰:郁极乃发,待时而作也。

①王冰《黄帝内经素问》复,报也。先有胜制,则后必复也。待,谓五及差分位也。大温发于辰巳,大热发于申未,大凉发于戌亥,大寒发于丑寅。上件所胜临之,亦待间气而发,故曰待时也。(〔新校正云〕详注及字疑作气。)

②马莳《黄帝内经素问注证发微》此言五气之郁,其发异,其病殊者,以太过不及为准也。帝承上文,而问五运之气有胜则有复,其复每岁然乎? 伯言五运郁极乃发,如下文土郁发于四气,金郁发于五气,水郁发于二火前后,木郁发无常时,火郁发于四气。

③张介宾《类经》复,报复也。此问五运之气,亦如六气之胜复而岁见否。五运被胜太甚,其郁必极,郁极者必复,其发各有时也。

④张志聪《黄帝内经集注》此论五运之化,受司天在泉之胜制,郁极乃发,以报

复其岁气,故曰折其郁气,资其化源。盖谓岁气胜制其化运,当以所胜之味折之,而勿使其郁复也。待时而作者,土郁发于四之气,金郁发于五之气,水郁发于二火前后,火郁发于四之气,惟木发而无时也。

⑤高士宗《黄帝素问直解》帝承上文,而问五运之气,一岁之中,亦有复乎?复,先郁后复也。复者,郁极乃发,其复必待时而作也。谓岁运与主时之气相合而始复也。

⑥黄元御《黄元御医书全集》帝问:六气既有胜复,五运之气,亦有报复于岁中者否也?凡五行之理,有胜必复,郁极乃发,待时而作也。

⑦张琦《素问释义》有胜必有复,句有误字。

⑧高亿《黄帝内经素问详注直讲全集》〔批〕郁极必发,气之常也,然亦必待其胜过之时气乃发也。

〔注〕五运天干,大运也,亦复岁者,谓每岁复气,皆如是否。郁极乃发,谓五运之气,为司天在泉所郁,必郁之极乃发泄也。待时而作,谓待气过之时,复气乃作而发也。

〔讲〕夫子之言乎。气有胜必有复固已,不知此五行天干大运之气,其复气亦每岁皆如是否?岐伯对曰:气无郁者,顺时而至,无太过,亦无不及,是以无复。若五运之气,或为司天所郁,或为在泉所郁,大运不及,加临太过久之郁极,其气必发,然其发也,亦必待胜气过时,子为母复而其气乃作也。

⑨孟景春等《黄帝内经素问译释》复岁:张介宾"复,报复也。岁,指岁气"。

五运之气受郁之后,是否也有报复的岁气呢?岐伯说:抑郁达到极度就会发生复气,等到一定的时候才发作。

⑩任廷革《任应秋讲〈黄帝内经〉素问》此词未具体注释,总体概括此段为:(提要)辨五运郁发之时,"时"是指太过之运、不及之运而言。

⑪张灿玾等《黄帝内经素问校释》复:指复气。王冰注:"复,报也。先有胜制,则后必复也。"

五运之气也会有复气之年吗?岐伯说:五运之气郁到极点,就要暴发,不过需要等待一定的时机才能发作。

⑫方药中等《黄帝内经素问运气七篇讲解》[五运之气,亦复岁乎]"五运",指木火土金水五运。"复",即报复。张介宾注:"复,报复也。""复岁",即在本年中出现报复现象。此句以提问方式指出五运之间如果出现偏胜现象,即可出现报复现象。"有胜则复",以求自调自稳,这是《内经》中关于自然气候变化的一个基本观点。

[郁极乃发,待时而作也]"郁极",即被郁到极度。"发",即发作。此句意即五运在被郁到了极度的时候,它本身就会发生反克现象,举例来说,水可以克火,水气太甚,火气被克而郁积于里,但是火气被郁到了极度,它本身就可以突破水的约束发作出来而火势燎原。这就是原文所谓的:"郁极乃发,待时而作。"这种现象就叫

六元正纪大论篇

做"郁发",也叫"复气"。不过应该指出,"郁发"现象所产生的"复",与前文中所讲的"复",在"复"的方式上是有所不同的。"郁发"现象所产生的"复气",是被郁的一方本身起来报复,例如前述水乘火,火本身来复。而前文中所述的胜复,则是胜己者之所不胜来复,例如木乘土,木气偏胜,金气来复等。这就是说,胜复有各种不同形式,但总的来说其属于自调现象则一。由于如此,所以"复"字又可理解为恢复之义,亦即经过自调又重新恢复到正常的情况。这也是《内经》对自然和人体的一个基本观点。

⑬王洪图等《黄帝内经素问白话解》那么五运之气也有胜复的年份吗?岐伯说:五运之气被胜气抑郁,郁极也会发生复气,只不过要等到一定的时候才会发作。

⑭郭霭春《黄帝内经素问白话解》复岁:五运之气,胜复关系。

五运之气,每年也有胜复问题吗?岐伯说:五运之气,若被胜气抑郁太甚,就会发生复气,到了一定的时候就会发作。

(2)帝曰:请问其所谓也?岐伯曰:五常之气,太过不及,其发异也。帝曰:愿卒闻之。岐伯曰:太过者暴,不及者徐;暴者为病甚,徐者为病持。

①王冰《黄帝内经素问》持,谓相执持也。岁太过,其发早。岁不及,其发晚。

②马莳《黄帝内经素问注证发微》盖太过者其至先,不及者其至后,而发有异耳。然太过之岁,发之必暴,暴则病甚而危;不及之岁,发之必徐,徐则病缓而相持耳。按后《刺法》、《本病》二篇,亦有欲升不升、欲降不降、郁极乃发、待时而作等语。但彼以升降成郁,而此以胜复成郁,其义不同。观上节有"胜复正化"之"胜复"二字,至后大郁之发,末后有"拂之应而后报也"之"报"字,则不可以升降成病之义释之矣。

③张介宾《类经》持者,进退缠绵,相持延久也。按:太过者其气暴,不及者其气徐,此理之当然也。然前章云太者之至徐而常,少者暴而亡,若与此节相反;而不知太者之暴,肆强也;少者之亡,受伤也。肆强者犹可制,受伤者不易支。故此二节互言,正以发明微甚之义耳。

④张志聪《黄帝内经集注》太过之运受郁,其发暴;不及之运受郁,其发徐。持者,能主持而不甚也。即所谓持于春持于秋之意。

⑤高士宗《黄帝素问直解》木火土金水五常之气,有太过,有不及,其发异也。异,不常也。不常,所以有待也。群尽闻太过不及之义:太过之气受郁者,其发也暴;不及之气受郁者,其发也徐。发之暴者,为病亦甚,发之徐者,为病亦持。持,犹待也。

⑥黄元御《黄元御医书全集》盖五常之气,各有太过不及,其胜复之发,因而不同。太过者发之暴,不及者发之徐,暴者为病甚,徐者为病持。持久、迟延也。

⑦张琦《素问释义》此句未具体注释。

⑧高亿《黄帝内经素问详注直讲全集》〔批〕五常之气,有太过不及,故气之发,有暴徐之分,为病有甚持之别也。

〔注〕五常,谓五行也。太过,谓阳年气胜。不及,谓阴年气微。暴,暴虐也。

徐,徐缓也。甚,过甚也。持,久持也。

〔讲〕黄帝曰:夫子言郁极乃发,待时而作,不知所谓,敢请问之。岐伯对曰:诚非无谓也。盖此五常之气,有太过有不及,故其郁气之发,各有不同也。黄帝曰:其太过不及者奈何?愿卒闻之。岐伯对曰:彼太过者,其气常胜,气胜发必暴。不及者,气常微,气微发必徐。故太过之岁,感暴气而得病者,危殆而甚也。不及之岁,感徐气而得病者,久缓而持也。

⑨孟景春等《黄帝内经素问译释》持:王冰"谓相执持也"。进退缠绵,相持不退的意思。

黄帝道:请问它的道理怎样?岐伯说:五行之气有太过不及之分,所以复气的发作也不一样。黄帝道:希望你详尽地讲讲。岐伯说:太过的发作起来急剧,不及的徐缓;急剧的病重,徐缓的病情缠绵。

⑩任廷革《任应秋讲〈黄帝内经〉素问》此词未具体注释,总体概括此段为:(提要)辨五运郁发之时,"时"是指太过之运、不及之运而言。

⑪张灿玾等《黄帝内经素问校释》五常之气,在此乃指五行司运之气。

黄帝说:请问其中的道理是什么呢?岐伯说:五运之气的太过年和不及年,其复气的发作是不一样的。黄帝说:我想请你详尽地讲讲。岐伯说:太过者,发作急暴,不及者,发作徐缓,急暴者,致病严重,徐缓者,致病持续。

⑫方药中等《黄帝内经素问运气七篇讲解》[五常之气,太过不及,其发异也]"五常之气",即五运之气。"太过不及",即五运的太过或不及。全句意即五运各有太过不及之分,因此其郁发情况也因太过不及而各有所不同。

[太过者暴,不及者徐,暴者为病甚,徐者为病持]"太过者暴",指岁运太过之年,其因郁而发的现象比较急,比较猛。"不及者徐",岁运不及之年,其因郁而发的现象则比较慢,比较缓。"暴者为病甚",指岁运太过之年,由于因郁而发的现象比较急,来势比较猛,所以人体因感受此郁发之气而发病也比较重。"徐者为病持",指岁运不及之年,由于因郁而发的现象比较慢,来势比较缓,所以人身因感受此郁发之气而发病也比较缓。张介宾注云"持者,进退缠绵,相持延久也"。这就是说岁运不及之年,人体感受此郁发之气发病,常表现为迁延缠绵,持久不愈。

⑬王洪图等《黄帝内经素问白话解》黄帝说:请问这是为什么?岐伯说:因为五运之气有太过与不及的不同,所以复气的发作也不同。黄帝说:我希望彻底了解一下有关这方面的问题。岐伯说:运气太过发作就急暴,运气不及发作就徐缓。发作急暴的引起的疾病也比较严重,发作徐缓的引起的疾病也缠绵持久。

⑭郭霭春《黄帝内经素问白话解》持:持续。

黄帝道:请问它的道理是怎样?岐伯说:五运之气有太过不及的分别,所以复气的发作也不一样。黄帝道:我希望彻底了解一下。岐伯说:气太过的发作起来急剧,气不及的徐缓。急剧的伤人,则病严重;徐缓的伤人,则病持续时间长。

（3）帝曰：太过不及，其数何如？岐伯曰：太过者其数成，不及者其数生，土常以生也。

①王冰《黄帝内经素问》数，谓五常化行之数也。水数一，火数二，木数三，金数四，土数五。成数，谓水数六，火数七，木数八，金数九，土数五也。故曰土常以生也。数生者，各取其生数多少以占，故政令德化胜复之休作日，及尺寸分毫，并以准之，此盖都明诸用者也。

②马莳《黄帝内经素问注证发微》此言太过不及之岁，各以生成为数也。帝承上文而问.六十年定期之纪，凡热化二，雨化五，燥化四之类，其数何以为准也？伯言太过之岁以成数数之，不及之岁以生数数之，其土年则以生数之五为数也。《易》之《系辞》曰：天一生水，地六成之；地二生火，天七成之；天三生木，地八成之；地四生金，天九成之；天五生土，地十成之。此生成之数所以分也（见图10）。

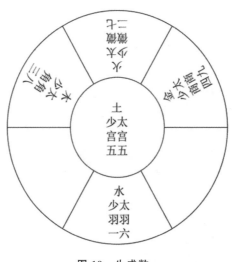

图10　生成数

③张介宾《类经》太过者其数成，成者气之盛也。不及者其数生，生者气之微也。土气长生于四季，故常以生数，而不待于成也。按：此数有生成，其即气有初中之义欤。

④张志聪《黄帝内经集注》初生之气微，故主不及；已成之数盛，故主太过。天一生水，地六成之；地二生火，天七成之；天三生木，地八成之；地四生金，天九成之；天五生土，地十成之。五行之气皆感天生地成，地成天生，此《河图》数也。土常以生者，土位中央，感天干而始化，天地之气皆本于五而终于九，此《洛书》数也。故曰：天地之间，不离于五，人亦应之。王龙谿曰：五行有气有质，皆藉于土。如天一生水，水之气也。一得五而为六，水之质始成。《洛书》所陈《九畴》，皆帝王治天下之大经大法，每畴之首不过以数起之。倪仲宣曰：土位中央，其数五，合天之生数

五,得五而成十,天地之数,在五之中。(眉批)天数五,地数五。又:甲己化土,土生金,金生水,水生木,木生火,故先论土而后金。又:数,叶朔。频也。

⑤高士宗《黄帝素问直解》五运太过不及,其生成之数,何如?太过者,数举其成,衰之兆也。不及者,数举其生,盛之基也。土生万物,无分太少,常以生数,不举成数也。此申明上文太过之运,则举六七八九之成数属之,土数惟五,常举其生,不举其成,此在中之五运为然,而上下之六气不然,盖运有常,气无常也。

⑥黄元御《黄元御医书全集》太过者其化多,得五行之成数,不及者其化少,得五行之生数。

⑦张琦《素问释义》三十字与前后文不相入,他篇脱简也。(编者按:此处"三十字"指"帝曰:太过不及,其数何如?岐伯曰:太过者其数成,不及者其数生,土常以生也。")

⑧高亿《黄帝内经素问详注直讲全集》〔批〕太过者,其数成。不及者,其数生。千古不易之定论,人当谨识,无以土常以生而疑之也。
〔注〕数,五常更用气化之数也。数成、数生者,即易所谓天一生水,地六成之,地二生火,天七成之,天三生木,地八成之,地四生金,天九成之之谓也。土常以生,谓土之数常五,以土主长生,故以生不以成也。
〔讲〕黄帝问曰:太过者暴,不及者徐,其为病固有甚持之别,不知此六十年定期之纪,或为太过,或为不及,其五常更用运化之数,又何如乎?岐伯对曰:数也者,有生有成者也,但太过之岁,当以其数之成者推之;不及之岁,当以其数之生者推之。金木水火,值运固如是已。若夫土运值岁,无论太过不及之年,常以生数定之,而不得以成数数也。

⑨孟景春等《黄帝内经素问译释》其数成:数,指五行之生成数,太过者其气盛,故其数成。张介宾:"太过者,其数成。成者,气之盛也。"土常以生:土不用成数,唯用生数。倪仲宣:"土位中央,其数五,合天之生数,五得五而成十,天地之数在五之中。"

黄帝道:其太过不及之数怎样?岐伯说:太过的是成数,不及的是生数,唯有土不用成数而只用生数。

⑩任廷革《任应秋讲〈黄帝内经〉素问》此词未具体注释,总体概括此段为:(提要)辨五运郁发之时,"时"是指太过之运、不及之运而言。

⑪张灿玾等《黄帝内经素问校释》数:王冰注"数谓五常化行之数也。水数一,火数二,木数三,金数四,土数五。成数谓水数六,火数七,木数八,金数九,土数五也。故曰土常以生也。数生者,各取其生数多少以占,故政令德化胜复之休作日,及尺寸分毫,并以准之。此盖都明诸用者也"。太过者,其数成,不及者,其数生:凡太过之年,气化之数为五行之成数,不及之年,气化之数为五行之生数。土常以生:土运不分太过不及,皆用生数。

黄帝说:太过与不及的气化之数是怎样的呢?岐伯说:气太过的,其气化之数为五行的成数，气不及的，其气化之数为五行的生数，惟有土运，不管太过不及，其气化之数，皆为生数（见表 14）。

表 14　六十甲子五运气行主岁之纪

纪年		司天	中运	在泉	邪化日		灾害	正化日			药食宜		
					胜气	复气		司天	中运	在泉	司天	中运	在泉
甲子	甲午	少阴火	太宫土运	阳明金				热化二	雨化五	燥化四	咸寒	苦热	酸温
乙丑	乙未	太阴土	少商金运	太阳水	热化	寒化	七	湿化五	清化四	寒化六	苦热	酸和	甘热
丙寅	丙申	少阳相火	太羽水印	厥阴木				火化二	寒化六	风化三	咸寒	咸温	辛凉
丁卯岁会	丁酉	阳明金	少角木运	少阴火	清化	热化	三	燥化九	风化三	寒化七	苦小温	辛和	咸寒
戊辰	戊戌	太阳水	太徵火运	太阴土				寒化六	热化七	湿化五	苦温	甘和	甘温
己巳	己亥	厥阴木	少宫土运	少阳相火	风化	清化	五	风化三	湿化五	火化七	辛凉	甘和	咸寒
庚午同天符	庚子同天符	少阴火	太商金运	阳明金				热化七	清化九	燥化九	咸寒	辛温	酸温
辛未同岁会	辛丑同岁会	太阴土	少羽水印	太阳水	雨化	风化	一	雨化五	寒化一	寒化一	苦热	苦和	甘热
壬申同天符	壬寅同天符	少阳相火	太角木运	厥阴木				火化二	风化八	风化八	咸寒	酸和	辛凉
癸酉同岁会	癸卯同岁会	阳明金	少徵火运	少阴火	寒化	雨化	九	燥化九	热化二	热化二	苦小温	咸温	咸寒
甲戌岁会同天符	甲辰岁会同天符	太阳水	太宫土运	太阴土				寒化六	湿化五	湿化五	苦热	苦热	苦温
乙亥	乙巳	厥阴木	少商金运	少阳相火	热化	寒化	七	风化八	清化四	火化二	辛凉	酸和	咸寒
丙子岁会	丙午	少阴火	太羽水印	阳明金				热化二	寒化六	清化四	咸寒	咸温	酸温
丁丑	丁未	太阴土	少角木运	太阳水	清化	热化	三	雨化五	风化三	寒化一	苦温	辛和	甘热

纪年	司天	中运	在泉	邪化日		灾害	正化日			药食宜		
				胜气	复气		司天	中运	在泉	司天	中运	在泉
庚辰 庚戌	太阳水	金运太商	太阴土				寒化一	清化九	雨化五	苦热	辛温	甘热
辛巳 辛亥	厥阴木	水运少羽	少阳相火	雨化	风化	一	风化三	寒化一	火化七	辛凉	苦和	咸寒
壬午 壬子	少阴火	木运太角	阳明金				热化二	风化八	清化四	咸寒	酸和	酸温
癸未 癸丑	太阴土	火运少徵	太阳水	寒化	雨化	九	雨化五	火化二	寒化一	苦温	咸温	甘热
甲申 甲寅	少阳相火	土运太宫	厥阴木				火化二	雨化五	风化八	咸寒	咸和	辛凉
乙酉太乙天符 乙卯天乙	阳明金	金运少商	少阴火	热化	寒化	七	燥化四	清化四	热化二	苦小温	酸和	咸寒
丙戌天符 丙辰天符	太阳水	水运太羽	太阴土				寒化六	寒化六	雨化五	苦热	咸温	甘热
丁亥天符 丁巳天符	厥阴木	木运少角	少阳相火	清化	热化	三	风化三	风化三	火化七	辛凉	辛和	咸寒
戊子天符 戊午太乙天符	少阴火	火运太徵	阳明金				热化七	热化七	清化九	咸寒	甘和	酸温
己丑太乙天符 己未太乙天符	太阴土	土运少宫	太阳水	风化	清化	五	雨化五	雨化五	寒化一	苦热	甘和	甘热
庚寅 庚申	少阳相火	金运太商	厥阴木				火化七	清化九	风化三	咸寒	辛温	辛凉
辛卯 辛酉	阳明金	水运少羽	少阴火	雨化	风化	一	清化九	寒化一	热化七	苦小温	苦和	咸寒
壬辰 壬戌	太阳水	木运太角	太阴土				寒化八	风化八	雨化五	苦温	酸和	甘温
癸巳同岁会 癸亥同岁会	厥阴木	火运少徵	少阳相火	寒化	雨化	九	风化八	火化二	火化二	辛凉	咸温	咸寒

⑫方药中等《黄帝内经素问运气七篇讲解》［太过者其数成，不及者其数生］
"太过"，指岁运太过之年或气候偏胜现象，例如太热、太冷等都是太过。"其数成"，

六元正纪大论篇

意即对于太过现象可以用成数来表示它,如风气太过可以用八来表示,火气太过可以用七来表示,凉气太过可以用九来表示,寒气太过可以用六来表示等。"不及",指岁运不及之年或气候偏衰现象,如应热不热,应冷不冷等都是不及。"其数生",意即对于不及现象可以用生数来表示,火气不及可以用二来表示,凉气不及可以用四来表示,寒气不及可以用一来表示,风气不及可以用三来表示等。"土常以生也",指土一般只用生数五来表示即可。

⑬王洪图等《黄帝内经素问白话解》黄帝说:太过、不及与五行生成数是怎样相应的呢?岐伯说:太过的用成数,不及的用生数,惟有土不论太过与不及都用生数。

⑭郭霭春《黄帝内经素问白话解》成、生:"成",指气盛。"生",指气微。土常以生也:土常用生数。

黄帝道:太过和不及,其数是怎样?岐伯说:太过的是成数,不及的是生数,而土常用生数。

第八十七解

(一)内经原文

帝曰:其发也何如?岐伯曰:**土郁之发**,岩谷震惊,雷殷气交,埃昏黄黑,化为**白气**,飘骤高深,击石飞空,洪水乃从,川流漫衍,田牧土驹。化气乃敷,善为时雨,始生始长,始化始成。故民病心腹胀,肠鸣而为数后,甚则心痛胁䐜,呕吐霍乱,饮发注下,胕肿身重。云奔雨府,霞拥朝阳,山泽埃昏,其乃发也。**其气四**,云横天山,浮游生灭,怫之先兆。

(二)字词注释

(1)郁

①王冰《黄帝内经素问》谓郁抑天气之甚也。故虽天气亦有涯也。分终即衰,故虽郁者怒发也。土化不行,炎亢无雨,木盛过极,故郁怒发焉。土性静定,至动也雷雨大作,而木土相持之气乃休解也。

②马莳《黄帝内经素问注证发微》郁。

③张介宾《类经》木胜制土,土之郁也。

④张志聪《黄帝内经集注》此字未具体注释。

⑤高士宗《黄帝素问直解》此字未具体注释。

⑥黄元御《黄元御医书全集》此字未具体注释。

⑦张琦《素问释义》此字未具体注释。

⑧高亿《黄帝内经素问详注直讲全集》此字未具体注释。

⑨孟景春等《黄帝内经素问译释》郁。

⑩任廷革《任应秋讲〈黄帝内经〉素问》此字未具体注释。

⑪张灿玾等《黄帝内经素问校释》郁。

⑫方药中等《黄帝内经素问运气七篇讲解》被郁。

⑬王洪图等《黄帝内经素问白话解》被郁。

⑭郭霭春《黄帝内经素问白话解》郁。

（2）发

①王冰《黄帝内经素问》此字未具体注释。

②马莳《黄帝内经素问注证发微》此字未具体注释。

③张介宾《类经》此字未具体注释。

④张志聪《黄帝内经集注》此字未具体注释。

⑤高士宗《黄帝素问直解》此字未具体注释。

⑥黄元御《黄元御医书全集》此字未具体注释。

⑦张琦《素问释义》怒发也。

⑧高亿《黄帝内经素问详注直讲全集》此字未具体注释。

⑨孟景春等《黄帝内经素问译释》复气发作。

⑩任廷革《任应秋讲〈黄帝内经〉素问》此字未具体注释。

⑪张灿玾等《黄帝内经素问校释》发作。

⑫方药中等《黄帝内经素问运气七篇讲解》发作。

⑬王洪图等《黄帝内经素问白话解》复气发作。

⑭郭霭春《黄帝内经素问白话解》发作。

（3）白气

①王冰《黄帝内经素问》此词未具体注释。

②马莳《黄帝内经素问注证发微》此词未具体注释。

③张介宾《类经》湿蒸之气，岚之属也。

④张志聪《黄帝内经集注》白乃金之气，土舒而金化也。

⑤高士宗《黄帝素问直解》此词未具体注释。

⑥黄元御《黄元御医书全集》云雾。

⑦张琦《素问释义》化为白气句有误。白或当作雨字之讹也。

⑧高亿《黄帝内经素问详注直讲全集》山岚也，土主雨。

⑨孟景春等《黄帝内经素问译释》白气。

⑩任廷革《任应秋讲〈黄帝内经〉素问》此词未具体注释。

⑪张灿玾等《黄帝内经素问校释》白气。

⑫方药中等《黄帝内经素问运气七篇讲解》此词未具体注释。

⑬王洪图等《黄帝内经素问白话解》白气。

⑭郭霭春《黄帝内经素问白话解》白气。

（4）其气四

①王冰《黄帝内经素问》四气，谓夏至后三十一日起，尽至秋分日也。

②马莳《黄帝内经素问注证发微》正六月中气大暑，日交土之四气，乃土郁之

所发也。

③张介宾《类经》土主四之气,在大暑六月中后凡六十日有奇,故土郁之发,以其四气。

④张志聪《黄帝内经集注》其气四者,发于夏秋之交四之气也。

⑤高士宗《黄帝素问直解》四气。

⑥黄元御《黄元御医书全集》其气四。

⑦张琦《素问释义》言是四始者,明万物化成之晚也。

⑧高亿《黄帝内经素问详注直讲全集》四气属四季,土气主之。

⑨孟景春等《黄帝内经素问译释》其发作的时间是在四之气时。

⑩任廷革《任应秋讲〈黄帝内经〉素问》此词未具体注释。

⑪张灿玾等《黄帝内经素问校释》发作时间多在四气之时。

⑫方药中等《黄帝内经素问运气七篇讲解》"四气",即六气的四之气。这一段时间在大暑以后,秋分以前,大约在7月中下旬至9月中下旬这一段时间。

⑬王洪图等《黄帝内经素问白话解》其发作的时候在太阴湿土之气主持时令,也就是四之气——夏秋之交时。

⑭郭霭春《黄帝内经素问白话解》发作时令是四之气,四之气即太阴湿土之气,此言长夏湿土行令之时。

(三)语句阐述

(1)帝曰:其发也何如?岐伯曰:土郁之发,岩谷震惊,雷殷气交,埃昏黄黑,化为白气,飘骤高深,击石飞空,洪水乃从,川流漫衍,田牧土驹。化气乃敷,善为时雨,始生始长,始化始成。

①王冰《黄帝内经素问》郁,谓郁抑天气之甚也。故虽天气亦有涯也。分终即衰,故虽郁者怒发也。土化不行,炎亢无雨,木盛过极,故郁怒发焉。土性静定,至动也雷雨大作,而木土相持之气乃休解也。《易》曰:雷雨作,解。此之谓也。土虽独怒,木尚制之,故但震惊于气交之中,而声尚不能高远也,故曰:雷殷气交。气交,谓土之上,尽山之高也。《诗》云:殷其雷也。所谓雷雨生于山中者,土既郁抑,天木制之,平川土薄,气常干燥,故不能先发也;山原土厚,湿化丰深,土厚气深,故先怒发也。疾气骤雨,岸落山化,大水横流,石进势急,高山空谷,击石先飞,而洪水随至也。洪,大也。巨川衍溢,流漫平陆,漂荡瘵没于粢盛。大水去已,石土危然,若群驹散牧于田野。凡言土者,沙石同也。化,土化也。土被制,化气不敷,否极则泰,屈极则伸,处怫之时,化气因之,乃能敷布于庶类,以时而雨,滋泽草木而成也。善,谓应时也。化气既少,长气已过,故万物始生始长,始化始成。言是四始者,明万物化成之晚也。

②马莳《黄帝内经素问注证发微》此言土郁之发,有气象,有气化,有民病,有时候,有先兆也。试言甲己土岁,或太过而不务其德,或不及之岁,皆木胜金复则郁,郁极乃发,其发何如?严谷震惊,雷殷气交,天地有声也。《诗》云:殷其雷,在

南山之阳。气交,三四气之交,见前文。王(冰)注以为"土之上,尽山之高"者非。埃昏黄黑,天地易色也。化为白气,飘骤高深,击石飞空,土生金色,天地易气也。洪水乃从,川流漫衍,田牧土驹,言洪水为灾,而嵬土如驹之牧于田野也。化气乃敷,善为时雨,始生始长,始化始成,言土郁既发,而气化始行也。

③张介宾《类经》木胜制土,土之郁也。郁极则怒,怒动则发。岩谷者,土深之处。震惊者,土气之发也。殷,盛也。气交者,升降之中,亦三气四气之间。盖火湿合气,发而为雷,故盛于火湿之令。尘霾蔽日也。湿蒸之气,岚之属也。飘风骤注,冲决高深也。岩崩石走,洪水从而出也。川流漫衍,泗没郊原也。田牧土驹,以洪水之后,惟余土石嵬然,若群驹散牧于田野也。土湿之化,郁而伸也土气被郁,物化皆迟,然土郁之发,必在三气四气之时,故犹能生长化成,不失其时也。

④张志聪《黄帝内经集注》此言五郁之发,有天地山川之变象,有草木虫兽之兆征,有民病之灾眚,有寒热之变更,观其发而知其复也。雷者,火之气。三之气主火,四之气主土,故殷殷然之雷在土之下,火土相合而发于三气四气之交。白乃金之气,土舒而金化也。高深,高山深谷之间。田牧土驹者,盖因洪水泛衍,如驹之土块,散牧于田野之间。始者,谓土受天干之始化,土气复而生长化收藏之气咸从土化也。

⑤高士宗《黄帝素问直解》郁极乃发,发也何如?长,上声。数,音朔。横,去声。五运在中,土位中央,故首论土郁之发。土气通于山谷,故其发也,岩谷震惊。震惊,由静而动也。雷出地奋,故雷殷气交。殷,盛也。气交,六七月之间也。雷殷气交,则埃昏黄黑,言土埃昏冒,而有黄黑之色也。埃昏黄黑,则化为白气,而飘骤高深,言高山深谷之间,白气飘骤,不安宁也。飘骤高深,则击石飞空,而洪水乃从,言山石崩裂,洪水乃作也。洪水乃从,则川流漫衍,而田牧土驹,言水汛土泞,如土驹之牧于田间。牧,犹养也。土驹,土块如驹也。郁气既发,其后则化气乃敷,而善为时雨。善为时雨,则始生始长,始化始成,此郁发之气,亦主岁气而生成万物也。

⑥黄元御《黄元御医书全集》水胜火败,不能生土,则土郁发作。发则湿气熏蒸,化为云雾。阳遏湿内,激为雷霆,鼓岩冲裂,殷于气交,山谷震动,击石飞空,风雨飘骤,自高及深,洪水从生,川流漫衍,瘀泛垒起,田野之间,如群驹散牧。化气敷布,善为时雨,万物得之,生长化成之力,于是始旺。

⑦张琦《素问释义》虽天气亦有涯分,终则衰,故郁者,怒发也。雷雨大作而木土相持之气乃休解。易曰:雷雨作解也。气交,谓土之上尽山之高也。所谓雷雨生于山中者,土既郁抑,天木制之,平川土薄,气常干燥,故不能先发也。山原土厚,湿化丰盛,故先怒发也。疾气骤雨,岸落山化,大水横流,石进势急,高山空谷,击石先飞,而洪水随至也。巨川衍溢,流漫平陆,大水已去,石土危然,若群驹散牧于田野。按:王(冰)氏此辞甚美而讹误,不免择其善者录之。化为白气句有误。白或当作雨字之讹也。化气乃敷者,王(冰)氏云:土被制,化气不敷,屈极则伸,乃能敷布于庶类。以时而雨,滋泽草木,言是四始者,明万物化成之晚也。

⑧高亿《黄帝内经素问详注直讲全集》〔批〕此举土郁之发,而详其气化民病也。

〔注〕两山中曰谷。殷,雷声也。《易》:雷出地奋。正土郁之发,所以山谷震动,湿气交持,尘埃昏而不明也。黄土气黑湿气白气,山岚也,土主雨,故风飘雨骤,击石飞空,郁极而发也。化气,土之正气也,先土郁不能遂其化,至此而万物始生长化成也。

〔讲〕黄帝曰:其郁气之发也,何如?岐伯对曰:即如土郁之发。凡高崖深谷,悉皆震惊雷声,殷殷湿气交作,无论上而天,下而地,皆为之有声也,兼尘埃逼起,昏蔽不明,黄黑之气化,为白气复气见也。由是风飘雨骤,分乎地之高下,在地之石,皆击搏飞空,胜气为灾,无惑乎洪水横流川泽为之漫衍,水失其治,生灾贾祸,田土尽为牧驹之场,而化气乃敷布也。化气敷布,正土之待时而作,故常为时雨,万物为之始生焉,始长焉,始化而始成焉。

⑨孟景春等《黄帝内经素问译释》击石飞空:形容雨点之大,落在岩石上反向天空飞溅。田牧土驹:王冰:"大水已去,石土危然,若群驹散牧于田野。"即形容洪水退去之后,田野之间土石嵬然,有如群驹牧于田野。

黄帝问道;其复气发作起来怎样?岐伯说:土气郁而发作起来,山岩深谷惊动,雷声震于气交,尘埃黄黑昏暗,湿气蒸发化为白气,疾风骤雨飘动于高山深谷,落在岩石上反向天空飞溅,山洪暴发,河水漫衍,水退之后,田野之间土石嵬然,好像一群放牧的马。土的报复之气发作之后,化气方始得以敷布而云雨及时,万物才能生长化成。

⑩任廷革《任应秋讲〈黄帝内经〉素问》此句未具体注释,总体概括此段为:(提要)辨五运郁发之象,"象"包括自然之象和人体之象。

⑪张灿玾等《黄帝内经素问校释》殷(yǐn 音隐):震动声。《诗经·召南》:"殷其雷,在南山之阳。"击石飞空:王冰注"疾风骤雨,岸落山化,大水横流,石迸势急,高山空谷,击石先飞,而洪水随至也"。田牧土驹:王冰注"大水去已,石土危然,若群驹,散牧于田野"。吴崑注:"谓洪水漫衍之余,田土荒芜,但牧养而已。"当以吴注为是。

五气郁而发作是怎样的呢?岐伯说:土气郁而发作的情况是:山谷惊动,雷声震于气交,尘埃黄黑昏暗,湿气蒸发则化为白气,疾风骤雨降于高山深谷,山崩石陷,撞击横飞,山洪暴发,大水随之而至,河流湖泊泛滥漫衍,土质破坏,水去之后,田土荒芜,只可牧畜而已。土郁发作,则土之化气得以敷布,喜降应时之雨,万物开始生长化成。

⑫方药中等《黄帝内经素问运气七篇讲解》〔土郁之发〕"土郁",指土气被郁。"土郁之发",指土气被郁至极而发作。从岁运来说,凡属木运太过之年或土运不及之年均可以由于木来乘土,风可胜湿的原因而出现土郁现象。木运太过之年,风气偏胜,可以出现土郁现象。土运不及之年,木气来乘,也可以出现风气偏胜发生土

郁现象。从岁气来说，在四之气上而客气为厥阴风木之气主时时，也可以因风气偏胜，太阴湿土之气被郁而出现土郁现象。土被郁到了极度，就可以由郁而发。以下所述即"土郁之发"时的气候、物候变化及人体疾病方面的特点。

[岩谷震惊，雷殷气交]"岩谷"，即山谷。"雷殷"，"殷"字，张介宾注："殷、盛也。""岩谷震惊，雷殷气交"，王冰注："土虽独怒，木尚制之，故但震惊于气交之中而声尚不能高远也。故曰雷殷气交，气交谓土之上，尽山之高也。"全句意即土郁之发的表现，就是雷雨大作，山谷震动。

[埃昏黄黑，化为白气]"埃昏黄黑"，指雷雨大作时阴云密布，天昏地暗的景象。"化为白气"，指雷雨大作时的烟雾迷濛景象。张介宾注："湿蒸之气，岚之属也。"这是对雷雨时自然景象的描述。

[飘骤高深，击石飞空]"飘骤"，指大风。"高深"，张志聪注："高深，高山深谷之间。""击石飞空"，指山石从空而降。全句是指雷雨大作之时，山洪暴发，巨石被洪水冲决而下的暴风雨现象。

[洪水乃从，川流漫衍，田牧土驹]"洪水乃从"，指雷雨之际，山洪暴发。"川流漫衍"，指河水泛滥，"田牧土驹"，指田地被洪水淹没，水退之后，泥土堆积成小丘，远望如草原牧马。张介宾注："川流漫衍，淹没郊原也。田牧土驹，以洪水之后，惟余土石嵬然，若群驹散牧于田野也。"这仍是对雷雨大作、山洪暴发以后自然景象的描述。

[化气乃敷，善为时雨，始生始长，始化始成]"化气"，指土气。"时雨"，指有利于生物生长的正常降雨。"始生始长，始化始成"，指生物生长变化恢复正常。全句意即土被木郁，降雨减少，气候干旱。但土郁之发，雷雨大作，山洪暴发。经过郁发之后，气候干旱现象解除，气候恢复正常，生物的生长收成自然也就恢复正常。这也就是王冰注中所谓的："土化不行，炎亢无雨，木盛过极，故郁怒发焉，土性静定，至动也，雷雨大作，而木土相持之气乃休解也。"

⑬王洪图等《黄帝内经素问白话解》黄帝说：郁极而复气发作起来的情况怎样呢？岐伯说：木气过分抑制土，土气被郁已极而复气发作起来的情况如下：山岩峡谷都会震动，在三气与四气相交之时，雷声大作，地气上腾，黄黑色的尘埃飞扬，天昏地暗。湿气上蒸化为白气，暴风骤雨降落于高山深谷之间，大雨落在岩石上面反向天空飞溅，洪水暴发冲击岩石，浊浪排空，河水泛滥，巨川奔腾满溢，原野变成一片汪洋，高出水面的土丘、山岗在一片汪洋之中好像一群放牧马。复气发作后，湿土之气才能开始正常敷布，雨水按时而降、万物生长收成。

⑭郭霭春《黄帝内经素问白话解》雷殷：隆隆雷声。击石飞空：形容大雨滂沱，冲击砂土。田牧土驹：形容大水退去，田野之间土石嵬然，有如群狗散牧于田野。始生：然后生。

黄帝道：你说"郁极乃发"，那么它发作起来怎样呢？岐伯说：土郁发作的时候，岩谷都会震动，气交之间雷声隆隆，尘埃蒙蔽，好像黄昏，湿气上蒸，化为白气，疾风骤雨发于高山深谷,冲击砂石,洪水于是从而泛滥,巨川奔腾四溢。大水退后,土石嵬然,形如一群放牧的马。然后湿化之气开始敷布,雨水按时而降,万物于是生长化成。

(2) 故民病心腹胀,肠鸣而为数后,甚则心痛胁䐜,呕吐霍乱,饮发注下,胕肿身重。

①王冰《黄帝内经素问》脾热之生。

②马莳《黄帝内经素问注证发微》故民病有为心腹胀,为肠鸣而数去其后,甚则为心痛,为胁䐜胀为呕吐,为霍乱,为饮发所饮从上而出,为注下从下而注,为胕肿,为身重也。

③张介宾《类经》此皆湿土为病。湿在上中二焦,故心腹胀。湿在下焦,故数后下利。心为湿乘,故心痛。肝为湿侮,故胁䐜,腹胀也。䐜,胀也。有声为呕,有物为吐。霍乱者,吐利并行,而心目缭乱也。饮,痰饮也。注下,大便暴泄也。湿气伤肉,则胕肿身重。皆土发湿邪之证。

④张志聪《黄帝内经集注》民病腹胀肠鸣诸证,皆感土气而发。

⑤高士宗《黄帝素问直解》土郁发则湿气胜,故民病心腹胀,肠鸣数后。数后,大便频也。甚则心痛胁䐜,呕吐霍乱,饮发注下,胕肿身重,皆土湿之病也。

⑥黄元御《黄元御医书全集》湿气淫泆,传之于人,民病心腹胀满,肠鸣数后,甚则心痛胁(䐜),呕吐霍乱,饮发注下,胕肿身重。

⑦张琦《素问释义》王(冰)注:脾热之生。按:心痛者,胃脘当心而痛,非心之病也。

⑧高亿《黄帝内经素问详注直讲全集》〔注〕民感湿土为病,故心腹胀,湿气应脾,脾主腹,脉络心也。肠鸣数后,湿胜濡泻,后数利下也。呕吐霍乱,阴湿凝其中气也。饮发脾,病停饮也。胕肿身重,湿气下流也。

〔讲〕土郁既发化气乃敷如是,故民之感其气而为病者,微则心腹作胀,肠鸣数后,甚则心痛、胁䐜、呕吐、霍乱,以及为饮发而上出为注下,而下泄为胕肿,身重而下体不安,肌肉见证也。

⑨孟景春等《黄帝内经素问译释》因此人们多患心腹胀满,肠鸣而频频不利,甚至心痛胁胀,呕吐霍乱,痰饮,泄泻,肌肤浮肿,身体困重。

⑩任廷革《任应秋讲〈黄帝内经〉素问》此句未具体注释,总体概括此段为:(提要)辨五运郁发之象,"象"包括自然之象和人体之象。

⑪张灿玾等《黄帝内经素问校释》湿气过胜则使人体水湿的运化受到影响,所以人们易患心腹部胀满,肠鸣,大便频数,甚则心痛,胁部胀满,呕吐霍乱,水饮发作,大便泄下如注,浮肿身重等病。

⑫方药中等《黄帝内经素问运气七篇讲解》〔故民病心腹胀,肠鸣而为数后〕以下是谈土郁时,人体的疾病表现。"心腹胀",即胃脘部及少腹部胀满。"肠鸣",指腹中漉漉有声。"数后",指大便次数增多,亦即下利。全句意即土郁之际,人体脾

胃运化作用亦相应失调,因而在临床上可以出现上述脾胃运化失调的临床症状。

[心痛胁膜,呕吐霍乱]"心痛",指心前区或上腹部疼痛。"胁膜",指胁肋胀满。"呕吐",指恶心呕吐。"霍乱",中医病名。其临床特点是上吐下泻。全句意即土郁之际,人体亦相应容易发生上述肝胜乘脾的各种疾病。

[饮发注下,胕肿身重]"饮",即水饮。"注下",即泻痢。"胕肿",即皮肤浮肿。"身重",即全身痠重。水饮内停,皮肤浮肿,下痢,身重,一般均属于脾的运化失调或湿热内蕴的临床表现。全句意即土郁之际,人体亦常相应出现上述脾湿表现。

⑬王洪图等《黄帝内经素问白话解》在这样的气候条件下,人们易患心腹胀满、肠鸣,频繁泄泻,严重的可发生心痛、胁胀、呕吐霍乱、痰饮、水泻、浮肿、身体沉重等病证。如果见到云气奔向降雨的地方,霞光环绕着朝阳,山河之间隐现着尘埃昏蒙之气,这表明土郁即将发作,其发作的时候在太阴湿土之气主持时令,也就是四之气——夏秋之交时。

⑭郭霭春《黄帝内经素问白话解》数后:大便频频。

在这种时候人们多患心腹胀满、肠鸣并且频频泄泻等病,甚至发生心痛,胁胀,呕吐霍乱,痰饮,水泻,浮肿,身体沉重等病。

(3)云奔雨府,霞拥朝阳,山泽埃昏,其乃发也。以其四气,云横天山,浮游生灭,怫之先兆。

①王冰《黄帝内经素问》雨府,太阴之所在也。埃,白气似云而薄也。浮游,以午前候望也。埃固有微甚,微者如纱谷之腾,甚者如薄云雾也。甚者发近,微者发远。四气,谓夏至后三十一日起,尽至秋分日也。天际云横,山犹冠带,岩谷丛薄,乍灭乍生,有土之见,怫兆已彰,皆平明占之。八浮游,以午前候望也。

②马莳《黄帝内经素问注证发微》然其发郁之候,云奔于雨府,霞拥于朝阳,而山泽埃昏,正六月中气大暑,日交土之四气,乃土郁之所发也。方其始时,云横天山,或浮或游,或生或灭,其气靡常,斯土气怫郁之先兆,后乃因之而郁极耳。

③张介宾《类经》雨府,太阴湿聚之处也。霞拥朝阳,见于旦也。埃昏,土气之浊也。土主四之气,在大暑六月中后凡六十日有奇,故土郁之发,以其四气。浮游,蜉游也,朝生暮死,其出以阴。此言大者为云横天山,小者为浮游生灭,皆湿化也。二者之见,则土郁将发,先兆彰矣,怫,郁也。怫音佛。

④张志聪《黄帝内经集注》其气四者,发于夏秋之交四之气也。太阴所至为云雨,浮游朝生暮死,感湿气而化生。湿土之气上蒸而为云横天山,下化而为浮游生灭,此怫郁欲发之先兆也。怫,郁也。

⑤高士宗《黄帝素问直解》土气欲发,则云奔雨府,霞拥朝阳,山泽埃昏,其乃欲发之候也。三之气太阴湿土,郁而始发,发必愆期,故以其四气。土气先郁,故云横天出,云气浮游,而生灭靡常,此土气怫郁之先兆。惟其郁之,是以发之。

⑥黄元御《黄元御医书全集》土郁将发,湿气先动,云奔雨府,霞拥朝阳,山泽埃昏,而乃发也。土主四气,凡三气之后,云横天山,蜉蝣生灭,蜉蝣朝生暮死,湿气

所化。便是湿土怫郁之先兆也。

⑦张琦《素问释义》王(冰)注：四气，谓夏至后三十一日起，尽至秋分日也。按：云奔三句与上下误语复出，恐有伪误。王(冰)注：天际云横，山犹冠带，岩谷丛薄，乍灭乍生，有土之见，怫兆已彰，平明占之。浮游，以午前候望也。按：怫即郁。

⑧高亿《黄帝内经素问详注直讲全集》〔注〕当郁之时，太阴之雨府，云气奔驰，平旦之朝阳，霞雾拥塞，以及高山低泽，皆尘埃为之昏蔽也。四气属四季，土气主之，故其发正当其气也。方其始时，天山云横，一切浮云游气起伏靡常，是土怫之气先兆也。怫，郁也。

〔讲〕不特民病如是，且发郁之候征之于云，则云奔雨府；考之于霞，则霞拥朝阳；验之山泽，亦尘埃昏蔽而清明无时。其故何哉？盖土郁之发，以每岁之四季土气主之，发而为云，则上横于天，下横于山，一浮一游，随生随灭，靡有定在，能从此处窥来，便知土气怫郁之先兆也。

⑨孟景春等《黄帝内经素问译释》湿云奔向雨府，早晨的太阳下面常有云霞拱拥，山泽之间有昏蒙之气，这是土郁开始发作的现象。其发作的时间是在四之气时，云气横于半山，或浮或游或出或没，是其将发之先兆。

⑩任廷革《任应秋讲〈黄帝内经〉素问》此句未具体注释，总体概括此段为：(提要)辨五运郁发之象，"象"包括自然之象和人体之象。

⑪张灿玾等《黄帝内经素问校释》云横天山：云雾横贯于天空山谷之处。王冰注"天际云横，山犹冠带"。浮游生灭：王冰注"岩谷丛薄，乍灭乍生……浮游，以午前候望也"。吴崑注："浮游，浮云游气也，或生或灭。"《类经》二十六卷第十三注："浮游，蜉蝣也。朝生暮死，其出以阴，此言大者为云横天山，小者为蜉蝣生灭，皆湿化也。"今从王、吴注。浮游，漫游的意思。如《离骚》："欲远集而无所止兮，聊浮游以逍遥。"在此似指浮动之云雾，或聚或散，忽生忽灭，变幻不定。

云气奔向雨府，早霞映贯于朝阳之处，尘埃昏暗，山泽不清，这就是土郁开始发作的现象，发作时间多在四气之时。发现云雾横贯于天空与山谷，或聚或散，忽生忽灭，浮动不定，乃是土郁将发的先兆。

⑫方药中等《黄帝内经素问运气七篇讲解》[云奔雨府，霞拥朝阳，山泽埃昏，其乃发也]"云奔雨府"，指下雨之处阴云密布。"霞拥朝阳"，指早晨太阳周围，云彩很多。"山泽埃昏"，指山林沼泽之处天气阴暗。全句意即如果自然环境出现上述景色，就是土郁之发，亦即雷雨将作的前兆。这是古人长期观测气象得出的经验总结。

[以其四气]"四气"，即六气的四之气。这一段时间在大暑以后，秋分以前，大约在7月中下旬至9月中下旬这一段时间。"以其四气"，意即土郁之发的时间主要在四之气这一段时间中。之所以主要在这一段时间中的原因，这是因为四之气为太阴主时，土气偏胜，所以也就多在此时发作。这也就是张介宾注中所谓的："土主四之气，在大暑六月中后凡六十日有奇，故土郁之发，以其四气。"

[云横天山,浮游生灭,怫之先兆]"云横天山",指远望高山,可以见到白云横绕。"浮游生灭",指白云浮游山顶,时散时聚,以上说明云层较低。"怫之先兆","怫",注家多解释为"郁"。张介宾谓:"怫,郁也。"马莳谓:"斯土气怫郁之先兆。"高世栻注亦同。张志聪则认为是土郁即"发"之先兆,其注云:"此怫郁欲发之先兆。"根据张志聪注,我们认为此"怫"字,以作"复"字解为好。因为云代表土气,"云横天山",说明被郁的土气已经出现,所以这就是"土郁之发",亦即土气来复的先兆。此句王冰注云:"天际云横,山犹冠带,岩谷丛薄,乍灭乍生,有土之见,怫兆已彰。"明显地说明"怫兆"指"复"兆,而非"郁"兆。所以我们从王注。

⑬王洪图等《黄帝内经素问白话解》如果见到云气横于天山,或聚或散,忽生忽灭,浮游不定,便是土郁将发之先兆。

⑭郭霭春《黄帝内经素问白话解》以其四气:发作时令是四之气,四之气即太阴湿土之气,此言长夏湿土行令之时。怫:蕴积将发。

云往雨府聚集霞光环绕着朝阳,山泽间隐有尘埃昏蒙之气,这就表明土郁要发作了。它的发作在四之气当令的时候,则湿气上腾,云气横于天山,或浮,或游,或生,或灭,是郁积将发的先兆。

第八十八解

（一）内经原文

金郁之发,天洁地明,风清气切,大凉乃举,草树浮烟,燥气以行,霜雾数起,杀气来至,草木苍干,**金乃有声**。故民病咳逆,心胁满引少腹,善暴病,不可反侧,嗌干,面尘色恶。山泽焦枯,土凝霜卤,怫乃发也。**其气五**,夜零白露,林莽声凄,怫之兆也。

（二）字词注释

（1）金乃有声

①王冰《黄帝内经素问》此词未具体注释。

②马莳《黄帝内经素问注证发微》凡物属金者,皆有其声。

③张介宾《类经》金气劲而秋声发也。

④张志聪《黄帝内经集注》此所郁之金气复发,而政令复行也。

⑤高士宗《黄帝素问直解》有声,即下文林莽声悽也。

⑥黄元御《黄元御医书全集》秋声乃作。

⑦张琦《素问释义》此词未具体注释。

⑧高亿《黄帝内经素问详注直讲全集》金气肃杀,故草木苍干,秋风为之作声也。

⑨孟景春等《黄帝内经素问译释》西风声厉。

⑩任廷革《任应秋讲〈黄帝内经〉素问》此词未具体注释。

⑪张灿玾等《黄帝内经素问校释》吴崑注:"草木作秋声也。"马莳注:"凡物属

金者,皆有其声。"今从吴注。金应于秋,在此当为秋之代称,如金天、金风等。"金乃有声",即秋声发作的意思。

⑫方药中等《黄帝内经素问运气七篇讲解》"金",此处指秋季。"声",指秋声,亦即秋风之声。宋·欧阳修曾作《秋声赋》,其文云:"初淅沥以潇飒,忽奔腾而澎湃,如波涛夜惊,风雨骤至。其触于物也,𪛌𪛌铮铮,金铁皆鸣,又如赴敌之兵,衔枚疾走,不闻号令,但闻人马之行声……星月皎洁,明河在天,四无人声,声在树间。予曰,噫嘻,悲哉,此秋声也,胡为乎来哉,盖夫秋之为状也,其色惨淡,烟霏云敛,其容清明,天高日晶,其气慄冽,砭人肌骨。其意萧条,山川寂寥。故其为声也,凄凄切切、呼号奋发。"此文对秋声作了生动描述。"金乃有声",此处指金郁之发,秋风大作。

⑬王洪图等《黄帝内经素问白话解》西风发出凄厉的声音。

⑭郭霭春《黄帝内经素问白话解》金气开始发出切切的秋声。

(2)其气五

①王冰《黄帝内经素问》五气,谓秋分后至立冬后十五日内也。

②马莳《黄帝内经素问注证发微》正当八月中气秋分,曰交金之五气。

③张介宾《类经》金王五之气,主秋分八月中后凡六十日有奇,故其发也,在气之五。

④张志聪《黄帝内经集注》其气五者,发于五之气也。

⑤高士宗《黄帝素问直解》五之气,阳明燥金,故共气五。

⑥黄元御《黄元御医书全集》金主五气。

⑦张琦《素问释义》此词未具体注释。

⑧高亿《黄帝内经素问详注直讲全集》阳明之燥金五气。

⑨孟景春等《黄帝内经素问译释》其发作的时间是在五之气时。

⑩任廷革《任应秋讲〈黄帝内经〉素问》此词未具体注释。

⑪张灿玾等《黄帝内经素问校释》发作时间多在五气之时。

⑫方药中等《黄帝内经素问运气七篇讲解》"五",即六气主时中之五之气。这一段时间在秋分以后至小雪以前,大约在9月中下旬至11月中下旬之间。"其气五",意即金郁之发的时间主要在五之气这一段时间。之所以主要出现在这一段时间的原因,这是因为五之气为阳明主时,金气偏胜,所以金郁之发也就多在此时发作。这也就是张介宾注文中所谓的:"金王五之气,主秋分八月中后凡六十日有奇,故其发也,在气之五。"

⑬王洪图等《黄帝内经素问白话解》其发作时间是在五之气——秋分的时候。

⑭郭霭春《黄帝内经素问白话解》它的发作是在五气当令的时候。

(3)零

①王冰《黄帝内经素问》濡。

②马莳《黄帝内经素问注证发微》此字未具体注释。

③张介宾《类经》此字未具体注释。

④张志聪《黄帝内经集注》言露浓之如雪。

⑤高士宗《黄帝素问直解》零。

⑥黄元御《黄元御医书全集》零。

⑦张琦《素问释义》此字未具体注释。

⑧高亿《黄帝内经素问详注直讲全集》此字未具体注释。

⑨孟景春等《黄帝内经素问译释》下降。

⑩任廷革《任应秋讲〈黄帝内经〉素问》此字未具体注释。

⑪张灿玾等《黄帝内经素问校释》降下。

⑫方药中等《黄帝内经素问运气七篇讲解》"零",义同临。张介宾把"零"字改作"雪"。"夜零白露",意即夜晚天降雾露。张志聪注:"夜零白露,言露浓之如雪。""林莽",即树林。

⑬王洪图等《黄帝内经素问白话解》即下降。

⑭郭霭春《黄帝内经素问白话解》降。

（三）语句阐述

（1）金郁之发,天洁地明,风清气切,大凉乃举,草树浮烟,燥气以行,霜雾数起,杀气来至,草木苍干,金乃有声。

①王冰《黄帝内经素问》大凉,次寒也。举,用事也。浮烟,燥气也。杀气,霜雾。正杀气者,以丑时至,长者亦卯时辰时也。其气之来,色黄赤黑杂而至也。物不胜杀,故草木苍干。苍,薄青色也。

②马莳《黄帝内经素问注证发微》此言金郁之发,有气象,有气化,有民病,有时候,有先兆也。乙庚之岁,或太过而不务其德,或不及之岁,皆火胜水复则郁,郁极乃发,其发何如? 天洁地明,风清气切,大凉乃举,草树浮烟,此气象也。及燥气已行,霜雾数起,杀气乃至,草木苍干,凡物属金者,皆有其声,此气化也。

③张介宾《类经》火胜制金,金之郁也。金气清明急切,故其发如此。大凉者,金之寒气。浮烟者,金之敛气。金风至则燥气行,阴气凝则霜雾起。霜雾,厚雾也。霜,蒙、茂二音。杀气,阴气也。苍干,凋落也。金乃有声,金气劲而秋声发也。

④张志聪《黄帝内经集注》霜,音蒙。数,叶朔。明洁清切,金之令也。凉燥杀气,金之气也。此所郁之金气复发,而政令复行也。

⑤高士宗《黄帝素问直解》金气坚白而劲,故金郁之发,天洁地明,风清气切。于时为秋,故大凉乃举。大凉乃举,则草树浮烟。在地为金,在天为燥,故燥气以行。燥气以行,则郁雾数起。郁雾数起,则杀气来至。杀气来至,则草木苍干。草木苍干,则金乃有声。有声,即下文林莽声悽也。

⑥黄元御《黄元御医书全集》木胜土败,不能生金,则金郁发作。发则天地净明,风气清切,大凉变序,草树浮烟,燥气以行,霜雾数起（霜雾即烟霭也）,杀气来至,草术苍干,收令当权,秋声乃作。

⑦张琦《素问释义》草树浮烟,霜雾数起,金郁将发之象。至大凉举燥,气行则已,发之象也。本文前后互次,应正之。

⑧高亿《黄帝内经素问详注直讲全集》〔批〕此举金郁之发,而详其气化民病也。

〔注〕天洁地明,金之白色也,气清气切,金气凉也。霜,重雾也。浮烟,霜雾,皆燥气致之也。杀气,金气肃杀,故草木苍干,秋风为之作声也。

〔讲〕金郁之发,天皎洁地明净,气清切。由是金令遍布,大凉乃举,草树浮烟,燥气以行,无论烟浓之雾,烟淡之雾,数起交作,兼杀气来至,草木苍干,金皆为之有声也。

⑨孟景春等《黄帝内经素问译释》浮烟,即薄雾。

金气郁而发作起来,天气高爽,地气明净,风清凉气急切,秋凉就此而起,草木之间雾如浮烟,燥气流行,浓雾时起,肃杀之气一到,使草木凋谢干枯,西风声厉。

⑩任廷革《任应秋讲〈黄帝内经〉素问》此句未具体注释,总体概括此段为:(提要)辨五运郁发之象,"象"包括自然之象和人体之象。

⑪张灿玾等《黄帝内经素问校释》浮烟:飘浮的烟雾。金乃有声:吴崑注:"草木作秋声也。"马莳注:"凡物属金者,皆有其声。"今从吴注。金应于秋,在此当为秋之代称,如金天、金风等。"金乃有声",即秋声发作的意思。

金气郁而发作的情况是:天气清爽,地气明净,风清凉,气急切,凉气大起,草木之上轻浮着云烟,燥气流行,时常有雾气弥漫,肃杀之气至,草木干枯凋落,发为秋声。

⑫方药中等《黄帝内经素问运气七篇讲解》[金郁之发]"金郁"指金气被郁。"金郁之发"指金气被郁至极而发作。从岁运来说,凡属火运太过之年或金运不及之年,均可以由于火来乘金,热可胜凉的原因而出现金郁的现象。火运太过之年,火气偏胜,可以出现金郁现象。金运不及之年,火来乘,也可以出现火气偏胜发生金郁现象。从岁气来说,在五之气上,而客气为少阴君火或少阳相火主时之时,也可以因火气偏胜而使阳明燥金之气被郁而出现金郁现象。金被郁到了极度也就可以由郁而发。以下所述即金郁之发时的气候、物候变化及人体疾病方面的特点。

[天洁地明]"天洁",即天宇清净无云。"地明",即大地光净明亮。全句意即金郁之发,主要表现为天气清明,秋高气爽,一反夏日湿热交蒸的自然景象。

[风清气切,大凉乃举]"风清",即风凉。"气切",即秋气悽切。全句意即金郁之发就是气候由热转凉,使人产生瑟瑟西风、萧索悽凉之感。

[草树浮烟]"草树",指树和草。"浮烟",指烟雾浮游。"草树浮烟",意即树林之中,雾气迷濛。这是秋凉以后的自然景象,所以高世栻注云:"于时为秋,故大凉乃举,大凉乃举,则草树浮烟。"

[燥气以行,霜雾数起]"燥气",即秋凉之气。"霜雾",即厚雾。"燥气以行,霜雾数起",意即秋季里为什么会出现"烟雾浮游"的自然景象,是因为天气转凉的缘

故。这是对前述"草树浮烟"一句的解释。

〔杀气乃至,草木苍干〕"杀气",即肃杀之气。"苍干",指树凋叶落。全句指秋凉以后由于天气变凉而出现的树干叶枯、黄叶飘零的自然景象。

〔金乃有声〕"金",此处指秋季。"声",指秋声,亦即秋风之声。宋·欧阳修曾作《秋声赋》,其文云:"初淅沥以潇飒,忽奔腾而澎湃,如波涛夜惊,风雨骤至。其触于物也,铮铮铮铮,金铁皆鸣,又如赴敌之兵,衔枚疾走,不闻号令,但闻人马之行声……星月皎洁,明河在天,四无人声,声在树间。予曰,噫嘻,悲哉,此秋声也,胡为乎来哉,盖夫秋之为状也,其色惨淡,烟霏云敛,其容清明,天高日晶,其气慄冽,砭人肌骨。其意萧条,山川寂寥。故其为声也,凄凄切切、呼号奋发。"此文对秋声作了生动描述。"金乃有声",此处指金郁之发,秋风大作。

⑬王洪图等《黄帝内经素问白话解》火气过分抑制金气,金气被郁已极而复气发作起来的情况如下:天气高爽,地气明净,风清凉,气急切,秋凉就此而起,草木之间薄雾如烟。燥气流行,霜雾经常出现,肃杀之气到来,使草木苍老干枯,西风发出凄厉的声音。

⑭郭霭春《黄帝内经素问白话解》金郁发作的时候,天气洁净,地气明朗,气候清爽急切,秋凉于是到来。草木之间像有浮烟一样,燥气流行,霜雾经常出现,肃杀之气应时而来,草木因而苍老干枯,金气开始发出切切的秋声。

(2) 故民病咳逆,心胁满引少腹,善暴病,不可反侧,嗌干,面尘色恶。

①王冰《黄帝内经素问》金胜而木病也。

②马莳《黄帝内经素问注证发微》故民病有为咳逆,为心胁满而下引少腹,为善暴痛,不可反侧,为嗌干,为面尘色恶也。

③张介宾《类经》咳逆嗌干,肺病而燥也。心胁满引少腹,善暴痛不可反侧,金气胜而伤肝也。陈,晦也。金气肃杀,故面色陈而恶也。

④张志聪《黄帝内经集注》咳逆嗌干,肺之病也。《灵枢经》曰:足少阳是动病,心胁痛,不能转侧,甚则面有微尘,体无膏译。又曰:肝是动则病腰痛嗌干,面尘脱色。盖金气复而肝木病也。

⑤高士宗《黄帝素问直解》金郁发,则燥气胜,故民有咳逆之病,心胁满,引少腹,气机上下不和也。善暴痛,不可反侧,气机内外不利也。嗌干,面尘色恶,燥气胜也。凡此皆燥金之病也。

⑥黄元御《黄元御医书全集》燥气淫泆,传之于人,肺气受伤,民病咳嗽气逆,心胁胀满,下引少腹,善于暴痛,不可反侧(肺与大肠表里,肺气上逆则心胁满,大肠下陷则少腹满。肺气右降,逆而不降则右胁暴痛,不可反侧也),咽喉干燥,面色尘恶。(肺气通于喉,外主皮毛故)。

⑦张琦《素问释义》此句未具体注释。

⑧高亿《黄帝内经素问详注直讲全集》〔注〕咳逆,燥气自入肺也。心胁少腹不可反侧者,燥气乘肝也。嗌,喉也。陈,尘也。色恶者,面色枯而惨也。

〔讲〕金郁既发,燥气为灾如是,故民之感其气而为病者,或为咳逆,或为心胁满引少腹,或为善暴,痛不可反侧,或为嗌干,面陈色恶等证。

⑨孟景春等《黄帝内经素问译释》所以人们伤于秋燥,多患咳嗽气逆,心胁胀满连及少腹,时时剧烈疼痛,不可转侧翻身,咽喉干燥,面色憔悴如蒙灰尘。山泽干枯,地面凝霜如商碱,这是金郁开始发作的现象。

⑩任廷革《任应秋讲〈黄帝内经〉素问》此句未具体注释,总体概括此段为:(提要)辨五运郁发之象,"象"包括自然之象和人体之象。

⑪张灿玾等《黄帝内经素问校释》燥气过胜则气化受到影响,所以人们易患咳嗽气逆,心与胁部胀满牵引少腹部,经常急剧疼痛,不能转动,咽喉干燥,面色如烟尘而难看等病。

⑫方药中等《黄帝内经素问运气七篇讲解》[民病咳逆]"咳",即咳嗽。"逆",即气逆。"咳逆",即咳嗽气喘,咳嗽气喘属于肺的疾病。此处意即金郁之发时,人体的肺亦相应失调,因而可以在临床上出现上述肺气失宣的症状。

[心胁满引少腹]"心胁",即胸胁。"少腹",即脐以下的小腹部。人体胸胁及少腹部是肝的部位,"心胁满,引少腹",即胸胁胀满,牵引少腹。其病机多由于肝气失调,气滞血瘀。肝与肺的关系为相制的关系,肺病必然传肝。此处意即金郁之发时,人体肺气容易失调。由于肺肝关系,因此也容易由肺传肝而在临床上出现肝气失调的症状。

[善暴痛,不可反侧]"暴痛",即发作性疼痛或疼痛突发。"不可反侧",即不可转侧,亦即运动障碍,转侧不能。这些现象也是肝病的临床表现。此处也是指金郁之发时,人体肺肝失调,所以容易在临床上发生上述肝病症状。张介宾注此云:"心胁满,引少腹,善暴痛不可反侧,金气胜而伤肝也。"即属此义。

[嗌干]"嗌",指咽部。"嗌干",即咽干。咽与肺密切相关。此处指金郁之发时,人体肺气相应失调,因此可以在临床上出现"嗌干"的症状。张介宾注此云:"咳逆嗌干,肺病而燥也。"即属此义。

[面尘色恶]"尘",即尘土。"面尘",即面如土色,苍黄无华。张介宾《类经》中将"尘"字改为"陈"字,并注云:"陈",晦也。意即"面尘",即面色晦暗。"色恶",即颜色不好。全句意即金郁之发时,人体肺气失调,由于肺主气,肺朝百脉,人体气血均上注于面,所以在金郁之发,燥气偏胜,人体肺气严重失调时,可以在面部出现"面尘""色恶"等败证。

⑬王洪图等《黄帝内经素问白话解》在这种气候条件下,人们易患咳嗽气逆、心胁胀满牵引少腹、急剧疼痛不能翻身;咽喉干燥、面色难看好像蒙着一层灰尘等病证。

⑭郭霭春《黄帝内经素问白话解》人们受了秋燥气候的影响,多患咳嗽气逆,心胁胀满连及少腹,常常突然疼痛,不能翻身,咽干,面色难看,好像蒙上灰尘。

（3）山泽焦枯，土凝霜卤，怫乃发也。其气五，夜零白露，林莽声凄，怫之兆也。

①王冰《黄帝内经素问》夏火炎亢，时雨既愆，故山泽焦枯，土上凝白咸卤，状如霜也。五气，谓秋分后至立冬后十五日内也。夜濡白露，晓听风凄。有是乃为金发征也。

②马莳《黄帝内经素问注证发微》然其发郁之际，山泽焦枯，土凝其霜如咸卤然，正当八月中气秋分，曰交金之五气，则怫郁之所发也。方其始时，夜零白露，林莽声悽，斯金气怫郁之先兆，后乃随之而郁极耳。

③张介宾《类经》燥气行，故山泽焦枯。土面凝白，卤结为霜也。金王五之气，主秋分八月中后凡六十日有奇，故其发也，在气之五。卤音鲁。二者之见，皆金郁欲发之先兆。

④张志聪《黄帝内经集注》土凝霜卤者，言土凝如霜之盐，即芒硝火硝是也。其气五者，发于五之气也。夜零白露，言露浓之如雪。林莽声悽，声在树间，此秋声也。金之郁气欲发之先兆也。（眉批）皆本气之自复。又：气凉而蒸溽之气凝于上则为霖雾，凝于下则为霜卤。

⑤高士宗《黄帝素问直解》卤，音鲁。金气欲发，则山泽焦枯，而燥气萌，上凝霜卤，而白露降，此金怫乃发之候也。五之气，阳明燥金，故共气五。金气先郁，则夜零白露，林莽声悽，此金气怫郁之先兆。唯其郁之，是以发之。

⑥黄元御《黄元御医书全集》金郁将发，燥气先动，山泽焦枯，土凝霜卤，露凝为霜，卤凝为硝。而乃发也。金主五气，凡三气之后，夜零白露，林莽声凄，便是燥金怫郁之先兆也。

⑦张琦《素问释义》此疑有误，非金郁之征也。

⑧高亿《黄帝内经素问详注直讲全集》〔注〕焦枯霜卤者，燥胜地干，土凝白卤，凉气胜也，五气属阳明，燥金主之零落也。怆凄怆兆，朕兆。

〔讲〕不特民病然也，且发郁之际征之山泽，皆焦枯而无繁盛之象，凡地土皆凝霜而上白卤之色，其故何哉？盖金郁之发，以阳明之燥金五气主之正。金气当令，所以夜雾白露林声凄怆，秋景满目，人物其应，能得此中消息，便知金气怫郁之先兆也。

⑨孟景春等《黄帝内经素问译释》零：下降。

其发作的时间是在五之气时，夜降白露，丛林深处风声凄切，是其将发之先兆。

⑩任廷革《任应秋讲〈黄帝内经〉素问》此句未具体注释，总体概此段为：（提要）辨五运郁发之象，"象"包括自然之象和人体之象。

⑪张灿玾等《黄帝内经素问校释》土凝霜卤（lǔ鲁）：王冰注"土上凝白咸卤，状如霜也"。指地下咸卤之气，凝于土表，色白如霜。卤，碱类物质。莽：草木深处。《汉书·景帝纪》："或地饶广，荐草莽。"颜师古注引如淳曰："深曰莽。"

山泽干枯，地面凝聚着如霜一样的卤碱，这就是金郁开始发作的现象，发作时间多在五气之时。发现夜间降下白露，丛林深处风声凄凉，乃是金郁将发的先兆。

⑫方药中等《黄帝内经素问运气七篇讲解》[山泽焦枯,土凝霜卤,佛乃发也]"山泽",即山和水。"霜卤",王冰注:"土上凝白,碱卤状如霜也。"张介宾注:"土面凝白,卤结为霜也。"张志聪注:"土凝霜卤者,言土凝如霜之盐,即芒硝火硝是也。"全句指金郁之发时,气候干燥,卤地盐碱上泛的自然景象。

[其气五]"五",即六气主时中之五之气。这一段时间在秋分以后至小雪以前,大约在9月中下旬至11月中下旬之间。"其气五",意即金郁之发的时间主要在五之气这一段时间。之所以主要出现在这一段时间的原因,这是因为五之气为阳明主时,金气偏胜,所以金郁之发也就多在此时发作。这也就是张介宾注文中所谓的:"金王五之气,主秋分八月中后凡六十日有奇,故其发也,在气之五。"

[夜零白露,林莽声悽,佛之兆也]"零",义同临。张介宾把"零"字改作"雪"。"夜零白露",意即夜晚天降雾露。张志聪注:"夜零白露,言露浓之如雪。""林莽",即树林。"林莽声悽",意即树林之中,秋风悽切。张志聪注:"林莽声悽,声在树间,此秋声也。""佛",同复。全句意即如果出现了夜降霜露,秋声四起的景象,这就是金郁之发,亦即金气行将来复的先兆。这也就是王冰注文中所谓的:"夜濡白露,晓听风悽,有是乃为金发征也。

⑬王洪图等《黄帝内经素问白话解》零,即下降。

如果山川也都显出干枯的气象,地上凝结着白色的寒霜,这就是金郁开始发作的现象,其发作时间是在五之气——秋分的时候。如果出现夜降白露,草丛深处发出凄切的声音,便是金郁将发之先兆。

⑭郭霭春《黄帝内经素问白话解》土凝霜卤:地上结着白盐碱,像霜一样。

山泽干涸,地上结着白盐碱,像霜一样,这就表明金郁要发作。它的发作是在五气当令的时候,而夜降白露,草木里好像发出凄切的声音,这是金郁将发的先兆。

第八十九解

(一)内经原文

水郁之发,阳气乃辟,阴气暴举,大寒乃至,川泽严凝,**寒雾**[注1]结为霜雪,甚则黄黑昏翳,流行气交,乃为霜杀,**水乃见祥**。故民病寒客心痛,腰脽痛,大关节不利,屈伸不便,善厥逆,痞坚,腹满。阳光不治,**空积沉阴**[注2],白埃昏瞑,而乃发也。**其气二火前后**,太虚**深玄**,气犹**麻散**,微见而隐,色黑微黄,佛之先兆也。

[注1]寒雾:郭霭春《黄帝内经素问校注》、方药中等《黄帝内经素问运气七篇讲解》、孟景春等《黄帝内经素问译释》、人民卫生出版社影印顾从德本《黄帝内经素问》此处为"寒雾",其中郭霭春注:寒雾,白气也。方药中等注:寒雾结为霜雪,即气候寒冷,天降大雪。孟景春等注:王冰"寒雾,白气也,其状如雾而不流行,坠地如霜雪,得日晞也",是指湿冷空气。张灿玾等《黄帝内经素问校释》此处为"寒氛",寒氛,白气也。笔者认为此处"雾"通"氛"。

[注2]空积沉阴:郭霭春《黄帝内经素问校注》此处为"空积沈阴",笔者疑误;张灿玾等《黄帝内经素问校释》、方药中等《黄帝内经素问运气七篇讲解》、孟景春等《黄帝内经素问译释》、人民卫生出版社影印顾从德本《黄帝内经素问》此处为"空积沉阴"。

（二）字词注释

（1）寒雰（fēn）

①王冰《黄帝内经素问》雰，音纷。寒雰，白气也，其状如雾而不流行，坠地如霜雪，得日晞也。

②马莳《黄帝内经素问注证发微》此词未具体注释。

③张介宾《类经》寒氛，寒气之如雾者。氛音分。

④张志聪《黄帝内经集注》此词未具体注释。

⑤高士宗《黄帝素问直解》白气也。

⑥黄元御《黄元御医书全集》白气如雾。

⑦张琦《素问释义》此词未具体注释。

⑧高亿《黄帝内经素问详注直讲全集》寒气。

⑨孟景春等《黄帝内经素问译释》王冰："寒雰，白气也，其状如雾而不流行，坠地如霜雪，得日晞也。"是指寒冷的湿空气。

⑩任廷革《任应秋讲〈黄帝内经〉素问》此词未具体注释。

⑪张灿玾等《黄帝内经素问校释》王冰注："寒氛，白气也。其状如雾而不流行，坠地如霜雪，得日晞也。"当指寒冷的雾气。

⑫方药中等《黄帝内经素问运气七篇讲解》"寒雰结为霜雪"，即气候寒冷，天降大雪。

⑬王洪图等《黄帝内经素问白话解》指寒冷潮湿的空气。

⑭郭霭春《黄帝内经素问白话解》寒冷的空气。

（2）水乃见祥

①王冰《黄帝内经素问》水气也。祥，妖祥，亦谓泉出平地。

②马莳《黄帝内经素问注证发微》水祥亦见。

③张介宾《类经》祥，灾异也，凡吉凶之兆皆曰祥。

④张志聪《黄帝内经集注》祥，怪异也。

⑤高士宗《黄帝素问直解》水乃见祥。

⑥黄元御《黄元御医书全集》水乃见其妖祥。水灾见兆。

⑦张琦《素问释义》此词未具体注释。

⑧高亿《黄帝内经素问详注直讲全集》水乃见祥者，谓为五运之正气所化也。

⑨孟景春等《黄帝内经素问译释》从水就可以发现某些征兆。

⑩任廷革《任应秋讲〈黄帝内经〉素问》此词未具体注释。

⑪张灿玾等《黄帝内经素问校释》水乃预先发现某些征兆。祥，先见之征兆。

⑫方药中等《黄帝内经素问运气七篇讲解》"祥"，有吉祥、良好之义。"水乃见祥"，意即水郁之发以后，由于其郁已发泄，所以水的作用转为正常。

⑬王洪图等《黄帝内经素问白话解》寒水之气充斥大地。

⑭郭霭春《黄帝内经素问白话解》水也就开始结冰了。

（3）其气二火前后

①王冰《黄帝内经素问》在君相二火之前后,亦犹辰星迎随日也。

②马莳《黄帝内经素问注证发微》二月中气春分,日交君火之二气,四月中气小满,日交相火之三气。君火之后,相火之前,大约六十日之内,乃水郁之所发也。

③张介宾《类经》二火前后,君火二之气,相火三之气,自春分二月中而尽于小暑六月节,凡一百二十日,皆二火之所主。水本王于冬,其气郁,故发于火令之时,阴乘阳也。王（冰）曰:阴精与水,皆上承火,故其发也,在君相二火之前后。

④张志聪《黄帝内经集注》君火主二之气,相火主三之气,其气发于二火之前后也。

⑤高士宗《黄帝素问直解》二火,君火相火也。太阳水气之郁,郁于秋之末,冬之时。秋末乃阳明主气,阳明居少阳相火之后也。太阳水气之发,流行气交,气交乃春时厥阴主气,厥阴居少阴君火之前也,故其气在二火前后。

⑥黄元御《黄元御医书全集》其气在君相二火前后,火胜则水复。

⑦张琦《素问释义》此词未具体注释。

⑧高亿《黄帝内经素问详注直讲全集》二火前后者,二月春分日交,君火之气;四月小满日交,相火之气。君火之后,相火之前,六十日有奇也。

⑨孟景春等《黄帝内经素问译释》马莳:"二月中气春分日交君火之二气,四月中气小满日交相火之三气,君火之后,相火之前,大约六十日之内,乃水郁之所发也。"

⑩任廷革《任应秋讲〈黄帝内经〉素问》此词未具体注释。

⑪张灿玾等《黄帝内经素问校释》指在君火与相火主气之前后。王冰注:"阴精与水,皆上承火,故其发也,在君、相二火之前后。"

⑫方药中等《黄帝内经素问运气七篇讲解》"二火",即少阴君火与少阳相火。"其气二火前后",指水郁之发的时间主要表现在少阴君火主时之前后或少阳相火主时之前后。

⑬王洪图等《黄帝内经素问白话解》其发作的时间,一般是在君火与相火主持时令的先后,即春分之后、小满之前。

⑭郭霭春《黄帝内经素问白话解》指君火与相火当令的前后。

（4）深玄

①王冰《黄帝内经素问》言高远而黯黑也。

②马莳《黄帝内经素问注证发微》黯黑。

③张介宾《类经》深玄,黑色也。

④张志聪《黄帝内经集注》此词未具体注释。

⑤高士宗《黄帝素问直解》深邃而玄黯。

⑥黄元御《黄元御医书全集》深黑。

⑦张琦《素问释义》此词未具体注释。

⑧高亿《黄帝内经素问详注直讲全集》黑黯。

⑨孟景春等《黄帝内经素问译释》王冰："言高远而黯黑也,即黑色。"

⑩任廷革《任应秋讲〈黄帝内经〉素问》此词未具体注释。

⑪张灿玾等《黄帝内经素问校释》王冰注："深玄,言高远而黯黑也。"玄,黑色。

⑫方药中等《黄帝内经素问运气七篇讲解》"深玄",即变化十分幽深玄远。

⑬王洪图等《黄帝内经素问白话解》深远黑暗。

⑭郭霭春《黄帝内经素问白话解》高远而黯黑。

（5）麻散

①王冰《黄帝内经素问》气似散麻,薄微可见之也。

②马莳《黄帝内经素问注证发微》散麻。

③张介宾《类经》麻散,如麻散乱可见,微见而隐也。

④张志聪《黄帝内经集注》气犹麻散者,寒凝之气感火气而欲散也。

⑤高士宗《黄帝素问直解》犹,麻散也,言犹麻绳之紧,将有散意也。

⑥黄元御《黄元御医书全集》乱麻。

⑦张琦《素问释义》此词未具体注释。

⑧高亿《黄帝内经素问详注直讲全集》其气若麻之散。

⑨孟景春等《黄帝内经素问译释》张介宾："如麻散乱可见,微见而隐也。"

⑩任廷革《任应秋讲〈黄帝内经〉素问》此词未具体注释。

⑪张灿玾等《黄帝内经素问校释》散乱如麻,

⑫方药中等《黄帝内经素问运气七篇讲解》"麻散",指头绪很多,如麻丝之四散。

⑬王洪图等《黄帝内经素问白话解》散乱如麻。

⑭郭霭春《黄帝内经素问白话解》散乱如麻。

（三）语句阐述

（1）水郁之发,阳气乃辟,阴气暴举,大寒乃至,川泽严凝,寒雰结为霜雪,甚则黄黑昏翳,流行气交,乃为霜杀,水乃见祥。

①王冰《黄帝内经素问》雰,音纷。寒雰,白气也。其状如雾而不流行,坠地如霜雪,得日晞也。黄黑,亦浊恶气,水气也。祥,妖祥,亦谓泉出平地。

②马莳《黄帝内经素问注证发微》此言水郁之发,有气象,有气变,有民病,有时候,有先兆也。丙辛水岁,或太过而不务其德,或不及之岁,皆土胜木复则郁,郁极乃发,其发何如?阳气反避,而阴气猝举,大寒乃至,川泽严凝,其寒雰之气结为霜雪,甚则黄黑昏翳,流行于气交之时,水郁既发,乃为霜杀,水祥亦见,此气变也。

③张介宾《类经》土胜制水,水之郁也。水郁而发,寒化大行,故阳气乃辟。辟,避同。寒雰,寒气之如雾者。雰音分。黄,土色。黑,水色。水为土郁而发,故二色并见于气交。祥,灾异也,凡吉凶之兆皆曰祥。

④张志聪《黄帝内经集注》辟,避也。气交,乃夏秋之交,相火之后也。霜杀,

寒结为霜而杀物也。祥,怪异也。

⑤高士宗《黄帝素问直解》辟,作避,便,平声。水气阴寒而湿,故水郁之发,阳气乃避。阳气避则阴气暴举,阴气暴举则大寒乃至,而川泽严凝。寒雰、白气也。寒雰洁为霜雪,甚则水湿过甚,而黄黑昏翳且流行气交,气交,冬春之交也。流行气交,寒气乘之,乃为霜杀。时惟春也,冰雪化为雨水,故水乃见祥。

⑥黄元御《黄元御医书全集》火胜金败,不能生水,则水郁发作。发则阳气退辟,阴气暴举,大寒乃至,川泽冻合,寒雰凝肃,结为霜雪(寒雰,白气如雾,结为霜雪,降于晴天)。甚则水土合气,黄黑昏翳,流行气交之际,霜乃为之刑杀,水乃见其妖祥(水灾见兆)。

⑦张琦《素问释义》此句未具体注释。

⑧高亿《黄帝内经素问详注直讲全集》〔批〕此举水郁之发,而详其气化民病也。

〔注〕阳气退辟,阴寒乃至,故川泽之地,寒气结为霜雪。黑,本水色。黄黑者,水被土郁也。霜杀,寒之甚也。水乃见祥者,谓为五运之正气所化也。

〔讲〕水郁之发,阴胜于阳,故阳气乃辟,阴气乃举,兼寒当旺时,大寒乃至,凡用泽之间,严寒凝结,寒雰悉成。霜雪甚则黄黑昏翳,郁气流行,敷布交加,而肃杀之令遍地皆是矣。然此为五运之正气所化,故水乃见祥,而无胜复之灾焉。

⑨孟景春等《黄帝内经素问译释》辟(bì 音毕):通"避"。寒雰(fēn 音纷):王冰:"寒雰,白气也,其状如雾而不流行,坠地如霜雪,得日晞也"。是指寒冷的湿空气。

水气郁而发作起来,阳气就此退避,阴气急起,极寒之气到来,河泽结冰,寒露结成霜雪,甚至昏暗浑浊之气流行于气交之中,霜降而杀害万物,从水就可以发现某些征兆。

⑩任廷革《任应秋讲〈黄帝内经〉素问》此句未具体注释,总体概括此段为:(提要)辨五运郁发之象,"象"包括自然之象和人体之象。

⑪张灿玾等《黄帝内经素问校释》辟:在此同"避"。寒雰:王冰注:"寒雰,白气也。其状如雾而不流行,坠地如霜雪,得曰晞也。"当指寒冷的雾气。水乃见祥:水乃预先发现某些征兆。祥,先见之征兆。

水气郁而发作的情况是:阳气退避,阴气骤起,大寒的气候乃至,川流湖泽,被严寒冻结,寒冷的雾气结为霜雪,甚则雾气黄黑昏暗遮避,流行于气交,而为霜雪肃杀之气,水乃预先发现某些征兆。

⑫方药中等《黄帝内经素问运气七篇讲解》[水郁之发]"水郁",指水气被郁。"水郁之发",指水气被郁至极而发作。从岁运来说,凡属土运太过之年或水运不及之年,均可以由于土来乘水的原因而出现水郁现象。土运太过之年,湿气偏胜,可以出现水郁现象。水运不及之年,土气来乘,也可以出现湿气偏胜,发生水郁现象。从岁气来说,在终之气上,客气在泉之气为太阴湿土主时时,也可以因湿气偏胜而

使太阳寒水之气被抑而出现水郁现象。水被郁到了极度，就可以由郁而发。以下所述即水郁之发时的气候、物候变化及人体疾病方面的特点。

[阳气乃辟，阴气暴举]"阳气"，此处指阳热之气。"辟"与避同义。"阴气"指阴寒之气。"暴举"指突然出现。全句意即水郁之发时，阴寒之气突然出现，气候突然转寒。张介宾注："土胜制水，水之郁也，水郁而发，寒化大行，故阳气乃辟。辟，避同。"即属此义。

[大寒乃至，川泽严凝，寒雾结为霜雪]"大寒乃至"，指气候突转严寒。"川泽"，指江河湖池。"严凝"，指结冰。"川泽严凝"，指由于气候严寒，江河湖池之水冻结成冰。"寒雾结为霜雪"，即气候寒冷，天降大雪。这几句是对前句"阳气乃辟，阴气暴举"时所出现的自然景象的描述。

[黄黑昏翳，流行气交，乃为霜杀]"黄黑昏翳"，指气候寒冷，大雪纷飞时天气阴暗的自然景象。"气交"，注家有的解释为夏秋之交，如张志聪注："气交，乃夏秋之交，相火之后也。"有的解释为春夏之交，如高世栻注："气交乃春时厥阴主气，厥阴居少阴君火之前也。"这是受后文"其气二火前后"之句的影响。我们认为仍以《六微旨大论》中所谓的"上下之位，气交之中，人之居也。"来解释为好，亦即"气交"，即人所处的自然环境。"乃为霜杀"，指由于气候寒冷，万物萧条，不能生长。全句意即水郁之发时，天气寒冷阴暗，万物萧条。

[水乃见祥]"祥"，有吉祥、良好之义。"水乃见祥"，意即水郁之发以后，由于其郁已发泄，所以水的作用转为正常。这与前节土郁之发时所述"川流漫衍，田牧土驹"之后，紧接着就指出："化气乃敷，善为时雨，始生始长，始化始成。"其义相同。张介宾把"祥"字释为"灾异"，谓："祥，灾异也。凡吉凶之兆皆曰祥。"不符合《内经》精神，也未能对"水乃见祥"一句作出解释，因此不从。

⑬王洪图等《黄帝内经素问白话解》土气过分抑制水气，水气被郁已极而复气发作起来的情况如下：阳气退避，阴气急起，严寒之气到来，川流湖泽结冰，寒冷的雾气凝为霜雪，甚至黄黑昏暗混浊之气流行于气交之中，霜降而杀害草木等万物，寒水之气充斥大地。

⑭郭霭春《黄帝内经素问白话解》水郁发作的时候，阳气退避，阴气突然发动，极寒之气来到，川泽之水急结成冰，寒冷的空气结为霜雪，甚至水气昏暗黄黑，流于气交之中，于是霜降而杀害草木，水也就开始结冰了。

（2）故民病寒客心痛，腰脽痛，大关节不利，屈伸不便，善厥逆，痞坚，腹满。

①王冰《黄帝内经素问》阴胜阳故。

②马莳《黄帝内经素问注证发微》故民病为寒所客，当为心痛，为腰脽痛，为关节不利，屈伸不便，为厥逆，为痞坚，为腹满也。

③张介宾《类经》此皆寒水之气为病。火畏水故心痛。寒入肾，故腰胜（编者按：脽）痛。寒则气血滞，筋脉急，故关节不利，屈伸不便。阴气胜，阳气不行，故厥逆痞坚腹满。

④张志聪《黄帝内经集注》腰脽，肾之府也。关节屈伸，乃筋骨之病，肾主骨而筋属于节也。厥逆痞坚腹满者，阳气下藏中气塞也。

⑤高士宗《黄帝素问直解》水郁发而寒气胜，故民病寒客心痛，腰脽痛。腰脽痛则大关节不利，屈伸不便；心痛则善厥逆。水寒气盛则痞坚腹满。

⑥黄元御《黄元御医书全集》寒气淫泆，传之于人，水邪灭火，民病寒客心痛，腰脽疼痛，关节不利，屈伸不便，善手足厥冷，腹满痞坚。

⑦张琦《素问释义》此句未具体注释。

⑧高亿《黄帝内经素问详注直讲全集》〔注〕民感寒水为病，寒入心，故心痛寒客于筋，故腰脽关节不利，屈伸不便。善厥逆，寒凝四肢也。痞坚腹满者，寒气逆于里也。

〔讲〕所以民之感其气而为病者，或为寒客心痛，或为腰脽痛，或为关节不利，屈伸不便，厥逆痞坚腹满等证，皆寒水之气为之也。

⑨孟景春等《黄帝内经素问译释》所以人们多感受寒邪患心痛，腰臀部疼痛，大关节活动困难，屈伸不便，时时厥逆，腹中胀满痞硬。阳气不振，天气阴沉，白色昏浊之气蒙蔽天空，这是水郁开始发作的现象。

⑩任廷革《任应秋讲〈黄帝内经〉素问》此句未具体注释，总体概括此段为：(提要)辨五运郁发之象，"象"包括自然之象和人体之象。

⑪张灿玾等《黄帝内经素问校释》所以人们易患寒气侵犯人体而心痛，腰部与臀部疼痛，大关节活动不灵，屈伸不便，多厥逆，腹部痞满坚硬等病。

⑫方药中等《黄帝内经素问运气七篇讲解》[寒客心痛]"心痛"，即胸中痛。"寒客心痛"，指水郁之发时，寒气偏胜，寒胜则可以引起人体气血流行不利而发生疼痛。这也就是《素问·举痛论》中所述："经脉流行不止，环周不休，寒气入经而稽迟，泣而不行，客于脉外则血少，客于脉中则气不通，故卒然而痛。"

[腰脽痛，大关节不利，屈伸不便]"腰脽痛"，即腰椎痛。"大关节"，指肩肘膝髋等处的关节。全句意即水郁之发时，气候寒冷，气血流行不利，因此可以在此时出现腰痛、大关节痛、屈伸不利等症状。

[善厥逆]"善"，即容易发生。"厥"，《伤寒论》释曰："阴阳气不相顺接便为厥，厥者，手足厥冷者是也。""逆"，即逆乱失常。"善厥逆"，意即水郁之发时，由于气候突然寒冷，所以人体气血流行失常，因而可以在临床上出现各种气血逆乱的症状，例如前述之心痛、腰痛、大关节不利，甚至卒倒眩仆，手足逆冷等。

[痞坚腹满]"痞"，即痞塞不通。"坚"，即坚硬。"腹满"，即腹部胀满。"痞坚腹满"，意即水郁之发时，"阳气乃辟，阴气暴举"，所以在临床上可以出现腹部痞塞胀满等症状。"痞坚胀满"，从广义上来说，也可以说是由于厥逆，所以原文把此置于"善厥逆"之后。

⑬王洪图等《黄帝内经素问白话解》在这种气候条件下，人们易感受寒邪而患心痛、腰椎痛、大关节运动困难而屈伸不利、经常厥逆、腹中胀满、痞硬等病证。如

果阳气不能发挥作用,天空中积聚着阴沉之气,白色昏浊之气蒙蔽着天空,就预示着水郁就要发作。

⑭郭霭春《黄帝内经素问白话解》这时人们多感寒邪,患心痛,腰痛,大关节运动困难,屈伸都不便利,经常厥冷,痞硬,腹中胀满等病。

（3）阳光不治,空积沉阴,白埃昏暝,而乃发也。其气二火前后,太虚深玄,气犹麻散,微见而隐,色黑微黄,怫之先兆也。

①王冰《黄帝内经素问》深玄,言高远而黯黑也。阴精与水,皆上承火,故其发也。在君相二火之前后,亦犹辰星迎随日也。气似散麻,薄微可见之也。寅后卯时候之,夏月兼辰前之时亦可候也。

②马莳《黄帝内经素问注证发微》然其发郁之际,阳光不治,而沉阴积于空中,白埃之气为之昏暝。二月中气春分,日交君火之二气,四月中气小满,日交相火之三气。君火之后,相火之前,大约六十日之内,乃水郁之所发也。方其始时,太虚深玄,黯黑。气似散麻,色黑微黄,每于寅后卯时候之,此水气怫郁之先兆,后乃因之而郁极耳。

③张介宾《类经》二火前后,君火二之气,相火三之气,自春分二月中而尽于小暑六月节,凡一百二十日,皆二火之所主。水本王于冬,其气郁,故发于火令之时,阴乘阳也。王（冰）曰:阴精与水,皆上承火,故其发也,在君相二火之前后。深玄,黑色也。麻散,如麻散乱可见,微见而隐也。大都占气之法,当于平旦候之,其色黑而微黄,黄为土色,黑为水色,微黄兼黑,水郁将发之先兆也。

④张志聪《黄帝内经集注》君火主二之气,相火主三之气,其气发于二火之前后也。气犹麻散者,寒凝之气感火气而欲散也。

⑤高士宗《黄帝素问直解》水气欲发则阳光不治,空积沉阴,白埃昏暝,此水郁而乃发之候也。二火,君火相火也。太阳水气之郁,郁于秋之末,冬之时。秋末乃阳明主气,阳明居少阳相火之后也。太阳水气之发,流行气交,气交乃春时厥阴主气,厥阴居少阴君火之前也,故其气在二火前后。水气郁则太虚深邃而玄黯。其气凝聚而欲散。犹犹,麻散也,言犹麻绳之紧,将有散意也。气犹麻散,乃微见而复隐之象。太虚深玄乃色黑而微黄之象,此水气怫郁之先兆。惟其郁之,是以发之。

⑥黄元御《黄元御医书全集》水郁将发,寒气先动,阳光不治,空积沉阴,白埃昏暝,而乃发也。其气在君相二火前后,火胜则水复,凡二火前后,太虚玄深气犹麻散（天象深黑,气若乱麻）。若见而隐,色黑微黄,便是寒水怫郁之先兆也。

⑦张琦《素问释义》此句未作具体注释。

⑧高亿《黄帝内经素问详注直讲全集》〔注〕二火前后者,二月春分日交,君火之气;四月小满日交,相火之气。君火之后,相火之前,六十日有奇也。

〔讲〕不特民病有然,且发郁之时,阳光不治,沉阴之气积于空中,白埃之气为之昏蔽而暝蒙也,此其故何哉?盖水郁之发,以君相二火之气,前后主之。然其治也,水生于天一,本于无形,太虚深玄而黑黯,其气若麻之散,微见而隐焉。色黑微黄者,黑为水色,黄为土色,土胜乘水,水郁必发,即此色象考察,便知水气怫郁之先兆也。

⑨孟景春等《黄帝内经素问译释》二火前后:马莳"二月中气春分日交君火之二气,四月中气小满日交相火之三气,君火之后,相火之前,大约六十日之内,乃水郁之所发也"。深玄:王冰"言高远而黯黑也,即黑色"。麻散:张介宾"如麻散乱可见,微见而隐也"。

发作的时令,是君火与相火当令之前后,天色深远,光明之中有微黄黑色之气,犹如散麻一样,隐约可见,是其将发之先兆。

⑩任廷革《任应秋讲〈黄帝内经〉素问》此句未具体注释,总体概括此段为:(提要)辨五运郁发之象,"象"包括自然之象和人体之象。

⑪张灿玾等《黄帝内经素问校释》二火前后:指在君火与相火主气之前后。王冰注:"阴精与水,皆上承火,故其发也,在君、相二火之前后。"深玄:王冰注"深玄,言高远而黯黑也"。玄,黑色。麻散:散乱如麻。

阳气不得主治,阴气聚积于空中,白埃昏暗,这就是水郁开始发作的现象,发作时间,多在君火与相火主时的前后。发现太空之气散乱如麻,深远昏暗,隐约可见,颜色黑而微黄,乃是水郁将发的先兆。

⑫方药中等《黄帝内经素问运气七篇讲解》[阳光不治,空积沉阴,白埃昏瞑,而乃发也]"阳光不治",即"阳气乃辟"之意。意即水郁之发时,阳气已衰,不能主事。"空积沉阴","空",此处指内或里。"积",指郁积。"沉",亦内或里之意。"阴",指阴寒之气。"空积沉阴",指水郁之时,阴寒之气由于土湿之气偏胜而郁积于里。"白埃昏瞑",指天气阴暗低沉,让人感到头目不清。全句意即自然界如果出现了天气阴暗低沉的现象时,这就是水郁之发的表现。

[其气二火前后]"二火",即少阴君火与少阳相火。"其气二火前后",指水郁之发的时间主要表现在少阴君火主时之前后或少阳相火主时之前后。这就是说如果少阴君火主时,火气过甚,水气被郁时,则水郁之发可以在少阳相火主时之前,亦即在二之气的后一段时间出现寒气来复的现象。如果少阳相火主时,火气过甚,水气被郁时,则可以在少阳相火主时之后,亦即在三之气以后的一段时间中出现寒气来复的现象。所以原文谓:"其气二火前后。"值得讨论的是水郁之发的时间与前述土郁之发、金郁之发的时间规律不同,前者都是在本气偏胜的季节发作。土郁之发,"以其四气",金郁之发,"其气五",而水郁之发,"其气二火前后",不是"其气终"。之所以如此,我们认为原因有二:其一,水火的关系,即阴阳的关系,《素问·生气通天论》谓:"阳气者,若天与日,失其所,则折寿而不彰,故天运当以日光明。""阴阳之要,阳密乃固。"《五运行大论》谓:"风寒在下,燥热在上,湿气在中,火游行其间,故令虚而生化。"这就是说,一年之中的气候物候变化,"火"在其中自始至终起着主导作用。因此对火来说,也就存在着一个随时自调的问题。这也就是《六微旨大论》中所谓:"相火之下,水气承之。""君火之下,阴精承之。"由于如此,所以水郁之

发,只要到了一定程度就可以发作,并不一定要等到终之气太阳寒水主时之时才发作。其二,由于郁发本身是一种自调现象,其自调的结果是要维持本年度中的正常气候物候变化。例如土郁之发以后,就会出现"化气乃敷,善为时雨,始生始长,始化始成"的正常情况。王冰注此云:"化气既少,长气已过,故万物始生,始长,始化,始成,言是始者,明万物化成之晚也。"这就是说化成虽晚,但是由于郁发原因,万物生长化成仍然能够进行。这也就是本节一开始就提出的"复岁",亦即在本年之内能够通过自调而得到恢复。但是水郁之发则不然,因为如果水郁之发要等到本年终之气太阳寒水主时才发作,则这一年已到岁尾,本年的气候物候变化已经无法改变,那就必然要大大影响本年度万物的生长化成,因此水郁之发只能在二火前后。关于"其气二火前后"一句,王冰注:"阴精与水,皆上承火,故其发也,在君相二火之前后,亦犹辰星迎随日也。"张介宾注:"二火前后,君火二之气,相火三之气,自春分二月中而尽于小暑六月节,凡一百二十日,皆二火之所主,水本王于冬,其气郁,故发于火令之时,阴乘阳也。"均属此义。

[太虚深玄,气犹麻散,微见而隐]"太虚",指宇宙。"深玄",即变化十分幽深玄远。"气",指气候变化。"麻散",指头绪很多,如麻丝之四散。"微而见隐",指这些变化规律虽然细致而复杂,但是仍然可以经过观察见微知著加以总结。此句是承上句"其气二火前后"而言,意即气候变化规律千头万绪,乱如散麻。例如前述的郁发时间,有的定在其本气偏胜的时令,有的则又是随时自调。但是只要我们认真地加以观察总结,仍然可以从十分细致而复杂的变化中总结其规律。因此对于郁发的时间问题,应该加以具体分析,不能机械对待,执一而从。王冰注此云:"气似散麻,薄微可见之也。"张介宾注此云:"麻散,如麻散乱可见,微见而隐也。"即属此义。

[色黑微黄,怫之先兆]"色黑微黄",指天气阴暗。"怫",同复义。全句意即在春夏大热之时,突然出现天气阴暗天色黑黄的现象时,这就表示水气即将来复,是水郁之发的前兆。这也就是前文所述的:"甚则黄黑昏翳,流行气交。"观察天气天色的变化古人认为以早晨较好。王冰谓:"寅后卯时候之,夏月兼辰前之时,亦可候也。"按卯时指早晨五至七时,辰时指七至九时。这就是说可以在上午五至九时这一段时间中观天。张介宾谓:"大都占气之法,当于平旦候之。"也主张在早晨观天。这些都是古人的经验之谈,值得我们加以重视。

⑬王洪图等《黄帝内经素问白话解》其发作的时间,一般是在君火与相火主持时令的先后,即春分之后、小满之前。如果见到太空中出现深远黑暗,散乱如麻,隐约呈现出黑而微黄的颜色,这就是水郁即将发作之先兆。

⑭郭霭春《黄帝内经素问白话解》二火前后:指君火与相火当令的前后。深玄:高远而黯黑。麻散:散乱如麻。

阳气失其作用,太空聚满沉阴,白色尘埃之气昏暗无光,这就表明水郁要发作了。水郁发作的时令,是在君火与相火当令的前后,而天色高远,微黄色黑,其气如散麻一样,稍微看到而又隐约不清,则是郁积将发的先兆。

第九十解

（一）内经原文

木郁之发，**太虚**埃昏，云物以扰，大风乃至，屋发折木，木有变。故民病胃脘当心而痛，上支两胁，鬲咽不通，食饮不下，甚则耳鸣眩转，目不识人，善暴僵仆。太虚苍埃，天山一色，或气浊色，**黄黑郁若**，**横云**不起雨，而乃发也[注]。**其气无常**，长川草偃，柔叶呈阴，松吟高山，虎啸岩岫，怫之先兆也。

[注]横云不起雨，而乃发也：郭霭春《黄帝内经素问校注》此处为"横云不起，雨而乃发也"；方药中等《黄帝内经素问运气七篇讲解》、人民卫生出版社影印顾从德本《黄帝内经素问》此处为"或气浊色黄黑，郁若横云不起，雨而乃发也"，其中方药中等注：郁若横云不起，雨而乃发也，此句是承上句而言，郁即郁结，"横云不起"即云横天空不动，雨而乃发也，即天将下雨，全句意即天空乌云密布，天色昏暗，如果云郁不动时，就是天将大雨的前兆。顾从德注：气如尘如云，或黄黑郁然，犹在太虚之间，而特异于常，乃其候也。张灿玾等《黄帝内经素问校释》、孟景春等《黄帝内经素问译释》此处为：黄黑郁若，横云不起雨，而乃发也。

（二）字词注释

（1）太虚

①王冰《黄帝内经素问》太虚。

②马莳《黄帝内经素问注证发微》此词未具体注释。

③张介宾《类经》此词未具体注释。

④张志聪《黄帝内经集注》此词未具体注释。

⑤高士宗《黄帝素问直解》此词未具体注释。

⑥黄元御《黄元御医书全集》此词未具体注释。

⑦张琦《素问释义》此词未具体注释。

⑧高亿《黄帝内经素问详注直讲全集》此词未具体注释。

⑨孟景春等《黄帝内经素问译释》天空。

⑩任廷革《任应秋讲〈黄帝内经〉素问》此词未具体注释。

⑪张灿玾等《黄帝内经素问校释》太空。

⑫方药中等《黄帝内经素问运气七篇讲解》"太虚"，指宇宙，亦指天空。

⑬王洪图等《黄帝内经素问白话解》天空。

⑭郭霭春《黄帝内经素问白话解》天空。

（2）黄黑郁若

①王冰《黄帝内经素问》黄黑郁然。

②马莳《黄帝内经素问注证发微》此词未具体注释。

③张介宾《类经》苍埃浊色，黄黑郁若，皆风尘也。

④张志聪《黄帝内经集注》按土郁曰黄黑埃郁，水郁曰黄黑昏翳，木郁曰黄黑郁若，盖言天玄地黄，天地之气色交相拂郁也。

⑤高士宗《黄帝素问直解》气浊色者，乃黄黑郁若也。

⑥黄元御《黄元御医书全集》尘扬。

⑦张琦《素问释义》此词未具体注释。

⑧高亿《黄帝内经素问详注直讲全集》〔讲〕或为黄黑,如云之横而不散,必逢己胜之雨而郁,若之木气乃发者。

⑨孟景春等《黄帝内经素问译释》黄黑之气郁结不散。

⑩任廷革《任应秋讲〈黄帝内经〉素问》此词未具体注释。

⑪张灿玾等《黄帝内经素问校释》色黄黑郁滞不散。

⑫方药中等《黄帝内经素问运气七篇讲解》形容天空阴沉,或黄或黑"郁",即郁结。

⑬王洪图等《黄帝内经素问白话解》黄黑之气郁结不散。

⑭郭霭春《黄帝内经素问白话解》黄黑之气郁结不散。

（3）横云

①王冰《黄帝内经素问》此词未具体注释。

②马莳《黄帝内经素问注证发微》此词未具体注释。

③张介宾《类经》此词未具体注释。

④张志聪《黄帝内经集注》此词未具体注释。

⑤高士宗《黄帝素问直解》横,去声。

⑥黄元御《黄元御医书全集》此词未具体注释。

⑦张琦《素问释义》此词未具体注释。

⑧高亿《黄帝内经素问详注直讲全集》〔讲〕如云之横而不散。

⑨孟景春等《黄帝内经素问译释》横云。

⑩任廷革《任应秋讲〈黄帝内经〉素问》此词未具体注释。

⑪张灿玾等《黄帝内经素问校释》云横于空中。

⑫方药中等《黄帝内经素问运气七篇讲解》"横云不起",即云横天空不动。

⑬王洪图等《黄帝内经素问白话解》云横天空。

⑭郭霭春《黄帝内经素问白话解》云横天空。

（4）其气无常

①王冰《黄帝内经素问》此词未具体注释。

②马莳《黄帝内经素问注证发微》惟风气无常,不可以时定也。

③张介宾《类经》风气之至,动变不定,故其发也,亦无常期。

④张志聪《黄帝内经集注》风乃天地四方之气,故所发无常。

⑤高士宗《黄帝素问直解》木动风生。四时皆有,故其气无常。

⑥黄元御《黄元御医书全集》土无专位,木气之郁发无常。

⑦张琦《素问释义》风行数变,故其发无常。

⑧高亿《黄帝内经素问详注直讲全集》〔讲〕其气无一定之常期耳。

⑨孟景春等《黄帝内经素问译释》风气发作的时间是不固定的。

⑩任廷革《任应秋讲〈黄帝内经〉素问》此词未具体注释。

⑪张灿玾等《黄帝内经素问校释》发作的时间不固定。

⑫方药中等《黄帝内经素问运气七篇讲解》"其气",此处指木郁之发。"其气无常",意即木郁之发,没有一定时间。

⑬王洪图等《黄帝内经素问白话解》发作的时间没有定期。

⑭郭霭春《黄帝内经素问白话解》风气之起没有定期。

（三）语句阐述

（1）木郁之发,太虚埃昏,云物以扰,大风乃至,屋发折木,木有变。

①王冰《黄帝内经素问》屋发,谓发鸱吻。折木,谓大树摧拔折落,悬竿中拉也。变,谓土生异木奇状也。

②马莳《黄帝内经素问注证发微》此言木郁之发,有气象,有气变,有民病,无定候,有先兆也。丁壬木岁,或太过而不务其德,或不及之岁,皆金胜火复则郁,郁极则发,其发何如? 太虚埃昏,云物已扰,大风乃至,以木属厥阴而为风也。屋必发,木必折,致木生怪状而为变。

③张介宾《类经》金胜制木,木之郁也。木郁之发,风气大行,故有埃昏云扰、发屋折木等候,皆木之为变也。

④张志聪《黄帝内经集注》太虚埃昏,木气发而埃土飞扬。云物以扰,风之动也。屋发折木,郁怒之大发也。

⑤高士宗《黄帝素问直解》风木动摇,故木郁之发,郁埃昏冒太虚,而云物以援,大风乃至。大风至则屋发折木,而木有变异之象。

⑥黄元御《黄元御医书全集》土胜水败,不能生木,则木郁发作。发则太虚尘扬,云物扰动,大风乃至,发屋折木,木有灾变,摇荡不宁。

⑦张琦《素问释义》王（冰）注:变,谓土生异木奇状也。按:王义无关木郁,疑衍。

⑧高亿《黄帝内经素问详注直讲全集》〔批〕此举木郁之发,而详其气化民病也。

〔讲〕木郁之发,尘埃昏蔽于太虚,云物皆为之动扰,甚则大风乃至,屋必发,木必折,且屋发折木,木必有振拉摧拔之变焉。

⑨孟景春等《黄帝内经素问译释》木气郁而发作起来,尘土飞扬,天空昏暗,云层扰动,大风到来,房屋倒塌,树木折断,此皆木气之暴发。

⑩任廷革《任应秋讲〈黄帝内经〉素问》此句未具体注释,总体概括此段为:（提要）辨五运郁发之象,"象"包括自然之象和人体之象。

⑪张灿玾等《黄帝内经素问校释》屋发:王冰注:"屋发,谓发鸱吻。"鸱吻,屋脊上之装饰物。意指屋脊皆被大风刮坏。张介宾释为发屋,即屋舍被毁之义,义尤明。如《旧唐书·明皇传》:"开元十四年六月戊午,大风拔木发屋,毁端门鸱吻。"

木气郁而发作的情况是,太空中尘埃昏暗,云物飘动,大风乃至,屋被刮坏,树木折断,草木之类发生变化。

⑫方药中等《黄帝内经素问运气七篇讲解》[木郁之发]"木郁",即木气被郁。"木郁之发",即木气被郁至极时而发作。从岁运来说,金气太过之年可以由于金气偏胜,金来乘木而产生木郁现象。木运不及之年,也可以由于木气不及,金气来乘而产生木郁现象。从岁气来讲,在初之气厥阴风木用事这一段时间中,如果客气是阳明燥金,也可以由于客胜主的原因而产生木郁现象。木郁至极就可以因郁而发,反侮其所不胜之气而表现出风气偏胜的气候及物候上的变化。以下原文就是叙述木郁之发时自然气候和物候方面的反常变化以及人体疾病方面的特点。

[太虚埃昏,云物以扰,大风乃至,屋发折木]"太虚",指宇宙,亦指天空。"埃昏",指尘土飞扬,天昏地暗。"云物以扰",指天空中的云物和地面上的万物,动乱不安。"屋发折木",指房屋被风吹倒,树木被风吹断。全句是对木郁之发,风气偏胜,狂风大作时自然景象的描述。

[木有变]"木",指风气。"变",指反常或灾变。"木有变",意即木郁之发时,风气变化反常可以形成灾变。前述的自然景象就是木变的表现,所以张介宾注此云:"金胜制木,木之郁也,木郁之发,风气大行,故有埃昏之扰,发屋折木等候,皆木之为变也。"

⑬王洪图等《黄帝内经素问白话解》金气过分抑制本气,木气被郁已极而复气发作起来的情况如下,天空昏蒙不清,云气扰动飘忽,狂风大作掀起屋顶、折断树木,这都是木气暴发所引起的现象。

⑭郭霭春《黄帝内经素问白话解》屋发:屋角上的饰物被风吹落。木郁发作的时候,天空中埃尘昏暗,云气扰动,大风到来,屋角上的饰物纷纷被风吹掉,树木也被摧折,这都是木气暴发所致。

(2) 故民病胃脘当心而痛,上支两胁,鬲咽不通,食饮不下,甚则耳鸣眩转,目不识人,善暴僵仆。

①王冰《黄帝内经素问》筋骨强直而不用,卒倒而无所知也。

②马莳《黄帝内经素问注证发微》故民病有为胃脘当心而痛,为上支两胁,膈咽不通,食饮不下,甚则为耳鸣,为眩转,目不识人,为善暴死也。

③张介宾《类经》此皆风木肝邪之为病。厥阴之脉,挟胃贯膈,故胃脘当心而痛,鬲咽不通,食饮不下也。上支两胁,肝气自逆也。肝经循喉咙,入颃颡,连目系,上会于巅,故为耳鸣眩转、目不识人等证。风木坚强,最伤胃气,故令人善暴僵仆。

④张志聪《黄帝内经集注》民病胃脘咽鬲,食饮不下,木胜而土伤也。上支两胁,耳鸣眩转,仆不识人,风气之为病也。

⑤高士宗《黄帝素问直解》木气变故民病胃脘当心而痛,上支两胁,鬲咽不通,食饮不下,此木淫土虚病也。甚则耳鸣眩转,目不识人。善暴僵仆此风淫木虚病也。

⑥黄元御《黄元御医书全集》风气淫泆,传之于人,甲木刑胃,民病胃脘当心而痛,上支两胁,胸膈咽喉壅塞不通,饮食难下,甚则耳鸣目眩,昏愦无识,善暴僵仆

（甲乙同气，此皆甲木上逆之病）。

⑦张琦《素问释义》皆厥阴脉所行。为病耳鸣者，肝胆同气，少阳之火上逆也。筋骨强直而不用，故卒僵仆。

⑧高亿《黄帝内经素问详注直讲全集》〔注〕风木为病，肝脉挟胃，故胃脘当心痛。肝脉布两胁，贯膈，循喉咙，故饮食不下。胆脉入耳，故耳鸣。肝脉上颃颡入目，故眩转不识人。善暴僵仆者，振拉摧拔之象也。雨，土气也。虎啸，谓风从虎也。

〔讲〕木郁既发，气变无定如是，故民之感其气而为病者，微则胃脘当心而痛，上支两胁，膈咽不通，饮食不下，甚则耳鸣眩转，目不识人，善暴僵仆等证，皆风木之气为之也。

⑨孟景春等《黄帝内经素问译释》所以人们多犯胃脘当心疼痛，上连两胁胀满，咽喉隔塞不通，饮食不能下咽，甚至耳鸣头眩，眼花目不识人，好发猝然僵仆。

⑩任廷革《任应秋讲〈黄帝内经〉素问》此句未具体注释，总体概括此段为：（提要）辨五运郁发之象，"象"包括自然之象和人体之象。

⑪张灿玾等《黄帝内经素问校释》所以人们易患胃脘当心处疼痛，向上支撑两胁，咽喉鬲塞不通，食饮难以咽下，甚则耳鸣，头目眩晕旋转，两眼辨不清人物，多突然僵直仆倒等病。

⑫方药中等《黄帝内经素问运气七篇讲解》〔故民病胃脘当心而痛，上支两胁，鬲咽不通，食饮不下〕"胃脘当心而痛"，即上腹部疼痛。"上支两胁"，即两胁肋部疼痛。"鬲"，同"隔"。"咽"，即咽部。"鬲咽不通"，即咽部阻塞。"食饮不下"，即不能进食。上述症状，从病机来看，均与人体肝气失调，疏泄失职有关。这就是说，木郁之发时，人体肝气相应失调，因而可以在临床上出现上述肝病以及肝病及脾的症状。

〔甚则耳鸣眩转，目不识人，善暴僵仆〕"眩转"，同旋转，即头晕目眩，自觉天旋地转，如坐舟车。"目不识人"，即视物不清。"善暴僵仆"，即发生晕厥，卒倒眩仆。这些症状属于肝病重证。这也就是说，在木郁之发时，人气肝气失调，不但可以在临床上发生上述胃脘痛、胁肋痛等一般肝胜乘脾的症状，也可以发生肝病重证，所以原文谓："甚则耳鸣眩转，目不识人，善暴僵仆。"张介宾注此云："此皆风木肝邪之为病，厥阴之脉，挟胃贯膈，故胃脘当心而痛，鬲咽不通，食饮不下也。上支两胁，肝气自逆。肝经循喉咙，入颃颡，连目系，上会于巅，故为耳鸣眩转，目不识人等症，风木坚强，最伤胃气，故令人善暴僵仆。"张（介宾）氏认为："此皆风木肝邪之为病。"并且以足厥阴肝经经络循行来解释上述各种症状。我们同意张氏解释。

⑬王洪图等《黄帝内经素问白话解》在这种气候条件下，人们易患胃脘当心而痛，向上支撑两胁，咽喉堵塞不通，饮食不能下咽，甚至耳鸣、头晕、目眩、两眼不能辨物、时常突然僵直仆倒等病证。天空苍茫如烟尘，分不出是天是山，有时发现黄黑之气郁结不散，又好像云横天空而不降雨那样，这就预示木郁就要发作。

⑭郭霭春《黄帝内经素问白话解》这时人们多患胃脘当心疼痛,上肢两胁胀满,咽喉隔塞不通,饮食不能下咽,甚至耳鸣眩晕,眼花认不清人,时常突然倒仆等病。

(3)太虚苍埃,天山一色,或气浊色,黄黑郁若,横云不起雨,而乃发也。其气无常,长川草偃,柔叶呈阴,松吟高山,虎啸岩岫,怫之先兆也。

①王冰《黄帝内经素问》气如尘如云,或黄黑郁然,犹在太虚之间,而特异于常,乃其候也。草偃,谓无风而自低。柔叶,谓白杨叶也。无风而叶皆背见,是谓呈阴。如是皆通微甚,甚者发速,微者发徐也。山行之候,则以松虎期之,原行亦以麻黄为候,秋冬则以梧桐蝉叶候之。

②马莳《黄帝内经素问注证发微》然其发郁之候,太虚苍埃,天山一色,或为浊色黄黑郁若,横云虽不起雨,而乃发也。土郁发于四之气,金郁发于五之气,水郁发于二火前后,火郁发于四之气,发各有时,惟风气无常,不可以时定也。下节云:木发无时,水随火也。方其始时,长川草偃,柔叶呈阴,松吟高山,虎啸岩岫,《易》云:风从虎。此风气怫郁之先兆,后乃因之而郁极耳。

③张介宾《类经》苍埃浊色,黄黑郁若,皆风尘也。风胜湿,故云虽横而不起雨。风气之至,动变不定,故其发也,亦无常期。草偃,草尚之风必偃也。呈阴,凡柔叶皆垂,因风翻动而见叶底也。松吟,声在树间也。虎啸则风生,风从虎也。凡见此者,皆木郁将发之先兆。

④张志聪《黄帝内经集注》天山一色,皆苍色也。浊色,埃土昏翳也。按土郁曰黄黑埃郁,水郁曰黄黑昏翳,木郁曰黄黑郁若,盖言天玄地黄,天地之气色交相拂郁也。横云不起雨者,风行天上,密云不雨也。风乃天地四方之气,故所发无常。松吟高山,风之声也。虎啸岩岫,虎啸则风生,风从虎也。此木郁将发之先兆也。(眉批)和风乃天地之和气,大风乃天地之怒气。又:在金曰天洁地明。

⑤高士宗《黄帝素问直解》气郁发则太虚苍埃。夫太虚苍埃,乃天心一色或气浊色也。气浊色者,乃黄黑郁若也。天山一色,黄黑郁若则上下尘蒙。故横云上腾而不起雨,此木郁而乃发之候也。木动风生,四时皆有,故其气无常。偃,仆也。呈阴,背向面也。风生则长川草仆,柔叶呈阴,甚则松昑高山,而虎啸岩岫。是木气郁怫之先兆。惟其郁之,是以发之。

⑥黄元御《黄元御医书全集》木郁将发,风气先动,太虚苍埃,天山一色(尘气苍茫,迷漫天山),或为浊色黄黑,郁若横云不雨。天际黄黑,若云不雨,此大风将来也。土无专位,木气之郁发无常,凡四时之内,长川草偃,柔叶呈阴(树木遇风,苍叶摇落,柔叶翻腾,里面在上,是谓呈阴),松吟高山,虎啸岩岫(虎啸风生),便是风木怫郁之先兆也。

⑦张琦《素问释义》此数语有讹误,不可读。(编者按:此数语指"太虚苍埃,天山一色,或气浊色,黄黑郁若,横云不起雨,而乃发也")风行数变,故其发无常。王(冰)注:草偃谓无风而自低,柔叶谓白杨叶也。无风而叶皆背见,是谓呈阴。山行

六元正纪大论篇

之候,则以松虎期之,原行亦以麻黄为候,秋冬则以梧桐(蝉叶)候之。按:二字疑误。

⑧高亿《黄帝内经素问详注直讲全集》〔讲〕不特民病有然,且发郁之候,太虚之中苍埃尘起,无论上而天,下而山,色皆相同而如一,且或为浊色,或为黄黑,如云之横而不散,必逢己胜之雨而郁,若之木气乃发者,此其故何哉? 盖木郁之发,其风之善行而数变,其气无一定之常期耳,故其始发之时,长川之草,为之偃仆,呈阴之叶,为之翻飞,甚至吟高山者则有松,啸岩岫者则有虎风发之象变动不常能于此处验来,便知木气怫郁之先兆也。

⑨孟景春等《黄帝内经素问译释》长川草偃:野草被风吹而偃伏,有如长长的流水。柔叶呈阴:张介宾;"凡柔叶皆垂,因风翻动而见叶底也。"形容叶面反转呈露叶背的意思。松吟高山,虎啸岩岫:形容高山岩岫之间的风声,有如松吟虎啸。

天空昏暗,天与山呈一样的颜色,或天气浑浊,黄黑之气郁结不散,横云而没有雨水下降,这是木郁开始发作的现象。风气发作的时间是不固定的,如草被风吹而偃伏,看上去好像一条长长的河流,柔软的叶子反转而呈现出背面,高山岩岫之间的风声有如松吟虎啸,是其发作的先兆。

⑩任廷革《任应秋讲〈黄帝内经〉素问》此句未具体注释,总体概括此段为:(提要)辨五运郁发之象,"象"包括自然之象和人体之象。

⑪张灿玾等《黄帝内经素问校释》其气无常:吴崑注"风善行而数变,故其发也无常期"。长川草偃:广远的平野草皆低垂不起。川,此指平野。

柔叶呈阴:王冰注"柔叶,谓白杨叶也。无风而叶皆背见,是谓呈阴"。《类经》二十六卷第二十三注"凡柔叶皆垂,因风翻动而见叶底也"。当以《类经》注为是。虎啸岩岫:虎叫于山崖峰峦之上。岩岫,即山崖峰峦。吴崑注:"风从虎,故虎啸风生。"

太空中尘埃苍茫,天空和山脉同样颜色,或呈现浊气,色黄黑郁滞不散,云虽横于空中,而雨水不降,这就是木郁开始发作的现象,发作的时间不固定。发现平野中的草皆低垂不起,柔软的树叶子皆背面翻转向外,高山之松,被风吹作响,虎叫于山崖峰峦之上,乃是木郁将发的先兆。

⑫方药中等《黄帝内经素问运气七篇讲解》[太虚苍埃,天山一色,或气浊色黄黑]"太虚苍埃",指天空昏暗,与前述"太虚昏暗"同义。"天山一色",即天空阴暗与苍山一色。"气浊色黄黑",也是形容天空阴沉,或黄或黑。这些都是对木郁之发,狂风大作时自然景象的形容和夸张。郁若横云不起,雨而乃发也:此句是承上句而言。"郁",即郁结。"横云不起",即云横天空不动。"雨而乃发也",即天将下雨。全句意即天空乌云密布,天色昏暗,如果云郁不动时,就是天将大雨的前兆。需要提出者,此段文字,各注家在断句上不完全相同。王冰注本断句为:"太虚苍埃,天山一色,或气浊色黄黑,郁若横云不起,雨而乃发也。"张介宾《类经》断句为:"太虚苍埃,天山一色,或气浊色,黄黑郁若,横云不起雨乃发也。"《医部全录》断句为:

"太虚苍埃,天山一色,或气浊色黄黑郁若,横云不起雨,而乃发也。"高世栻《素问直解》断句为:"太虚苍埃,天山一色,或气浊色,黄黑郁若,横云不起雨,而乃发也。"《黄帝内经素问译释》断句为:"太虚苍埃,天山一色,或气浊色黄黑,郁若横云,不起雨,而乃发也。"对上述不同的句断,我们认为王本较当,所以我们据王本句断讲解。

[其气无常]"其气",此处指木郁之发。"其气无常",意即木郁之发,没有一定时间。为什么木郁之发没有一定时间,张介宾注云:"风气之至,动变不定,故其发也,亦无常期。"这就是说风主动,善行数变,变化较快,所以郁极则发,发无常期。

[长川草偃,柔叶呈阴,松吟高山,虎啸岩岫,怫之先兆]"长川",即长河。"草偃",即草倒伏而不能直立;"长川草偃",意即江河之滨,风力较大,所以风吹草伏。"柔叶",即树叶。"成阴",即"呈阴",张介宾注:"呈阴,凡柔叶皆垂,因风翻动而见叶底也。"意即树叶因风吹而翻转见底。"松吟",即松树被风吹时发出的响声。"松吟高山",意即山高风劲,松树被风吹而发出鸣响。"虎啸岩岫"虎啸即虎吼,俗谓虎啸风生,意即虎啸之后,常有风生,以此形容猛虎的威力。这里是形容风气偏胜。"怫",同复。全句意即木郁之际,风气因被郁而表现风少。如果有风,则说明木郁之发,大风即将来临。

⑬王洪图等《黄帝内经素问白话解》其发作的时间没有定期,但是可以观测到,如果见到平原上的野草被风吹得倒伏,柔软的叶子被风吹动而翻见叶子的背面,高山上松涛怒吼,犹如山崖峰峦中的虎啸,这就是木郁即将发作之先兆。

⑭郭霭春《黄帝内经素问白话解》若:语末助词。柔叶:呈阴柔软的树叶被风吹得叶背面朝上。

天色苍茫如尘,辨不出天是山,有时呈混浊色,黄黑之气郁结不散,又像云横天空而不降雨,这是它发作时的气象。风气之起没有定期,但是可以测验,假如看到长川边的野草被风吹得倒下,柔软的叶子反转而呈现出背面,高山上有松吟之音,岩洞里有虎啸之声,这就是木郁将发的先兆。

第九十一解

(一)内经原文

火郁之发,太虚肿翳[注],大明不彰,炎火行,大暑至,山泽燔燎,材木流津,广厦腾烟,土浮霜卤,**止水乃减**,蔓草焦黄,**风行惑言**,湿化乃后。故民病少气,疮疡痈肿,胁腹、胸、背、面、首、四支膹愤,胪胀,疡痱,呕逆,瘛疭,骨痛、节乃有动,注下,温疟,腹中暴痛,血溢流注,精液乃少,目赤,心热,甚则瞀闷懊憹,善暴死。**刻终大温**,汗濡玄府,其乃发也。**其气四**,动复则静,阳极反阴,湿令乃化乃成,华发水凝,山川冰雪,焰阳午泽,怫之先兆也。

[注]肿翳:郭霭春《黄帝内经素问校注》、方药中等《黄帝内经素问运气七篇讲解》、孟景春等《黄帝内经素问译释》、人民卫生出版社影印顾从德本《黄帝内经素问》此处为"肿翳",其中郭霭春、顾从德注"肿翳,为赤气也",方药中等注"肿翳,为昏暗不明",孟景春等注"肿:张介宾'肿字误,当作曛'"。张灿玾等《黄帝内经素问

校释》此处为"曛翳",其注:原作肿,据上文"热曛昏火夏化同",下文"火发而曛昧"之文义改。

（二）字词注释

（1）止水

①王冰《黄帝内经素问》此词未具体注释。

②马莳《黄帝内经素问注证发微》此词未具体注释。

③张介宾《类经》此词未具体注释。

④张志聪《黄帝内经集注》此词未具体注释。

⑤高士宗《黄帝素问直解》此词未具体注释。

⑥黄元御《黄元御医书全集》此词未具体注释。

⑦张琦《素问释义》此词未具体注释。

⑧高亿《黄帝内经素问详注直讲全集》〔注〕水。〔讲〕止水。

⑨孟景春等《黄帝内经素问译释》池水。

⑩任廷革《任应秋讲〈黄帝内经〉素问》此词未具体注释。

⑪张灿玾等《黄帝内经素问校释》不流动的水。

⑫方药中等《黄帝内经素问运气七篇讲解》"止水",指水井或水池中的水。

⑬王洪图等《黄帝内经素问白话解》池塘中的水。

⑭郭霭春《黄帝内经素问白话解》井水、池水。

（2）风行惑言

①王冰《黄帝内经素问》太阴太阳在上,寒湿流于太虚,心火应天,郁抑而莫能彰显,寒湿盛已,火乃与行,阳气火光,故山泽燔燎,井水减少,妄作讹言,雨已愆期也。

②马莳《黄帝内经素问注证发微》火气熏蒸,风亦行之,人有所言,难以清听,不免有惑。

③张介宾《类经》风行惑言,热极风生,风热交炽而人言惑乱也。

④张志聪《黄帝内经集注》惑言者,嘻嘻嗃嗃,形容其风自火出也。

⑤高士宗《黄帝素问直解》惑,眩乱也。火亢地赤,民心不宁。眩乱之言,见于风俗。

⑥黄元御《黄元御医书全集》炎风灾物,讹言大起。

⑦张琦《素问释义》讹言四起,荧惑之所为。

⑧高亿《黄帝内经素问详注直讲全集》〔注〕谓风声不清,如惑乱之言也。〔讲〕风气鼓荡,听言不明,而有所惑乱。

⑨孟景春等《黄帝内经素问译释》马莳:"谓火气熏蒸,风亦行之,人有所言,难以听清,不免有惑也。"

⑩任廷革《任应秋讲〈黄帝内经〉素问》此词未具体注释。

⑪张灿玾等《黄帝内经素问校释》风行惑言:《类经》二十六卷第二十三注"热极风生,风热交炽,而人言惑乱也"。

⑫方药中等《黄帝内经素问运气七篇讲解》"风行惑言"一句,不好解释,各注家意见亦不一致。一种解释是:说假话,如王冰注"妄作讹言"。另一种解释是:由于天气太热,热极则生风,所以出现人言惑乱现象,如张介宾注"风行惑言,热极风生,风热交炽而人言惑乱也"。再一种解释是:天气炎热,再有大风,大风之中人讲话听不清楚,如马莳注"火气熏蒸,风亦行之,人有所言,难以清听,不免有惑也"。还有一种解释是:风自火出之形容句,如张志聪注"惑言者,嘻嘻嗝嗝,形容其风自火出也"。也还有解释为:天气炎热,人们心中忙乱,所以大家都胡说,如高世栻注"惑,眩乱也。火亢地赤,民心不宁,眩乱之言,见于风俗"。我们认为,"风行",即流行,流传。"惑言",即疑惑之言。"风行惑言",是承上句而言,意即对前述出现的暴热现象,大家都感到反常而又迷惑不解,于是流传种种猜测、解释。这样解释可能亦属强解,姑妄言之,以就正高明。

⑬王洪图等《黄帝内经素问白话解》热极生风,风火交炽,变化多而急速,难以尽言。

⑭郭霭春《黄帝内经素问白话解》惑言热极生风,风热交炽,有的人言语不清。

（3）刻终大温

①王冰《黄帝内经素问》刻终,谓昼夜水刻之终尽时也。大温,次热也。

②马莳《黄帝内经素问注证发微》然其发郁之际,百刻方终,而天气大温。

③张介宾《类经》刻终者,百刻之终也。日之刻数,始于寅初,终于丑末,此阴极之时也,故一日之气,惟此最凉。

④张志聪《黄帝内经集注》刻终者,谓一气分主六十日零八十七刻半,如三气之终,而大温将发于四之气也。

⑤高士宗《黄帝素问直解》火气欲发,则刻终大温。一气主六十日八十七刻半。如火欲发于四气,则三气之刻数将终。即有大温之气,敷布于外。

⑥黄元御《黄元御医书全集》百刻既终,大温不减。

⑦张琦《素问释义》此词未具体注释。

⑧高亿《黄帝内经素问详注直讲全集》〔讲〕刻漏将终,天气大温。

⑨孟景春等《黄帝内经素问译释》刻终,是丑时之末,寅时之初,相当于上午三时。大温,天气炎热。

⑩任廷革《任应秋讲〈黄帝内经〉素问》此词未具体注释。

⑪张灿玾等《黄帝内经素问校释》《类经》二十六卷第二十三注:"刻终者,百刻之终也。日之刻数,始于寅初,终于丑未,此阴极之时也,故一日之气,惟此最凉。"刻终大温,指每日百刻终尽之后,阴极阳生,气乃大温。

⑫方药中等《黄帝内经素问运气七篇讲解》"刻",即时刻。"刻终",即每天时刻之终刻。每天时刻起于寅初,即清晨三时许,终于丑末,即半夜二时许。"刻终大温",意即半夜两点以后,天气还很炎热。

⑬王洪图等《黄帝内经素问白话解》在三之气终了时,本应凉爽反而出现大

热,使人们汗出很多,这就预示火郁将要发作。

⑭郭霭春《黄帝内经素问白话解》一日百刻终了时,反而大热。

（4）其气四

①王冰《黄帝内经素问》（〔新校正云〕详二火俱发四气者何？盖火有二位,为水发之所,又大热发于申未,故火郁之发在四气也。）

②马莳《黄帝内经素问注证发微》正当六月中气大暑,日交土之四气。

③张介宾《类经》四气者,阳极之余也。

④张志聪《黄帝内经集注》此词未具体注释。

⑤高士宗《黄帝素问直解》四之气少阳相火。

⑥黄元御《黄元御医书全集》四气。

⑦张琦《素问释义》火本旺于夏,因其气郁,故发于未申之月。

⑧高亿《黄帝内经素问详注直讲全集》〔讲〕以少阳之四气。

⑨孟景春等《黄帝内经素问译释》发作的时间是在四之气。

⑩任廷革《任应秋讲〈黄帝内经〉素问》此词未具体注释。

⑪张灿玾等《黄帝内经素问校释》发作的时间,多在四气之时。

⑫方药中等《黄帝内经素问运气七篇讲解》"四",即四之气。"其气四",意即火郁之发的时间主要在四之气这一段时间中,亦即大暑以后至秋分以前,大约在7月中下旬至9月中下旬这一段时间。"四之气",本为太阴湿土主时,一般来说,应该是湿气偏胜。但是由于火郁之发的原因,在四之气这一段时间中,可以出现天气反热,应雨不雨,亦即前述之"湿化乃后"的反常变化。

⑬王洪图等《黄帝内经素问白话解》其发作的时间,一般是在四之气即大暑到秋分的时候。动后必静,阳极反阴,热极则生湿,于是雨湿之气发挥作用,万物因而生长收藏。

⑭郭霭春《黄帝内经素问白话解》发作的时候,是在四气当令之时。

（三）语句阐述

（1）火郁之发,太虚肿翳,大明不彰,炎火行,大暑至,山泽燔燎,材木流津,广厦腾烟,土浮霜卤,止水乃减,蔓草焦黄,风行惑言,湿化乃后。

①王冰《黄帝内经素问》肿翳,谓赤气也。大明,日也。（〔新校正云〕详经注二中"肿"字疑误。）太阴太阳在上,寒湿流于太虚,心火应天,郁抑而莫能彰显,寒湿盛已,火乃与行,阳气火光,故山泽燔燎,井水减少,妄作讹言,雨已愆期也。湿化乃后,谓阳亢主时,气不争长,故先旱而后雨也。

②马莳《黄帝内经素问注证发微》此言火郁之发,有时象,有气化,有民病,有时候,有先兆也。戊癸火岁,或太过而不务其德,或不及之岁,皆水胜土复则郁,郁极则发,其发何如？太虚迷漫,似肿而翳,大明不彰,炎火行,大暑至,山泽燔燎,材木流津热炙汁见,广厦腾烟,土浮咸卤如霜,止水减少,蔓草焦黄,风行惑言,火气熏蒸,风亦行之,人有所言,难以清听,不免有惑。湿气未布。

③张介宾《类经》水胜制火,火之郁也。肿字误,当作曛。盖火郁而发,热化大行,故太虚曛翳昏昧,大明反不彰也。燔燎腾烟,炎热甚也。材木流津,汁溶流也。霜注卤,水泉干涸而卤为霜也。止水,畜积之水也。风行惑言,热极风生,风热交炽而人言惑乱。湿化乃后,雨不至也。厦音夏。卤音鲁。

④张志聪《黄帝内经集注》大明,日月之光明也。火郁发而曛翳于上,则日月之明不彰。土浮霜卤者,水湿之气受郁热上蒸,而成如霜之卤也。惑言者,嘻嘻嗝嗝,形容其风火出也。风火相合,是以阴湿之气在后乃化。

⑤高士宗《黄帝素问直解》火气炎灼而热,故火郁之发,太虚如火曛而翳。日月之大明不彰,其时炎火行,大暑至,山泽之间如燔如燎。山泽燔燎,则材木之在山泽者,津汁外流。上天下地犹广厦也。火发烟腾。故广厦腾烟而土块之在广厦者,如霜卤之外浮矣。止水乃减,水因热涸。蔓草焦黄,火烈如焚也。惑,眩乱也。火亢地赤,民心不宁。眩乱之言,见于风俗。故风行惑言而湿化乃后。后,愆期也。

⑥黄元御《黄元御医书全集》金胜木败,不能生火,则火郁发作。发则天地曛赫,三光不明,炎火盛行,大暑来至,山泽燔燎,材木流津,广厦腾烟,土浮霜卤(地经日晒,色白如霜,乃卤气所结,如海水晒为盐也),止水乃减(止水无源,故干涸也),蔓草焦黄(蔓草延芊,津液不能灌注,故焦黄也),炎风灾物,讹言大起,地干土燥,湿化乃后。

⑦张琦《素问释义》霜卤,谓火极土燥,卤如白霜也。止水减者,井泉涸也。讹言四起,荧惑之所为。

⑧高亿《黄帝内经素问详注直讲全集》〔注〕肿,钟也,寒热气所钟聚也。翳,障蔽也。大明,日月也,彰显也,燔炙也。燎,纵火焚也。流津者,热炙汗出也。腾烟者,暑气上蒸也。土浮,土干上浮为尘也。霜卤,谓白卤。水减草枯,谓火甚也。风行惑言,谓风声不清,如惑乱之言也,湿化后者,湿土居君火之后也。

〔讲〕火郁之发,太虚之表,皆曛热蒙昧而蔽翳。虽大明之日月,悉为之不彰焉。由是炎火大行,大暑乃至,无论山泽燔燎焚炙,即此林木,亦流津汗出,兼至升腾之烟,及于广厦,上浮之土飞,若霜卤,推之止水为之减少,蔓草为之焦黄,且风因火动,火气熏蒸,风气鼓荡,听言不明,而有所惑乱。此亢阳独盛,阴雨难布,湿化所以乃后也。

⑨孟景春等《黄帝内经素问译释》肿:张介宾"'肿',字误,当作'曛'"。风行惑言:马莳"谓火气薰蒸,风亦行之,人有所言,难以听清,不免有惑也"。

火气郁而发作起来,天空曛翳昏昧,太阳反而不甚光明,炎火流行,暑热之气到来,山泽之间热如火烤,树木的津液被蒸而外流,高厅大厦之中犹如烟熏,地面浮现如霜卤之色,池水日渐减少,苍绿色的蔓草变为焦黄,热盛风生以致言语声音听不清而惑乱,湿气后期而至。

⑩任廷革《任应秋讲〈黄帝内经〉素问》此句未具体注释,总体概括此段为:(提要)辨五运郁发之象,"象"包括自然之象和人体之象。

⑪张灿玾等《黄帝内经素问校释》曛：黄赤色。大明：王冰注"大明，日也"。《礼记·礼器》："大明生于东，月生于西。"风行惑言：《类经》二十六卷第二十三注"热极风生，风热交炽，而人言惑乱也"。

火气郁而发作的情况是：太空中有黄赤之气遮避，太阳光不甚明亮，火炎流行，大暑乃至，高山湖泽似被火炎烧燎一样，木材流出液汁，广大的厦屋烟气升腾，地面上浮现出霜卤样物质，不流动的水减少，蔓草类焦枯干黄，风热炽盛，人们言语惑乱，湿之化气，乃后期而至。

⑫方药中等《黄帝内经素问运气七篇讲解》[火郁之发]"火郁"，即火气被郁。"火郁之发"，即火气被郁至极而发作。从岁运来说，水运太过之年可以由于水气偏胜，水来乘火而产生火郁现象，火运不及之年，也可以由于火运不及水气来乘而产生火郁现象。从岁气来说，在二之气少阴君火或三之气少阳相火用事这一段时间中，如果客气是太阳寒水也可以由于客胜主的原因而发生火郁现象。火郁至极就可以因郁而发，反侮其所不胜之气而表现出火气偏胜的气候及物候上的变化。以下原文就是描述火郁之发时自然气候和物候上的反常变化以及人体疾病上的特点。

[太虚肿翳，大明不彰]"太虚"，此指天空。"肿翳"，指昏暗不清。"大明"，指太阳。"不彰"，指不明亮。全句意即"火郁"之时，水气偏胜，因此天空阴暗，日月不明。值得提出的是，多数注家由于此句是在"火郁之发"句后，因此总从火象来强解此句，解释不通，甚至不惜改动原文。王冰注："肿翳谓赤气也。"《新校正》云："详经注中肿字疑误。"张介宾注："肿字误，当作曛，盖火郁而发，热化大行，故太虚曛翳昏昧，大明反不彰也。"马莳注："太虚迷漫，似曛而翳，大明不彰。"张志聪注："大明，日月之光明也，火郁发而曛翳于上，则日月之明不彰。"高世栻注："火气炎灼而热，故火郁之发，太虚如火曛而翳，日月之大明不彰。"总而言之，诸家均把此句作火郁而发时火热之象来理解，因此无法解释清"太虚肿翳，大明不彰"的含义。因为天气阴暗、日光不明的情况下不可能出现后文所述的"山泽燔燎，材木流津，广厦腾烟"等火热现象，所以都把"肿"字改成"曛"字对原句强解。我们认为，这一句所描述的并不是指火郁之发时而是指水胜火被郁时的自然景象。由于水气偏胜，所以才出现"太虚肿翳"，由于天气阴暗，所以才"大明不彰"。这些自然景象完全可以用水气偏胜加以解释，因此我们不从诸注。

[炎火行，大暑至，山泽燔燎，材木流津，广厦腾烟]"炎火行，大暑至"，指天气炎热。"山泽燔燎"，指烈日炎炎如火烧，不论在山上或水边都很炎热。"材木流津"，指树木因炎热而流出液汁。"广厦腾烟"，指高大的房子里也热得像火烧一样。全句意即火郁之发时，气候暴热，平时比较凉爽的地方如山上、水边、广厦内也都十分炎热。这是对火郁之发时自然景象的描述。

[土浮霜卤，止水乃减，蔓草焦黄]"土浮霜卤"，指土地发白，盐碱上泛。"止水"，指水井或水池中的水。"止水乃减"，指水井或水池中的水因天热而干枯或减

少。"蔓草焦黄",指野草因天热而焦枯发黄。这些都是对火郁之发时物候变化方面的描述。

[风行惑言]"风行惑言"一句,不好解释,各注家意见亦不一致。一种解释是:说假话,如王冰注:"妄作讹言。"另一种解释是:由于天气太热,热极则生风,所以出现人言惑乱现象,如张介宾注"风行惑言,热极风生,风热交炽而人言惑乱也"。再一种解释是:天气炎热,再有大风,大风之中人讲话听不清楚,如马莳注"火气熏蒸,风亦行之,人有所言,难以清听,不免有惑也"。还有一种解释是:风自火出之形容句,如张志聪注"惑言者,嘻嘻嗃嗃,形容其风自火出也"。也还有解释为:天气炎热,人们心中忙乱,所以大家都胡说,如高世栻注"惑,眩乱也。火亢地赤,民心不宁,眩乱之言,见于风俗"。我们认为,"风行",即流行,流传。"惑言",即疑惑之言。"风行惑言",是承上句而言,意即对前述出现的暴热现象,大家都感到反常而又迷惑不解,于是流传种种猜测、解释。这样解释可能亦属强解,姑妄言之,以就正高明。

[湿化乃后]"湿化",即雨化。"湿化乃后",意即火郁之发这一段时间中,天气炎热,下雨减少,雨季延后。这也就如张介宾注中所谓:"湿化乃后,雨不至也。"

⑬王洪图等《黄帝内经素问白话解》水气过分抑制火气,火气被郁已极而复气发作起来的情况如下:天空中有黄红之气遮蔽,太阳不很明亮,炎热的火气流行,暑热之气到来,山泽之间热如火烤,树木的汁液被蒸而外流,高厅大厦之上犹如烟熏,地面上浮起一层霜卤,池塘中的水日渐减少,蔓生的绿草变得焦黄。热极生风,风火交炽,变化多而急速,难以尽言,雨湿之气不能按时到来。

⑭郭霭春《黄帝内经素问白话解》大明:指日光。止水:井水、池水。蔓草:蔓生的草。风行惑言:热极生风,风热交炽,有的人言语不清。

火郁发作的时候,天空的太阳被遮盖,不很明亮的,炎火流行,暑热之气到来,山泽之间热如火烤,材木被烤得流出汁液,大厦上烟气升腾,地面浮起一层霜商,井水日渐减少,细茎而长的蔓草变得焦黄。由于热极风生,风热交炽,有的人言语不清,湿气的敷布也不能及时。

(2)故民病少气,疮疡痈肿,胁腹、胸、背、面、首、四支䐜愤,胪胀,疡痱,呕逆,瘛疭,骨痛、节乃有动,注下,温疟,腹中暴痛,血溢流注,精液乃少,目赤,心热,甚则瞀闷懊憹,善暴死。

①王冰《黄帝内经素问》火郁而怒,为土水相持,客主皆然,悉无深犯,则无咎也。但热已胜寒,则为摧敌,而热从心起,是神气孤危,不速救之,天真将竭,故死。火之用速,故善暴死。

②马莳《黄帝内经素问注证发微》故民病有为少气,为疮疡,为痈肿,为胁腹胸背、面首四肢䐜愤,为胪胀,为疡痱,为呕逆,为瘛疭,为骨痛,为节乃有动,为注下,为温疟,为腹中暴痛,为血溢,为流注,为少精液,为目赤,为心热,甚则为瞀闷,为懊憹,为善暴死也。

六元正纪大论篇

③张介宾《类经》此皆火盛之为病也。壮火食气，故少气。火能腐物，故疮痈。阳邪有余，故为膜塞愤闷、胪腔胀满、疡痱疮毒等患。火气上冲，故呕逆。火伤筋则瘛疭抽掣，火伤骨则骨痛难支，火伏于节则节乃有动，火在肠胃则注下，火在少阳则温疟，火实于腹则腹暴痛，火入血分则血溢流注，火烁阴分则精液乃少，火入肝则目赤，火入心则心热，火炎上焦则瞀闷，火郁膻中则懊憹。火性急速，败绝真阴则暴死。膜，昌真切。胪，间、卢二音。痱音肺。瘛音翅。疭音纵。懊音鏖。憹，乃包切。

④张志聪《黄帝内经集注》民病痱肿诸证，皆火热盛而精血伤也。少气者，火为气之贼也。瞀闷，肺气病也。火甚精伤，故善暴死。

⑤高士宗《黄帝素问直解》火热伤气，故民病少气，火气外越，故疮疡痱肿。湿化乃后，则湿气内逆，湿气内逆，湿气内逆则胁腹胸背，面首四支膜愤胪胀。火湿之气，郁于内外，则疡痱呕逆。火风之气，淫于内外，则瘛疭骨痛。节乃有动，火气下行，则注下。火气流经则温疟。火流中土则腹中暴痛。火动也血则血溢流注。火耗其精则精液乃少。精血皆胸则目赤心热，甚则心气自病，郁闷懊憹则善暴死，此火亢湿逆，风火并行而有如是之病也。

⑥黄元御《黄元御医书全集》动极生静，阳衰阴长，湿令续起。乃化乃成。火生土也。热气淫洪，传之于人，壮火刑金，民病少气，胁腹胸背面首四肢郁热搏结，(膜)愤胪胀，疮疡痱肿，疡痱流注，筋挛骨痛(筋急为瘛，筋缓为疭)，关节动摇，热极风生。腹中暴痛，呕逆注泄，温疟发生，经血流溢，精液枯槁，目赤心热，甚则瞀闷懊憹，善于暴死。

⑦张琦《素问释义》皆火逆之诊。

⑧高亿《黄帝内经素问详注直讲全集》〔注〕少气，火伤气也，疮疡痱肿，膜愤胪胀疡怫，火气行于表也。火上升，故呕逆；火伤筋，故瘛疭；火伏骨节，故骨痛支节动。至若注下温疟，腹暴痛，血溢流注，液少心热、瞀闷、懊憹等证，皆火气行于里也。

〔讲〕斯时也，民之感火气而为病者，或为少气，或为疮疡痱肿，或为胁腹胸背，面首四肢，膜愤胪胀，疡怫呕逆，瘛疭骨痛，节乃有动，注下温疟，腹中暴痛，血溢流注，精液少，目赤心热等证，甚则瞀闷、懊憹，善暴死者，皆火热之为病也。

⑨孟景春等《黄帝内经素问译释》所以人们多病呼吸气短，疮疡痱肿，胁腹、胸、背、头面、四肢胀满不舒，疮疡痱疹，呕逆，四肢抽搐，骨节游走疼痛，泄泻，温疟，腹中急剧疼痛，血热妄行，出血如流，精液减少，目红赤，心中烦热，甚至昏蒙烦闷，心中懊憹不宁，容易猝然死亡。

⑩任廷革《任应秋讲〈黄帝内经〉素问》此句未具体注释，总体概括此段为：(提要)辨五运郁发之象，"象"包括自然之象和人体之象。

⑪张灿玾等《黄帝内经素问校释》所以人们易患少气，疮疡痱肿，胁腹胸背，头面四肢，胀满而不舒适，生疮疡与痱子，呕逆，筋脉抽搐，骨节疼痛而抽动，泄泻不

止,温疟,腹中急剧疼痛,血外溢流注不止,精液乃少,目赤,心中烦热,甚则昏晕烦闷懊恼等病,容易突然死亡。

⑫方药中等《黄帝内经素问运气七篇讲解》"少气",即气少、气虚。《素问·阴阳应象大论》谓:"壮火之气衰","壮火食气","壮火散气","热伤气"。这就是说,人体在炎热的气候或高热的环境中,或在因病高热的情况下,都可以由于高热的消耗而使人发生气虚,从而表现出气虚的症状和体征。"民病少气",意即火郁之发时,气候炎热,人体容易出现气虚的证候。

[疮疡痈肿,胁腹胸背,面首四支,瞋愤胕胀]"疮疡痈肿",即皮肤生疮。"瞋愤",胀满的形容词,意即膨膨然若不能容。"胕",指腹前肉。"胕胀",即腹胀。全句意即火郁之发时,可以由于炎热的原因而在临床上出现全身头面四肢、胸胁背腹等部位的胀满症状。

[疡痱呕逆]"疡",指疮疡。"痱",(fèi 音费),"痱"的异体字。"痱",一指"风痱"病。《诸病源候论·风痱候》谓:"风痒之状,身体无痛,四肢不收,神智不乱,一臂不遂者,风痱也。"也指痱子,亦即汗疹。此处以作汗疹解为好。全句意即火郁之发时,天气炎热,人体容易出现皮肤生疮或痱子,或出现呕吐恶心等消化道症状。

[瘈疭骨痛,节乃有动]"瘈疭",即四肢拘急痉挛抽动。"节",即肢节。"动",即抽动。全句意即火郁之发时,气候炎热,人体亦易外感热邪、热极生风而在临床上出现疼挛拘急抽搐的症状。

[注下]"注下",即急性痢疾。急性下痢多属湿热。此处意即火郁之发时可以出现痢疾。

[温疟]"温疟"为疟疾的一个类型。《素问·疟论》谓:"先热而后寒,名曰温疟。"《金匮要略·疟病脉证并治》谓:"温疟者,其脉如平,身无寒但热,骨节疼烦,时呕。"这就是说,温疟的临床特点主要是先热后寒或但热不寒。此处意即火郁之发时,可以发生疟疾,特别是容易发生温疟。

[腹中暴痛]"暴痛",即突然疼痛。"腹中暴痛",多数情况下属于里热、里实证。此处意即火郁之发时,人体易感热邪而发生腹中暴痛。

[血溢流注]"血溢流注",即出血。人体出血,在多数情况下与血热妄行有关。此处意即火郁之发时,人体容易因感受热邪而发生出血。

[精液乃少]"精液",此处是人体津液、血液、包括主生殖的精液在内的统称。气候炎热或人体里热炽盛时,人体阴精的消耗相应增加,因而阴精的储藏也相应减少。此处意即火郁之发时,气候炎热,人体易感受热邪而发生热病,因此精液耗损不足,所以原文谓"精液乃少"。

⑬王洪图等《黄帝内经素问白话解》在这种气候条件下,人们易患少气,疮疡痈肿,胁、腹、胸、背、面、头、四肢胀满,疮疡痱疹,呕吐,抽搐拘挛,骨痛、关节游走性疼痛,急性腹泻,温疟,腹中暴痛,血热妄行、血液流出,精液减少,目赤,心热,甚至烦闷神昏,猝然死亡等病证。

⑭郭霭春《黄帝内经素问白话解》胪:皮。

所以人们多患气不足,疮疡痈肿,胁腹胸背,面头四肢胀大,肉皮发紧,或生痹疹,呕逆,四肢抽搐挛急,骨痛,骨节里像有东西蠕动,泄泻如注,温疟,腹中急剧疼痛,血热妄行,出血如流,津液减少,眼目红赤,心中烦热,甚至昏昏烦闷,心中懊恼不安,常常突然死亡等病。

(3)刻终大温,汗濡玄府,其乃发也。其气四,动复则静,阳极反阴,湿令乃化乃成,华发水凝,山川冰雪,焰阳午泽,怫之先兆也。

①王冰《黄帝内经素问》刻终,谓昼夜水刻之终尽时也。大温,次热也。玄府,汗空也。汗濡玄府,谓早行而身蒸热也。刻尽之时,阴盛于此,反无凉气,是阴不胜阳,热既已萌,故当怒发也。(〔新校正云〕详二火俱发四气者何?盖火有二位,为水发之所,又大热发于申未,故火郁之发,在四气也。)火怒烁金,阳极过亢,畏火求救土中,土救热金,发为飘骤,继为时雨,气乃和平,故万物由是乃生长化成。壮极则反,盛亦何长也。谓君火王时,有寒至也,故岁君火发,亦待时也。

②马莳《黄帝内经素问注证发微》然其发郁之际,百刻方终,而天气大温,汗濡玄府,汗空。正当六月中气大暑,日交土之四气,则其郁乃发也。上文言湿化乃后,而至此则动极复静,阳极阴生,湿令为化为成矣。方其始时,华发水凝,草木之叶凝脂。山川冰雪,山川之雪为冰。焰阳当午而润,乃怫郁之先兆,后乃郁久而极耳。

③张介宾《类经》刻终者,百刻之终也。日之刻数,始于寅初,终于丑末,此阴极之时也,故一日之气,惟此最凉。刻终大温而汗濡玄府,他热可知矣。玄府,汗空也。火本王于夏,其气郁,故发于未申之四气。四气者,阳极之余也。上文言湿化乃后,至此则火王生土,故动复则静,阳极反阴。土气得行,湿令复至,故万物得以化成也。群华之发,君火二气之候也。午泽,南面之泽也。于华发之时而水凝冰雪,见火气之郁也。于面南之泽而焰阳气见,则火郁将发之先兆也。

④张志聪《黄帝内经集注》刻终者,谓一气分主六十日零八十七刻半,如三气之终,而大温将发于四之气也。玄府,汗空也。动复则静,阳极反阴者,少阴所至为热生,终为寒,少阴之从本从标也。湿令乃化乃成者,少阳所至为火生,终为蒸溽也。水凝冰雪,寒之胜也。光华之气,发于水凝。焰阳之热,生于午泽,山泽通气也。此二火之气受寒气之郁极,而将复发也。按五行之中有二火,阳火以明而在天,阴火以位而在地。华发水凝者,阳火之将发也。焰阳午泽者,阴火之郁复也。阳火由水中而生,阴火从地泽而发。(眉批)天地为人之大厦。玉师曰:广厦腾烟,有火灾也。惑言二字列于气化之中,不在民病之内,不当作民病解。又:水受土制而化火,故曰水凝,如流行则不生化矣。

⑤高士宗《黄帝素问直解》火气欲发,则刻终大温。一气主六十日八十七刻半。如火欲发于四气,则三气之刻数将终。即有大温之气,敷布于外,若汗濡玄府,此其火郁乃发之候也。四之气少阳相火。故其气四,原共火郁之时,火性至动,归复则静。复犹伏也。动复则静,乃阳极反阴之义。阳极反阴则湿令乃化乃成。湿

令化成,则光华欲发而水凝之,山川呈色而冰雪之。焰阳之火,归于午泽,此火气怫郁之先兆。惟其郁之,是以发之。

⑥黄元御《黄元御医书全集》火郁将发,热气先动,百刻既终,大温不减,汗孔夜开,皮毛不阖(玄府,汗孔),而乃发也。君火主二气,相火主三气,郁极而发,后时而动,故在四气。凡二三气时,草木华发,而水犹凝沍,山川之阴,冰雪未消,大泽之南,焰阳已动,便是二火怫郁之先兆也。

⑦张琦《素问释义》王(冰)注:刻终,谓尽夜水刻之终尽时也。阴盛于此,反无凉气,是阴不胜阳,热既已萌,故当怒发也。火本旺于夏,因其气郁,故发于未申之月。湿旺于长夏,火过甚故有霜卤井涸之候俟。其气已湿化乃行,而物以生长化成,壮极则反,理之常也。王(冰)注:谓君火王时,有寒至也。按:焰阳句疑有误。

⑧高亿《黄帝内经素问详注直讲全集》〔讲〕不特民病如是,且发郁之时,阳气用事,刻漏将终,天气大温,膝理之际,名为玄府者,皆汗甚而濡湿,此其故何哉?盖火郁之发也,以少阳之四气,相火主之,兼火主阳为动。土主阴为静,天道之常动,复则静,阳极反阴,湿令居火之后,至此而乃化、乃成焉。方其始发之征,草木之叶凝脂,山川之雪为冰,焰阳当午,而润泽能从此景辨来,便知火气怫郁之先兆也。

⑨孟景春等《黄帝内经素问译释》刻终大温:刻终,是丑时之末,寅时之初,相当于上午三时。大温,天气炎热。焰阳午泽:午泽,即面南之泽。焰阳,指阳气上腾。

寅时应该凉爽而反大热,汗液不断从汗孔流出,这是火郁开始发作的现象。发作的时间是在四之气。动后必静,阳之极反为阴,而后湿土之气敷布,则万物因而化成,花开之时,又见河水结冰,雪霜降地,则火气正被郁抑,若见朝南之池塘有阳气上腾,是其将发之先兆。

⑩任廷革《任应秋讲〈黄帝内经〉素问》此句未具体注释,总体概括此段为:(提要)辨五运郁发之象,"象"包括自然之象和人体之象。

⑪张灿玾等《黄帝内经素问校释》刻终大温:《类经》二十六卷第二十三注"刻终者,百刻之终也。日之刻数,始于寅初,终于丑未,此阴极之时也,故一日之气,惟此最凉"。刻终大温,指每日百刻终尽之后,阴极阳生,气乃大温。华发水凝:《类经》二十六卷第二十三注"群华之发,君火二气之候也……于华发之时,而水凝冰雪,见火气之郁也"。"华"同"花"。焰阳午泽:马蒔注"焰阳当午而润"。《类经》二十六卷第二十三注:"午泽,南面之泽也……于面南之泽而焰阳气见,则火郁将发之先兆也。"张志聪注:"焰阳之热,生于午泽……焰阳午泽者,阴火之欲复也,阳火由水中而生,阴火从地泽而发,报复也。"今从张志聪意,指焰阳之气于午时自泽中蒸发而出。

每日在百刻终尽之后,阳气来复,气候大温,汗湿汗孔,这就是火郁开始发作的现象,发作的时间,多在四气之时。事物动极则静,阳极则阴,热极之后,湿气乃化乃成。花开之时又见水结成冰,山川出现冰雪,则火乃被郁,而于午时,见有阳热之气生于湖中,乃是火郁将发的先兆。

⑫方药中等《黄帝内经素问运气七篇讲解》[刻终大温,汗濡玄府,其乃发也]"刻",即时刻。"刻终",即每天时刻之终刻。每天时刻起于寅初,即清晨三时许,终于丑末,即半夜二时许。"刻终大温",意即半夜两点以后,天气还很炎热。"玄府",即汗孔。"汗濡玄府",意即汗出不止。全句意即火郁之发时,天气十分炎热,到了半夜热仍不退,汗出不止,于此可见天热之甚。所以张介宾注云:"刻终者,百刻之终也。日之刻数,始于寅初,终于丑末,此阴极之时也,故一日之气,惟此最凉。刻终大温而汗濡玄府,他热可知矣。玄府,汗空也。"

[其气四]"四",即四之气。"其气四",意即火郁之发的时间主要在四之气这一段时间中,亦即大暑以后至秋分以前,大约在 7 月中下旬至 9 月中下旬这一段时间。"四之气",本为太阴湿土主时,一般来说,应该是湿气偏胜。但是由于火郁之发的原因,在四之气这一段时间中,可以出现天气反热,应雨不雨,亦即前述之"湿化乃后"的反常变化。

[动复则静,阳极反阴]"动",指阳热炽甚。"动复则静",意即阳热过甚就要向相反方面转化,由阳动变为阴静。"阳极反阴",这是对前述"动复则静"的解释,意即重阳必阴,重阴必阳,阳气偏胜到了极度,就一定要向阴的方面转化。这是自然变化的规律。全句意即火郁之发时气候暴热,但炎热过甚,又会出现寒凉,以求自调。

[湿令乃化乃成]"湿令",即太阴湿土主时之令。前已述及,火郁之发,多在四气,因此"湿化乃后"。"湿令乃化乃成",意即如果火郁之发以后,由于阳热偏胜而出现"动复则静,阳极反阴"现象时,则湿气主时的作用便继之出现,植物仍然可以成熟。这也就是张介宾所谓:"动复则静,阳极反阴,土气得行,湿令复至。故万物得以化成也。"

[华发水凝,山川冰雪,焰阳午泽,怫之先兆也]"华",同花。"发",指开放。"水凝",即结冰。"焰阳",即太阳。"午",指南方。"泽",即南方沼泽之地。此节前两句是说火被寒郁,意即春夏季节,百花开放之时,但是天气反常,出现了冰雪,火被寒郁而出现火郁现象。这就是原文所谓"华发水凝,山川冰雪"。但是,如果出现了烈日当空,南方沼泽之地本来比较凉爽而感到炎热时,则预示被郁的火气即将发作。这就是原文所谓"焰阳午泽,怫之先兆"。张介宾注此云:"群华之发,君火二气气候也。午泽,南面之泽也,于华发之时而水凝冰雪,见火气之郁也。于南面之泽而焰阳气见,则火郁将发之先兆也。"

⑬王洪图等《黄帝内经素问白话解》焰阳午泽:午泽即面南之泽,焰阳指阳气上腾。

在三之气终了时,本应凉爽反而出现大热,使人们汗出很多,这就预示火郁将要发作。其发作的时间,一般是在四之气即大暑到秋分的时候。动后必静,阳极反阴,热极则生湿,于是雨湿之气发挥作用,万物因而生长收藏。因火被寒郁,故在二之气群花应当开放时,反而河水结冰,寒霜降地。如果见到南面的池塘有阳气升腾,便是火郁将发之先兆。

⑭郭霭春《黄帝内经素问白话解》刻终大温:一日百刻终了时,反而大热。午泽:南面的池泽。

一日的刻数终了时,应该凉爽而反大热,汗液从汗孔里发出湿润来,这就表明大暑的天气要发作了,它发作的时候,是在四气当令之时。动后必静,阳之极反为阴,热极则生湿,湿土之气敷布则万物因而化成。当百花开放之时,河水却结冰,霜雪满地,那是火气正被郁抑,若见朝南的池塘,有阳气上腾,就是郁积将发的先兆。

第九十二解

(一)内经原文

有怫之应,而后**报**也,皆观其极而乃发也。木发无时,水随火也。谨候其时,病可与期,失时反岁,五气不行,生化收藏,政无恒也。

(二)字词注释

(1)有怫之应

①王冰《黄帝内经素问》应为先兆,发必后至,故先有应而后设也。物不可以终壮,观其壮极则怫气作焉,有郁则发,气之常也。

②马莳《黄帝内经素问注证发微》此词未具体注释。

③张介宾《类经》此词未具体注释。

④张志聪《黄帝内经集注》如华发水凝,焰阳午泽,怫之应也。

⑤高士宗《黄帝素问直解》此词未具体注释。

⑥黄元御《黄元御医书全集》有怫郁之征应。

⑦张琦《素问释义》此词未具体注释。

⑧高亿《黄帝内经素问详注直讲全集》〔讲〕必有怫郁之应。

⑨孟景春等《黄帝内经素问译释》五郁发作必有先兆。

⑩任廷革《任应秋讲〈黄帝内经〉素问》此词未具体注释。

⑪张灿玾等《黄帝内经素问校释》五气之郁,必有先兆。

⑫方药中等《黄帝内经素问运气七篇讲解》"怫",同复。"应"反应,此处指征兆。

⑬王洪图等《黄帝内经素问白话解》先有抑郁的征兆。

⑭郭霭春《黄帝内经素问白话解》有将发的先兆。

(2)报

①王冰《黄帝内经素问》此字未具体注释。

②马莳《黄帝内经素问注证发微》此字未具体注释。

③张介宾《类经》报。

④张志聪《黄帝内经集注》复也。

⑤高士宗《黄帝素问直解》报犹发也。

⑥黄元御《黄元御医书全集》报复。

⑦张琦《素问释义》此字未具体注释。

⑧高亿《黄帝内经素问详注直讲全集》〔注〕〔讲〕报。

⑨孟景春等《黄帝内经素问译释》报复。

⑩任廷革《任应秋讲〈黄帝内经〉素问》此字未具体注释。

⑪张灿玾等《黄帝内经素问校释》报复。

⑫方药中等《黄帝内经素问运气七篇讲解》指发作。

⑬王洪图等《黄帝内经素问白话解》报复之气。

⑭郭霭春《黄帝内经素问白话解》报复。

（三）语句阐述

（1）有怫之应，而后报也，皆观其极而乃发也。

①王冰《黄帝内经素问》应为先兆，发必后至，故先有应而后设也。物不可以终壮，观其壮极则怫气作焉，有郁则发，气之常也。

②马莳《黄帝内经素问注证发微》故必有怫之应，而后有所报，皆观其极而乃发也。

③张介宾《类经》此以下，总结上文郁发之义也。凡应有先兆，报必随之。盖物极则变，故郁极乃发。土金火之郁发，各有其时。惟风木善行数变，上文云其气无常，即木发无时也。水能胜火，上文云其气二火前后，即水随火也。

④张志聪《黄帝内经集注》报，复也。如华发水凝，焰阳午泽，怫之应也。阳极反阴，山川冰雪，郁之极也。

⑤高士宗《黄帝素问直解》总结上文郁发之意。言当谨候其时也。报犹发也。上文云，怫之先兆，乃有怫之应而后发也。皆观其郁之极而乃发也。

⑥黄元御《黄元御医书全集》有怫郁之征应，而后能报复，物极则反，皆至其极，而乃发也（郁极而发，乃能报复）。

⑦张琦《素问释义》此句未具体注释。

⑧高亿《黄帝内经素问详注直讲全集》〔批〕五郁之发各有其期，岁木无定时，水随乎火，而怫之先兆，要未始不可谨候也。

〔注〕此结上文五常之气，而以有复必报，明其郁极而发之故也。

〔讲〕由此观之，必有怫郁之应，而后乃有复气为报也。凡此皆所以观其郁极而乃发也。

⑨孟景春等《黄帝内经素问译释》五郁发作必有先兆，而后才发生报复之气，而报复之气都是抑郁到极度，然后才发作的。

⑩任廷革《任应秋讲〈黄帝内经〉素问》此句未具体注释，总体概括此段为：（提要）辨五运郁发之象，"象"包括自然之象和人体之象。

⑪张灿玾等《黄帝内经素问校释》五气之郁，必有先兆，而后乃发生报复之气，

都是在郁极的时候,开始发作。

⑫方药中等《黄帝内经素问运气七篇讲解》[有怫之应而后报也]"怫",同复。"应"反应,此处指征兆。"报",指发作。全句意即复气将发之前,先有征兆;征兆出现之后,发作紧接而来。王冰注此云:"应为先兆,发必后至,故先有应而后发也。"

[皆观其极而乃发也]"极",指郁到了极度。"发",指发作。本句意即五气被郁积到了极度就必然发作出来,因此,观察郁极情况就可以预示发作即将到来。所以王冰注此云:"物不可以终壮,观其壮极,则怫气作焉,有郁则发,气之常。"

⑬王洪图等《黄帝内经素问白话解》先有抑郁的征兆,而后就有报复之气发作。凡是报复之气都是在被郁已极的时候暴发的。

⑭郭霭春《黄帝内经素问白话解》有将发的先兆,而后才有报复之气。凡是报复之气据观察都是郁积到了极点,然后才发作的。

(2)木发无时,水随火也。谨候其时,病可与期,失时反岁,五气不行,生化收藏,政无恒也。

①王冰《黄帝内经素问》应为先兆,发必后至,故先有应而后发也。物不可以终壮,观其壮极,则怫气作焉,有郁则发,气之常也。人失其时,则候无期准也。

②马莳《黄帝内经素问注证发微》彼木发无时,不与四运同者,以水为阴,火为阳,而水火者为阴阳之征兆,自五行而言,则水生木,木生火;自相胜而言,则水胜火,水火相随。所以木不主时,而风行不常也。上节云:其气无常。谨候五部之时,而各病可以与合,否则不候其时,是谓先时反岁,五气不行,而凡生化收藏,皆不恒其政矣。

③张介宾《类经》知时气,则病气可与期。失时气,则五气之行尚不能知,又焉知生化收藏之常政哉!

④张志聪《黄帝内经集注》风气行于四时,是以木发无时。水发于二火前后,故水随火也。按戊癸化火,火生于水泽之中,水火之相合也。是以华发水凝,水随火发。谨候其时,则病可期而知,亦可以先期而调之。失时,失五音六气所主之时。反岁,逆司天在泉之岁气,不能使之上下合德,无相夺伦。五气不行者,不能使五运宣行,致乖其生化收藏之常政矣。

⑤高士宗《黄帝素问直解》上文火郁发于四气,金郁发于五气,适当其时。木气无常,则木发无时也。又土湿发于四气之火,水之郁复发于二火前后,是水随火也。故当谨候其郁发之时。则民病可与相期。若失时反岁,五气不行,则生化收藏之政,无有恒也。是必谨候其时,庶民病可期而生化收藏有恒政矣。

⑥黄元御《黄元御医书全集》土无专位,木发无时(其气无常),水随火发,阳亢则动(其气二火前后),土金火之郁发,各有其时。谨候其时,病可与期,失其时而反其岁,则五气紊乱,生长化收藏之政皆昧其恒,不知何气之来,安知何病之作也?

⑦张琦《素问释义》此句未具体注释。

⑧高亿《黄帝内经素问详注直讲全集》[讲]但火郁、土郁、金郁之发各有定期,

惟此风木善行数变,发无定时。寒水能制火热,其发亦无常候,而每随乎二火之前后也。故治病者,必谨候此郁气当发之时,得其朕兆,明其变动,病乃可与期矣。若失其当发之时,反其气立之岁,则五气不能运行,举凡生化收藏,皆失其用,而五常之政,反无常也,求斯道者其知之。

⑨孟景春等《黄帝内经素问译释》木的复气发无定时,水则发于二火前后。只要细心察其时令,则疾病产生之原因也可以知道了,若不知时令岁气与五行之气生长收藏的一般法则,就不能够知道胜复的异常变化了。

⑩任廷革《任应秋讲〈黄帝内经〉素问》此句未具体注释,总体概括此段为:(提要)辨五运郁发之象,"象"包括自然之象和人体之象。

⑪张灿玾等《黄帝内经素问校释》木郁的发作,没有固定的时间,水郁的发作,在君、相二火主时的前后。细心地观察时令,发病的情况是可以预测的,失于正常的时令及岁气运行的规律,则五行之气运行错乱,生长化收藏的政令,也就不正常了。

⑫方药中等《黄帝内经素问运气七篇讲解》[木发无时,水随火也]"木发无时",即木郁之发,没有一定时间。这也就是前述之"木郁之发……其气无常"。"水随火也",即水郁之发,总在二之气、三之气前后。这也就是前述之"水郁之发……其气二火前后"。全句意即五郁之发除木郁、水郁之发,其余均有一定发作时间:土郁之发在四之气,金郁之发在五之气,火郁之发在四之气。惟有木郁之发无定时,水郁之发在二气、三气前后。

[谨候其时,病可与期]"时",指五气郁而发的时间。"期",指可以预测各种疾病的发作情况。"谨候其时,病可与期",意即如果能够注意观测五气因郁而发的时间,那么就能够预测人体相应疾病的发作情况。

[失时反岁,五气不行,生化收藏,政无恒也]"失时反岁",即时令气候反常。"五气不行",即风火湿燥寒五气失其正常运行。"生化收藏",指各种物化现象将会受到影响。"恒",指恒定。"政无恒也",指自然气候变化并非一成不变。全句意即前句虽说"谨候其时,气可与期",但是由于自然气候变化的复杂性,并非一成不变,因此也不能完全机械对待。这一小段是对前述五郁之发的小结。

⑬王洪图等《黄帝内经素问白话解》木的复气发作没有固定的时间,水的复气发作在君、相二火主持时令的先后。只要仔细观察时令,就可以预测疾病发生的情况了。若不了解每年运气的正常变化,不掌握四时五行以及生长化收藏的一般规律,就不能根据胜复之气的变化来防治疾病

⑭郭霭春《黄帝内经素问白话解》木的复气,发作没有定时,水的复气,发作在二火的前后,仔细察看它的时令,那么疾病产生的原因就可以知道了。如果不知时令,违反岁气,就是五行之气失其运行,生化收藏之事,都没有了常规,那还能够知道胜复的异常变化吗?

第九十三解

（一）内经原文

帝曰：水发而雹雪，土发而飘骤，木发而毁折，金发而清明，火发而曛昧，何气使然？岐伯曰：气有多少，发有微甚。微者**当其气**，甚者**兼其下**，征其**下气**而见可知也。帝曰：善。五气之发，**不当位者**何也？岐伯曰：命其差。帝曰：差有数乎？岐伯曰：后皆三十度而有奇也。

（二）字词注释

（1）当其气

①王冰《黄帝内经素问》此词未具体注释。

②马莳《黄帝内经素问注证发微》各当五行之位也。

③张介宾《类经》此词未具体注释。

④张志聪《黄帝内经集注》当其本气而自发也。

⑤高士宗《黄帝素问直解》得其本位之气也。

⑥黄元御《黄元御医书全集》仅当其气。

⑦张琦《素问释义》此词未具体注释。

⑧高亿《黄帝内经素问详注直讲全集》〔讲〕仅当其四时已旺之本气而已。

⑨孟景春等《黄帝内经素问译释》但见其本气之变。

⑩任廷革《任应秋讲〈黄帝内经〉素问》此词未具体注释。

⑪张灿玾等《黄帝内经素问校释》指郁气的发作，只限于本气当令之时。

⑫方药中等《黄帝内经素问运气七篇讲解》指当其本气主时之时发作，如土郁之发在四气，金郁之发在五之气等。

⑬王洪图等《黄帝内经素问白话解》只限于本气发生变化。

⑭郭霭春《黄帝内经素问白话解》正当其本气。

（2）兼其下

①王冰《黄帝内经素问》各征其下，则象可见矣。故发兼其下，则与本气殊异。

②马莳《黄帝内经素问注证发微》兼其承下之气。

③张介宾《类经》此词未具体注释。

④张志聪《黄帝内经集注》兼其下者，水发而兼土之雹雪，土发而兼木之飘骤，木发而兼金之毁折，金发而兼火之清明，火发而兼水之曛昧。盖分别此章之复乃受六气之郁，非五运之自相胜复也。

⑤高士宗《黄帝素问直解》兼得下时之气也。

⑥黄元御《黄元御医书全集》兼其下气。

⑦张琦《素问释义》此词未具体注释。

⑧高亿《黄帝内经素问详注直讲全集》〔讲〕兼其承下之气焉。

⑨孟景春等《黄帝内经素问译释》兼见其下承之气的变化。

⑩任廷革《任应秋讲〈黄帝内经〉素问》此词未具体注释。

⑪张灿玾等《黄帝内经素问校释》指气郁而发作,除本气之外,兼见其下承之气。王冰注:"六气之下,各有承气也。则如火位之下,水气承之;水位之下,土气承之;土位之下,木气承之;木位之下,金气承之;金位之下,火气承之;君位之下,阴精承之。各征其下,则象可见矣。故发兼其下,则与本气殊异。"

⑫方药中等《黄帝内经素问运气七篇讲解》指在其本气主时的下一步发作,例如火郁之发在四之气等。

⑬王洪图等《黄帝内经素问白话解》则兼见下承之气的变化。

⑭郭霭春《黄帝内经素问白话解》兼其下承之气。

(3)下气

①王冰《黄帝内经素问》承气。

②马莳《黄帝内经素问注证发微》下气。

③张介宾《类经》下承之气。

④张志聪《黄帝内经集注》此词未具体注释。

⑤高士宗《黄帝素问直解》下气。

⑥黄元御《黄元御医书全集》下气。

⑦张琦《素问释义》此词为具体注释。

⑧高亿《黄帝内经素问详注直讲全集》〔讲〕承下之气。

⑨孟景春等《黄帝内经素问译释》下承之气。

⑩任廷革《任应秋讲〈黄帝内经〉素问》此词未具体注释。

⑪张灿玾等《黄帝内经素问校释》下承之气

⑫方药中等《黄帝内经素问运气七篇讲解》下一步的气候。

⑬王洪图等《黄帝内经素问白话解》下承之气。

⑭郭霭春《黄帝内经素问白话解》观察。

(4)不当位

①王冰《黄帝内经素问》言不当其正月也。

②马莳《黄帝内经素问注证发微》不合于本位者。

③张介宾《类经》谓有不应其时也。

④张志聪《黄帝内经集注》不当其本位而发者。

⑤高士宗《黄帝素问直解》此词未具体注释。

⑥黄元御《黄元御医书全集》不应其时也。

⑦张琦《素问释义》此词未具体注释。

⑧高亿《黄帝内经素问详注直讲全集》〔注〕谓不当其时也。〔讲〕不当于本位。

⑨孟景春等《黄帝内经素问译释》不应时。

⑩任廷革《任应秋讲〈黄帝内经〉素问》此词未具体注释。

⑪张灿玾等《黄帝内经素问校释》此词未具体注释。

⑫方药中等《黄帝内经素问运气七篇讲解》即不应时而来。

⑬王洪图等《黄帝内经素问白话解》不与它所主的时令相应。

⑭郭霭春《黄帝内经素问白话解》不应其时。

（5）数

①王冰《黄帝内经素问》言日数也。

②马莳《黄帝内经素问注证发微》此字未具体注释。

③张介宾《类经》言日数也。

④张志聪《黄帝内经集注》数，如字。

⑤高士宗《黄帝素问直解》数。

⑥黄元御《黄元御医书全集》此字为具体注释。

⑦张琦《素问释义》此字未具体注释。

⑧高亿《黄帝内经素问详注直讲全集》〔注〕度数三十度而有奇。

⑨孟景春等《黄帝内经素问译释》日数。

⑩任廷革《任应秋讲〈黄帝内经〉素问》此字未具体注释。

⑪张灿玾等《黄帝内经素问校释》不在其应发之时。

⑫方药中等《黄帝内经素问运气七篇讲解》此字未具体注释。

⑬王洪图等《黄帝内经素问白话解》一定的日数。

⑭郭霭春《黄帝内经素问白话解》有差数。

（三）语句阐述

（1）帝曰：水发而雹雪，土发而飘骤，木发而毁折，金发而清明，火发而曛昧，何气使然？岐伯曰：气有多少，发有微甚。微者当其气，甚者兼其下，征其下气而见可知也。

①王冰《黄帝内经素问》六气之下，各有承气也。则如火位之下，水气承之；水位之下，土气承之；土位之下，木气承之；木位之下，金气承之；金位之下，火气承之；君位之下，阴精承之。各征其下，则象可见矣。故发兼其下，则与本气殊异。

②马莳《黄帝内经素问注证发微》此言五郁之发，有多少微甚之异也。《六微旨大论》曰：水位之下，土气承之。盖冬水极，土生承之，从微渐化，至长夏著也。今水发而雹雪，以寒水之零，半兼土承之，故雹雪。土位之下，木气承之。盖长夏土极，木生承之，从微渐化，至春著也。今土发而飘骤，以土湿之雨，半兼风承之，故飘骤。金位之下，火气承之。盖秋金极，火生承之，从微渐化，至夏著也，今金发而清明，以金燥之清，半兼火承之，故清明火位之下，阴精承之。夏君火极，阴精承之，从微渐化，至冬著也，今火发而曛昧，以火热之明，半兼水承之，故曛昧。是其五行之气有多少，故所发之郁有微甚，微者即其所发，各当五行之位也；甚者兼其承下之气，而验其下气而见者也。

③张介宾《类经》此发明承制之义也。气有多少，太过不及也。发有微甚，郁微则发微，郁甚则发甚也。微者当其气，本气之见也。甚者兼其下，承气兼见也。

如水位之下,土气承之;土位之下,木气承之;土位之下,金气承之;金位之下,火气承之;火位之下,水气承之是也。故水发之微者为寒,甚者为雹雪,是兼乎土,雹雪之体如土故也。土发之微者为湿,甚者为飘骤,是兼乎木,风主飘骤故也。木发之微者为风,甚者为毁折,是兼乎金,金主杀伐故也。金发之微者为燥,甚者为清明,是兼乎火,火主光明故也。火发之微者为热,甚者为曛昧,是兼乎水,水主昏昧故也。征,证也。取证于下承之气,而郁发之微甚可知矣。

④张志聪《黄帝内经集注》此申明五运之郁受六气之胜制也。按《六微旨论》曰:愿闻地理之应六节气位何如?岐伯曰:显明之右,君火之位也。君火之右,退行一步,相火治之;复行一步,土气治之;复行一步,金气治之;复行一步,水气治之;复行一步,木气治之;复行一步,君火治之。相火之下,水气治之;水位之下,土气承之;土位之下,风气承之;风位之下,金气承之;金位之下,火气承之;君火之下,阴精承之。此言六气之有定位,各有承制之在下,故曰征其下气而见可知,言征其六气在下之承制,则所见水发之雹雪,土发之飘骤可知矣。气有多少者,五运之气有太过不及也。发有微甚者,有徐有暴也。当其气者,当其本气而自发也。兼其下者,水发而兼土之雹雪,土发而兼木之飘骤,木发而兼金之毁折,金发而兼火之清明,火发而兼水之曛昧。盖分别此章之复乃受六气之郁,非五运之自相胜复也。

⑤高士宗《黄帝素问直解》见,如字。多,太过也。少,不及也。五运之气,有太过不及,则其发也,有微有甚。微者当其气,得其本位之气也,甚者兼其下,兼得下时之气也。兼下者,时未至而气先至也。故微其下气而见于气交之先,则微甚可知也。

⑥黄元御《黄元御医书全集》水发而雹雪,是兼土气(阴气上际,阳气下降,天地氤氲。则为云雨,是全由湿动,非土不能。而阳为阴闭,寒气渐凝,则雨变而为雹雪,缘湿旺阴盛故也)。土发而飘骤,是兼木气,木发而毁折,是兼金气,金发而清明,是兼火气,火发而曛昧,是兼水气,此何气使然?因气有多少,发有微甚(多谓太过,少谓不及,不及发微,太过发甚)。微者仅当其气(止于本气自见)。甚者则兼其下气。水位之下,土气承之,土位之下,木气承之,木位之下,金气承之,金位之下,火气承之,火位之下,水气承之,是五行之下气也。征其下气为何,而本气之所兼见者可知矣。

⑦张琦《素问释义》此节诸家皆以承气为说,如水位之下,土气承之之类。水发而雹雪,兼乎土也,但五气本以胜己太过而郁,郁极而发,岂容兼胜己之气。且水发而雹雪,可云兼土,土发而飘骤,可云兼木,木发而毁折,可云兼金,至金发而清明,不可云兼火,火发而曛昧,不可云兼水。古经残缺,方士曲说,窜入者多在,读者善于持择耳。

⑧高亿《黄帝内经素问详注直讲全集》〔批〕水兼土气,故发而雹雪;土兼木气,故发而飘骤;木兼金气,故发而毁折;金兼火气,故发而清明;火兼水气,故发而曛昧。凡此皆发之甚者也,故兼下气微者详之。

〔注〕兼其下征，其下气者，如水位之下，土气承之，土位之下，木气承之，木位之下，金气承之，金位之下，火气承之，相火之下，水气承之。以五气亢甚为害，推所承之气能制也。

〔讲〕黄帝曰：五郁之发，既必郁极而乃发矣。然吾观水郁而发，遂为冰雹，为雨雪。土郁而发，遂为飘风，为骤雨。木郁而发，遂为毁伤，为摧折。金郁而发，遂为清凉，为明净。火郁而发，遂为曛灼，为暗昧。不知何气使然，愿夫子明以教我。岐伯对曰：太过之岁气多，不及之岁气少。气少则其发也微，气多则其发也甚。其发之微者，不过仅当其四时已旺之本气而已。若发之甚者，则必兼其承下之气焉。欲知何气使然，先当征其承下之气，自郁气之发见，可晓然而知也。

⑨孟景春等《黄帝内经素问译释》气有多少：张志聪"五运之气有太过不及也"。下：王冰"六气之下，各有承气也"。指其下承之气。如水位之下，土气承之；土位之下，木气承之；木位之下，金气承之；金位之下，火气承之；火位之下，水气承之；君火之下，阴精承之。征其下气而见可知也：张介宾"征，证也。取证于下承之气，而郁发之微甚可知矣"。

黄帝道：水发而见雹雪，土发而见飘骤，木发而见毁折，金发而见清明，火发而见曛昧，是什么气所造成的？岐伯说：五运之气有太过不及，其复气的发作有微有甚。微的但见其本气之变，甚的兼见其下承之气的变化，明白了下承之气，见到它所至之变，就可以知道它是什么复气了。

⑩任廷革《任应秋讲〈黄帝内经〉素问》（提要）辨五运郁发之象有异，"异"是指兼见的气象，如水兼土象，土兼木象，木兼金象，金兼火象，火兼水象也。（讲解）兼见其相反之气，是两个极端的表现，这是刘河间"火极似水，水极似火"学术思想的依据。如"水发而雹雪"，这是出现了"土"的迹象，水本来是流动的，但是水变成雪、冻成了雹，就比土还坚韧，这是土克制水之故。"土发而飘骤"，"飘骤"是"风"象，本来是土气盛，却出现了风的迹象，这是木克制土之故。"木发而毁折"，"毁折"是"金"的气象，这是金克制木之故。"金发而清明"，"清明"是"火"的气象，这是火克制金之故。"火发而曛昧"，"曛昧"是"水"的气象，这是水克制火之故。前段讲本气盛出现的本气病变，但在临床上还会出现相克制之气的病变。"气有多少，发有微甚，微者当其气，甚者兼其下，征其下气而见可知也"，是说病变严重者，在其本气病变的基础上还会兼见克气的表现，这是"甚者兼其下"的意思。凡如此者，便知不是一般的郁气了。

⑪张灿玾等《黄帝内经素问校释》当其气：指郁气的发作，只限于本气当令之时。兼其下：指气郁而发作，除本气之外，兼见其下承之气。王冰注："六气之下，各有承气也。则如火位之下，水气承之；水位之下，土气承之；土位之下，木气承之；木位之下，金气承之；金位之下，火气承之；君位之下，阴精承之。各征其下，则象可见矣。故发兼其下，则与本气殊异。"征其下气而见可知也：《类经》二十六卷第二十三注"征，证也。取证于下承之气，而郁发之微甚可知矣"。

黄帝说：水郁而发为冰雪霜雹，土郁而发为飘雨，木郁而发为毁坏断折，金郁而发为清爽明净，火郁而发为热气黄赤昏暗，这是什么气造成的呢？岐伯说：六气有太过不及的不同，发作时有轻微和严重的差别，发作轻微的，只限于本气，发作严重的，则兼见于其下承之气，预见其下承之气的变化，则气发的情况就可以知道了。

⑫方药中等《黄帝内经素问运气七篇讲解》[水发而雹雪，土发而飘骤，木发而毁折，金发而清明，火发而曛昧]"雹雪"，即冰雹霜雪，意即天气寒冷。"飘骤"，即狂风暴雨，意即湿气偏胜。"毁折"，指摧屋拔树，意即狂风大作。"清明"，即清凉而干燥，意即凉气、燥气偏胜。"曛昧"，即炎热烦闷，意即火气偏胜。全句意即水土木金火五气发作时，其特点就是本气偏胜。

[气有多少，发有微甚，微者当其气，甚者兼其下，征其下气而见可知也]"气"，指被郁之气。"气有多少，发有微甚"，指五郁之发，郁气多者，发作急而重；郁气少者，发作缓和轻。"当其气"，指当其本气主时之时发作，如土郁之发在四气，金郁之发在五之气等。"兼其下"，指在其本气主时的下一步发作，例如火郁之发在四之气等。全句意即郁发现象的微甚以及发作的时间，除了取决于本气的属性以外，还取决于郁气的多少。郁气多的发作重，郁气少的发作轻。郁气多的除了在本气主时之时发作以外，还可以延长到下一步。郁气少的，一般则只在本气主时之时发作。所以从郁气发作的时间是否延长至下一步影响下一步的气候，就可以看出郁发的大小微甚，所以原文谓："征其下气而见可知也。"此句王冰以下各家，如张介宾、马莳、张志聪等均以承制来解释，认为"兼其下气"是兼见其下承之气。但又矛盾重重，如他们把"水发而雹雪"，解释为兼见土气，认为"雹雪之体如土故也"等。高世栻则解释为："甚者兼其下，兼得下时之气也，兼下者，时未至而气先至也。"这样解释也有问题。因为从前文中所述五郁五发的情况来看，看不出这种未至而发的记述，所以我们不从诸注，提出我们的理解以就正于读者。

⑬王洪图等《黄帝内经素问白话解》黄帝说：水郁极发作出现冰雪霜雹，土郁极发作出现暴风骤雨，木郁极发作出现毁坏折断，金郁极发作出现清爽明净，火郁极发作出现黄赤昏暗，以上这些都是什么原因造成的呢？岐伯说：因为五运之气有太过不及的差异，所以复气的发作也有轻重的不同。发作轻微的，只限于本气发生变化；发作严重的，则兼见下承之气的变化。例如土发轻微的仅表现为湿，而严重的则会出现狂风暴雨，这就是兼见下承的木气现象；又如金发轻微的仅表现为燥，而严重的则会出现清爽明净，火的性质是光明，所以说就是兼见了下承的火气现象。所以，只要观察下承之气的有无轻重，就可以知道五郁发作的轻重程度了。

⑭郭霭春《黄帝内经素问白话解》曛昧：昏昧。

黄帝道：水郁之发而见雹雪，土郁之发而见风暴，木郁之发而见毁折，金郁之发而见清明，火郁之发而见昏昧，是什么气使它们这样呢？岐伯说：五运之气有太过不及，其发作也就有轻微的，有厉害的。轻微的是正当其本气，厉害的就兼其下承之气，只要观察它所承之气，就可知道它发作的微甚了。

（2）帝曰：善。五气之发，不当位者何也？岐伯曰：命其差。帝曰：差有数乎？岐伯曰：后皆三十度而有奇也。

①王冰《黄帝内经素问》不当位，言不当其正月也。谓差四时之正月位也。（〔新校正云〕按《至真要大论》云：胜复之作，动不当位，或后时而至，其故何也？岐伯曰：夫气之生化，与其衰盛异也。寒暑温凉，盛衰之用，其在四维。故阳之动始于温，盛于暑；阴之动始于清，盛于寒。春夏秋冬，各差其分。故《大要》曰：彼春之暖，为夏之暑，彼秋之忿，为冬之怒，谨按四维，斥候皆归，其终可见，其始可知。彼论胜复之不当位，此论五气之发不当位，所论胜复五发之事则异，而命其差之义则同也。）数，言日数也。后，谓四时之后。差三十日余八十七刻半也，气犹来去而甚盛也。度，日也。四时之后今常尔。（〔新校正云〕详注云"八十七刻半"当作"四十三刻又四十分刻之三十"。）

②马莳《黄帝内经素问注证发微》此言五气之发，不合于本位者，以其数之不同也。夫五气之发，有不当其位者，正以数之不同，大约有三十度而有奇，故不得当其位耳。按《至真要大论》云：胜复之作，动不当位，或后时而至，其故何也？岐伯曰：夫气之生，与其化衰盛异也。寒暑温凉盛衰之用，其在四维。故阳之动，始于温，盛于暑；阴之动，始于清，盛于寒。春夏秋冬，各差其分，故《大要》曰：彼春之暖，为夏之暑；彼秋之忿，为冬之怒。谨按四维，斥候皆归，其终可见，其始可知。但彼论胜复之不当位，此论五气之发不当位，所论胜复五气之发则异，而命其差之义则同，大约差三十度余四十三刻耳。

③张介宾《类经》不当位，谓有不应其时也。气有盛衰，则至有先后，故曰命其差。差者，不当其位也。如《至真要大论》曰：胜复之作，动不当位，或后时而至。但彼论胜复之至不当位，此论五气之发不当位，虽所论似异，而义则一也。数，言日数也。后者，自始及终也。度，日也。三十度而有奇，一月之数也。奇，谓四十三刻七分半也。盖气有先至后至之差，不过三十度耳。即如气盈朔虚节序置闰之法，早至者先十五日有奇，迟至者后十五日有奇，或前或后，总不出一月有奇之数，正此义也。愚按：本篇风云雷雨之至，虽五行各有所主，然阴阳清浊之分，先贤亦有所辨，此虽非本篇之意，然格致之理有不可不知者，今并附之。如或问雷霆风云霜雪雨露于邵子者，对曰：阴气凝聚，阳在内不得出，则奋击而为雷霆。阳在外不得人，则周旋不舍而为风。阳为阴累，则相持为雨而降。阴为阳得，则飘扬为云而升。又有问雨风云雷于邵子者，答曰：阳得阴为雨，阴得阳为风，刚得柔为云，柔得刚为雷。无阴不能为雨，无阳不能为雷。雨柔属阴，待阳而后兴；雷刚属阳，待阴而后发。张氏释之曰：风雨自天降，故言阴阳；云雷自地升，故言柔刚。天阳无阴不能为雨，地阴无阳不能成雷。雨阴形柔，本乎天气之阳；雷阳声刚，出乎地体之阴。阴阳互相用也。又有以八卦爻象问于蔡节斋者，答曰：坎阴为阳所得，则升为云，阳浅则为雾；坎阳为阴所累，则降为雨，阴浅则为露。阴在外、阳不得出则为雷，阴固则为地动，震也。阴在内、阳不得人则为风，阴固则为大风，巽也。阳包阴则离为霰，阳和阴则

为雪,离交坎也;阴包阳则坎为雷,阴人阳则为霜,坎交离也。阴阳之精,互藏其宅,则离为日,坎为月。阴阳相戛则为电,阴阳失位则为霓。此固诸贤之说也。若以愚见观之,风者阳中之清气也,气之微者和,气之甚者烈,无阳不为风也。云者阳中之浊气也,浊之清者轻,浊之浊者重,无阴不成云也。阴之清者,从阳凝聚则为露;阴之浊者,从阳升降则为雨。阳为阴郁,激而成雷,雷即电之声,电即雷之形,故雷之将发,电必先之。其所以有先后者,形显见之速,声远闻之迟也。有有雷而无电者,或以阳气未盛,声已达而形未露也;或以阴气太重,而蔽火之光也。有有电而无雷者,或以光远可见,而声远不可闻也;或以孤阳见形,阴气未及,而无水之激也。凡欲得雷之情者,当验以水之沃火也。雾乃阴气,由阳逼而升。雾多见于早者,以夜则日居地下,旦则水气上达,故日将中则雾必收,又为阳逼而降。凡欲得雾之情者,当验以釜中之气也。虹为日影穿雨而成,故虹必见于雨将霁,日东则虹西,日西则虹东,而中必有残雨以间之,其形乃见。无雨则无虹,无日亦无虹,秋冬日行南陆,黄道既远,故虹藏不见矣。凡欲得虹霓之情者,当验水盆映日之影也。雹是重阴凝寒所成。如岐伯曰:至高之地,冬气常在。所以高山之巅,夏无暑热,而碧空之寒,凝结有之。然地穴可以藏冰,则深山穷谷,宁无蓄此,云龙所带,于义亦通。是以汉文时雹如桃李,汉武时雹似马头,随结随下者,有如是其巨哉?然则结者带者,皆理之所有也。至若雨凝为雪,露结为霜,是又无待于辨者。天道茫茫,诚非易测,姑纪管窥,以资博雅之择云。

④张志聪《黄帝内经集注》差,音雌。位,谓五运所主之时。命,令也。差,参差也。言五运之发,不当其本位而发者,乃所行之政令有差也。如水位于冬而所发在于二火前之正月二月,土位于长夏而所发在于四气之七月八月,金位于秋而所发在于五气之九月十月,火位于夏而所发在于四气之七月八月。皆后发三十日而有奇,盖郁极而后乃发,是以去本位之少迟。

⑤高士宗《黄帝素问直解》土金水木火五气之发,有愆期而不当位者,何也?盖,不及也。运气失郁后复,故令其差。命,命也。先郁,故令其差也。

数,如字。不及而差,有度数乎?奇,音箕。后,不及也。一岁三百六十五度。三十度而有奇,约一月也。

⑥黄元御《黄元御医书全集》发不当位者,不应其时也,此缘气有盛衰,至有迟早,是以差错不准也。一日一度,三十度者,一月之数,奇谓四十三刻零七分半,其至之先期后期,不过三十度有奇。如一年节气,或早至于前十五日之先,或晚至于后十五日之后,合而计之,亦止三十度而有奇也。

⑦张琦《素问释义》王注:后,谓四时之后也。差三十日余八十七刻半度日也。林云:八十七刻半,当作四十三刻又四十分刻之三十。

⑧高亿《黄帝内经素问详注直讲全集》〔批〕此言五郁之气,发不当时者,皆岁令之度数有差也。先度二字系古本。

〔注〕不当位,谓不当其时也。命,犹令也。差,错也,谓愆其期。数,度数三十

度而有奇,言五运部位,虽有差错,不过三十度零四十三刻七分半而已也。

〔讲〕黄帝曰:善哉言乎! 而五气之发,又有不当于本位而失其时者,何也? 岐伯曰:其不当位者,以岁令之愆期而有所差耳。黄帝曰:岁令之差,亦有常度否乎? 岐伯曰:胜复之作,动不当位,或先时而至,或后时而至。其差也,虽无一定之数,然不当其位,而有先后之差者,其大约皆不过三十度而有奇也,岂难知哉!

⑨孟景春等《黄帝内经素问译释》数:王冰"言日数也"。后皆三十度而有奇:张介宾"后者,自始及终也。度,日也。三十度而有奇,一月之数也。奇,谓四十三刻七分半也"。黄帝道:对。五运的复气发作,为什么有不应时的? 岐伯说:这是复气的参差。黄帝道:参差有一定的日数吗? 岐伯说:凡是复气的参差,自始及终都是三十日有零。

⑩任廷革《任应秋讲〈黄帝内经〉素问》此句未具体注释,总体概括此段为:(提要)辨五运郁发之时有差,非时之差,其复化亦有先后,同时亦提到四时常气之差。(讲解)五发之气是有时差的,差数最多为三十度左右,基本上是在六气分管的两个月之内,由此而造成了先天、后天的气象变化,"先天"是指先天气而至,"后天"是指后先天而至。另外,五运六气的变化还要受到地势高低的影响,这些也属于常气之差,故文献曰:"故至高之地,冬气常在,至下之地,春气常在,必谨察之。"

⑪张灿玾等《黄帝内经素问校释》命其差:属于时间上的差异。后皆三十度而有奇也:王冰注"后,谓四时之后也……度,日也三十度而有奇,即一月之日数。有奇,指三十日之零数四十三刻七分半"。

黄帝说:好。五郁之气的发作,不在其应发之时,是什么道理呢? 岐伯说:这属于时间上的差异。黄帝说:这种差异,有日数吗? 岐伯说:差异都在应发时之后三十日有余。

⑫方药中等《黄帝内经素问运气七篇讲解》[五气之发,不当位者]"当位",即五郁之发应时而来。"不当位",即不应时而来。张介宾注:"不当位,谓有不应其时也。"全句意即五郁之发,一般说来有其一定的发作时间,但有时也不完全应时。

[命其差……后皆三十度而有奇也]此是解释上句。"差",即指上述之不应时。"命",此处指必然之意。"命其差",意即气有盛衰,至有先后,因此必然有不应时之处。"度",指一天。"奇",指不足一整天的零数,即八十七刻半。全句意即由于气有盛衰,至有先后,因此五郁之发必然有不应时之处。其相差的时间,一般为三十天又八十七刻半,也就是差一个月多一点。关于"奇"代表的具体数字,王冰认为"差三十日余八十七刻半",《新校正》认为"详注云八十七刻半,当作四十三刻又四十分刻之三十"。张介宾注云:"奇,为四十三刻七分半。"我们从王注。

⑬王洪图等《黄帝内经素问白话解》三十度而有奇:度,即日;三十度,即一个月30天;奇,为八十七刻半的一半,即四十三刻七分半。黄帝说:讲得好。五运之气的郁极发作有时不与它所主的时令相应,这是什么原因呢? 岐伯说:这是时间上的差异。黄帝说:时间上的差异有一定的日数吗? 岐伯说:发作都在相应时令之后

三十天多一点。

⑭郭霭春《黄帝内经素问白话解》后皆三十度而有奇：先后的差数都是三十天有零。"度"，日。

黄帝道：讲得好。五气的发作，有时不应其时，为什么？岐伯说：因为气有盛衰，它来的时候也就有先有后，所以有差数。黄帝道：它先后的差数，有一定的日数吗？岐伯说：其先后的差数都是三十天有零。

第九十四解

（一）内经原文

帝曰：气至而先后者何？岐伯曰：运太过则其至先，运不及则其至后，此候之常也。

帝曰：当时而至者何也？岐伯曰：非太过，非不及，则至当时，非是者眚也。帝曰：善。

气有非时而化者何也？岐伯曰：太过者，当其时；不及者，归其己胜也。

帝曰：四时之气，至有早晏、高下、左右，其候何如？岐伯曰：行有逆顺，至有迟速，故太过者化先天，不及者化后天。

帝曰：愿闻其行何谓也？岐伯曰：春气西行，夏气北行，秋气东行，冬气南行。故春气始于下，秋气始于上，夏气始于中，冬气始于标；春气始于左，秋气始于右，冬气始于后，夏气始于前。此四时正化之常。故至高之地，冬气常在；至下之地，春气常在。必谨察之。帝曰：善。

（二）字词注释

（1）候

①王冰《黄帝内经素问》此字未具体注释。

②马莳《黄帝内经素问注证发微》此字未具体注释。

③张介宾《类经》此字未具体注释。

④张志聪《黄帝内经集注》时候。（此时候之常也）

⑤高士宗《黄帝素问直解》此字未具体注释。

⑥黄元御《黄元御医书全集》气候。

⑦张琦《素问释义》此词未具体注释。

⑧高亿《黄帝内经素问详注直讲全集》〔讲〕气候。

⑨孟景春等《黄帝内经素问译释》气候。

⑩任廷革《任应秋讲〈黄帝内经〉素问》此字未具体注释。

⑪张灿玾等《黄帝内经素问校释》气候。

⑫方药中等《黄帝内经素问运气七篇讲解》此字未具体注释。

⑬王洪图等《黄帝内经素问白话解》气候。

⑭郭霭春《黄帝内经素问白话解》气候。

（2）归其己胜

①王冰《黄帝内经素问》冬雨、春凉、秋热、夏寒之类，皆为归己胜也。

②马莳《黄帝内经素问注证发微》此词未具体注释。

③张介宾《类经》不及者气衰，故归其己胜。己胜者，己被胜也。

④张志聪《黄帝内经集注》己胜者谓归于胜己之气，即非时之化也。

⑤高士宗《黄帝素问直解》不及者归其已胜，如春时雨湿，木胜土也。冬时温热，水胜火也。皆归其已胜之气也。

⑥黄元御《黄元御医书全集》不及而己胜。

⑦张琦《素问释义》己胜，当作胜己。己失其政，而归于胜己之化，如土不及，从木化也。

⑧高亿《黄帝内经素问详注直讲全集》〔讲〕则归其己之所胜者而化。

⑨孟景春等《黄帝内经素问译释》王冰："冬雨、春凉、秋热、夏寒之类，皆为归己胜也。"

⑩任廷革《任应秋讲〈黄帝内经〉素问》此词未具体注释。

⑪张灿玾等《黄帝内经素问校释》王冰注："冬雨春凉秋热夏寒之类，皆为归己胜也。"己胜，指胜己之气，如冬为水其气寒，长夏为土，其气化为雨，冬气不及，则土气胜之而化为雨。

⑫方药中等《黄帝内经素问运气七篇讲解》王冰注："冬雨、春凉、秋热、夏寒之类，皆谓归己胜也。"

⑬王洪图等《黄帝内经素问白话解》出现己所不胜的气候与物候。

⑭郭霭春《黄帝内经素问白话解》表现了胜己之气的作用。

（三）语句阐述

（1）帝曰：气至而先后者何？岐伯曰：运太过则其至先，运不及则其至后，此候之常也。

①王冰《黄帝内经素问》谓未应至而至太早，应至而至反太迟之类也。正谓气至在期前后。

②马莳《黄帝内经素问注证发微》此言气至时化，有当时及不当时之义也。气至而有先后者，正以五运太过则其至先，五运不及则其至后，彼当时而至。

③张介宾《类经》此即前先天后天之义。

④张志聪《黄帝内经集注》此论五运主时之有太过不及也。气，谓四时之气。运，谓五运之化。五运各主七十二日有奇，运太过则其气至先，运不及则其气至后，此时候之常也。

⑤高士宗《黄帝素问直解》运气太过，其至先，运气不及，其至后。上文六十岁中，言之详矣。此乃候之常也。

⑥黄元御《黄元御医书全集》帝问气至而先后相差者何故？盖运太过则其至先，运不及则其至后，此气候之常也。

⑦张琦《素问释义》此句未具体注释。

⑧高亿《黄帝内经素问详注直讲全集》〔批〕观此则气化行,不及之运,则归己所胜之气而亦来侮我矣,如春见湿气、夏见燥气、秋见温气、冬见热气,皆为归己胜也。

〔注〕非时而化,谓非四时之本气,气至时化也,故太过之运。当其时而之先至,气之后至,与气之反时为灾,非时而化皆晓然也。

〔讲〕黄帝曰:五气之发,其所差之先后,既不过此三十度而有奇已,而气至之有先后者,果何故也? 岐伯对曰:岁运为之也,如五运太过之年,其气常盛,气盛则其至必先五运不及之年;其气常衰,气衰则其至后此气候一定之常度也。

⑨孟景春等《黄帝内经素问译释》气至而先后:王冰:"谓未至而至太早,应至而至反太迟之类也"。黄帝道:主时之气到来时有先后不同,是什么原因? 岐伯说:岁运太过的气到来就提早,岁运不及的就推迟,这属于正常的气候。

⑩任廷革《任应秋讲〈黄帝内经〉素问》此句未具体注释,总体概括此段为:(提要)辨五运郁发之时有差,非时之差,其复化亦有先后,同时亦提到四时常气之差。(讲解)五发之气是有时差的,差数最多为三十度左右,基本上是在六气分管的两个月之内,由此而造成了先天、后天的气象变化,"先天"是指先天气而至,"后天"是指后先天而至。另外,五运六气的变化还要受到地势高低的影响,这些也属于常气之差,故文献曰:"故至高之地,冬气常在,至下之地,春气常在,必谨察之。"

⑪张灿玾等《黄帝内经素问校释》黄帝说:主时之气,来时有先后的不同,是什么原因呢? 岐伯说:岁运太过,气先时而至,岁运不及,气后时而至,这属于正常的气候。

⑫方药中等《黄帝内经素问运气七篇讲解》"运太过",指岁运太过之年。"运不及",指岁运不及之年。"其至先",指气候变化先天时而至,来得比季节早,未至而至。"其至后",指气候变化后天时而至,来得比季节迟,至而不至。全句意即岁运太过之年气候来早,岁运不及之年,气候来迟。

⑬王洪图等《黄帝内经素问白话解》黄帝说:五运所主的气候到来时有先有后,这是为什么呢? 岐伯说:运太过时,气候就提前到来;运不及时,气候就延迟到来,这是气候前后变化的一般规律。

⑭郭霭春《黄帝内经素问白话解》此候之常也:这是气候的常规。

黄帝道:气到来的时候,有先后的不同,为什么? 岐伯说:岁运太过,则气的到来就早,岁运不及,则气的到来就迟,这是气候的常规。

(2)帝曰:当时而至者何也? 岐伯曰:非太过,非不及,则至当时,非是者眚也。帝曰:善。气有非时而化者何也? 岐伯曰:太过者,当其时;不及者,归其己胜也。

①王冰《黄帝内经素问》当时,谓应日刻之期也。非应先后至而有先后者,皆为灾。眚,灾也。冬雨春凉秋热夏寒之类,皆为归己胜也。

②马莳《黄帝内经素问注证发微》亦以非太过不及之年也,若非太过不及之年

而至有先后,是乃灾眚之至耳。气有非时而化者,正以运之太过者当其时而化,运之不及者归其己之被胜者而为化,如冬暖、春凉、秋热、夏寒之类是也。《六微旨大论》云:其有至而至,有至而不至,有至而太过,何也?岐伯曰:至而至者和》至而不至,来气不及也;未至而至,来气有余也。帝曰:至而不至,未至而至,何如?岐伯曰:应则顺,否则逆,逆则变生,变生则病。

③张介宾《类经》当时者,应期而至也,是为正岁。若应蚤而迟,应迟而蚤,皆为灾眚也。《六微旨大论》帝曰:至而不至、未至而至何如?岐伯曰:应则顺,否则逆,逆则变生,变生则病。帝曰:请言其应。岐伯曰:物生其应也,气脉其应也。非时而化,谓气不应时也。太过者气盛,故当其时。不及者气衰,故归其己胜。己胜者,己被胜也,如春反肃、夏反寒、秋反热、冬反雨之类是也。

④张志聪《黄帝内经集注》此论六气主时之有太过不及也。六气各主六十日有奇,如清肃之气行于春,炎热之气行于秋,凝寒之气行于夏,溽蒸之气行于冬,是谓非时而化。盖太过者,当其时而各司寒热温凉之气。不及者归其己胜,己胜者谓归于胜己之气,即非时之化也。前章论五运六气之主岁而有盛衰,此复论五运六气之主时而亦有太过不及。

⑤高士宗《黄帝素问直解》至当其时,谓之平气,非是者眚也。亦候之常也。太过者当其时,如春温夏热,秋凉冬寒,至不愆期也。不及者归其己胜,如春时雨湿,木胜土也。冬时温热,水胜火也。皆归其己胜之气也。

⑥黄元御《黄元御医书全集》当时而至,是谓平运,非是者,则为灾眚也。胜复之气,常在不差,其偶然差错,而灾眚时至,候之奈何?盖非气化之正者,是即为灾也。气有非时而至,不失为正化者,以太过者当其有制之时,不及者归于己胜之候也(太过而人制己,不及而己胜人,则亦为平气也)。

⑦张琦《素问释义》己胜,当作胜己。己失其政,而归于胜己之化,如土不及,从木化也。

⑧高亿《黄帝内经素问详注直讲全集》〔讲〕黄帝曰:阳年多主太过,阴年多主不及,宜其非先至即后至,非后至即先至也,而气又有当时而至者,其故何也?岐伯对曰:所谓当时而至者,非有阳年之太过,亦非有阴年之不及,无加临,无胜复,气得其平,所以气之至也,不为之先不为之后,而适当其时焉。气至当时,人物咸亨,德化政令,皆无所变,使有所变,而反是者则灾眚生而病作矣。黄帝曰:善夫!夫子所谓非是者灾,则必当其时而后可,而气又有非时而化者,何也?岐伯对曰:所谓非时而化者,如五运太过之年,则当其时而化,五运不及之年,则归其己之所胜者而化,由此观之,不难辨也。

⑨孟景春等《黄帝内经素问译释》非时而化:张介宾"谓气不应时也"。张志聪:"如清肃之气行于春,炎热之气行于秋,凝寒之气行于夏,溽蒸之气行于冬,是谓非时而化。"归其己胜:王冰"冬雨、春凉、秋热、夏寒之类,皆为归己胜也"。

黄帝道:气应时而到的怎样?岐伯说:这既非太过,亦非不及,所以气至适当其时,否则就会有灾害产生了。黄帝道:讲得很对,气有非时而化的怎样?岐伯说:太过的,应时而到;不及的,见于被克之季节。

⑩任廷革《任应秋讲〈黄帝内经〉素问》此句未具体注释,总体概括此段为:(提要)辨五运郁发之时有差,非时之差,其复化亦有先后,同时亦提到四时常气之差。(讲解)五发之气是有时差的,差数最多为三十度左右,基本上是在六气分管的两个月之内,由此而造成了先天、后天的气象变化,"先天"是指先天气而至,"后天"是指后先天而至。另外,五运六气的变化还要受到地势高低的影响,这些也属于常气之差,故文献曰:"故至高之地,冬气常在,至下之地,春气常在,必谨察之。"

⑪张灿玾等《黄帝内经素问校释》归其己胜:王冰注"冬雨春凉秋热夏寒之类,皆为归己胜也"。己胜,指胜己之气,如冬为水其气寒,长夏为土,其气化为雨,冬气不及,则土气胜之而化为雨。

黄帝说:岁运之气,正当应至之时而来的,属于什么呢?岐伯说:没有太过和不及,则正当其时而至,不这样就要发生灾害。黄帝说:好。气有非其时而有其化的,是什么道理呢?岐伯说:太过者,其气化则正当其时,气不及的,其气化则归之于胜己者之所化。

⑫方药中等《黄帝内经素问运气七篇讲解》[当时而至]"当时",即正当其时。"当时而至",即气候与季节完全相应,应时而来,不早不迟。所以原文谓:"非太过非不及,则至当时。"

[气有非时而化者]"非时",即不是相应季节。"化",即化生。"气有非时而化",即自然界气候、物候变化与季节不相应,出现了这一季节不应有的气候与物候变化。

[太过者当其时,不及者归其己胜也]"太过者,当其时",意即岁运太过之年,一般说气候与季节相应。"不及者,归其己胜"一句,"己胜",即己之所不胜。意即岁运不及之年,气候与季节不相应,而出现了己所不胜的气候与物候变化,例如春应温而反凉等。"温",在五行上属木。"凉",在五行上属金。应温反凉即出现了己所不胜的气候变化。这就是原文所说的:"太过者,当其时,不及者,归其己胜也。"不过应该指出,对于"己胜"一语,注家理解不尽相同。王冰注:"冬雨、春凉、秋热、夏寒之类,皆谓归己胜也。"这就是说,王氏认为"己胜",即己之所不胜。冬雨者,土来克水也,春凉者,金来克木也,秋热者,火来克金也,夏寒者,水来克火也。高世栻注:"太过者,当其时,如春温夏热,秋凉冬寒,至不愆期也。不及者归其己胜,如春时雨湿,木胜土也,冬时温热,水胜火也,皆归其己胜之气也。"高氏注解与王氏完全不同。这就是说,高氏认为"己胜",即己之所胜。从文字上来看,高氏是按文字本义来解的,无可厚非。但是,从《内经》精神来看,则以王氏所见为是。因为这里是说"不及者,归其己胜","其不及,则己所不胜乘而侮之",岁运不及,其所不胜必然来乘,这是《内经》的基本精神,例如前面《气交变大论》所述"岁木不及,燥乃大行","岁火不及,寒乃大行","岁土不及,风乃大行","岁金不及,炎暑乃行","岁水

不及,湿乃大行"等,均其例证。由于如此,我们从王注。

⑬王洪图等《黄帝内经素问白话解》黄帝说:也有不早不晚而适时到来的,这是怎么回事呢?岐伯说:五运既非太过又非不及,气候就会准时到来,否则就会产生灾害。黄帝说:讲得好。气候与季节不相应有哪些表现呢?岐伯说:岁运太过之年,气候一般与季节相应。岁运不及之年,气候与季节不相应,而出现己所不胜的气候与物候,如冬季降雨、春季清凉、秋季炎热、夏季寒冷之类,都出现五行相克也就是己所不胜的现象。

⑭郭霭春《黄帝内经素问白话解》非时:不是所主之时。

黄帝道:气有当其时而到来的,为什么?岐伯说:这既不是太过,也不是不及,所以气到来就适当其时,否则,就会发生灾害。黄帝道:讲得好。气有不是它所主之时而行其治化的,为什么?岐伯说:其气太过的,当其时行其治化;而不及之气,便表现了胜己之气的作用。

(3)帝曰:四时之气,至有早晏、高下、左右,其候何如?岐伯曰:行有逆顺,至有迟速,故太过者化先天,不及者化后天。

①王冰《黄帝内经素问》气有余,故化先;气不足,故化后。

②马莳《黄帝内经素问注证发微》此言四时之气,所至有早晏高下左右之义也。四时之气有早晏者,以太过之运则先天而至,不及之运则后天而至也。

③张介宾《类经》太过,气速;不及,气迟也。

④张志聪《黄帝内经集注》迟,犹晏也。速,犹早也。气行有逆顺。则至因有迟速,顺行则速,速主太过,故太过者,气化先天时而至;逆行则迟,迟主不及,故不及者,气化后天时而至。知行之逆顺,至之迟速,则知高下左右之早晏矣。

⑤高士宗《黄帝素问直解》春夏秋冬四时之气,积候而成,而气至有早晚。如西北地高,气至晏,东南地下,气至早,东南居左,气至早,西北居右,气至晏。早晏高下左右,其候何知?迟,犹晏也。速,犹早也。气行有逆顺。则至因有迟速,顺行则速,速主太过,故太过者,气化先天时而至;逆行则迟,迟主不及,故不及者,气化后天时而至。知行之逆顺,至之迟速,则知高下左右之早晏矣。

⑥黄元御《黄元御医书全集》四时之候,至有早晏,若夫高下左右,地势不同,其气至之候,亦当有殊。盖气行有逆顺,气至有迟速,故太过者化常先天,不及者化常后天,此其大凡也。至行于高下左右之间,则不能无异矣。

⑦张琦《素问释义》此句未具体注释。

⑧高亿《黄帝内经素问详注直讲全集》〔批〕此言四时之气,至有早晏高下左右之不同也。

〔注〕四时之气,春温、夏热、秋凉、冬寒也。早晏者,气之盛衰为之也。高下者,气之升降之妙也。左右者,气之行度有顺逆也。

〔讲〕黄帝曰:气之先后,既得闻已,而四时之气,有至之独速而早者焉,有至之独迟而晏者焉,有至之而高下之各殊,左右之各别者,其候验又当何如也?岐伯对曰:天地之运行,有逆有顺,阴阳之气至,有迟有速。所以太过之岁,气化常先天时而至,不及之岁气化常后天时而至。

⑨孟景春等《黄帝内经素问译释》黄帝道:四时之气,其到来有早晚、高下、左右的不同,怎样察知?岐伯说:气行有逆顺,气至有迟速,所以太过的其化先于天时,不及的其化后于天时。

⑩任廷革《任应秋讲〈黄帝内经〉素问》此句未具体注释,总体概括此段为:(提要)辨五运郁发之时有差,非时之差,其复化亦有先后,同时亦提到四时常气之差。(讲解)五发之气是有时差的,差数最多为三十度左右,基本上是在六气分管的两个月之内,由此而造成了先天、后天的气象变化,"先天"是指先天气而至,"后天"是指后先天而至。另外,五运六气的变化还要受到地势高低的影响,这些也属于常气之差,故文献曰:"故至高之地,冬气常在,至下之地,春气常在,必谨察之。"

⑪张灿玾等《黄帝内经素问校释》黄帝说:四时之气,来时有早晚高下左右的不同,怎样测知呢?岐伯说:气的运行有逆有顺,气之来至有快有慢。所以气太过的,气化先于天时,气不及的,气化后于天时。

⑫方药中等《黄帝内经素问运气七篇讲解》[高下左右]"高下左右",是指地势及方位而言。"高",指高山高原。"下",指平原。"左",指东方。"右",指西方。全句意即四时气候变化,由于地势有高下,方位有东西,所以气候的来迟来早也不完全一样。

[太过者化先天,不及者化后天]"化",即化生。"太过者化先天",指岁运太过之年,农作物的生长成熟比一般年份要早一些。"不及者化后天",指岁运不及之年,农作物的生长成熟较一般年份迟一些。

⑬王洪图等《黄帝内经素问白话解》黄帝说:四时气候的到来,因为地势分高低、区域分东西,而有早晚的不同,应该怎样进行观察呢?岐伯说:气的运行有逆有顺,气的到来有快有慢,因而岁运太过的气候在时令之前到来,岁运不及的气候在时令之后到来。

⑭郭霭春《黄帝内经素问白话解》黄帝道:四时之气到来,有早晚、高下、左右的不同,怎样察验呢?岐伯说:气行有顺有逆,气至有慢有快,所以其气太过的,其化先天时而至,其气不及的,其化后天时而至。

(4)帝曰:愿闻其行,何谓也?春气西行,夏气北行,秋气东行,冬气南行。故春气始于下,秋气始于上,夏气始于中,冬气始于标;春气始于左,秋气始于右,冬气始于后,夏气始于前。此四时正化之常。故至高之地,冬气常在;至下之地,春气常在。必谨察之。帝曰:善。

①王冰《黄帝内经素问》观万物生长收藏,如斯言。高山之巅,盛夏冰雪,污下川泽,严冬草生,长在之义足明矣。([新校正云]按《五常政大论》云:地有高下,气有温凉。高者气寒,下者气暑。)天地阴阳,视而可见,何必思诸冥昧,演法推求,智极心劳而无所得邪!

②马莳《黄帝内经素问注证发微》其有高下者,以天地阴阳四时有升降之妙也。春夏之气本主东南,而其气则降于西北;秋冬之气本主西北,而其气则升于东南。故春气者,始于往年在下之气所升;秋气者,由于今年在上之气所降;夏气者,始于今年中气所升;《六微旨大论》云:少阳之上,火气治之,中见厥阴,阳明之上,燥气治之,中见太阴;太阳之上,寒气治之,中见少阴;厥阴之上,风气治之,中见少阳;少阴之上,热气治之,中见太阳;太阴之上,湿气治之,中见阳明。冬气者,始于今年标气所降。假如少阳之上,火气治之,其火气为本,少阳为标;厥阴之上,风气治之,中见少阳,其风气为本,厥阴为标;阳明之上,燥气治之,中见太阳,其燥气为本,阳明为标;太阴之上,湿气治之,其湿气为本,太阴为标;太阳之上,寒气治之,其寒气为本,太阳为标;少阴之上,热气治之,中见太阳,其热气为本,少阴为标。其有左右者,以春为左,夏为前,秋为右,冬为后,各皆随其方而始耳。故至高之地,冬气常在,阴之升也,所谓冬气南行者是也。至下之地,春气常在,阳之降也,所谓春气西行者是也。

③张介宾《类经》上文先天后天,止言其至,未及于行,故复有此问。春属木而王于东,居东者其行必西,故春三月风自东方来。凡四季有东风者,皆得春之气。夏属火而王于南,居南者其行必北,故夏三月风自南方来。凡四季有南风者,皆得夏之气。秋属金而王于西,居西者其行必东,故秋三月风自西方来。凡四季有西风者,皆得秋之气。冬属水而王于北,居北者其行必南,故冬三月风自北方来。凡四季有北风者,皆得冬之气。春气发生自下而升,故始于下。秋气收敛,自上而降,故始于上。夏气长成,盛在气交,故始于中。标,万物盛长之表也。冬气伏藏,由盛而杀,故始于标。杀,少戒切。木气自东而西也。金气自西而东也。水气自北而南也。火气自南而北也。气非正化,则为虚邪贼风矣。《九宫八风》篇曰:风从其所居之乡来为实风,主生长养万物;从其冲后来为虚风,伤人者也。即上文之谓。高山之巅,夏有冰雪,此冬气常在也。卑下之地,冬有草生,此春气常在也。《五常政大论》曰:高者气寒,下者气热。此之谓也。

④张志聪《黄帝内经集注》此论四时之气而有太过不及也。早晏者,先天而至,后天而至也。顺者,春气西行,夏气北行,秋气东行,冬气南行。逆者,反顺为逆也。春气生于东,故从东而西行;夏气发于南,故从南而北行;秋气始于西,故从西而东行;冬气本于北,故从北而南行。此四时之应四方也。故春气自下而升,秋气从上而降,夏火之气由中而布于四旁,冬藏之气从表而归于内府,左东右西,前离后坎,此四时之有高下左右,乃正化之常也。故至高之地,冬气常在,谓收藏之气,从高而下,自外而内也;至下之地,春气常在,谓生长之气,自下而升,从内而外也。上节论五运六气之太过不及,以应四时之早晏,此论四时气之迟速,以应五运六气之盛衰。(眉批)高下左右应六气,中标应五运。又:此常字照应后之常字。

⑤高士宗《黄帝素问直解》春气发于冬,故春气从东西行。夏气发于南,故夏气从南北行。秋气发于西,故秋气从西东行。冬气发于北。故冬气从北南行。此

四时之应于四方也。气自下而升,故春气始于下,秋气从上而降。故秋气始于上,夏火之气从中而布于外。故夏气始于中,冬藏之气,从表而归于内,故冬气始于标。标犹表也。此四时之应于上下内外也。又四方之位,左东右西,前南后北,故春气始于左,秋气始于右,冬气始于后,夏气始于前,此四时之应于左右前后也。凡此皆四时正化之常。如是而行则顺,不如是则逆。故西北至高之地,冬气常在而多寒。东南至下之地。春气常在而多温,必谨察之,而四方之高下左右,逆顺迟速,从可知矣。

⑥黄元御《黄元御医书全集》帝问,行有逆顺,愿闻其行何谓?盖春气自东而西行,夏气自南而北行,秋气自西而东行,冬气自北而南行。故春木自北而东升,是始于下也。秋金自南而西降,是始于上也。夏当午正,是始于中也。冬居亥未,是始于标也。春自东来,是始于左也。秋自西往,是始于右也。夏自南来,是始于前也。冬自北往,是始于后也。天地之位,左东右西,南前北后。阳有余于东南,其地常下,是以温暖,阴有余于西北,其地常高,是以清凉,故至高之地,冬气常在,阴有余也,至下之地,春气常在,阳有余也。然则地高而在右者,阴来为顺,其至恒早,阳来为逆,其至恒晏,地下而在左者,阴来为逆,其至恒晏,阳来为顺,其至恒早。设以太过而值逆行,则先天者亦当来迟,不及而遭顺行,则后天者亦当来速,高下左右之势,固自不侔也。

⑦张琦《素问释义》阳自下而上,阴自上而下,左右四旁,其义一也。王(冰)注:高山之巅,盛夏冰雪,污下川泽,严冬草生,长在之意足明矣。按:至高之地,冬气常在者,阴之升也。至下之地,春气常在者,阳之降也。

⑧高亿《黄帝内经素问详注直讲全集》〔注〕东南地下,其气常温,故春气始于下,其气自下而升也;西北地高,其气常凉,故秋气始于上,其气自上而降也。夏气始中者,气无高下,其气由中而长也。冬气始标者,冬阳在内,寒气为标也。面南而定,以东之春为左,夏之南为前,秋之西为右,冬之北为后,前后左右之气各随其方而始,乃四时之正化也。故高峰阴岩,夏月积雪,冬气常在,阴之升也,卑湿下泽冬月草生,春气常在,阳之降也。必谨察之而始知也。

〔讲〕黄帝曰:夫子言行有顺逆,因之至有迟速,敢问其行何谓也?岐伯对曰:春夏属阳,主东南,故春之气常自冬而西行,夏之气常自南而北行。秋冬属阴,主西北,故秋之气常自西而东行,冬之气常自北而南行。所以春主升,其气常始于下,秋主降,其气常始于上。至若夏气不升不降,而始于中,冬气不内不里而始于标且也。春气西行而始于左,秋气东行而始于右,冬气纯阴而始于后,夏气纯阳而始于前也,此四时正化之常道。无或异者所以至高之地,严寒之冬气常在,至下之地,温暖之春气常在。欲知四时之气至孰早孰晏、孰高孰下、孰左孰右者,必于此而谨察之。

⑨孟景春等《黄帝内经素问译释》标:就是外表。张介宾:"万物盛长之表也。"至高之地,冬气常在,至下之地,春气常在:王冰"高山之巅,盛夏冰雪;污下川津,严冬草生。常在之义足明矣"。

黄帝道：请你讲讲气运行情况是怎样的？岐伯说：春气由东向西而行，夏气由南向北而行，秋气由西向东而行，冬气由北向南而行。因此春气发生自下而上升，秋气收敛由上而下降，夏气长成旺盛于中，冬气伏藏由表入里；春气生于左方，秋气生于右方，冬气生于北方，夏气生于南方。这是四时正常的气化。所以高原地区，气候严寒，经常有冬气存在；低洼地区，气候温和，经常有春气存在。必须仔细加以考察。黄帝道：讲得对。

⑩任廷革《任应秋讲〈黄帝内经〉素问》此句未具体注释，总体概括此段为：（提要）辨五运郁发之时有差，非时之差，其复化亦有先后，同时亦提到四时常气之差。（讲解）五发之气是有时差的，差数最多为三十度左右，基本上是在六气分管的两个月之内，由此而造成了先天、后天的气象变化，"先天"是指先天气而至，"后天"是指后先天而至。另外，五运六气的变化还要受到地势高低的影响，这些也属于常气之差，故文献曰："故至高之地，冬气常在，至下之地，春气常在，必谨察之。"

⑪张灿玾等《黄帝内经素问校释》春气西行冬气南行：春属木，气生于东方，故春气自东而西行；夏属火，气生于南方，故夏气自南而北行；秋属金，气生于西方，故秋气自西而东行；冬属水，气生于北方，故冬气自北而南行。春气始于下……冬气始于标：《类经》二十六卷第十八注"春气发生，自下而升，故始于下。秋气收敛，自上而降，故始于上。夏气长成，盛在气交，故始于中。标，万物盛长之表也，冬气伏藏，由盛而杀，故始于标"。春气始于左……夏气始于前：此面南而立，以定其位，左为东，右为西，后为北，前为南。春气生于东故始于左，秋气生于西，故始于右，冬气生于北，故始于后，夏气生于南，故始于前。至高之地……春气常在：王冰注"高山之巅，盛夏冰雪，污下川泽，严冬草生，长在之义足明矣"。

黄帝说：我想听听关于气的运行情况是怎样的呢？岐伯说：春气生于东而西行，夏气生于南而北行，秋气生于西而东行，冬气生于北而南行。所以春气自下而升于上，秋气自上而降于下，夏气万物生长，其气布化于中，冬气严于外表，而气始于标。春气在东，故始于左，秋气在西，故始于右，冬气在北，故始于后，夏气在南，故始于前。这就是四时正常气化的一般规律。所以高原地带，气候严寒，冬气常在，下洼地带，气候温和，春气常在，必须根据不同的时间地点，仔细地加以考察。黄帝说：好。

⑫方药中等《黄帝内经素问运气七篇讲解》[春气西行，夏气北行，秋气东行，冬气南行]这是谈气候变化的规律，也是对前述"四时之气，至有早晏，高下左右"各有不同的解释。"春气"，指春生、春温之气。"春气西行"，即春气从东方开始，逐渐向西方运行，因此，春温、春生之气盛于东而衰于西，所以气候上东方偏温而西方偏凉，物候上东方生长茂盛而西方生长萧条。春温、春生之气东方来早而西方来迟。"夏气"，即夏热、夏长之气。"夏气北行"，即夏气从南方开始，逐渐向北方运行，因此夏热、夏长之气，盛于南而衰于北，所以气候上南方偏热而北方偏冷，物候上南方生长繁密，而北方相对疏落。夏热、夏长之气，南方来早北方来迟。"秋气"，即秋

凉,秋收之气。"秋气东行",即秋气从西方开始,逐渐向东方运行,因此,秋凉、秋收之气盛于西而衰于东,所以气候上西方偏凉而东方偏温,物候上西方萧条而东方繁茂。秋凉、秋收之气,西方来早而东方来迟。"冬气",即冬寒冬藏之气。"冬气南行",即冬气从北方开始,逐渐向南方运行。因此,冬寒、冬藏之气,盛于北而衰于南。所以气候上北方偏寒而南方偏热,物候上北方生长较差而南方生长茂盛。冬寒、冬藏之气北方来早而南方来迟,高世栻注此云:"春气发于冬,故春气从东西行,夏气发于南,故夏气从南北行,秋气发于西,故秋气从西东行,冬气发于北,故冬气从北南行。此四时之应于四方也。"即属此义。

[春气始于下,秋气始于上,夏气始于中,冬气始于标]"下",即地势低下。"上",即地势高峻。"中",即里,此处指冬至之时。"标",即表,此处指夏至之时。"春气始于下",意即春温、春生之气从低平之地开始。这就是说低平之地,春来较早。以我国来说,江南春早,早春二月,这就是因为江南地势低平。"秋气始于上",意即秋凉、秋收之气,从高峻之地开始。这就是说高原地区,秋来较早。以我国来说,西北凉早,"凉秋九月,塞外草衰",这就是因为西北地势崇高。"夏气始于中",意即夏气从冬至之日就已经开始,所以"冬至一阳生",日晷初长,"冬月伏阳",冬至以后白天逐渐加长。"冬气始于标",意即冬气从夏至之日就已经开始,所以"夏至一阴生",白昼渐短。"夏月伏阴",夏至以后白天逐渐变短。高世栻注此云:"春气自下而升,故春气始于下,秋气从上而降,故秋气始于上,夏火之气从中而布于外,故夏至始于中,冬藏之气,从表而归于内,故冬气始于标,标犹表也,此四时之应于上下内外也。"基本上亦属于此义。

[春气始于左,秋气始于右,冬气始于后,夏气始于前]"左",指东方。"右",指西方。"后",指北方。"前",指南方。全句意即春气始于东,夏气始于南,秋气始于西,冬气始于北。其义与前述之"春气西行,夏气北行,秋气东行,冬气南行"完全相同。至高之地,冬气常在,至下之地,春气常在:这是对前述气候变化运行与地势高下左右之间的关系所作的结论,即地势高峻的地区气候寒冷,地势低下的地区气候炎热。这也是对《五常政大论》中所述"地有高下,气有温凉,高者气寒,下者气热"这一规律性认识的重申和再度肯定。王冰注此云:"高山之巅,盛夏冰雪,污下川泽,严冬草生,长在之义足明矣。"说明这一结论完全是古人对自然变化实际观察的经验总结。

⑬王洪图等《黄帝内经素问白话解》黄帝说:我想知道气运行逆顺、迟速的情形是怎样的?岐伯说:春气生于东方,由东向西运行;夏气生于南方,由南向北运行;秋气生于西方,由西向东运行;冬气生于北方,由北向南运行。春气发生,自下而上升;秋气收敛,自上而下降;夏季为火,从里而布散于外;冬季严寒,从表而入藏于里。以人面向南为准,则春气生于左方,秋气生于右方,冬气生于北方,夏气生于南方,这就是四时气候的正常变化。因而说高山之顶,气候寒冷、冬气常在;低洼之地,气候温暖、春气常存。以上这些地势与区域的特点,都是必须谨慎观察的。黄

帝说:对。

⑭郭霭春《黄帝内经素问白话解》标:表。春气始于左,秋气始于右,冬气始于后,夏气始于前:面南而立,左为东,右为西,前为南,背后为北。"始于左",即始于东。

黄帝道:我希望知道气行逆顺、迟速是怎样的情形?岐伯说:春气由东向西而行,夏气由南向北而行,秋气由西向东而行,冬气由北向南而行;所以春气开始于下,秋气开始于上,夏气开始于中,冬气开始于末,春气开始于东,秋气开始于西,冬气开始于北,夏气开始于南,这是四时正常气化。所以极高的地方,常有冬气存在,极低下的地方,常有春气存在,必须仔细考察。黄帝道:讲得好。

第九十五解

(一)内经原文

黄帝问曰:五运六气之应见,六化之正,六变之纪,何如?岐伯对曰:夫六气正纪,有化有变,有胜有复,有用有病。不同其候,帝欲何乎?帝曰:愿尽闻之。岐伯曰:请遂言之!

(二)字词注释

(1)应见

①王冰《黄帝内经素问》此词未具体注释。

②马莳《黄帝内经素问注证发微》此词未具体注释。

③张介宾《类经》此词未具体注释。

④张志聪《黄帝内经集注》应者,谓五运六气之应四时。

⑤高士宗《黄帝素问直解》相应。

⑥黄元御《黄元御医书全集》此词未具体注释。

⑦张琦《素问释义》此词未具体注释。

⑧高亿《黄帝内经素问详注直讲全集》〔注〕〔讲〕发时应见。

⑨孟景春等《黄帝内经素问译释》应见:运气变化应于所见的物象。

⑩任廷革《任应秋讲〈黄帝内经〉素问》此词未具体注释。

⑪张灿玾等《黄帝内经素问校释》运气变化应于所见的物象。

⑫方药中等《黄帝内经素问运气七篇讲解》"应见",即应该有的表现。

⑬王洪图等《黄帝内经素问白话解》相应的气候和物候表现。

⑭郭霭春《黄帝内经素问白话解》表现。

(2)六化之正

①王冰《黄帝内经素问》此词未具体注释。

②马莳《黄帝内经素问注证发微》六气之正者,常气也。

③张介宾《类经》正纪者,凡六气应化之纪,皆曰正纪,与本篇前文邪化正化之正不同。

④张志聪《黄帝内经集注》德化政令。

⑤高士宗《黄帝素问直解》此词未具体注释。

⑥黄元御《黄元御医书全集》化谓正化。

⑦张琦《素问释义》此词未具体注释。

⑧高亿《黄帝内经素问详注直讲全集》〔注〕常气。

⑨孟景春等《黄帝内经素问译释》五运六气变化应于所见的物象。

⑩任廷革《任应秋讲〈黄帝内经〉素问》六气的正常气化。

⑪张灿玾等《黄帝内经素问校释》六气的正常气化。

⑫方药中等《黄帝内经素问运气七篇讲解》"六气正纪",指六气的正常变化规律。

⑬王洪图等《黄帝内经素问白话解》六气的正常变化与异常变化。

⑭郭霭春《黄帝内经素问白话解》六气的常态和变异。

（3）六变之纪

①王冰《黄帝内经素问》此词未具体注释。

②马莳《黄帝内经素问注证发微》六变之纪者,变气也。

③张介宾《类经》正纪者,凡六气应化之纪,皆曰正纪,与本篇前文邪化正化之正不同。

④张志聪《黄帝内经集注》胜复辨病。

⑤高士宗《黄帝素问直解》此词未具体注释。

⑥黄元御《黄元御医书全集》变谓变异。

⑦张琦《素问释义》此词未具体注释。

⑧高亿《黄帝内经素问详注直讲全集》〔注〕变气。

⑨孟景春等《黄帝内经素问译释》五运六气变化应于所见的物象。

⑩任廷革《任应秋讲〈黄帝内经〉素问》此词未具体注释。

⑪张灿玾等《黄帝内经素问校释》六气反常变化的要领。

⑫方药中等《黄帝内经素问运气七篇讲解》"六气正纪",指六气的正常变化规律。

⑬王洪图等《黄帝内经素问白话解》六气的正常变化与异常变化。

⑭郭霭春《黄帝内经素问白话解》六气应化之纪,皆曰正纪。

（三）语句阐述

（1）黄帝问曰:五运六气之应见,六化之正,六变之纪,何如?

①王冰《黄帝内经素问》此句未具体注释。

②马莳《黄帝内经素问注证发微》此详论五运六气应见之候也。六气之正者,常气也。六变之纪者,变气也。

③张介宾《类经》此句未具体注释。

④张志聪《黄帝内经集注》此论五运六气之主时,而各有德化政令胜复变病

之常。

⑤高士宗《黄帝素问直解》运气相应，微见于外，其中更有化变之正纪，帝故问之。

⑥黄元御《黄元御医书全集》化谓正化，变谓变异。

⑦张琦《素问释义》此句未具体注释。

⑧高亿《黄帝内经素问详注直讲全集》〔批〕此举四时气化之常者而言也，世本经文多六字少一字，此从古本。

〔注〕应见者应时而发见也，六化之正者，常气也，六变之纪者，变气也，化变胜复用病。此六候者，有六化之正应见，有六变之纪应见，各不相同也。

〔讲〕黄帝曰：善哉！夫子四时气至，早晏、高下、左右之论也。然五运六气之应时发见，化变胜复用病，六化之正候，与同六变之纪应各有不同，又何如也？

⑨孟景春等《黄帝内经素问译释》应见：运气变化应于所见的物象。

黄帝问道：五运六气变化应于所见的物象，其正常气化与反常变化是怎样的？

⑩任廷革《任应秋讲〈黄帝内经〉素问》此句未具体注释，总体概括此段为：（提要）言时化之常，即时化之正。

⑪张灿玾等《黄帝内经素问校释》应见：运气变化应于所见的物象。六化之正：六气的正常气化。六变之纪：六气反常变化的要领。时化之常：王冰注"四时气正化之常候"。

黄帝问道：五运六气变化应于所见的物象，其正常气化与反常的变化是怎样的呢？

⑫方药中等《黄帝内经素问运气七篇讲解》五运六气之应见"五运"，即木、火、土、金、水五运。"六气"，即风、君火、相火、湿、燥、寒六气。"应见"，即应该有的表现。全句意即五运六气各有其本身应有的气候和物候表现。由于这里是指五运六气的主运和主气而言，所以张志聪注此云："此论五运六气之主时，而各有德化政令胜复变病之常。夫前章之所谓初之气、二之气者，论加临之客气，乃六期环转，各有不同。此复论四时之主气，有春之木，夏之火，秋之金，冬之水，各主七十二日有奇。又有初气之厥阴，二气之少阴，三气之少阳，四气之太阴，五气之阳明，六气之太阳，各主六十日零八十七刻半，此四时不易之气，有寒热温凉生长收藏之政令，故曰常也。"

⑬王洪图等《黄帝内经素问白话解》黄帝问道：五运六气各自都有相应的气候和物候表现，六气的正常变化与异常变化都有什么征象呢？

⑭郭霭春《黄帝内经素问白话解》黄帝问道：五运六气所属之运表现于外，那么六气的常态和变异的要领是怎样的呢？

（2）岐伯对曰：夫六气正纪，有化有变，有胜有复，有用有病。不同其候，帝欲何乎？帝曰：愿尽闻之。岐伯曰：请遂言之！

①王冰《黄帝内经素问》遂，尽也。

②马莳《黄帝内经素问注证发微》此详论五运六气应见之候也。六气之正者，常气也。六变之纪者，变气也。有化有变，有胜有复，有用有病之六候者，其化之一候，六化之正应见也。变胜复用病，五候六变之纪应见也。

③张介宾《类经》正纪者，凡六气应化之纪，皆曰正纪，与本篇前文邪化正化之正不同。

④张志聪《黄帝内经集注》夫前章之所谓初之气二之气者，论加临之客气，乃六期环转，各有不同。此复论四时之主气，有春之木，夏之火，秋之金，冬之水，各主七十二日有奇，又有初气之厥阴，二气之少阴，三气之少阳，四气之太阴，五气之阳明，六气之太阳，各主六十日零八十七刻半，此四时不易之气，有寒热温凉生长收藏之政令，故曰常。(眉批)应者，谓五运六气之应四时。

⑤高士宗《黄帝素问直解》旧本岐伯下误有对字，今删去。五运合六气，有化有变，有胜有复，有用有病，不同其候。皆六气之正纪，帝欲何问。

⑥黄元御《黄元御医书全集》化谓正化，变谓变异。

⑦张琦《素问释义》此句未具体注释。

⑧高亿《黄帝内经素问详注直讲全集》〔讲〕岐伯对曰：夫风、暑、火、燥、寒、湿之六气，或为六化之正，或为六变之纪，其应见也，有化、有变、有胜、有复、有用、有病，皆不能同其候焉。帝之所问，果欲何乎？黄帝曰：愿举化变胜复用病而尽闻之也。岐伯对曰：帝既欲尽闻之，臣请尽言之。

⑨孟景春等《黄帝内经素问译释》候：察现象以知其本质。

岐伯回答说：六气变化，有正常之化，有异常之变，有胜气，有复气，有作用，有致病。它们的现象各个不同，你要问哪一种？黄帝道：我都要知道。岐伯说：让我详细地讲吧！

⑩任廷革《任应秋讲〈黄帝内经〉素问》此句未具体注释，总体概括此段为：(提要)言时化之常，即时化之正。

⑪张灿玾等《黄帝内经素问校释》岐伯回答说：关于六气正常与反常的变化，有气化，有变化，有胜气，有复气，有作用，有病气，各有不同的情况，你想了解哪一方面的呢？黄帝说：我想听你详尽地讲讲。岐伯说：我尽量地讲给你听吧。

⑫方药中等《黄帝内经素问运气七篇讲解》〔夫六气正纪，有化有变，有胜有复，有用有病，不同其候〕"六气正纪"，指六气的正常变化规律。"化"，指化生；"变"，指灾变；"胜"，指胜气；"复"，指复气；"用"，指作用；"病"，指人体疾病。全句意即风、君火、相火、湿、燥、寒六气，从主时来说，虽然为四时不易之气，相对固定，但是仍然有化有变，有胜有复，有用有病，不同其候，因此不能机械对待。以下原文就是对六气常变的具体介绍。

⑬王洪图等《黄帝内经素问白话解》岐伯回答说：六气的运行，有正常的气化，又有反常的变异；有胜气，有复气；有正常的作用，又有异常的灾害。它们在上述各方面的表现是不同的，你要听哪一种呢？黄帝说：我全都想听。岐伯说：那就让我

详细地讲讲吧。

⑭郭霭春《黄帝内经素问白话解》正纪:六气应化之纪,皆曰正纪。时化:春、夏、秋、冬四时之气化。

岐伯回答说:六气的正纪,有正化、有变化、有胜气、有复气、有利用、有病害,它们的征象都不一样,您要问的是什么呢?黄帝道:我希望全听听。岐伯说:那就让我详细说吧!

第九十六解

(一)内经原文

夫气之所至也,厥阴所至为和平,少阴所至为暄,太阴所至为埃溽,少阳所至为炎暑,阳明所至为清劲,太阳所至为寒雾[注]。时化之常也。

[注]寒雾:郭霭春《黄帝内经素问校注》、方药中等《黄帝内经素问运气七篇讲解》、孟景春等《黄帝内经素问译释》、人民卫生出版社影印顾从德本《黄帝内经素问》此处为"寒雾",其中郭霭春、方药中等注:高世栻曰"寒雾,结为霜雪也"。张灿玾等《黄帝内经素问校释》此处为"寒氛",其注:寒氛,白气也。此处"雾"通"氛"。

(二)字词注释

(1)至

①王冰《黄帝内经素问》此字未具体注释。

②马莳《黄帝内经素问注证发微》至。

③张介宾《类经》此字未具体注释。

④张志聪《黄帝内经集注》此字未具体注释。

⑤高士宗《黄帝素问直解》此字未具体注释。

⑥黄元御《黄元御医书全集》此字未具体注释。

⑦张琦《素问释义》此字未具体注释。

⑧高亿《黄帝内经素问详注直讲全集》〔讲〕至。

⑨孟景春等《黄帝内经素问译释》到来。

⑩任廷革《任应秋讲〈黄帝内经〉素问》此字未具体注释。

⑪张灿玾等《黄帝内经素问校释》至。

⑫方药中等《黄帝内经素问运气七篇讲解》此字未具体注释。

⑬王洪图等《黄帝内经素问白话解》气候到来。

⑭郭霭春《黄帝内经素问白话解》到来。

(2)暄

①王冰《黄帝内经素问》此字未具体注释。

②马莳《黄帝内经素问注证发微》二之气,君火也。

③张介宾《类经》此字未具体注释。

④张志聪《黄帝内经集注》暄,春晚也,又温暖也。

⑤高士宗《黄帝素问直解》暄,温热也。

⑥黄元御《黄元御医书全集》此字未具体注释。

⑦张琦《素问释义》此词未具体注释。

⑧高亿《黄帝内经素问详注直讲全集》〔注〕〔讲〕暖气。

⑨孟景春等《黄帝内经素问译释》气候温暖。

⑩任廷革《任应秋讲〈黄帝内经〉素问》此字未具体注释。

⑪张灿玾等《黄帝内经素问校释》温暖。

⑫方药中等《黄帝内经素问运气七篇讲解》"暄",指温热。

⑬王洪图等《黄帝内经素问白话解》温暖。

⑭郭霭春《黄帝内经素问白话解》温和。

（3）埃溽

①王冰《黄帝内经素问》此词未具体注释。

②马莳《黄帝内经素问注证发微》四之气,土之化也。

③张介宾《类经》此词未具体注释。

④张志聪《黄帝内经集注》此词未具体注释。

⑤高士宗《黄帝素问直解》埃,犹土也,溽,湿热也。

⑥黄元御《黄元御医书全集》此词未具体注释。

⑦张琦《素问释义》此词未具体注释。

⑧高亿《黄帝内经素问详注直讲全集》〔注〕〔讲〕湿气。

⑨孟景春等《黄帝内经素问译释》地面湿润。

⑩任廷革《任应秋讲〈黄帝内经〉素问》此词未具体注释。

⑪张灿玾等《黄帝内经素问校释》尘埃湿润。

⑫方药中等《黄帝内经素问运气七篇讲解》"埃溽",指潮湿。

⑬王洪图等《黄帝内经素问白话解》湿润。

⑭郭霭春《黄帝内经素问白话解》湿润。

（4）时化之常

①王冰《黄帝内经素问》此词未具体注释。

②马莳《黄帝内经素问注证发微》时化之常者,四时正化之常候也。

③张介宾《类经》此词未具体注释。

④张志聪《黄帝内经集注》此四时气化之常也。

⑤高士宗《黄帝素问直解》六时气化之常也。

⑥黄元御《黄元御医书全集》此词未具体注释。

⑦张琦《素问释义》此词未具体注释。

⑧高亿《黄帝内经素问详注直讲全集》〔讲〕为当时之气所化,而为正化之常也。

⑨孟景春等《黄帝内经素问译释》王冰:"四时气正化之常候。"

⑩任廷革《任应秋讲〈黄帝内经〉素问》此词未具体注释。

⑪张灿玾等《黄帝内经素问校释》四时正常气化的一般情况。

⑫方药中等《黄帝内经素问运气七篇讲解》这是一年之中气候的正常变化情况。

⑬王洪图等《黄帝内经素问白话解》六气主时的正常气候特点。

⑭郭霭春《黄帝内经素问白话解》四时气化的正常现象。时化,春、夏、秋、冬四时之气化。

（三）语句阐述

（1）厥阴所至为和平,少阴所至为暄。

①王冰《黄帝内经素问》初之气,木之化。二之气,君火也。

②马莳《黄帝内经素问注证发微》厥阴所至为和平,初之气,木之化也。少阴所至为暄,二之气,君火也。

③张介宾《类经》初之主气,木化也。二之主气,君火也。

④张志聪《黄帝内经集注》春气舒迟,故为和平。暄,春晚也,又温暖也。盖少阴虽主君火而本寒,故主于寒热之交,以司温和之气。

⑤高士宗《黄帝素问直解》夫六气之所也,厥阴为风,主初之气,故厥阴所至为和平。和平,舒迟也。少阴为热,主二之气,故少阴所至为暄,暄,温热也。

⑥黄元御《黄元御医书全集》此六气分主四时之正化。

⑦张琦《素问释义》此句未具体注释。

⑧高亿《黄帝内经素问详注直讲全集》〔注〕和平,温气也。暄,暖气也。

〔讲〕今夫六气之至也,各有不同,如厥阴之气所至,温气也,则为和平。少阴之气所至,暖气也,则为暄。

⑨孟景春等《黄帝内经素问译释》六气到来所见的现象,厥阴之气为气候和平,少阴之气为气候温暖。

⑩任廷革《任应秋讲〈黄帝内经〉素问》此句未具体注释,总体概括此段为:(提要)言时化之常,即时化之正。

⑪张灿玾等《黄帝内经素问校释》关于六气之所至,厥阴风木之气至时,则为平和;少阴君火之气至时,则为温暖。

⑫方药中等《黄帝内经素问运气七篇讲解》[厥阴所至为和平]"厥阴",此处指初之气,亦即在每年大寒以后至春分以前,大约在1月中旬至3月中旬这一段时间。"和平",此指春风。全句意即在初之气这段时间中,在正常情况之下,春风和缓,吹面不寒。高世栻注:"厥阴为风,主初之气,故厥阴所至为和平,和平,舒迟也。"这是指初之气这一段时间的正常气候变化情况。

[少阴所至为暄]"少阴",此处指二之气,亦即在每年春分以后至小满以前,大约在3月中旬至5月中旬这一段时间。"暄",指温热。全句意即在二之气这段时间中,气温逐渐升高,天气开始转向温热。高世栻注:"少阴温热,主二之气,故少阴所至为暄,暄,温热也。"这是指二之气这一段时间的正常气候变化情况。

⑬王洪图等《黄帝内经素问白话解》厥阴风木之气到来时是和煦的,少阴君火

之气到来时是温暖的。

⑭郭霭春《黄帝内经素问白话解》厥阴之气是和煦的，少阴之气是温和的。

（2）太阴所至为埃溽，少阳所至为炎暑。

①王冰《黄帝内经素问》四之气，土之化。三之气，相火也。

②马莳《黄帝内经素问注证发微》太阴所至为埃溽，四之气，土之化也。少阳所至为炎暑，三之气，相火也。

③张介宾《类经》四之主气，土化也。三之主气，相火也。

④张志聪《黄帝内经集注》此节盖以厥阴风木主春，少阳炎暑主夏，阳明清凉主秋，太阳寒水主冬，此四时气化之常也。故以太阴转列于少阳之前者，谓土气分旺于四季，先从春夏始也。此首论六气之中有五运，五运之中又有四时。（眉批）土主长夏而分王于四季，故论于时气之首。又：土曰备化。

⑤高士宗《黄帝素问直解》太阴为湿，主三之气，故太阴所至为埃溽，埃，犹土也，溽，湿热也。少阳为火，主四之气，故少阳所至，为炎暑，炎暑，火气也。

⑥黄元御《黄元御医书全集》此六气分主四时之正化。

⑦张琦《素问释义》此句未具体注释。

⑧高亿《黄帝内经素问详注直讲全集》〔注〕埃溽，湿气也。

〔讲〕太阴之气所至，湿气也，则为埃溽，少阳之气所至，热气也，则为炎暑。

⑨孟景春等《黄帝内经素问译释》太阴之气为地面湿润，少阳之气为气候炎热，

⑩任廷革《任应秋讲〈黄帝内经〉素问》此句未具体注释，总体概括此段为：（提要）言时化之常，即时化之正。

⑪张灿玾等《黄帝内经素问校释》太阴湿土之气至时，则为尘埃湿润；少阳相火之气至时，则为火炎暑热。

⑫方药中等《黄帝内经素问运气七篇讲解》[太阴所至为埃溽]"太阴"，此处指四之气，亦即在大暑以后至秋分以前，大约在7月中下旬至9月中下旬这一段时间。"埃溽"，指潮湿。全句意即在四之气这一段时间中气候潮湿，雨水偏多。张介宾注："四之土气，土化也。"高世栻注："太阴所至为埃溽，溽，湿热也。"这是指四之气这段时间正常气候变化情况。

[少阳所至为炎暑]"少阳"，此处指三之气，亦即在小满以后至大暑以前，大约在5月中旬至7月中旬这一段时间。"炎暑"，即炎热。全句意即在三之气这一段时间中气候炎热。张介宾注："三之主气，相火也。"高世栻注："炎暑，火气也。"这是指三之气这段时间正常气候变化情况。不过在此应该指出，在太阴与少阳的主时问题上，张介宾与高世栻认识不同。张氏认为太阴主四之气，少阳主三之气。高氏认为太阴主三之气，少阳主四之气。其注云："太阴为湿，主三之气……少阳为火，主四之气。"又云："太阴主长夏……少阳主初秋……"根据《内经》原文，我们认为高氏所注没有根据，因此我们从张注。

⑬王洪图等《黄帝内经素问白话解》太阴湿土之气到来时是湿润的,少阳相火之气到来时是炎热的。

⑭郭霭春《黄帝内经素问白话解》太阴之气是湿润的,少阳之气是炎热的。

(3)阳明所至为清劲,太阳所至为寒雾。时化之常也。

①王冰《黄帝内经素问》五之气,金之化。终之气,水之化。四时气正化之常候。

②马莳《黄帝内经素问注证发微》阳明所至为清劲,五之气,金之化也。太阳所至为寒雾,终之气,水之化也。

③张介宾《类经》五之主气,金化也。终之主气,水化也。此四时正化,主气之常也。按:三阴三阳之次;厥阴,一阴也;少阴,二阴也;太阴,三阴也;少阳,一阳也;阳明,二阳也;太阳,三阳也。皆因次为序,下文十二化皆然,此客气之常也。

④张志聪《黄帝内经集注》此节盖以厥阴风木主春,少阳炎暑主夏,阳明清凉主秋,太阳寒水主冬,此四时气化之常也。故以太阴转列于少阳之前者,谓土气分旺于四季,先从春夏始也。此首论六气之中有五运,五运之中又有四时。(眉批)土主长夏而分王于四季,故论于时气之首。又:土曰备化。

⑤高士宗《黄帝素问直解》阳明为清,主五之气,故阳明所至,为清劲,秋末冬初,清且劲也。太阳为寒,主终之气,故太阳所至为寒雾,寒雾,结为霜雪也。比六时气化之常也。

⑥黄元御《黄元御医书全集》此六气分主四时之正化。

⑦张琦《素问释义》此句未具体注释。

⑧高亿《黄帝内经素问详注直讲全集》〔讲〕阳明之气所至,凉气也,则为清劲;太阳之气所至,寒气也,则为寒雾。凡此六节气至,各至其时,为当时之气所化,而为正化之常也。

⑨孟景春等《黄帝内经素问译释》时化之常:王冰"四时气正化之常候"。阳明之气为气候清净劲切,太阳之气为气候寒冷。这是四时气化的正常现象。

⑩任廷革《任应秋讲〈黄帝内经〉素问》此句未具体注释,总体概括此段为:(提要)言时化之常,即时化之正。

⑪张灿玾等《黄帝内经素问校释》时化之常:王冰注"四时气正化之常候"。

阳明燥金之气至时,则为清凉刚劲;太阳寒水之气至时,则为寒冷气氛。这是四时正常气化的一般情况。

⑫方药中等《黄帝内经素问运气七篇讲解》[阳明所主为清劲]"阳明",此处指五之气,意即在秋分以后至小雪以前,大约在9月中下旬至11月中下旬这一段时间。"清劲",指气候清凉劲切。全句意即在五之气这一段时间中,气候转向清凉,西风劲切。高世栻注:"阳明为清,主五之气,故阳明所至为清劲,秋末冬初,清且劲也。"这是指五之气这段时间的正常气候变化情况。

[太阳所至为寒雾]"太阳",此处指终之气,亦即在小雪以后,大寒以前,大约在

11月中下旬至第二年1月中旬这一段时间。"寒雾",此句意即在终之气这一段时间中气候寒冷。高世栻注:"太阳为寒,主终之气,故太阳所致寒雾。寒雾,结为霜雪也。"这是指终之气这段时间中的正常气候变化情况。

[时化之常也]"时",指时令。"化",指气候变化。"常",指正常。"时化之常",意即总括上述全年气候变化,初之气这一段时间中风和日暖;二之气这一段时间中天气转向温热;三之气这段时间中,天气最热;四之气这段时间中天气炎热而雨水较多,湿热交蒸;五之气这段时间中天气转凉,雨水减少,气候清凉干燥;终之气这段时间中,气候寒冷。这是一年之中气候的正常变化情况。

⑬王洪图等《黄帝内经素问白话解》阳明燥金之气到来时是清凉劲急的,太阳寒水之气到来时是寒冷的。以上是六气主时的正常气候特点。

⑭郭霭春《黄帝内经素问白话解》时化:春、夏、秋、冬四时之气化。

阳明之气是清凉劲急的,太阳之气是寒冷的,这是四时气化的正常现象。

第九十七解

(一)内经原文

厥阴所至为风府,为**璺启**;少阴所至为火府,为**舒荣**;太阴所至为雨府,为**员盈**;少阳所至为热府,为**行出**;阳明所至为司杀府,为**庚苍**;太阳所至为寒府,为**归藏**。**司化之常也**。

(二)字词注释

(1)璺启

①王冰《黄帝内经素问》璺,微裂也。启,开坼也。

②马莳《黄帝内经素问注证发微》璺者,秦晋方言,乃物裂而未破之谓,凡物被风裂也。启,开也。

③张介宾《类经》微裂未破曰璺,开拆曰启,皆风化所致。璺音问。

④张志聪《黄帝内经集注》璺,音问。府者,各有所司也。璺启,开坼也。

⑤高士宗《黄帝素问直解》璺,音向。璺,剖也,启,开也。

⑥黄元御《黄元御医书全集》璺,裂也,启,开也。

⑦张琦《素问释义》此词未具体注释。

⑧高亿《黄帝内经素问详注直讲全集》〔注〕璺,启者,微裂而开也。

⑨孟景春等《黄帝内经素问译释》璺(wèn 问)启:璺,裂纹。璺启,意指植物萌芽状态。

⑩任廷革《任应秋讲〈黄帝内经〉素问》此词未具体注释。

⑪张灿玾等《黄帝内经素问校释》在此有裂开的意思。王冰注:"璺,微裂也。启,开坼也。"《方言》:"器破而未离,谓之璺。"

⑫方药中等《黄帝内经素问运气七篇讲解》"璺"(wèn 问),王冰注:"微裂也。""启",有开之义,王冰注:"启,开坼也。""璺启",指植物萌芽破土而出。

⑬王洪图等《黄帝内经素问白话解》璺,wèn,音问,微裂未破之意。启,开拆之意。璺启,就是植物萌芽生长的意思。

⑭郭霭春《黄帝内经素问白话解》草木萌芽。

（2）舒荣

①王冰《黄帝内经素问》此词未具体注释。

②马莳《黄帝内经素问注证发微》此词未具体注释。

③张介宾《类经》物得阳气,故舒展荣美。

④张志聪《黄帝内经集注》舒展而荣华也。

⑤高士宗《黄帝素问直解》舒,舒展也。荣,荣华也。

⑥黄元御《黄元御医书全集》此句未具体注释。

⑦张琦《素问释义》此句未具体注释。

⑧高亿《黄帝内经素问详注直讲全集》〔注〕舒荣者,夏气热而主长,故万物舒展而荣美。

⑨孟景春等《黄帝内经素问译释》舒展荣美。

⑩任廷革《任应秋讲〈黄帝内经〉素问》此词未具体注释。

⑪张灿玾等《黄帝内经素问校释》万物舒发繁荣。

⑫方药中等《黄帝内经素问运气七篇讲解》"舒荣",张介宾注:"物得阳气,故舒展荣美。"张志聪注:"舒荣,舒展而荣华也。"

⑬王洪图等《黄帝内经素问白话解》万物繁荣秀美。

⑭郭霭春《黄帝内经素问白话解》舒发荣美。

（3）员盈

①王冰《黄帝内经素问》物承土化,质员盈满。

②马莳《黄帝内经素问注证发微》犹俗云员满也,凡物承土化,质员盈满。

③张介宾《类经》物得土气而后充实,故为员盈。员,周也。

④张志聪《黄帝内经集注》周备也。

⑤高士宗《黄帝素问直解》员,周也,盈,满也。

⑥黄元御《黄元御医书全集》员与圆同,员盈者,土化丰备也。

⑦张琦《素问释义》王(冰)注:物承土化,质员盈满,又雨界地绿,文见如环,为员化明矣。

⑧高亿《黄帝内经素问详注直讲全集》〔注〕员盈者,物茂于长夏,长夏土主化,凡物承土而化质其形皆员盈无亏缺也。

⑨孟景春等《黄帝内经素问译释》张志聪:"周备也。"此处为肥美丰盛之意。员,通"圆"。

⑩任廷革《任应秋讲〈黄帝内经〉素问》此词未具体注释。

⑪张灿玾等《黄帝内经素问校释》王冰注:"物承土化,质员盈满。"员,通"圆"。

⑫方药中等《黄帝内经素问运气七篇讲解》张介宾注:"物得土气而后充实,

员,周也。"张志聪注:"员盈,周备也。"

⑬王洪图等《黄帝内经素问白话解》万物充实丰满。

⑭郭霭春《黄帝内经素问白话解》周备丰满。

(4)行出

①王冰《黄帝内经素问》脏热者,出行也。

②马莳《黄帝内经素问注证发微》热气出行也。

③张介宾《类经》阳气盛极,尽达于外,物得之而形全,故曰行出。

④张志聪《黄帝内经集注》从中而出于外也。

⑤高士宗《黄帝素问直解》见于外也。

⑥黄元御《黄元御医书全集》行出,火力长育而物形充足也。行当作形。

⑦张琦《素问释义》此词未具体注释。

⑧高亿《黄帝内经素问详注直讲全集》〔注〕行出者,热化运行,至此而极,万物悉出于外也。

⑨孟景春等《黄帝内经素问译释》行出:阳气旺盛,尽达于外。张志聪:"从中而出于外也。"

⑩任廷革《任应秋讲〈黄帝内经〉素问》此词未具体注释。

⑪张灿玾等《黄帝内经素问校释》王冰注:"藏热者出行也。"吴崑注:"伏者行,隐者出;阳动之象也。"《类经》二十六卷第二十一注:"相火用事,其热尤甚,阳气盛极,尽达于外,物得之而形全,故曰行出。"似当指少阳火盛时,气化尽现于外的意思。

⑫方药中等《黄帝内经素问运气七篇讲解》"行出",张介宾注:"阳气盛极,尽达于外,物得之而形全,故曰行出。"

⑬王洪图等《黄帝内经素问白话解》万物生长茂盛。

⑭郭霭春《黄帝内经素问白话解》阳气盛极,由中而达于外。

(5)庚苍

①王冰《黄帝内经素问》庚,更也。更,代也、易也。

②马莳《黄帝内经素问注证发微》庚者,更也。更苍者,物更为苍也。

③张介宾《类经》庚,更也。苍,木化也。物得发生之化者,遇金气而更易也。

④张志聪《黄帝内经集注》庚,更也。草木至秋而更变也。

⑤高士宗《黄帝素问直解》庚,更也。苍,老也。

⑥黄元御《黄元御医书全集》庚,更也,庚与更同。《檀弓》:季子皋葬妻,犯人之禾,申详以告曰:请庚之。苍,老也,金气肃杀,万物更变而苍老也。

⑦张琦《素问释义》此词未具体注释。

⑧高亿《黄帝内经素问详注直讲全集》〔注〕庚,更也,物之苍者,至此更代而化也。

⑨孟景春等《黄帝内经素问译释》张介宾:"庚,更也。苍,木化也。"

⑩任廷革《任应秋讲〈黄帝内经〉素问》此词未具体注释。

⑪张灿玾等《黄帝内经素问校释》王冰注："庚,更也。更,代也,易也。"《类经》二十六卷第二十一注:"苍,木化也。物得发生之化者,遇金气而更易也。"指生物遇阳明金气则更易。

⑫方药中等《黄帝内经素问运气七篇讲解》王冰注:"庚,更也,更代也,易也。"张介宾注:"金气用事,故为司杀府。庚,更也。苍,木化也。物得发生之化者,遇金气而更易也。"张志聪注:"庚,更也,草木至秋而更变也。"

⑬王洪图等《黄帝内经素问白话解》万物苍老成熟。

⑭郭霭春《黄帝内经素问白话解》更替苍老。

（6）归藏

①王冰《黄帝内经素问》物寒,故归藏也。

②马莳《黄帝内经素问注证发微》此词未具体注释。

③张介宾《类经》寒水用事,物得其气而归藏也。

④张志聪《黄帝内经集注》万物至冬而归藏也。

⑤高士宗《黄帝素问直解》内归藏密也。

⑥黄元御《黄元御医书全集》归宿而蛰藏也。

⑦张琦《素问释义》此词未具体注释。

⑧高亿《黄帝内经素问详注直讲全集》〔注〕归藏者,冬气寒而主闭藏,万物归根皆隐而伏也。

⑨孟景春等《黄帝内经素问译释》万物之生机内伏潜藏。

⑩任廷革《任应秋讲〈黄帝内经〉素问》此词未具体注释。

⑪张灿玾等《黄帝内经素问校释》阳气敛藏。

⑫方药中等《黄帝内经素问运气七篇讲解》张志聪注:"归藏者,万物至冬而归藏也。"

⑬王洪图等《黄帝内经素问白话解》万物生机潜藏于内。

⑭郭霭春《黄帝内经素问白话解》潜藏。

（7）司化

①王冰《黄帝内经素问》此词未具体注释。

②马莳《黄帝内经素问注证发微》司化之常者,生荣化长收藏,亦正化之常也。

③张介宾《类经》司,主也。六气各有所主,乃正化之常也。

④张志聪《黄帝内经集注》此三阴三阳各有风寒湿热之所司,而为璺启舒荣之化,故为司化之常。

⑤高士宗《黄帝素问直解》此词未具体注释。

⑥黄元御《黄元御医书全集》此词未具体注释。

⑦张琦《素问释义》此词未具体注释。

⑧高亿《黄帝内经素问详注直讲全集》〔讲〕凡此六节气至,各司其职,为当时

之气所化,而为正化之常也。

⑨孟景春等《黄帝内经素问译释》张介宾:"司,主也。六气各有所主,乃正化之常也。"

⑩任廷革《任应秋讲〈黄帝内经〉素问》此词未具体注释。

⑪张灿玾等《黄帝内经素问校释》司化。

⑫方药中等《黄帝内经素问运气七篇讲解》"司",指职司或职能。"化",指化生。"常",指正常。张介宾注:"司,主也,六气各有所主,乃正化之常也。"

⑬王洪图等《黄帝内经素问白话解》六气主时万物。

⑭郭霭春《黄帝内经素问白话解》六气所主、万物的变化。

(三)语句阐述

(1)厥阴所至为风府,为璺启。

①王冰《黄帝内经素问》璺,微裂也。启,开坼也。

②马莳《黄帝内经素问注证发微》璺者,秦晋方言,乃物裂而未破之谓,凡物被风裂也。启,开也。

③张介宾《类经》府者,言气化之所司也。微裂未破曰璺,开拆曰启,皆风化所致。璺音问。

④张志聪《黄帝内经集注》此句未具体注释。

⑤高士宗《黄帝素问直解》此言司化,化之主乎内也。厥阴主风故厥明所至为风府,为璺启。

⑥黄元御《黄元御医书全集》璺,裂也,启,开也。

⑦张琦《素问释义》此句未具体注释。

⑧高亿《黄帝内经素问详注直讲全集》〔批〕此举司化之常而言也。

〔注〕璺,启者,微裂而开也。春风温而主生,故万物皆有兴发开启之象。

〔讲〕如厥阴之气所至,风木也,故为风府,为璺启。

⑨孟景春等《黄帝内经素问译释》风府:府,物聚之处。此指风化会聚之处。璺(wèn 问)启:璺,裂纹。璺启,意指植物萌芽状态。

厥阴之气到来是风化会聚之处,使万物萌芽始生。

⑩任廷革《任应秋讲〈黄帝内经〉素问》此句未具体注释,总体概括此段为:(提要)言司化之常,"司"是"主"之意,六气各有所主,司化之常属于正化之常范畴。

⑪张灿玾等《黄帝内经素问校释》厥阴之气至为风化之府,为物体破裂而开发。

⑫方药中等《黄帝内经素问运气七篇讲解》"厥阴",指初之气。"府",有所在地或住宅、府库之义。"风府",即风多之处,亦可解释为风气偏胜之时。"璺"(wèn 问),王冰注:"微裂也。""启",有开义,王冰注:"启,开坼也。""璺启",指植物萌芽破土而出。全句意即在初之气所属的这段时间中风气偏胜,植物开始萌芽生长。

⑬王洪图等《黄帝内经素问白话解》璺启:璺,wèn,音问,微裂未破之意。启,

开拆之意。璺启,就是植物萌芽生长的意思。

厥阴之气到来时,风气偏盛,草木开始萌芽。

⑭郭霭春《黄帝内经素问白话解》风府:指风的所聚之处。

厥阴之气所至,是风之所聚,象征着草木萌芽。

(2)少阴所至为火府,为舒荣。

①王冰《黄帝内经素问》此句未具体注释。

②马莳《黄帝内经素问注证发微》少阴为君,故曰大火府。

③张介宾《类经》少阴为君,故曰大火府。物得阳气,故舒展荣美。

④张志聪《黄帝内经集注》此句未具体注释。

⑤高士宗《黄帝素问直解》少阴主火,故少阴所至为火府,为舒荣。

⑥黄元御《黄元御医书全集》此句未具体注释。

⑦张琦《素问释义》此句未具体注释。

⑧高亿《黄帝内经素问详注直讲全集》〔注〕舒荣者,夏气热而主长,故万物舒展而荣美。

〔讲〕少阴之气所至,君火也,故为火府,为舒荣。

⑨孟景春等《黄帝内经素问译释》舒荣:舒展荣美。

少阴之气到来是火化会聚之处,使万物欣欣向荣。

⑩任廷革《任应秋讲〈黄帝内经〉素问》此句未具体注释,总体概括此段为:(提要)言司化之常,"司"是"主"之意,六气各有所主,司化之常属于正化之常范畴。

⑪张灿玾等《黄帝内经素问校释》少阴之气至为火化之府,为万物舒发繁荣。

⑫方药中等《黄帝内经素问运气七篇讲解》"少阴",指二之气。"火府",指热气偏胜之时。"舒荣",张介宾注:"物得阳气,故舒展荣美。"张志聪注:"舒荣,舒展而荣华也。"本句意即在二之气所属的这段时间中热气偏胜,植物生长欣欣向荣。

⑬王洪图等《黄帝内经素问白话解》少阴之气到来时,火气偏胜,万物繁荣秀美。

⑭郭霭春《黄帝内经素问白话解》舒荣:舒发荣美。

少阴之气所至,是火之所聚,象征着万物荣美。

(3)太阴所至为雨府,为员盈。

①王冰《黄帝内经素问》物承土化,质员盈满。又雨界地绿,文见如环,为员化明矣。

②马莳《黄帝内经素问注证发微》员盈,犹俗云员满也,凡物承土化,质员盈满。

③张介宾《类经》太阴化湿,故为雨府。物得土气而后充实,故为员盈。员,周也。

④张志聪《黄帝内经集注》此句未具体注释。

⑤高士宗《黄帝素问直解》太阴主湿,故太阴所至为雨府为员盈。

⑥黄元御《黄元御医书全集》员与圆同,员盈者,土化丰备也。

⑦张琦《素问释义》王(冰)注:物承土化,质员盈满,又雨界地绿,文见如环,为员化明矣。

⑧高亿《黄帝内经素问详注直讲全集》〔注〕员盈者,物茂于长夏,长夏土主化,凡物承土而化质其形皆员盈无亏缺也。

〔讲〕太阴之气所至,湿土也,故为雨府,为员盈。

⑨孟景春等《黄帝内经素问译释》员盈:张志聪"周备也"。此处为肥美丰盛之意。员,通"圆"。

太阴之气到来是雨化会聚之处,使万物肥满丰盛。

⑩任廷革《任应秋讲〈黄帝内经〉素问》此句未具体注释,总体概括此段为:(提要)言司化之常,"司"是"主"之意,六气各有所主,司化之常属于正化之常范畴。

⑪张灿玾等《黄帝内经素问校释》太阴之气至为雨化之府,为物体充盈圆满。

⑫方药中等《黄帝内经素问运气七篇讲解》"太阴",指四之气。"雨府",指雨水较多,湿气偏胜之时。"员盈",张介宾注:"物得土气而后充实,故为员盈,员,周也。"张志聪注:"员盈,周备也。"本句意即在四之气所属的这段时间中,雨水较多,湿气偏胜,植物生长至此已经充实成熟。

⑬王洪图等《黄帝内经素问白话解》太阴之气到来时,雨气偏盛,万物充实丰满。

⑭郭霭春《黄帝内经素问白话解》员盈:周备丰满。

太阴之气所至,是雨之所聚,象征着万物周备丰满。

(4) 少阳所至为热府,为行出。

①王冰《黄帝内经素问》藏热者,出行也。

②马莳《黄帝内经素问注证发微》行出者,热气出行也。

③张介宾《类经》少阳为相,故曰热府,相火用事,其热尤甚。阳气盛极,尽达于外,物得之而形全,故曰行出。

④张志聪《黄帝内经集注》此句未具体注释。

⑤高士宗《黄帝素问直解》少阳主热,故少阳所至为热府,为行出。

⑥黄元御《黄元御医书全集》行出,火力长育而物形充足也。行当作形。

⑦张琦《素问释义》此句未具体注释。

⑧高亿《黄帝内经素问详注直讲全集》〔注〕行出者,热化运行,至此而极,万物悉出于外也。

〔讲〕少阳之气所至,相火也,故为热府,为行出。

⑨孟景春等《黄帝内经素问译释》行出:阳气旺盛,尽达于外。张志聪:"从中而出于外也。"

少阳之气到来是热化会聚之处,使万物的阳气尽达于外,充实成熟。

⑩任廷革《任应秋讲〈黄帝内经〉素问》此句未具体注释,总体概括此段为:(提

要)言司化之常,"司"是"主"之意,六气各有所主,司化之常属于正化之常范畴。

⑪张灿玾等《黄帝内经素问校释》少阳之气至为热化之府,为气化尽现于外。

⑫方药中等《黄帝内经素问运气七篇讲解》[少阳所至为热府,为行出]"少阳",指三之气。"热府",与"火府"同义,指气候炎热之时。"行出",张介宾注:"阳气盛极,尽达于外,物得之而形全,故曰行出。"张志聪注:"夏气始于中,行出者,从中而出于外也。"本句意即在三之气所属的这一段时间中,天气十分炎热,植物生长显著而茂盛。

⑬王洪图等《黄帝内经素问白话解》少阳之气到来时,热气偏盛,万物生长茂盛。

⑭郭霭春《黄帝内经素问白话解》行出:阳气盛极,由中而达于外。

少阳之气所至,是热之所聚,象征着气行于外。

(5)阳明所至为司杀府,为庚苍。

①王冰《黄帝内经素问》庚,更也。更,代也,易也。

②马莳《黄帝内经素问注证发微》庚者,更也。更苍者,物更为苍也。

③张介宾《类经》金气用事,故为司杀府。庚,更也。苍,木化也。物得发生之化者,遇金气而更易也。

④张志聪《黄帝内经集注》此句未具体注释。

⑤高士宗《黄帝素问直解》阳明主收,故阳明所至为司杀府,为庚苍。

⑥黄元御《黄元御医书全集》庚,更也(庚与更同。《檀弓》季子皋葬妻,犯人之禾,申详以告曰:请庚之)。苍,老也,金气肃杀,万物更变而苍老也。

⑦张琦《素问释义》此句未具体注释。

⑧高亿《黄帝内经素问详注直讲全集》〔注〕庚,更也,物之苍者,至此更代而化也。

〔讲〕阳明之气所至,燥金也,故为司杀府,为庚苍。

⑨孟景春等《黄帝内经素问译释》庚苍:张介宾"庚,更也。苍,木化也"。

阳明之气到来是肃杀之化会聚之处,使草木变为苍老之色。

⑩任延革《任应秋讲〈黄帝内经〉素问》此句未具体注释,总体概括此段为:(提要)言司化之常,"司"是"主"之意,六气各有所主,司化之常属于正化之常范畴。

⑪张灿玾等《黄帝内经素问校释》阳明之气至为肃杀之府,为生发之气变更。

⑫方药中等《黄帝内经素问运气七篇讲解》"阳明",指五之气。"司杀府",指气候清凉,树凋叶落之时。"庚苍",王冰注:"庚,更也,更代也,易也。"张介宾注:"金气用事,故为司杀府。庚,更也。苍,木化也。物得发生之化者,遇金气而更易也。"张志聪注:"庚,更也,草木至秋而更变也。"此句意即在五之气所属的这一段时间中,气候由热转凉,植物生长停止,由欣欣向荣而变为树凋叶落,一片萧条。

⑬王洪图等《黄帝内经素问白话解》阳明之气到来时,肃杀之气偏盛,万物苍老成熟。

⑭郭霭春《黄帝内经素问白话解》庚苍:更替苍老。

阳明之气所至,是肃杀之气所聚,象征着万物变为更替苍老。

(6)太阳所至为寒府,为归藏。司化之常也。

①王冰《黄帝内经素问》物寒,故归藏也。

②马莳《黄帝内经素问注证发微》司化之常者,生荣化长收藏,亦正化之常也。

③张介宾《类经》寒水用事,物得其气而归藏也。司,主也。六气各有所主,乃正化之常也。

④张志聪《黄帝内经集注》此三阴三阳各有风寒湿热之所司,而为璺启舒荣之化,故为司化之常。

⑤高士宗《黄帝素问直解》太阳主寒,故太阳所至为寒府,为归藏。此六气司化之常也。

⑥黄元御《黄元御医书全集》归藏,归宿而蛰藏也。

⑦张琦《素问释义》此句未具体注释。

⑧高亿《黄帝内经素问详注直讲全集》〔注〕归藏者,冬气寒而主闭藏,万物归根皆隐而伏也。

〔讲〕太阳之气所至,寒水也,故为寒府,为归藏。凡此六节气至,各司其职,为当时之气所化,而为正化之常也。

⑨孟景春等《黄帝内经素问译释》司化之常:张介宾"司,主也。六气各有所主,乃正化之常也"。

太阳之气到来是寒化会聚之处,使万物之生机内伏潜藏。这是六气当令万物的正常变化现象。

⑩任廷革《任应秋讲〈黄帝内经〉素问》此句未具体注释,总体概括此段为:(提要)言司化之常,"司"是"主"之意,六气各有所主,司化之常属于正化之常范畴。

⑪张灿玾等《黄帝内经素问校释》太阳之气至为寒化之府,为阳气敛藏。这是六气司化的一般情况。

⑫方药中等《黄帝内经素问运气七篇讲解》[太阳所至为寒府,为归藏]"太阳",指终之气。"寒府",指气候严寒之时。"归藏",张志聪注:"归藏者,万物至冬而归藏也。"此句意即在终之气所属的这一段时间中,植物停止生长,动物也避寒就温匿伏起来。

[司化之常也]"司",指职司或职能。"化",指化生。"常",指正常。张介宾注:"司,主也,六气各有所主,乃正化之常也。"全句总括上述风火暑湿燥寒六气,各有其所属时令及正常职能,即:风属厥阴,主植物的萌芽生长阶段;火、热属少阳、少阴,主植物的生长繁茂阶段;湿属太阴,主植物的生长成熟阶段;燥属阳明,主植物的收成阶段;寒属太阳,主生物的匿伏闭藏阶段。这就是说,由于自然界在气候上有风、火、湿、燥、寒的变化,所以自然界在物候上也就有生、长、化、收、藏的变化,这是自然变化之常。

⑬王洪图等《黄帝内经素问白话解》太阳之气到来时,寒气偏盛,万物生机潜藏于内。以上是六气主时万物的正常生化现象。

⑭郭霭春《黄帝内经素问白话解》司化:六气所主、万物的变化。

太阳之气所至,是寒之所聚,象征着万物潜藏;这是六气所主、万物变化的正常现象。

第九十八解

(一)内经原文

厥阴所至为生,为风摇;少阴所至为荣,为**形见**;太阴所至为化,为云雨;少阳所至为长,为蕃鲜;阳明所至为收,为雾露;太阳所至为藏,为周密。**气化之常也**。

(二)字词注释

(1)形见

①王冰《黄帝内经素问》此词未具体注释。

②马莳《黄帝内经素问注证发微》火之化。

③张介宾《类经》物荣而形显。

④张志聪《黄帝内经集注》此词未具体注释。

⑤高士宗《黄帝素问直解》形之现于外也。

⑥黄元御《黄元御医书全集》即形出之变文也。

⑦张琦《素问释义》此词未具体注释。

⑧高亿《黄帝内经素问详注直讲全集》〔注〕〔讲〕形见。

⑨孟景春等《黄帝内经素问译释》形象显现。

⑩任廷革《任应秋讲〈黄帝内经〉素问》此词未具体注释。

⑪张灿玾等《黄帝内经素问校释》万物之形象显现。《类经》二十六卷第二十一注:"阳气方盛,故物荣而形显。"

⑫方药中等《黄帝内经素问运气七篇讲解》指植物生长很快,由小到大。

⑬王洪图等《黄帝内经素问白话解》形态显露。

⑭郭霭春《黄帝内经素问白话解》万物形态显现。

(2)气化之常

①王冰《黄帝内经素问》此词未具体注释。

②马莳《黄帝内经素问注证发微》此词未具体注释。

③张介宾《类经》六气各有所化,亦正化之常也。以上二化,皆兼植物为言。

④张志聪《黄帝内经集注》此词未具体注释。

⑤高士宗《黄帝素问直解》此六气气化之常也。

⑥黄元御《黄元御医书全集》此词未具体注释。

⑦张琦《素问释义》此词未具体注释。

⑧高亿《黄帝内经素问详注直讲全集》〔讲〕此三阴三阳之运行,皆四时之正气

所化,而为正化之常也。

⑨孟景春等《黄帝内经素问译释》六气正常变化的现象。

⑩任廷革《任应秋讲〈黄帝内经〉素问》此词未具体注释。

⑪张灿玾等《黄帝内经素问校释》六气所化的一般情况。

⑫方药中等《黄帝内经素问运气七篇讲解》自然气候的正常变化对物化现象的影响。

⑬王洪图等《黄帝内经素问白话解》六气主时对万物产生的正常影响。

⑭郭霭春《黄帝内经素问白话解》六气正常变化的现象。

(三) 语句阐述

(1) 厥阴所至为生,为风摇。

①王冰《黄帝内经素问》木之化也。

②马莳《黄帝内经素问注证发微》风摇,木之化。

③张介宾《类经》木气升,故主升。风性动,故为摇。

④张志聪《黄帝内经集注》生长化收藏,五时之气也。风摇形见,气之化也。故为气化之常。

⑤高士宗《黄帝素问直解》此言气化,化之有其气也。厥阴为春,故厥阴所至为生,为风摇。

⑥黄元御《黄元御医书全集》此句未具体注释。

⑦张琦《素问释义》此句未具体注释。

⑧高亿《黄帝内经素问详注直讲全集》〔批〕此举气化之常而言也。

〔注〕木主风,风性动摇。温气至,则物生而鼓动。

〔讲〕如厥阴之气所至,木化也,故为生为风摇。

⑨孟景春等《黄帝内经素问译释》风摇:张介宾"风性动,故为摇"。

厥阴之气到来,使万物发生,为和风飘荡。

⑩任廷革《任应秋讲〈黄帝内经〉素问》此句未具体注释,总体概括此段为:(提要)言气化之常,气化之常属于正化之常范畴。

⑪张灿玾等《黄帝内经素问校释》厥阴之气至,为万物发生,为和风飘荡。

⑫方药中等《黄帝内经素问运气七篇讲解》"厥阴",指初之气。"生",指生长。"风摇",指风气偏胜。"摇",有摇动之义。张介宾注:"风性动,故为摇。"此句意即在初之气所属这一段时间中,从气候变化来说多风,从物候变化来说主萌芽生长。

⑬王洪图等《黄帝内经素问白话解》厥阴之气到来时,万物生发,风气动摇。

⑭郭霭春《黄帝内经素问白话解》厥阴之气所至,为万物生发,又为风的动摇。

(2) 少阴所至为荣,为形见。

①王冰《黄帝内经素问》火之化也。

②马莳《黄帝内经素问注证发微》形见,火之化。

③张介宾《类经》阳气方盛,故物荣而形显。

④张志聪《黄帝内经集注》生长化收藏,五时之气也。风摇形见,气之化也。故为气化之常。

⑤高士宗《黄帝素问直解》少阴主初春,故少阴所至为荣,为形见。

⑥黄元御《黄元御医书全集》此句未具体注释。

⑦张琦《素问释义》此句为具体注释。

⑧高亿《黄帝内经素问详注直讲全集》〔注〕热气至,则物敷荣而形见。〔讲〕少阴之气所至,火化也,故为荣为形见。

⑨孟景春等《黄帝内经素问译释》形见:形象显现。

少阴之气到来,使万物荣盛,为形态显露。

⑩任廷革《任应秋讲〈黄帝内经〉素问》此句未具体注释,总体概括此段为:(提要)言气化之常,气化之常属于正化之常范畴。

⑪张灿玾等《黄帝内经素问校释》少阴之气至,为万物繁荣,为形象显现。

⑫方药中等《黄帝内经素问运气七篇讲解》"少阴",指二之气。"荣",指生长欣欣向荣。"形见",指植物生长很快,由小到大。张介宾注:"阳气方盛,故物荣而形显。"此句意即在二之气所属的这一段时间中,由于天气逐渐转热,植物生长显著。

⑬王洪图等《黄帝内经素问白话解》少阴之气到来时,万物繁荣,形态显露。

⑭郭霭春《黄帝内经素问白话解》形见:万物形态显现。

少阴之气所至,为万物荣美,又为形态的显现。

(3) 太阴所至为化,为云雨。

①王冰《黄帝内经素问》土之化也。

②马莳《黄帝内经素问注证发微》云雨,土之化。

③张介宾《类经》土能化生万物,云雨其气也。

④张志聪《黄帝内经集注》生长化收藏,五时之气也。风摇形见,气之化也。故为气化之常。

⑤高士宗《黄帝素问直解》太阴主长夏,故太阴所至为化,为云雨。

⑥黄元御《黄元御医书全集》此句未具体注释。

⑦张琦《素问释义》此句未具体注释。

⑧高亿《黄帝内经素问详注直讲全集》〔注〕湿气至,则布化而施云雨。〔讲〕太阴之气所至,土化也,故化为云雨。

⑨孟景春等《黄帝内经素问译释》太阴之气到来,使万物化生,为湿化云雨。

⑩任廷革《任应秋讲〈黄帝内经〉素问》此句未具体注释,总体概括此段为:(提要)言气化之常,气化之常属于正化之常范畴。

⑪张灿玾等《黄帝内经素问校释》太阴之气至,为万物化育,为湿化云雨。

⑫方药中等《黄帝内经素问运气七篇讲解》"太阴",指四之气。"化",指植物生长由茂盛趋向成熟。"云雨",指雨水偏多,湿气偏胜。张介宾注:"土能化生万

物,云雨其气也。"此句意即在四之气所属的这一段时间中,气候炎热而潮湿,植物生长已经成熟。

⑬王洪图等《黄帝内经素问白话解》太阴之气到来时,万物化育,云雨润泽。

⑭郭霭春《黄帝内经素问白话解》太阴之气所至,为万物化生,又为云雨的润泽。

(4)少阳所至为长,为蕃鲜。

①王冰《黄帝内经素问》火之化也。

②马莳《黄帝内经素问注证发微》蕃鲜,火之化。

③张介宾《类经》阳气大盛,故物长而蕃鲜。

④张志聪《黄帝内经集注》生长化收藏,五时之气也。风摇形见,气之化也。故为气化之常。

⑤高士宗《黄帝素问直解》少阳主初秋,故少阳所至为长,为蕃鲜。蕃,盛也,鲜,艳也。

⑥黄元御《黄元御医书全集》此句未具体注释。

⑦张琦《素问释义》此句未具体注释。

⑧高亿《黄帝内经素问详注直讲全集》〔注〕火气至,则物茂盛而鲜明。

〔讲〕少阳之气所至,热化也,故为长为蕃鲜。

⑨孟景春等《黄帝内经素问译释》少阳之气到来,使万物长极,为繁茂鲜艳。

⑩任廷革《任应秋讲〈黄帝内经〉素问》此句未具体注释,总体概括此段为:(提要)言气化之常,气化之常属于正化之常范畴。

⑪张灿玾等《黄帝内经素问校释》少阳之气至,为万物盛长,为蕃盛鲜明。

⑫方药中等《黄帝内经素问运气七篇讲解》"少阳",指三之气。"长",指长大。"番鲜",指植物生长十分茂盛。张介宾注:"阳气大盛,故物长而蕃鲜。"此句意即在三之气所属的这一段时间中,由于天气炎热,阳气大盛,所以植物生长繁茂。

⑬王洪图等《黄帝内经素问白话解》少阳之气到来时,万物生长,催秀吐艳。

⑭郭霭春《黄帝内经素问白话解》番鲜:繁盛鲜明。

少阳之气所至,为万物长养,又为茂盛鲜明。

(5)阳明所至为收,为雾露。

①王冰《黄帝内经素问》金之化也。

②马莳《黄帝内经素问注证发微》雾露,金之化。

③张介宾《类经》金之化也。

④张志聪《黄帝内经集注》生长化收藏,五时之气也。风摇形见,气之化也。故为气化之常。

⑤高士宗《黄帝素问直解》阳明主深秋,故阳明所至为收,为雾露。雾露清寒也。

⑥黄元御《黄元御医书全集》此句未具体注释。

⑦张琦《素问释义》此句未具体注释。

⑧高亿《黄帝内经素问详注直讲全集》〔注〕凉气至,则物收敛而雾露。〔讲〕阳明之气所至,金气也,故为收为雾露。

⑨孟景春等《黄帝内经素问译释》阳明之气到来,使万物阳气收敛,为雾露下降。

⑩任廷革《任应秋讲〈黄帝内经〉素问》此句未具体注释,总体概括此段为:(提要)言气化之常,气化之常属于正化之常范畴。

⑪张灿玾等《黄帝内经素问校释》阳明之气至为收敛,为雾露之气。

⑫方药中等《黄帝内经素问运气七篇讲解》"阳明",指五之气。"收",指收成或收敛。"雾露",指气候清凉。此句意即在五之气所属的这一段时间中,植物由生长成熟进入收取阶段。气候转为清凉,树凋叶落,自然界出现一片收敛现象。

⑬王洪图等《黄帝内经素问白话解》阳明之气到来时,万物收敛,雾露下降。

⑭郭霭春《黄帝内经素问白话解》阳明之气所至,为万物收敛,又为雾露下降。

(6)太阳所至为藏,为周密。气化之常也。

①王冰《黄帝内经素问》水之化也。

②马莳《黄帝内经素问注证发微》周密,水之化。乃气化之常也。

③张介宾《类经》水之化也。

④张志聪《黄帝内经集注》生长化收藏,五时之气也。风摇形见,气之化也。故为气化之常。

⑤高士宗《黄帝素问直解》太阳主冬,故太阳所至为藏,为周密。周密,周致深密也。此六气气化之常也。

⑥黄元御《黄元御医书全集》此句未具体注释。

⑦张琦《素问释义》此句未具体注释。

⑧高亿《黄帝内经素问详注直讲全集》〔注〕寒气至,则物闭藏而密固也。〔讲〕太阳之气所至,水化也,故为藏为周密。此三阴三阳之运行,皆四时之正气所化,而为正化之常也。

⑨孟景春等《黄帝内经素问译释》太阳之气到来,使万物生机潜藏,为阳气固密。这是六气正常变化的现象。

⑩任廷革《任应秋讲〈黄帝内经〉素问》此句未具体注释,总体概括此段为:(提要)言气化之常,气化之常属于正化之常范畴。

⑪张灿玾等《黄帝内经素问校释》太阳之气至为闭藏,为生机闭密。这是六气所化的一般情况。

⑫方药中等《黄帝内经素问运气七篇讲解》[太阳所至为藏,为周密]"太阳",指终之气。"藏",指闭藏。"周密",指密闭于内。高世栻注:"周密,周致深密也。"此句意即在终之气所属这一段时间中,由于天气严寒,一般植物停止生长,有些小动物也蛰伏起来准备过冬,整个自然界处于闭藏状态。

[气化之常也]"气",指气候。"化",指化生。"常",指正常。张介宾注:"六气

六元正纪大论篇

各有所化,亦正化之常也。"张志聪注:"生长化收藏,五时之气也,风摇形见,气之化也,故为气化之常。"此句意即风火热湿燥寒六气与生长化收藏密切相关,"生"因风;"长"因热、因火;"化"因湿;"收"因燥;"藏"因寒。这是自然气候的正常变化对物化现象的影响。

⑬王洪图等《黄帝内经素问白话解》太阳之气到来时,万物闭藏,阳气固密。以上是六气主时对万物产生的正常影响。

⑭郭霭春《黄帝内经素问白话解》周密:万物闭藏,阳气固守周密。

太阳之气所至,为万物闭藏,又为阳气周密;这是六气正常变化的现象。

第九十九解

(一)内经原文

厥阴所至为风生,**终**为肃;少阴所至为热生,**中**为寒;太阴所至为湿生,终为注雨;少阳所至为火生,终为**蒸溽**;阳明所至为燥生,终为凉;太阳所至为寒生,中为温。**德化之常也**。

(二)字词注释

(1)终

①王冰《黄帝内经素问》终。

②马莳《黄帝内经素问注证发微》终。

③张介宾《类经》终。

④张志聪《黄帝内经集注》终。

⑤高士宗《黄帝素问直解》终,犹极也。

⑥黄元御《黄元御医书全集》终。

⑦张琦《素问释义》此词未具体注释。

⑧高亿《黄帝内经素问详注直讲全集》〔注〕终。〔讲〕终之气。

⑨孟景春等《黄帝内经素问译释》终。

⑩任廷革《任应秋讲〈黄帝内经〉素问》此字未具体注释。

⑪张灿玾等《黄帝内经素问校释》此字未具体注释。

⑫方药中等《黄帝内经素问运气七篇讲解》"终",此处同"中"字,与后文"中为寒""中为温"中之"中"字义同,指这一段时间有可能出现另一种气候变化之义。

⑬王洪图等《黄帝内经素问白话解》最终。

⑭郭霭春《黄帝内经素问白话解》末了。

(2)中

①王冰《黄帝内经素问》中。

②马莳《黄帝内经素问注证发微》中。

③张介宾《类经》中。

④张志聪《黄帝内经集注》中。

⑤高士宗《黄帝素问直解》中。

⑥黄元御《黄元御医书全集》中。

⑦张琦《素问释义》此字未具体注释。

⑧高亿《黄帝内经素问详注直讲全集》〔注〕其气皆从中化也。〔讲〕中之气。

⑨孟景春等《黄帝内经素问译释》中。

⑩任廷革《任应秋讲〈黄帝内经〉素问》此字未具体注释。

⑪张灿玾等《黄帝内经素问校释》此字未具体注释。

⑫方药中等《黄帝内经素问运气七篇讲解》与后文"中为寒""中为温"中之"中"字义同,指这一段时间有可能出现另一种气候变化之义。

⑬王洪图等《黄帝内经素问白话解》中气。

⑭郭霭春《黄帝内经素问白话解》中气。

（3）蒸溽

①王冰《黄帝内经素问》蒸溽。

②马莳《黄帝内经素问注证发微》蒸溽。

③张介宾《类经》蒸溽。溽音辱。

④张志聪《黄帝内经集注》蒸溽。

⑤高士宗《黄帝素问直解》蒸溽,热极汗流也。

⑥黄元御《黄元御医书全集》蒸溽。

⑦张琦《素问释义》此词未具体注释。

⑧高亿《黄帝内经素问详注直讲全集》〔讲〕蒸溽。

⑨孟景春等《黄帝内经素问译释》蒸发湿润。

⑩任廷革《任应秋讲〈黄帝内经〉素问》此词未具体注释。

⑪张灿玾等《黄帝内经素问校释》此词未具体注释。

⑫方药中等《黄帝内经素问运气七篇讲解》以火烧水化气熟物曰蒸,以水润物曰溽。这里是指热而且湿。

⑬王洪图等《黄帝内经素问白话解》湿气。

⑭郭霭春《黄帝内经素问白话解》湿热。

（4）德化

①王冰《黄帝内经素问》德化。

②马莳《黄帝内经素问注证发微》德化之常者,德生植物之常化也;其次德化之常者,德生动物之常化也。

③张介宾《类经》德化。

④张志聪《黄帝内经集注》德之化也。

⑤高士宗《黄帝素问直解》化之有其德也。

⑥黄元御《黄元御医书全集》此句未具体注释。

⑦张琦《素问释义》此词未具体注释。

⑧高亿《黄帝内经素问详注直讲全集》〔讲〕德化。

⑨孟景春等《黄帝内经素问译释》六气的自然变化。

⑩任廷革《任应秋讲〈黄帝内经〉素问》此词未具体注释。

⑪张灿玾等《黄帝内经素问校释》此词未具体注释。

⑫方药中等《黄帝内经素问运气七篇讲解》"德",指季节气候上的正常变化规律。"化",指化生或变化。

⑬王洪图等《黄帝内经素问白话解》六气主时气候变化。

⑭郭霭春《黄帝内经素问白话解》六气自然变化。

(三) 语句阐述

(1) 厥阴所至为风生,终为肃。

①王冰《黄帝内经素问》风化以生,则风生也。肃,静也。(〔新校正云〕按《六微旨大论》云:风位之下,金气承之。故厥阴为风生,而终为肃也。)

②马莳《黄帝内经素问注证发微》按《六微旨大论》云:"风位之下,金气承之。"故厥阴为风生,而终为肃。

③张介宾《类经》《六微旨大论》曰:风位之下,金气承之。故厥阴风生,而终为肃清也。

④张志聪《黄帝内经集注》肃,肃杀也。风能生万物,而终为肃杀之气,盖四时皆有风气,故能生长万物而亦能收杀也。

⑤高士宗《黄帝素问直解》生,犹本也。终,犹极也。厥阴之气本于风,故所至为风生,终则为肃。肃,清肃也。

⑥黄元御《黄元御医书全集》《六微旨论》:风位之下,金气承之,故厥阴风生,终为肃。

⑦张琦《素问释义》此节义例不一,厥阴、太阴、少阳、阳明言终,少阴、太阳言中,一也。厥阴、少阴言承制,余则否,二也。注雨本湿化,蒸溽本火化,凉燥一气,无终之可言,三也。林氏欲改阳明所至为凉生,终为燥,以合之。寻古经之旨,诸言燥皆属金,无火燥之义也。

⑧高亿《黄帝内经素问详注直讲全集》〔讲〕如厥阴之气所至,为风木,其始也,发则风生,终之气,必见肃杀,是木以风生,以金克也。

⑨孟景春等《黄帝内经素问译释》厥阴之气到来,为风气发生,厥阴之下金气承之,故气终则肃杀。

⑩任廷革《任应秋讲〈黄帝内经〉素问》此句未具体注释,总体概括此段为:(提要)言德化之常,德化之常属于正化之常范畴。文中"终为"是指下沉之气,意思是有"生"就有"克",这都是正常的现象。

⑪张灿玾等《黄帝内经素问校释》终为肃:新校正云"按《六微旨大论》云:'风位之下,金气承之。'故厥阴为风生,而终为肃也"。

厥阴之气至,为风气发生,厥阴之下,金气承之,故气终则肃杀。

⑫方药中等《黄帝内经素问运气七篇讲解》"厥阴",指初之气。"风生",指气候多风而温暖。"终",此处同"中"字,与后文"中为寒""中为温"中之"中"字义同,指这一段时间有可能出现另一种气候变化之义。"肃",指肃杀。此句历代注解不同。王冰注:"风化以生则风生也,肃,静也。"含糊其词,等于不解。《新校正》注:"按《六微旨大论》云,风位在下,金气承之,故厥阴为风生而终为肃也。"张介宾注同《新校正》,仍然没有把原文解释清楚。张志聪注:"肃,肃杀也,风能生万物,而终为肃杀之气,盖四时皆有风气,故能生长万物而亦能收杀也。"张氏从风能生万物亦能杀万物角度来解释此句,以此说明初之气这一段时间中虽然风气偏胜,万物始生,但有时亦有可能出现万物收杀的反常现象。我们认为张氏注解比较符合实际,故从张注。这也就是说,每年初之气所属的这一段时间中,一般说来,气候温和,风气偏胜,春风带来了各种植物的萌芽生长,但是在异常情况下,例如木运不及之年,也可以出现应温反凉,应生反杀,燥乃大行的反常变化。

⑬王洪图等《黄帝内经素问白话解》厥阴之气到来时,产生风气,最终有肃杀之气制约它。

⑭郭霭春《黄帝内经素问白话解》肃:肃静。

厥阴之气所至,则有风生,末了是肃静的。

(2) 少阴所至为热生,中为寒。

①王冰《黄帝内经素问》热化以生,则热生也。阴精承上,故中为寒也。(〔新校正云〕按《六微旨大论》云:少阴之上,热气治之,中见太阳。故为热生,而中为寒也。又云:君位之下,阴精承之。亦为寒之义也。)

②马莳《黄帝内经素问注证发微》按《六微旨大论》云:"少阴之上,热气治之,中见太阳。"故为热生,而中为寒。又曰"涓火之下,阴精承之",亦为寒之义也。

③张介宾《类经》《六微旨大论》曰:少阴之上,热气治之,中见太阳。故少阴热生而中为寒也。又云:君火之下,阴精承之。亦为寒之义。

④张志聪《黄帝内经集注》少阴太阳为水火阴阳之主,太阳标阳而本寒,少阴标阴而本热,少阴之上,热气治之,中见太阳,太阳之上,寒气治之,中见少阴,阴阳标本,互换于中,故中寒而中温也。

⑤高士宗《黄帝素问直解》少阴之气本于热,故所至为热生,中则为寒。寒,少阴之标阴也。

⑥黄元御《黄元御医书全集》《六微旨大论》:少阴之上,热气治之,中见太阳。故少阳热生,中为寒。

⑦张琦《素问释义》此节义例不一,厥阴、太阴、少阳、阳明言终,少阴、太阳言中,一也。厥阴、少阴言承制,余则否,二也。注雨本湿化,蒸溽本火化,凉燥一气,无终之可言,三也。林氏欲改阳明所至为凉生,终为燥,以合之。寻古经之旨,诸言燥皆属金,无火燥之义也。

⑧高亿《黄帝内经素问详注直讲全集》〔注〕少阴、太阳独云中,厥阴、太阴、少

六元正纪大论篇

阳、阳明皆云终者,以少阴为心主,太阳主肾窍,阳中有阴,阴中有阳,故其气皆从中化也。厥阴、太阴、少阳、阳明等,以第相承,非终气之相克,即终气之相生,故不云中而云终也。

〔讲〕少阴之气所至,为君火,其始也,发则热生,中之气,必见寒水,是热因火生,以水克也。

⑨孟景春等《黄帝内经素问译释》少阴之气到来,为热气发生,少阴之中见为太阳,故其中为寒化。

⑩任廷革《任应秋讲〈黄帝内经〉素问》此句未具体注释,总体概括此段为:(提要)言德化之常,德化之常属于正化之常范畴。文中"终为"是指下沉之气,意思是有"生"就有"克",这都是正常的现象。

⑪张灿玾等《黄帝内经素问校释》中为寒:新校正云"按《六微旨大论》云:少阴之上,热气治之,中见太阳。故为热生,而中为寒也。又云:'君位之下,阴精承之。'亦为寒之义也"。

少阴之气至,为热气发生,少阴之中见为太阳,故其中为寒化。

⑫方药中等《黄帝内经素问运气七篇讲解》"少阴",指二之气。"热生",指气候转向温热。"中为寒",指可能出现寒冷,也可以解释为外热内寒。此句意即在二之气所属这一段时间中,气候转热,但也可能出现外热内寒或应热反寒的气候变化。

⑬王洪图等《黄帝内经素问白话解》少阴之气到来时,产生热气,但其中气为寒。

⑭郭霭春《黄帝内经素问白话解》中:中气。

少阴之气所至,则有热生,但其中气是寒冷的。

(3) 太阴所至为湿生,终为注雨。

①王冰《黄帝内经素问》湿化以生,则湿生也。太阴在上,故终为注雨。(〔新校正云〕按《六微旨大论》云:土位之下,风气承之。)

②马莳《黄帝内经素问注证发微》按《六微旨大论》云:"土位之下,风气承之。"王(冰)注云:疾风之后,时雨乃零,湿为风吹,化而为雨。故太阴为湿生,而终为注雨。

③张介宾《类经》土位之下,风气承之,故太阴湿生而终为注雨,即飘骤之谓。

④张志聪《黄帝内经集注》太阴湿土之气,上蒸而为云为雨,故终为注雨。

⑤高士宗《黄帝素问直解》太阴之气本于湿,故所至为湿生,终为注雨。注雨,湿之淫溢也。

⑥黄元御《黄元御医书全集》土位之下,风气承之,故太阴湿生,终为注雨(注雨,雨之得风而飘骤者)。

⑦张琦《素问释义》此节义例不一,厥阴、太阴、少阳、阳明言终,少阴、太阳言中,一也。厥阴、少阴言承制,余则否,二也。注雨本湿化,蒸溽本火化,凉燥一气,

无终之可言,三也。林氏欲改阳明所至为凉生,终为燥,以合之。寻古经之旨,诸言燥皆属金,无火燥之义也。

⑧高亿《黄帝内经素问详注直讲全集》〔注〕少阴、太阳独云中,厥阴、太阴、少阳、阳明皆云终者,以少阴为心主,太阳主肾窍,阳中有阴,阴中有阳,故其气皆从中化也。厥阴、太阴、少阳、阳明等,以第相承,非终气之相克,即终气之相生,故不云中而云终也。

〔讲〕太阴之气所至,为湿土,其始也,发则湿生,终之气,必变注雨,是土以湿化,旋以雨成也。

⑨孟景春等《黄帝内经素问译释》太阴之气到来,为湿气发生,其上蒸为云,下注为雨。

⑩任廷革《任应秋讲〈黄帝内经〉素问》此句未具体注释,总体概括此段为:(提要)言德化之常,德化之常属于正化之常范畴。文中"终为"是指下沉之气,意思是有"生"就有"克",这都是正常的现象。

⑪张灿玾等《黄帝内经素问校释》终为注雨:新校正云"按《六微旨大论》云:'土位之下,风气承之。'王(冰)注云:'疾风之后,时雨乃零,湿为风吹,化而为雨。'故太阴为湿生而终为注雨也矣"。

太阴之气至为湿气发生,太阴之下,风气承之,风来湿化,故气终则大雨如注。

⑫方药中等《黄帝内经素问运气七篇讲解》"太阴",指四之气。"湿生",指气候偏湿。"终为注雨","终"字,此处作发展或结果解。"注雨",指大雨或暴雨。张志聪注:"太阴湿土之气,上蒸而为云为雨,故终为注雨。"此句意即在四之气所属这一段时间中,可以出现暴雨或大雨。

⑬王洪图等《黄帝内经素问白话解》太阴之气到来时,产生湿气,最终就会发生暴雨。

⑭郭霭春《黄帝内经素问白话解》太阴之气所至,则有湿生,末了是暴雨。

(4)少阳所至为火生,终为蒸溽。

①王冰《黄帝内经素问》火化以生,则火生也。阳在上,故终为蒸溽。(〔新校正云〕按《六微旨大论》云:相火之下,水气承之。故少阳为火生,而终为蒸溽也矣。)

②马莳《黄帝内经素问注证发微》按《六微旨大论》云:"相火之下,水气承之。"故少阳为火生,而终为蒸溽。

③张介宾《类经》相火之下,水气承之,故少阳生火而终为蒸溽也。溽音辱。

④张志聪《黄帝内经集注》少阳相火生于地泽,故终为溽蒸。

⑤高士宗《黄帝素问直解》少阳之气本于火,故所至为火生,终为蒸溥。蒸溽,热极汗流也。

⑥黄元御《黄元御医书全集》相火生湿土,故少阳火生,终为蒸溽。

⑦张琦《素问释义》此节义例不一,厥阴、太阴、少阳、阳明言终,少阴、太阳言

中，一也。厥阴、少阴言承制，余则否，二也。注雨本湿化，蒸溽本火化，凉燥一气，无终之可言，三也。

⑧高亿《黄帝内经素问详注直讲全集》〔注〕少阴、太阳独云中，厥阴、太阴、少阳、阳明皆云终者，以少阴为心主，太阳主肾窍，阳中有阴，阴中有阳，故其气皆从中化也。厥阴、太阴、少阳、阳明等，以第相承，非终气之相克，即终气之相生，故不云中而云终也。

〔讲〕少阳之气所至，为相火，其始也，发则火生，终之气，必见烝溽，是相代君令，水火交济，以烝以溽，其德乃宣也。

⑨孟景春等《黄帝内经素问译释》少阳之气到来，为火气发生，结果是蒸发湿润。

⑩任廷革《任应秋讲〈黄帝内经〉素问》此句未具体注释，总体概括此段为：（提要）言德化之常，德化之常属于正化之常范畴。文中"终为"是指下沉之气，意思是有"生"就有"克"，这都是正常的现象。

⑪张灿玾等《黄帝内经素问校释》终为蒸溽：火化之后，水气相承，则湿热相交。新校正云"按《六微旨大论》云：'相火之下，水气承之。'故少阳为火生而终为蒸溽也矣"。

少阳之气至，为火气发生，相火之下，水气承之，故气终为湿热交蒸。

⑫方药中等《黄帝内经素问运气七篇讲解》"少阳"，指三之气。"火生"，指气候炎热。"蒸溽"，以火烧水化气熟物曰蒸，以水润物曰溽。这里是指热而且湿。全句意即在三之气所属这一段时间中，天气炎热。由于气候炎热，降雨增多，所以气候可以由炎热而发展为潮湿，形成湿热交争。湿可以因寒而生，也可以因热而生。这里是指因热而生湿而言。

⑬王洪图等《黄帝内经素问白话解》少阳之气到来时，产生火气，火极就会蒸发为湿热。

⑭郭霭春《黄帝内经素问白话解》蒸溽：湿热。

少阳之气所至，则有火生，末了是湿热。

（5）阳明所至为燥生，终为凉。

①王冰《黄帝内经素问》燥化以生，则燥生也。阴在上，故终为凉。（〔新校正云〕详此六气俱先言本化，次言所反之气，而独阳明之化，言燥生，终为凉，未见所反之气。再寻上下文义，当云：阳明所至为凉生，终为燥，方与诸气之义同贯。盖以金位之下，火气承之，故阳明为清生而终为燥也。）

②马莳《黄帝内经素问注证发微》按《六微旨大论》云："金位之下，火气承之。"故阳明为清生，而终为燥。

③张介宾《类经》此燥凉二字，当互更用之为是。盖金位之下，火气承之，故阳明凉生而终为燥也。

④张志聪《黄帝内经集注》阳明燥金，终为清凉。

⑤高士宗《黄帝素问直解》阳明之气本于燥，故所至为燥生，终为凉。凉，金之清切也。

⑥黄元御《黄元御医书全集》燥金生寒水，故阳明燥生，终为凉。

⑦张琦《素问释义》此节义例不一，厥阴、太阴、少阳、阳明言终，少阴、太阳言中，一也。厥阴、少阴言承制，余则否，二也。注雨本湿化，蒸溽本火化，凉燥一气，无终之可言，三也。林氏欲改阳明所至为凉生，终为燥，以合之。寻古经之旨，诸言燥皆属金，无火燥之义也。

⑧高亿《黄帝内经素问详注直讲全集》〔注〕少阴、太阳独云中，厥阴、太阴、少阳、阳明皆云终者，以少阴为心主，太阳主肾窍，阳中有阴，阴中有阳，故其气皆从中化也。厥阴、太阴、少阳、阳明等，以第相承，非终气之相克，即终气之相生，故不云中而云终也。

〔讲〕阳明之气所至，为燥金，其始也，发则燥生，终之气，变为大凉，是金本坚劲而为燥，金能生水，而气大凉也。

⑨孟景春等《黄帝内经素问译释》阳明之气到来，为燥气发生，终则感觉凉爽。

⑩任廷革《任应秋讲〈黄帝内经〉素问》此句未具体注释，总体概括此段为：(提要)言德化之常，德化之常属于正化之常范畴。文中"终为"是指下沉之气，意思是有"生"就有"克"，这都是正常的现象。

⑪张灿玾等《黄帝内经素问校释》阳明之气至为燥气发生，其气终则为凉。

⑫方药中等《黄帝内经素问运气七篇讲解》"阳明"，指五之气。"燥生"，指气候干燥。"凉"，指清凉。此句意即在五之气所属这一段时间中，气候干燥，降雨减少，天气逐渐转为清凉。"燥"，可以因热而燥，也可以因凉而燥。前者叫做燥热，后者叫做凉燥。前者属热，后者属寒。前者属阳，后者属阴。应加以区别。

⑬王洪图等《黄帝内经素问白话解》阳明之气到来时，产生燥气，最终发生寒凉。

⑭郭霭春《黄帝内经素问白话解》阳明之气所至，则有凉生，末了是燥气。

(6) 太阳所至为寒生，中为温。德化之常也。

①王冰《黄帝内经素问》寒化以生，则寒生也。阳在内，故中为温。（〔新校正云〕按《五运行大论》云：太阳之上，寒气治之，中见少阴。故为寒生而中为温。）风生毛形，热生翻形，湿生倮形，火生羽形，燥生介形，寒生鳞形，六化皆为主岁及间气所在，而各化生，常无替也。非德化则无能化生也。

②马莳《黄帝内经素问注证发微》按《六微旨大论》云："太阳之上，寒气治之，中见少阴。"故为寒生，而中为温也。其风生、热生、湿生、火生、燥生、寒生六者，本气也。终为肃、终为注雨、终为蒸溽、终为凉四者，标气也。中为寒、中为温二者，中气也。夫本之下，中之见也；见之下，气之标也。故其生物之德，皆始于本气，终于标气，而中气常居标本之中，故言标本则中气在其中矣。惟少阴、太阳言中而不言终者，盖少阴、太阳中气与标同，故言中则标气亦在其中矣。德化之常者，德生植物

之常化也;其次德化之常者,德生动物之常化也。

③张介宾《类经》《六微旨大论》曰:太阳之上,寒气治之,中见少阴。故太阳寒生而中为温也。愚按:上文六化,厥阴太阴少阳阳明俱言终,而惟少阴太阳言中者何也?盖六气之道,阴阳而已;阴阳征兆,水火而已。少阴者,君火也;太阳者,寒水也。阳胜则阴复,故少阴所至为热生,中为寒,此离象之外阳内阴也。阴胜则阳复,故太阳所至为寒生,中为温,此坎象之外阴内阳也。故惟此二气言中者,言阴阳互藏之纲领也;其他言终者,言五行下承之义耳。此以六气之正化而承者随之,皆生物之本也,故为德化之常。

④张志聪《黄帝内经集注》生者,谓六气所生之德,而为凉为肃,德之化也。(眉批)上文曰风发无时。

⑤高士宗《黄帝素问直解》太阳之气本于寒,故所至为寒生,中为温。温,太阳之标阳也。少阴太阳兼禀水火阴阳之气,故不曰终而曰中。此六气始终,为六气德化之常也。

⑥黄元御《黄元御医书全集》水火同宫,丁火癸水统于少阴,丙火壬水统于太阳,《六微旨论》:少阴之上,热气治之,中见太阳,太阳之上,寒气治之,中见少阴,故少阴热生,中为寒,太阳寒生,中为温也。

⑦张琦《素问释义》此节义例不一,厥阴、太阴、少阳、阳明言终,少阴、太阳言中,一也。厥阴、少阴言承制,余则否,二也。注雨本湿化,蒸溽本火化,凉燥一气,无终之可言,三也。林氏欲改阳明所至为凉生,终为燥,以合之。寻古经之旨,诸言燥皆属金,无火燥之义也。

⑧高亿《黄帝内经素问详注直讲全集》〔注〕少阴、太阳独云中,厥阴、太阴、少阳、阳明皆云终者,以少阴为心主,太阳主肾窍,阳中有阴,阴中有阳,故其气皆从中化也。厥阴、太阴、少阳、阳明等,以第相承,非终气之相克,即终气之相生,故不云中而云终也。

〔讲〕太阳之气所至,为寒水,其始也,发则寒生,中之气,必见为温,是水主闭藏,而洹寒,木从水生而气反温也。六气德化之常,见于天地之气者,又如是也。

⑨孟景春等《黄帝内经素问译释》太阳之气到来,为寒气发生,太阳之中见为少阴,故其中为温化。这就是六气的自然变化。

⑩任廷革《任应秋讲〈黄帝内经〉素问》此句未具体注释,总体概括此段为:(提要)言德化之常,德化之常属于正化之常范畴。(讲解)文中"终为"是指下沉之气,意思是有"生"就有"克",这都是正常的现象。

⑪张灿玾等《黄帝内经素问校释》中为温:新校正云"按《六微旨大论》(编者按:原误作《五运行大论》,今改)云'太阳之上,寒气治之。中见少阴'。故为寒生而中为温"。德化:德,有"得"的意思。化,生化。万物得六气之正常生化者,为"德化"。

太阳之气至,为寒气发生,太阳之中见为少阴,故其中为温化。这是六气德化的一般情况。

⑫方药中等《黄帝内经素问运气七篇讲解》［太阳所至为寒生,中为温］"太阳",指终之气。"寒生",指气候寒冷。"中为温",指可能出现温热,也可以解释成外寒内热,外阴内阳。王冰注"阳在内,故中为温"即属此义。此句意即在终之气所属的这一段时间中,气候寒冷,但也可能出现外寒内热或应寒反热的气候变化。应该指出,"少阴所至为热生,中为寒","太阳所至为寒生,中为温",这两句意义很深,它是后世"夏月伏阴""冬月伏阳"论的理论基础。所谓"夏月伏阴",即夏天炎热,但在炎热中却潜伏着一种阴寒现象,因而自然界中也存在着一个外热内寒的现象。例如在夏季里,天气十分炎热,但天气越热,下雨也越多,气候也越潮湿,山洞里或地下水也愈清凉。在人体也常常表现为表热里寒或表热里虚的夏令体质特点,因而对于夏令疾病的治疗方面,不但要清热、养阴,而且也一定要注意到益气、利湿。所谓"冬月伏阳",即冬天寒冷,但在寒冷中却潜伏着一种阳热现象,因而在自然界中也存在着一个外寒内热的现象。例如冬天越冷,气候也越干燥,山洞中或地下泉水也越温暖。在人体中也常常表现为表寒里热或阴虚内热的冬令体质特点,因而在对冬季疾病的治疗方面,不但要解表散寒,而且也一定要注意到养阴、清热。临床上这些法则的提出,是根据"夏月伏阴""冬月伏阳"的理论,而"夏月伏阴""冬月伏阳"理论,此处所提出的"少阴所至为热生,中为寒","太阳所至为寒生,中为温",又是其主要根据之一,因此对这两句原文应加以深入理解。

［德化之常也］"德",指季节气候上的正常变化规律。"化",指化生或变化。此句意即前述六气在各个季节中的特点及变化是自然气候变化之常。

⑬王洪图等《黄帝内经素问白话解》太阳之气到来时,产生寒气,但其中气是温的。以上是六气主时气候变化的一般现象。

⑭郭霭春《黄帝内经素问白话解》太阳之气所至,则有寒生,但其中气是温暖的。这是六气自然变化的一般现象。

第一百解

（一）内经原文

厥阴所至为**毛化**;少阴所至为**羽化**;太阴所至为**倮化**;少阳所至为**羽化**;阳明所至为**介化**;太阳所至为**鳞化**。德化之常也。

（二）字词注释

（1）毛化

①王冰《黄帝内经素问》形之有毛者。

②马莳《黄帝内经素问注证发微》风生毛形。

③张介宾《类经》毛虫之族,得木化也。

④张志聪《黄帝内经集注》此词未具体注释。

⑤高士宗《黄帝素问直解》毛化。

⑥黄元御《黄元御医书全集》此词未具体注释。

⑦张琦《素问释义》按王（冰）注：上云风生毛形，热生翮形，则此羽化，疑本作翮化也。

⑧高亿《黄帝内经素问详注直讲全集》〔注〕毛虫，木属。〔讲〕毛化。

⑨孟景春等《黄帝内经素问译释》使有毛的动物化育。

⑩任廷革《任应秋讲〈黄帝内经〉素问》此词未具体注释。

⑪张灿玾等《黄帝内经素问校释》毛虫类化育。

⑫方药中等《黄帝内经素问运气七篇讲解》"毛"，即毛虫，泛指多毛的动物，"化"，指化生。比较适合毛虫的胎孕生长。

⑬王洪图等《黄帝内经素问白话解》有毛的动物化育。

⑭郭霭春《黄帝内经素问白话解》有毛的动物化育。

（2）羽化

①王冰《黄帝内经素问》有羽翮（守）飞行之类也。

②马莳《黄帝内经素问注证发微》热生翮形。

③张介宾《类经》羽虫之族，得火化也。王氏曰：有羽翮飞行之类。义通。翮，亥格切。

④张志聪《黄帝内经集注》此词未具体注释。

⑤高士宗《黄帝素问直解》羽化。

⑥黄元御《黄元御医书全集》此词未具体注释。

⑦张琦《素问释义》按王（冰）注：上云风生毛形，热生翮形，则此羽化，疑本作翮化也。

⑧高亿《黄帝内经素问详注直讲全集》〔注〕翮虫，火属。〔讲〕翮化。

⑨孟景春等《黄帝内经素问译释》使有羽的动物化育。王冰："有羽翮飞行之类也。"翮（hé 核），羽根。

⑩任廷革《任应秋讲〈黄帝内经〉素问》此词未具体注释。

⑪张灿玾等《黄帝内经素问校释》王冰注："有羽翮飞行之类也。"

⑫方药中等《黄帝内经素问运气七篇讲解》"羽"即羽虫，泛指禽类鸟类动物。"化"，指化生。比较适合羽虫的胎孕生长。

⑬王洪图等《黄帝内经素问白话解》有羽毛的动物化育。

⑭郭霭春《黄帝内经素问白话解》有翼的虫类化育。

（3）倮化

①王冰《黄帝内经素问》无毛羽鳞甲之类也。

②马莳《黄帝内经素问注证发微》湿生倮形。

③张介宾《类经》倮虫之族，得土化也。

④张志聪《黄帝内经集注》此词未具体注释。

⑤高士宗《黄帝素问直解》倮化。

⑥黄元御《黄元御医书全集》此词未具体注释。

⑦张琦《素问释义》此词为具体注释。

⑧高亿《黄帝内经素问详注直讲全集》〔注〕倮虫,土属。〔讲〕倮化。

⑨孟景春等《黄帝内经素问译释》倮体的动物化育。

⑩任廷革《任应秋讲〈黄帝内经〉素问》此词未具体注释。

⑪张灿玾等《黄帝内经素问校释》倮虫类化育。

⑫方药中等《黄帝内经素问运气七篇讲解》"倮",即倮虫,泛指无毛、无介、无鳞的动物。"化",指化生。比较适合倮虫的胎孕生长。

⑬王洪图等《黄帝内经素问白话解》倮体的动物化育。

⑭郭霭春《黄帝内经素问白话解》倮体的动物化育。

（4）羽化

①王冰《黄帝内经素问》薄明羽翼,蜂蝉之类,非翎羽之羽也。

②马莳《黄帝内经素问注证发微》火生羽形。

③张介宾《类经》王(冰)氏曰:薄明羽翼,蜂蝉之类,非翎羽之羽也。义通。

④张志聪《黄帝内经集注》此词未具体注释。

⑤高士宗《黄帝素问直解》羽虫。

⑥黄元御《黄元御医书全集》此词未具体注释。

⑦张琦《素问释义》王(冰)注:薄明羽翼蜂蝉之类,非翎羽之羽也。

⑧高亿《黄帝内经素问详注直讲全集》〔注〕羽化。〔讲〕羽虫,火属。

⑨孟景春等《黄帝内经素问译释》使有翼的虫类化育。王冰:"薄明羽翼,蜂蝉之类,非翎羽之羽也。"

⑩任廷革《任应秋讲〈黄帝内经〉素问》此词未具体注释。

⑪张灿玾等《黄帝内经素问校释》王冰注:"薄明羽翼,蜂蝉之类,非翎羽之羽也。"

⑫方药中等《黄帝内经素问运气七篇讲解》"羽"即羽虫,泛指禽类鸟类动物。"化",指化生。比较适合羽虫的胎孕生长。

⑬王洪图等《黄帝内经素问白话解》有羽翼的动物化育。

⑭郭霭春《黄帝内经素问白话解》有翼的虫类化育。

（5）介化

①王冰《黄帝内经素问》有甲之类。

②马莳《黄帝内经素问注证发微》燥生介形。

③张介宾《类经》甲虫之族,得金化也。

④张志聪《黄帝内经集注》此词未具体注释。

⑤高士宗《黄帝素问直解》介化。

⑥黄元御《黄元御医书全集》此词未具体注释。

⑦张琦《素问释义》此词未具体注释。

⑧高亿《黄帝内经素问详注直讲全集》〔注〕介化。〔讲〕介虫,金属。

⑨孟景春等《黄帝内经素问译释》使有甲的动物化育。

⑩任廷革《任应秋讲〈黄帝内经〉素问》此词未具体注释。

⑪张灿玾等《黄帝内经素问校释》介虫类化育。

⑫方药中等《黄帝内经素问运气七篇讲解》"介",指介虫,泛指带有甲壳的动物。"化",指化生。比较适合介虫的胎孕生长。

比较适合鳞虫的胎孕生长。

⑬王洪图等《黄帝内经素问白话解》有甲壳的动物化育。

⑭郭霭春《黄帝内经素问白话解》有甲的动物化育。

(6) 鳞化

①王冰《黄帝内经素问》身有鳞也。

②马莳《黄帝内经素问注证发微》寒生鳞形。

③张介宾《类经》鳞虫之族,得水化也。

④张志聪《黄帝内经集注》此词未具体注释。

⑤高士宗《黄帝素问直解》鳞虫。

⑥黄元御《黄元御医书全集》此词未具体注释。

⑦张琦《素问释义》此词未具体注释。

⑧高亿《黄帝内经素问详注直讲全集》〔注〕鳞化。〔讲〕鳞虫,水属。

⑨孟景春等《黄帝内经素问译释》使有鳞的动物化育。

⑩任廷革《任应秋讲〈黄帝内经〉素问》此词未具体注释。

⑪张灿玾等《黄帝内经素问校释》鳞虫类化育。

⑫方药中等《黄帝内经素问运气七篇讲解》"鳞",即鳞虫,泛指带有鳞甲的水生动物。"化",指化生。比较适合鳞虫的胎孕生长。

⑬王洪图等《黄帝内经素问白话解》有鳞片的动物化育。

⑭郭霭春《黄帝内经素问白话解》有鳞的动物化育。

(三) 语句阐述

(1) 厥阴所至为毛化;少阴所至为羽化。

①王冰《黄帝内经素问》形之有毛者;有羽翮(守)飞行之类也。

②马莳《黄帝内经素问注证发微》风生毛形,热生翮形,湿生倮形,火生羽形,燥生介形,寒生鳞形,六化皆为主气及间气所在而各化生,常无替也,非德化,则无能化化生生也。

③张介宾《类经》毛虫之族,得木化也;羽虫之族,得火化也。王氏曰:有羽翮飞行之类。义通。翮,亥格切。

④张志聪《黄帝内经集注》此句未具体注释,总体概括此段为:五类之虫感五运六气而生育,故为德化之常也。

⑤高士宗《黄帝素问直解》此亦言德化之常而有万物生成之德也,毛虫属木,

故厥阴所至为毛化。羽虫属火,故少阴少阳所至皆为羽化。

⑥黄元御《黄元御医书全集》五虫秉六气而化也。

⑦张琦《素问释义》按王(冰)注:上云风生毛形,热生翮形,则此羽化,疑本作翮化也。

⑧高亿《黄帝内经素问详注直讲全集》〔注〕毛虫,木属。翮虫,火属。

〔讲〕如厥阴之气所至,属木,毛虫亦属木,故为毛化。少阴之气所至,属火,翮虫亦属火,故为翮化。

⑨孟景春等《黄帝内经素问译释》羽:王冰"有羽翮飞行之类也"。翮(hé 核),羽根。

厥阴之气到来,使有毛的动物化育;少阴之气到来,使有羽的动物化育。

⑩任廷革《任应秋讲〈黄帝内经〉素问》此句未具体注释,总体概括此段为:(提要)言德化之常,德化之常属于正化之常范畴。

⑪张灿玾等《黄帝内经素问校释》羽:王冰注"有羽翮飞行之类也"。

厥阴之气至,为毛虫类化育;少阴之气至,为羽虫类化育。

⑫方药中等《黄帝内经素问运气七篇讲解》[厥阴所至为毛化]"毛",即毛虫,泛指多毛的动物。"化",指化生。此句意即每年初之气所属的这一段时间中,比较适合毛虫的胎孕生长。

[少阴所至为羽化]"羽"即羽虫,泛指禽类鸟类动物。"化",指化生。此句意即在每年二之气所属的这一段时间中,比较适合羽虫的胎孕生长。

⑬王洪图等《黄帝内经素问白话解》厥阴之气到来时,有毛的动物化育;少阴之气到来时,有羽毛的动物化育。

⑭郭霭春《黄帝内经素问白话解》厥阴之气所至,有毛的动物化育;少阴之气所至,有翅膀的动物化育。

(2)太阴所至为倮化;少阳所至为羽化。

①王冰《黄帝内经素问》无毛羽、鳞甲之类也;薄明羽翼,蜂蝉之类,非翎羽之羽也。

②马莳《黄帝内经素问注证发微》风生毛形,热生翮形,湿生倮形,火生羽形,燥生介形,寒生鳞形,六化皆为主气及间气所在而各化生,常无替也,非德化,则无能化化生生也。

③张介宾《类经》倮虫之族,得土化也;王(冰)氏曰:薄明羽翼,蜂蝉之类,非翎羽之羽也。义通。

④张志聪《黄帝内经集注》此句未具体注释,总体概括此段为:五类之虫感五运六气而生育,故为德化之常也。

⑤高士宗《黄帝素问直解》倮虫属土,故太阴所至为倮化。羽虫属火,故少阴少阳所至皆为羽化。

⑥黄元御《黄元御医书全集》五虫秉六气而化也。

⑦张琦《素问释义》王(冰)注：薄明羽翼蜂蝉之类，非翎羽之羽也。

⑧高亿《黄帝内经素问详注直讲全集》〔注〕倮虫，土属。羽虫，火属。

〔讲〕太阴之气所至，属土，倮虫亦属土，故为倮化。少阳之气所至，属火，羽虫亦属火，故为羽化。

⑨孟景春等《黄帝内经素问译释》羽：王冰"薄明羽翼，蜂蝉之类，非翎羽之羽也"。

太阴之气到来，使倮体的动物化育；少阳之气到来，使有翼的虫类化育。

⑩任廷革《任应秋讲〈黄帝内经〉素问》此句未具体注释，总体概括此段为：(提要)言德化之常，德化之常属于正化之常范畴。

⑪张灿玾等《黄帝内经素问校释》羽：王冰注"薄明羽翼，蜂蝉之类，非翎羽之羽也"。

太阴之气至，为倮虫类化育；少阳之气至，为有羽翼昆虫类化育。

⑫方药中等《黄帝内经素问运气七篇讲解》[太阳所至为倮化]"倮"，即倮虫，泛指无毛、无羽、无介、无鳞的动物。"化"，指化生。此句意即在每年四气所属这一段时间中，比较适合倮虫的胎孕生长。

[少阳所至为羽化]"羽"即羽虫，泛指禽类鸟类动物。"化"，指化生。此句意即在每年三之气所属的这一段时间中，比较适合羽虫的胎孕生长。

⑬王洪图等《黄帝内经素问白话解》太阴之气到来时，倮体的动物化育；少阳之气到来时，有羽翼的动物化育。

⑭郭霭春《黄帝内经素问白话解》太阴之气所至，倮体的动物化育；少阳之气所至，有翼的虫类化育。

(3) 阳明所至为介化；太阳所至为鳞化。德化之常也。

①王冰《黄帝内经素问》有甲之类；身有鳞也。

②马莳《黄帝内经素问注证发微》风生毛形，热生翢形，湿生倮形，火生羽形，燥生介形，寒生鳞形，六化皆为主气及间气所在而各化生，常无替也，非德化，则无能化化生生也。

③张介宾《类经》甲虫之族，得金化也；鳞虫之族，得水化也。此动物赖之以生，所谓德化之常也。以上言化者凡五类。

④张志聪《黄帝内经集注》此句未具体注释，总体概括此段为：五类之虫感五运六气而生育，故为德化之常也。

⑤高士宗《黄帝素问直解》介虫属金，故阳明所至为介化，鳞虫属水，故太阳所至为鳞化，此诸虫孕育，为六气德化之常也。

⑥黄元御《黄元御医书全集》五虫秉六气而化也。

⑦张琦《素问释义》此句未具体注释。

⑧高亿《黄帝内经素问详注直讲全集》〔注〕介虫，金属。鳞虫，水属。

〔讲〕阳明之气所至，属金，介虫亦属金，故为介化。太阳之气所至，属水，鳞虫亦属水,故为鳞化。此六族化生各应其气,而为德化动物之常者也。

⑨孟景春等《黄帝内经素问译释》阳明之气到来,使有甲的动物化育;太阳之气到来,使有鳞的动物化育。这是六气在化生动物方面的一般情况。

⑩任廷革《任应秋讲〈黄帝内经〉素问》此句未具体注释,总体概括此段为:(提要)言德化之常,德化之常属于正化之常范畴。

⑪张灿玾等《黄帝内经素问校释》阳明之气至,为介虫类化育;太阳之气至,为鳞虫类化育。这是气化功德的一般情况。

⑫方药中等《黄帝内经素问运气七篇讲解》[阳明所至为介化]"介",指介虫,泛指带有甲壳的动物。"化",指化生。此句意即在每年五之气所属的这一段时间中,比较适合介虫的胎孕生长。

[太阳所至为鳞化]"鳞",即鳞虫,泛指带有鳞甲的水生动物。"化",指化生。此句意即在每年终之气所属的这一段时间中,比较适合鳞虫的胎孕生长。

⑬王洪图等《黄帝内经素问白话解》阳明之气到来时,有甲壳的动物化育;太阳之气到来时,有鳞片的动物化育。以上是六气主时在动物化育上的反映。

⑭郭霭春《黄帝内经素问白话解》德化:六气化育万物。

阳明之气所至,有甲的动物化育,太阳之气所至,有鳞的动物化育;这是六气化育万物的正常现象。

第一百零一解

(一)内经原文

厥阴所至为**生化**;少阴所至为**荣化**;太阴所至为**濡化**;少阳所至为**茂化**;阳明所至为**坚化**;太阳所至为**藏化**。布政之常也。

(二)字词注释

(1)生化

①王冰《黄帝内经素问》温化也。

②马莳《黄帝内经素问注证发微》生化者,温化也。

③张介宾《类经》万物始生,温化布也。

④张志聪《黄帝内经集注》此词未具体注释。

⑤高士宗《黄帝素问直解》生化。

⑥黄元御《黄元御医书全集》此词未具体注释。

⑦张琦《素问释义》此词未具体注释。

⑧高亿《黄帝内经素问详注证直讲全集》〔注〕万物资生。

⑨孟景春等《黄帝内经素问译释》万物始生。

⑩任廷革《任应秋讲〈黄帝内经〉素问》此词未具体注释。

⑪张灿玾等《黄帝内经素问校释》万物生发。

⑫方药中等《黄帝内经素问运气七篇讲解》萌芽生长。

⑬王洪图等《黄帝内经素问白话解》风气敷布,万物始生。

⑭郭霭春《黄帝内经素问白话解》生发之化。

（2）荣化

①王冰《黄帝内经素问》暄化也。

②马莳《黄帝内经素问注证发微》荣化者,暄化也。

③张介宾《类经》物荣而秀,暄化布也。

④张志聪《黄帝内经集注》此词未具体注释。

⑤高士宗《黄帝素问直解》荣化。

⑥黄元御《黄元御医书全集》此词未具体注释。

⑦张琦《素问释义》此词未具体注释。

⑧高亿《黄帝内经素问详注直讲全集》〔注〕万物荣秀。

⑨孟景春等《黄帝内经素问译释》万物向荣。

⑩任廷革《任应秋讲〈黄帝内经〉素问》此词未具体注释。

⑪张灿玾等《黄帝内经素问校释》万物繁荣。

⑫方药中等《黄帝内经素问运气七篇讲解》逐渐茂盛。

⑬王洪图等《黄帝内经素问白话解》热气敷布,万物向荣。

⑭郭霭春《黄帝内经素问白话解》万物向荣之化。

（3）濡化

①王冰《黄帝内经素问》湿化也。

②马莳《黄帝内经素问注证发微》濡化者,湿化也。

③张介宾《类经》物滋而泽,湿化布也。

④张志聪《黄帝内经集注》此词未具体注释。

⑤高士宗《黄帝素问直解》濡化。

⑥黄元御《黄元御医书全集》此词未具体注释。

⑦张琦《素问释义》此词未具体注释。

⑧高亿《黄帝内经素问详注直讲全集》〔注〕万物濡泽。

⑨孟景春等《黄帝内经素问译释》万物滋润。

⑩任廷革《任应秋讲〈黄帝内经〉素问》此词未具体注释。

⑪张灿玾等《黄帝内经素问校释》万物湿润。

⑫方药中等《黄帝内经素问运气七篇讲解》滋润。

⑬王洪图等《黄帝内经素问白话解》湿气敷布,万物滋润。

⑭郭霭春《黄帝内经素问白话解》万物濡润之化。

（4）茂化

①王冰《黄帝内经素问》热化也。

②马莳《黄帝内经素问注证发微》茂化者,热化也。

③张介宾《类经》物茂而繁,热化布也。

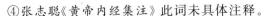

④张志聪《黄帝内经集注》此词未具体注释。

⑤高士宗《黄帝素问直解》茂化。

⑥黄元御《黄元御医书全集》此词未具体注释。

⑦张琦《素问释义》此词未具体注释。

⑧高亿《黄帝内经素问详注直讲全集》〔注〕万物繁茂。

⑨孟景春等《黄帝内经素问译释》万物茂盛。

⑩任廷革《任应秋讲〈黄帝内经〉素问》此词未具体注释。

⑪张灿玾等《黄帝内经素问校释》此词未具体注释。

⑫方药中等《黄帝内经素问运气七篇讲解》植物长势良好,欣欣向荣。

⑬王洪图等《黄帝内经素问白话解》火气敷布,万物繁荣。

⑭郭霭春《黄帝内经素问白话解》万物茂盛之化。

（5）坚化

①王冰《黄帝内经素问》凉化也。

②马莳《黄帝内经素问注证发微》坚化者,凉化也。

③张介宾《类经》物坚而敛,金化布也。

④张志聪《黄帝内经集注》此词未具体注释。

⑤高士宗《黄帝素问直解》坚化。

⑥黄元御《黄元御医书全集》此词未具体注释。

⑦张琦《素问释义》此词未具体注释。

⑧高亿《黄帝内经素问详注直讲全集》〔注〕万物成实。

⑨孟景春等《黄帝内经素问译释》万物坚敛。

⑩任廷革《任应秋讲〈黄帝内经〉素问》此词未具体注释。

⑪张灿玾等《黄帝内经素问校释》万物坚实。

⑫方药中等《黄帝内经素问运气七篇讲解》生长成熟长势停止。

⑬王洪图等《黄帝内经素问白话解》燥气敷布,万物坚敛。

⑭郭霭春《黄帝内经素问白话解》万物坚实之化。

（6）藏化

①王冰《黄帝内经素问》寒化也。

②马莳《黄帝内经素问注证发微》藏化者,寒化也。

③张介宾《类经》物隐而藏,水化布也。

④张志聪《黄帝内经集注》此词未具体注释。

⑤高士宗《黄帝素问直解》藏化。

⑥黄元御《黄元御医书全集》此词未具体注释。

⑦张琦《素问释义》此词未具体注释。

⑧高亿《黄帝内经素问详注直讲全集》〔注〕万物闭藏。

⑨孟景春等《黄帝内经素问译释》万物闭藏。

⑩任廷革《任应秋讲〈黄帝内经〉素问》此词未具体注释。

⑪张灿玾等《黄帝内经素问校释》万物闭藏。

⑫方药中等《黄帝内经素问运气七篇讲解》生长停止,蛰虫匿伏。

⑬王洪图等《黄帝内经素问白话解》寒气敷布,万物隐藏。

⑭郭霭春《黄帝内经素问白话解》万物闭藏之化。

（三）语句阐述

（1）厥阴所至为生化;少阴所至为荣化。

①王冰《黄帝内经素问》温化也;暄化也。

②马莳《黄帝内经素问注证发微》生化者,温化也。荣化者,暄化也。

③张介宾《类经》万物始生,温化布也;物荣而秀,暄化布也。

④张志聪《黄帝内经集注》此句未具体注释,总体概括此段为:生茂坚藏乃六气之政,而宣布于四时。

⑤高士宗《黄帝素问直解》此言六气之化而为布政之常也。上文云,厥阴所至为生,故厥阴所至为生化,少阴所至为荣,故少阴为荣化。

⑥黄元御《黄元御医书全集》此句未具体注释,总体概括此段为:六气司令,五化行焉,是谓之政。

⑦张琦《素问释义》此句未具体注释,总体概括此段为:此节语多谬戾不辞,王氏皆以承制释之,所未安也。

⑧高亿《黄帝内经素问详注直讲全集》〔批〕此举布政之常而言也。

〔注〕得温化而万物资生,得暄化而万物荣秀。

〔讲〕如厥阴之气所至,主资生,故为生化。少阴之气所至,主荣秀,故为荣化。

⑨孟景春等《黄帝内经素问译释》厥阴之气到来,风气敷布,万物始生;少阴之气到来,热气敷布,万物向荣。

⑩任廷革《任应秋讲〈黄帝内经〉素问》此句未具体注释,总体概括此段为:(提要)言布政之常,"布"是六气发散的表现。

⑪张灿玾等《黄帝内经素问校释》厥阴之气至则万物生发,故为生化;少阴之气至则万物繁荣,故为荣化。

⑫方药中等《黄帝内经素问运气七篇讲解》[厥阴所至为生化]意即初之气所属的这一段时间中,由于气候转向温暖,所以物候上表现为萌芽生长,故王冰注"温化也"。

[少阴所至为荣化]意即二之气所属这一段时间中,由于气候逐渐转热,所以物候上表现为生长逐渐茂盛,故王冰注"暄化也"。"暄",即热,意即生长茂盛的原因是由于天气转热。

⑬王洪图等《黄帝内经素问白话解》厥阴之气到来时,风气敷布,万物始生。少阴之气到来时,热气敷布,万物向荣。

⑭郭霭春《黄帝内经素问白话解》厥阴之气所至,为生发之化;少阴之气所至,

为万物向荣之化。

（2）太阴所至为濡化；少阳所至为茂化。

①王冰《黄帝内经素问》湿化也；热化也。

②马莳《黄帝内经素问注证发微》濡化者，湿化也。茂化者，热化也。

③张介宾《类经》物滋而泽，湿化布也；物茂而繁，热化布也。

④张志聪《黄帝内经集注》此句未具体注释，总体概括此段为：生茂坚藏乃六气之政，而宣布于四时。

⑤高士宗《黄帝素问直解》此言六气之化而为布政之常也。上文云，太阴所至为云雨，故太阴为濡化。少阳所至为蕃鲜，故少阳为茂化。

⑥黄元御《黄元御医书全集》此句未具体注释，总体概括此段为：六气司令，五化行焉，是谓之政。

⑦张琦《素问释义》此句未具体注释，总体概括此段为：此节语多谬戾不辞，王氏皆以承制释之，所未安也。

⑧高亿《黄帝内经素问详注直讲全集》〔注〕得湿化而万物濡泽，得热化而万物繁茂。

〔讲〕太阴之气所至，主濡泽，故为濡化。少阳之气所至，主繁茂，故为茂化。

⑨孟景春等《黄帝内经素问译释》太阴之气到来，湿气敷布，万物滋润；少阳之气到来，火气敷布，万物茂盛。

⑩任廷革《任应秋讲〈黄帝内经〉素问》此句未具体注释，总体概括此段为：（提要）言布政之常，"布"是六气发散的表现。

⑪张灿玾等《黄帝内经素问校释》太阴之气至则万物湿润，故为濡化；少阳之气至则万物茂盛，故为茂化。

⑫方药中等《黄帝内经素问运气七篇讲解》［太阴所至为濡化］意即四之气所属的这一段时间中，由于气候炎热而潮湿，所以物候上表现为滋润，故王冰注"湿化也"，意即万物之所以能表现为滋润的原因是因为这一段时间中降雨量多，气候偏湿。

［少阳所至为茂化］意即三之气所属这一段时间中，由于气候炎热，所以物候上，植物长势良好，欣欣向荣，故王冰注"热化也"，意即万物之所以生长十分茂盛的原因是由于天气炎热。

⑬王洪图等《黄帝内经素问白话解》太阴之气到来时，湿气敷布，万物滋润；少阳之气到来时，火气敷布，万物繁荣。

⑭郭霭春《黄帝内经素问白话解》太阴之气所至，为万物濡润之化；少阳之气所至，为万物茂盛之化。

（3）阳明所至为坚化；太阳所至为藏化。布政之常也。

①王冰《黄帝内经素问》凉化也；寒化也。

②马莳《黄帝内经素问注证发微》坚化者，凉化也。藏化者，寒化也。

③张介宾《类经》物坚而敛,金化布也;物隐而藏,水化布也。气布则物从其化,故谓之政。

④张志聪《黄帝内经集注》此句未具体注释。总体概括此段为:生茂坚藏乃六气之政,而宣布于四时。

⑤高士宗《黄帝素问直解》此言六气之化而为布政之常也。上文云,阳明所至为收,故阳明为坚化。太阳所至为藏,故太阳为藏化。此六气之化而为布政之常,承上文已悉之意而复言之,以明时化司化气化德化。皆为布政之常,而六气之应见,以为六化之正者有如此。

⑥黄元御《黄元御医书全集》此句未具体注释,总体概括此段为:六气司令,五化行焉,是谓之政。

⑦张琦《素问释义》此句未具体注释,总体概括此段为:此节语多谬戾不辞,王氏皆以承制释之,所未安也。

⑧高亿《黄帝内经素问详注直讲全集》〔注〕得凉化而万物成实,得寒化而万物闭藏也。

〔讲〕阳明之气所至,主坚实,故为坚化。太阳之气所至,主闭藏,故为藏化。此六气之政各当其时,而为布政之常也。

⑨孟景春等《黄帝内经素问译释》布政:张介宾"气布则物从其化,故谓之政"。

阳明之气到来,燥气敷布,万物坚敛;太阳之气到来,寒气敷布,万物闭藏。这是六气敷布,万物顺从其变化的一般情况。

⑩任廷革《任应秋讲〈黄帝内经〉素问》此句未具体注释,总体概括此段为:(提要)言布政之常,"布"是六气发散的表现。

⑪张灿玾等《黄帝内经素问校释》布政:《类经》二十六卷第二十一注"气布则物从其化,故谓之政"。

阳明之气至则万物坚实,故为坚化;太阳之气至则万物闭藏,故为藏化。这是六气施政的一般情况。

⑫方药中等《黄帝内经素问运气七篇讲解》[阳明所至为坚化]意即五之气所属的这一段时间中,由于气候逐渐转向清凉,所以物候上表现为生长成熟长势停止,处于收敛状态,故王冰注"凉化也",意即万物之所以呈收敛状态,停止生长的原因是由于气候转凉。

[太阳所至为藏化]意即终之气所属的这一段时间中,由于气候严寒,所以物候上表现为生长停止,蛰虫匿伏,自然界呈现一片闭藏状态,故王冰注"寒化也"。意即万物之所以呈闭藏状态的原因是由于气候严寒。

[布政之常也]"布",分布、宣布之义。"政",指作用或职能。此句意即春温、春生,夏热、夏长,秋凉、秋收,冬寒、冬藏,这是六气作用于四时的正常表现。张志聪注"生茂坚藏,乃六气之政,而宣布于四时",即属此义。

⑬王洪图等《黄帝内经素问白话解》阳明之气到来时,燥气敷布,万物坚敛;太

阳之气到来时,寒气敷布,万物隐藏。以上是万物顺从六气敷布而变化的正常现象。

⑭郭霭春《黄帝内经素问白话解》布政:六气敷布,万物顺从六气变化。

阳明之气所至,为万物坚实之化;太阳之气所至,为万物闭藏之化;这是六气敷布,万物顺其变化的一般规律。

第一百零二解

(一)内经原文

厥阴所至为**飘怒**,大凉;少阴所至为**大暄**[注],寒;太阴所至为雷霆骤注,烈风;少阳所至为飘风燔燎,霜凝;阳明所至为散落,温;太阳所至为寒雪冰雹,白埃。气变之常也。

[注]大暄:郭霭春《黄帝内经素问校注》此处为"太暄",其注:太暄,君火也。张灿玾等《黄帝内经素问校释》、方药中等《黄帝内经素问运气七篇讲解》、孟景春等《黄帝内经素问译释》、人民卫生出版社影印顾从德本《黄帝内经素问》此处为"大暄",其中方药中注"大暄即大热",孟景春注"大暄,君火也"。

(二)字词注释

(1)飘怒

①王冰《黄帝内经素问》木也。

②马莳《黄帝内经素问注证发微》飘怒。

③张介宾《类经》木亢之变也。

④张志聪《黄帝内经集注》风之变,凉乃金气承之。

⑤高士宗《黄帝素问直解》飘怒者,风之变。

⑥黄元御《黄元御医书全集》飘怒。

⑦张琦《素问释义》此词未具体注释。

⑧高亿《黄帝内经素问详注直讲全集》〔注〕飘怒,风木之气也;〔讲〕飘怒。

⑨孟景春等《黄帝内经素问译释》张介宾:"飘怒,木亢之变也。"

⑩任廷革《任应秋讲〈黄帝内经〉素问》此词未具体注释。

⑪张灿玾等《黄帝内经素问校释》旋风怒狂。

⑫方药中等《黄帝内经素问运气七篇讲解》"飘怒",指风气太盛。

⑬王洪图等《黄帝内经素问白话解》狂风怒吼。

⑭郭霭春《黄帝内经素问白话解》大风怒吼。

(2)大暄

①王冰《黄帝内经素问》君火也。

②马莳《黄帝内经素问注证发微》大暄。

③张介宾《类经》火亢之变也。

④张志聪《黄帝内经集注》火之甚,寒乃阴精承之。

⑤高士宗《黄帝素问直解》火之甚。

⑥黄元御《黄元御医书全集》大暄。

⑦张琦《素问释义》此词未具体注释。

⑧高亿《黄帝内经素问详注直讲全集》〔注〕大暄，君火之气也；〔讲〕大暄。

⑨孟景春等《黄帝内经素问译释》大暄，寒：王冰"大暄，君火也。寒，下承之阴精也。"

⑩任廷革《任应秋讲〈黄帝内经〉素问》此词未具体注释。

⑪张灿玾等《黄帝内经素问校释》气甚温暖。

⑫方药中等《黄帝内经素问运气七篇讲解》"大暄"，即大热。

⑬王洪图等《黄帝内经素问白话解》气候大热。

⑭郭霭春《黄帝内经素问白话解》大热。

（三）语句阐述

（1）厥阴所至为飘怒，大凉。

①王冰《黄帝内经素问》飘怒，木也。大凉，下承之金气也。

②马莳《黄帝内经素问注证发微》厥阴所至为飘怒大凉者，风位之下，金气承之，木气为飘怒，金气为大凉也。

③张介宾《类经》飘怒，木亢之变也。大凉，金之承制也。

④张志聪《黄帝内经集注》飘怒，风之变，凉乃金气承之。

⑤高士宗《黄帝素问直解》上文皆言六气之正，此下言六气之变，首言气变之常，次言令行之常，又次皆言病之常，意谓气变令行，发为民病。以为六变之纪也。飘怒者，风之变，大凉则金气乘之，故厥阴所至为飘怒、大凉。

⑥黄元御《黄元御医书全集》胜极则复，木胜而飘怒，则金复而为凉。

⑦张琦《素问释义》此句未具体注释，总体概括此段为：此节语多谬戾不辞，王氏皆以承制释之，所未安也。

⑧高亿《黄帝内经素问详注直讲全集》〔注〕飘怒，风木之气也。大凉，燥金之气也。

〔讲〕若夫三阴三阳之气，有常必有变，有生必有克。如厥阴风木，凉气克之，故厥阴之气所至，为飘怒，又为大凉。

⑨孟景春等《黄帝内经素问译释》飘怒，大凉：张介宾"飘怒，木亢之变也。大凉，金之承制也"。

厥阴之气到来，风声怒吼，而气候大凉。

⑩任廷革《任应秋讲〈黄帝内经〉素问》此句未具体注释，总体概括此段为：（提要）言气变之常。（讲解）极端天气虽不属正化，但也是正常现象。

⑪张灿玾等《黄帝内经素问校释》厥阴风木之气至，为旋风怒狂，风木亢盛则金气承而制之，其气大凉。

⑫方药中等《黄帝内经素问运气七篇讲解》"厥阴"，指初之气。"飘怒"，指风气太盛。"大凉"，指气候清凉。此句意即如果在初之气所属的这一段时间中，风气太盛，气候过于温热时，由于气候自调的原因，就会向相反方面转化，变为清凉，出

现春行秋气的反常变化。用五行概念来说，就是木气太过，风气偏胜时，金气就要来复，所以原文谓"厥阴所至为飘怒大凉"。

⑬王洪图等《黄帝内经素问白话解》太过的厥阴之气到来时，狂风怒吼，木气亢则金气来制约，出现大凉。

⑭郭霭春《黄帝内经素问白话解》厥阴之气到来时，大风怒吼，气候大凉。

（2）少阴所至为大暄，寒。

①王冰《黄帝内经素问》大暄，君火也。寒，下承之阴精也。

②马莳《黄帝内经素问注证发微》少阴所至为大暄寒者，君火之下，阴精承之，君火为大暄，阴精为寒也。

③张介宾《类经》大暄，火亢之变也。寒，阴精之承制也。暄音喧。

④张志聪《黄帝内经集注》大暄，火之甚，寒乃阴精承之。

⑤高士宗《黄帝素问直解》大暄者，火之甚。寒则水气乘之，故少阴所至为大暄。寒、雷霆骤注者十之变。

⑥黄元御《黄元御医书全集》火胜而大暄，则水复而为寒。

⑦张琦《素问释义》此句未具体注释，总体概括此段为：此节语多谬戾不辞，王氏皆以承制释之，所未安也。

⑧高亿《黄帝内经素问详注直讲全集》〔注〕大暄，君火之气也。寒，寒水之气也。〔讲〕少阴君火，寒气克之，故少阴之气所至，为大暄又为寒。

⑨孟景春等《黄帝内经素问译释》大暄，寒：王冰"大暄，君火也。寒，下承之阴精也"。

少阴之气到来，大热大寒，反复无常。

⑩任廷革《任应秋讲〈黄帝内经〉素问》此句未具体注释，总体概括此段为：（提要）言气变之常。（讲解）极端天气虽不属正化，但也是正常现象。

⑪张灿玾等《黄帝内经素问校释》少阴君火之气至，为气甚温暖，火气亢盛则阴精承而制之，其气寒冷。

⑫方药中等《黄帝内经素问运气七篇讲解》"少阴"，指二之气。"大暄"，即大热。"寒"，即寒冷。此句意即如果在二之气所属的这一段时间中，热气太盛，气候过于炎热时，由于气候自调的原因，就会向相反方面转化，变为寒冷，出现夏行冬令、六月飞霜的反常变化。用五行概念来说，就是火气太过，热气偏胜时，水气就要来复，所以原文谓"少阴所至为大暄寒"。

⑬王洪图等《黄帝内经素问白话解》太过的少阴之气到来时，气候大热，火气亢则水气来制约，出现气候转寒。

⑭郭霭春《黄帝内经素问白话解》大暄：大热。

少阴之气所至，则大热大寒。

（3）太阴所至为雷霆骤注，烈风。

①王冰《黄帝内经素问》雷霆骤注，土也。烈风，下承之水气也。

②马莳《黄帝内经素问注证发微》太阴所至为雷霆骤注烈风者,土位之下,风气承之,土气为雷霆骤注,风气为烈风也。

③张介宾《类经》雷霆骤注,土亢之变也。烈风,木之承制也。

④张志聪《黄帝内经集注》雷霆骤注,湿土之变,极则风气承之。

⑤高士宗《黄帝素问直解》烈风则木气乘之,故太阴所至为雷霆骤注烈风,飘风燔燎者,风火交炽。

⑥黄元御《黄元御医书全集》土胜而骤注,则木复而为风。

⑦张琦《素问释义》此句未具体注释,总体概括此节语多谬戾不辞,王氏皆以承制释之,所未安也。

⑧高亿《黄帝内经素问详注直讲全集》〔注〕雷霆骤注,湿土之气也。烈风,风木之气也。

〔讲〕太阴湿土,风气克之,故太阴之气所至,为雷霆骤注,又为烈风。

⑨孟景春等《黄帝内经素问译释》雷霆骤注,烈风:张志聪"雷霆骤注,湿土之变,极则风气承之"。

太阴之气到来,雷声震耳,狂风暴雨。

⑩任廷革《任应秋讲〈黄帝内经〉素问》此句未具体注释,总体概括此段为:(提要)言气变之常。(讲解)极端天气虽不属正化,但也是正常现象。

⑪张灿玾等《黄帝内经素问校释》太阴湿土之气至为雷雨剧烈,湿土亢盛则风气承而制之,其气为狂风。

⑫方药中等《黄帝内经素问运气七篇讲解》"太阴",指四之气。"雷霆",即打雷。"骤注",即暴雨。"雷霆骤注",即大雷雨。"烈风",即大风。此句意即在四之气所属的这一段时间中,如果湿气太过,雷雨太多,由于气候自调的原因,就会发生大风,云散雨收,偏胜的湿因此得到矫正。用五行概念来说,就是土气太过,湿气偏胜,木气就要来复,所以原文谓"太阴所至为雷霆骤注烈风"。

⑬王洪图等《黄帝内经素问白话解》太过的太阴之气到来时,雷霆暴雨,土气亢则木气来制约,出现狂风大作。

⑭郭霭春《黄帝内经素问白话解》太阴之气所至,则雷霆大作,暴雨、狂风。

(4) 少阳所至为飘风燔燎,霜凝。

①王冰《黄帝内经素问》飘风,旋转风也。霜凝,下承之水气也。

②马莳《黄帝内经素问注证发微》少阳所至为飘风燔燎霜凝者,相火之下,水气承之,火气为飘风燔燎,水气为霜凝也。

③张介宾《类经》飘风燔燎,热亢之变也。霜凝,水之承制也。

④张志聪《黄帝内经集注》飘风者,风自火出也。燔燎,炎之甚,极则水气承之。

⑤高士宗《黄帝素问直解》霜凝,则金水之气乘之,故少阳所至为飘风燔燎。霜凝散落者,金之肃杀。

⑥黄元御《黄元御医书全集》火胜而燔燎,则水复而为霜。

⑦张琦《素问释义》此句未具体注释,总体概括此段为:此节语多谬戾不辞,王氏皆以承制释之,所未安也。

⑧高亿《黄帝内经素问详注直讲全集》〔注〕飘风燔燎,相火之气也。霜凝,寒水之气也。

〔讲〕少阳相火,寒水克之,故少阳之气所至,为飘风燔燎,又为霜凝。

⑨孟景春等《黄帝内经素问译释》飘风燔燎,霜凝:王冰"飘风,旋转风也。霜凝,下承之水气也"。

少阳之气到来,热风吹拂,有如熏烤,晚上露水凝结成霜。

⑩任廷革《任应秋讲〈黄帝内经〉素问》此句未具体注释,总体概括此段为:(提要)言气变之常。(讲解)极端天气虽不属正化,但也是正常现象。

⑪张灿玾等《黄帝内经素问校释》飘风:旋风,《尔雅·释天》"回风为飘"。《玉篇》:"旋风也。"《诗经·小雅》:"飘风发发。"

少阳相火之气至,为旋风及火热燔燎;火气亢盛则水气承而制之,其气为霜凝。

⑫方药中等《黄帝内经素问运气七篇讲解》"少阳",指三之气。"飘风燔燎",指气候十分炎热。"霜凝",指寒凉。此句意即在三之气所属的这一段时间中,如果火气太过,气候过于炎热,由于气候自调的原因,就会向相反方面转化,出现寒凉的反常变化。用五行概念来说,就是火气太过,热气偏胜时,水气就要来复,所以原文谓"少阳所至为飘风燔燎霜凝"。此与前文所述"少阴所至为大暄寒",基本一样。

⑬王洪图等《黄帝内经素问白话解》太过的少阳之气到来时,风热如燎,火气亢则水气来制约,又出现寒凝霜降。

⑭郭霭春《黄帝内经素问白话解》飘风,旋风。少阳之气所至,则旋风起,气候火热,夜间露结为霜。

(5)阳明所至为散落,温。

①王冰《黄帝内经素问》散落,金也。温,下承之火气也。

②马莳《黄帝内经素问注证发微》阳明所至为散落温者,金位之下,火气承之,金气为散落,火气为温也。

③张介宾《类经》散落,金亢之变也。温,火之承制也。

④张志聪《黄帝内经集注》散落,肃杀之甚,温乃火气承之。

⑤高士宗《黄帝素问直解》温则火气乘之,故阳明所至,为散落,温。

⑥黄元御《黄元御医书全集》金胜而散落,则火复而为温。

⑦张琦《素问释义》此句未具体注释,总体概括此节语多谬戾不辞,王氏皆以承制释之,所未安也。

⑧高亿《黄帝内经素问详注直讲全集》〔注〕散落,燥金之气也。温,火气也。

〔讲〕阳明燥金火气克之,故阳明之气所至,为散落又为温。

⑨孟景春等《黄帝内经素问译释》散落,温:马莳"金气为散落,火气为温也"。

阳明之气到来,草木凋落,而气候反温暖。

⑩任廷革《任应秋讲〈黄帝内经〉素问》此句未具体注释,总体概括此段为:(提要)言气变之常。(讲解)极端天气虽不属正化,但也是正常现象。

⑪张灿玾等《黄帝内经素问校释》阳明燥金之气至,为物体散落,金气亢盛则火气承而制之,其气温暖。

⑫方药中等《黄帝内经素问运气七篇讲解》"阳明",指五之气。"散落",指气候转凉时树凋叶落的自然景象。"温",指温热。此句意即在五之气所属的这一段时间中,如果凉气太过,树木凋落过甚,由于气候自调的原因,就会向相反方面转化,出现温热的反常变化。用五行概念来说,就是金气太过,凉气偏胜时,火气就要来复,所以原文谓"阳明所至为散落温"。

⑬王洪图等《黄帝内经素问白话解》此句未具体注释。

⑭郭霭春《黄帝内经素问白话解》散落温,草木散落,气候反见温暖。阳明所至之气,则草木散落,而气候反见温暖。

(6)太阳所至为寒雪冰雹,白埃。气变之常也。

①王冰《黄帝内经素问》霜雪冰雹,水也。白埃,下承之土气也。变,谓变常平之气而为甚用也。用甚不已,则下承之气兼行,故皆非本气也。

②马莳《黄帝内经素问注证发微》太阳所至为寒雪冰雹白埃者,水位之下,土气承之,水气为霜雪冰雹,土气为白埃也。气变之常者,变常平之气而为甚用也。惟用甚不已,则下承之气兼行,故皆非本气耳。

③张介宾《类经》寒雪冰雹,水亢之变也。白埃,土之承制也。变者,变乎常也。六气亢极,则承者制之,因胜而复,皆非和平正气,故谓之变。

④张志聪《黄帝内经集注》寒雪冰雹,寒之甚也,极则土气承之。盖气极则变,变则害,承乃制。(眉批)夏秋霖雨多在日晏,感太阴之气也。

⑤高士宗《黄帝素问直解》寒雪冰雹者,水之变。白埃则土气乘之,故太阳所至为寒雪冰雹、白埃。此六气不得其平,制胜相加为气变也。

⑥黄元御《黄元御医书全集》水胜而冰雪,则土复而为湿,此气变之常也。

⑦张琦《素问释义》此句未具体注释,总体概括此段为:节语多谬戾不辞,王氏皆以承制释之,所未安也。

⑧高亿《黄帝内经素问详注直讲全集》〔注〕寒雪冰雹,寒水之气也。白埃,湿土之气也。

〔讲〕太阳寒水,湿气克之,故太阳之气所至,为寒雪冰雹,又为白埃。气此六者,克气相乘,而为气变之常也。

⑨孟景春等《黄帝内经素问译释》太阳之气到来,寒冷太过,大雪纷飞,冰雹时下,而地面又有白色之气上升。这是六气异常的一般情况。

⑩任廷革《任应秋讲〈黄帝内经〉素问》此句未具体注释,总体概括此段为:(提要)言气变之常,(讲解)极端天气虽不属正化,但也是正常现象。

⑪张灿玾等《黄帝内经素问校释》气变：王冰注"变，谓变常平之气而为甚用也。甚用不已，则下承之气兼行，故皆非本气也"。指本气亢盛已极，其后为胜我之气相承而变，所以谓之气变。

太阳寒水之气至，为寒雪冰雹，寒水亢盛则土气承而制之，其气为白色尘埃。这是六气变常的一般情况。

⑫方药中等《黄帝内经素问运气七篇讲解》[太阳所至为寒雪冰雹，白埃]"太阳"，指终之气。"寒"，指天气寒冷。"雪""冰雹"，指天气严寒时的自然景象。"白埃"，指湿气偏胜时烟雨迷濛的景象。此句意即在终之气所属的这一段时间中，如果寒气太盛时，由于气候自调的原因，就会向相反方面转化，气候由寒转温，由雪地冰天转为烟雨迷濛，不下雪而下雨。用五行概念来说，就是水气太过，寒气偏胜时，土气就要来复，所以原文谓"太阳所至为寒雪冰雹白埃"

[气变常也]"气"，指气候。"变"，指变化。本节主要论述了气候变化的一般规律。即六气各有主时，初之气为风，二之气、三之气为火，四之气为湿，五之气为燥，终之气为寒。如果出现了太过现象，由于气候自调的原因，就会向相反方面转化，有胜则复，使气候能维持基本稳定状态，以利万物的生存。这种有胜有复的自调现象应该看作是气候变化的一般规律，所以原文谓"气变之常也"。

⑬王洪图等《黄帝内经素问白话解》太过的太阳之气到来时，则寒雪冰雹，水气亢则土气来制约，有白色尘埃之气弥漫。以上是六气过亢而气候反常的表现。

⑭郭霭春《黄帝内经素问白话解》太阳之气所至，则见寒雪，冰雹，地面又现白埃之气；这是六气过亢生变的一般规律。

第一百零三解

（一）内经原文

厥阴所至为**挠动**，为迎随；少阴所至为高明焰，为曛；太阴所至为沉阴，为白埃，为晦暝；少阳所至为光显，为彤云，为曛；阳明所至为烟埃，为霜，为劲切，为凄鸣；太阳所至为刚固，为坚芒，为立。**令行**之常也。

（二）字词注释

（1）挠动

①王冰《黄帝内经素问》风之性也。

②马莳《黄帝内经素问注证发微》挠动。

③张介宾《类经》风之性。

④张志聪《黄帝内经集注》迎随，往来也。

⑤高士宗《黄帝素问直解》挠动。

⑥黄元御《黄元御医书全集》此词未具体注释。

⑦张琦《素问释义》此词未具体注释。

⑧高亿《黄帝内经素问详注直讲全集》〔注〕〔讲〕挠动迎随，物从风木之令也。

⑨孟景春等《黄帝内经素问译释》此词未具体注释。

⑩任廷革《任应秋讲〈黄帝内经〉素问》此词未具体注释。

⑪张灿玾等《黄帝内经素问校释》物体扰动。

⑫方药中等《黄帝内经素问运气七篇讲解》"挠动",即扰动。

⑬王洪图等《黄帝内经素问白话解》万物扰动。

⑭郭霭春《黄帝内经素问白话解》即扰动。

(2)曛

①王冰《黄帝内经素问》赤黄色也。

②马莳《黄帝内经素问注证发微》曛。

③张介宾《类经》曛,热气也。

④张志聪《黄帝内经集注》此字未具体注释。

⑤高士宗《黄帝素问直解》曛。

⑥黄元御《黄元御医书全集》此字未具体注释。

⑦张琦《素问释义》此字未具体注释。

⑧高亿《黄帝内经素问详注直讲全集》〔注〕日入余光,君火之令而未大热也。〔讲〕少阴之气所至为高明焰。

⑨孟景春等《黄帝内经素问译释》热气熏人。

⑩任廷革《任应秋讲〈黄帝内经〉素问》此字未具体注释。

⑪张灿玾等《黄帝内经素问校释》空中有黄赤之气色。

⑫方药中等《黄帝内经素问运气七篇讲解》"曛",即炎热。

⑬王洪图等《黄帝内经素问白话解》热气熏燎。

⑭郭霭春《黄帝内经素问白话解》赤黄色。

(3)令行

①王冰《黄帝内经素问》令行。

②马莳《黄帝内经素问注证发微》令行。

③张介宾《类经》行而物无敢违,故谓之令。

④张志聪《黄帝内经集注》六气之令,行于四时。

⑤高士宗《黄帝素问直解》如厥阴之气到了,其他的气都要受厥阴之气的支配,这就叫做"令行之常"。

⑥黄元御《黄元御医书全集》气至而物从之,是谓之令。

⑦张琦《素问释义》此词未具体注释。

⑧高亿《黄帝内经素问详注直讲全集》〔讲〕司其令。

⑨孟景春等《黄帝内经素问译释》张介宾:"气行而物无敢违,故谓之令。"

太阳之气到来,为万物坚硬,为北风锐利,为万物已成。这是六气行令的一般情况。

⑩任廷革《任应秋讲〈黄帝内经〉素问》"令行"就是行令,比如厥阴之气到了,

其他的气都要受厥阴之气的支配,这就叫做"令行之常"。

⑪张灿玾等《黄帝内经素问校释》《类经》二十六卷第二十一注:"气行而物无敢违,故谓之令。"

⑫方药中等《黄帝内经素问运气七篇讲解》"令",指时令或季节。"令行之常",意即前述风、火、湿、燥、寒等气候变化,各与其所属的时令完全相应,因而各个时令也就各有其相应的气候变化。

⑬王洪图等《黄帝内经素问白话解》行使职权。

⑭郭霭春《黄帝内经素问白话解》行使职权。

(三)语句阐述

(1)厥阴所至为挠动,为迎随。

①王冰《黄帝内经素问》风之性也。

②马莳《黄帝内经素问注证发微》厥阴所至为挠动为迎随者,风之性也。

③张介宾《类经》挠动,风之性。迎随,木之性。

④张志聪《黄帝内经集注》迎随,往来也。

⑤高士宗《黄帝素问直解》此举六气令行之常,以证上文气变之意。挠动迎随,风之性也,故厥阴为挠动,为迎随。

⑥黄元御《黄元御医书全集》此句未具体注释,总体概括此段为:气至而物从之,是谓之令。

⑦张琦《素问释义》此句未具体注释。

⑧高亿《黄帝内经素问详注直讲全集》〔批〕此举令行之常而言也。

〔注〕挠动迎随,物从风木之令也。

〔讲〕且夫三阴三阳之气,各有当旺之令,气至物从一定不易也。如厥阴风令性动荡,故厥阴之气所至,为挠动,为迎随。

⑨孟景春等《黄帝内经素问译释》迎随:张志聪"往来也"。

厥阴之气到来,为万物扰动,为随风往来。

⑩任廷革《任应秋讲〈黄帝内经〉素问》此句未具体注释,总体概括此段为:(提要)言令行之常。(讲解)"令行"就是行令,比如厥阴之气到了,其他的气都要受厥阴之气的支配,这就叫做"令行之常"。

⑪张灿玾等《黄帝内经素问校释》迎随:物体随风往来。

厥阴风木之气至,为物体扰动,为随风往来。

⑫方药中等《黄帝内经素问运气七篇讲解》"挠",同扰,"挠动",即扰动。"迎",指来,"随",指去,"迎随",即来去。全句意即在每年初之气所属的这一段时间中,风气偏胜,草木随风来回飘荡,自然界出现一派扰动之象。张介宾注谓:"挠动,风之性,迎随,木之性。"

⑬王洪图等《黄帝内经素问白话解》厥阴之气到来时,万物扰动,往来不定。

⑭郭霭春《黄帝内经素问白话解》挠动即扰动。迎随指往来,飘摇。

六元正纪大论篇

厥阴之气到来时,万物有扰动,有飘摇。

(2)少阴所至为高明焰,为曛。

①王冰《黄帝内经素问》焰,阳焰也。曛,赤黄色也。

②马莳《黄帝内经素问注证发微》少阴所至为高明为焰为曛,少阳所至为光显为彤云为曛者,火之性也。

③张介宾《类经》高明焰,阳光也。曛,热气也。

④张志聪《黄帝内经集注》高明焰曛,火之发也,故少阴为高明焰,为曛。

⑤高士宗《黄帝素问直解》此句未具体注释。

⑥黄元御《黄元御医书全集》此句未具体注释,总体概括此段为气至而物从之,是谓之令。

⑦张琦《素问释义》此句未具体注释。

⑧高亿《黄帝内经素问详注直讲全集》〔注〕焰,光也。曛,日入余光,君火之令而未大热也。

〔讲〕少阴火令,火性宣明,故少阴之气所至为高明焰,为曛。

⑨孟景春等《黄帝内经素问译释》少阴之气到来,为火焰高明,为热气熏人。

⑩任廷革《任应秋讲〈黄帝内经〉素问》此句未具体注释,总体概括此段为:(提要)言令行之常。(讲解)"令行"就是行令,比如厥阴之气到了,其他的气都要受厥阴之气的支配,这就叫做"令行之常"。

⑪张灿玾等《黄帝内经素问校释》少阴君火之气至,为火焰高明,为空中有黄赤之气色。

⑫方药中等《黄帝内经素问运气七篇讲解》"高明焰",即十分明亮。"曛",即炎热。王冰注:"焰,阳焰也。曛,赤黄色也。"张介宾注:"高明焰,阳光也。曛,热气也。"全句意即在每年二之气所属这一段时间中,阳气逐渐转盛,气候逐渐转热。

⑬王洪图等《黄帝内经素问白话解》少阴之气到来时,火焰高明,热气熏燎。

⑭郭霭春《黄帝内经素问白话解》曛,赤黄色。

少阴之气所至,有高明,有赤黄色的火光。

(3)太阴所至为沉阴,为白埃,为晦暝。

①王冰《黄帝内经素问》暗蔽不明也。

②马莳《黄帝内经素问注证发微》太阴所至为沉阴为白埃为晦暝者,土之性也。

③张介宾《类经》晦暝,昏黑色也。皆湿土之气。

④张志聪《黄帝内经集注》沉阴白埃晦暝,土之湿也。太阴为沉阴,为白埃,为晦暝。

⑤高士宗《黄帝素问直解》此句未具体注释。

⑥黄元御《黄元御医书全集》此句未具体注释,总体概括此段为:气至而物从之,是谓之令。

⑦张琦《素问释义》此句未具体注释。

⑧高亿《黄帝内经素问详注直讲全集》〔注〕沉阴,霜雾昏暗。白埃,山风云气。晦,昧也。瞑,夜也。湿,土之令也。

〔讲〕太阴湿令,湿性沉晦,故太阴之气所至,为沉阴,为白埃,为晦瞑。

⑨孟景春等《黄帝内经素问译释》太阴之气到来,为天气阴沉,为地气迷濛,为昏暗不明。

⑩任廷革《任应秋讲〈黄帝内经〉素问》此句未具体注释,总体概括此段为:(提要)言令行之常。(讲解)"令行"就是行令,比如厥阴之气到了,其他的气都要受厥阴之气的支配,这就叫做"令行之常"。

⑪张灿玾等《黄帝内经素问校释》太阴湿土之气至,为阴气沉滞,为白色埃尘,为晦暗不明。

⑫方药中等《黄帝内经素问运气七篇讲解》"沉阴",指阴云密布。"白埃",指烟雾迷濛。"晦瞑",王冰注:"暗蔽不明也。"张介宾注:"晦瞑,昏黑色也。"此句意即在每年四之气所属的这一段时间中,天气阴雨连绵,烟雾迷濛,湿气偏胜。

⑬王洪图等《黄帝内经素问白话解》太阴之气到来时,天气阴沉,白色尘埃弥漫,昏暗不明。

⑭郭霭春《黄帝内经素问白话解》太阴之气所至,有阴沉天气,有白色灰尘,有湿土之气上蒸,暗蔽不明。

(4) 少阳所至为光显,为彤云,为曛。

①王冰《黄帝内经素问》光显,电也,流光也,明也。彤,赤色也。少阴气同。

②马莳《黄帝内经素问注证发微》少阳所至为光显为彤云为曛者,火之性也。

③张介宾《类经》光显,虹电火光之属也。彤云,赤云也。彤音同。

④张志聪《黄帝内经集注》彤云者,泽气上蒸而为云也。

⑤高士宗《黄帝素问直解》光显彤云曛,火之色也,故少阳为光显,为彤云,为曛。

⑥黄元御《黄元御医书全集》此句未具体注释,总体概括此段为:气至而物从之,是谓之令。

⑦张琦《素问释义》此句未具体注释。

⑧高亿《黄帝内经素问详注直讲全集》〔注〕光显,阳光显赫。彤云,赤色灿烂。

〔讲〕少阳火令,火性光昭,故少阳之气所至,为光显,为彤云,为曛。

⑨孟景春等《黄帝内经素问译释》彤云:张志聪"泽气上蒸而为云也"。

少阳之气到来,为电光闪闪,为赤云在天,为天气炎热熏蒸。

⑩任廷革《任应秋讲〈黄帝内经〉素问》此句未具体注释,总体概括此段为:(提要)言令行之常。(讲解)"令行"就是行令,比如厥阴之气到了,其他的气都要受厥阴之气的支配,这就叫做"令行之常"。

⑪张灿玾等《黄帝内经素问校释》光显:王冰注"光显,电也,流光也,明也"。

彤云:赤色之云。彤,赤色。

少阳相火之气至,为虹电等光显,为赤色之云,为空中有黄赤之气色。

⑫方药中等《黄帝内经素问运气七篇讲解》"光显",指十分明亮。"彤云",即红云。"曛",指炎热。王冰注:"光显,电也,流光也,明也。彤,赤色也。"张介宾注:"光显,虹电火光之属也,彤云,赤云也。"此句意即在每年三之气所属的这一段时间中,阳光充足,天气明亮,气候炎热,与二之气所属时间中的气候情况相似,所以王冰注,与"少阴气同"。

⑬王洪图等《黄帝内经素问白话解》少阳之气到来时,虹电光闪,赤云在天,热气熏蒸。

⑭郭霭春《黄帝内经素问白话解》为彤云,为曛赤云和炎热。少阳之气所至,有光显,有赤云,有炎热;阳明之气所至,有烟尘,有霜,有西风劲切,有秋虫凄鸣;太阳之气所至,有冰坚硬,有风刺骨,有物成熟;这是六气行使职权时的一般规律。

(5)阳明所至为烟埃,为霜,为劲切,为悽鸣。

①王冰《黄帝内经素问》杀气也。

②马蒔《黄帝内经素问注证发微》阳明所至为烟埃为霜为劲切为悽鸣者,金之性也。

③张介宾《类经》皆金气肃杀之令。

④张志聪《黄帝内经集注》悽鸣,金有声也。

⑤高士宗《黄帝素问直解》烟埃,金之燥也。霜,金之寒也。劲切,金之坚也。悽鸣,金之肃也。故阳明为烟埃,为霜,为劲切,为悽鸣。

⑥黄元御《黄元御医书全集》此句未具体注释,总体概括此段为:气至而物从之,是谓之令。

⑦张琦《素问释义》此句未具体注释。

⑧高亿《黄帝内经素问详注直讲全集》〔注〕热气正盛,相火之令也。烟埃色黑而昏,劲切凄鸣,肃杀气惨,燥金之令也。

〔讲〕阳明燥令,燥性清切,故阳明之气所至,为烟埃,为霜为劲切,为凄鸣。

⑨孟景春等《黄帝内经素问译释》阳明之气到来,为烟尘,为霜降,为西风劲切,为秋虫凄鸣。

⑩任廷革《任应秋讲〈黄帝内经〉素问》此句未具体注释,总体概括此段为:(提要)言令行之常。(讲解)"令行"就是行令,比如厥阴之气到了,其他的气都要受厥阴之气的支配,这就叫做"令行之常"。

⑪张灿玾等《黄帝内经素问校释》阳明燥金之气至,为烟尘,为霜冻,为刚劲急切,为悽惨之声。

⑫方药中等《黄帝内经素问运气七篇讲解》"烟埃",即烟雾。"霜",即寒霜。"劲切",指秋风急劲。"悽鸣",张志聪注:"金有声也。"指秋风怒号,呼呼有声,亦即前文所述之秋声。此句意即在每年五之气所属的这一段时间中,气候转凉,自然界

呈现西风劲急、树凋叶落、雾露迷濛、秋意萧索的自然景象。

⑬王洪图等《黄帝内经素问白话解》阳明之气到来时,凉露如烟尘,夜有霜降,西风劲切,秋虫凄鸣。

⑭郭霭春《黄帝内经素问白话解》阳明之气所至,有烟尘,有霜,有西风劲切,有秋虫凄鸣。

(6)太阳所至为刚固,为坚芒,为立。令行之常也。

①王冰《黄帝内经素问》寒化也。令行则庶物无违。

②马莳《黄帝内经素问注证发微》太阳所至为刚固为坚芒为立者,寒之化也。令行之常者,谓风寒暑湿燥火而为令,庶物莫能违也。

③张介宾《类经》皆水气寒凝之令。气行而物无敢违,故谓之令。以上曰政、曰变、曰令者凡三类。

④张志聪《黄帝内经集注》刚固坚芒,乃寒凝冰坚之象。此六气之令,行于四时之常也。

⑤高士宗《黄帝素问直解》刚固,寒之操也。坚芒,水之贞也。刚固坚芒所以立也。故太阳为刚固,为坚芒,为立。此六气之立,行下四时,而为令行之常,不同于上文之气变也。

⑥黄元御《黄元御医书全集》此句未具体注释,总体概括此段为:气至而物从之,是谓之令。

⑦张琦《素问释义》刚固坚芒为立。语多不合,疑误。

⑧高亿《黄帝内经素问详注直讲全集》〔注〕刚固坚芒为立者,其气刚劲坚固而封藏,万物坚持而成立,寒水之令也。
〔讲〕太阳寒令,寒性刚坚,故太阳之气所至,为刚固,为坚芒,为立。此六者,各司其令而为令行之常者也。

⑨孟景春等《黄帝内经素问译释》坚芒:坚硬锋利。立:坚韧不拔者称为“立”,此处形容万物已成。令行:张介宾“气行而物无敢违,故谓之令”。
太阳之气到来,为万物坚硬,为北风锐利,为万物已成。这是六气行令的一般情况。

⑩任廷革《任应秋讲〈黄帝内经〉素问》此句未具体注释,总体概括此段为:(提要)言令行之常。(讲解)“令行”就是行令,比如厥阴之气到了,其他的气都要受厥阴之气的支配,这就叫做“令行之常”。

⑪张灿玾等《黄帝内经素问校释》立:物体挺拔直立。令行:《类经》二十六卷第二十一注“气行而物无敢违,故谓之令”。
太阳寒水之气至,为坚硬,为锋利,为挺立。这是六气行令的一般情况。

⑫方药中等《黄帝内经素问运气七篇讲解》〔太阳所至为刚固,为坚芒,为立〕“刚固”,即坚固。“坚芒”,形容冰雪凝结坚硬锐利的样子。“立”,即站立,此处形容静止不动。此句王冰注:“寒化也。”张介宾注:“皆水气寒凝之令。”张志聪注:“刚固

坚芒,乃寒凝冰坚之象。"全句意即在每年终之气所属的这一段时间中,气候严寒,流水成冰,自然界呈现一派静止闭藏的自然景象。

[令行之常也]"令",指时令或季节。"令行之常",意即前述风、火、湿、燥、寒等气候变化,各与其所属的时令完全相应,因而各个时令也就各有其相应的气候变化。春风、夏热、长夏湿、秋燥、冬寒,这是每年时令之常。

⑬王洪图等《黄帝内经素问白话解》太阳之气到来时,寒凝冰坚;冷风刺骨,万物成熟坚硬。以上是六气行使职权而万物顺从的表现。

⑭郭霭春《黄帝内经素问白话解》立:成。令行:行使职权。

太阳之气所至,有冰坚硬,有风刺骨,有物成熟;这是六气行使职权时的一般规律。

第一百零四解

(一) 内经原文

厥阴所至为里急;少阴所至为**疡胗**身热;太阴所至为积饮否隔;少阳所至为嚏呕,为疮疡;阳明所至为**浮虚**;太阳所至为屈伸不利。病之常也。

(二) 字词注释

(1) 疡胗

①王冰《黄帝内经素问》此词未具体注释。

②马莳《黄帝内经素问注证发微》疡胗。

③张介宾《类经》疡胗。

④张志聪《黄帝内经集注》疮疡。

⑤高士宗《黄帝素问直解》疡疹。

⑥黄元御《黄元御医书全集》里急,风盛之病。

⑦张琦《素问释义》此词未具体注释。

⑧高亿《黄帝内经素问详注直讲全集》〔注〕疮疡。〔讲〕疡疹。

⑨孟景春等《黄帝内经素问译释》疡疹。

⑩任廷革《任应秋讲〈黄帝内经〉素问》此词未具体注释。

⑪张灿玾等《黄帝内经素问校释》疮疡皮疹。

⑫方药中等《黄帝内经素问运气七篇讲解》"疡",指疮疡。"胗",同疹,即疡疹。

⑬王洪图等《黄帝内经素问白话解》疡疹。

⑭郭霭春《黄帝内经素问白话解》疡疹。

(2) 浮虚

①王冰《黄帝内经素问》浮虚,薄肿按之复起也。

②马莳《黄帝内经素问注证发微》皮肤薄肿,按之复起也。

③张介宾《类经》浮虚。

④张志聪《黄帝内经集注》浮虚。

⑤高士宗《黄帝素问直解》浮虚，阳明金气不固，外浮内虚也。

⑥黄元御《黄元御医书全集》浮虚。

⑦张琦《素问释义》未详其义。王（冰）注以为薄肿，按之复起，则水岂责阳明？或又以皮肤浮肿为肺虚，亦非。

⑧高亿《黄帝内经素问详注直讲全集》〔注〕〔讲〕浮虚。

⑨孟景春等《黄帝内经素问译释》水肿但在皮腠之间，按之复起，或称"气肿"。

⑩任廷革《任应秋讲〈黄帝内经〉素问》此词未具体注释。

⑪张灿玾等《黄帝内经素问校释》王冰注："薄肿，按之复起也。"皮肤虚肿，即所谓气肿之类。

⑫方药中等《黄帝内经素问运气七篇讲解》"浮虚"，王冰注："浮虚，薄肿，按之复起也。"认为"浮虚"就是浮肿。其他注家解释则比较含糊。如张介宾注："阳明用事而浮虚，皮毛为金之合也。"对于"浮虚"究竟是指什么，并没有作出确切解释。张志聪注："阳明主秋，秋气始于上，故为浮虚。"也是含糊其词。高世栻注："浮虚，阳明金气不固，外浮内虚也。"对什么是"外浮内虚"，未作进一步解释，仍令人难解。我们的意见，认为"阳明所至为浮虚"，可以从两个方面来理解：一是从王冰注，认为"浮虚"是指面目浮肿而言。阳明燥金主五之气，其气候特点为清凉干燥，其病则多表现为咳喘、气逆、气虚，甚则少气不能平卧、面目浮肿。如本篇前文述："凡此阳明司天之政……其病中热胀，面目浮肿，善眠，鼽衄嚏欠呕，小便黄赤，甚则淋。"《素问·咳论》在列举五脏六腑之咳的临床表现之后指出："此皆聚于胃，关于肺，使人多涕唾而面浮肿气逆也……浮肿者治其经。"均说明咳喘气逆气虚可使人出现面目浮肿。第二种理解认为"浮虚"可以指脉象，即浮而无力之脉。《素问·平人气象论》谓："秋胃微毛曰平。"即秋之平脉可以微浮，但浮而虚则为病脉，即表示肺气虚。以上两种理解其基本精神是一致的，即认为凡在阳明所主五之气这一段时间，亦即在秋分之后至小雪之前，大约在9月中下旬至11月中下旬前后，气候清凉干燥，人体受病常表现为咳喘、气逆、气虚、面目浮肿、脉虚无力等证候，因此便认为上述证候与气候凉燥有关，与肺有关，而把上述证候定性为燥，定位在肺。

⑬王洪图等《黄帝内经素问白话解》肌肤浮肿。

⑭郭霭春《黄帝内经素问白话解》肌肤浮肿。

（三）语句阐述

（1）厥阴所至为里急。

①王冰《黄帝内经素问》筋缓（守）缩故急。

②马莳《黄帝内经素问注证发微》厥阴所至为肝胆病。里急者，筋缩也。

③张介宾《类经》风木用事则病在筋，故为里急。

④张志聪《黄帝内经集注》此春病之常也。里急，逆气上升也。厥阴主春，春气始于下而上，故为里急。

⑤高士宗《黄帝素问直解》里急,厥阴肝气内逆也。

⑥黄元御《黄元御医书全集》里急,风盛之病。

⑦张琦《素问释义》此句未具体注释。

⑧高亿《黄帝内经素问详注直讲全集》〔批〕此举正虚,木脏自病之常而言也。

〔注〕肝主筋膜,受风则筋急而牵引,故令里急。

〔讲〕又如三阴三阳之气,有当时而至者,有非时而至者。人中之皆能致病,亦视乎人之正气何如耳。正气盛则邪不能入,正气衰则六气之邪,无论当时非时皆足以生疾。试以脏虚而自受邪者言之,如厥阴属肝脏,肝主筋膜,厥阴之邪气所至为风。人感风邪,入于筋膜,必筋急而牵引,故厥阴所至为里急。

⑨孟景春等《黄帝内经素问译释》里急:王冰"筋缰缩,故急"。张志聪:"逆气上升。"

厥阴之气致病,为腹中拘急。

⑩任廷革《任应秋讲〈黄帝内经〉素问》此句未具体注释,总体概括此段为:(提要)言病变之常。(讲解)所言四种病变之常都是六气所至出现的不同病变表现,可以归纳起来理解,因此所言"十二变"实际上是言"九变"。

⑪张灿玾等《黄帝内经素问校释》厥阴风木之气至而致病,为腹中拘急。

⑫方药中等《黄帝内经素问运气七篇讲解》"里急",指紧张或痉挛拘急等症状。"厥阴所至为里急",意即在每年初之气所属的这一段时间中,由于自然气候为风气偏胜,人体容易出现疼挛拘急或紧张等症状,例如出现眩晕、腹痛、惊痫抽搐等,因而上述这些症状也就可以定性为风证。

⑬王洪图等《黄帝内经素问白话解》厥阴之气到来时,会发生筋脉拘急的病证。

⑭郭霭春《黄帝内经素问白话解》里急:筋脉拘挛。

厥阴之气到来时,会有筋脉缩急的病。

(2)少阴所至为病疡胗身热。

①王冰《黄帝内经素问》火气生也。

②马莳《黄帝内经素问注证发微》少阴所至为心与小肠病。疡胗身热者,火气生也。

③张介宾《类经》君火用事则血脉热,故疡胗身热。

④张志聪《黄帝内经集注》火生于木,风火相煽,故为身热疮疡。

⑤高士宗《黄帝素问直解》疡疹身热,少阴火气有余也。

⑥黄元御《黄元御医书全集》疡疹身热,热盛之病。

⑦张琦《素问释义》此句未具体注释。

⑧高亿《黄帝内经素问详注直讲全集》〔注〕心主血脉,受热则血行而出外,故令疮疡身热。

〔讲〕少阴属心脏,心主血脉,少阴之邪气所至为热。人感热邪,入于血脉,必血行而出外,故少阴所至,为疡疹身热。

⑨孟景春等《黄帝内经素问译释》少阴之气致病,为疡疹,身热。

⑩任廷革《任应秋讲〈黄帝内经〉素问》此句未具体注释,总体概括此段为:(提要)言病变之常。(讲解)所言四种病变之常都是六气所至出现的不同病变表现,可以归纳起来理解,因此所言"十二变"实际上是言"九变"。

⑪张灿玾等《黄帝内经素问校释》少阴君火之气至而致病,为疮疡皮疹身热。

⑫方药中等《黄帝内经素问运气七篇讲解》"疡",指疮疡。"胗",同疹,即皮疹。"身热",即全身发热。"少阴所至为疡疹身热",意即在二之气所属的这一段时间中,由于自然界气候转热,人体容易出现疮疡、皮疹、发热等症状。由于这些症状的出现与气候炎热有关,所以上述这些症状也就可以定性为热证或火证。

⑬王洪图等《黄帝内经素问白话解》少阴之气到来时,会发生疡疹、身热的病证。

⑭郭霭春《黄帝内经素问白话解》少阴之气到来时,会有疡疹发热的病。

(3) 太阴所至为积饮否隔。

①王冰《黄帝内经素问》土碍也。

②马莳《黄帝内经素问注证发微》太阴所至为脾胃病。积阴否隔者,土气也。

③张介宾《类经》湿土用事则脾多湿滞,故为积饮否隔。

④张志聪《黄帝内经集注》土位中央而分旺于四季,故四时为痞蓄中满之病。

⑤高士宗《黄帝素问直解》积饮否隔,太阴土气不输也。

⑥黄元御《黄元御医书全集》积饮痞隔,湿盛之病。

⑦张琦《素问释义》此句未具体注释。

⑧高亿《黄帝内经素问详注直讲全集》〔注〕太阴脉行腹里,阴气至,则土能克水,故饮积否隔不通。

〔讲〕太阴属脾脏,脾脉行腹里,太阴之邪气所至为湿。人感湿邪,入于腹里,湿为阴上土必克水,故太阴所至为积饮否隔。

⑨孟景春等《黄帝内经素问译释》积饮否隔:水饮停积,胸脘胀满,膈塞不通。

太阴之气致病,为水饮停积,胸脘痞塞。

⑩任廷革《任应秋讲〈黄帝内经〉素问》此句未具体注释,总体概括此段为:(提要)言病变之常。(讲解)所言四种病变之常都是六气所至出现的不同病变表现,可以归纳起来理解,因此所言"十二变"实际上是言"九变"。

⑪张灿玾等《黄帝内经素问校释》太阴湿土之气至而致病,为水饮积聚,阻塞不通。

⑫方药中等《黄帝内经素问运气七篇讲解》"积",即停积。"饮",即水饮。"积饮",即水饮潴留。"否",同痞。"膈",同隔,"否膈",即胃脘闷满堵塞不通。"太阴所至为积饮否膈",意即在四之气所属的这一段时间中,由于自然界气候潮湿,所以人体容易发生皮肤浮肿、胃脘闷堵等水湿停聚症状。张介宾注:"湿土用事则脾多

湿滞,故为积饮否膈。"也由于这些症状的出现与气候潮湿有关,因而上述这些症状也就可以定性为湿证。

⑬王洪图等《黄帝内经素问白话解》太阴之气到来时,会发生水饮停聚、痞塞不通的病证。

⑭郭霭春《黄帝内经素问白话解》太阴之气到来时,会有水饮积滞、胸脘痞塞的病。

(4)少阳所至为嚏呕,为疮疡。

①王冰《黄帝内经素问》火气生也。

②马莳《黄帝内经素问注证发微》少阳所至为三焦病。嚏呕疮疡,皆火也。

③张介宾《类经》相火炎上,故为嚏呕。热伤皮腠,故为疮疡。

④张志聪《黄帝内经集注》火生于木,风火相煽,故为身热疮疡。

⑤高士宗《黄帝素问直解》嚏呕疮疡,少阳初阳不升,风火交炽也。

⑥黄元御《黄元御医书全集》嚏呕疮疡,火盛之病。

⑦张琦《素问释义》此句未具体注释。

⑧高亿《黄帝内经素问详注直讲全集》〔注〕相火流行三焦,火性炎上,炎上则嚏呕。

〔讲〕少阳属三焦,三焦上下相通,少阳之邪气所至为火。人感火邪,游行三焦,且火性炎上,故少阳所至为嚏呕,为疮疡。

⑨孟景春等《黄帝内经素问译释》少阳之气致病,为喷嚏,呕吐,疮疡。

⑩任廷革《任应秋讲〈黄帝内经〉素问》此句未具体注释,总体概括此段为:(提要)言病变之常。(讲解)所言四种病变之常都是六气所至出现的不同病变表现,可以归纳起来理解,因此所言"十二变"实际上是言"九变"。

⑪张灿玾等《黄帝内经素问校释》少阳相火之气至而致病,为喷嚏呕吐,为疮疡。

⑫方药中等《黄帝内经素问运气七篇讲解》"嚏",即喷嚏。"呕",即呕吐。"疮疡",即皮肤生疮。"少阳所至为嚏呕,为疮疡",意即在三之气所属的这一段时间中,由于气候十分炎热,人体容易发生嚏呕疮疡等症状。张介宾注:"相火炎上,故为嚏呕,热伤皮腠,故为疮疡。"由于这些症状的出现与气候炎热有关,因而上述这些症状也就可以定性为热证或火证。

⑬王洪图等《黄帝内经素问白话解》少阳之气到来时,会发生喷嚏、呕吐、疮疡的病证。

⑭郭霭春《黄帝内经素问白话解》少阳之气到来时,会有喷嚏、呕吐、疮疡的病。

(5)阳明所至为浮虚。

①王冰《黄帝内经素问》浮虚,薄肿按之复起也。

②马莳《黄帝内经素问注证发微》阳明所至为肺与大肠病。浮虚者,皮肤薄

肿,按之复起也。

③张介宾《类经》阳明用事而浮虚,皮毛为金之合也。

④张志聪《黄帝内经集注》阳明主秋,秋气始于上,故为浮虚。

⑤高士宗《黄帝素问直解》浮虚,阳明金气不固,外浮内虚也。

⑥黄元御《黄元御医书全集》浮虚,燥盛之病(肺主皮毛,肺气外郁,则皮毛浮虚)。

⑦张琦《素问释义》浮虚,未详其义。王(冰)注以为薄肿,按之复起,则水岂责阳明?或又以皮肤浮肿为肺虚,亦非。

⑧高亿《黄帝内经素问详注直讲全集》〔注〕阳明主肌肉,其气清,清则凝滞气血,故令浮虚。

〔讲〕阳明属肺脏,肺主肌肉,阳明之邪气所至为燥。人感燥邪,入于肌肤,必凝滞气血,故阳明所至为浮虚。

⑨孟景春等《黄帝内经素问译释》浮虚:水肿但在皮腠之间,按之复起,或称"气肿"。

阳明之气致病,为皮肤浮肿。

⑩任廷革《任应秋讲〈黄帝内经〉素问》此句未具体注释,总体概括此段为:(提要)言病变之常。(讲解)所言四种病变之常都是六气所至出现的不同病变表现,可以归纳起来理解,因此所言"十二变"实际上是言"九变"。

⑪张灿玾等《黄帝内经素问校释》浮虚:王冰注"薄肿,按之复起也"。皮肤虚肿,即所谓气肿之类。

阳明燥金之气至而致病,为皮肤气肿。

⑫方药中等《黄帝内经素问运气七篇讲解》"浮虚",王冰注:"浮虚,薄肿,按之复起也。"认为"浮虚"就是浮肿。其他注家解释则比较含糊。如张介宾注:"阳明用事而浮虚,皮毛为金之合也。"对于"浮虚"究竟是指什么,并没有作出确切解释。张志聪注:"阳明主秋,秋气始于上,故为浮虚。"也是含糊其词。高世栻注:"浮虚,阳明金气不固,外浮内虚也。"对什么是"外浮内虚",未作进一步解释,仍令人难解。我们的意见,认为"阳明所至为浮虚",可以从两个方面来理解:一是从王冰注,认为"浮虚"是指面目浮肿而言。阳明燥金主五之气,其气候特点为清凉干燥,其病则多表现为咳喘、气逆、气虚,甚则少气不能平卧,面目浮肿。如本篇前文述:"凡此阳明司天之政……其病中热胀,面目浮肿,善眠,鼽衄嚏欠呕,小便黄赤,甚则淋。"《素问·咳论》在列举五脏六腑之咳的临床表现之后指出:"此皆聚于胃,关于肺,使人多涕唾而面浮肿气逆也……浮肿者治其经。"均说明咳喘气逆气虚可使人出现面目浮肿。第二种理解认为"浮虚"可以指脉象,即浮而无力之脉。《素问·平人气象论》谓:"秋胃微毛曰平。"即秋之平脉可以微浮,但浮而虚则为病脉,即表示肺气虚。以上两种理解其基本精神是一致的,即认为凡在阳明所主五之气这一段时间,亦即在秋分之后至小雪之前,大约在9月中下旬至11月中下旬前后,气候清凉干

六元正纪大论篇

燥,人体受病常表现为咳喘、气逆、气虚、面目浮肿、脉虚无力等证候,因此便认为上述证候与气候凉燥有关,与肺有关,而把上述证候定性为燥,定位在肺。

⑬王洪图等《黄帝内经素问白话解》阳明之气到来时,会发生肌肤浮肿的病证。

⑭郭霭春《黄帝内经素问白话解》阳明之气到来时,有肌肤浮肿的病。

(6)太阳所至为屈伸不利。病之常也。

①王冰《黄帝内经素问》此句未具体注释。

②马莳《黄帝内经素问注证发微》太阳所至为肾与膀胱病者,一而已矣。屈伸不利者,腰脊不能屈伸也。

③张介宾《类经》寒水用事则病在骨,故为屈伸不利。

④张志聪《黄帝内经集注》太阳主筋,为风气所伤,故缫短而屈伸不利。

⑤高士宗《黄帝素问直解》屈伸不利,太阳寒气内逆,不得标阳之化也。此六气发病之常也。

⑥黄元御《黄元御医书全集》屈伸不利,寒盛之病。

⑦张琦《素问释义》此句未具体注释。

⑧高亿《黄帝内经素问详注直讲全集》〔注〕太阳行身后,寒凝于经,故屈伸不利。此乃正气既虚,六气自乘其经也。

〔讲〕太阳属肾脏,肾为寒水,太阳之邪气所至为寒。人感寒邪,入于经络,必骨痿而筋缩,故太阳所至,为屈伸不利。此正气虚,而本脏自病之常也。

⑨孟景春等《黄帝内经素问译释》太阳之气致病,为关节屈伸不便。这是六气致病的一般情况。

⑩任廷革《任应秋讲〈黄帝内经〉素问》此句未具体注释,总体概括此段为:(提要)言病变之常。(讲解)所言四种病变之常都是六气所至出现的不同病变表现,可以归纳起来理解,因此所言"十二变"实际上是言"九变"。

⑪张灿玾等《黄帝内经素问校释》太阳寒水之气至而致病,为关节屈伸不利。这是六气致病的一般情况。

⑫方药中等《黄帝内经素问运气七篇讲解》"屈伸不利",即肢体活动障碍。张介宾注:"寒水用事则病在骨,故为屈伸不利。""太阳所至为屈伸不利",意即在终之气所属这一段时间中,由于天气寒冷,所以人体容易因受寒而发生肢体运动障碍、屈伸不利等症状。也由于这些症状与气候寒冷有关,因而上述这些症状也可以定性为寒证。"病",即人体疾病。"病之常也",意即人体疾病的发生与季节气候密切相关,因而各个季节也就有相应多发的疾病和临床表现。

⑬王洪图等《黄帝内经素问白话解》太阳之气到来时,会发生关节屈伸不利的病证。以上是六气所引起的常见病证。

⑭郭霭春《黄帝内经素问白话解》太阳之气到来时,有关节屈伸不利的病;这是在六气影响下生病的一般规律。

第一百零五解

（一）内经原文

厥阴所至为支痛；少阴所至为惊惑，恶寒战慄，谵妄；太阴所至为**稸满**；少阳所至为惊躁，**瞀昧**，暴病；阳明所至为鼽，尻阴股膝髀腨胻足病；太阳所至为腰痛。病之常也。

（二）字词注释

（1）稸满

①王冰《黄帝内经素问》此词未具体注释。

②马莳《黄帝内经素问注证发微》稸满者，脾气不足也。

③张介宾《类经》太阴主脾，病在中焦，故畜满。

④张志聪《黄帝内经集注》蓄，音畜。

⑤高士宗《黄帝素问直解》太阴肺天之气，不能四布其水津则稸满。

⑥黄元御《黄元御医书全集》脾为湿土，湿胜气阻，故稸积壅满。

⑦张琦《素问释义》此句未具体注释。

⑧高亿《黄帝内经素问详注直讲全集》〔注〕蓄满。〔讲〕饮食积滞，腹中胀满。

⑨孟景春等《黄帝内经素问译释》饮食积滞，腹中胀满。

⑩任廷革《任应秋讲〈黄帝内经〉素问》此词未具体注释。

⑪张灿玾等《黄帝内经素问校释》蓄积而胀满。"稸"同"蓄"。

⑫方药中等《黄帝内经素问运气七篇讲解》"稸"（xù 音序），同蓄，"满"，即胀满。"稸满"，与前述之"积饮"义相近似，即水饮蓄积而出现胀满。

⑬王洪图等《黄帝内经素问白话解》腹中胀满。

⑭郭霭春《黄帝内经素问白话解》腹中胀满。

（2）瞀（mào）昧

①王冰《黄帝内经素问》此词未具体注释。

②马莳《黄帝内经素问注证发微》瞀昧。

③张介宾《类经》瞀音务，闷。

④张志聪《黄帝内经集注》瞀，音务。

⑤高士宗《黄帝素问直解》瞀昧。

⑥黄元御《黄元御医书全集》瞀昧。

⑦张琦《素问释义》此句未具体注释。

⑧高亿《黄帝内经素问详注直讲全集》〔注〕〔讲〕瞀昧。

⑨孟景春等《黄帝内经素问译释》烦闷昏昧

⑩任廷革《任应秋讲〈黄帝内经〉素问》此词未具体注释。

⑪张灿玾等《黄帝内经素问校释》昏晕闷昧。

⑫方药中等《黄帝内经素问运气七篇讲解》"瞀"，即晕闷烦乱。"昧"，本多作

"眛",指神志不清楚。

⑬王洪图等《黄帝内经素问白话解》神志昏眛。

⑭郭霭春《黄帝内经素问白话解》昏眛。

（3）腨（shuàn）骱（héng）

①王冰《黄帝内经素问》此词未具体注释。

②马莳《黄帝内经素问注证发微》腨。

③张介宾《类经》此词未具体注释。

④张志聪《黄帝内经集注》此词未具体注释。

⑤高士宗《黄帝素问直解》腨骱。

⑥黄元御《黄元御医书全集》腨骱。

⑦张琦《素问释义》此句未具体注释。

⑧高亿《黄帝内经素问详注直讲全集》〔注〕腨髓。〔讲〕腨骱。

⑨孟景春等《黄帝内经素问译释》腨骱。

⑩任廷革《任应秋讲〈黄帝内经〉素问》此词未具体注释。

⑪张灿玾等《黄帝内经素问校释》腨胫。

⑫方药中等《黄帝内经素问运气七篇讲解》"腨"，即小腿部。"骱"，即小腿前胫骨腓骨部位。

⑬王洪图等《黄帝内经素问白话解》腓肠肌、小腿骨。

⑭郭霭春《黄帝内经素问白话解》踹、胻。

（三）语句阐述

（1）厥阴所至为支痛。

①王冰《黄帝内经素问》支柱，妨也。

②马莳《黄帝内经素问注证发微》支痛，支肋痛也。

③张介宾《类经》厥阴主肝，故两胁肋支为痛。

④张志聪《黄帝内经集注》此句未具体注释。

⑤高士宗《黄帝素问直解》恶去声，下同。眛眛之眛，旧本讹昧，今改。厥阴包络之脉，不能从胸走手，则支痛。

⑥黄元御《黄元御医书全集》肝脉行于两胁，故为支痛。

⑦张琦《素问释义》此句未具体注释。

⑧高亿《黄帝内经素问详注直讲全集》〔批〕此举正气虚，他邪为病之常而言也〔注〕肝脉布两胁，支持也，病则两胁相持而痛。

〔讲〕试以正虚中他邪言之，如厥阴风邪之气所至，为两胁相持而痛。

⑨孟景春等《黄帝内经素问译释》支痛：胁肋之间如有物支撑其中而疼痛。

厥阴之气致病，为胁部支撑疼痛。

⑩任廷革《任应秋讲〈黄帝内经〉素问》此句未具体注释，总体概括此段为：（提要）言病变之常。（讲解）所言四种病变之常都是六气所至出现的不同病变表现，可

以归纳起来理解,因此所言"十二变"实际上是言"九变"。

⑪张灿玾等《黄帝内经素问校释》厥阴之气至而致病,为肝气不舒,胁部支撑疼痛。

⑫方药中等《黄帝内经素问运气七篇讲解》"支痛",即两胁肋处疼痛。张介宾注:"厥阴主肝,故两胁肋支为痛。""厥阴所至为支痛",意即在每年初之气所属这一段时间中,气候转温,风气偏胜,因而容易出现两胁肋部位疼痛。也正因为两胁肋部疼痛与风气偏胜有关,而风又与人体中的肝有关,因而上述这些症状又都可以定位在肝,定性为风证。

⑬王洪图等《黄帝内经素问白话解》厥阴之气到来时,会引起胁肋间支撑疼痛的病证。

⑭郭霭春《黄帝内经素问白话解》支痛:两胁疼痛,如有物支撑其中。
厥阴之气到来时,会有两胁支撑作痛的病。

(2) 少阴所至为惊惑,恶寒战栗,谵妄。

①王冰《黄帝内经素问》谵,乱言也。今详慄字,当作慄字。

②马莳《黄帝内经素问注证发微》惊惑及恶寒战栗、谵言妄语,皆心气不足也。

③张介宾《类经》少阴主心,故为惊惑。热极反兼寒化,故恶寒战栗。阳亢伤阴,心神迷乱故谵妄。

④张志聪《黄帝内经集注》此句未具体注释。

⑤高士宗《黄帝素问直解》少阴心气内虚,则惊惑、恶寒、战慄、谵妄。

⑥黄元御《黄元御医书全集》心藏神,其属火,惊惑谵妄者,神明乱也。战栗恶寒者,水胜火也。

⑦张琦《素问释义》惊为木病,与少阴不合,疑误。

⑧高亿《黄帝内经素问详注直讲全集》〔注〕心为神明之府,受邪则神乱,故惊惑谵妄。受寒则恶寒战栗,谵妄者妄言也。

〔讲〕少阴热邪之气所至,或为惊惑,或为恶寒战栗,或为谵妄等病。

⑨孟景春等《黄帝内经素问译释》少阴之气致病,为惊骇疑惑,恶寒战栗,谵语妄动。

⑩任廷革《任应秋讲〈黄帝内经〉素问》此句未具体注释,总体概括此段为:(提要)言病变之常。(讲解)所言四种病变之常都是六气所至出现的不同病变表现,可以归纳起来理解,因此所言"十二变"实际上是言"九变"。

⑪张灿玾等《黄帝内经素问校释》少阴之气至而致病,为心神不宁,易惊而惑乱,恶寒战栗,谵言妄语。

⑫方药中等《黄帝内经素问运气七篇讲解》"惊惑",指惊怕、迷惑,此处指神志不清。"谵妄",即谵语、狂妄。"惊惑谵妄",都属于人体精神神志上的反常。"恶寒",即怕冷。"战慄",即全身寒战。张介宾注:"少阴主心,故为惊惑,热极反兼寒化,故恶寒战栗,阳亢伤阴,心神迷乱,故谵妄。"全句意即在每年二之气所属的这一

段时间中,由于气候转热,人体除了容易发生前述"疡胗""身热"等症状以外,还可以出现精神神志方面的障碍及恶寒、战慄等热病前期症状。也正由于这些症状与气候炎热有关,而热又与人体的心有关,因而上述这些症状又都可以定位在心,定性为热证。

⑬王洪图等《黄帝内经素问白话解》少阴之气到来时,会引起惊骇疑惑、恶寒战栗、谵言妄语等病证。

⑭郭霭春《黄帝内经素问白话解》少阴之气到来时,会有疑惑,恶寒战栗,胡言乱动的病。

(3) 太阴所至为稸满。

①王冰《黄帝内经素问》此句未具体注释。

②马莳《黄帝内经素问注证发微》稸满者,脾气不足也。

③张介宾《类经》太阴主脾,病在中焦,故畜满。稸音畜。

④张志聪《黄帝内经集注》蓄,音畜。

⑤高士宗《黄帝素问直解》太阴肺天之气,不能四布其水津则稸满。

⑥黄元御《黄元御医书全集》脾为湿土,湿胜气阻,故稸积壅满。

⑦张琦《素问释义》此句未具体注释。

⑧高亿《黄帝内经素问详注直讲全集》〔注〕太阴脉入腹布胃中,脾主运化,受邪则失其运化,故蓄满。

〔讲〕太阴湿邪之气所至,为蓄积胀满而难安。

⑨孟景春等《黄帝内经素问译释》稸满:饮食积滞,腹中胀满。稸,同"蓄"。

太阴之气致病,为饮食积滞,腹中胀满。

⑩任廷革《任应秋讲〈黄帝内经〉素问》此句未具体注释,总体概括此段为:(提要)言病变之常。(讲解)所言四种病变之常都是六气所至出现的不同病变表现,可以归纳起来理解,因此所言"十二变"实际上是言"九变"。

⑪张灿玾等《黄帝内经素问校释》稸满:蓄积而胀满。"稸"同"蓄"。

太阴之气至而致病,为脾气不运,蓄积胀满。

⑫方药中等《黄帝内经素问运气七篇讲解》"稸"(xù 音序),同蓄,"满",即胀满。"稸满",与前述之"积饮"义相近似,即水饮蓄积而出现胀满。"太阴所至为稸满",意即在每年四之气所属这一段时间中,由于气候偏湿,人体可以出现水饮潴留或胃脘胀满症状。张介宾注:"太阴主脾,病在中焦,故畜满。"也正由于这些症状与气候潮湿有关,而湿又与人体中的脾有关,因而上述这些症状又都可以定位在脾,定性为湿证。

⑬王洪图等《黄帝内经素问白话解》太阴之气到来时,会引起腹中胀满的病证。

⑭郭霭春《黄帝内经素问白话解》太阴之气到来时,会有腹中胀满的病。

（4）少阳所至为惊躁，瞀昧，暴病。

①王冰《黄帝内经素问》此句未具体注释。

②马莳《黄帝内经素问注证发微》惊躁瞀昧暴病，亦火病也。

③张介宾《类经》少阳主胆而火乘之，故为惊躁。火外阳而内阴，故瞀昧。相火急疾，故为暴病。瞀音务，闷也。

④张志聪《黄帝内经集注》瞀，音务。

⑤高士宗《黄帝素问直解》少阳三焦之气不能游行出入则惊躁瞀昧而暴病。

⑥黄元御《黄元御医书全集》胆主惊，胆木上逆，相火失根，故惊躁瞀昧而生暴病。胆木化气相火，此言足少阳病。

⑦张琦《素问释义》少阳厥阴肝胆同气，故有惊候。

⑧高亿《黄帝内经素问详注直讲全集》〔注〕少阳主胆，故惊。又属火，火性动，故躁。且火外阳而内阴，故瞀昧。

〔讲〕少阳火邪之气所至，或为惊躁，或为瞀昧暴病诸疾。

⑨孟景春等《黄帝内经素问译释》少阳之气致病，为惊骇躁动，烦闷昏昧，猝然发病。

⑩任廷革《任应秋讲〈黄帝内经〉素问》此句未具体注释，总体概括此段为：（提要）言病变之常。（讲解）所言四种病变之常都是六气所至出现的不同病变表现，可以归纳起来理解，因此所言"十二变"实际上是言"九变"。

⑪张灿玾等《黄帝内经素问校释》少阳之气至而致病，为胆气被伤，易惊，躁动不安，昏晕闷昧，常突然发病。

⑫方药中等《黄帝内经素问运气七篇讲解》"惊躁"，即惊怕躁动不安。"瞀"，即晕闷烦乱。"昧"，本多作"昧"，指神志不清楚。"暴病"，即突然发病。此句意即在每年三之气所属这一段时间中，由于气候炎热，人体除了容易发生前述"嚏呕疮疡"一类火热症状以外，也容易发生上述精神神志失常症状。也正由于这些症状与气候炎热有关，而热又与人体的心有关，因而上述这些症状也都可以定位在心，定性为火为热。

⑬王洪图等《黄帝内经素问白话解》少阳之气到来时，会引起惊骇、烦躁、神志昏昧、暴病等病证。

⑭郭霭春《黄帝内经素问白话解》少阳之气到来时，会有惊躁，满闷，昏昧的病。

（5）阳明所至为鼽，尻阴股膝髀腨胻足病。

①王冰《黄帝内经素问》此句未具体注释。

②马莳《黄帝内经素问注证发微》鼽者，手阳明大肠病也。阴股膝髀胻足病，足阳明胃病也。

③张介宾《类经》阳明胃经起于鼻，故为鼽。会于气街，总于宗筋，以下于足，故为尻阴膝足等病。

④张志聪《黄帝内经集注》尻,音敲。

⑤高士宗《黄帝素问直解》阳明大肠主津液所生病,津液虚寒则为鼻衄。阳明胃脉下髀关,抵伏兔,下膝膑中,下循胫外廉,下足跗。故尻阴股膝髀腨骭足皆病。

⑥黄元御《黄元御医书全集》阳明大肠与肺为表里,衄者,手阳明之病,阳明胃自头走足,尻阴股膝髀腨骭足痛者,足阳明之病也。

⑦张琦《素问释义》足阳明脉之所过。

⑧高亿《黄帝内经素问详注直讲全集》〔注〕阳明脉行身前,起于鼻衄清涕也,尻阴臀阴之厚肉也,其脉下髀关抵伏兔下膝膑中,循胫外廉,走足跗,故股膝髀腨髓。(编者按:此处"髓"应为"骭")足俱病也。

〔讲〕阳明燥邪之气所至,或为衄,或为尻阴股膝髀腨骭足病等证。

⑨孟景春等《黄帝内经素问译释》阳明之气致病,为鼻塞流涕,尻阴股膝髀腨骭部至两脚感到疼痛。

⑩任廷革《任应秋讲〈黄帝内经〉素问》此句未具体注释,总体概括此段为:(提要)言病变之常。(讲解)所言四种病变之常都是六气所至出现的不同病变表现,可以归纳起来理解,因此所言"十二变"实际上是言"九变"。

⑪张灿玾等《黄帝内经素问校释》阳明之气至而致病,为胃足阳明之经脉不适,鼻塞,尻阴股膝髀腨胫足等处发病。

⑫方药中等《黄帝内经素问运气七篇讲解》"衄",此指鼻。"尻",即尾骶骨。"阴",即外阴。"股",即大腿部。"膝",即膝关节部。"髀",即大腿上段。"腨",即小腿部。"骭",即小腿前胫骨腓骨部位。"足",即足掌。此句意即在每年五之气所属的这一段时间中,由于气候转凉、转干燥,人体上述部位容易发生疾病。也正由于这些部位受病与气候清凉有关,与气候干燥有关,而凉和燥又与人体的肺有关,因而上述部位发生疾病也就可以定位为肺,定性为燥。但是,应该指出,这一句所述疾病部位与阳明的关系不好解释,王冰、张志聪均回避不解。张介宾用经络来解释,他说:"阳明胃经起于鼻,故为衄,会于气街,总于宗筋,以下于足,故为尻阴膝足等病。"高世栻也以经络来解释,他说:"阳明大肠主津液所生病,津液虚寒则为鼻衄,阳明胃脉下髀关,抵伏兔,下膝膑中,下循胫外廉,下足跗,故尻阴股膝髀腨骭足皆病。"这样解释,一方面不符合本节体例及主要精神,因为本节主要是讲"五运六气之应见,六化之正,六变之纪",不是讲经络;另一方面,用经络循行部位也不能完全解释上述疾病部位,例如"衄""尻""髀""腨"等部位用足阳明胃经经脉循行来解释就显太牵强。由于如此,所以我们认为仍根据原文体例和精神来作解释为好,即这些部位受病在定位上主要考虑有肺,在定性上主要考虑为凉为燥。基于上述认识,近年来我们在临床上治疗某些关节疼痛疾病,例如"尻""股""膝""髀""腨""骭""足"等部位疼痛久治不愈者,常常采用宣肺散寒法,选用麻黄、桂枝、细辛等类药物,合用养血润燥法,选用生地、当归、白芍、麦冬之类药物,效果甚好。说明上述认识可以用于临床,提出供读者参考。

⑬王洪图等《黄帝内经素问白话解》阳明之气到来时,会引起鼻流清涕,臀、会阴、大腿、膝、髋、腓肠肌、小腿骨、足等部位的病证。

⑭郭霭春《黄帝内经素问白话解》阳明之气到来时,会有鼻塞流涕,喷嚏,尻、阴股、膝、髀、腨、胻、足等部位的病。

(6)太阳所至为腰痛。病之常也。

①王冰《黄帝内经素问》此句未具体注释。

②马莳《黄帝内经素问注证发微》腰痛,膀胱与肾病也。

③张介宾《类经》阳膀胱之脉,挟脊抵腰中,故为腰痛。

④张志聪《黄帝内经集注》此夏病之常也。

⑤高士宗《黄帝素问直解》太阳之脉挟脊抵腰,病则腰痛。此亦六气发病之常也。

⑥黄元御《黄元御医书全集》足太阳之脉挟脊抵腰,腰痛者,水寒而木陷也。

⑦张琦《素问释义》此句未具体注释。

⑧高亿《黄帝内经素问详注直讲全集》〔注〕太阳行身后,挟脊抵腰,故腰痛也。〔讲〕太阳寒邪之气所至,为挟脊抵腰而痛,此正虚他邪为病之常也。

⑨孟景春等《黄帝内经素问译释》太阳之气致病,为腰痛。这是六气致病的一般情况。

⑩任廷革《任应秋讲〈黄帝内经〉素问》此句未具体注释,总体概括此段为:(提要)言病变之常。(讲解)所言四种病变之常都是六气所至出现的不同病变表现,可以归纳起来理解,因此所言"十二变"实际上是言"九变"。

⑪张灿玾等《黄帝内经素问校释》太阳之气至而致病,为膀胱足太阳之经脉不适,发为腰痛。这是六气致病的一般情况。

⑫方药中等《黄帝内经素问运气七篇讲解》此句意即在每年终之气所属的这一段时间中,由于气候严寒,所以人体容易发生腰痛。也正由于腰痛的发生与气候严寒有关,而寒又与人体的肾有关,因此腰痛可以定位在肾,定性为寒。

⑬王洪图等《黄帝内经素问白话解》太阳之气到来时,会引起腰痛。以上也是六气所引起的常见病证。

⑭郭霭春《黄帝内经素问白话解》太阳之气到来时,有腰痛的病;这也是在六气影响下生病的一般规律。

第一百零六解

(一)内经原文

厥阴所至为緛戾;少阴所至为悲妄,衄衊[注];太阴所至为中满,霍乱吐下;少阳所至为喉痹,耳鸣,呕涌;阳明所至为皲揭;太阳所至为寝汗,痓。病之常也。

[注]衄衊:郭霭春《黄帝内经素问校注》、方药中等《黄帝内经素问运气七篇讲解》、人民卫生出版社影印顾从德本《黄帝内经素问》此处为"衄衊",其中郭霭春注:衊,污血,亦脂也。方药中等注:"衊",即"蔑"的繁体字。张灿玾等《黄帝内经素问校释》、孟景春等《黄帝内经素问译释》此处为"衄蔑",其中张灿玾等注:蔑,此后

道藏本有"行劲"二字。孟景春注：蔑：血污也。此处"蠛"与"蔑"同意。

（二）字词注释

（1）緛（ruǎn）戾（lì）

①王冰《黄帝内经素问》此词未具体注释。

②马莳《黄帝内经素问注证发微》緛戾。

③张介宾《类经》此词未具体注释。

④张志聪《黄帝内经集注》緛，音软。戾，叶利。戾，了戾也。即转出小便之关戾。

⑤高士宗《黄帝素问直解》戾，了戾小便所注之关戾也。緛，缩也。

⑥黄元御《黄元御医书全集》筋脉痿緛而乖戾也。

⑦张琦《素问释义》此词未具体注释。

⑧高亿《黄帝内经素问详注直讲全集》〔注〕手足软缓乖戾而无力也。〔讲〕为软缓，为乖戾。

⑨孟景春等《黄帝内经素问译释》緛（ruǎn 软）戾（lì 利）：緛，筋脉短缩。戾，身体屈曲。

⑩任廷革《任应秋讲〈黄帝内经〉素问》此词未具体注释。

⑪张灿玾等《黄帝内经素问校释》緛（yuǎn 远）戾：缩短屈曲。緛，《博雅》："缩也。"戾，《说文》："曲也。从犬出户下，戾者，身曲戾也。"

⑫方药中等《黄帝内经素问运气七篇讲解》"緛"，指无力，此处指肢体瘫痪。"戾"，通"捩"，有扭转之义，此处指肢体拘急。

⑬王洪图等《黄帝内经素问白话解》緛，ruǎn，音软，短缩之意。戾，lì，音利，身体屈曲。緛戾，即身体短缩、屈曲之意。

⑭郭霭春《黄帝内经素问白话解》肢体软缩，扭转不便。

（2）衄蠛

①王冰《黄帝内经素问》蠛，污血，亦脂也。

②马莳《黄帝内经素问注证发微》衄蔑。

③张介宾《类经》污血为蠛。蠛音灭。

④张志聪《黄帝内经集注》此词未具体注释。

⑤高士宗《黄帝素问直解》此词未具体注释。

⑥黄元御《黄元御医书全集》衄蔑。

⑦张琦《素问释义》此词未具体注释。

⑧高亿《黄帝内经素问详注直讲全集》〔注〕衄，鼻血也，蠛，血之污。〔讲〕衄蠛。

⑨孟景春等《黄帝内经素问译释》蔑（miè 灭）：血污。

⑩任廷革《任应秋讲〈黄帝内经〉素问》此词未具体注释。

⑪张灿玾等《黄帝内经素问校释》衄血，太阴之气至而致病。

⑫方药中等《黄帝内经素问运气七篇讲解》"衄",即鼻出血。"衊",即"蔑"的繁体字。本意为血污,后人引申为诬或毁,此处指鼻出血甚多之意。

⑬王洪图等《黄帝内经素问白话解》衊,血污。

⑭郭霭春《黄帝内经素问白话解》衊,污血。

（3）皴揭

①王冰《黄帝内经素问》身皮麸象。

②马莳《黄帝内经素问注证发微》皴揭。

③张介宾《类经》皮肤甲错而起为皴揭,皆燥病也。皴,取钧切。

④张志聪《黄帝内经集注》皴,皱也。以燥而遇燥,故皮为皴揭。

⑤高士宗《黄帝素问直解》皮皱曰皴,掀起曰揭。

⑥黄元御《黄元御医书全集》皴揭。

⑦张琦《素问释义》此词未具体注释。

⑧高亿《黄帝内经素问详注直讲全集》〔注〕皮裂而皴皮起而揭也。〔讲〕皴揭。

⑨孟景春等《黄帝内经素问译释》皴(cūn 村)揭,皮肤糙裂而揭起。

⑩任廷革《任应秋讲〈黄帝内经〉素问》此词未具体注释。

⑪张灿玾等《黄帝内经素问校释》皴(cūn 村)揭:皮肤皴裂而揭起。王冰注:"身皮麸象。"吴崑注:"皮裂为皴,皮起为揭者,燥病也。"。

⑫方药中等《黄帝内经素问运气七篇讲解》"皴",(cūn 音村),指皮肤干裂。"揭",指皮肤揭起。

⑬王洪图等《黄帝内经素问白话解》皮肤干燥皴裂。

⑭郭霭春《黄帝内经素问白话解》皮肤粗糙、干裂。

（三）语句阐述

（1）厥阴所至为緛戾。

①王冰《黄帝内经素问》此句未具体注释。

②马莳《黄帝内经素问注证发微》緛戾,筋病也。

③张介宾《类经》厥阴木病在筋,故令肢体緛缩,乖戾不支。緛音软。戾音利。

④张志聪《黄帝内经集注》緛,音软。戾,叶利。衊,音蔑。皴,音逡。此秋病之常也。緛,缩也。戾,了戾也。即转出小便之关戾。厥阴主利前阴,而脉络阴器,为燥金所伤,故戾锁不利。

⑤高士宗《黄帝素问直解》胸,旧本讹胁今改。戾,了戾小便所注之关戾也。緛,缩也。厥阴之脉入毛中过阴器,病则癃闭,胡厥阴所至为緛戾。

⑥黄元御《黄元御医书全集》肝主筋,筋脉痿緛而乖戾也(緛与软同)。

⑦张琦《素问释义》此词未具体注释。

⑧高亿《黄帝内经素问详注直讲全集》〔批〕此举六气各中本脏为病之常而言也。

〔注〕肝主筋,风伤筋,故手足软缓乖戾而无力也。

〔讲〕试以本脏中六气之邪言之，如厥阴之气所至，风伤肝脏，故为软缓，为乖戾。

⑨孟景春等《黄帝内经素问译释》緛（ruǎn）戾（lì）：緛，筋脉短缩。戾，身体屈曲。

厥阴之气致病，为筋脉挛急短缩，肢体屈曲不伸。

⑩任廷革《任应秋讲〈黄帝内经〉素问》此句未具体注释，总体概括此段为：（提要）言病变之常。（讲解）所言四种病变之常都是六气所至出现的不同病变表现，可以归纳起来理解，因此所言"十二变"实际上是言"九变"。

⑪张灿玾等《黄帝内经素问校释》緛（yuǎn）戾：缩短屈曲。緛，《博雅》："缩也。"戾，《说文》："曲也。从犬出户下，戾者，身曲戾也。"

厥阴之气至而致病，为筋脉缩短屈曲。

⑫方药中等《黄帝内经素问运气七篇讲解》"緛"，指无力，此处指肢体瘫痪。"戾"，通"捩"，有扭转之义，此处指肢体拘急。"厥阴所至为緛戾"，意即在每年初之气所属这一段时间中，由于气候转温风气偏盛，人体容易发生肢体瘫痪或拘急等运动障碍症状。也正由于这些症状与风有关，而风又与人体的肝有关，因而人体肢体运动障碍的疾病，都可以定位在肝，定性为风。

⑬王洪图等《黄帝内经素问白话解》厥阴之气到来时，会发生肢体屈曲短缩、转动不灵便的病证。

⑭郭霭春《黄帝内经素问白话解》厥阴之气到来时，会有肢体软缩，扭转不便的病。

（2）少阴所至为悲妄，衄蔑。

①王冰《黄帝内经素问》蔑，污血，亦脂也。

②马莳《黄帝内经素问注证发微》悲妄衄蔑，心病也。

③张介宾《类经》火病于心而并于肺，故为悲妄。火逼血而妄行，故鼻血为衄，污血为蔑。蔑音灭。

④张志聪《黄帝内经集注》此句未具体注释。

⑤高士宗《黄帝素问直解》悲，悲哀，心气虚也。妄，狂妄，心气实也。脉虚而热则，脉虚而寒则蔑。少阴属心主脉，故少阴所至为悲妄衄蔑。中满则上下不交，霍乱吐下则上涌下泄。

⑥黄元御《黄元御医书全集》肺燥则悲，神乱则妄，肺气上逆，收敛失政，则血升而为衄蔑，此君火刑肺之病也。

⑦张琦《素问释义》悲为金病，疑误。

⑧高亿《黄帝内经素问详注直讲全集》〔注〕心藏神，神乱故时而含悲，时而躁妄，衄鼻血也。蔑血之污者，此火甚迫血上行也。

〔讲〕少阴之气所至，热伤心脏，故为悲妄，为衄蔑。

⑨孟景春等《黄帝内经素问译释》蔑（miè 灭）：血污。

少阴之气致病,为悲哀太过,鼻出血。

⑩任廷革《任应秋讲〈黄帝内经〉素问》此句未具体注释,总体概括此段为:(提要)言病变之常。(讲解)所言四种病变之常都是六气所至出现的不同病变表现,可以归纳起来理解,因此所言"十二变"实际上是言"九变"。

⑪张灿玾等《黄帝内经素问校释》少阴之气至而致病,为悲哀神妄,衄血。

⑫方药中等《黄帝内经素问运气七篇讲解》"悲",即悲哀。"妄",指乱说乱动,言行反常。"衄",即鼻出血。"衊",即"蔑"的繁体字。本意为血污,后人引申为诬或毁,此处指鼻出血甚多之意。此句意即在每年二之气所属这一段时间中,由于气候转热,人体容易出现精神失常及鼻出血等症状。也正由于这些症状的出现与气候炎热有关,而热又与人体的心有关,因此"悲妄衄衊"等症状,可以定位在心,定性为火、为热。

⑬王洪图等《黄帝内经素问白话解》少阴之气到来时,会发生无故悲哀、衄衊等病证。

⑭郭霭春《黄帝内经素问白话解》衊:污血。

少阴之气到来时,会有无故悲妄,衄血和血污的病。

(3) 太阴所至为中满,霍乱吐下。

①王冰《黄帝内经素问》此句未具体注释。

②马莳《黄帝内经素问注证发微》中满霍吐下,脾病也。

③张介宾《类经》土湿伤脾也。

④张志聪《黄帝内经集注》此句未具体注释。

⑤高士宗《黄帝素问直解》手太阴主上,足太阴主下,故太阴所至为中满、霍乱吐下。一阴一阳结,谓之喉痹。一阴,厥阴也,一阳,少阳也。

⑥黄元御《黄元御医书全集》中满者,土湿而不运,霍乱吐下者,饮食寒冷,水谷不消,风寒外束,胃不能容也。

⑦张琦《素问释义》此词未具体注释。

⑧高亿《黄帝内经素问详注直讲全集》〔注〕土主中宫,病则中隔气不流行,故上吐下泻,甚则挥霍瞭乱也。

〔讲〕太阴之气所至,湿伤脾脏,故为中满,为霍乱吐下。

⑨孟景春等《黄帝内经素问译释》太阴之气致病,为腹中胀满,霍乱呕吐腹泻。

⑩任廷革《任应秋讲〈黄帝内经〉素问》此句未具体注释,总体概括此段为:(提要)言病变之常。(讲解)所言四种病变之常都是六气所至出现的不同病变表现,可以归纳起来理解,因此所言"十二变"实际上是言"九变"。

⑪张灿玾等《黄帝内经素问校释》太阴之气至而致病,为腹内胀满,霍乱吐泻。

⑫方药中等《黄帝内经素问运气七篇讲解》"中满",即胃脘胀满。"霍乱",即上吐下泻。《伤寒论·辨霍乱病脉证并治》谓:"问曰:病有霍乱者何? 答曰:呕吐而利,此名霍乱。"此句意即在每年四之气所属这一段时间中,由于气候炎热而潮

湿,因此人体容易发生胃脘胀满、上吐下泻等消化道症状。也正由于这些症状的出现与气候炎热潮湿有关,而湿热又与人体的脾胃有关,因此"中满霍乱吐下"可以定位在脾胃,定性为湿热。

⑬王洪图等《黄帝内经素问白话解》太阳之气到来时,会发生腹中胀满、霍乱吐泻等病证。

⑭郭霭春《黄帝内经素问白话解》太阴之气到来时,会有霍乱呕吐下泻的病。

(4)少阳所至为喉痹,耳鸣,呕涌。

①王冰《黄帝内经素问》涌,谓溢食不下也。

②马莳《黄帝内经素问注证发微》喉痹耳鸣呕涌,火病也。

③张介宾《类经》相火上炎也。涌,湧同。

④张志聪《黄帝内经集注》此句未具体注释。

⑤高士宗《黄帝素问直解》手足少阳之脉皆从耳后入耳中,出走耳前。经脉虚则耳鸣。少阳枢转不利,则干呕上涌,故少阳所至为喉痹。耳鸣、呕涌、胸痛者,手足阳明之脉不能入缺盆而下隔也。

⑥黄元御《黄元御医书全集》足少阳之脉行耳后,循颈而下胸膈,相火上逆则喉痹,甲木上冲则耳鸣,甲木刑胃,胃土不降则呕涌也。

⑦张琦《素问释义》此词未具体注释。

⑧高亿《黄帝内经素问详注直讲全集》〔注〕三焦脉入胃,循喉,上耳中,故喉痛耳鸣。呕涌者,火炎上而气逆,故饮食不下而呕涌也。

〔讲〕少阳之气所至,火伤三焦,故为喉痹为耳鸣,为呕涌。

⑨孟景春等《黄帝内经素问译释》涌:王冰"溢食不下也"。

少阳之气致病,为喉痹,耳鸣,呕逆。

⑩任廷革《任应秋讲〈黄帝内经〉素问》此句未具体注释,总体概括此段为:(提要)言病变之常。(讲解)所言四种病变之常都是六气所至出现的不同病变表现,可以归纳起来理解,因此所言"十二变"实际上是言"九变"。

⑪张灿玾等《黄帝内经素问校释》涌:王冰注"涌为溢食不下也"。即涌吐。

少阳之气至而致病,为喉痹,耳鸣,呕吐。

⑫方药中等《黄帝内经素问运气七篇讲解》"喉痹",中医病名。其临床特点,为咽喉肿痛、吞咽困难。《诸病源候论·喉痹候》谓:"喉痹者,喉里肿塞痹痛,水浆不得入也。"耳鸣,即两耳轰鸣或蝉鸣。"呕涌",也是指呕吐不能进食。王冰注:"涌,谓溢食不下也。"此句意即在每年三之气所属的这一段时间中,由于气候炎热,所以人体容易感受热邪而在临床上发生咽喉肿痛、恶心呕吐、耳鸣等症状。也正由于这些症状与气候炎热有关,而热除了与人体的心有关以外,还与人体的肝胆有关,因此"喉痹,耳鸣,呕涌"等症可以定位在肝胆,定性为火、为热。

⑬王洪图等《黄帝内经素问白话解》少阳之气到来时,会发生喉痹、耳鸣、呕吐如涌等病证。

⑭郭霭春《黄帝内经素问白话解》少阴之气到来时,会有喉痹、耳鸣、呕逆的病。

（5）阳明所至为皲揭。

①王冰《黄帝内经素问》身皮麸象。

②马莳《黄帝内经素问注证发微》胁痛主胃;皲揭主大肠,皮病也。

③张介宾《类经》燥金用事则肝木受伤,故胁痛。皮肤甲错而起为皲揭,皆燥病也。皲,取钧切。

④张志聪《黄帝内经集注》皲,皴也。以燥而遇燥,故皮为皲揭。

⑤高士宗《黄帝素问直解》皲音逡。皮皴曰皲,掀起曰揭。皲揭者,阳明燥胜,皮皴而掀揭也。故阳明所至为胸痛皲揭。手太阳之脉主液所生病。

⑥黄元御《黄元御医书全集》燥金刑木则胁痛,皮肤不荣则皲揭。

⑦张琦《素问释义》此词未具体注释。

⑧高亿《黄帝内经素问详注直讲全集》〔注〕燥金主事,则肝木被克,故胁痛。且燥甚则干,故皮肤干涩,甚至皮裂而皲皮起而揭也。

〔讲〕阳明之气所至,燥伤肺脏,故为胁痛,为皲揭。

⑨孟景春等《黄帝内经素问译释》皲（cūn）揭:皮肤糙裂而揭起。

阳明之气致病,为皮肤糙裂而揭起。

⑩任廷革《任应秋讲〈黄帝内经〉素问》此句未具体注释,总体概括此段为:(提要)言病变之常。(讲解)所言四种病变之常都是六气所至出现的不同病变表现,可以归纳起来理解,因此所言"十二变"实际上是言"九变"。

⑪张灿玾等《黄帝内经素问校释》皲（cūn）揭:皮肤皲裂而揭起。王冰注:"身皮麸象。"吴崑注:"皮裂为皲,皮起为揭者,燥病也。"

阳明之气至而致病,为皮肤粗糙皲裂而揭起。

⑫方药中等《黄帝内经素问运气七篇讲解》"皲",(cūn 音村),指皮肤干裂。"揭",指皮肤揭起。"阳明所至为皲揭",意即在每年五之气所属的这一段时间中,由于气候转凉,转干燥,人体皮肤及口唇容易出现干裂或表皮揭起现象。高世栻注:"皲揭者,阳明燥胜,皮皴而掀揭也。"也正由于这些症状与气候干燥,气候清凉有关,而凉和燥又与人体的肺有关,因此上述症状可以定位在肺,定性为燥。

⑬王洪图等《黄帝内经素问白话解》阳明之气到来时,会发生皮肤干燥皲裂等病证。

⑭郭霭春《黄帝内经素问白话解》皲揭:皮肤粗糙、干裂。

阳明之气到来时,会有肌肤粗糙的病。

（6）太阳所至为寝汗,痓。病之常也。

①王冰《黄帝内经素问》寝汗,谓睡中汗发于胁嗌颈掖之间也,俗误呼为盗汗。

②马莳《黄帝内经素问注证发微》寝汗,盗汗也。痓者,肾气不足也。

③张介宾《类经》寒水用事,故为寝汗,《脉要精微论》曰:阴气有余,为多汗身

寒者是也。支体强直、筋急反戾曰痉,阴寒凝滞而阳气注不行也。痉音敬。

④张志聪《黄帝内经集注》此句未具体注释。

⑤高士宗《黄帝素问直解》痉,音劲。寝汗,液虚也。足太阳之脉,主筋所生病,痉,筋挛也。故太阳所为寝汗、痉。此亦六气发病之常也。

⑥黄元御《黄元御医书全集》太阳不藏则寝汗出,水寒筋缩则为痉也。

⑦张琦《素问释义》寝汗属太阳,亦未合。

⑧高亿《黄帝内经素问详注直讲全集》〔注〕痉,音敬。寝汗,寐汗也。寒胜乘太阳经,故项背腰脊强直而为痉也。

〔讲〕太阳之气所至,寒伤肾脏,故为寝汗,为项背腰脊强直而痉。此六气各入本脏,为病之常也。

⑨孟景春等《黄帝内经素问译释》太阳之气致病,为盗汗,痉病。这是六气致病的一般情况。

⑩任廷革《任应秋讲〈黄帝内经〉素问》此句未具体注释,总体概括此段为:(提要)言病变之常。(讲解)所言四种病变之常都是六气所至出现的不同病变表现,可以归纳起来理解,因此所言"十二变"实际上是言"九变"。

⑪张灿玾等《黄帝内经素问校释》太阳之气至而致病,为卧则汗出,痉病。这是六气致病的一般情况。

⑫方药中等《黄帝内经素问运气七篇讲解》"寝汗",睡中出汗,亦名盗汗。王冰注:"寝汗,谓睡中汗发于胸嗌颈掖之间也。俗误呼为盗汗。""痉",即颈项强急,角弓反张。《金匮要略·痉湿暍病脉证治》谓:"病者身热足寒,颈项强急,恶寒,时头热,面赤目赤,独头动摇,卒口噤,背反张者,痉病也。""痉为病,胸满口噤,卧不着席,脚挛急,必龄齿。"此句意即在每年终之气所属这一段时间中,由于气候严寒,人体容易出现盗汗,也容易发生痉病。也正由于这些病证与气候寒冷有关,而寒又与人体之肾与膀胱有关,因此这些症状可以定位在肾和膀胱,定性为寒。

⑬王洪图等《黄帝内经素问白话解》太阳之气到来时,会发生盗汗、发痉等病证。以上也是六气所引起的常见病证。

⑭郭霭春《黄帝内经素问白话解》太阳之气到来时,会有寝汗、抽筋的病。这又是在六气影响下生病的一般规律。

第一百零七解

(一)内经原文

厥阴所至为胁痛,呕泄;少阴所至为语笑;太阴所至为重胕肿;少阳所至为暴注,瞤瘛,暴死;阳明所至为鼽嚏;太阳所至为流泄,禁止。病之常也。

(二)字词注释

(1)瞤瘛

①王冰《黄帝内经素问》此词未具体注释。

②马莳《黄帝内经素问注证发微》目跳为瞤,身战为瘛。

③张介宾《类经》瘛音炽。

④张志聪《黄帝内经集注》此词未具体注释。

⑤高士宗《黄帝素问直解》肉瞤筋瘛。

⑥黄元御《黄元御医书全集》瞤,音纯。瘛,音炽。瞤,肉动也。瘛,筋急也。

⑦张琦《素问释义》此词未具体注释。

⑧高亿《黄帝内经素问详注直讲全集》〔注〕动掣。〔讲〕瞤瘛。

⑨孟景春等《黄帝内经素问译释》筋脉抽掣。

⑩任廷革《任应秋讲〈黄帝内经〉素问》此词未具体注释。

⑪张灿玾等《黄帝内经素问校释》肌肉瞤动,筋脉抽搐。

⑫方药中等《黄帝内经素问运气七篇讲解》"瞤",指肌肉抽动。"瘛",指肢体抽搐。

⑬王洪图等《黄帝内经素问白话解》抽搐、肉跳动。

⑭郭霭春《黄帝内经素问白话解》肌肉跳动、筋脉抽掣。

（2）流泄

①王冰《黄帝内经素问》此词未具体注释。

②马莳《黄帝内经素问注证发微》注泄。

③张介宾《类经》寒气下行,能为泻利,故曰流泄。

④张志聪《黄帝内经集注》此词未具体注释。

⑤高士宗《黄帝素问直解》流泄者,汗流外泄。

⑥黄元御《黄元御医书全集》流泄即下利。

⑦张琦《素问释义》此词未具体注释。

⑧高亿《黄帝内经素问详注直讲全集》〔注〕〔讲〕流泄。

⑨孟景春等《黄帝内经素问译释》即二便失禁。

⑩任廷革《任应秋讲〈黄帝内经〉素问》此词未具体注释。

⑪张灿玾等《黄帝内经素问校释》大便泄泻不止。《类经》二十六卷第二十一注:"寒气下行,能为泻利,故曰流泄。"

⑫方药中等《黄帝内经素问运气七篇讲解》"流泄禁止",历代注家解释不一。"流泄",张介宾解释为泻利,其注云:"寒气下行,能为泻利,故曰流泄。"高世栻解释为出汗,其注云:"流泄者,汗流外泄。""禁止",张介宾解释为无汗,便闭,其注云:"阴寒凝结,阳气不化,能使二便不通,汗窍不解,故曰禁止。"高世栻解释为小便不利,其注云:"禁止者,小便不利。"这两种解释,都不能令人满意。因为,"太阳所至",是指每年终之气所属这一段时间,这段时间正值严冬,气候寒冷,张注谓之"无汗"固然常见;谓之"泻利""二便不通"者则并不多。而且,在同一时令中,既以"流泄"解释"泻利",又以"禁止"解释为二便不通,未免前后矛盾。高注谓冬令"汗流"为"流泄",恐怕并不多见,谓"禁止"为"小便不行",也不符合冬令实际情况。一般

说来,冬令中人体小便不是减少而是增多。《灵枢·五癃津液别》明确指出:"天寒则腠理闭,气湿不行,水下流于膀胱,则为溺与气。"因此对上述解释感到不甚妥当。我们认为,"流泄",可作腹泻或小便多来理解。"禁止",可以作为关节活动障碍,运动不能来理解。因为在冬令气候严寒的情况下,人体可以因感寒邪而出现泻利或经络气血凝滞而出现肢体活动障碍、运动不能。

⑬王洪图等《黄帝内经素问白话解》二便失禁。

⑭郭霭春《黄帝内经素问白话解》二便失禁。

(三)语句阐述

(1)厥阴所至为胁痛,呕泄。

①王冰《黄帝内经素问》泄,谓利也。

②马莳《黄帝内经素问注证发微》胁痛呕泄,肝胆病也。

③张介宾《类经》木自为病,故胁痛。肝乘于脾,故呕泄。

④张志聪《黄帝内经集注》此句未具体注释,总体概括此段为:冬病之常也。

⑤高士宗《黄帝素问直解》初阳之气,起于厥阴,阴极而初阳不升则胁痛。上呕下泄。故厥阴所至为胁痛呕泄。

⑥黄元御《黄元御医书全集》木郁贼土,故胁痛而呕泄。

⑦张琦《素问释义》此句未具体注释,总体概括此段为:以上所列病证,重复杂乱,诸多不备,存其大意而已。

⑧高亿《黄帝内经素问详注直讲全集》〔批〕此举脏气各盛为病之常而言也。

〔注〕肝脉挟胃,胃气逆则呕,气下则泄。

〔讲〕试以脏气各盛为病言之,如厥阴风气之所至,肝盛自病也,故为两胁疼痛,为上呕下泄之证。

⑨孟景春等《黄帝内经素问译释》厥阴之气致病,为胁痛,呕吐,泄泻。

⑩任廷革《任应秋讲〈黄帝内经〉素问》此句未具体注释,总体概括此段为:(提要)言病变之常。(讲解)所言四种病变之常都是六气所至出现的不同病变表现,可以归纳起来理解,因此所言"十二变"实际上是言"九变"。

⑪张灿玾等《黄帝内经素问校释》厥阴之气至而致病,为胁痛,呕吐泻利。

⑫方药中等《黄帝内经素问运气七篇讲解》"胁痛",即胁肋部痛。"呕",即呕吐。"泄",即泄下。此句意即在每年初之气所属这一段时间中,由于气候转温,风气偏胜,因此人体容易出现胁肋痛,呕吐腹泻等症状。也正由于这些症状与风气偏胜有关,而风又与人体的肝有关,因此这些症状也都可以定位在肝,定性为风。

⑬王洪图等《黄帝内经素问白话解》厥阴之气到来时,会发生胁痛、呕吐、泄利等病证。

⑭郭霭春《黄帝内经素问白话解》厥阴之气到来时,会有胁痛、呕吐、泄泻的病。

（2）少阴所至为语笑。

①王冰《黄帝内经素问》此句未具体注释。

②马莳《黄帝内经素问注证发微》语笑者，心病也。

③张介宾《类经》少阴主心，心藏神，神有余则笑不休。

④张志聪《黄帝内经集注》心主言而喜为心志，君火为冬令之寒水所迫，则心气实而语笑不休。

⑤高士宗《黄帝素问直解》语言喜笑，心所主也。心气实则语笑多，故少阴所至为语笑。

⑥黄元御《黄元御医书全集》心主喜，其声笑，心神乱则笑语。

⑦张琦《素问释义》此句未具体注释，总体概括此段为：以上所列病证，重复杂乱，诸多不备，存其大意而已。

⑧高亿《黄帝内经素问详注直讲全集》〔注〕火有余则笑。

〔讲〕少阴热气之所至，心盛自病也，故为欢乐之笑，为答述之语。

⑨孟景春等《黄帝内经素问译释》少阴之气致病为多言善笑。

⑩任廷革《任应秋讲〈黄帝内经〉素问》此句未具体注释，总体概括此段为：（提要）言病变之常。（讲解）所言四种病变之常都是六气所至出现的不同病变表现，可以归纳起来理解，因此所言"十二变"实际上是言"九变"。

⑪张灿玾等《黄帝内经素问校释》少阴之气至而致病，为多言善笑。

⑫方药中等《黄帝内经素问运气七篇讲解》"语"，即言语，此处指言语障碍或反常。"笑"，指发笑，此处指反常发笑。"少阴所至为语笑"，意即在每年二之气所属的这一段时间中，由于气候转热，火气偏胜，因此人体在疾病上容易表现为言语障碍或者精神反常变化表现为以笑为特点。张介宾注："少阴主心，心藏神，神有余则笑不休。"也正由于这些症状与火气偏胜有关，而火又与人体的心有关，因此这些症状也都可以定位在心，定性为热、为火。

⑬王洪图等《黄帝内经素问白话解》少阴之气到来时，会发生多言以及无故嘻笑等病证。

⑭郭霭春《黄帝内经素问白话解》少阴之气到来时，会有语笑不休的病。

（3）太阴所至为重胕肿。

①王冰《黄帝内经素问》胕肿，谓肉泥按之不起也。

②马莳《黄帝内经素问注证发微》体重胕肿者，脾病也。

③张介宾《类经》土气湿滞，则身重肉浮而肿，谓之胕肿。

④张志聪《黄帝内经集注》此句未具体注释，总体概括此段为：冬病之常也。

⑤高士宗《黄帝素问直解》土虚湿胜则身重胕肿，故太阴所至为重的胕肿。

⑥黄元御《黄元御医书全集》土湿不运，则身重胕肿。

⑦张琦《素问释义》此句未具体注释，总体概括此段为：以上所列病证，重复杂乱，诸多不备，存其大意而已。

⑧高亿《黄帝内经素问详注直讲全集》〔注〕湿盛则身重、胕肿也。

〔讲〕太阴湿气之所至,脾盛自病也,故为身重为胕肿。

⑨孟景春等《黄帝内经素问译释》太阴之气致病,为身重浮肿。

⑩任廷革《任应秋讲〈黄帝内经〉素问》此句未具体注释,总体概括此段为:(提要)言病变之常。(讲解)所言四种病变之常都是六气所至出现的不同病变表现,可以归纳起来理解,因此所言"十二变"实际上是言"九变"。

⑪张灿玾等《黄帝内经素问校释》太阴之气至而致病,为身重浮肿。

⑫方药中等《黄帝内经素问运气七篇讲解》"重",即自感身体沉重。"胕肿",即足肿。"太阴所至为重胕肿",意即每年四之气所属的这一段时间中,由于气候偏湿,人体容易出现身体沉重、下肢浮肿等症状。张介宾注:"土气湿滞,则身重由浮而肿,谓之胕肿。"也正由于这些症状与湿气偏胜有关,而湿又与人体的脾有关。因此这些症状可以定位在脾,定性为湿。

⑬王洪图等《黄帝内经素问白话解》太阴之气到来时,会发生身重、浮肿等病证。

⑭郭霭春《黄帝内经素问白话解》太阴之气到来时,会有身重浮肿的病。

(4)少阳所至为暴注,瞤瘛,暴死。

①王冰《黄帝内经素问》此句未具体注释。

②马莳《黄帝内经素问注证发微》暴注者,下迫也。目跳为瞤,身战为瘛,及暴死者,火病也。

③张介宾《类经》相火乘金,大肠受之,则为暴注而下,乘脾则肌肉瞤动,乘肝则肢体筋脉抽瘛。相火急暴,故为暴死。瘛音炽。

④张志聪《黄帝内经集注》此句未具体注释,总体概况此段为:冬病之常也。

⑤高士宗《黄帝素问直解》注,洞泄也,暴注,卒然洞泄也。暴泄如注,则生阳之气不充于身,故肉瞤筋瘛。表里上下不交则一时暴死,故少阳所至为暴注。

⑥黄元御《黄元御医书全集》瞤,音纯。瘛,音炽。甲木刑胃,水谷莫容,则暴生注泄。瞤,肉动也。瘛,筋急也。

⑦张琦《素问释义》此句未具体注释,总体概括此段为:以上所列病证,重复杂乱,诸多不备,存其大意而已。

⑧高亿《黄帝内经素问详注直讲全集》〔注〕火盛则大肠失燥,金收敛之化,故大便暴注而下,瞤目动也。瘛,瘛疭也。瞤瘛者,谓动掣也。此皆火盛脾热而瞤动,火盛乘金而筋掣也。

〔讲〕少阳火气之所至,胃盛自病也,故为大便暴注,为动掣瞤瘛,为猝然暴死。

⑨孟景春等《黄帝内经素问译释》少阳之气致病,为急剧下利,肌肉跳动,筋脉抽掣,突然死亡。

⑩任廷革《任应秋讲〈黄帝内经〉素问》此句未具体注释,总体概括此段为:(提要)言病变之常。(讲解)所言四种病变之常都是六气所至出现的不同病变表现,可以归纳起来理解,因此所言"十二变"实际上是言"九变"。

⑪张灿玾等《黄帝内经素问校释》少阳之气至而致病,为急剧泻利不止,肌肉瞤动,筋脉抽搐,常突然死亡。

⑫方药中等《黄帝内经素问运气七篇讲解》"暴注",即急性腹泻或急性痢疾。"瘈",指肌肉抽动。"瘲",指肢体抽搐。"暴死",指晕厥、卒倒眩仆。"少阳所至为暴注,瞤瘛暴死",意即在每年三之气所属这一段时间中,由于气候炎热人体容易发生急性腹泻或中暑晕厥等症状。张介宾注:"相火乘金,大肠受之,则为暴注而下,乘脾则肌肉瞤动,乘肝则肢体筋脉抽瘛,相火急暴,故为暴死。"也正由于这些症状的出现与气候炎热有关,而温和热又与人体的肝或心有关,因此上述这些症状又都可以定位在心或肝,定性为火或热。

⑬王洪图等《黄帝内经素问白话解》少阳之气到来时,会发生剧烈泄泻、抽搐、肉跳动、暴死等病证。

⑭郭霭春《黄帝内经素问白话解》少阳之气到来时,会有暴泻、肌肉跳动、筋脉抽掣的病,有的会突然死亡。

(5)阳明所至为鼽嚏。

①王冰《黄帝内经素问》此句未具体注释。

②马莳《黄帝内经素问注证发微》鼽嚏者,手阳明病也。

③张介宾《类经》金气寒肃而敛,故为鼽嚏。鼽音求。嚏音帝。

④张志聪《黄帝内经集注》此句未具体注释,总体概括此段为:冬病之常也。

⑤高士宗《黄帝素问直解》瘛暴死。水津不藏则鼽,以木击金则嚏,故阳明所至为鼽衄。流泄者,汗流外泄。禁止者,小便不行。

⑥黄元御《黄元御医书全集》肺气上逆,则生鼽嚏。

⑦张琦《素问释义》此句未具体注释,总体概括此段为:以上所列病证,重复杂乱,诸多不备,存其大意而已。

⑧高亿《黄帝内经素问详注直讲全集》〔注〕嚏,喷鼻也。《月令》:民多鼽嚏。燥气为之也。

〔讲〕阳明之燥气所至,肺盛,自病也,故为鼻血之鼽,鼻喷之嚏。

⑨孟景春等《黄帝内经素问译释》阳明之气致病,为鼻塞流涕,喷嚏。

⑩任廷革《任应秋讲〈黄帝内经〉素问》此句未具体注释,总体概括此段为:(提要)言病变之常。(讲解)所言四种病变之常都是六气所至出现的不同病变表现,可以归纳起来理解,因此所言"十二变"实际上是言"九变"。

⑪张灿玾等《黄帝内经素问校释》阳明之气至而致病,为鼻塞喷嚏。

⑫方药中等《黄帝内经素问运气七篇讲解》"鼽",即鼻流清涕。"嚏",即喷嚏。"阳明所至为鼽嚏",意即在每年五之气所属这一段时间中,由于气候转凉,人体容易发生鼻流清涕或打喷嚏等上呼吸道症状。也正由于这些症状的出现与气候清凉及干燥有关,而凉和燥又与人体的肺有关,因此上述症状也就可以定位在肺,定性为凉或燥。

⑬王洪图等《黄帝内经素问白话解》阳明之气到来时,会发生鼻塞流涕、喷嚏等病证。

⑭郭霭春《黄帝内经素问白话解》阳明之气到来时,会有鼻塞流涕、喷嚏的病。

(6) 太阳所至为流泄,禁止。病之常也。

①王冰《黄帝内经素问》此句未具体注释。

②马莳《黄帝内经素问注证发微》注泄禁止者,足太阳病也。凡正文厥阴、少阴、太阴等语,俱主岁言,而人病则合于岁也。

③张介宾《类经》寒气下行,能为泻利,故曰流泄。阴寒凝结,阳气不化,能使二便不通,汗窍不解,故曰禁止。以上病候凡四类。

④张志聪《黄帝内经集注》此句未具体注释,总体概括此段为:以上四时诸病,有因于六气者,有因于四时者,学者引而伸之,以意会之,其义自得。此论四时之五运六气,有德有化,有政有令,有变有病。〔眉批〕不能下交于水,故为实。

⑤高士宗《黄帝素问直解》流泄则津液虚,禁止则小便闭,故太阳所至为流泄禁止。此亦六气发病之常也。凡此亦皆六气应见,以为六变之纪者有如此。

⑥黄元御《黄元御医书全集》寒水侮土,则为流泄,水道不通,则为禁止,流泄即下利,禁止即闭癃也

⑦张琦《素问释义》禁止未详,总体概括以上所列病证,重复杂乱,诸多不备,存其大意而已。

⑧高亿《黄帝内经素问详注直讲全集》〔注〕流泄禁止,阴寒盛则气凝不续,故时而禁止也。

〔讲〕太阳之寒气所至,肾盛自病也,故为气凝不续,而流泄禁止。此脏气各盛为病之常也。

⑨孟景春等《黄帝内经素问译释》流泄,即二便失禁。禁止:张介宾"阴寒凝结,阳气不化,能使二便不通,汗窍不解,故曰禁止。"即二便闭塞不通。

太阳之气致病,为二便失禁,或闭塞不通。这是六气致病的一般情况。

⑩任廷革《任应秋讲〈黄帝内经〉素问》此句未具体注释,总体概括此段为:(提要)言病变之常。(讲解)所言四种病变之常都是六气所至出现的不同病变表现,可以归纳起来理解,因此所言"十二变"实际上是言"九变"。

⑪张灿玾等《黄帝内经素问校释》流泄:大便泄泻不止。《类经》二十六卷第二十一注:"寒气下行,能为泻利,故曰流泄。"禁止:指大小便禁闭不通等窍道闭塞之病。《类经》二十六卷第二十一注:"阴寒凝结,阳气不化,能使二便不通,汗窍不解,故曰禁止。"

太阳之气至而致病,为大便泻利,津液之窍道闭止不通。这是六气致病的一般情况。

⑫方药中等《黄帝内经素问运气七篇讲解》"流泄禁止",历代注家解释不一。"流泄",张介宾解释为泻利,其注云:"寒气下行,能为泻利,故曰流泄。"高世栻解释

为出汗,其注云:"流泄者,汗流外泄。""禁止",张介宾解释为无汗,便闭,其注云:"阴寒凝结,阳气不化,能使二便不通,汗窍不解,故曰禁止。"高世栻解释为小便不利,其注云:"禁止者,小便不利。"这两种解释,都不能令人满意。因为,"太阳所至",是指每年终之气所属这一段时间,这段时间正值严冬,气候寒冷,张注谓之"无汗"固然常见;谓之"泻利""二便不通"者则并不多。而且,在同一时令中,既以"流泄"解释"泻利",又以"禁止"解释为二便不通,未免前后矛盾。高注谓冬令"汗流"为"流泄",恐怕并不多见,谓"禁止"为"小便不行",也不符合冬令实际情况。一般说来,冬令中人体小便不是减少而是增多。《灵枢·五癃津液别》明确指出:"天寒则腠理闭,气湿不行,水下流于膀胱,则为溺与气。"因此对上述解释感到不甚妥当。我们认为,"流泄",可作腹泻或小便多来理解。"禁止",可以作为关节活动障碍,运动不能来理解。因为在冬令气候严寒的情况下,人体可以因感寒邪而出现泻利或经络气血凝滞而出现肢体活动障碍、运动不能。如果这一注解可以成立的话,"太阳所至为流泄禁止"一句,意即在每年终之气所属的这一段时间中,由于气候寒冷,人体容易出现腹泻、多尿或关节疼痛、运动障碍等症状。也正由于这些症状与气候寒冷有关,而寒冷又与人体的肾有关,因此这些症状在一般情况下可以定位在肾,定性为寒。

⑬王洪图等《黄帝内经素问白话解》太阳之气到来时,会发生二便失禁或闭塞不通等病证。以上也是六气所引起的常见病证。

⑭郭霭春《黄帝内经素问白话解》流泄:二便失禁。禁止:二便不通。

太阳之气到来时,会有二便失禁或二便不通的病;这还是在六气影响下生病的一般规律。

第一百零八解

(一)内经原文

凡此**十二变**者,报德以德,报化以化,报政以政,报令以令,气高则高,气下则下,气后则后,气前则前,气中则中,气外则外,位之常也。故风胜则动,热胜则肿,燥胜则干,寒胜则浮,湿胜则濡泄,甚则水闭胕肿。随气所在,以言其变耳。

(二)字词注释

(1)十二变

①王冰《黄帝内经素问》此词未具体注释。

②马莳《黄帝内经素问注证发微》十二变。

③张介宾《类经》此词未具体注释。

④张志聪《黄帝内经集注》此词未具体注释。

⑤高士宗《黄帝素问直解》十二变。

⑥黄元御《黄元御医书全集》十二变。

⑦张琦《素问释义》此词未具体注释。

六元正纪大论篇

⑧高亿《黄帝内经素问详注直讲全集》〔注〕十二变者，谓前德化政令，病变十二节之候，非主客当年正位而至者，则属气变而为胜复也。〔讲〕病变十二节候。

⑨孟景春等《黄帝内经素问译释》高世栻："总结上文六正六变之意，正变皆六气之常，故曰凡此十二变者。"

⑩任廷革《任应秋讲〈黄帝内经〉素问》所言"十二变"实际上是言"九变"。

⑪张灿玾等《黄帝内经素问校释》指上文时化、司化、气化、德化等六气正常与反常变化的十二变而言。

⑫方药中等《黄帝内经素问运气七篇讲解》"十二变"，即指前述之十二条经文是："时化之常"一条，"司化之常"一条，"气化之常"一条，"德化之常"二条，"布政之常"一条，"气变之常"一条，"令行之常"一条，"病之常"四条，共十二条。由于这十二条经文都是讲的气候变化或疾病变化，所以称"十二变"。

⑬王洪图等《黄帝内经素问白话解》十二种变化。

⑭郭霭春《黄帝内经素问白话解》指上文时化、司化、气化、布政、德化、令行、气变、发病等十二种变化。

（2）位

①王冰《黄帝内经素问》此字未具体注释。

②马莳《黄帝内经素问注证发微》位。

③张介宾《类经》位。

④张志聪《黄帝内经集注》定位。

⑤高士宗《黄帝素问直解》位。

⑥黄元御《黄元御医书全集》位。

⑦张琦《素问释义》此字未具体注释。

⑧高亿《黄帝内经素问详注直讲全集》〔注〕〔讲〕位。

⑨孟景春等《黄帝内经素问译释》此字未具体注释。

⑩任廷革《任应秋讲〈黄帝内经〉素问》位之常：王冰注"气报德报化，谓天地气也。高下前后中外，谓生病所也。手之阴阳其气高，足之阴阳其气下，足太阳气在身后，足阳明气在身前，足太阴、少阴、厥阴气在身中，足少阳气在身侧，各随所在言之，气变生病象也"。

⑪张灿玾等《黄帝内经素问校释》位置。

⑫方药中等《黄帝内经素问运气七篇讲解》此字未具体注释。

⑬王洪图等《黄帝内经素问白话解》六气到来时，有高下、前后、中外的不同。

⑭郭霭春《黄帝内经素问白话解》六气所至的位置

（三）语句阐述

（1）凡此十二变者，报德以德，报化以化，报政以政，报令以令，气高则高，气下则下，气后则后，气前则前，气中则中，气外则外，位之常也。

①王冰《黄帝内经素问》气报德报化，谓天地气也，高下前后中外，谓生病所

也。手之阴阳其气高，足之阴阳其气下，足太阳气在身后，足阳明气在身前，足太阴、少阴、厥阴气在身中，足少阳气在身侧，各随所在言之，气变生病象也。

②马莳《黄帝内经素问注证发微》凡此十二变者，言德化政令病变十二节之候，若不当岁步主客正位而至者，则属变气而为胜复也。凡胜复之候至，其胜气变德则报复以德，变化则报复以化，变政令则报复以政令，而其气之往复不能相移也。所变之气居高则报复亦高，居下则报复亦下，居后则报复亦后，居前则报复亦前，居中则报复亦中，居外则报复亦外，而其位之高下亦不能相移也。由是言之，则天下风寒暑湿燥火之变，常不能同也。故南方清燥而旱，北方雨湿而潦者有之，中原冰雪而寒，左右郁蒸而热者有之。况地理有高下，形势有大小，高者气寒多清燥，下者气热多雨湿，小者小异，大者大异，而错杂于天道不一之变。王氏释高下前后中外，俱作人身生病之所，而不及地理之分野，宜乎？程子以天下旱潦常不同之义，非运气主岁之说也。

③张介宾《类经》此总结胜复变病之候，各因其所至之气而为之报也。故气至有德化政令之异，则所报者亦以德化政令；气至有高下前后中外之异，则所报者亦以高下前后中外。其在人之应之者，如手之三阴三阳其气高，足之三阴三阳其气下，足太阳行身之后，足阳明行身之前，足少阴太阴厥阴行身之中，足少阳行身之外，亦各有其位之常也。

④张志聪《黄帝内经集注》报德以德，报化以化者，即所谓春有鸣条律畅之化，则秋有雾露清凉之政，盖无胜则无复也。气高则高，气下则下者，谓春气始于下，则五运六气皆主厥阴之风木；秋气始于上，则五运六气皆属阳明之燥金；夏气始于前，则五运六气皆主少阳之炎暑；冬气始于后，则五运六气皆属太阳之凝寒。此四时六气皆有定位之常，非若客气之环转也。此复结上文之义。（眉批）化三德二，政一令一，变一病四。

⑤高士宗《黄帝素问直解》总结上文六正六变之意，正变皆六，气之常，故曰凡此十二变者。上文两言德化之常，故曰报德以德，言报复之德以其先施之德也。一言司化之常，一言气化之常，故曰报化以化，言报复之化以其先施之化也。一言布政之常，故曰报政以政，言报复之政，以其先布之政也。此结上文六化之正也。上文六气之变，变而为病。言病之常者四，言气变之常者一，言令行之常者一。故曰报令以令，言报复之令以其先行之令也。其气变之常，发病之常，乃火水金木土火之六气变而为病。火位居高，故曰气高则高，谓火变则火病也。水位居下，故曰气下则下，谓水变则水位也。金位居后，故曰气后则后，谓金变则金病也。木位居前，故曰气前则前，谓木变则，谓木变则木病也。土位居中，故曰气中则中，谓土变则土病也。火居高而位外，故曰气外则外，亦火变则火病也。火水木金土火六气有高下前后中外之位，乃位之常也。此结上文六气之变也。

⑥黄元御《黄元御医书全集》凡此十二变者，因六气之所至不一，而为之报，故有化有变，有胜有复，有用有病，其候不同。气至有德化政令之殊，则有德化政令之

报,气至有高下前后中外之殊,则有高下前后中外之报。人秉天之六气而生六经,手之六经其气高,足之六经其气下,足太阳行身之后,足阳明行身之前,三阴在中,三阳在外,此高下前后中外之位也。

⑦张琦《素问释义》王(冰)注:高下前后中外,谓生病所也。

⑧高亿《黄帝内经素问详注直讲全集》〔批〕此举六气胜复之所在,以言其变也。

〔注〕十二变者,谓前德化政令,病变十二节之候,非主客当年正位而至者,则属气变而为胜复也。凡胜复气至,其胜气变德,则报复以德;变化,则报复以化。政令亦然,其气不相移也,高下前后中外者,谓气所见之位也。

〔讲〕故凡此德化政令,病变十二节候之变见者,皆报德以德,报化以化,报政以政,报令以令。并不得于德化政令外,而别有所报也兼之。所变之气,居高则报复之气亦高;所变之气居下,则报复之气亦下;所变之气居后,则报复之气亦后;所变之气居前,则报复之气亦前;所变之气居中,则报复之气亦中;所变之气居外,则报复之气亦外。此位之常,无或异者。

⑨孟景春等《黄帝内经素问译释》十二变:高世栻"总结上文六正六变之意,正变皆六气之常,故曰凡此十二变者"。报德以德:报,回答。报德以德,是说六气的作用是德,而万物回答的表现也是德。以下"报化以化"等含义相同。

以上十二种变化,说明万物与六气的密切关系,六气的作用是德、化、政、令,万物回答的表现也相应地是德、化、政、令,而六气所至的位置,有高下、前后、中外之异,那末(编者按:此处应为"么")万物的变化也随之而有高下、前后、中外的不同。

⑩任延革《任应秋讲〈黄帝内经〉素问》此句未具体注释,总体概括此段为:(提要)总结以上十二变。

⑪张灿玾等《黄帝内经素问校释》十二变:指上文时化、司化、气化、德化等六气正常与反常变化的十二变而言。报:告知、示知之义。在此实指六气对万物之影响而言。位之常:王冰注"气报德报化,谓天地气也。高下前后中外,谓生病所也。手之阴阳其气高,足之阴阳其气下,足太阳气在身后,足阳明气在身前,足太阴、少阴、厥阴气在身中,足少阳气在身侧,各随所在言之,气变生病象也"。

凡此十二变者,六气作用为德者,则万物应之以德;六气作用为化者,则万物应之以化;六气作用为政者,则万物应之以政;六气作用为令者,则万物应之以令;气在上的则病位高;气在下的则病位低;气在后的则病位在后;气在前的则病位在前;气在中的则病位在中;气在外的则病位在外;这是六气致病之病位的一般情况。

⑫方药中等《黄帝内经素问运气七篇讲解》[凡此十二变者]"十二变",即指前述之十二条经文:"时化之常"一条,"司化之常"一条,"气化之常"一条,"德化之常"二条,"布政之常"一条,"气变之常"一条,"令行之常"一条,"病之常"四条,共十二条。由于这十二条经文都是讲的气候变化或疾病变化,所以称"十二变"。兹将此"十二变"分类列表如表15所示。

表 15　六气常变与物化常见病症

六气 变化	厥阴所至	少阴所至	太阴所至	少阳所至	阳明所至	太阳所至
时化之常	和平	暄	埃濡	炎暑	清劲	寒雾
司化之常	风府 壅启	火府 舒荣	雨府 员盈	热府 行出	司杀府 庚苍	寒府 归藏
气化之常	生，风摇	荣，形见	化，云雨	长，蕃鲜	收，雾露	藏，周密
德化之常	风生 终为肃 毛化	热生 中为寒 羽化	湿生 终为注雨 倮化	火生 终为蒸溽 羽化	燥生 终为凉 介化	寒生 中为温 鳞化
布政之常	生化	荣化	濡化	茂化	坚化	藏化
气变之常	飘怒大凉	大暄寒	雷霆骤 注烈风	飘风燔 燎霜凝	散落温	寒雪冰 雹白埃
令行之常	挠动，迎 随	高明焰，曛	沉阴，白 埃，晦暝	光显，彤 云，曛	烟埃，霜， 劲切，悽 鸣	刚固，坚 芒，立
病之常	里急，支 痛，緛戾， 胁痛，呕 泄	疡胗身热， 惊惑，恶寒 战慄，谵 妄，悲妄， 衄衊，语笑	积饮，痞 膈，稸满， 中满，霍 乱吐下， 重，胕肿	嚏呕，疮 疡，惊躁， 瞀昧，暴 病，喉痹， 耳鸣，呕 涌，暴注， 瘈，暴 死等	浮虚，尻 尻阴股膝 髀腨胻足 病，皲揭， 尻嚏等。	屈伸不利， 腰痛， 寝汗，痉， 流泄禁止

　　"报"，指报复或反应。"德"，指季节气候的特性和对生物的好处。"政"，指季节气候的作用或职能。"化"，指季节气候对生物生长变化的影响及物候现象。"令"，指季节气候变化的特点。"报德以德"，意即季节气候在正常时，各个季节有其自己的特性，这些特性有利于生物的正常生长。在偏胜时，亦即反常时，就会产生复气，而产生复气的原因，则正是为了恢复其正常的季节气候特性及其对生物的正常作用，这就叫作"报德以德"。这里的"报"，就是指复气。前一个"德"字是指季节气候失德，亦即季节气候偏胜；后一个"德"字，则是指正常的季节气候特性。"报德以德"，亦即在季节气候偏胜失德时予以报复，其目的正是为了恢复季节气候正常的德，以便有利于生物的正常生长。其他"报化以化"，"报政以政"，"报令以令"的含义，可依此类推。总起来说，六气有常有变，前表所列时化之常，司化之常，气化之常，德化之常，布政之常，令行之常是指它的"常"，前表所列气变之常，则是指它的"变"，但这个"变"则又是为了复其"常"。正如张介宾所注："此总结上文胜复变病之候，各因其所至之气而为之报也，故气至有德化政令之异，则所报者亦以德化政令。"

　　[气高则高，气下则下，气后则后，气前则前，气中则中，气外则外，位之常也]此

段经文,注家解释不一。一种解释认为这是指人体在气候变化中的相应部位,持此见者以王冰为代表,张介宾从之。王(冰)注云:"高下前后中外,谓生病所也,手之阴阳其气高,足之阴阳其气下,足太阳气在身后,足阳明气在身前,足太阴少阴厥阴气在身中,足少阳气在身侧,各随所在言之,气变生病象也。"另一种解释则认为这是指四时六气的定位,也就是在四时六气的所属时间中,其相应的气候变化居于主导地位。持此论者以张志聪为代表,高世栻注与其大致相同。张(志聪)氏注云:"气高则高,气下则下者,谓春气始于下,则五运六气,皆主厥阴风木。秋气始于上,则五运六气,皆属阳明之燥金。夏气始于前,则五运六气,皆主少阳之炎暑。冬气始于后,则五运六气,皆属太阳之凝寒。此四时六气,皆有定位之常,非若客气之环转也。此总结上文之义。"我们认为张志聪注比较合理。因为这一段经文是总结前述十二条经文,而前述十二条经文则是总结四时六气的正常变化规律及其所属时间。本条最后也明确指出:"位之常也。"因此我们认为张志聪注以"四时六气,皆有定位之常"来解释此段经文比较符合经文原意及上下文精神。综上所述,这段经文意译之就是:四时六气各有其所属位置,初之气厥阴风木,其位置在下,因此在初之气所属这一段时间中,气候温和,风气偏胜。这就是原文所谓的"气下则下"。二之气少阴君火,其位置在上,因此在二之气所属这一段时间中气候转热,热气偏胜。这就是原文所谓"气高则高"。三之气少阳相火,其位置在上在前,因此在三之气所属这一段时间中气候炎热,火气偏胜,这就是原文所谓"气前则前"。四之气太阴湿土,其位置在上在中,因此四之气所属的这一段时间中气候炎热而潮湿,湿气偏胜,这就是原文所谓的"气中则中"。五之气阳明燥金,其位置在下在外,因此在五之气所属的这一段时间中气候清凉而干燥,凉气、燥气偏胜。这就是原文所谓的"气外则外"。终之气太阳寒水,其位置在下在后,因此终之气所属的这一段时间中,气候寒冷,寒气偏胜。这就是原文所谓的"气后则后"。总的来说,这里所谓的"高下""前后""中外",均是指它的固定位置而言,把六气分为"高下""前后""中外",这只是根据运气习惯示意图解而人为命定的。因此读者理解其精神即可,不要机械对待。兹将六气六步位置高下、前后、内外情况作图示意,以助理解。如图 11 所示。

⑬王洪图等《黄帝内经素问白话解》由以上十二种变化可以看出,六气和自然界的万物以及人体有着密切的联系,六气有怎样的作用和变化,自然界的万物就会产生怎样的回报。六气到来时,有高下、前后、中外的不同,万物及人体也会产生相应的变化和疾病。

⑭郭霭春《黄帝内经素问白话解》十二变:指上文时化、司化、气化、布政、德化、令行、气变、发病等十二种变化。报德以德:"报",回答的意思。

总括以上十二种变化,可以看出六气赋予万物"德化政令",而万物都有相应的回复。六气所至的位置,有高下、前后、中外的不同,应在人体上,也有高下、前后、中外的不同。

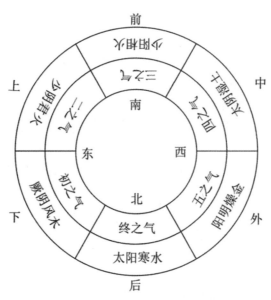

图 11　六气六步高下、前后、中外

（2）故风胜则动，热胜则肿，燥胜则干，寒胜则浮，湿胜则濡泄，甚则水闭胕肿。

①王冰《黄帝内经素问》动不宁也。（〔新校正云〕详风胜则动至湿胜则濡泄五句，与《阴阳应象大论》文重，而两注不同。）热胜气则为丹熛，胜血则为痈脓，胜骨肉则为胕肿，按之不起。干于外则皮肤皲拆，干于内则精血枯涸，干于气及津液，则肉干而皮着于骨。浮，谓浮起按之处见也。濡泄，水利也。胕肿，肉泥按之陷而不起也。水闭，则逸于皮中也。

②马莳《黄帝内经素问注证发微》风胜则动，热胜则肿，燥胜则干，寒胜则浮，湿胜则濡泄，甚则水闭胕肿，随气所在以言其变者，胜复为病之位也。假若风于高处胜，则人身亦于高处病头重而掉眩；风于下处胜，则人身亦于下处病足动而战栗。又如热于高处胜，则人身亦于腰上分野病肿热；热于下处胜，则人身亦于腰下分野病肿热。

③张介宾《类经》此下总言六气之病应也。风善行而数变，故风胜则动。疮疡痈肿，火之病也。精血津液枯涸于内，皮肤肌肉皱揭于外，皆燥之病也。腹满身浮，阳不足而寒为病也。濡泄，水利也。水闭胕肿，水道不利而肌肉肿胀，按之如泥不起也。

④张志聪《黄帝内经集注》首问五运六气之应，而上章独论六气之变，故复论其五运焉。风热燥寒，四时之气也。以湿土而列于四时之后者，谓土旺四季，先春夏而后秋冬也。随气所在者，随四时之气而言五运之胜耳。

⑤高士宗《黄帝素问直解》阴阳应象大论云，风胜则动，热胜则肿，燥胜则干，寒胜则浮，湿胜则濡泄，引之以明风热燥寒湿之气胜于上，则人身经脉为动为肿为

六元正纪大论篇

乾为浮为濡泄,而病于下甚则土气不行,水闭浮肿。

⑥黄元御《黄元御医书全集》六气偏胜,则有偏胜之病。

⑦张琦《素问释义》义见《阴阳应象论》。胕肿,水肿,小便不利也。

⑧高亿《黄帝内经素问详注直讲全集》〔注〕风主飘摇,故胜则掉眩而动也。火主疮疡,故胜则痛疽而肿也。燥主干涩,故胜则皮肤皱揭也。推之寒胜则坚痞腹满,故因而为虚浮也。湿胜则土不制水,故因而为濡泄也。若湿胜太过,则水道闭塞而为胕肿矣。

〔讲〕故其为病也,风木气胜,则必变而为动;火热气胜,则必变而为肿;燥金气胜,则必变而为濡为泄,且湿气过甚,则必变为水闭,变为胕肿。

⑨孟景春等《黄帝内经素问译释》所以风气胜则动,热气胜则肿,燥气胜则干,寒气胜则虚浮,湿气胜则水泻,甚至小便不通、浮肿。

⑩任廷革《任应秋讲〈黄帝内经〉素问》此句未具体注释,总体概括此段为:(提要)总结以上十二变。

⑪张灿玾等《黄帝内经素问校释》故风胜则动……甚则水闭胕肿;《类经》二十六卷第二十一注"此下总言六气之病应也。风善行而数变,故风胜则动;疮疡痛肿,火之病也;精血津液,枯涸于内,皮肤肌肉,皱揭于外,皆燥之病也;腹满身浮,阳不足而寒为病也;濡泄,水利也,水闭胕肿,水道不利,而肌肉肿胀,按之如泥不起也。"

所以风气胜者则动而不宁,热气胜者则肿,燥气胜者则干,寒气胜者则虚浮,湿气胜者则湿泻,甚则水气闭滞而为浮肿。

⑫方药中等《黄帝内经素问运气七篇讲解》〔故风胜则动,热胜则肿,寒胜则浮,湿胜则濡泄,甚则水闭胕肿〕"风胜则动",指自然界风气偏胜时,狂风怒号,云物飞动,扰动不宁的自然景象。同时也指人体在致病因素作用下所出现的痉挛拘急、肌肉瞤动、惊痫抽搐等临床表现。根据前文所述,这些临床表现常多发生在春季风气偏胜之时,所以便可以认为这些临床表现与风气密切相关,这些临床表现也就可以用"风"名之。也正因为这些临床表现与风气密切相关,因此从临床角度来说,不论其是否发生在春季或者是否与外感风邪相关,只要临床上有了这些风病的表现,也就可以定性为风,所以原文谓"风胜则动"。"热胜则肿",指人体在致病因素作用下所出现的红肿热疼现象。王冰注:"热胜则阳气内郁,故洪(红)肿暴作,甚则荣气逆于肉理,聚为痈脓之肿。"(《素问·阴阳应象大论》王冰注)"热胜气则为丹熛,胜血则为痈脓,胜骨肉则为胕肿,按之不起。"根据前文所述,这些临床表现常多发生在每年夏季火气、热气偏胜之时,所以便可以认为这些临床表现与火气密切相关,因此这些临床表现也就可以用"火"名之。也正因为这些临床表现与火热密切相关,因此从临床角度来说,不论其是否发生在夏季或者是否与外感热邪相关,只要临床上有了这些火病的表现,也就可以定性为"火"、为"热",所以原文谓"热胜则肿"。"燥胜则干",指自然界燥气偏胜时,气候干燥的自然景象。同时也是指人体在致病因素作用下所出现的各种干燥现象。王冰注:"燥胜则津液竭涸,故皮肤干

燥。"(《素问·阴阳应象大论》王冰注)根据前文所述,这些临床表现常多发生在每年秋季气候转凉转燥之时,所以便可以认为这些临床表现与燥气密切相关,因此这些临床表现也就可以用"燥"名之。也正因为这些临床表现与燥气密切相关,因此从临床角度来说,不论其是否发生在秋季或者是否与外感燥邪相关,只要临床上有了这些燥病的表现,也就可以定性为"燥",所以原文谓"燥胜则干"。"寒胜则浮",指人体在致病因素作用下所出现的临床表现。"浮"指什么?王冰解释为"阳气内浮",其注云:"浮,谓浮起,按之处见也。"为什么会出现"浮"?王冰注"寒胜则阴气结于玄府,玄府闭密,阳气内攻,故为浮。"(《素问·阴阳应象大论》王冰注)根据王注,"浮",此处可能是指浮脉。张介宾则认为"浮"指"腹满身浮"。张介宾注云:"腹满身浮,阳不足而寒为病也。"根据张介宾注,"浮",此处可能是指浮肿。上述两种解释,我们认为王(冰)注比较符合原著精神。这就是说,人体在外感寒邪的情况下,由于寒邪束闭肌表,阳气被郁,因此在临床上可以出现浮脉。脉浮也就成为伤寒的主要体征。根据前文所述,每年冬令,气候严寒,人体容易在冬令伤寒而出现浮脉,因而浮脉也就可以用"寒"名之。也正因为浮脉与寒密切相关,因此从临床角度来说,不论浮脉的出现是否发生在冬季,或者是否与外感寒邪相关,只要临床上出现浮脉,都要首先考虑寒的问题,所以原文谓"寒胜则浮"。"湿胜则濡泄,甚则水闭胕肿","濡泄",即水泻。"水闭",即尿少。"胕肿",指皮肤浮肿。此句是指人体在致病因素作用下所出现的浮肿、尿少、便溏等症状。王冰注:"濡泄,水利也。胕肿,肉泥按之陷而不起也。水闭,则逸于皮中也。"根据前文所述,这些临床表现常多发生在每年长夏季节气候偏湿之时,所以便可以认为这些临床表现与湿气密切相关,因此这些临床表现也就可以用"湿"名之。也正因为这些临床表现与湿气密切相关,因此从临床角度来说,不论其是否发生在长夏季节或者是否与外感湿邪有无关系,只要临床上有了这些湿的表现,也就可以定性为湿,所以原文谓:"湿胜则濡泄,甚则水闭胕肿。"

⑬王洪图等《黄帝内经素问白话解》所以风气胜就会动摇;热气胜就会肿胀;燥气胜就会干枯;寒气胜就会虚浮;湿气胜就会濡泻,甚至小便不通、全身浮肿。

⑭郭霭春《黄帝内经素问白话解》所以风气胜就痛,热气胜就肿,燥气胜就皱干,寒气胜就腹中疠痛,湿气胜就水泻,甚至小便不通、浮肿。

(3)随气所在,以言其变耳。

①王冰《黄帝内经素问》此句未具体注释。

②马莳《黄帝内经素问注证发微》皆随六气胜复之所在有高下前后中外,以言其变病之所也。

③张介宾《类经》气有高下前后中外之异。人之为病,其气亦然。故气胜于高则病在头项,气胜于下则病在足膝,气胜于前则病在面腹手臂,气胜于后则病在肩背腰臀,气胜于中则病在脏腑筋骨,气胜于外则病在经络皮毛,而凡风胜则动、热胜则肿、燥胜则干、寒胜则浮、湿胜则濡泄胕肿之类,无不随气所在而为病变也。

④张志聪《黄帝内经集注》在者,言风气在春,热气在夏,燥气在秋,寒气在冬,湿气在于四季,各主七十二日有奇。

⑤高士宗《黄帝素问直解》此随六气之所在以言其变而为病耳。

⑥黄元御《黄元御医书全集》随其气之上下前后中外所在以言其变,凡偏胜之所在,则变生而病来矣。

⑦张琦《素问释义》此句未具体注释。

⑧高亿《黄帝内经素问详注直讲全集》〔注〕谨熟十二经络,六气脉象,则各随气之所在,可知其变而生病也。

〔讲〕凡如此者,皆随其六气胜复之气所在,以言其变者,耳学者其善观之。

⑨孟景春等《黄帝内经素问译释》根据邪气之所在,就可以知其病变情况。

⑩任廷革《任应秋讲〈黄帝内经〉素问》此句未具体注释,总体概括此段为:(提要)总结以上十二变。

⑪张灿玾等《黄帝内经素问校释》随着六气所在之处,以知其病变的情况。

⑫方药中等《黄帝内经素问运气七篇讲解》"气",指气候。"所在",指季节。"变",指病变。"随气所在以言其变",意即风、热、火、湿、燥、寒六气,在一年中各有其所属的季节及一定位置,因而也就各有其不同属性的疾病。张志聪注此云:"随气所在者,随四时之气而言五运之胜耳,在者,言风气在春,热气在夏,燥气在秋,寒气在冬,湿气在于四季,各主七十二日有奇。"由于各个季节各有其不同属性的疾病,因而也就各有其不同的症状和体征,在临床上也就可以根据这些症状和体征的特点以风、热、火、湿、燥、寒六气加以命名和定性。这就是中医审证求因,以六淫对疾病命名和定性的理论依据。

⑬王洪图等《黄帝内经素问白话解》根据六气所在的不同位置,就可以知道它所引起的变化与病证。

⑭郭霭春《黄帝内经素问白话解》总之,要根据病气的所在来研究它的变化。

第一百零九解

(一)内经原文

帝曰:愿闻其用也。岐伯曰:夫六气之用,各归不胜而为化。故太阴雨化,施于太阳;太阳寒化,施于少阴;少阴热化,施于阳明;阳明燥化,施于厥阴;厥阴风化,施于太阴。各命其所在以征之也。

帝曰:自得其位何如? 岐伯曰:自得其位,常化也。

帝曰:愿闻所在也。岐伯曰:命其位而方月可知也。

(二)字词注释

(1)用

①王冰《黄帝内经素问》谓施其化气。

②马莳《黄帝内经素问注证发微》用。

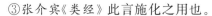

③张介宾《类经》此言施化之用也。

④张志聪《黄帝内经集注》用。

⑤高士宗《黄帝素问直解》用。

⑥黄元御《黄元御医书全集》用。

⑦张琦《素问释义》此词未具体注释。

⑧高亿《黄帝内经素问详注直讲全集》〔批〕〔讲〕用。

⑨孟景春等《黄帝内经素问译释》张介宾："此言施化之用也。"

⑩任廷革《任应秋讲〈黄帝内经〉素问》此词未具体注释。

⑪张灿玾等《黄帝内经素问校释》作用。

⑫方药中等《黄帝内经素问运气七篇讲解》"用",即作用。此处是指风、热、火、湿、燥、寒六气对万物的生化作用,所以王冰注:"用,谓施其化气。"

⑬王洪图等《黄帝内经素问白话解》气化作用。

⑭郭霭春《黄帝内经素问白话解》气化作用。

（2）施于

①王冰《黄帝内经素问》此词未具体注释。

②马莳《黄帝内经素问注证发微》施于。

③张介宾《类经》施化于。

④张志聪《黄帝内经集注》施化。

⑤高士宗《黄帝素问直解》施于。

⑥黄元御《黄元御医书全集》此词未具体注释。

⑦张琦《素问释义》此词未具体注释。

⑧高亿《黄帝内经素问详注直讲全集》〔注〕〔讲〕施于。

⑨孟景春等《黄帝内经素问译释》加于。

⑩任廷革《任应秋讲〈黄帝内经〉素问》此词未具体注释。

⑪张灿玾等《黄帝内经素问校释》作用于。

⑫方药中等《黄帝内经素问运气七篇讲解》"施于",即作用于。

⑬王洪图等《黄帝内经素问白话解》施加于。

⑭郭霭春《黄帝内经素问白话解》加于。

（3）征

①王冰《黄帝内经素问》此字未具体注释。

②马莳《黄帝内经素问注证发微》此字未具体注释。

③张介宾《类经》征,验也。

④张志聪《黄帝内经集注》征。

⑤高士宗《黄帝素问直解》征。

⑥黄元御《黄元御医书全集》征。

⑦张琦《素问释义》征。

⑧高亿《黄帝内经素问详注直讲全集》〔讲〕征。

⑨孟景春等《黄帝内经素问译释》显示作用。

⑩任廷革《任应秋讲〈黄帝内经〉素问》此字未具体注释。

⑪张灿玾等《黄帝内经素问校释》显示其作用。

⑫方药中等《黄帝内经素问运气七篇讲解》"征",指征象或征验。

⑬王洪图等《黄帝内经素问白话解》此字未具体注释。

⑭郭霭春《黄帝内经素问白话解》预测。

（4）位

①王冰《黄帝内经素问》此字未具体注释。

②马莳《黄帝内经素问注证发微》位。

③张介宾《类经》位，即上下左右之位也。

④张志聪《黄帝内经集注》本位。

⑤高士宗《黄帝素问直解》位。

⑥黄元御《黄元御医书全集》位。

⑦张琦《素问释义》此词未具体注释。

⑧高亿《黄帝内经素问详注直讲全集》〔注〕〔讲〕位。

⑨孟景春等《黄帝内经素问译释》位。

⑩任廷革《任应秋讲〈黄帝内经〉素问》此字未具体注释。

⑪张灿玾等《黄帝内经素问校释》六气所居的位置。

⑫方药中等《黄帝内经素问运气七篇讲解》位置。

⑬王洪图等《黄帝内经素问白话解》本位上。

⑭郭霭春《黄帝内经素问白话解》方位。

（5）所在

①王冰《黄帝内经素问》此词未具体注释。

②马莳《黄帝内经素问注证发微》此词未具体注释。

③张介宾《类经》所在，即方月也。

④张志聪《黄帝内经集注》所在。

⑤高士宗《黄帝素问直解》所在之位。

⑥黄元御《黄元御医书全集》所在。

⑦张琦《素问释义》所直之方，所主之月。

⑧高亿《黄帝内经素问详注直讲全集》〔讲〕其气之所在。

⑨孟景春等《黄帝内经素问译释》所在的方位。

⑩任廷革《任应秋讲〈黄帝内经〉素问》此词未具体注释。

⑪张灿玾等《黄帝内经素问校释》六气本位的所在。

⑫方药中等《黄帝内经素问运气七篇讲解》此词未具体注释。

⑬王洪图等《黄帝内经素问白话解》六气所在的位置。

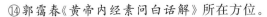

⑭郭霭春《黄帝内经素问白话解》所在方位。

（6）方月

①王冰《黄帝内经素问》此词未具体注释。

②马莳《黄帝内经素问注证发微》方月者,按方坐月也。

③张介宾《类经》方,方隅也。月,月令也。

④张志聪《黄帝内经集注》方之月。

⑤高士宗《黄帝素问直解》方月。

⑥黄元御《黄元御医书全集》方月。

⑦张琦《素问释义》此词未具体注释。

⑧高亿《黄帝内经素问详注直讲全集》〔批〕所司方位之月。〔注〕为方为月。〔讲〕所司之方,所值之月。

⑨孟景春等《黄帝内经素问译释》方,指方隅。月,指月份。古人将一年十二月平均分配于四方,故称"方月"。

⑩任廷革《任应秋讲〈黄帝内经〉素问》此词未具体注释。

⑪张灿玾等《黄帝内经素问校释》方隅和时间。

⑫方药中等《黄帝内经素问运气七篇讲解》张介宾注:"方,方隅也。月,月令也。"

⑬王洪图等《黄帝内经素问白话解》方,指方隅。月,指月份。古人将一年的十二个月平均分配于四方,故称"方月"。

⑭郭霭春《黄帝内经素问白话解》"方",指方位。"月",指月时。

（三）语句阐述

（1）帝曰:愿闻其用也。岐伯曰:夫六气之用,各归不胜而为化。

①王冰《黄帝内经素问》用,谓施其化气。

②马莳《黄帝内经素问注证发微》六气之用,各归不胜而为化者,谓各归不胜之方月施化也。

③张介宾《类经》此言施化之用也。各归不胜,谓必从可克者而施其化也。

④张志聪《黄帝内经集注》此论五行胜化之为用也。

⑤高士宗《黄帝素问直解》上文岐伯云有化有变有胜有复有用有病,不同其候,今六气之化、六气之变、六气之胜六气之复,六气之病皆明言之,而六气之用未悉其旨,帝故问之。

⑥黄元御《黄元御医书全集》六气有用有病,上言其病矣,此复问其用。六气之用,各归其不胜我者而为之化,如此气偏胜,则此气所克者必病。其所克者在于何方,各命其所在之处以征之也。

⑦张琦《素问释义》此句未具体注释。

⑧高亿《黄帝内经素问详注直讲全集》〔批〕此以各归不胜为化,而言六气之用也。

〔讲〕黄帝曰:六气正纪,其间之变化胜复用病既如是已,不知其用,愿卒闻之。岐伯对曰:夫六气之为用也,无论风暑火燥寒湿,皆各归其己之所不胜而为化耳。

⑨孟景春等《黄帝内经素问译释》用:张介宾;"此言施化之用也。"归不胜而为化:不胜,就是被克制的。归不胜而为化,就是加于不胜之气而发生变化。

黄帝道:请问六气的作用? 岐伯说:六气的作用,都是加于不胜之气而产生变化的。

⑩任廷革《任应秋讲〈黄帝内经〉素问》此句未具体注释,总体概括此段为:(提要)言六气之相制以成其用,以及运先气从之理。

⑪张灿玾等《黄帝内经素问校释》各归不胜而为化:谓气归于被我克者而为化,如太阴属土,太阳属水,土克水,故太阴雨化,施于太阳。《类经》二十六卷第二十一注:"各归不胜,谓必从可克者而施其化也。"

黄帝说:我想听听六气的作用是怎样的。岐伯说:关于六气的作用,各自归之于被我克之气而以为气化。

⑫方药中等《黄帝内经素问运气七篇讲解》〔夫六气之用,各归不胜而为化〕"用",即作用。此处是指风、热、火、湿、燥、寒六气对万物的生化作用,所以王冰注:"用,谓施其化气。""不胜",即己所不胜之气,例如风可以胜湿,则风为湿所不胜之气。热胜凉(燥),则热为凉(燥)所不胜之气等。"化",即化生。全句意即六气之所以能对万物产生化生作用,其原因主要是由于六气彼此之间有互相承制的作用,例如风可以胜湿,热可以胜凉(燥),湿可以胜寒,凉(燥)可以胜湿(风),寒可以胜热等。由于六气彼此之间存在着互相承制的关系,所以气候才能进行自调以保持其相对的稳定,从而有利于万物的正常生长。因此原文谓:"六气之用,各归不胜而为化。"这是《六微旨大论》中"亢则害,承乃制,制则生化"规律,在"六气之用"中的具体体现。

⑬王洪图等《黄帝内经素问白话解》黄帝说:我想听听六气的气化作用。岐伯说:六气的气化作用是施加于不胜之气上产生的。如:太阴湿土的气化为雨,施加于太阳寒水以制约寒水之气的太过,从而维持自然界的气候正常,以利万物的生化。

⑭郭霭春《黄帝内经素问白话解》黄帝道:我愿意听听它们的气化作用? 岐伯说:六气的气化作用,都是加于不胜之气而产生的。

(2) 故太阴雨化,施于太阳;太阳寒化,施于少阴;少阴热化,施于阳明;阳明燥化,施于厥阴;厥阴风化,施于太阴。各命其所在以征之也。

①王冰《黄帝内经素问》此句未具体注释。

②马莳《黄帝内经素问注证发微》故其岁施用,太阴雨化施于东南太阳之位,乃二之气也;太阳寒化施于西南少阴之位,乃四之气也;少阴热化施于东北阳明之位,乃初之气也;阳明燥化施于正南厥阴之位,乃三之气也;厥阴风化施于西北太阴之位,乃五之气也。皆各命其所在之化,以征验其所施之化,即于岁同法推之耳。

③张介宾《类经》土能胜水也。水能胜火也。火能胜金也。金能胜木也。木能胜土也。所在,即方月也。征,验也。主气之方月有常,如九宫八方各有所属,六气四时各有其序也。客气之方月无定,如子午岁少阴司天,则太阳在东北,厥阴在东南,少阴在正南,太阴在西南,少阳在西北,阳明在正北,此子午客气之方也。太阳主初气,厥阴主二气,少阴主三气,太阴主四气,少阳主五气,阳明主六气,此子午客气之月也。若其施化,则太阳寒化,当施于正南之少阴及西北之少阳,初气之征也;厥阴风化,当施于西南之太阴,二气之征也;少阴热化,当施于正北之阳明,三气之征也;太阴雨化,当施于东北之太阳,四气之征也;少阳火化,当施于正北之阳明,五气之征也;阳明燥化,当施于东南之厥阴,终气之征也,此子午年少阴司天方月施化之义也。然岁步各有盛衰,气太,过则乘彼不胜而施其邪化;气不及,则为彼所胜而受其制化;气和平,则各布其政令而无灾变之化。是以盈虚消长,又各有微妙存焉。举此一年,他可类求矣。

④张志聪《黄帝内经集注》命其所在而征之者,太阴之气在于长夏,太阳之气在于冬,少阴之气在于夏,阳明之气在于秋,厥阴之气在于春。如冬有雨化,以征太阴之胜;夏有寒化,以征太阳之胜。此与春胜长夏,长夏胜冬之义相同。徐振公曰:此即帝所问之有胜有复,在六气为胜复,在四时为胜化。(眉批)用者胜之始,变者复之机。

⑤高士宗《黄帝素问直解》不胜,受其制也。不胜而为化,犹言制则生化也。夫六气之用,制化为先。是以各归不胜而为化,故太阴雨化,土也施于太阳则土制其水,而土之金德生其水,是不胜而为化也。太阳寒化,水也,施于少阴,则水制其火,而水之子木复生其火。少阴热化,火也,施于阳明则火制其金,而火之子土复生其金。阳明燥化,金也,施于厥阴,则金制其木,而金之子水,复生其木。厥阴风化,木也,施于太阴,则木制其土,而木之子火复生其土。是皆不胜而为化也。六气合五行,不言少阳者,同于少阴也。此不胜为化,乃六气之用。欲征其用,名命其所在之气以征之也。如太阴之气在长夏,太阳之气在于冬,少阴之气在于夏,阳明之气在于秋。厥阴之气在于春者是也。

⑥黄元御《黄元御医书全集》六气之用,各归其不胜我者而为之化,如此气偏胜,则此气所克者必病。其所克者在于何方,各命其所在之处以征之也。

⑦张琦《素问释义》按:雨化,当作湿化。六气有位次,有方所,有节候。定其上下左右之位,所直之方,所主之月,以征其应,则常变之理可推矣。

⑧高亿《黄帝内经素问详注直讲全集》〔注〕雨化施于太阳,土克水也。寒化施于少阴,水克火也。热化施于阳明,火克金也。燥化施于厥阴,金克木也。风化施于太阴,木克土也。

〔讲〕故太阴湿土之气,则以雨化施于太阳;太阳寒水之气,则以寒化施于少阴;少阴君火之气,则以热化施于阳明;阳明燥金之气,则以燥化施于厥阴;厥阴风木之气,则以风化施于太阴。由此观之,皆各以其己所能胜者施之,己所不胜者归之。

欲知病之所在,当谨候六气之脉象,以察其已身受病之脏,庶能随其气之所在,以征其病之所在,而为之施治也。

⑨孟景春等《黄帝内经素问译释》方月:方,指方隅。月,指月份。古人将一年十二月平均分配于四方,故称"方月"。

所以太阴湿气,加于太阳而为化;太阳寒气,加于少阴而为化;少阴热气,加于阳明而为化;阳明燥气,加于厥阴而为化;厥阴风气,加于太阴而为化。各随其所在的方位而显示它们的作用。

⑩任廷革《任应秋讲〈黄帝内经〉素问》此句未具体注释,总体概括此段为:(提要)言六气之相制以成其用,以及运先气从之理。

⑪张灿玾等《黄帝内经素问校释》所以太阴的雨化,作用于太阳;太阳的寒化,作用于少阴;少阴的热化,作用于阳明;阳明的燥化,作用于厥阴;厥阴的风化,作用于太阴。各随其所在的方位以显示其作用。

⑫方药中等《黄帝内经素问运气七篇讲解》[太阴雨化,施于太阳]"太阴雨化",指六气中的湿气。"施于",即作用于。"太阳",指六气中的寒气。此句意即六气中的湿气可以作用于六气中的寒气,使寒气受到制约不至于过于偏胜,从而使自然气候得以维持正常以有利于自然界生物的正常生长。用五行概念来说,"湿"属土,"寒"属水,"太阴雨化,施于太阳",即土可以克水。

[太阳寒化,施于少阴]"太阳寒化",指六气中的寒气。"少阴",指六气中的热气或火气。六气中的寒气可以作用于六气中的热气或火气,使其受到制约不至过于偏胜,从而使自然气候得以维持正常,以有利于自然界生物的正常生长。用五行概念来说,寒属水,热属火。"太阳寒化,施于少阴",即水可以克火。

[少阴热化,施于阳明]"少阴热化",指六气中的热气。"阳明",指六气中的凉气(燥气)。此句意即六气中的热气可以作用于六气中的凉气(燥气),使凉(燥)气受到制约不至于过于偏胜,从而使自然气候得以维持正常。用五行概念来说,热属火,凉(燥)属金。"少阴热化,施于阳明",即水可以克金。

[阳明燥化,施于厥阴]"阳明燥化",指六气中的凉(燥)气。"厥阴",指六气中的温(风)气。此句意即六气中的凉气可以作用于六气中的温(风)气,使温(风)气受到制约不至于过于偏胜,从而使自然气候得以维持正常。用五行概念来说,凉(燥)属金,温(风)属木。"阳明燥化,施于厥阴",即金可以克木。

[厥阴风化,施于太阴]"厥阴风化",指六气中的风(温)气。"太阴",指六气中的湿气。此句意即六气中的风(温)气可以作用于六气中的湿气,使湿气受到制约不致过于偏胜,从而使自然气候得以维持正常。用五行概念来说,风属木,湿属土。"厥阴风化,施于太阴",即木可以克土。

[各命其所在以征之也]"各",此处指风、热、火、湿、燥、寒六气。"命",即命名。张介宾注:"命,命其名也。""所在",即所属部位及所属时间。张介宾注:"所在,即方月也……方,方隅也,月,月令也。""征",指征象或征验。张介宾注:"征,验也。"

此句意即风、热、火、湿、燥、寒六气可以根据其所属部位及月份的气候变化情况来加以验证。例如火的所属部位是在正南方,火的所属月份是三之气,因此在南方或在三之气所属这一段时间中,气候便比较炎热。水的所属部位是在正北方,水的所属月份是终之气,因此在北方或在终之气所属这一段时间中便比较寒冷。其余四气可以类推。这就是原文所谓的"各命其所在以征之"。

⑬王洪图等《黄帝内经素问白话解》依次类推,太阳水气为寒化,施加于少阴君火;少阴君火为热化,施加于阳明燥金;阳明金气为燥化,施加于厥阴风木;厥阴木气为风化,施加于太阴湿土。在实际的应用当中,要先确定六气所在的位置,然后才能研究它们各自的作用。

⑭郭霭春《黄帝内经素问白话解》太阴湿气,加于太阳而为化;太阳寒气,加于少阴而为化;少阴热气,加于阳明而为化;阳明燥气,加于厥阴而为化;厥阴风气,加于太阳而为化;这要各随六气的所在方位来预测。

(3)帝曰:自得其位何如? 岐伯曰:自得其位,常化也。

①王冰《黄帝内经素问》此句未具体注释。

②马莳《黄帝内经素问注证发微》自得其位者,在本位之方月施化也,如厥阴之岁,则太阴自得于西北,当五之气,而本位施其雨化也;太阳自得于东南,当二之气,而本位施其寒化也;少阴自得于西南,当四之气,而本位施其热化也;少阳自得于正北,当终之气,而本位施其火化也;阳明自得于东北,当初之气,而本位施其燥化也;厥阴自得于正南,当三之气,而本位施其风化也。亦于岁同法推之耳。

③张介宾《类经》自得其位,言六气所临,但施化于本位之方月,而无彼此之相犯也。如前注子午岁,太阳在东北,主初之气,于本位施其寒化,厥阴在东南,主二之气,于本位施其风化之类,皆自得其位之常化也。

④张志聪《黄帝内经集注》自得其位者,四时之六气各自司其本位,此时化之常也。

⑤高士宗《黄帝素问直解》命其所在,乃自得其位,故问自得其位,何如? 自得其位者,得其四时六气之常化也。

⑥黄元御《黄元御医书全集》六气各有其位,自得其位者,自安其本位,而无凌犯他气之变也,此为气化之常。

⑦张琦《素问释义》此句未具体注释。

⑧高亿《黄帝内经素问详注直讲全集》〔批〕南面以定其所治之位,位得而所司之方与月亦得矣。

〔注〕自得其位常化者,如厥阴之岁,则太阴自得于西者,当五之气,而本位施其雨化。太阳自得于东西,当二之气,而本位施其寒化。少阴自得于西南,当四之气,而本位施其热化。少阳自得于正者,当终之气,而本位施其火化。阳明自得于东北,当初之气,而本位施其燥化。厥阴自得于正南,当三之气,而本位施其风化之类是也。

〔讲〕黄帝曰：六气之用，既各归不胜，而为化能命其所在之位，固可以征之矣。若夫六气分应六节，而自得其位者又何如乎？岐伯对曰：六气各有其位，既自得其位，则为常化矣。

⑨孟景春等《黄帝内经素问译释》黄帝道：六气加于本位的怎样？岐伯说：加于自己的位置，是正常之化。

⑩任廷革《任应秋讲〈黄帝内经〉素问》此句未具体注释，总体概括此段为：（提要）言六气之相制以成其用，以及运先气从之理。

⑪张灿玾等《黄帝内经素问校释》黄帝说：六气自得其本位的，是怎样的呢？岐伯说：六气自得其本位的，是正常的气化。

⑫方药中等《黄帝内经素问运气七篇讲解》[自得其位，常化也]"自得其位"，即六气各自按它所属的位置及时间而出现，例如初之气时，风气偏胜，二之气时，热气偏胜，三之气时，火气偏胜，四之气时，湿气偏胜，五之气时，燥气偏胜，六之气时，寒气偏胜等。这些都叫作"自得其位"。"常化"，即正常的气候变化。全句意即风、热、火、湿、燥、寒各按其所属位置及相应季节出现时，自然界气候就属于完全正常。

⑬王洪图等《黄帝内经素问白话解》黄帝说：六气在本位上发挥作用是怎样的？岐伯说：就是气化的常态。

⑭郭霭春《黄帝内经素问白话解》黄帝道：六气自得它们的方位是怎样的？岐伯说：自得其方位，这是气化的常态。

（4）帝曰：愿闻所在也。岐伯曰：命其位而方月可知也。

①王冰《黄帝内经素问》随气所在，以定其方，六分占之，则日及地分无差矣。

②马莳《黄帝内经素问注证发微》方月者，按方坐月也。假如厥阴司天之岁，则阳明之位，即在泉之左间，其方月东北，初之气也；太阳之位，即司天之右间，其方月东南二之气也；厥阴正司天之位，其方月正南，三之气也；少阴之位，即司天之左间，其方月西南，四之气也；太阴之位，即在泉之右间，其方月西北，五之气也；少阳正在泉之位，其方月正北，终之气也。

③张介宾《类经》命，命其名也。位，即上下左右之位也。方，方隅也。月，月令也。命其位则名次立，名次立则所直之方，所主之月各有其应而常变可知矣。愚按：上文云报德以德、报化以化、报政令以政令者，言胜复之气，因变之邪正而报有不同也。云气高则高、气下则下、气后则后、气前则前、气中外则中外者，言胜复之方，随气所在而或此或彼，变无定位也。故以天下之广言之，则东南方阳也，阳者其精降于下，故右热而左温；西北方阴也，阴者其精奉于上，故左寒而右凉。以一州之地言之，则崇高者阴气治之，故高者气寒；污下者阳气治之，故下者气热。此方隅大小之气有不同也。以运气所主言之，则厥阴所至为风，少阴所至为火，太阴所至为雨，少阳所至为热，阳明所至为燥，太阳所至为寒，此六气之更胜，有衰有王不一也。以九宫所属言之，则有曰灾一宫、灾三宫、灾四宫、灾五宫、灾九宫，而四正四隅有异也。故本篇言位言方言月。夫以三者相参，则四时八方之候，其变不同者多矣。故

有应于此而不应于彼者,有寒热温凉主客相反者,有南方清燥而温、北方雨湿而潦者,有中原冰雪而寒、左右温凉更互者,此以地理有高下,形势有大小,气位方月有从逆,小者小异,大者大异,而运气之变,所以有无穷之妙也。先儒有以天下旱潦不同,而非运气主岁之说者,盖未达此章之理耳。

④张志聪《黄帝内经集注》厥阴位于正月二月,少阴位于三月四月,各命其位而方之月,则可知六气之所在矣。

⑤高士宗《黄帝素问直解》帝欲详明所在之位,故复问之。命其位者,命其六气之位也。方月者,厥阴之位,东北方也。正月二月,少阴之位,东南方也。三月四月,太阴之位,西南方也。五月六月,少阳之位,正南方也。七月八月,阳明之位,西北方也。九月十月,太阳之位,正北方也。十一月十二月。命其位而知其方月,则六气之用,益可知矣。

⑥黄元御《黄元御医书全集》欲知其气化之所在,但命其六气之位,而化行之方月自可知也(客气有客气之方,客气之月,主气有主气之方,主气之月)。

⑦张琦《素问释义》此句未具体注释。

⑧高亿《黄帝内经素问详注直讲全集》〔注〕由此推之,凡诸岁气之所在者,为方为月,概可知矣。

〔讲〕黄帝曰:自得其当旺之位者,固为常化,而位必有所在也,原窃闻之。岐伯对曰:凡气所在之位次,必有所主之方隅,所应之月令,能由南面而命其所在之位。位不失,自所司之方,所值之月,了然在目,岂难知哉。

⑨孟景春等《黄帝内经素问译释》黄帝道:请你讲讲六气所在。岐伯说:确定了六气所在的位置,就可以知道它所主的方隅与月令了。

⑩任廷革《任应秋讲〈黄帝内经〉素问》此句未具体注释,总体概括此段为:(提要)言六气之相制以成其用,以及运先气从之理。

⑪张灿玾等《黄帝内经素问校释》命其位而方月可知也:《类经》二十六卷第二十一注"命,命其名也。位,即上下左右之位也。方,方隅也。月,月令也。命其位则名次立,名次立则所直之方,所主之月,各有其应,而常变可知矣"。

黄帝说:我想听听六气本位的所在。岐伯说:确立了六气所居的位置,就可以知道它所主的方隅和时间了。

⑫方药中等《黄帝内经素问运气七篇讲解》[命其位而方月可知也]"命",即命名。"位",即位置。"方月",即方位与月令。"命其位而方月可知",意即如果六气所属的位置能够确定,则六气所在的方位及月令自然也就可以确定。所以张介宾注此云:"命,命其名也,位,即上下应有之位也。方,方隅也。月,月令也。命其位,则名次立,名次立,则所直之方,所主之月,各有其应而常变可知矣。"

⑬王洪图等《黄帝内经素问白话解》黄帝说:我想了解一下六气的位置。岐伯说:如果明白了六气命名的位次,那么它们的位置和所主持的月份也就可以知道了。

⑭郭霭春《黄帝内经素问白话解》黄帝道：我希望听听它的所在方位是什么？岐伯说：明确了六气命名的位次，它的方隅与月时就可知道了。

第一百一十解

（一）内经原文

帝曰：**六位之气**，**盈虚**何如？岐伯曰：太少异也。太者之至徐而常，少者暴而亡。

帝曰：天地之气，盈虚何如？岐伯曰：天气不足，地气随之；地气不足，天气从之；运居其中，而常先也。恶所不胜，**归所同和**，随运归从，而生其病也。故**上胜**则天气降而下，**下胜**则地气迁而上，多少而差其分[注1]，微者小差，甚者大差，甚则位易，气交易，则大变生而病作矣[注2]。《大要》曰：甚纪五分，微纪七分，其差可见。此之谓也。帝曰：善。

[注1]多少而差其分：郭霭春《黄帝内经素问校注》、方药中等《黄帝内经素问运气七篇讲解》、人民卫生出版社影印顾从德本《黄帝内经素问》此处为"多少而差其分"，其中郭霭春注，"多少"，读本、赵本、吴本、明抄本、朝本、藏本、熊本"多"上并有"胜"字；张灿玾等《黄帝内经素问校释》、孟景春等《黄帝内经素问译释》此处为"胜多少而差其分"，两者均注"胜"，原无，据《吴注素问》《类经》补。

[注2]甚则位易，气交易，则大变生而病作矣：郭霭春《黄帝内经素问校注》此处为"甚则位易，气交易，则大变生而病作矣"。张灿玾等《黄帝内经素问校释》、孟景春等《黄帝内经素问译释》此处为"甚则位易气交，易则大变生而病作矣"。方药中等《黄帝内经素问运气七篇讲解》、人民卫生出版社影印顾从德本《黄帝内经素问》此处为"甚则位易气交易，则大变生而病作矣"，其中方药中注：位易，即六气所属的位置完全与正常颠倒；气交易，即司天在泉之气在属性上完全与正常颠倒。

（二）字词注释

（1）六位之气

①王冰《黄帝内经素问》此词未具体注释。

②马莳《黄帝内经素问注证发微》六气。

③张介宾《类经》此词未具体注释。

④张志聪《黄帝内经集注》六位之气。

⑤高士宗《黄帝素问直解》六位之气。

⑥黄元御《黄元御医书全集》此词未具体注释。

⑦张琦《素问释义》此词未具体注释。

⑧高亿《黄帝内经素问详注直讲全集》〔注〕六气。〔讲〕六气分应六位。

⑨孟景春等《黄帝内经素问译释》主时之六气，有六个定位，所以说"六位之气"。

⑩任廷革《任应秋讲〈黄帝内经〉素问》此词未具体注释。

⑪张灿玾等《黄帝内经素问校释》岁气六步之位。六位：岁气六步主时之位。

⑫方药中等《黄帝内经素问运气七篇讲解》即六气之位置。

⑬王洪图等《黄帝内经素问白话解》六气。

⑭郭霭春《黄帝内经素问白话解》六气的部位。

（2）盈虚

①王冰《黄帝内经素问》此词未具体注释。

②马莳《黄帝内经素问注证发微》盈虚。

③张介宾《类经》太者气盈，故徐而常。少者气虚，故暴而亡。

④张志聪《黄帝内经集注》盈虚。

⑤高士宗《黄帝素问直解》盈虚。

⑥黄元御《黄元御医书全集》盈虚。

⑦张琦《素问释义》此词未具体注释。

⑧高亿《黄帝内经素问详注直讲全集》〔批〕〔注〕〔讲〕盈虚。

⑨孟景春等《黄帝内经素问译释》有余与不足。

⑩任廷革《任应秋讲〈黄帝内经〉素问》此词未具体注释。

⑪张灿玾等《黄帝内经素问校释》太过不及。

⑫方药中等《黄帝内经素问运气七篇讲解》即多少或盛衰。

⑬王洪图等《黄帝内经素问白话解》有余和不足。

⑭郭霭春《黄帝内经素问白话解》盈虚。

（3）归所同和

①王冰《黄帝内经素问》此词未具体注释。

②马莳《黄帝内经素问注证发微》所同和者则归之。

③张介宾《类经》遇水火司其天地，是为同和则归之。

④张志聪《黄帝内经集注》归所同和。

⑤高士宗《黄帝素问直解》归所同和。

⑥黄元御《黄元御医书全集》归所其同和。

⑦张琦《素问释义》此词未具体注释。

⑧高亿《黄帝内经素问详注直讲全集》注：归同和者，以其合己也。〔讲〕凡于己所同和者，是合己者也，则归之。

⑨孟景春等《黄帝内经素问译释》指岁运与司天在泉之气相同。

⑩任廷革《任应秋讲〈黄帝内经〉素问》此词未具体注释。

⑪张灿玾等《黄帝内经素问校释》中运之气与司天在泉相同，则气必归之。《类经》二十六卷第二十七注："此亦言中运也。如以木运而遇燥金司其天地，是为不胜则恶之。遇水火司其天地，是为同和则归之。"

⑫方药中等《黄帝内经素问运气七篇讲解》"归"，指归从。"同"，指运气相同。例如客运初运是风，主气初之气也是风，即属运气相同。"和"，指和平。"同和"，此处指岁运太过之年。

⑬王洪图等《黄帝内经素问白话解》遇到相随和的情况，就会因相互助长而变得过亢。

⑭郭霭春《黄帝内经素问白话解》指岁运与司天在泉之气相同。

（4）上胜

①王冰《黄帝内经素问》胜，谓多也。

②马莳《黄帝内经素问注证发微》上胜者，司天之气有余也，上有余则气降而下。

③张介宾《类经》上胜者，司天之气有余也，上有余则气降而下。

④张志聪《黄帝内经集注》上胜。

⑤高士宗《黄帝素问直解》上胜。

⑥黄元御《黄元御医书全集》上胜。

⑦张琦《素问释义》此词未具体注释。

⑧高亿《黄帝内经素问详注直讲全集》〔讲〕上而司天之气胜。

⑨孟景春等《黄帝内经素问译释》司天之气胜。张介宾："上胜者，司天之气有余也，上有余则气降而下；下胜者，在泉之气有余也，下有余则气迁而上。"

⑩任廷革《任应秋讲〈黄帝内经〉素问》此词未具体注释。

⑪张灿玾等《黄帝内经素问校释》司天之气太过。

⑫方药中等《黄帝内经素问运气七篇讲解》指司天之气偏胜。

⑬王洪图等《黄帝内经素问白话解》司天之气胜。

⑭郭霭春《黄帝内经素问白话解》司天之气多。

（5）下胜

①王冰《黄帝内经素问》胜，谓多也。

②马莳《黄帝内经素问注证发微》下胜者，在泉之气有余也，下有余则气迁而上。

③张介宾《类经》下胜者，在泉之气有余也，下有余则气迁而上。

④张志聪《黄帝内经集注》下胜。

⑤高士宗《黄帝素问直解》下胜。

⑥黄元御《黄元御医书全集》下胜。

⑦张琦《素问释义》此词未具体注释。

⑧高亿《黄帝内经素问详注直讲全集》〔讲〕下而在泉之气胜。

⑨孟景春等《黄帝内经素问译释》在泉之气胜。张介宾："上胜者，司天之气有余也，上有余则气降而下；下胜者，在泉之气有余也，下有余则气迁而上。"

⑩任廷革《任应秋讲〈黄帝内经〉素问》此词未具体注释。

⑪张灿玾等《黄帝内经素问校释》在泉之气太过。

⑫方药中等《黄帝内经素问运气七篇讲解》指在泉之气偏胜。

⑬王洪图等《黄帝内经素问白话解》在泉之气胜。

⑭郭霭春《黄帝内经素问白话解》在泉之气多。

（三）语句阐述

（1）帝曰：六位之气，盈虚何如？岐伯曰：太少异也。太者之至徐而常，少者暴而亡。

①王冰《黄帝内经素问》力强而作，不能久长，故暴而无也。亡，无也。

②马莳《黄帝内经素问注证发微》此承上文而言六气之盈虚，以太过不及而分，其病有迟速生死之殊也。太少者，即太角少角之谓，阳年为太过为太，阴年为不及为少，六气盈虚于此异也。六气之盈者为病，其势反徐而微，治法当逆之也。六气之虚者为病，其势反暴而甚，其治法当从之也。人见虚者为病，其气暴烈，骤用峻剂攻之，则热病未已，寒病复始。殊不知太者之气反微，少者之气反甚耳。

③张介宾《类经》六阳年谓之太，六阴年谓之少。太者气盈，故徐而常。少者气虚，故暴而亡。如前章六十年运气之纪，凡六太之年止言正化，而六少之年则有邪化。正以不及之年乃有胜气，有胜则有复，胜复之气皆非本年之正化，必乘虚而后至，故其为病反甚也。愚按：人之死生，全以正气为主。正气强，邪虽盛者必无害，正气弱，邪虽微者亦可忧，故欲察病之安危者，但察正气则吉凶可判矣。观此云太者徐而常，少者暴而亡，此正盈虚之理也。故凡气运盈者，人气亦盈，其为病则有余，有余之病反徐而微，以其正气盛也。气运虚者，人气亦虚，其为病则不足，不足之病必暴而甚，以其本气亏也。设不明邪正盈虚之道而攻补倒施，多致气脱暴亡，是不知太者之易与而少者之可畏也。

④张志聪《黄帝内经集注》此言主时之六气亦有盛有虚，乃随岁运之太少也。岁运太过则六位之气盈，岁运不及则六位之气虚，盖太过之气来徐而长，不及之气来疾而短，故曰：少者暴而亡。金西铭曰：太过之气先天时而至，故徐而长；不及之气后天时而至，故暴而短。譬如人之后至，则疾行而趋走矣。（眉批）气来迟，故短而易亡。

⑤高士宗《黄帝素问直解》六位之气有盛衰，故问盈虚何如。岁运阳年为太，太则六位之气盈，阴年为少，少则六位之气虚，此太少之异，而有盈虚也。太主气盈，故太者之至，其气徐而常。言气舒徐而有常度也。少主气虚，故少者之至，其气暴而亡。言气促疾而无常度也。此明位气之盈虚也。

⑥黄元御《黄元御医书全集》太气盈，少气虚，盈则徐而常，虚则暴而亡。亡，无常也。

⑦张琦《素问释义》详此，与上太过者暴，不及者徐正反，疑误也。

⑧高亿《黄帝内经素问详注直讲全集》〔批〕此以岁运之太少，明六气之盈虚也。

〔注〕六气盈虚谓阳年之太为盈，阴年之少为虚也。胜气逢大运之太，太为阳有余而气盈。气盈者，虽胜气乘之而可支，故人中之病至徐。而常胜气逢大运之少，少为阴不及而气虚。气虚者，当胜气乘之而难受，故人中之病至暴而亡也。

〔讲〕黄帝曰：六气分应六位，其中不无消长进退，敢问其气之或盈或虚，果何如也？岐伯对曰：六元正纪，阳年太过者，为太阴年不及者，为少如丁壬化木而有太角少角之分也。太少分，故六气之盈虚即于此异焉。盈虚异，故人当岁运之太者其气当盈，难胜气乘之病由至徐，而可常人当岁运之少者，其气常虚。若愚胜气乘之，病必暴而亡也，为盈为虚之辨。如此，帝何疑焉。

⑨孟景春等《黄帝内经素问译释》六位之气：主时之六气，有六个定位，所以说"六位之气"。太少：太为太过，少为不及。张介宾"六阳年谓之太，六阴年谓之少"。暴而亡：王冰"力强而作，不能久长，故暴而亡。亡，无也"。

黄帝道：六个部位的气，有余与不足怎样？岐伯说：太过不及，是不同的。太过的气至缓慢而作用持久，不及的气至急暴而作用，迅速消失。

⑩任廷革《任应秋讲〈黄帝内经〉素问》此句未具体注释，总体概括此段为：（提要）言六气之相制以成其用，以及运先气从之理。

⑪张灿玾等《黄帝内经素问校释》六位：岁气六步主时之位。太少：气之太过不及。太者之至徐而常，少者暴而亡：王冰注"力强而作，不能久长，故暴而无也。亡，无也"。《类经》二十六卷第二十二注："六阳年谓之太，六阴年谓之少。太者气盈，故徐而常；少者气虚，故暴而亡。如前章六十年运气之纪，凡六太之年，止言正化，而六少之年，则有邪化。正以不及之年，乃有胜气，有胜则有复，胜复之气，皆非本年之正化，必乘虚而至，故其为病反甚也。"按：王（冰）注似指"太者暴而亡"，而《类经》注亦颇有理，今并存其说，以资参考。

黄帝说：岁气六步之位的太过不及是怎样的呢？岐伯说：太过和不及之气是不相同的，太过之气，来时缓慢而时间持续较长，不及之气，来时急骤而容易消失。

⑫方药中等《黄帝内经素问运气七篇讲解》"六位"，即六气之位置。"盈虚"，即多少或盛衰。"六位之气盈虚"，意即六气在正常情况下虽然各有其所属位置及时令，但在异常情况下也有盛有衰，有多有少，不尽相同。前述"各命其所在以征之"，是言其常，此处言"六位之气盈虚"是言其变。

［太少异也。太者之至徐而常，少者暴而亡］"太少"，指五运的太过与不及。岁运太过曰太，例如岁木太过曰太角，岁土太过曰太宫等。岁运不及曰少，例如岁金不及曰少商，岁火不及曰少徵等。"太少异也"，意即六气虽然各有所属的位置及时令，因而各个时令有其本身所特有的气候变化。但是在异常情况下，亦即在运气相合中，中运与六气不相应时，也会出现盈虚多少，不一定完全与其所属的季节气候相应。以壬辰年及丁卯年为例，壬辰年年干是壬，丁壬化木，壬为阳干，属于木运太过，因此壬辰年是太角之年。太角之年的客运初运也是太角，主风气太过。客运初运的所属时间与六气主时的初之气所属时间大致相同，初之气是厥阴风木，本来风气偏胜，如果再遇上太角之年客运初运也是风气太过时，则这一年的初之气这一段时间，风气就会太盛。这就是"盈"。丁卯年年干是丁，丁壬化木，丁为阴干，属于木运不及，因此丁卯年是少角之年。少角之年的客运初运也是少角，主风气不及。初之气厥阴用事，虽然风气偏胜，但因为客运是风气不及，两相抵消，因此这一年的初

之气所属这一段时间,出现风气不及,这就是"虚"。"徐而常",指对生物的影响不大;"暴而亡",指对生物的影响很大,甚至不能生长。全句意即岁运太过之年,虽然也是反常,但是如果客运与主时之气同属时,虽属偏胜,但不完全影响生物的生长。仍以前举之壬辰年为例,壬辰年的主气和初之气虽然风气偏胜,气温偏高,但并不完全影响生物的生长,所以原文谓"太过者徐而常"。反之,岁运不及之年就与岁运太过之年有别,因为岁运不及之年与主时之气不属于同类,所以就必然要影响生物的生长,仍以前举之丁卯年为例,丁卯年主气初之气应该是风气偏胜,气候转温,但是由于客运初运是少角,岁木不及,因此就会影响主气初之气而出现风气不及,应温反凉的气候变化。气候不温反凉,就必然影响生物的生长,甚至不能生长,所以原文谓"少者暴而亡"。应该指出,对于此条,多数注家均以六气本身分太少来理解,例如张介宾注:"六阳年谓之太,六阴年谓之少,太者气盈,故徐而常,少者气虚,故暴而亡。"我们认为,五音建运、太少相生主要是指"运"而不是指"气",因而不同意六气分太少之说。

⑬王洪图等《黄帝内经素问白话解》黄帝说:六气有余和不足的情况如何?岐伯说:太过和不及是不相同的。太过之气对万物的影响徐缓而作用持久,不及之气对万物的影响急暴而作用短暂。

⑭郭霭春《黄帝内经素问白话解》太少:气的太过不及。

黄帝道:六气的部位,盈虚情况怎样?岐伯说:太过不及,两者是不同的,太过的气到来时缓慢却能持久,不及的气到来时急暴就很快就消失。

(2)帝曰:天地之气,盈虚何如?岐伯曰:天气不足,地气随之;地气不足,天气从之;运居其中,而常先也。恶所不胜,归所同和,随运归从,而生其病也。

①王冰《黄帝内经素问》运,谓木火土金水各主岁者也。地气胜则岁运上升,天气胜,则岁气下降,上升下降,运气常先迁降也。非其位则变生,变生则病作。

②马莳《黄帝内经素问注证发微》此承上文而言司天在泉之气,亦有盈虚之分也。司天之气不足,则在泉之气随之而升,盖下胜则地气迁而上。在泉之气不足,则司天之气从之而降,盖上胜则天气降而下。其间五运之气则居于其中,而天降则先天而降,地升则先地而升,所不胜者则恶之,所同和者则归之。假如丁壬木运,司天在泉为金则不胜,司天在泉为木为火则同和,随吾运之所从,而民病是生。

③张介宾《类经》天气即司天,地气即在泉,运即岁运。岁运居上下之中,气交之分,故天气欲降,则运必先之而降,地气欲升,则运必先之而升也。此亦言中运也。如以木运而遇燥金司其天地,是为不胜则恶之。遇水火司其天地,是为同和则归之。不胜者受其制,同和者助其胜,皆能为病,故曰随运归从而生其病也。

④张志聪《黄帝内经集注》恶,去声。差,叶雌。此论主时之六气亦有天地盈虚之分而上下相胜也。岁半以上,天气主之,岁半以下,地气主之,运居于天地之中,常先天地之气而为之胜,故曰随运归从而生其病,谓天地之气归从运气而彼此相胜也。气交,谓三气四气之交,如天气不足,地气随之,则四之土气先交于三气之

火,如地气不足,天气随之,则三之火气先交于四气之土,此火土子母相合,谓之归所同和,乃胜之微者也。微者小差,小差者在天之纪仍居七分而三分交于地,在地之纪仍居七分而三分交于天,此上下气交,不为民病者也。恶所不胜者,恶己所不胜之气也。

⑤高士宗《黄帝素问直解》六位之气主十二月,而天地一岁之气,盈虚何如。分,去声。天干乙丁己辛癸主不足,地支丑卯巳未酉亥,主不足。干支配合,有余则皆有余。不足则皆不足。故天干之气不足,则地支之地气亦随之。地支之地气不足,则天干之天气亦从之。地支主六气,天干化五运。五运在中,故运居其中。而常为六气之先也。不足之岁先郁后复。先郁则恶所不胜,后复则归所同和。五运在中,随运归从而生其民病也。此言天气地气之不足而为虚也。

⑥黄元御《黄元御医书全集》司天之气不足,则地气随之而升,司地之气不足,则天气从之而降,运居天地之中,常先天地而为升降。恶其所不胜,归其所同和,(如木不胜金,则恶之,而与水木火相同和,则归之)。随运归从,助所同和,以成偏胜,而生其病也。

⑦张琦《素问释义》此句未具体注释。

⑧高亿《黄帝内经素问详注直讲全集》〔批〕此举司天在泉之气,而详其盈虚也。

〔注〕天地之气盈虚,谓司天在泉与大运合为盈,相克为虚,司天受克而气不足,则在泉之地气,必随运气而上升。

〔讲〕黄帝曰:司天在泉之气为盈为虚又何如也?岐伯对曰:如司天之气不足,则在泉之气必随之而升。在泉之气不足,则司天之气必从之而降。所谓下胜,则地气迁而上;上胜,则天气降而下者,此也。然一升一降,皆以大运为主彼。大运者,居其中而升常先升,降常先降者也。凡于己所不胜者,是其克己者也,则恶之。凡于己所同和者,是合己者也,则归之。然一恶一归,尤必以四时之正气为断。若第随大运之气而归从,其不足则是不与正气相得,而与邪气相凑,未有不生其病者也。

⑨孟景春等《黄帝内经素问译释》恶所不胜:马莳"假如丁壬木运,司天在泉为金,则不胜。"即憎恶自己所不胜的司天在泉之气。归所同和:指岁运与司天在泉之气相同。随运归从:张介宾"不胜者受其制,同和者助其胜,皆能为病,故曰随运归从"。

上胜则天气降而下,下胜则地气迁而上:张介宾:"上胜者,司天之气有余也,上有余则气降而下;下胜者,在泉之气有余也,下有余则气迁而上。"

黄帝道:司天在泉之气的有余不足怎样?岐伯说:司天之气不足,在泉之气就随之上升;在泉之气不足,司天之气就随之下降;岁运居司天在泉之中,所以天气下降则运必先之而降,地气上升则运必先之而升。司天在泉之气为运气所不胜的就相恶,相同的就随和,但随和则助其气,不胜则受其制,都会产生病变。

⑩任廷革《任应秋讲〈黄帝内经〉素问》此句未具体注释,总体概括此段为:(提要)言六气之相制以成其用,以及运先气从之理。

⑪张灿玾等《黄帝内经素问校释》运居其中而常先：《类经》二十六卷第二十二注："岁运居上下之中，气交之分，故天气欲降，则运必先之而降，地气欲升，则运必先之而升也。"恶所不胜，归所同和：中运之气不胜司天在泉，则有所憎恶。中运之气与司天在泉相同，则气必归。《类经》二十六卷第二十七注："此亦言中运也。如以木运而遇燥金司其天地，是为不胜则恶之。遇水火司其天地，是为同和则归之。"随运归从而生其病也：《类经》二十六卷第二十二注"不胜者受其制，同和者助其胜，皆能为病。故曰随运归从，而生其病也"。

　　黄帝说：司天与在泉之气的太过不及是怎样的呢？岐伯说：司天之气不足时，在泉之气随之上迁，在泉之气不足时，司天之气从之下降，岁运之气居于中间，若在泉之气上迁则运气先上迁，司天之气下降则运气先下降，所以岁运之气的迁降，常在司天在泉之先。岁运不胜司天在泉之气时则相恶，岁运与司天在泉之气相和时，则同归其化，随着岁运与司天在泉之气所归从，而发生各种不同的病变。

　　⑫方药中等《黄帝内经素问运气七篇讲解》"天地之气"，此处指司天在泉之气。由于司天在泉分别主管上半年和下半年的气候变化，所以此处所谓"天地之气"，广义言之，即一年之中上半年和下半年气候之间的关系。"盈虚"，即盛衰多少。"天地之气盈虚何如"，是问一年之中上半年和下半年气候变化盛衰多少之间的关系。

　　[天气不足，地气随之，地气不足，天气从之，运居其中而常先也]这是对前句"六位之气盈虚何如"的回答。"天气不足"，指司天之气不足。"地气随之"，指在泉之气亦随之不足。"地气不足"，指在泉之气不足。"天气从之"，指司天之气亦从之不足。质言之，亦即上半年气候不及时，下半年气候也必然随之不及而出现反常变化。例如上半年应温不温，应热不热，则下半年也必然是应凉不凉，应寒不寒。反之，下半年气候不及时，上半年气候也必然随之不及而出现反常变化。例如下半年应凉不凉，应寒不寒，则上半年也必然是应温不温，应热不热。这种变化是气候的反常变化，也是气候变化的正常胜复现象。这也就是《气交变大论》中所谓的："木不及，春有鸣条律畅之化，则秋有雾露清凉之政。春有惨悽残贼之胜，则夏有炎暑燔烁之变……火不及，夏有炳明光显之化，则冬有严肃霜寒之政。夏有惨悽凝冽之胜，则不时有埃昏大雨之变……土不及，四维有埃云润泽之化，则春有鸣条鼓拆之政，四维发振拉飘腾之变，则秋有肃杀霖霆之复……金不及，夏有光显郁蒸之令，则冬有严凝整肃之应，夏有炎烁燔燎之变，则秋有冰雹霜雪之复……水不及，四维有濡润埃云之化，则不时有和风生发之应，四维发埃昏骤注之变，则不时有飘荡振拉之复。""运居其中而常先也"，句中之"运"，指五运。质言之，也是指自然界生长化收藏等物候现象。"中"，指天地之中。"先"，指首先反映出来。此句意即上述六气之间的胜复变化，首先反映在五运的变化上，亦即反映在生物的生长化收藏等物候现象上。因此我们在分析自然气候变化时，必须首先重视五运的变化，特别要重视中运的变化的原因。这也就是前述分析"六位之气盈虚"，必须重视"太少异也"，重

视五音建运的补充说明。

[恶所不胜,归所同和,随运归从而生其病也]"恶",指厌恶或不欲。此处指不利于生物生长的气候变化。"不胜",此处指岁运不及之年。"恶所不胜",意即不及之年则"己所不胜侮而乘之",气候变化上应温不温,应热不热,应凉不凉,应寒不寒,完全不利于生物的应时生长,这也就是前述的"少者暴而亡"。"归",指归从。"同",指运气相同。例如客运初运是风,主气初之气也是风,即属运气相同。"和",指和平。"同和",此处指岁运太过之年。意即岁运太过之年,如果其客运与主气相同时,只要不是变化过于剧烈,也就不至于严重危害生物的正常生长。这也就是前述的"太者之至徐而常"。"随运",即随从中运的变化。"生其病",即产生不同的自然灾害或疾病。全句意即六气虽然各有其特有的时令及所属时间,但由于中运每年不同,因此六气主时也有盈虚多少,并不一定与时令完全相应。这就提示我们在分析六气变化时,必须首先考虑当前的中运,要把运和气结合起来分析研究。

⑬王洪图等《黄帝内经素问白话解》黄帝说:司天、在泉之气的有余与不足是怎样的呢?岐伯说:司天之气不足,则在泉之气上升;在泉之气不足,则司天之气下降。中运居司天与在泉之间,也就是气交之处。因而司天之气下降则运必先之而降,在泉之气上升则运必先之而升。运憎恶自己所不胜的司天、在泉之气,但却与自己相同的司天、在泉之气相随和。运遇到所不胜,就会受到制约;遇到相随和的情况,就会因相互助长而变得过亢。制约和过亢都能引起疾病。

⑭郭霭春《黄帝内经素问白话解》运居其中而常先也:岁运居于司天在泉之中,气交之分,它的升降,常在天地气之先。恶所不胜:讨厌自己所不胜之气。不胜之气,指司天在泉之气。归所同和:指岁运与司天在泉之气相同。

黄帝道:司天在泉之气盈虚是怎样?岐伯说:司天之气不足,则在泉之气随之上升;在泉之气不足,则司天之气就随之下降;岁运之气居于气交之中,它的升降,常在天气地气的前面,它厌恶所不胜之气而归属于同和之气,但同和则助其气,所以随之就产生病变。

(3) 故上胜则天气降而下,下胜则地气迁而上,多少而差其分,微者小差,甚者大差,甚则位易,气交易,则大变生而病作矣。

①王冰《黄帝内经素问》胜,谓多也。上多则自降,下多则自迁,多少相移,气之常也。([新校正云]按《六微旨大论》云:升已而降,降者谓天;降已而升,升者谓地。天气下降,气流于地;地气上升,气腾于天。故高下相召,升降相因,而变作矣。此亦升降之义也矣。多则迁降多,少则迁降少,多少之应,有微有甚异之也。)

②马莳《黄帝内经素问注证发微》凡司天在泉胜有多少,则差有多寡,其微者之差少,甚者之差大,大差则位易而变大,当夫气交之际而位斯易焉,乃大变生而民祸作矣。

③张介宾《类经》上胜者,司天之气有余也,上有余则气降而下。下胜者,在泉之气有余也,下有余则气迁而上。此即上文天气不足,地气随之,地气不足,天气随

之之谓。胜多少,言气之微甚也。胜微则迁降少,胜多则迁降多,胜有多少,则气交之变有多寡之差分矣。小差则小变,大差则大变,甚则上下之位,易于气交之际,运居其中而常先之,故易则大变生,民病作矣。

④张志聪《黄帝内经集注》太阳寒化施于少阴,阳明燥化施于厥阴,此下胜则地气迁而上,厥阴风化施于太阴,少阴火化施于阳明,此上胜则天气降而下,乃胜之甚者也。甚者大差,大差者在天之纪居五分而五分直降于下,在地之纪居五分而五分反迁于上,(眉批)六气之火在五月,土在七月,金在九月,五运之火在四月,土在长夏,金在七月,故为常先。如火土金子母相乘,为归所和同。如火行乘金,金行乘木,为恶所不胜。运主五时,气分六气,大略相同。又:上谓岁半以上,下谓岁半以下,不可在司天在泉上看。又:六气总属五行之气,故五运之胜即六气之胜。从之为微,胜则为甚。又:土胜水,亦越阳明之五位。

⑤高士宗《黄帝素问直解》岁半之前,司天之气主之,上胜者,司天之气有余也。故上胜则有余之天气降而大。降而下者,流于岁半之复也。岁半之后,在泉之气主之,下胜者,在泉之气有余也。故下胜则有余之地气迁而上,迁而上者,移于岁半之前也。其上下所胜之气有多少而差其分,胜之微者小差,胜之甚者大差。甚则位易气交。如上胜则易四之气而归于上,下胜则易三之气而归于下,易则大变生,而民病作矣。

⑥黄元御《黄元御医书全集》上胜则司天之气降而下,下胜则司地之气迁而上,以胜之多少而差其分。胜微者小差,胜甚者大差,甚则位移易而气交互位,易则大变生而病作矣。

⑦张琦《素问释义》此句未具体注释。

⑧高亿《黄帝内经素问详注直讲全集》〔注〕在泉受克而气不足,则司天之气,必从运气而下降。然升不遽升必俟居中之运气而先升之也,降不遽降必俟居中之运气而先降之也,恶不胜者以其克己也,归同和者,以其合己也。

〔讲〕故上而司天之气胜,而天气必降而下,下而在泉之气胜,则地气必迁而上。然气之胜也,有太过而多征,过而少胜,有多少是以差有等分。如气少而微者,不过稍差而已,如气多而胜者,则大有差矣。甚且胜之太过,至于差之己甚。则气交之际,其位必易,将见当温不得温,当热不得热,当凉不得凉,当寒不得寒。位易气变,则大变必生,而民病必作矣。

⑨孟景春等《黄帝内经素问译释》胜多少而差其分:胜,原无,据《吴注素问》《类经》补。张介宾:"胜多少,言气之微甚也。胜微则迁降少,胜多则迁降多。胜有多少,则气交之变有多寡之差分矣。"

因为司天之气胜则天气下降,在泉之气胜则地气上升,由于胜气的微甚,就决定了下降与上升的差分,胜气微的小差,胜气甚的大差,相差太甚则气交之位置移易,移易气交的位置则生大变,于是疾病就产生了。

⑩任廷革《任应秋讲〈黄帝内经〉素问》此句未具体注释,总体概括此段为:(提

要)言六气之相制以成其用,以及运先气从之理。

⑪张灿玾等《黄帝内经素问校释》胜多少而差其分:王冰注"多则迁降多,少则迁降少,多少之应,有微有甚之异也"。指司天在泉上迁下降的多少,是根据气的盛衰,存在着一定的差异。

所以司天之气太过时,则天气下降,在泉之气太过时,则地气上迁,上迁下降的多少,随着天地之气胜之多少,存在着一定的差异,气微则差异小,气甚则差异大,甚则可以改变气交的时位,气交时位改变时则有大的变化,疾病就要发作。

⑫方药中等《黄帝内经素问运气七篇讲解》[故上胜则天气降而下,下胜则地气迁而上]这是总结前述内容。"上胜",指司天之气偏胜。"降于下",即必然要影响在泉之气。"下胜",指在泉之气偏胜。"迁而上",即必然要影响司天之气。这就是说全年的气候变化是互相影响的。上半年气候不正常,由于胜复原因,下半年也必然不正常。反之,下半年气候不正常,由于胜复原因,上半年也必然不正常。意即全年气候变化彼此密切相关。多少而差其分,微者小差,甚者大差,甚则位易气交易:"多少",指六气的盈虚多少。"差其分",指与应有气候的差距。"微者小差,甚者大差",指客运与主气在属性上差距不大的影响就小;反之,客运与主气在属性上差距甚大的影响就大。"位易",即六气所属的位置完全与正常颠倒。"气交易",即司天在泉之气在属性上完全与正常颠倒。例如初之气厥阴风木,应该是气候转温,风气偏胜,但实际上气候寒凉,应温不温,雨雪纷飞,和终之气所属的时间一样,这就叫"位易气交易"。这样的反常气候变化,必然要影响生物的正常生长或发生灾害。所以原文接着谓:"则大变生而病作矣。"

⑬王洪图等《黄帝内经素问白话解》因而司天之气胜,天气就下降;在泉之气胜,地气就上升。上升与下降的程度差别取决于胜气的微甚。胜气微的差别就小,胜气甚的差别就大。差别太大就会导致气交位置的改变,就必然引起巨大的气候变化而发生疾病。

⑭郭霭春《黄帝内经素问白话解》上胜则天气降而下,下胜则地气迁而上:司天之气多,天气就下降,在泉之气多,地气就上升。"胜",多的意思。

所以司天之气胜,天气就下降,在泉之气胜,地气就上升。根据它胜的多少就决定了升降的差分:胜气微的差别就小,胜气甚大的差别就大。如相差过甚,则气交的位置移易,移易就要发生变化而疾病也就产生了。

(4)《大要》曰:甚纪五分,微纪七分,其差可见。此之谓也。帝曰:善。

①王冰《黄帝内经素问》以其五分七分之纪,所以知天地阴阳过差矣。

②马莳《黄帝内经素问注证发微》《大要》差之甚者计有其半,差之微者止十分之三耳。所谓差者,乃相去不同之义,非过差之差,天道以太少而有盈虚,何过差之有哉!

③张介宾《类经》甚纪五分,胜气居其半也。微纪七分,胜止十之三也。此天地盈虚之数,有大差小差之分,故变病亦有微甚。

④张志聪《黄帝内经集注》故曰：甚则位易，气交易则大变生而病作矣。位易者，谓越三气四气之位，而初气二气行于五位六位，五气六气位于初位二位，此所不胜之气胜之，故曰恶所不胜。越其位而加之，故曰大变。如归所同和，则不越位矣。

⑤高士宗《黄帝素问直解》揆其微甚之大要，则曰甚纪五分，谓五分在于本位，而五分降迁也。微纪七分，谓七分在于本位，而三分降迁也。五分七分则其差可见。即此多少而差其分之谓也。此言上胜下胜，有余而为盈也。如此推之，则天地之盈虚从可知矣。

⑥黄元御《黄元御医书全集》《大要》曰，古书。甚者纪五分，微者纪七分（五分者，胜居十之五，七分者，胜居十之三）。而其差可见，即此之谓也。

⑦张琦《素问释义》此句未具体注释。

⑧高亿《黄帝内经素问详注直讲全集》〔讲〕故《针法大要》曰：岁太过而为甚纪者，上下之气差仅五分，岁不及而为微纪者，差必七分。其差之可兑如此，正此微者，稍差，甚者，大差之谓也。

⑨孟景春等《黄帝内经素问译释》《大要》上所说：胜气甚的正气占十分之五，胜气微的占十分之七，其间相差之分可见了。就是这个道理。黄帝道：讲得对。

⑩任廷革《任应秋讲〈黄帝内经〉素问》此句未具体注释，总体概括此段为：（提要）言六气之相制以成其用，以及运先气从之理。

⑪张灿玾等《黄帝内经素问校释》甚纪五分，微纪七分：五分、七分，概指差异的程度，不应看作具体的数字。王冰注："以其五分七分之纪，所以知天地阴阳过差矣。"

《大要》上说：差异大的有五分，差异小的有七分，这种差异就表现出来了。就是这个意思。

⑫方药中等《黄帝内经素问运气七篇讲解》"甚纪"，即变化比较大的年份。"微纪"，即变化较小的年份。"差"，即差距或区别。全句意即变化较大的年份，其反常变化要达到五分，即有百分之五十的变化。变化较小的年份，也要达到三分，即百分之三十的变化。这就是说，变化较大的年份有五分属于正常；变化较小的年份有七分属于正常。只有到了这种程度才能看出它与正常年份之间的差距和区别。这就是原文所谓"甚纪五分，微纪七分，其差可见"。"甚纪"，也就是前句所谓的："甚者大差"。"微纪"，也就是前句所谓的"微者小差"。"小差"不一定发生灾害或疾病，所以张志聪注："小差者，在天之纪，仍居七分，而三分交于地，在地之纪，仍居七分，而三分交于天，此上下气交，不为民病者也。""大差"，就一定出现灾害或发生疾病，所以张志聪注云："大差者，在天之纪居五分，而五分直降于下，在地之纪居五分，而五分反迁于上，故曰，甚则位易，气交易，则大变生而病作矣。"

⑬王洪图等《黄帝内经素问白话解》《大要》说：胜气甚的，五分在本位，五分升降；胜气是微的，七分在本位，三分升降，其间的差别是可以看得出来的，就是这个道理。

⑭郭霭春《黄帝内经素问白话解》《大要》上说:胜甚之年差别为七分,微甚之年差别为五分,其间的差分是可以看出的。就是这个意思。

第一百一十一解

（一）内经原文

论言热无犯热,寒无犯寒。余欲不远寒,不远热,奈何? 岐伯曰:悉乎哉问也!发表不远热,攻里不远寒。

帝曰:不发不攻,而犯寒犯热何如? 岐伯曰:**寒热内贼**,其病益甚。

帝曰:愿闻无病者何如? 岐伯曰:无者生之,有者甚之。

帝曰:生者何如? 岐伯曰:不远热则热至,不远寒则寒至。寒至则坚否腹满,痛急下利之病生矣;热至则身热,吐下霍乱,痈疽疮疡,瞀郁,注下,瞤瘛,肿胀,呕,鼽衄,头痛,骨节变,肉痛,血溢,血泄,淋闷之病生矣。

帝曰:治之奈何? 岐伯曰:**时必顺之**,犯者治以胜也。

（二）字词注释

(1) 寒热内贼

①王冰《黄帝内经素问》此词未具体注释。

②马莳《黄帝内经素问注证发微》热贼内,寒贼内。

③张介宾《类经》寒热内贼。

④张志聪《黄帝内经集注》寒热内贼。

⑤高士宗《黄帝素问直解》不当攻发,而用寒热,是为内贼。贼、害也。

⑥黄元御《黄元御医书全集》寒热内贼。

⑦张琦《素问释义》此词未具体注释。

⑧高亿《黄帝内经素问详注直讲全集》〔讲〕热贼内而热反甚;寒贼内而寒反甚。

⑨孟景春等《黄帝内经素问译释》寒与热贼伤内脏。

⑩任廷革《任应秋讲〈黄帝内经〉素问》此词未具体注释。

⑪张灿玾等《黄帝内经素问校释》寒热之气伤害于内。

⑫方药中等《黄帝内经素问运气七篇讲解》"贼",此处指贼害或伤害。"寒热内贼,其病益甚",这就是说,如果随意违反,则人体就要受到伤害,使原有的疾病加重。

⑬王洪图等《黄帝内经素问白话解》寒热之气必将内伤脏腑。

⑭郭霭春《黄帝内经素问白话解》寒热之气就会内伤脏腑。

(2) 时必顺之

①王冰《黄帝内经素问》春宜凉,夏宜寒,秋宜温,冬宜热,此时之宜,不可不顺。

②马莳《黄帝内经素问注证发微》时所当用,不可不顺。

③张介宾《类经》治当顺时也。

④张志聪《黄帝内经集注》时,谓四时。

⑤高士宗《黄帝素问直解》时必顺之。

⑥黄元御《黄元御医书全集》治法时令,必当顺之。

⑦张琦《素问释义》此词未具体注释。

⑧高亿《黄帝内经素问详注直讲全集》〔注〕顺四时之正气,而不可使之相反;〔讲〕凡时宜温必顺之以温,时宜热必顺之以热,时宜凉必顺之以凉,时宜寒必顺之以寒。

⑨孟景春等《黄帝内经素问译释》王冰:"春宜凉,夏宜寒,秋宜温,冬宜热,此时之宜,不可不顺。"

⑩任廷革《任应秋讲〈黄帝内经〉素问》此词未具体注释。

⑪张灿玾等《黄帝内经素问校释》指治当顺适四时之寒温。王冰注:"春宜凉,夏宜寒,秋宜温,冬宜热,此时之宜,不可不顺。"

⑫方药中等《黄帝内经素问运气七篇讲解》"时",指时令。"顺",指与之相顺应。"时必顺之",意即在药食上必须注意到要与四时季节气候相顺应,质言之,也就是前述之"热无犯热,寒无犯寒"。

⑬王洪图等《黄帝内经素问白话解》必须顺从四时气候的寒热温凉来治疗。

⑭郭霭春《黄帝内经素问白话解》四时的顺序必须顺应。

(三)语句阐述

(1)论言热无犯热,寒无犯寒。余欲不远寒,不远热,奈何? 岐伯曰:悉乎哉问也! 发表不远热,攻里不远寒。

①王冰《黄帝内经素问》汗泄故用热不远热,下利故用寒不远寒,皆以其不住于中也。如是则夏可用热,冬可用寒。不发不泄而无畏忌,是谓妄远,法所禁也。皆谓不获已而用之也。春秋亦同。(〔新校正云〕按《至真要大论》云:发不远热,无犯温凉。)

②马莳《黄帝内经素问注证发微》此言汗下其邪者,可以偶犯寒热,而无故犯之者非也。邪郁于表则用热药以发之,热积于里则用寒药以攻之。

③张介宾《类经》不远寒、不远热,谓有不可远寒、不可远热者,其治当何如也。中于表者多寒邪,故发表之治不能远热,夏月亦然。郁于里者多热邪,故攻里之治,不能远寒,冬月亦然。愚按:此二句大意,全在发攻二字。发者,逐之于外也。攻者,逐之于内也。寒邪在表,非温热之气不能散,故发表者不远热;热郁在内,非沉寒之物不能除,故攻里者不远寒,此必然之理也。然亦有用小柴、白虎、益元、冷水之类而取汗愈病者何也? 此因表里俱热,故当凉解,非发之之谓也。又有用理中、四逆、回阳之类而除痛去积者何也? 此因阴寒留滞,故当温中,非攻之之谓也。所谓发者,开其外之固也。攻者,伐其内之实也。今之昧者,但见外感发热等病,不能察人伤于寒而传为热者有本寒标热之义,辄用芩连等药以清其标;亦焉知邪寒在

六元正纪大论篇

表,药寒在里,以寒得寒,气求声应,致使内外合邪,遂不可解,此发表用寒之害也。其于春秋冬三季,及土金水三气治令,阴胜阳微之时为尤甚。故凡寒邪在表未散,外虽炽热而内无热证者,正以火不在里,最忌寒凉,此而误人,是不知当发者不可远热也。又如内伤喘痛胀满等证,多有三阴亏损者,今人但见此类,不辨虚寒,便用硝黄之属,且云先去其邪,然后固本,若近乎理;亦焉知有假实真虚之病而复伐之,则病未去而元气不能支矣,此而误人,是不知当攻者方不远寒也。两者之害,余见之多矣,不得不特表出之,以为当事者之戒。

④张志聪《黄帝内经集注》此言主时之六气亦当远寒而远热者也。按前章之所谓热无犯热,寒无犯寒者,论司天在泉及加临之六气,此章论主时之六气亦有寒热温凉之分,故帝复有此问。辛甘发散为阳,故有病而应发散者,即当远热而不远热矣。酸苦涌泄为阴,如有病而应攻里者,即当远寒而不远寒矣。

⑤高士宗《黄帝素问直解》天地盈虚之理既明,帝故善之,上文岐伯之用热远热,用寒远寒者,无犯之谓。帝引其言而言余欲用寒用热,实用其力而不远,奈何?时令当热,寒邪在表,用辛热之药以发之,是发表而不远热也。时令当寒,热邪在里,用寒泄之药以攻之,是攻里而不远寒也

⑥黄元御《黄元御医书全集》论言热无犯热,寒无犯寒,是用热远热,用寒远寒也,今欲不远热,不远寒,则当何如?惟发表则不远热,攻里则不远寒也。

⑦张琦《素问释义》表寒当发,则夏可用热。里热当攻,则冬可用寒。

⑧高亿《黄帝内经素问详注直讲全集》〔批〕此重举前篇热无犯热等语,而详其义也。

〔注〕表不远热,辛以散之。里不远寒,苦以下之。

〔讲〕黄帝曰:善哉!夫子天地之气为盈为虚之辨也。然本病之中,曾言热无犯热,寒无犯寒,余欲无犯热中而不远其热,无犯寒中而不远其寒,其法当奈之何?岐伯对曰:悉乎哉!帝之问也。如邪郁于表而不得出,宜用热药以发之,此不远热之谓也。热积于里而不得解,宜用寒药以攻之,此不远寒之谓也。

⑨孟景春等《黄帝内经素问译释》前面论述过:用热不要触犯热,用寒不要触犯寒。我想要不忌寒,不忌热,应当怎样?岐伯说:问得多么详细啊!发表不必忌热,攻里不必忌寒。

⑩任廷革《任应秋讲〈黄帝内经〉素问》此句未具体注释,总体概括此段为:(提要)言治法的宜忌。

⑪张灿玾等《黄帝内经素问校释》黄帝说:好。前面论述过用热品时,不要触犯主时之热,用寒品时,不要触犯主时之寒。我想不避热不避寒,应当怎样呢?岐伯说:你问得很全面啊!发表时可以不避热,攻里时可以不避寒。

⑫方药中等《黄帝内经素问运气七篇讲解》〔热无犯热,寒无犯寒〕"热无犯热"句中的前一个"热"字,指气候炎热,后一个"热"字,指温热药物或具有温热作用的治疗方法。此句直译之,即气候炎热时不能再用热药或者具有温热作用的治疗措

施。"寒无犯寒"句中的前一个"寒"字,指气候寒凉,后一个"寒"字,指寒凉药物或具有寒凉作用的治疗措施。此句直译之,即气候寒凉时不能再用凉药或具有寒凉作用的治疗措施。这也就是前文所谓的:"用寒远寒,用凉远凉,用温远温,用热远热。"

[不远寒,不远热]"远",即疏远。避开。"寒"和"热",指寒凉药和温热药。"不远寒,不远热",是承上句"热无犯热,寒无犯寒"而言。意即一般情况下是"热无犯热,寒无犯寒",但是在有目的地需要使用寒凉药和温热药时,又不一定受这个规定的限制,即只要是有目的的来用药的情况下,则气候炎热时也可以用温热药,气候寒凉时也可以用寒凉药。这就是前文中所谓的"有假者反之",也就是此处所谓的"不远寒,不远热"。

[发表不远热,攻里不远寒]"发",指宣发。"表",指人体肌表。"热",指温热药物。"发表不远热",意即只要人体具有表寒证,亦即人体肌表作用失职,应该出汗而不能出汗或汗出失常因而出现发热恶寒、头痛身痛等肌表功能障碍症状时,任何时候都可以使用解表药物或具有解表作用的其他措施,例如温复、热饮等。具有解表作用的药物或其他措施,一般来说都具有温热作用。既然表证在任何时候都可以用解表的方法,即使气候炎热时也不例外,所以原文谓"发表不远热"。"攻",指攻下。"里",指人体内部的脏腑。"寒",指寒凉药物。"攻里不远寒",意即只要人体具备里实热证,亦即人体脏腑作用失职,应该通利而不通利而出现汗出、身热、烦渴、便结、溲赤等脏腑作用失调症状时,任何时候都可以用清里攻下的寒凉药物或其他措施例如冷敷、冷饮等。既然里实热证任何时候都可以用寒下法,即使是气候寒凉时也不例外。所以原文谓:"攻里不远寒"。由此可见,"热无犯热","寒无犯寒",是指其常。"发表不远热,攻里不远寒",是指其变。总之,在治疗疾病时;既要考虑到气候特点与用药的关系,又要考虑到疾病特点与用药的关系,具体情况具体分析,充分体现了中医学辨证论治的基本精神。王冰注此云:"汗泄,故用热不远热,下利,故用寒不远寒。皆以其不住于中也。如是则夏可用热,冬可用寒。"张介宾注此云:"中于表者多寒邪,故发表之治,不能远热,夏月亦然,郁于里者,多热邪,故攻里之治,不能远寒,冬月亦然。"均属此义。

⑬王洪图等《黄帝内经素问白话解》黄帝说:讲得好。前面讲过,用热性药时要避免触犯炎热的气候,用寒性药时要避免触犯寒冷的气候,我想用寒药、用热药而不避忌时令气候,应该怎么办? 岐伯说:问得多么详细啊! 总而言之,发表散寒时不必忌热,攻泻里热时不必忌寒。

⑭郭霭春《黄帝内经素问白话解》黄帝道:讲得好。论中说过,用热不要侵犯热,用寒不要侵犯寒。我想不避忌寒,也不避忌热,这怎么办? 岐伯说:你问得真详细啊! 发表不必忌热,攻里不必忌寒。

(2)帝曰:不发不攻,而犯寒犯热何如? 岐伯曰:寒热内贼,其病益甚。

①王冰《黄帝内经素问》以水济水,以火济火,适足以更生病,岂唯本病之益

甚乎！

②马莳《黄帝内经素问注证发微》若非发表而犯热,则热贼内而热反甚,非攻里而犯寒,则寒贼内而寒反甚矣。

③张介宾《类经》言不因发表而犯热,不因攻里而犯寒,则其病当何如？犯,谓不当用而误用也。

以水济水,以火济火,则寒热内贼而病益甚矣。

④张志聪《黄帝内经集注》如虽病而不宜发表攻里,若妄犯之,则寒热内贼,其病益甚。

⑤高士宗《黄帝素问直解》发表犯热,攻里犯寒,不发不攻,而犯寒犯热何如？不当攻发,而用寒热,是为内贼。贼、害也。害则其病益甚。

⑥黄元御《黄元御医书全集》发表者,时热而不远热,以其表解而热泄,攻里者,时寒而不远寒,以其里清而寒去也。若不发不攻而犯寒犯热,则寒者愈寒,热者愈热,寒热内贼,其病益甚。

⑦张琦《素问释义》此句未具体注释。

⑧高亿《黄帝内经素问详注直讲全集》〔注〕不发不攻,谓之本病。与表有殊,则宜补阳配阴。补阴配阳,若以寒热助其胜,则病愈甚。

〔讲〕黄帝曰:若不发不攻,而误犯其寒,误犯其热者何如？岐伯对曰;非发表而误犯其热,则热贼内而热反甚。并攻里而误犯其寒,则寒贼内而寒反甚。寒热内贼,无论不足以治病,且反助其胜而病益甚焉。

⑨孟景春等《黄帝内经素问译释》黄帝道:不是发表亦不是攻里,触犯了主时的寒与热,那会怎么样呢？岐伯说:寒与热贼伤内脏,它的病就会更加严重了。

⑩任廷革《任应秋讲〈黄帝内经〉素问》此句未具体注释,总体概括此段为:（提要）言治法的宜忌。

⑪张灿玾等《黄帝内经素问校释》黄帝说:不发表不攻里而触犯了主时之寒热会怎样呢？岐伯说:若寒热之气伤害于内,他的病就会更加严重了。

⑫方药中等《黄帝内经素问运气七篇讲解》前句言"发表不远热,攻里不远寒",此句言"不发不攻而犯寒热",则"寒热内贼,其病益甚"。全句意即如果不是在"发表"或"攻里"的适应证下,一般仍然要注意到"热无犯热,寒无犯寒"的原则,不能借口"发表不远热,攻里不远寒"而随意违反。"贼",此处指贼害或伤害。"寒热内贼,其病益甚",这就是说,如果随意违反,则人体就要受到伤害,使原有的疾病加重。这也就是王冰注中所谓:"不发不泄而无畏忌是谓妄远,法所禁也。"

⑬王洪图等《黄帝内经素问白话解》黄帝说:不是发表,也不是攻里,而在热天用了热性药,冷天用了寒性药,会产生什么后果呢?,岐伯说;如果那样做,寒热之气必将内伤脏腑,疾病就会更加严重了。

⑭郭霭春《黄帝内经素问白话解》黄帝道:若不发表,也不攻里,而犯了寒天用寒,热天用热的禁忌,又怎样呢？岐伯说:这样,寒热之气就会内伤脏腑,它的病就

要加重了。

（3）帝曰：愿闻无病者何如？岐伯曰：无者生之，有者甚之。

①王冰《黄帝内经素问》无病者犯禁，犹能生病，况有病者而未轻减，不亦难乎！

②马莳《黄帝内经素问注证发微》彼无病而误服者，仅足以生病耳，奚止于有病而甚者哉！

③张介宾《类经》无病而犯寒热者，则生寒生热。有病而犯寒热者，则寒热反甚。

④张志聪《黄帝内经集注》若无病而不远热不远寒者，则坚痞腹满身热吐下之病生矣。

⑤高士宗《黄帝素问直解》其人有病，故病益甚，愿闻无病而用寒热何如？无病而犯寒热则病生，故无者生之。有病而犯寒热则病甚，故有者甚之。

⑥黄元御《黄元御医书全集》无病者，当之则新病生，有病者，当之则旧病甚也。

⑦张琦《素问释义》此句未具体注释。

⑧高亿《黄帝内经素问详注直讲全集》〔注〕故无病者，当谨之，不可使之生。有病者，当去之，不可使之甚。

〔讲〕黄帝曰：有病者病固甚已，其在无病者何如？岐伯对曰：若无病而误犯寒热者，则反足以生其病，岂仅有病误犯者焉？病益甚哉。

⑨孟景春等《黄帝内经素问译释》黄帝道：请问无病的人又怎样呢？岐伯说：无病的人会生病，有病的人会加重。

⑩任廷革《任应秋讲〈黄帝内经〉素问》此句未具体注释，总体概括此段为：（提要）言治法的宜忌。

⑪张灿玾等《黄帝内经素问校释》黄帝说：我想听听无病的人会怎样呢？岐伯说：无病的人，能够生病，有病的人会更加严重。

⑫方药中等《黄帝内经素问运气七篇讲解》前句言"不发不攻而犯寒犯热"，则"寒热内贼，其病益甚"，这是讲有病误用寒热可以使"其病益甚"。本句则是讲在无病的情况下，由于饮食失宜，犯热犯寒，例如夏季进食具有温热作用的食物或药物，冬季进食具有寒凉作用的食物或药物等，无病也会产生疾病。这就是"无者生之"。如果在原来有病的情况下，由于药食失宜，犯热犯寒，则原有的疾病就必然加重。这就是"有者甚之"。王冰注云："无病者犯禁，犹能生病，况有病者而求轻减，不亦难乎？"即属此义。

⑬王洪图等《黄帝内经素问白话解》黄帝说：无病的人这样做了，情况会怎样呢？岐伯说：无病的人会因此而生病，而有病的人就会加重病情。

⑭郭霭春《黄帝内经素问白话解》黄帝道：对于没病的人来说怎样？岐伯说：没病的人，会因此生病，有病的人，会因此加重。

六元正纪大论篇

（4）帝曰：生者何如？岐伯曰：不远热则热至，不远寒则寒至。寒至则坚否腹满，痛急下利之病生矣；热至则身热，吐下霍乱，痈疽疮疡，瞀郁，注下，瞤瘛，肿胀，呕，衄衊，头痛，骨节变，肉痛，血溢，血泄，淋閟之病生矣。

①王冰《黄帝内经素问》食已不饥，吐利腥秽，亦寒之疾也。暴瘖冒昧，目不识人，躁扰狂越，妄见妄闻，骂詈惊痫，亦热之病。

②马莳《黄帝内经素问注证发微》故犯寒则寒至，凡为坚否，为腹满，为痛急，为下利之病生矣。犯热则热至，凡为身热，为吐下，为霍乱，为痈疽，为疮疡，为瞀郁，为注下，为瞤瘛，为肿胀，为呕，为衄，为头痛，为骨节变，为肉痛，为血溢，为血泄，为淋閟之病生矣。

③张介宾《类经》寒至则阳衰不能运化，故为是病。热至则火灼诸经，故为是病。瞀，茂、务二音。瞤，如云切。瘛音翅。

④张志聪《黄帝内经集注》此句未具体注释。

⑤高士宗《黄帝素问直解》所生之病何如？热至寒至，病所以生也。凡此皆不远寒，而生寒病也。凡此皆不远热而生热病也。

⑥黄元御《黄元御医书全集》无则生之者，热不远热则热至，寒不远寒则寒至，寒至则生诸寒病，热至则生诸热病。

⑦张琦《素问释义》骨节变肉痛，五字疑有误。

⑧高亿《黄帝内经素问详注直讲全集》〔注〕若犯寒则寒至，寒至则寒病至；犯热则热至，热至则热病至。

〔讲〕黄帝曰：有者甚之，固不待言矣，彼无病而生之者，又何如乎？岐伯对曰：不远热是犯热也，犯热则热必至。不远寒是犯寒也，犯寒则寒必至。寒至则寒证见，而坚否腹满痛、急下利之病生矣。热至则热证见，凡身热吐下、霍乱痈疽、疮疡瞀郁注下、瘛、肿胀、呕、衄衊、头痛、骨节变、肉痛、血溢血泄、淋闭之病生矣。

⑨孟景春等《黄帝内经素问译释》黄帝道：无病的人因此而生病的情况怎样？岐伯说：不避热者热邪就到来，不避寒者寒邪就到来。寒邪到来，则旗部胀满，坚硬痞塞，急剧疼痛，下利等病就此产生了；热邪到来，则发烧，呕吐，泄泻，霍乱，痈疽疮疡，烦闷郁冒，急性水泻，身体抽风颤动，肿胀，鼻塞流涕，鼻血，头痛，骨节改变，肌肉痛，吐血，便血，小便淋沥不爽或癃闭不通等病就此产生了。

⑩任廷革《任应秋讲〈黄帝内经〉素问》此句未具体注释，总体概括此段为：（提要）言治法的宜忌。

⑪张灿玾等《黄帝内经素问校释》黄帝说：生病的情况是怎样的呢？岐伯说：不避热时则热至，不避寒时则寒至。寒至则发生腹部坚硬痞闷胀满，疼痛急剧，下利等病；热至则发生身热，呕吐下利，霍乱，痈疽疮疡，昏冒郁闷泄下，肌肉动，筋脉抽搐，肿胀，呕吐，鼻塞衄血，头痛，骨节改变，肌肉疼痛，血外溢或下泄，小便淋沥，癃闭不通等病。

⑫方药中等《黄帝内经素问运气七篇讲解》这也是对前句的进一步解释。"不

远热则热至",是说如果以热犯热,即气候炎热时用了具有温热作用的药物或食物,则会出现热病。"不远寒则寒至",是说如果以寒犯寒,即气候寒凉时用了具有寒凉作用的药物或食物,则会出现寒病。"寒至",指发生寒病。"坚否",指腹部出现肿块。"腹满",指腹部胀满。"痛急",指腹部抽痛。"下利",指腹泻。全句意即以寒犯寒时就会在临床上发生上述疾病。这也就是说上述疾病在定性上多属于寒。"热至",指发生热病。"身热",指发热不恶寒。"吐下霍乱",指上吐下泻。"注下",指水泻。"骨节变",指关节红肿变形。"淋闷",指小便疼痛淋涩、尿急、尿频、尿痛、尿热或小便不通。全句意即以热犯热时就会在临床上发生上述疾病。这也就是说上述疾病在定性上多属于热。

⑬王洪图等《黄帝内经素问白话解》黄帝说:无病的人因此生病的情况如何呢?岐伯说:不避热就会产生热病,不避寒就会产生寒病。寒太甚,就会发生坚硬痞塞、腹部胀满、急剧疼痛、下利等病证;热太甚,就会发生发热、吐泻霍乱、痈疽疮疡、神志昏昧、烦闷、泄泻、抽搐、肉跳动、肿胀、呕吐、鼻流清涕、衄血、头痛、骨节痛、肉痛、吐血、便血、二便不通等病证。

⑭郭霭春《黄帝内经素问白话解》黄帝道:生了病又怎样?岐伯说:不避热就会生热病,不避寒就会生寒病。寒太甚,就产生胸部坚痞、腹部胀满,急剧疼痛,下痢等病。热太甚,就产生发烧、吐下、霍乱、痈疽疮疡、昏昧郁闷、泄泻、身体抽动、肿胀、呕吐、鼻涕鼻血、头痛、骨节变化、肉痛、吐血、便血、小便淋漓,或癃闭等病。

(5)帝曰:治之奈何?岐伯曰:时必顺之,犯者治以胜也。

①王冰《黄帝内经素问》春宜凉,夏宜寒,秋宜温,冬宜热,此时之宜,不可不顺。然犯热治以寒,犯寒治以热,犯春宜用凉,犯秋宜用温,是以胜也。犯热治以咸寒,犯寒治以甘热,犯凉治以苦温,犯温治以辛凉,亦胜之道也。

②马莳《黄帝内经素问注证发微》治之者,春则宜凉,夏则宜寒,秋则宜温,冬则宜热,时所当用,不可不顺;其有犯而病甚者,则犯热治以咸寒,犯寒治以甘热,犯凉治以苦温,犯温治以辛凉,治之以所胜,而病可解矣。

③张介宾《类经》时必顺之,治当顺时也。若有所误犯,则当治之以胜,如犯热者胜以咸寒,犯寒者胜以甘热,犯凉者胜以苦温,犯温者胜以辛凉,治以所胜则可解也。

④张志聪《黄帝内经集注》时,谓四时。治以胜者,如犯热则以所胜之寒治之,如犯寒则以所胜之热治之。(眉批)辛热苦寒。

⑤高士宗《黄帝素问直解》治病之法,时必顺之,若违时而犯寒犯热者,仍治以胜也。胜者,犯寒以热治,犯热以寒治也。

⑥黄元御《黄元御医书全集》治法时令,必当顺之,按其所犯者,治以相胜之物也。热至以寒,寒至以热。

⑦张琦《素问释义》治犯者仍以其胜。

⑧高亿《黄帝内经素问详注直讲全集》〔注〕其见有如此者,时谓四时顺之者。

顺四时之正气,而不可使之相反,自无偏胜之弊。若其有犯之者,温宜治以凉,热宜治以寒,凉宜治以温,寒宜治以热,以病气之所胜治之,则胜者平矣。

〔讲〕黄帝问曰:无者生之,固如是已,然治之又当奈何? 岐伯对曰:温热凉寒四时之气,凡时宜温必顺之以温,时宜热必顺之以热,时宜凉必顺之以凉,时宜寒必顺之以寒,庶得其正气,而无偏胜之弊。如气不当时,而有所谓犯者,则宜以凉治温,以寒治热,以温治凉,以热治寒,以病气之所胜者治之,庶得其平,而病可以解也。

⑨孟景春等《黄帝内经素问译释》时必顺之:王冰:"春宜凉,夏宜寒,秋宜温,冬宜热,此时之宜,不可不顺。"治以胜:张介宾;"如犯热者胜以咸寒,犯寒者胜以甘热,犯凉者胜以苦温,犯温者胜以辛凉,治以所胜,则可解也。"

黄帝道:怎样治疗呢? 岐伯说:必须顺从四时之寒热温凉,违反四时之禁忌而生病的,治以相克制的药物。

⑩任廷革《任应秋讲〈黄帝内经〉素问》此句未具体注释,总体概括此段为:(提要)言治法的宜忌。

⑪张灿玾等《黄帝内经素问校释》时必顺之:指治当顺适四时之寒温。王冰注:"春宜凉,夏宜寒,秋宜温,冬宜热,此时之宜,不可不顺。"犯者治以胜:王冰注:"犯热治以寒,犯寒治以热,犯春宜用凉,犯秋宜用温,是以胜也;犯热治以咸寒,犯寒治以甘热,犯凉治以苦温,犯温治以辛凉,亦胜之道也。"

黄帝说:应当怎样治疗呢? 岐伯说:主时之气,必须顺从之,触犯了主时之气时,可用相胜之气的药品加以治疗。

⑫方药中等《黄帝内经素问运气七篇讲解》"时",指时令。"顺",指与之相顺应。"时必顺之",意即在药食上必须注意到要与四时季节气候相顺应,质言之,也就是前述之"热无犯热,寒无犯寒"。"犯",即侵犯,此处指不当的治疗,亦即以热犯热,以寒犯寒。"胜",即具有相对制约作用的药物或食物。"犯者治以胜",即误用温热药,则以寒凉药以治之;误用寒凉药,则以温热药以治之。王冰注:"春宜凉,夏宜寒,秋宜温,冬宜热,此时之宜,不可不顺,然犯热治以寒,犯寒治以热,犯春宜用凉,犯秋宜用温,是以胜也,犯热治以咸寒,犯寒治以甘热,犯凉治以苦温,犯温治以辛凉,亦胜之道也。"

⑬王洪图等《黄帝内经素问白话解》黄帝说:那应该怎么治疗呢? 岐伯说:必须顺从四时气候的寒热温凉来治疗。如果是违反了四时忌宜而发生的疾病,可以用相胜的药物进行治疗。

⑭郭霭春《黄帝内经素问白话解》时必顺之:四时的顺序必须顺应。犯者治以胜也:违犯了禁忌,治疗时,热病用寒,寒病用热。

黄帝道:怎样治疗呢? 岐伯说:必须顺四时的时序,假如违犯了禁忌,在治疗时,就应该热病用寒、寒病用热。

第一百一十二解

（一）内经原文

黄帝问曰：妇人**重身**，**毒**之何如？岐伯曰：**有故无殒**，亦无殒也。

帝曰：愿闻其故何谓也？岐伯曰：大积大聚，其可犯也，衰其大半[注]而止，过者死。帝曰：善。

[注]大半：郭霭春《黄帝内经素问校注》、张灿玾等《黄帝内经素问校释》、人民卫生出版社影印顾从德本《黄帝内经素问》此处为"太半"，其中郭霭春注：衰其太半，不足以害生，故衰大半则止其药。方药中等《黄帝内经素问运气七篇讲解》、孟景春等《黄帝内经素问译释》此处为"大半"，其中方药中等注，积聚"衰其大半"与攻逐剂过用必伤正有关，提示在用药攻邪时，必须密切注意维护人体正气，"攻邪"目的是为了复正，如果过用攻下，邪去正亦随之而亡，那就违背了治疗目的，《五常政大论》谓："大毒治病，十去其六，常毒治病，十去其七，小毒治病，十去其八，无毒治病，十去其九，谷肉果菜，食养尽之，无使过之，伤其正也。"其义与此同。

（二）字词注释

（1）重身

①王冰《黄帝内经素问》此词未具体注释。

②马莳《黄帝内经素问注证发微》重，平声。妇人怀妊，谓之重身。

③张介宾《类经》重身，孕妇也。

④张志聪《黄帝内经集注》重身，谓妊娠而身重。

⑤高士宗《黄帝素问直解》怀孕。

⑥黄元御《黄元御医书全集》妇人重身，怀子也。

⑦张琦《素问释义》此词未具体注释。

⑧高亿《黄帝内经素问详注直讲全集》〔注〕重身，谓怀孕也。〔讲〕妇人妊孕，谓之重身。

⑨孟景春等《黄帝内经素问译释》怀孕。

⑩任廷革《任应秋讲〈黄帝内经〉素问》此词未具体注释。

⑪张灿玾等《黄帝内经素问校释》重身：怀孕。以其身中有身，故曰重身。

⑫方药中等《黄帝内经素问运气七篇讲解》"重身"，即怀孕。

⑬王洪图等《黄帝内经素问白话解》妊娠的妇女。

⑭郭霭春《黄帝内经素问白话解》妇人怀孕。

（2）毒

①王冰《黄帝内经素问》治以破积愈症之药。

②马莳《黄帝内经素问注证发微》用毒药。

③张介宾《类经》毒之，谓峻利药也。

④张志聪《黄帝内经集注》毒者，大寒大热之药也。

⑤高士宗《黄帝素问直解》犯寒热以毒之。

⑥黄元御《黄元御医书全集》病宜毒药。

⑦张琦《素问释义》以毒药治之。

⑧高亿《黄帝内经素问详注直讲全集》〔注〕毒之,谓以毒药攻其病。〔讲〕用毒药以攻之。

⑨孟景春等《黄帝内经素问译释》峻猛的药物。

⑩任廷革《任应秋讲〈黄帝内经〉素问》此字未具体注释。

⑪张灿玾等《黄帝内经素问校释》用毒药攻伐。

⑫方药中等《黄帝内经素问运气七篇讲解》"毒",即峻利攻下药物。

⑬王洪图等《黄帝内经素问白话解》使用峻烈的药物。

⑭郭霭春《黄帝内经素问白话解》剧烈药品。

（3）有故

①王冰《黄帝内经素问》故,谓有大坚症瘕,痛甚不堪,则治以破积愈症之药。

②马莳《黄帝内经素问注证发微》故。

③张介宾《类经》故。

④张志聪《黄帝内经集注》有故。

⑤高士宗《黄帝素问直解》有寒热之病,用寒热之毒,谓之有故。

⑥黄元御《黄元御医书全集》有故。

⑦张琦《素问释义》有故即大积大聚症瘕之类也。

⑧高亿《黄帝内经素问详注直讲全集》〔注〕有故,谓有病也。〔讲〕内实有此病

⑨孟景春等《黄帝内经素问译释》有病。

⑩任廷革《任应秋讲〈黄帝内经〉素问》此词未具体注释。

⑪张灿玾等《黄帝内经素问校释》故:王冰注"故,谓有大坚症瘕,痛甚不堪,则治以破积愈症之药。是谓不救必乃尽死,救之盖存其大也,虽服毒不死也"。

⑫方药中等《黄帝内经素问运气七篇讲解》"故",指病因或用药根据。"有故无殒",意即只要孕妇具有峻利攻下药物的适应证,就可以使用峻利攻下药物。

⑬王洪图等《黄帝内经素问白话解》大积大聚的病证。

⑭郭霭春《黄帝内经素问白话解》大坚症瘕。

（三）语句阐述

（1）黄帝问曰:妇人重身,毒之何如? 岐伯曰:有故无殒,亦无殒也。

①王冰《黄帝内经素问》故,谓有大坚症瘕,痛甚不堪,则治以破积愈症之药。是谓不救,必乃尽死;救之,盖存其大也,虽服毒不死也。上无殒,言母必全;亦无殒,言子亦不死也。

②马莳《黄帝内经素问注证发微》此言妊妇之用毒药者,可用而不可过也。妇人怀妊,谓之重身。然用毒药以治其病者,正以内有其故,则有病以当毒药,其子必无殒也,不惟子全,而母亦无殒也。

③张介宾《类经》重身,孕妇也。毒之,谓峻利药也。故,如下文大积大聚之故,有是故而用是药,所谓有病则病受之,故孕妇可以无殒,而胎气亦无殒也。殒,伤也。重,平声,殒音允。

④张志聪《黄帝内经集注》此言胎孕积聚亦有阴阳寒热之分,所当远寒而远热者也。重身,谓妊娠而身重。毒者,大寒大热之药也。娠妇始结胎之一月二月,乃木气司养,三月四月主火,五月六月主土,七月八月主金,九月十月主水,至太阳而五行已周,阴阳水火分而成后天之形身矣。然未生之前,五行之气各有盛有虚,有胜有郁,宜以寒热温凉顺逆而调之。设或有病而欲不远寒不远热,亦无伤于胎气,所谓有故无殒,然亦无过之而致殒也。

⑤高士宗《黄帝素问直解》妇人怀孕重身,当犯寒热以毒之,则何如?有寒热之病,用寒热之毒,谓之有故,有故而用,则无殒减之患。然亦无过用而致殒灭也。

⑥黄元御《黄元御医书全集》此段旧误在六元正纪大论。妇人重身,怀子也。病宜毒药,毒之恐其胎殒,若有病则病受之,不至殒伤,有故而胎不殒,故即病也。则用药而胎亦不殒也。

⑦张琦《素问释义》有故即大积大聚症瘕之类也。

⑧高亿《黄帝内经素问详注直讲全集》重,平声〔批〕孕妇而中六气者,当体此以施治,勿妄用而伤生也。〔注〕重身,谓怀孕也。毒之,谓以毒药攻其病,恐有碍乎胎也。有故,谓有病也,毒药治病,病受无殒于胎且无殒于母也。

〔讲〕黄帝问曰:妇人妊孕,谓之重身,一旦有病欲用毒药以攻之,其法又当何如?岐伯对曰:重身之妇,最忌攻伐,若不得已,而必用毒药以攻之者,必内实有此病,可以当此毒药者,用之而病受其治,不惟在内之胎,可保而无殒,即孕妇之命,亦可保而无殒矣。

⑨孟景春等《黄帝内经素问译释》黄帝问道:妇人怀孕,若应用峻猛的药物,会怎样呢?岐伯说:有病而应用,既不会损伤胎儿,亦不会伤害母体。

⑩任廷革《任应秋讲〈黄帝内经〉素问》此句未具体注释,总体概括此段为:(提要)言治法的宜忌。

⑪张灿玾等《黄帝内经素问校释》重身:怀孕。以其身中有身,故曰重身。故:王冰注"故,谓有大坚症瘕,痛甚不堪,则治以破积愈症之药。是谓不救必乃尽死,救之盖存其大也,虽服毒不死也"。亦无殒:王冰注"上无殒,言母必全。亦无殒,言子亦不死也"。故:王冰注"故,谓有大坚症瘕,痛甚不堪,则治以破积愈症之药。是谓不救必乃尽死,救之盖存其大也,虽服毒不死也"。亦无殒:王冰注"上无殒,言母必全。亦无殒,言子亦不死也"。

黄帝问道:妇女怀孕,若用毒药攻伐时,会怎样呢?岐伯回答说:只要有应攻伐的疾病存在,则母体不会受伤害,胎儿也不会受伤害。

⑫方药中等《黄帝内经素问运气七篇讲解》"重身",即怀孕。张介宾注:"重身,孕妇也。""毒",即峻利攻下药物。张介宾注:"毒之,谓峻利药也。"此句是问在妇人妊娠期间,是否可以使用峻利攻下药物。"故",指病因或用药根据。"殒"(yǔn音允),有坠落或损伤之义。"有故无殒",是回答上句提问,意即只要孕妇具有峻利攻下药物的适应证,就可以使用峻利攻下药物。这样不但不会对孕妇或胎儿产生

伤害,反而可以使妊娠正常进行。因为在有攻下适应证的情况下,如果不使用峻利攻下的药物,则邪气内盛,必然会影响孕妇和胎儿,甚至会使孕妇和胎儿不救。反之,如果适当使用峻利攻下之剂,则邪去正复,反而有利于孕妇健康和孕儿发育。王冰注:"故,谓有大坚症瘕,痛甚不堪,则治以破积愈症之药,是谓不救,必乃尽死,救之盖存其大也,虽服毒不死也,上无殒,言母必全,亦无殒,言子亦不死矣。"张介宾注:"有是故而用是药,所谓有病则病受之,故孕妇可以无殒,而胎气亦无殒也。"均属此义。

⑬王洪图等《黄帝内经素问白话解》黄帝问道:妊娠的妇女患病,应如何使用峻烈的药物呢? 岐伯说:针对疾病而使用相应的药物,既不会损伤胎儿,也不会伤害母体。

⑭郭霭春《黄帝内经素问白话解》毒:剧烈药品。故:大坚症瘕。无殒:无伤害。

黄帝问道:妇人怀孕,用剧烈药品怎样? 岐伯说:如有症瘕,则病受药,既不伤害母体,也不伤胎。

(2)帝曰:愿闻其故何谓也? 岐伯曰:大积大聚,其可犯也,衰其大半而止,过者死。

①王冰《黄帝内经素问》衰其太半,不足以害生,故衰太半则止其药。若过禁待尽,毒气内余,无病可攻,以当毒药,毒攻不已,则败损中和,故过则死。(〔新校正云〕详此"妇人身重"一节,与上下文义不接,疑他卷脱简于此。)

②马莳《黄帝内经素问注证发微》但有大积大聚,或病甚不堪,不得不用此以犯之,只宜衰其大半而止药,彼病自渐去。若过用其药,则败损真气,而母子未必不殒矣。王(冰)注先母而后子者非。

③张介宾《类经》身虽孕而有大积大聚,非用毒药不能攻,攻亦无害,故可犯也。然但宜衰其大半,便当止药,如上篇云:大毒治病、十去其六者是也。若或过用,则病未必尽而胎已受伤,多致死矣。

④张志聪《黄帝内经集注》即如大积大聚,乃属藏府之五行,尚其可犯寒而犯热者也,若过犯之则死。寒热温凉是谓四畏,可不慎诸! 此节大有关于治道,学者宜细心体会。附论:七月所生小儿能育而亦多长寿者,盖七月乃肺藏司养,肺属天而主气主血,天一生水,感天地之气而生,故育。九月十月乃少阴太阳所主,皆感阴阳水火而生。若夫八月,乃阳明大肠主气,感阳明之府气而生,故虽生而不育。(眉批)肺生水而五行已备。

⑤高士宗《黄帝素问直解》有故无殒,何谓故也? 有故,内有积聚也。大积大聚,其毒药之可犯也。不过衰其大半而止,若攻之过者,则死矣。

⑥黄元御《黄元御医书全集》盖大积大聚,虽在重身之人,亦可犯也,但须衰其大半而止,过者则死耳。

⑦张琦《素问释义》有故即大积大聚症瘕之类也。不治则邪益甚而胎必伤,虽

以毒药治之,而母子无殒也。然不过衰其太半而止,若欲尽去之,则转至损败正气,故过则死也。此实积聚攻下之大法,不独妇人身重为然也。林亿云:详此妇人身重一节与上下文义不接,疑他卷脱简于此也。

⑧高亿《黄帝内经素问详注直讲全集》〔注〕大积大聚,谓病气之甚者。病甚可犯其气,但病去大半而止,过之则伤胎而殒正气,母与子则难存矣。

〔讲〕黄帝曰:夫子言有故,不知其故之何谓也?原窃闻之。岐伯对曰:有故者,内有病也,若其大积大聚,则病气已甚,是其可用毒药以犯之者也。然虽可犯,亦只宜衰其病之大半而止,若过用毒药,真气反败,子与母未有不死者也。

⑨孟景春等《黄帝内经素问译释》黄帝道:请你讲讲其中的道理是怎样的?岐伯说:对大积大聚的病,就可以使用峻猛的药物,但必须在病去大半时即停止用药,若过分了就会死亡。黄帝道:讲得对。

⑩任廷革《任应秋讲〈黄帝内经〉素问》此句未具体注释,总体概括此段为:(提要)言治法的宜忌。

⑪张灿玾等《黄帝内经素问校释》黄帝说:我想听听这是什么道理呢?岐伯说:身虽有妊,而有大积大聚这种病,是可以攻伐的,但是在积聚衰减一大半时,就要停止攻伐,攻伐太过了就要引起死亡。

⑫方药中等《黄帝内经素问运气七篇讲解》"大积大聚",指人体中固定不移或游走不定的肿物或积留物。例如人体在病因作用下所出现的血积、食积、虫积、水积、粪积等,其严重者均可以称之为"大积大聚"。"犯",指峻利攻下之剂。"衰其大半",指消去积留物的大部分。"过",指过度攻逐。全句意即人体在病因作用下产生的积留物,一般说来是可以用峻利攻逐药物来消除之,但是要注意适可而止,在积聚物消除大半之后,就要停止使用峻利攻逐药物。如果继续攻下或攻下过度,反而会使人体受到损害,甚至造成死亡。为什么对积聚只能"衰其大半"?我们认为,这与攻逐剂过用必伤正有关,提示我们在用药攻邪时,必须密切注意维护人体正气。"攻邪"的目的是为了复正。如果过用攻下,邪去正亦随之而亡,那就违背了治疗目的。《五常政大论》谓:"大毒治病,十去其六,常毒治病,十去其七,小毒治病,十去其八,无毒治病,十去其九,谷肉果菜,食养尽之,无使过之,伤其正也。"其义与此同。

⑬王洪图等《黄帝内经素问白话解》黄帝说:希望听听怎样针对疾病用药?岐伯说:对凡是大积大聚的病证,为去除疾病可以使用峻烈的药物,但必须在病邪去除大半时停止用药。如果使用禁用药过量,就会致人死亡。

⑭郭霭春《黄帝内经素问白话解》衰其太半而止:病邪去了大半,就要停止用药。黄帝道:我希望听听这是什么原因?岐伯说:大积大聚的病,那是可以用剧烈药品的,因为主要是为去病,如果病邪已减了大半,就要停药,如用药过当,就会使人死亡。

第一百一十三解

（一）内经原文

郁之甚者,治之奈何？岐伯曰:木郁**达**之,火郁**发**之,土郁**夺**之,金郁**泄**之,水郁**折**之。然调其气,过者折之,以其畏也,所谓**写**[注]之。

帝曰:假者何如？岐伯曰:有假其气,则无禁也。所谓主气不足,客气胜也。

[注]写:郭霭春《黄帝内经素问校注》、孟景春《黄帝内经素问译释》、人民卫生出版社影印顾从德本《黄帝内经素问》此处为"写",其中郭霭春注:过者畏写,故谓写为畏也;张灿玾《黄帝内经素问校释》、方药中等《黄帝内经素问运气七篇讲解》此处为"泻",其中方药中注:"郁证"既属太过,属于实证;实者泻之,因此泻为实之所畏,所以原文谓"以其畏也,所谓泻之"。此处"写"通"泻"。

（二）字词注释

（1）达

①王冰《黄帝内经素问》谓吐之,令其条达也。

②马莳《黄帝内经素问注证发微》达。

③张介宾《类经》畅达也。

④张志聪《黄帝内经集注》舒达。

⑤高士宗《黄帝素问直解》达,通达也。

⑥黄元御《黄元御医书全集》达。

⑦张琦《素问释义》条畅其气。

⑧高亿《黄帝内经素问详注直讲全集》〔讲〕达。

⑨孟景春等《黄帝内经素问译释》主要指疏泄肝气,使之通畅。张介宾:"达,畅达也。……但使气得通行,皆谓之达。"

⑩任廷革《任应秋讲〈黄帝内经〉素问》此字未具体注释。

⑪张灿玾等《黄帝内经素问校释》舒畅条达。

⑫方药中等《黄帝内经素问运气七篇讲解》即通达条畅。

⑬王洪图等《黄帝内经素问白话解》用疏泄的方法。

⑭郭霭春《黄帝内经素问白话解》舒畅条达。

（2）发

①王冰《黄帝内经素问》谓汗之,令其疏散也。

②马莳《黄帝内经素问注证发微》发。

③张介宾《类经》发越也。

④张志聪《黄帝内经集注》发散。

⑤高士宗《黄帝素问直解》发,开发也。

⑥黄元御《黄元御医书全集》发。

⑦张琦《素问释义》升而散之。

⑧高亿《黄帝内经素问详注直讲全集》〔讲〕发。

⑨孟景春等《黄帝内经素问译释》散去的意思。张介宾:"发,发越也。……凡

火所居,其有结聚敛伏者,不宜蔽遏,故当因其势而解之、散之、升之、扬之,如开其窗,如揭其被,皆谓之发,非独止于汗也。"

⑩任廷革《任应秋讲〈黄帝内经〉素问》此字未具体注释。

⑪张灿玾等《黄帝内经素问校释》宣化发散。

⑫方药中等《黄帝内经素问运气七篇讲解》治疗上则应采取发散的方法。

⑬王洪图等《黄帝内经素问白话解》用发散的方法。

⑭郭霭春《黄帝内经素问白话解》发越、发散。

（3）夺

①王冰《黄帝内经素问》谓下之,令无拥碍也。

②马莳《黄帝内经素问注证发微》夺。

③张介宾《类经》直取之也。

④张志聪《黄帝内经集注》疏夺。

⑤高士宗《黄帝素问直解》夺,裁夺也。

⑥黄元御《黄元御医书全集》夺。

⑦张琦《素问释义》吐之消之下之皆夺之也。

⑧高亿《黄帝内经素问详注直讲全集》〔讲〕夺。

⑨孟景春等《黄帝内经素问译释》夺去壅滞之邪,如吐法、下法等。张介宾:"夺,直取之也。……土畏壅滞,凡滞在上者,夺其上,吐之可也;滞在中者,夺其中,伐之可也;滞在下者,夺其下,泻之可也。凡此皆谓之夺,非独止于下也。"

⑩任廷革《任应秋讲〈黄帝内经〉素问》此字未具体注释。

⑪张灿玾等《黄帝内经素问校释》吴崑注:"土性喜疏通,则夺之令其疏通。"《类经》二十六卷第二十三注:"夺,直取也。凡土郁之病,湿滞之属也,其脏应脾胃,其主在肌肉四肢,其伤在胸腹。土畏壅滞,凡滞在上者夺其上,吐之可也;滞在中者夺其中,伐之可也;滞在下者夺其下,泻之可也。凡此皆谓之夺,非独止于下也。"

⑫方药中等《黄帝内经素问运气七篇讲解》在治疗上则应采取吐法或下法以夺其邪。

⑬王洪图等《黄帝内经素问白话解》用消导、泻下的方法。

⑭郭霭春《黄帝内经素问白话解》下之。

（4）泄

①王冰《黄帝内经素问》谓渗泄之,解表利小便也。

②马莳《黄帝内经素问注证发微》渗泄。

③张介宾《类经》疏利也。

④张志聪《黄帝内经集注》泄利。

⑤高士宗《黄帝素问直解》泄,疏泄也。

⑥黄元御《黄元御医书全集》泄。

⑦张琦《素问释义》解表利二便皆是也。

⑧高亿《黄帝内经素问详注直讲全集》〔讲〕泄。

⑨孟景春等《黄帝内经素问译释》主要指宣泄肺气。张介宾:"泄,疏利也。……其伤在气分,或解其表,或破其气,或通其便。凡在表、在里、在上、在下,皆可谓之泄也。"

⑩任廷革《任应秋讲〈黄帝内经〉素问》此词未具体注释。

⑪张灿玾等《黄帝内经素问校释》王冰注:"泄,谓渗泄之,解表利小便也。"

⑫方药中等《黄帝内经素问运气七篇讲解》在治疗上则应采取发汗、利小便的方法。

⑬王洪图等《黄帝内经素问白话解》用宣泄的方法。

⑭郭霭春《黄帝内经素问白话解》疏泄。

(5)折

①王冰《黄帝内经素问》谓抑之,制其冲逆也。

②马莳《黄帝内经素问注证发微》折抑。

③张介宾《类经》调制也。

④张志聪《黄帝内经集注》折流。

⑤高士宗《黄帝素问直解》折,折抑也。

⑥黄元御《黄元御医书全集》折。

⑦张琦《素问释义》行气以利水,治在肺也。

⑧高亿《黄帝内经素问详注直讲全集》〔讲〕折。

⑨孟景春等《黄帝内经素问译释》主要指驱逐水邪。张介宾:"折,调制也。……凡折之之法,如养气可以化水,治在肺也;实土可以制水,治在脾也;壮火可以胜水,治在命门也;自强可以帅水,治在肾也;分利可以泄水,治在膀胱也。凡此皆谓之折,岂独抑之而已哉!"

⑩任廷革《任应秋讲〈黄帝内经〉素问》王冰注:"折,谓抑之,制其冲逆也。"吴崑注:"水性喜就下,则折之令其就下而无冲逆也。"

⑪张灿玾等《黄帝内经素问校释》王冰注:"折,谓抑之,制其冲逆也。"吴崑注:"水性喜就下,则折之令其就下而无冲逆也。"

⑫方药中等《黄帝内经素问运气七篇讲解》在治疗上则应根据水病病机采取或养气,或实土,或壮火,或补肾,或泄水的治疗方法。

⑬王洪图等《黄帝内经素问白话解》用调理制约的方法。

⑭郭霭春《黄帝内经素问白话解》抑制。

(三)语句阐述

(1)郁之甚者,治之奈何?岐伯曰:木郁达之,火郁发之,土郁夺之,金郁泄之,水郁折之。然调其气,过者折之,以其畏也,所谓写之。

①王冰《黄帝内经素问》天地五行应运,有郁抑不申甚者也。达,谓吐之,令其

条达也。发,谓汗之,令其疏散也。夺,谓下之,令无拥碍也。泄,谓渗泄之,解表利小便也。折,谓抑之,制其冲逆也。通是五法,乃气可平调,后乃观其虚盛而调理之也。过,太过也。太过者,以其味写之,以咸写肾,酸写肝,辛写肺,甘写脾,苦写心。过者畏写,故谓写为畏也。

②马莳《黄帝内经素问注证发微》此言治五郁之法也。上文五郁,五运之郁也。此言五郁,人身之郁也,或有天时之郁而成之者,或以五脏之郁而自成者。木郁者,肝病也,宜吐而达。火郁者,心病也,宜汗而发之。土郁者,脾病也,宜下而夺之。金郁者,肺病也,宜解其表、利其小便而渗泄之。水郁者,肾病也,宜制其冲逆而折抑之。既治其病,复观其虚实而调其气,若病之太过者,乃以其所畏者而折之,以咸泻肾,以酸泻肝,以辛泻肺,以甘泻脾,以苦泻心,则过者可制矣。

③张介宾《类经》此以下详明五郁之治也。天地有五运之郁,人身有五脏之应,郁则结聚不行,乃致当升不升,当降不降,当化不化,而郁病作矣。故或郁于气,或郁于血,或郁于表,或郁于里,或因郁而生病,或因病而生郁。郁而太过者,宜裁之抑之;郁而不及者,宜培之助之。大抵诸病多有兼郁,此所以治有不同也。达,畅达也。凡木郁之病,风之属也。其藏应肝胆,其经在胁肋,其主在筋爪,其伤在脾胃、在血分。然土喜调畅,故在表者当疏其经,在里者当疏其藏,但使气得通行皆谓之达。诸家以吐为达者,又安足以尽之? 发,发越也。凡火郁之病,为阳为热之属也。其藏应心主、小肠、三焦,其主在脉络,其伤在阴分。凡火所居,其有结聚敛伏者,不宜蔽遏,故当因其势而解之散之、升之扬之,如开其窗,如揭其被,皆谓之发,非独止于汗也。夺,直取之也。凡土郁之病,湿滞之属也。其脏应脾胃,其主在肌肉四肢,其伤在胸腹。土畏壅滞,凡滞在上者夺其上,吐之可也;滞在中者夺其中,伐之可也;滞在下者夺其下,泻之可也。凡此皆谓之夺,非独止于下也。泄,疏利也。凡金郁之病,为敛为闭、为燥为塞之属也。其脏应肺与大肠,其主在皮毛声息,其伤在气分。故或解其表,或破其气,或通其便,凡在表在里、在上在下皆可谓之泄也。折,调制也。凡水郁之病,为寒为水之属也。水之本在肾,水之标在肺,其伤在阳分,其反克在脾胃。水性善流,宜防泛溢。凡折之之法,如养气可以化水,治在肺也;实土可以制水,治在脾也;壮火可以胜水,治在命门也;自强可以帅水,治在肾也;分利可以泄水,治在膀胱也。凡此皆谓之折,岂独抑之而已哉! 然,如是也。用是五法以去其郁,郁去则气自调矣。此承上文而言郁之甚者,其邪聚气实则为太过之病,过者畏写,故以写为畏。如《至真要大论》曰木位之主,其写以酸;火位之主,其写以甘;土位之主,其写以苦;金位之主,其写以辛;水位之主,其写以咸之类,是即治以所畏也。

④张志聪《黄帝内经集注》此言四时之郁而有调治之法也。郁之甚者,太阴施于太阳,则水郁矣;太阳施于少阴,则火郁矣;少阴施于阳明,则金郁矣;阳明施于厥阴,则木郁矣;厥阴施于太阴,则土郁矣。调治之法,木郁则舒达之,火郁则发散之,土郁则疏夺之,金郁则泄利之,水郁则折流之。然调其所胜之气,太过者折之,以其

畏而无复也。所谓泻之,谓泻其胜气也。

⑤高士宗《黄帝素问直解》水郁折之。五行之气贵得其平,故木郁则达之,达,通达也。火郁则发之,发,开发也。土郁则夺之,夺,栽夺也。金郁则泄之,泄,疏泄也。水郁则折之,折,分折也。虽曰达之发之夺之泄之折之,然必调其正气,若郁之过者则逆其气而折之,折,折抑也。折之以其有所畏也。折之而畏,所谓实则写之也。

⑥黄元御《黄元御医书全集》木喜升散,郁则达之,火喜宣扬,郁则发之,土喜冲虚,郁则夺之,金喜清肃,郁则泄之,水喜静顺,郁则折之,治五郁之法如此。然皆以调气为主,气调则郁自开。郁缘于不及,而发则太过,过者折之,以其所畏,皆所谓泻之,无补法也。

⑦张琦《素问释义》脏腑经脉之气当升不升,当降不降,则郁而病作。或郁于气,或郁于血,或郁于表,或郁于里。或因郁而生病,或因病而生郁,必审其虚实而施其治。木郁达之者,谓条畅其气,非独吐之广法也。火郁发之者,升而散之,得汗而解,此非治火,乃治火之郁也。若火非郁,则不宜升发矣。土郁夺之者,吐之消之下之皆夺之也。金郁泄之者,解表利二便皆是也。水郁折之者,行气以利水,治在肺也。实土以制水,治在脾也。分利以泄水,治在膀胱也。益火以胜水,治在命门也。皆折之也。治五郁以调气为主,过者宜泻,则不及者宜补矣。

⑧高亿《黄帝内经素问详注直讲全集》〔批〕五郁之发甚者,当依此治。

〔注〕木喜条达,则疏利之,使其条达也。火喜发越,则升散之,使其发越也。土喜疏通,则夺取之,使其疏通也。金喜清利,则温泄之,使其清利也。水喜就下,则曲折之,使其就下也。调其气,谓不使之有偏胜也。若调其气而复有太过者,则折之以所畏,木畏辛,火畏咸,土畏酸,金畏苦,水畏甘,是即所谓泻之也。

〔讲〕黄帝曰:善哉! 夫子之论乎。至若人有病,郁之甚者,无论为木、为火、为土、为金、为水,治之又当奈何? 岐伯对曰:木郁者,肝病也,宜吐而达之。火郁者,心病也,宜汗而发之。土郁者,脾病也,宜下而夺之。金郁者,肺病也,宜解其表,利其小便而渗泄之。水郁者,肾病也,宜治其冲逆而折抑之。然治其病,尤贵调其气。若调之而病气有太过者,则折之以其所畏也。所畏为何? 即木畏辛,火畏寒之类,所谓泻之者,是也。

⑨孟景春等《黄帝内经素问译释》郁:指五气之抑郁。张介宾:"天地有五运之郁,人身有五藏之应,郁则结聚不行,乃致当升不升,当降不降,当化不化,而郁病作矣。"达:主要指疏泄肝气,使之通畅。张介宾:"达,畅达也。……但使气得通行,皆谓之达。"发:散去的意思。张介宾:"发,发越也。……凡火所居,其有结聚敛伏者,不宜蔽遏,故当因其势而解之、散之、升之、扬之,如开其窗,如揭其被,皆谓之发,非独止于汗也。"夺:夺去壅滞之邪,如吐法、下法等。张介宾:"夺,直取之也。……土畏壅滞,凡滞在上者,夺其上,吐之可也;滞在中者,夺其中,伐之可也;滞在下者,夺其下,泻之可也。凡此皆谓之夺,非独止于下也。"泄:主要指宣泄肺气。张介宾:

"泄,疏利也。……其伤在气分,或解其表,或破其气,或通其便。凡在表、在里、在上、在下,皆可谓之泄也。"折:主要指驱逐水邪。张介宾:"折,调制也。……凡折之之法,如养气可以化水,治在肺也;实土可以制水,治在脾也;壮火可以胜水,治在命门也;自强可以帅水,治在肾也;分利可以泄水,治在膀胱也。凡此皆谓之折,岂独抑之而已哉!"

五气抑郁过甚的,怎样治疗?岐伯说:木气抑郁的应该疏泄条达,火气抑郁的应该散去火热,土气抑郁的应该夺去壅滞之邪,金气抑郁的应该宣泄疏利,水气抑郁的应该驱逐水邪。如此调畅气机,凡太过的折服之,因太过者畏折,也就是所谓泻法。

⑩任廷革《任应秋讲〈黄帝内经〉素问》此句未具体注释,总体概括此段为:(提要)言治法的宜忌。

⑪张灿玾等《黄帝内经素问校释》郁:指五脏郁病。马莳注:"上言五郁,五运之郁也。此言五郁,人身之郁也。或有天时之郁而成之者,或以五脏之郁而自成者。"达:舒畅条达。发:宣化发散。夺:吴崐注"土性喜疏通,则夺之令其疏通"。《类经》二十六卷第二十三注:"夺,直取也。凡土郁之病,湿滞之属也,其脏应脾胃,其主在肌肉四肢,其伤在胸腹。土畏壅滞,凡滞在上者夺其上,吐之可也;滞在中者夺其中,伐之可也;滞在下者夺其下,泻之可也。凡此皆谓之夺,非独止于下也。"泄:王冰注"泄,谓渗泄之,解表利小便也"。折:王冰注"折,谓抑之,制其冲逆也"。吴崐注:"水性喜就下,则折之令其就下而无冲逆也。"以其畏:畏,指折之而言,气太过者,必折服之,即泻之,故太过者畏折。王冰注:"过者畏泻,故谓泻为畏也。"

郁病之严重者,应当怎样治疗呢?岐伯说:肝木郁的,应当舒畅条达之;心火郁的,应当发散之;脾土郁的,应当劫夺之;肺金郁的,应当渗泄之;肾水郁的,应当折抑之。这样去调整五脏的气机,凡气太过的,就要折服其气,因为太过则畏折,就是所谓泻法。

⑫方药中等《黄帝内经素问运气七篇讲解》关于木、火、土、金、水的郁发问题,前文中已作过比较详细的讲解,这里是讲五郁的治疗原则问题。"木郁",指木郁于里。从自然气候变化来说,春应温而反凉,春应生而不生,叫木郁。从人体来讲,肝的疏泄失职,气血运行不畅,郁结不通,也叫木郁。"达",即通达条畅。"木郁达之",意即人体在病因作用下肝的疏泄失职,气血运行不畅,郁结不通时,在治疗上则应采取增强肝的疏泄职能,使气血得以恢复通畅的治疗方法。张介宾注:"达,畅达也,凡木郁之病,风之属也,其脏应肝胆,其经在胁肋,其主在筋爪,其伤在脾胃,在血分,然木喜条畅,故在表者当疏其经,在里者当疏其藏,但使气得通行,皆谓之达。"即属此义。需要指出的是,关于"达"字,王冰认为是指吐法。其注云:"达,谓吐之,令其条达也。"张介宾不同意这种解释,谓:"但使气得通行皆谓之达,诸家以吐为达者,又安足以尽之。"我们同意张(介宾)注。"火郁",即火郁于里。从自然气

六元正纪大论篇

候变化来讲,夏应热而反寒,夏应长而不长叫火郁。从人体来讲,寒束于表,热郁于里,表寒里热,也叫火郁。"发",王冰注:"发谓汗之,令其疏散也。"张介宾注:"发,发越也,凡火郁之病,为阳为热之属也,其脏应心主、小肠、三焦,其主在脉络,其伤在阴分,凡火所居,其有结聚敛伏者,不宜蔽遏,故当因其势而解之,散之,升之,扬之,如开其窗,如揭其被,皆谓之发,非独止于汗也。""火郁发之",意即人体在病因作用下,热郁于里时,在治疗上则应采取发散的方法,主要是发汗的方法。《素问·生气通天论》中所谓"体若燔炭,汗出而散"亦属此义。"土郁",即土气被郁。从自然气候变化来讲,长夏应湿而不湿,长夏应化而不化叫土郁。从人体来讲,热结于里,胃家邪实,或脾为湿困壅滞不通,也叫土郁。"夺",王冰注:"夺,谓下之,令无拥碍也。"张介宾注:"夺,直取之也,凡土郁之病,湿滞之属也,其脏应脾胃,其主在肌肉四肢,其伤在胸腹,土畏壅滞,凡滞在上者夺其上,吐之可也。滞在中者,夺其中,伐之可也。滞在下者,夺其下,泻之可也。凡此皆谓之夺,非独止于下也。""土郁夺之",意即人体在病因作用下,出现运化失职而在临床上表现为里实证时,在治疗上则应采取吐法或下法以夺其邪。《素问·阴阳应象大论》谓"其高者,因而越之","中满者,泻之于内"亦属此义。"金郁",即金气被郁。从自然气候变化来讲,秋应燥而反湿,秋应凉而反热,秋应收而不收,叫金郁。从人体来讲,肺气失宣,治节不行,气滞内停,浮肿尿少,也叫金郁。"泄",王冰注:"泄,谓渗泄之,解表利小便也。"张介宾注:"泄,疏利也,凡金郁之病,为敛为闭,为燥为寒之属也。其脏应肺与大肠,其主在皮毛声息,其伤在气分,故或解其表,或破其气,或通其便,凡在表在里,在上在下,皆可谓之泄也。""金郁泄之",意即人体在病因作用下出现肺气失宣或肺失肃降而在临床上表现为气滞水停,浮肿尿少等症时,在治疗上则应采取发汗、利小便的方法。《素问·阴阳应象大论》谓"其在皮者,汗而发之","其下者,引而竭之"亦属此义。"水郁",即水气被郁。从自然气候变化来说,冬应寒而不寒,冬应藏而不藏,叫水郁。从人体来讲,肾脏失职,水气上逆,也叫水郁。"折",王冰注:"折谓抑之,制其冲逆也。"张介宾注:"折,调制也,凡水郁之病,为寒为水之属也。水之本在肾,水之标在肺,其伤在阳分,其反克在脾胃,水性善流,宜防泛溢,凡折之之法,如养气可以化水,治在肺也,实土可以利水,治在脾也,壮火可以胜水,治在命门也,自强可以帅水,治在肾也,分利可以泄水,治在膀胱也,凡此皆谓之折,岂独抑之而已哉。""水郁折之",意即人体在病因作用下而出现肾脏失职,水饮潴留,横溢上逆时,在治疗上则应根据水病病机采取或养气,或实土,或壮火,或补肾,或泄水的治疗方法,以使水的运行恢复正常,如此则水郁自解,冲逆自消。"然调其气",是指以上五郁之治,其中心是调气即在治疗上以通为主。"过者折之","过",王冰注:"过,太过也。"张介宾注:"此承上文而言郁之甚者,其邪聚气实则为太过之病。"这就是说凡属郁证均属太过之证。"折之",指汗吐下利等逐邪之法,意即郁证既属太过之证,因此在治疗上也就自然可以用汗吐下利等以通为主的治疗方法。"畏",指针对性的治疗方法,"郁证"既属太过,属于实证,实者泄之,因此泻为实之所畏,所以原文谓:"以其畏也,所谓泻之。"以上几句是对五郁在治法上的总结,即对五郁之治,原则上以通为主;因为五郁基本上属于太过之证,根据实者泻之的治疗原则,所以"过者折之"。正是根据这一原则,在临床治疗上采取"木郁达之","火郁发之""土郁夺之""金郁泄之""水郁折之"的治疗法则,亦即对于郁证基本上采取以汗、吐、下、利、疏为主的治疗方法,这也就是原文所谓"泻之"的治疗方法。

⑬王洪图等《黄帝内经素问白话解》人体五气抑郁严重的,应该怎样治疗呢?岐伯说:木气抑郁的,应该用疏泄的方法,使肝气条达;火气抑郁的,应该用发散的方法,使心火外散;土气抑郁的,应该用消导、泻下的方法,使脾气运化;金气抑郁的,应该用宣泄的方法,使肺宣发肃降如常;水气抑郁的,应该用调理制约的方法,使肾气平衡。这就是治疗各种气郁的基本方法。总之,对于太过的用相胜的药物抑制旺盛之势,这些都属于泻法之列。

⑭郭霭春《黄帝内经素问白话解》郁:五气抑郁。达:舒畅条达。发:发越、发散。夺:下之。泄:疏泄。折:抑制。畏:相制之药。

五气抑郁过甚的,怎样治疗? 岐伯说:木气抑郁就应该条达它,火气抑郁就应该发越它,土气抑郁就应该夺下它,金气抑郁就应该疏泄它,水气抑郁就应该抑制它,这就是调和其气。对太过的应折其势,可用相制的药来泻它。

(2)帝曰:假者何如? 岐伯曰:有假其气,则无禁也。所谓主气不足,客气胜也。

①王冰《黄帝内经素问》气,谓六气更临之气。主气,谓五脏应四时,正王春夏秋冬也。

②马莳《黄帝内经素问注证发微》此言治病有假借之法者,以主气不足,而客气之胜也。前文治各司天之政,有用温远温,用凉远凉,用热远热,用寒远寒,此治病之正法也。内有假者,反常之法,则用寒热温凉而犯之者有矣。盖上文不远热、不远寒者,以其发表攻里,而有邪存也。若假者,反常之法,则虽内伤亦有反常者,故帝复问之耳。伯言每岁六气,自有主气,而又有客气之所加,惟主气不足,而客气胜之,则假借其寒热温凉之气,以扶主气而应客气,故虽犯之而无所禁耳。

③张介宾《类经》假,假借也。气有假借者,应热反寒,应寒反热也,则亦当假以治之,故可以热犯热、以寒犯寒而无禁也。温凉亦然。如《五常政大论》曰假者反之。《至真要大论》曰反者反治。即无禁之义。然气之有假者,乃主不足而客胜之。盖主气之寒热有常,而客气之阴阳多变,故有非时之相加,则亦当有变常之施治也。

④张志聪《黄帝内经集注》假者,非长夏胜冬,冬胜夏,夏胜秋,秋胜春,春胜长夏,乃主气不足,客气胜也。如厥阴风木主春,而值阳明金气加临,君相二火主夏,而值太阳寒水加临,长夏湿土主气,而值厥阴风木加临,阳明金气主秋,而值二火之气加临,太阳寒水主冬,而值太阴土气加临,有假其气,竟以寒热治客气之胜,而主气之寒热则无禁也。按此篇所谓《六元正纪论》者,六气谓之六元,五运亦感天元

而化,首数章论六气之主岁,而五运化于其中,各有盛有虚,有胜有复,末章论六气之主时,随运归从,上下胜制,有胜有郁而无复。善养生者,皆当随时调养,以参天地之和,施于天下,流于无穷,乃调燮之大关月也。(眉批)主岁之郁,有胜有复,用咸和酸和,论治在于上章。此四时之郁,有胜无复,故曰达之发也。又:此甚字照应大差之甚。

⑤高士宗《黄帝素问直解》真实则写,若假者何如?实者邪气实,原非正气之实也,有假其气即当泻之则无禁也。所谓主气不足,客气胜也。客气胜,写之可也。

⑥黄元御《黄元御医书全集》假者则用药可犯,不在禁例。所谓假者,皆缘主气不足,客气反胜,盛夏而寒生,隆冬而热至,假则反之,无用疑也。

⑦张琦《素问释义》王(冰)注:正气不足,临气胜之,假寒热温凉以资四正之气,则可以热犯热,以寒犯寒,以温犯温,以凉犯凉也。客气,谓六气更临之气。主气,谓五脏应四时正王春夏秋冬也。按此申前假者反之之意,如应热反寒,治寒以热,应寒反热,治热以寒,本属正治,但与时令相反,故曰反之耳。

⑧高亿《黄帝内经素问详注直讲全集》[批]假治之法,危乎微哉!非精明六气之主客者不能。

〔注〕假其气,假借其非时之气而病也。虽犯寒热则无所禁,盖以其本气不足,客气乘虚而胜之也。

〔讲〕黄帝曰:治病而有假借之法者,其法何如?岐伯对曰:假借者,谓人之患病,先假其非时之气而为病也。病既假其非时之气,则治病者,亦不得不假其寒热温凉之气,以扶主气而应客气也,故病有假其气者。虽犯寒、犯热皆不得执远寒、远热之说,而禁止之也。所谓主气不足,客气胜之者,此也。

⑨孟景春等《黄帝内经素问译释》假:借的意思。主气不足,则客气必假借其气而化之。无禁:禁,指用寒远寒,用热远热的禁忌。无禁,就是不必禁忌。

黄帝道:假借的气怎样?岐伯说:如有假借之气,则不在热无犯热、寒无犯寒的禁忌之例。所谓假借之气,就是主气不足,客气胜之的非时之气。

⑩任廷革《任应秋讲〈黄帝内经〉素问》此句未具体注释,总体概括此段为:(提要)言治法的宜忌。

⑪张灿玾等《黄帝内经素问校释》假:假,借的意思。主气不足,则客气必假借其气而化之。王冰注:"正气不足,临气胜之,假寒热温凉以资四正之气。"

黄帝说:假借之气致病,应当怎样治疗呢?岐伯说:如果主气不足而有假借之气时,就不必要遵守"用寒远寒,用热远热"等禁忌法则了。这就是所谓主气不足,客气胜之而有非时之气的意思。

⑫方药中等《黄帝内经素问运气七篇讲解》[假者何如……有假其气,则无禁也]此句是承前句"热无犯热,寒无犯寒"而言。"假",此处有二义:其一,指气候非真热、真寒,即按季节来说是应热或应寒,但由于客气不同,有时出现气候反常,实际上应热不热,应寒不寒,所以谓"假"。其二,是指假借,即假借药食的寒热温凉属

性来作治疗。本句是从另一方面提出问题加以讨论,意即在一般情况下"热无犯热,寒无犯寒",但如果在气候反常的情况下或者是在有目的地来使用药食的寒热温凉时,则属例外。王冰注:"正气不足,临气胜之,假寒热温凉以资四正之气,则可以热犯热,以寒犯寒,以温犯温,以凉犯凉也。""主气",指四时正常气候变化。"主气不足",指四时气候失常,春季应温不温,夏季应热不热,长夏应湿不湿,秋季应凉不凉,冬季应寒不寒。"客气",此指四时的反常的气候变化。本句意即四时气候之所以不与季节相应,那是因为客气偏胜的原因。这是对前句"假者何如……有假其气,则无禁也"的进一步解释。

⑬王洪图等《黄帝内经素问白话解》黄帝说:假借之气致病,应当怎样治疗?岐伯说:如果主气不足而有假借之气时,就没有禁忌。这就是所谓主气不足,客气胜之而有非时之气的意思。

⑭郭霭春《黄帝内经素问白话解》假:借。此指假借其他之气位以行其气,如春反凉,秋反温,夏反寒,冬反热之类。禁:指用寒远寒,用热远热的禁忌。

黄帝道:其气有所假借的应怎样?岐伯说:如有假借之气,就不必依照远寒远热的禁忌,这是主气不足而客气胜的缘故。

第一百一十四解

(一)内经原文

帝曰:至哉!圣人之道,天地大化,运行之节,**临御**之纪,阴阳之政,寒暑之令,非夫子孰能通之!请藏之灵兰之室,署曰"六元正纪"。非**斋戒**不敢示,慎传也。

(二)字词注释

(1)临御

①王冰《黄帝内经素问》此词未具体注释。

②马莳《黄帝内经素问注证发微》此词未具体注释。

③张介宾《类经》此词未具体注释。

④张志聪《黄帝内经集注》此词未具体注释。

⑤高士宗《黄帝素问直解》临御。

⑥黄元御《黄元御医书全集》此词未具体注释。

⑦张琦《素问释义》此词未具体注释。

⑧高亿《黄帝内经素问详注直讲全集》〔讲〕临御。

⑨孟景春等《黄帝内经素问译释》互相加临。

⑩任廷革《任应秋讲〈黄帝内经〉素问》此词未具体注释。

⑪张灿玾等《黄帝内经素问校释》运用的纲领。

⑫方药中等《黄帝内经素问运气七篇讲解》"临御之纪",指各个年份的具体变化情况。

⑬王洪图等《黄帝内经素问白话解》六气上下作用的纲纪。

⑭郭霭春《黄帝内经素问白话解》六气加临的纲纪。

（2）斋戒

①王冰《黄帝内经素问》此词未具体注释。

②马莳《黄帝内经素问注证发微》此词未具体注释。

③张介宾《类经》此词未具体注释。

④张志聪《黄帝内经集注》此词未具体注释。

⑤高士宗《黄帝素问直解》此词未具体注释。

⑥黄元御《黄元御医书全集》此词未具体注释。

⑦张琦《素问释义》此词未具体注释。

⑧高亿《黄帝内经素问详注直讲全集》〔讲〕斋戒。

⑨孟景春等《黄帝内经素问译释》斋戒：斋，有诚心诚意之义。戒，有誓必遵守之意。

⑩任廷革《任应秋讲〈黄帝内经〉素问》此词未具体注释。

⑪张灿玾等《黄帝内经素问校释》洗心自戒。

⑫方药中等《黄帝内经素问运气七篇讲解》此词未具体注释。

⑬王洪图等《黄帝内经素问白话解》斋戒沐浴。

⑭郭霭春《黄帝内经素问白话解》斋戒沐浴。

（三）语句阐述

（1）帝曰：至哉！圣人之道，天地大化，运行之节，临御之纪，阴阳之政，寒暑之令，非夫子孰能通之！请藏之灵兰之室，署曰"六元正纪"。

①王冰《黄帝内经素问》（〔新校正云〕详此与《气交变大论》末文同。）

②马莳《黄帝内经素问注证发微》此帝赞此论之妙而藏之也。

③张介宾《类经》此总结六元正纪，以示珍重也。

④张志聪《黄帝内经集注》（眉批）顾氏影宋本道作法。

⑤高士宗《黄帝素问直解》圣人之道，惟圣人能通之，故当藏密其旨，不敢轻示，此天地之运行，阴阳之临御，寒暑之往来，千百世而无传人也。运气之理，不綦至微而难测欤。

⑥黄元御《黄元御医书全集》此句未具体注释。

⑦张琦《素问释义》此句未具体注释。

⑧高亿《黄帝内经素问详注直讲全集》〔注〕此帝赞此论之妙，而珍重以藏之也。

〔讲〕黄帝曰：至极而无以复加哉，此圣人之道也。举凡天地之大化，运行之节序，临御之纪岁，以及一阴一阳之政，一寒一暑之令，无不悉备。非夫子孰能会而道之哉！

⑨孟景春等《黄帝内经素问译释》黄帝道：极其高深啊！圣人的学问，天地的伟大变化，六气运行的规律，相互加临的标志，阴阳的治理，寒暑的时令，除了先生以

外,还有什么人能够通晓它的理论呢！让我把它藏在书室里,命名为"六元正纪"。

⑩任廷革《任应秋讲〈黄帝内经〉素问》此句未具体注释。

⑪张灿玾等《黄帝内经素问校释》黄帝说:圣人的要道真伟大呀！关于天地的变化,运行的节律,运用的纲领,阴阳的治化,寒暑的号令,不是先生谁能通晓它！我想把它藏在灵兰室中,署名叫六元正纪。

⑫方药中等《黄帝内经素问运气七篇讲解》"圣人之道",指以上所述是有学问的人所总结出来的自然气候物候变化规律。"天地大化",指自然界大的变化。"运行之节",指自然气候运动变化的次序。"临御之纪",指各个年份的具体变化情况。"阴阳之政",指各个年份中的寒热盛衰。"寒暑之令",指各个年份中各个季节的不同气候特点。这是对本篇所述有关内容的提要和总结,所以张介宾注此云:"此总结六元正纪,以示珍重也。"

⑬王洪图等《黄帝内经素问白话解》黄帝说:无比的精深啊,这个伟大的学说。天地气化的大道理,五运循行的总规律,六气上下作用的纲纪,阴阳变化的表现,寒暑时令的往来,以上这些除了先生谁还能通晓呢！请让我把它珍藏在灵兰之室,命名为"六元正纪大论"。

⑭郭霭春《黄帝内经素问白话解》黄帝道:圣人的学说真是太精深了！天地气化的大道理,五运运行的规律,六气加临的纲纪,阴阳的作用,寒暑时节的影响,除了夫子你,谁还能够通晓呢？让我把它藏在灵兰之室里,署名叫《六元正纪》。

(2)非斋戒不敢示,慎传也。

①王冰《黄帝内经素问》此句未具体注释。

②马莳《黄帝内经素问注证发微》此句未具体注释。

③张介宾《类经》此句未具体注释。

④张志聪《黄帝内经集注》(眉批)顾氏影宋本道作法。

⑤高士宗《黄帝素问直解》此句未具体注释。

⑥黄元御《黄元御医书全集》此句未具体注释。

⑦张琦《素问释义》示,视同。

⑧高亿《黄帝内经素问详注直讲全集》〔注〕示,与视同,师古注,汉书多以视为示,古字通用。

〔讲〕请以是论藏之灵兰之室,署其篇曰《六元正纪》。自藏之后,非斋戒诚切不敢披示,慎毋容轻传,以泄至宝也。

⑨孟景春等《黄帝内经素问译释》斋戒:斋,有诚心诚意之义。戒,有誓必遵守之意。

不是诚心诚意誓必遵守的人,是不能给他看的,更要审慎地传授给他人。

⑩任廷革《任应秋讲〈黄帝内经〉素问》此句未具体注释。

⑪张灿玾等《黄帝内经素问校释》不经过洗心自戒,不敢随意将其展示,不是诚心实意的人,不可轻易传授给他。

⑫方药中等《黄帝内经素问运气七篇讲解》此句未具体注释。

⑬王洪图等《黄帝内经素问白话解》不经过斋戒沐浴,不能随便翻阅它,需要慎重地传授给后人。

⑭郭霭春《黄帝内经素问白话解》不经过斋戒沐浴,不让人看,以表示传世的慎重态度。

参考文献

[1] 王晓毅."天地""阴阳"易位与汉代气化宇宙论的发展[J].孔子研究,2003(04):83-90.

[2] 孔庆洪."气化结构"假说之探讨[J].中国医药学报,1996,11(05):56-58.

[3] 张立平.中医整体思维模式下的《黄帝内经》经典治则治法探析[J].中国中医药现代远程教育,2015,13(17):6-8.

[4] 岳东辉.中医疫病病因学理论探析[J].中华中医药杂志,2012,27(12):3045.

[5] 单施超,赵博.回溯运气学说的争鸣与比较[J].中华中医药杂志,2015,30(06):1885-1888.

[6] 史桂荣,王雷,李春巧.五运六气在中医理论中的独特价值[J].中医学报,2013,28(01):56-57.

[7] 汤巧玲,张家玮,宋佳,等.论中医运气学说的哲学基础[J].中国中医基础医学杂志,2016,22(04):488-489.

[8] 杨力.中医运气学[M].北京:北京科学技术出版社,1999:9.

[9] 方药中,许家松.黄帝内经素问运气七篇讲解[M].北京:人民卫生出版社,2007:10,152,9.

[10] 顾植山.从阴阳五行与五运六气的关系谈五运六气在中医理论中的地位[J].中国中医基础杂志,2006,12(06):463-465.

[11] 左帮平,陈涛,杨会军,等.五运六气与疫病关系的现代研究综述[J].辽宁中医药大学学报,2009,11(05):217-219.

[12] 喻嘉兴.《内经》运气构架初探[J].湖南中医杂志,2000,16(02):7-10.

[13] 郭蕾.天人相应论的思想文化基础[J].山西中医学院学报,2002,3(04):6-9.

[14] 蒲晓田,马淑然,陈玉萍,等.关于中医"天人相应"理论内涵的探讨[J].中医杂志,2012,53(23):1984-1986.

[15] 郭霞珍.《黄帝内经》"五脏应时"说与天人相应观[J].中华中医药杂志,2012,27(05):1223-1226.

[16] 黄辉,王键.天人合一思想的本体意义及其比较学研究[J].南京中医药大学学

报(社会科学版),2016,17(04):219-224.

[17] 张娜,刘晓燕,郭霞珍.基于"天人相应"理论的四时—阴阳—五脏关系的探讨[J].世界中医药,2016,11(02):224-227.

[18] 张青龙,郑晓红,马伯英.《黄帝内经》自然观浅议[J].中医药导报,2016,22(09):9-13.

[19] 王钊.论阴阳为天人相应之中介[J].北京中医学院学报,1988,(2):15.

[20] 余云岫,恽铁樵.灵枢商兑与群经见智录[M].北京:学苑出版社,2007:108-111.

[21] 傅遂山.浅谈五行学说对中医养生的指导作用[J].河南中医,2010,30(06):530-533.

[22] 潘毅.《黄帝内经》脏气法时理论的变通[J].中医学报,2011,26(08):926-927,932.

[23] 李檬.五脏的生理特性是中医的特征性内容[J].河南中医,2008,28(02):11-12.

[24] 常立果.《内经》"脏气法时"思想研究[D].北京:北京中医药大学,2007.

[25] 程世德.内经理论体系纲要[M].北京:人民卫生出版社,1993.

[26] 许筱颖,郭霞珍.基于中医"天人相应"理论探讨藏象时间结构本质研究的思考[C]//中国中西医结合学会时间生物医学专业委员会.2009全国时间生物医学学术会议论文集,2009:6.

[27] 烟建华.《内经》五脏概念研究[J].中医药学刊,2005,23(3):395-399,406.

[28] 烟建华.论《内经》生命的四时法则[J].北京中医药大学学报,1998,21(04):3-6,72.

[29] 邢玉瑞.中医方法全书[M].西安:陕西科学技术出版社,1997:8.

[30] 王玉川.关于五行休王问题[J].中医杂志,1984,32(10):54-57.

[31] 吉凤霞.五行休王与精气盛衰节律探讨[J].中国医药学报,1998,13(04):9-11,81.

[32] 孟庆云.五运六气对中医学理论的贡献[J].北京中医药,2009,28(12):937-940.

[33] 陈曦.中医"气化"概念诠释[J].世界中医药,2014,11(9):1413-1418,1442.

[34] 王慧峰,严世芸.论藏象体系的天人气化和谐[J].中华中医药学刊,2011,29(10):2296-2297.

[35] 汤铁城.气化论精华初探——略论"气"与"火"的辩证法[J].医学与哲学,1984(02):15-18.

[36] 祝世讷.气化学说——开辟解剖结构的发生学研究[J].山东中医药大学学报,2007,31(3):179-181.

[37] 倪卫东.探讨运气学说核心理论及其在《伤寒论》理论研究中的价值[D].南

京:南京中医药大学,2009.

[38] 吕凌.钱乙五行思想研究[D].沈阳:辽宁中医药大学,2006.

[39] 高巧林.朱震亨中医心理学思想[D].济南:山东师范大学,2009.

[40] 朱文浩,庄泽澄.李杲"阴火"浅说[J].甘肃中医,2005,(01):9-10.

[41] 杨威,潘桂娟,于峥,等.中医基础理论研究的要素与实践[J].中国中医基础医学杂志,2012,18(11):1177-1178,1180.

[42] 郑洪.五脏相关学说理论研究与临床分析[D].广州:广州中医药大学,2002:43.

[43] 邓铁涛.略论五脏相关取代五行学说[J].广州中医学院学报,1988(02):65-68.

[44] 王琦.专题讲座——中医原创思维十讲(四)气为一元的一元观[J].中华中医药杂志,2012,27(05):1353-1354.

[45] 孙以楷,甄长松.庄子通论[M].北京:东方出版社,1995:168.

[46] 恽铁樵.伤寒论研究(线装书)[M].恽氏铅印本,1935:7,19.

[47] 王庆国,李宇航,王震.《伤寒论》六经研究41说[J].北京中医药大学学报,1997,20(4),23-30.

[48] 戴玉.《伤寒论》六经气化学说的形成和发展[J].江苏中医杂志,1982(04):4-6.

[49] 刘渡舟.《伤寒论》的气化学说[J].新中医,1983(02):6-8.

[50] 刘温舒著.张立平校注.素问运气论奥校注[M].北京:学苑出版社,2009:191.

[51] 杨威.五运六气研究[M].北京:中国中医药出版社,2011:289.

[52] 王象礼,陈无择.医学全书[M].北京:中国中医药出版社,2005:237.

[53] 陈曦.从《内经》气化理论解析中药气味学说[J].中国中医基础医学杂志,2014,20(10):1321-1323.

[54] 李磊.三阴三阳学说文化哲学探源[J].南京中医药大学学报(社会科学版)2006,7(2):74-77.

[55] 孙志其,韩涛.基于气本体论的三阴三阳体系构建与应用[J].中华中医药杂志,2017,32(05):2307-2310.

参考文献

857

后记

　　《黄帝内经》"运气九篇"所阐述的"五运六气理论",虽然千百年来纷争不断,但是"五运六气理论"所蕴含的主要学术思想,极具价值,这一点毋庸置疑,这也是作为一个中医学者,必须潜心学习、研究"五运六气理论"的原因所在。

　　"五运六气理论"是对天地之气的交互变化,所形成的六十种自然气候状态,以及其与人、生物、植物相适应的周期性变化规律的高度总结,其理论充分展示了中医学"天人相应"的学术思想。《素问·六微旨大论》曰:"上下之位,气交之中,人之居也。故曰天枢之上,天气主之;天枢之下,地气主之;气交之分,人气从之,万物由之,此之谓也。""天人相应"是中医学中阴阳五行学说的灵魂,"五运六气理论"正是这一学术思想的集中体现,只有深刻理解"五运六气理论",才可以更好地理解、掌握、体悟中医学阴阳五行学说的"天人相应"思想。"五运六气理论"是在中国古代传统文化的土壤中孕育、形成和发展的,是古人基于长期的对自然界气候、物候、病候的观察,并充分运用了我国古代先进的天体结构理论以及古代天文历法成就而形成的天、地、人一体的结构模型,从时空角度揭示了自然界的气候、物候、病候周期运动规律,揭示了中医学"天人相应"思想的科学性。

　　中医学理论认为气是宇宙的本原,气的升降相因,交错相感是产生自然界一切事物及现象的根源。《六微旨大论》说:"气之升降,天地之更用也……天气下降,气流于地,地气上升,气腾于天;故高下相召,升降相因,而变作矣。"自然界一切气候现象都是由"五运"和"六气"交错叠加,综合而形成的。故《五运行大论》谓"上下相遘,寒暑相临,气相得则和,不相得则病",人及生物、植物如果适应自然界气候的变化就可以健康,反之则生灾病,即"从其气则和,逆其气则病"。因此,在治疗上必须遵从"必先岁气,无伐天和"的"法时而治"的学术思想。所以作为一名医生必须"上知天文,下知地理,中知人事"。可以说,五运六气理论是中医学认识环境与人体健康关系的学说,其本质是探索人与环境协调统一的"天人相应"关系。人类生存环境可以分为外环境和内环境,外环境可以分为天文环境、地理环境、社会环境,人的生存,离不开环境,人必须适应环境才可以生存。"天人相应"正是阐述人与环境协调统一的重要学说。五运六气理论所展示的主要学术思想,包括两个方面:第一,基于五运六气对人体脏腑功能的影响,建立起气候—物候—病候相关的天、地、人结构体系。将人体置于整个宇宙空间的整体论角度考察人体生命现象和健康、疾病,充分体现出天人相应的"脏气法时"学术思想;第二,通过"天人一气""天人同构""天人相应",建立起来的天、地、人气化理论。"五运六气理论"所体现出来的"天人相应"的"整体衡动观"及"气化论"思想与《黄帝内经》其他篇章一脉相承。研究"五运六气"对于继承、理解、学习、运用、创新与发展中医学理论具有重要的启发作用。

　　本团队在学习、理解、运用并研究"五运六气理论"的基础上,通过古籍研究、文献分析、逻辑推理、经验总结、整合归纳等方法,并结合传统辨证论治方法,建立了以"五运六气理论"为基础,以五脏生克制化为推演方法的五脏功能兼顾的"五脏生克制化辨证模式"。其具体内容是基于三个时间点(出生时间、发病时间、就诊时间)"五运六气"影响下的五脏功能盛衰情况,根据脏腑间生、克、复的关系,全面分析患者的体质、脏腑发病规律,以及疾病的病因病机,并综合传统辨证论治方法,实现五脏平衡辨证。"五脏生克制化辨证模式"将中医学"天人相应"典范学术思想——"五运六气学说"与临床密切结合起来,是对中医学核心思想的继承、发展与创新,它可大大简化临证诊治流程,提高辨证的准确性,提高临床疗效,是临证治疗中简便易行的辨证方法,值得在临床疾病治疗中做更深、更全面的运用。本书对于理解学习"五运六气理论"并探索其临床应用具有一定指导意义。

杜武勋

二〇一八年九月

后记